"十四五"时期国家重点出版物出版专项规划项目

国家出版基金项目
NATIONAL PUBLICATION FOUNDATION

燕赵中医学术流派研究丛书

易水学派

吴以岭◎主 编

吴以岭◎总主编

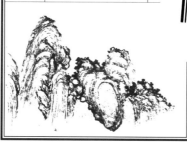

河北出版传媒集团
河北科学技术出版社
·石家庄·

图书在版编目（CIP）数据

易水学派 / 吴以岭主编. -- 石家庄：河北科学技术出版社，2022.3
（燕赵中医学术流派研究丛书 / 吴以岭主编）
ISBN 978-7-5717-1024-8

Ⅰ．①易… Ⅱ．①吴… Ⅲ．①中医流派－研究 Ⅳ．①R-092

中国版本图书馆CIP数据核字（2022）第048421号

易水学派

YISHUI XUEPAI

吴以岭　主　编

出版发行	河北出版传媒集团	
	河北科学技术出版社	
地　　址	石家庄市友谊北大街330号（邮编：050061）	
印　　刷	河北新华第一印刷有限责任公司	
开　　本	787mm×1092mm　1/16	
印　　张	35	
字　　数	767千字	
版　　次	2022年3月第1版	
印　　次	2022年3月第1次印刷	
定　　价	210.00元	

总　序

　　燕赵既是地理概念，更有着丰富的文化内涵。京津冀地区在古代是燕国和赵国的属地，故称燕赵大地。燕赵大地人杰地灵，名医辈出，中医药文化源远流长，学术流派精彩纷呈，为中医药事业的发展做出了重要贡献。燕赵医学是中医学宝库中不可或缺的瑰宝，在中医学发展过程中占有非常重要的地位，在京津冀协同发展和中医药加快实现现代化的今天，燕赵医学研究具有深远的历史意义和现实意义。

　　中医学术流派是中医学术发展的载体，是中医学在长期历史发展过程中形成的具有独特学术思想或学术主张，以及独到临床诊疗技艺，有清晰的学术传承脉络和一定历史影响力与公认度的学术派别。著名中医学家任应秋先生所著《中医各家学说》一书将中医主要学术流派分为医经学派、经方学派、河间学派、易水学派、伤寒学派、温热学派及汇通学派。源远流长、师承传授、绵延不绝的中医学术流派促进了中医学术的传承与发展，许多中医重大理论的提出和突破与医学流派的创立和发展息息相关，不同流派的学术争鸣形成了中医学术理论和临床诊治经验的突出特色，综合不同流派的学术特色形成了百花齐放、灿烂繁盛的中医学术体系。因此，对中医学术流派的系统整理研究是中医药传承精华、守正创新的重要内容，汲取不同医学流派的理论精华与临床经验也是加快中医药现代化的重要途径。

　　燕赵医学流派是中医学术流派发展画卷上浓墨重彩的一笔，中医七大学术流派中医经学派、河间学派、易水学派、中西汇通学派等四大学术流派皆源于燕赵大地，千百年来，燕赵大地涌现了许多著名医家，形成了对后世影响深远的学术思想。医经学派的代表性人物——先秦时期著名医家扁鹊（河北任丘人）即为燕赵医家，其所著《难经》是医经学派代表性著作之一。河间学派是以金元四大家刘完素（河北河间人）的"火热论"为中心思想的学术流派，强调火热为病的广泛性和六气皆从火化，同为金元四大家的张从正、朱丹溪均受刘完素学术思想的影响。易水学派由金代易州（今河北易县）医家张元素创立，是以脏腑虚损病机理论为核心的学术流派，金元四大家李杲（河北正定人）师承张元素，为易水学派的中坚人物，易水学派跨越金、元、明、清，温补脾肾理论经由该学派传承弘扬而名贯古今。中西汇通学派开创了中西医结合医学的先河，其代表性医家张锡纯（河北盐山人）提出的"衷中参西"对中西医结合医学的发展具有重要价值。此外，清代医家王清任（河北玉田人）著《医林改错》发展了气血理论，推动了中医解剖学的发展。中华人民共和国成立后，郭可明、蒲辅周、岳美中等老一辈医家医技精湛，在传染病等临床重大疾病防治方面做出了重要贡献。当代中国工程院院士、中国科学院院士、国医大师中亦不乏燕赵医家，他们为中医学的传承、创新和发展做出了杰出贡献，突显了燕赵医学在中医学发展史上的重要价值。

燕赵医学研究应重点加强燕赵文化历史、学术流派、名医学术思想和专著的总结、研究及推广应用。"燕赵中医学术流派研究丛书"全面系统地整理、挖掘、总结医经学派、河间学派、易水学派和中西汇通学派的学术思想，从学派源流史略、主要学术成就及对中医学发展的影响和现代研究应用等多方面研究四大流派的"源"与"流"，力求系统全面地反映各流派的核心观点和现代应用价值；深入研究历代著名医家的生平事迹、学术成就、理论精华及实践成果，推动燕赵医学再创新的发展高峰，为燕赵医学的传承发展保留最珍贵的资料。在京津冀区域协同发展的背景下，挖掘整理、传承弘扬燕赵医学的学术思想和学术经验，对促进中医药学术发展与学科进步，提高中医药学术水平与诊疗技术具有深远的历史影响和重要的学术价值。

弘扬燕赵医学是燕赵中医人的历史使命，为了更好地传承燕赵医学精华，促进燕赵医学的创新发展，在20余位院士和国医大师的共同倡议下，在京津冀三地中医药管理部门的指导帮助及社会各界的关心支持下，京津冀燕赵医学研究中心成立。系统挖掘整理、传承发扬燕赵医学流派学术成就及燕赵名医学术思想，是研究中心的重要工作。在"燕赵中医学术流派研究丛书"成书之际，特向为丛书编写做出贡献的专家、学者致以最诚挚的谢意！

中国工程院院士

京津冀燕赵医学研究中心主任

前　言

　　易水学派以金代易州（今河北易县）名医张元素为开创者而得名，是中医重要学术流派（医经学派、经方学派、河间学派、易水学派、伤寒学派、温热学派、中西汇通学派）之一。易水学派以脏腑虚损病机理论为思想核心，重视脾胃、肾命水火为主的脏腑虚损病机，先后天并论、脾肾并重，形成系统的理、法、方、药学术思想体系，在中医学脏腑病机及辨证治疗方面取得巨大成就，对中医学术思想的发展做出了重大贡献并产生了深远影响。自张元素驰名燕赵到易水学派学术思想广布大江南北，从金元脾胃内伤学说的系统建立到明清肾命学说的突破性发展，易水学派呈现中医学术流派薪传发展的独特路径。观其概貌，探究本源，易水学派形成与发展过程可概括为肇始奠基期、学派形成期、外延发展期三个阶段。

　　金元时期，战乱频仍，百姓饥苦，民不聊生，饮食劳倦所致内伤脾胃之病尤多，为脏腑辨证理论的形成提供了大量临床经验，为易水学派的创立提供了历史条件。张元素法《内经》，宗仲景，提出"古方今病不相能"的创新治学思想，对易水学派及后世中医学的创新发展具有重要启迪；提出脏腑虚损是发病之本，主张从脏腑寒热虚实以言病机辨证，以治脾肾为要，从五运六气之化以言制方遣药，为易水学派的形成与发展奠定了基础。自张元素创始先后传于李东垣（河北正定人）与王好古（河北赵县人），李东垣再传罗天益（河北藁城人），创建了脾胃内伤学说、阴证学说等一系列学术理论后，易水学派方以其独特、系统的学术理论体系，善用温补方药治疗虚损病证的鲜明学术特色在中医各家学术流派中独树一帜，奠定了其在中医学术发展史上的重要地位。易水学派的发展伴随着中医学术发展的历史车轮，从燕赵大地逐渐向外扩延，广兴南北，薛己、张介宾、李中梓、赵献可、高鼓峰、张璐、沈朗仲、尤怡等众多医家私淑易水学派学术思想，发展了脾胃学说、肾命学说和阴阳五行学说，将易水学派重视脾肾的学术思想外延至内、外、妇、儿科疾病，拓展了临床疾病应用领域，也为温补学派的发展奠定了基础。

　　本书分为上篇、中篇、下篇。上篇全面总结易水学派形成发展过程，概述易水学派的主要学术成就和对中医学术发展的影响；中篇主要论述易水学派代表性医家的生平、著作、学术思想与学术经验及对后世医学影响；下篇主要从理论探讨、实验研究、临床运用等方面论述易水学派的现代研究和应用。全书力求准确、系统、深入、全面地反映易水学派的形成、发展和学术成就，充分展现易水学派的学术指导价值和临床应用价值。易水学派学术思想对后世医学发展有着深远影响，是金元以后历代医家学习研究的重点，也是中医学术传承的研究热点。系统挖掘整理易水学派的发展源流、主要学术思想和成就及其对后世医学发展的影响和现代应用，对于传承中医理论精华，推动中医流派发展，创新临床诊疗方法，提高疾病防治水平具有重要意义。

编　者

目　录

上篇　总　论

中篇　易水学派主要医家

下篇　易水学派的研究与运用

上篇

总　论

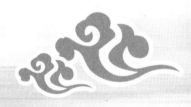

第一章　易水学派源流史略

中医学的各学术流派及其学说，是中医学术体系的重要组成部分。中医学术流派是在中医发展的漫长历史进程中逐渐形成的，多具有师授、私淑关系，有其自成体系的独特学术理论与经验。已故著名中医学家任应秋先生编著的全国高等中医院校教材《中医各家学说》一书，把中医学术流派分为七大学派，易水学派便是中医七大学术流派之一。易水学派以金代易州（今河北易县）名医张元素为开山鼻祖而得名，自金元至明清，师承授受，亲炙私淑，代有薪传。易水学派是以脏腑虚损病机及其治疗为核心的学术流派，对中医学术的发展具有重大贡献及影响。易水学派学术思想一直是金元之后历代医家学习研究的重点，也是近年国内中医界研究的热点。因此，探讨易水学派发展演变的内在规律，系统整理研究易水学派的学术理论与经验，对继承发扬祖国医学，提高中医学术理论与临床水平具有重要借鉴意义。

易水学派以金代易州名医张元素为开山鼻祖而得名，师承授受，亲炙私淑，代有薪传。自张元素创始先后传于李杲（李东垣，河北正定人）与王好古（河北赵县人），李杲再传罗天益（河北藁城人）。至明代诸多医家遥承易水学派学术思想，薛己（薛立斋）私淑于李杲，张介宾（张景岳）宗李杲，李中梓亦受前述医家影响；赵献可（赵养葵）私淑于薛己，再传高鼓峰、董废翁、吕晚村诸家；张璐（张路玉）对薛己和张介宾二家之学做了进一步研究；李中梓之学传至沈朗仲、马俶（马元仪），再传尤怡（尤在泾），从而使易水学派成为纵观金元明清、横贯大江南北的中医七大学术流派（医经学派、经方学派、河间学派、易水学派、伤寒学派、温热学派、汇通学派）之一。该学派以脏腑病机理论为核心，重视脾胃、肾命水火为主的脏腑虚损病机，先后天并论、脾肾并重，形成相对系统的理、法、方、药学术思想体系，在中医学脏腑病机及辨证治疗方面取得了巨大成就，对中医学术思想的发展做出了重大贡献并产生深远影响。

自张元素驰名燕赵到易水学派学术思想广布大江南北，从金元"脾胃内伤学说"的系统建立到明清"肾命学说"的突破性发展，易水学派向我们呈现了中医学术流派薪传发展之路，从中汲取有益的经验，需系统分析促使其形成、发展的各个阶段及影响因素，观其概貌，探究本源。

一、易水学派形成与发展的三个阶段

纵观中医学术流派发展的源流史略，不难看出没有始祖者的开创性工作便难以为学术流派的发展奠定坚实的基础，没有后继医家的不断探索与创造性发展则难以成为名贯千古的学术流派。循此分析易水学派的形成与发展过程，大体可分为以下三个阶段。

（一）肇始奠基期

易水学派创始者金代医家张元素以脏腑病机及辨证治疗为学术主旨，集《内经》《难经》《伤寒论》《中藏经》等前贤关于脏腑辨证探索成就之大成，进行了继往开来的创造性研究与探讨，详脏腑生理，分标本析证，主张以五脏六腑为主体，以虚实寒热为纲，以脉证判断疾病情况，阐明病机变化及传变逆顺，提出"五脏六腑，虚实寒热，生死顺逆，皆见形证脉气，若非诊切，无由识也"。倡导药物"归经"及引经报使学说，发展药物气味厚薄理论及升降浮沉说，形成脏腑病机与药物性味功能相统一的遣药制方体系；治病倡"养胃气为本"，首次提出"命门为相火之原，主三焦元气"的观点，为易水学派学术思想的发展奠定了坚实的基础。李时珍称颂他"大扬医理，灵素之下一人而已"，足见其功绩之著。同时张元素向后学输注了"古方新病不相能"思想，反对泥古守旧，提倡敢于创新的学术新风，从而成为易水学派肇始奠基阶段重要成就。

（二）学派形成期

学派为师承而形成的派别，非一时一人而能成，因此仅有张元素卓越的医学建树及其授徒传业活动，尚不能称之为易水学派。当张元素的开门弟子李杲、王好古及其再传弟子罗天益等承前启后，创建了脾胃内伤学说、阴证学说等一系列学术理论后，易水学派方以其独特、系统的学术理论体系，以其善用温补方药治疗虚损病证的鲜明学术特色在中医各家学术流派中独树一帜。

李杲被誉为易水学派中坚人物，师承张元素的脏腑虚损病机及"养胃气为本"的学术宗旨，集前人脾胃论治之大成，积数十年临证之经验，尤其是对金元时期战乱连年，民多脾胃病变之治疗认真总结，独重脾胃之探研，提出"脾胃为元气之本"，创"内伤脾胃，百病由生"之说，立"火与元气不两立"之论，制"补中升阳，甘温除热"之法，从脾胃的生理功能到内伤致病病因、从发病病机到鉴别诊疗、从治疗大法到选方用药，全面系统地提出了脾胃内伤学说，特别是其代表性著作《脾胃论》《内外伤辨惑论》的问世，标志着内伤病学研究新时代的开始，使由张元素开创的脏腑虚损病机及治疗，在脾胃病领域取得了突破性进展，也使李杲享有金元四大医家、补土派宗师的盛名，从而奠定了易水学派在中医学术发展史上的重要地位。

王好古曾与李杲同时求学于张元素，但因年幼李杲20岁，又师事之，李杲尽传其学。他既受张元素探讨脏腑病机的影响而重视脏腑虚损，也受到李杲脾胃内伤论的影响，尤其重视三阴虚的研究。他撷取前人论阴证之精华加以发挥，著成《阴证略例》，对阴证的发病、病机、辨证与治疗均做了详尽论析。同时针对张元素三阴实证"可下"

之说，提出"内伤三阴可补"，主张温养脾肾，使易水学派擅长温补的学术特点更为突出。曾著药学专著《汤液本草》，系统总结了元代以前的药学理论，继承发扬了易水学派药学理论，论药翔实，切合实用，对后世本草著作亦产生重要影响。

罗天益作为张元素的再传弟子，直接师学于李杲，全面继承其脾胃之学，提出论脾胃所伤，有饮与食之分；论劳倦所伤，虚中有寒与热之辨，较李杲所言更为明晰。诚如《卫生宝鉴·胡广序》所说："东垣在当时，有国医之目，已达突奥，谦甫盖升其堂而入其室者，发言造诣，酷类其师，有裨于前人之未备。"同时精究三焦气机，审证处方用药，更为重要的是，罗天益整理李东垣之遗著，使载录李东垣平生临证之《兰室秘藏》，制方论法之《医学发明》，验方集录之《东垣试效方》皆得以刊行于世，使易水学派的学术主张彰明于天下。

由张元素开创的易水学派，经过燕赵大地以李东垣、王好古、罗天益为代表的师徒数代人努力在金元时期已经形成，并以其在中医学术上的卓越贡献而享有盛名。

（三）外延发展期

易水学派的发展并未局限于燕赵大地，伴随着中医学术发展的历史车轮，易水学派的影响逐渐向外扩延，尤其是元代统一中国使得南北互通，北医南渐，学派思想向江南输注，其学术影响日益扩大，以至于此后数百年间，由私淑于易水之学的医家进行的学术研究，竟得以盛行于整个明清时代，从而形成了该学派发展史上第三阶段——外延发展期。代表医者有薛立斋、张介宾、李中梓、赵献可、张璐等诸家，加之前述直接师承元素的医家，易水学派的师承和私淑关系已经形成。

明代著名的临床医学家薛立斋，遥承元素脏腑辨证之说，东垣脾胃之学，临证注重补益脾胃；又秉承王冰、钱乙之遗绪，重视肾中水火，脾肾并重，此其不尽同东垣之处，所著《内科摘要》等医案专著以病机病证概括分类，重视温补脾肾的权衡规矩。首先提出"脾统血"的论点，将易水学派重视脾肾的学术思想外延至内、外、妇、儿科等多科，拓展了临床疾病应用领域。

张介宾于明清医家中最负盛名，著有医学名著《景岳全书》，他崇尚元素、东垣之说，提出"脾为土脏，灌溉四旁，是以五脏中皆有脾气，而脾胃中亦有五脏之气"，对脾胃与五脏的关系做出了较东垣更为全面的论述。倡导"阳非有余，阴常不足"之论，重点论析元阴与元阳亦即真阴真阳之实质，基于肾主水，命门主火，肾水与命门相火相互为用的关系，阐发真阴真阳为根于肾中命门之水火，创立"命门学说"。治疗上善用熟地，并创制左归及右归等方剂。提倡温补，独重于肾水命火的当推赵献可。他明确提出"命门学说"，其论与介宾之说基本相同但略有差异，赵献可论命火系指命门的无形之火而言，张介宾则水火并重。

明代赵献可引《易》理入于医，医易汇通，论阴阳五行根于太极，命门为身之太极，重视肾命之水火，创立"肾间命门学说"，治补水火，苦培根本。

明代李中梓作为易水学派中集诸家之长者，明确提出"先后天根本论"和"水火阴阳论"，认为人身根本有二：先天之本在肾，后天之本在脾。主张脾肾并重同治，"独主脾肾者，水为万物之元，土为万物之母，二脏安和，一身皆治，百疾不生"（《医宗必读》），并提出温阳应在滋阴之上，补气当在补血之先。李中梓论脾胃继承东垣之遗绪，论肾则又发挥了薛立斋之说，可谓得诸家之长尤为公允与完善。

此后张璐重脾肾，提出临证需辨证施治辨分主次，益脾气尝用四君，补肾命擅用六味，法温补而脾肾不偏废，此外对伤寒诸多发挥。

如果说易水学派形成期以脾胃为主立派著说，明清医家则在此基础上，结合肾命水火说，重视先后天根本之论，将易水学派的脏腑虚损病机探讨与治疗研究由补脾转入补肾或脾肾并重，将学术发展推向了新的高峰，使易水之学善用温补的学术特色更为突出，把临证施治拓展至内、外、妇、儿科等领域且验案颇多，成就多位名贯千古的医学大家。

有学者分析了易水学派的特征及趋势，汇总 1980—2014 年易水学派相关研究文献 2925 篇，研究显示，当下医者对易水学派最关注的学说是脾胃学说和阴火学说，最关注的医家为李东垣和张介宾。李东垣和张介宾虽均着意内伤虚损病研究，治疗倡导温补，但立论各异，见解有殊，补脾补肾，各有阐发，见仁见智，互为补充，使易水学派的学术理论更为丰富多彩。

把易水学派发展的第三阶段即外延发展期的医家单独分离出来另划为温补学派，尚值得商榷。中医学术流派的划分，应遵循中医学术发展的内在规律，注重学术主张上相互关联，具有系统性、连续性、师承或学术上的私淑关系，方可更真实、更客观地反映该学派的学术发展始末。因此，如果把易水学派的明清医家分离出来，名为"温补学派"，则使在脏腑病机探讨总课题下，对内伤脾肾虚损病变研究而形成的"温补治法"这一完整的学术特点被人为割裂，而且也难以把李东垣、王好古这些因终生倡导温补、善用温补而名著于世的医家包括进去，其间仁智得失，显而易见。

二、易水学派形成与发展的主要因素

流派反映学派在时间长河和地域文化等因素影响下的发展变化，独立的学术观点、理论创新代表医家、师承授受途径成为其发展壮大的三个环节，但同时外部的社会、人文、地域等亦是影响其形成与发展的主要因素。易水学派之所以能在金元时期迅速崛起，并得以盛行于整个明清时代，有其深刻的社会历史原因，与当时社会经济、政治、文化、科学技术的发展状况及中医学术自身发展的推动有着密切关系。

（一）社会环境的影响

《四库全书总目提要·医家类》记载："儒之门户分于宋，医之门户分于金元。"金元时期在中医学术发展史上书写了辉煌的一页，是中医学术界百家争鸣、学术思想繁荣兴盛的时代，它上承秦汉、两晋、唐宋，下启明清，推动医学风气转化，具有承前启后的重要历史地位。但金元时期战乱连年，社会动荡反而助推了中医学术的高度发展，这不得不说是一个奇迹。探讨其社会历史原因，主要有以下几个方面。

宋代经济繁荣和自然科学技术进步为金元医学发展奠定了基础。宋朝抑武扬文，是历史上惟一一个不抑商的朝代，鼓励商贸、农业生产发展，经济繁荣。传世名画《清明上河图》就生动描绘了北宋都城汴京（今河南开封）以及汴河两岸店铺林立、运输繁忙的景象。宋代科学技术空前发展，出现了活字印刷术，极大地促进了医学著作的印刷与传播。随着经济与科技的发展，宋代对医疗事业也较为重视，成立了"官药局""太医局"等负责医药管理及医学教育的机构，形成了崇尚医学的社会风气。文人知医、习医成风，著名文学家苏轼与科学家沈括就有《苏沈良方》的著述，当时身为宰相的范仲淹更有"不为良相，便为良医"的名言，文仕通医，儒医涌现。

宋代既为医学发展提供了良好基础，按照常理应在医学理论上有较大的发展，可是恰恰相反，中医学术理论取得长足进步并未在宋代，而是在金元时期。究其原因，宋代虽然经济、文化、科技取得进步，但中国社会长期的封建统治造成的学术氛围的窒闷状态，一直束缚着人们的创造性思维，严重阻碍了中医学术理论的创新与发展。尽管宋代首次由政府设立校正医书局，搜求佚书，征集众本，组织 7 次大型医学专著修订、校正，4 次集体编纂方书，使许多濒临亡佚的重要医籍得以保存，但在此过程中形成了"官府守之以为法，医门传之以为业，病者持之以立命，世人习之以成俗"的刻板机械的学术局面，使得在经济繁荣的宋代并未实现中医学学术思想的长足进步。

金元时期少数民族入主中原，当时的统治者迷信于武力对汉人的征服，而在文化、思想上的防范比较宽松，使长期禁锢下王朝的封建文化构架发生动摇和蜕变，医学研究的百花齐放成为可能。这一时期沿袭宋代儒医的世风，出现了"弃向所习举子业，一于医致力焉"百家争鸣的学术局面，百家兴起，标新立异，学术流派崛起。此外，金元时期动荡不安，战乱连年，导致疾病流行，社会对医学的需求空前迫切。1127—1279 年，是我国历史上民族战争极为频繁的时期，战争扰攘，朝戈暮戟，李杲便生活在"金元扰攘之际，人生斯世，疲于奔命，未免劳倦伤脾，忧思伤脾，饥饱伤脾"（《医旨绪论》）的时代，民众颠沛流离，尤其是开兴元年的"壬辰之变"，元兵围困汴京，致使"五六十日之间，为饮食劳倦所伤而殁者，将百万人"。《内外伤辨惑论》曾详细描述了民众脾胃受损的病变过程，"大抵人在围城中，饮食不节及劳役所伤"，人民生活极不安定。无休止的劳役、饥饱不节、精神的恐惧和紧张导致脾胃损伤；解围后因饥荒较久，饮食过饱，而脾胃运化无力，又出现"胃气亏乏久矣，一旦饱食太过，感而伤人""浊溜于肠胃，饮食不节而病者也"。严峻的现实向医家提出了更高的要求，大量的医疗实践又促进了学术理论的总结与提高，易水学派在内伤虚损病机的探讨中，提出了脾胃乃元气之本，脾胃虚弱，元气不充，"为百病之始"，力倡温补脾胃的学术主张，创立补中益气汤、调中益气汤、升阳益胃汤、升阳除湿汤等，均体现了补益脾胃、升举清阳、条达脾胃气机的思想。

尽管金元时期中医学术迅速发展，张元素、李东垣等医家已驰名燕赵，但在南宋偏安时期，中原地区与吴头楚尾以南的地区仍呈对峙状态，南北医学交流深受影响，易水学派的学术思想与经验也在很长一段时间内未能流传到南方。伴随着元代统一中国的进程，蒙古铁骑冲决了所有南宋赖以偏安的天堑和防线，也踏平了南北医家交融的道路，易水学派学术思想才得以流行于江南，为江南医学有识之士所欢迎并广泛运用。时至明清，江南经济、文化、科技得到迅速发展，医学也出现了蓬勃发展的局面。不仅温病学派迅速崛起，易水学派的学术理论也得到广泛运用与发展，薛立斋、赵养葵、张景岳、李中梓等江南医家，私淑易水之学，并在肾命学说方面做出创造性发展，使易水学派学术思想日趋丰富，也使易水学派的医事活动盛行于整个明清时代。

（二）医学发展的推动

社会环境的影响固然是易水学派形成与发展的重要原因，但任何事物的形成与发展，总在于事物内部的矛盾运动，医学流派的形成也是如此。

金元时期中医学的发展出现了以下几方面矛盾：一是重方药与轻理法之间的矛盾。自秦汉时期《内经》《伤寒杂病论》的问世奠定了中医学基础后，隋唐宋代医家多重视药方类丛书搜辑，而医理研究缺乏，纵有众多方药书籍如《千金方》《外台秘要》《新修本草》《太平惠民和剂局方》《圣济总录》等先后出版，但具有学术创见的理论著作则很少问世，中医创新性学术思想渐于贫乏，正如近代中国历史学家、国学大师吕思勉在《中国文化思想史九种》中提出的："医家之书，经宋人搜辑传世者，医经类甚少……而方书独多，盖医理深邃，非尽人所能知……格物之学不明，徒知搜辑成方以治病，而不复能研求药性，所谓知有术而未足语于学也。"医家恃方书以临证，按证索方，忽视了中医的辨证论治，严重影响临床疗效，也阻碍了中医学术正常发展。因此，面对重方药轻理法的客观现实，应用方书所载方药无法解决当下疾苦时，迫使金元医家必须迅速创立新学，发展中医学术理论。二是辛温法与热性病治疗之间的矛盾。隋唐宋代医界对外感病的认识基本上沿用仲景的六经理论，治疗也多采用《伤寒论》的辛温法，这与金元时期大量流行的热性病的治疗相矛盾，时医仍多固守《太平惠民和剂局方》，临证应用温热辛燥类方剂治热病，诚如《素问玄机原病式》所言："今人所习，皆近代方论而已，但究其末，而未求其本。"时已变而方药不变为害颇深，需要金元医家探索热性病新的治疗规律与有效方药。三是用外感攻邪法治内伤虚损病之间的矛盾。社会动荡导致内伤疾病急剧增多，而内伤病学的理论与辨证治疗尚未系统形成，临床医家不能正确分辨内外所伤，以治外感祛邪之法治内伤虚损病变，重伤胃气，致使夭亡人命者比比皆是。严峻的医疗状况迫切需要创新发展医学理论，特别是关于内伤虚损病机及其辨证治疗，故朱丹溪对李东垣所著《脾胃论》予以高度评价："夫假说问答，仲景之书也，而详于外感；明著性味，东垣之书也，而详于内伤。医之为书，至是始备，医之为道，至是始明。"明确指出易水学派"重脾胃"观点在内伤疾病治疗中的重要学术地位和应用价值。

面对所处历史时期，以及医患对于学术新理论和新思想的迫切需求，富有社会责任感与创新精神的金元医家在继承前人思想的基础上，不再墨守成规，而是客观分析，破旧立新，新学肇兴，开创了金元医家各家争鸣、活泼发展的全新局面。

金元著名医家刘完素（刘河间）力驳以辛温治热性病之流弊，提出了"六气皆能化火""五志过极皆为热证"的火热学说，形成了以善用寒凉药物治热病为核心的河间学派。河间学派的兴起，使医林为之一振，正当其学盛行之际，易水学派异军突起，其始祖张元素疾呼"古今异规，古方新病不相能也"，并进行了以脏腑虚损病机及辨证治疗为中心的开创性研究，为易水学派奠定了理论基础。李东垣师承张元素，在脾胃内伤病治疗方面有独到发挥，提出脾胃为滋养元气的源泉，为精气升降之枢纽，内伤脾胃百病由生，他明确指出内外伤辨，系统创建脾胃学说，开创了脾胃内伤病学治疗的新时代。张从正（张子和）私淑刘河间，力主攻邪，"先论攻邪，邪去而元气自复"，采用汗、吐、下三法以祛邪。李东垣与主火论者刘河间、主攻论者张从正、滋阴论者朱丹溪并称金元四大医家，被后世誉为"补土派"宗师。

金元医家的争鸣，实际上是学有专长的竞相发挥，无论主寒主温，主攻主补，善外感专内伤，都有其独到成就。他们的争鸣具有良好的学风，较少相互攻讦与贬低，而是从善如流，并不囿于学派之限，充分吸取前人及其他学派的学术思想，这对易水学派学术理论的迅速发展并广行于世也起到不可忽视的重要作用。如易水学派的张元素与刘河间学术思想虽然不同，但刘河间"脏腑六气病机"观点，探索脏腑本气兴衰为病以及不同脏腑生理、病理特性与张元素"脏腑标本寒热虚实病机观"有相通之处，在张元素用以课徒授业的《医学启源》中，有许多内容引用河间之论。其中卷"《内经》主治备要"中的五运主病、六气为病、五运病解、六运病解，几乎全部是刘河间的《素问玄机原病式》之文，提纲挈领，条理更为清楚。李东垣为张元素的高足，其脾胃内伤学说，亦是秉承师传，并集《内经》《难经》及仲景有关脾胃论述之大成加以发挥而形成的。同样，刘河间的三传弟子朱丹溪，不仅弘扬了刘河间、张子和之学，而且兼承李东垣，取数家之长而成一家之言，其临床突出病机辨证治疗，亦是综合金元燕赵医学之成就进行发挥，其"相火论"及其治疗在理论上继承刘、张、李三家，特别是东垣治相火的用药方法他几乎全部继承下来，在内伤病学的治疗上，丹溪对李东垣可谓是推崇备至。正是由于朱丹溪认真吸取了燕赵医学的精华并加以发挥，才使其名著金元医林，也正是这种不同学派之间的相互争鸣与渗透，才使易水之学倡行于江南。

明代结束了金元时期战乱不断的局面，形成了中国又一次民族大统一，休养生息的国策使明朝在开国50多年的时间内进入了富庶、安定的社会状态，在维护旧论与力求革新、尊经奉典与创立新说的矛盾交织中，金元医学争鸣的良好学风得以传承和保留，金元医家独特的学术见解，对明清医家亦产生了极其深刻的影响。明清江南许多著名医家如薛己、赵献可、张景岳等纷纷私淑易水之学，遥承张元素、李东垣内伤虚损病机探讨及治疗之心法，发展成著名的肾命水火学说，使易水学派善用温补的学术特色更为突出，脾肾理论与治疗日趋完善。

（三）宋元哲学的渗透

科学家爱因斯坦曾提出哲学"是全部科学研究之母"，是关于自然、社会和人类思维及其发展一般规律的学问，为具体科学提供方法学指导。恩格斯也曾指出："不管自然科学家采取什么样的态度，他们还得受哲学的支配。"哲学作为自然科学和社会科学的概括与总结，又必然对自然科学的发展起着指导作用。中医学之所以能在缺乏实验科学的环境中逐渐发展起来，不仅在于其有极高的临床实用价值，还在于其依据科学的思辨，发挥了理论思维的特长，尤其是中国古代哲学中朴素的唯物论思想，对中医学术理论体系的形成和发展有极大影响，天人相应、气－阴阳－五行等被引入中医学中而赋予了哲学与医学的双重内涵，成为中医理论框架的有机组成部分。因此，中医学术在各个历史时期的发展往往伴随当时哲学发展的特点。

秦汉时期以儒家、道家、墨家、法家等为九流十家之代表，百家争鸣。这一时期阴阳、五行等朴素唯物论和辩证法，与医疗经验相结合后形成中医学整体恒动、对立统一、动态平衡以及藏象经脉理论，为中医药学科奠定了理论基础。秦汉以来"独尊儒术"的统治阶级思想，延至宋代转为儒、释、道三教合流而形成的以"理学"为主流的思想体系，"理学"与"新学"亦对医家产生了深刻影响，促使金元时期医学争鸣和新的医学流派涌现。

"理学"以儒家思想为核心，又吸取了道教、佛教的宇宙观与哲学思想，其代表人物有周敦颐、程颢、程颐、朱熹等。理学主张"理"是万物之源，"理"在"气"之先，"理"自我分化与运动，产生"气"和五行以至万物。朱熹提出的"格物致知"穷究事物原理，致使知性通达至极，"格，至也。物，犹事也。穷推至事物之理，欲其极处无不到也"，这种观点对中医理论亦产生了一定影响，《中国医学源流论》指出："唐以前之医家，所重者术而已，虽亦言理，理实非其所重也。宋以后之医家，乃以术为不可恃，而必求其理。"朱丹溪即以程颢"天地阴阳之运，升降盈虚未尝暂息，阳常盈，阴常亏"之论为据，提出了"阳常有余阴不足学说"，著有《格致余论》一书以穷格医理。此外，理学太极等概念也被吸收为医学理论的要素，如周敦颐著《太极图说》形成"太极－阴阳－五行－万物"的宇宙模式，影响至赵献可、张介宾、孙一奎等以太极论命门。理学也使"五运六气学说"盛行，但医学界在使用时片面强调运气对人体发病的影响，机械地推断某年主某气发某病，而忽视了人在自然界中的独立主宰能力。

宋元时期"新学"逐渐兴起，"新学"以李觏、王安石、张载、陈亮、叶适等为代表人物。张载是元气本体论的奠基人，提出了"太虚即气"的唯物主义自然观。被列宁称为"中国十一世纪改革家"的王安石，批判了自西汉以来董仲舒"天不变，道亦不变"的儒家思想，提出了"天道尚变""新故相除"等充满革新精神的辩证观点。陈亮指出："古今异宜，圣贤之事不可尽以为法。""新学"的出现，打破了自汉以来沉闷的学术局面，给宋元医坛吹来了一缕新的空气。

受宋元新学的积极影响，易水学派始祖张元素对中医学受程朱理学影响而产生的唯心论及泥古倾向进行了有力的批判，他反对运气学说研究中专以某年某月某气胜主某病的机械推算法，反对机械刻板地应用古方而不求辨证，力倡"运气不齐，古今异轨，古方新病不相能也"的主张，其治学不拘泥古方而自为家法。思想的解放带来了学术的活跃，使其不仅冲破了当时医界不敢越前人雷池一步的守旧学风，敢于提出一系列具有独创性发挥的学术理论，也使易水学派成为一个不断开拓进取，从中医理论到临床都不断取得新的学术成就的医学流派。

在具体的学术探讨中，易水学派也受到新学"以气说理""太虚即气""气一万殊"等唯物论及辩证法思想的影响。张载的"太虚即气论"把"气"作为世界的本体，万物的本源，而且肯定气有聚散的运动变化，即"气不能不聚为万物，万物不能不散为太虚"（《太和》）。易水学派以脏腑病机及治疗为研究中心，对疾病的认识侧重于人身之"气"并取得卓越成就，固然与《内经》《金匮要略》《中藏经》及钱乙"五脏辨证"有着渊源关系，但正是因为受了"太虚即气"唯物主义自然观的影响，才使其对脏腑气机的研究更有活力。张元素对运气学说极有研究，在《医学启源》中将五运六气运用到制方、归经、遣药等方面，在描述某一经时将脏腑、十二地支、六气、部位融为一体，并在"六气方治"每一气下列出了较为实用的方药。但张元素并未机械地推断运气与发病，而是以天地之气的盛衰变化对人体脏腑气机的影响来分析病理变化和用药。李杲师承张元素，对人体气的病变尤为重视，他将人体病变多归于胃气与元气的虚衰，认为胃虚元气失充而衰为百病之本，他从气火关系失调来探讨阴火病机，提出"火与元气不两立，一胜则一负。脾胃气虚，则下流于肾，阴火得以乘其土位"，脾气不足，元气亏损，蕴而化热是为阴火，阴火上冲产生内伤热中的病变。

从脾胃气机升降失调来探讨脾胃内伤病变治疗，并充分注意自然环境对人体气机升降的影响，正如其在《脾胃论》中所云："经言岁半以前，天气主之，在乎升浮也……经言岁半以后，地气主之，在乎沉降也……升已而降，降已而升，如环无端，运化万物，其实一气也。"杲之论，与张载关于气机升降之论有异曲同工之妙。张载云："太和所谓道，中涵浮沉、升降、动静相感之性，是生氤氲、相荡、胜负、屈伸之始。"所谓"太和"即是气运动变化的状态与过程，即称之道，其变化过程亦有升降浮沉的变化，可见李杲之论显然接受了宋元哲学中"新学"关于"气"的论述与观点。此外，宋元哲学的"新学"的"气一万殊"论，既肯定了气是构成万物之本，又指出气散则为万物，万物又各具其殊，即张载所谓："阴阳之气，散则万殊，人莫知其一也；合则混然，人不见其殊。"（《正蒙·乾称下》）这种一般与特殊关系的辩证观点，对易水学派探讨内伤虚损病变的一般规律，并以脾胃、肾命等不同系统的各个层次研究其证候的特殊表现与治疗亦不无启迪。

明清之际学风清新，反对静坐读书、脱离实践的空疏学风，提倡实学，经世致用，注重实践，力求创新。体现创新、实用学风的易水之学在明清之际广行于经济发达的江南，许多著名医家集于易水学派门下，他们精于医学而且邃于哲学，对易水学派学术思想的发展与完善起了重要的推动作用。如明代著名医家张介宾不仅遥承张元素、李杲之心法，在肾命水火的理论探讨与温补治疗方面卓有建树，而且对哲学也颇有研究，精通《易经》，尤擅邵雍象数易说。他的名篇《医易义》专门论述哲学与医学的关系，阐明"天人一理，一此阴阳；医易同源，同此变化。医易相通，理无二致。医之为道，身心之易也"，倡言"不知易，不足以言医"，成为传世名言。赵献可探索本源取法于《易经》，引易入医，论述命门为身之太极，医易汇通，可见哲学观点的改变必会促进思维方式的改善，新的研究方法则带来学术理论的新突破。中医药学作为自然科学也不例外，它是由人文哲学性质的理论形式和自然科学性质的实践内容所构成的具有自然科学特质的体系，哲学贯穿中医药学形成发展的始终，成为核心要素之一，正如著名生理学家巴甫洛夫说过的："科学是随着研究法所获得的成就而前进的，研究法每前进一步我们就提高一段，随着我们面前也就开拓了一个充满着种种新鲜事物的、更辽阔的远景。"

易水学派之所以能在较短时间内迅速崛起成为在金元医坛具有重大影响的学术流派，并且能在跨越金元明清数个朝代的数百年历史空间内，一直在中医学术发展史上占有举足轻重的地位，固然与金元时期的社会历史背景以及中医学术发展的自身矛盾运动有密切关系，同时也是易水学派医家吸取宋元哲学的进步思想与观点，勇于创新，注重实践，善于继承，锐意进取的必然结果。

纵观上述，新的医学思想的出现、发展形成学术一派，既要有开创者的显著医学成就，又须有后世医家的秉承、发展及升华，从而保证医学流派的延续。易水学派形成与发展过程包括肇始奠基期、学派形成期、外延发展期三个阶段，代表医家或师门授受、亲炙、私淑各承其说而光大之，虽学术见解不一，但不离学派之宗。以特定的社会历史环境为外因，以学科的自身规律为内因，加之人文哲学思想的导引，在特定的历史环境下流派学术创新、继承并发扬光大。至于吾学之启迪，破旧立新、敢于创新的思维，薪火相传、代代相承的延展发挥，触类旁通、广征博引的开放视野，形而上之哲学思想与形而下之医疗实践相结合，方能明医理，救疾苦，立一派，传多世。

（吴以岭）

参考文献

[1] 任应秋. 中医各家学说 [M]. 上海：上海科学技术出版社，1980.

[2] 吴以岭，王其飞. 脾胃学 [M]. 北京：科学技术文献出版社，1989.

[3] 梁子钰，李俊德，龙子弋. 基于关键词的易水学派文献分析 [J]. 中医杂志，2016，57（13）：1149-1154.

第二章　易水学派的主要学术成就

　　易水学派以脏腑虚损病机探讨及治疗为研究中心，对后世医家影响甚远。代表医家张元素、李杲、王好古、罗天益、薛己、孙一奎、赵献可、张介宾、李中梓等在继承前人脏腑辨证理论和经验基础上，不断传承创新，与临床实践相结合，在满足当时当地社会和医疗需求的基础上，发展了脏腑辨证学说、药物归经学说、脾胃内伤学说、命门水火学说、先后天之本论等学术理论观点，尤其是在脾胃内伤病变的治疗及肾命学说创新等方面取得重大成就，这些学术思想和临床诊治方法也一直被沿用，为中医学的发展做出了卓越贡献，可以说易水学派的脏腑辨证理论和内伤病的辨证思想对后世中医临床产生了巨大和重要的影响，被称为中医学术发展史上的重要分水岭。

一、脏腑辨证学说

　　脏腑辨证是现代中医临床最常用的辨证方法，而易水学派正式提出了理法方药完备的脏腑辨证体系，同时结合伤寒和杂病的病证分类，创立了目前现代中医临床普遍使用的内伤学说，尤其是在脾胃与肾命方面形成的重要学说成为中医基础理论体系的重要组成部分。

　　关于脏腑病机及其治疗，自秦汉至唐宋进行论述者不乏其人，但尚未形成系统。春秋战国时期《黄帝内经》奠定了脏腑辨证的理论基础，但其论述辨证的因素极为简要。自《黄帝内经》之后，华佗《中藏经》是较早对脏腑病机进行系统论述的著作，对脏腑辨证的理论体系进行了第一次系统整理，奠定了以虚实寒热为基本纲要的辨证体系。自《中藏经》第一次被系统整理后，脏腑辨证理论体系经过《脉经》《诸病源候论》等著作进一步发挥，发展至唐代孙思邈《备急千金要方》对脏腑辨证理论体系进行了第二次大规模的系统整理，然而第二次整理的相关内容却未能流传后世，未能在脏腑辨证体系的传承中发挥作用。综上所述，在脏腑病证的论治方面，秦汉时期基本上有法无方，发展至晋隋唐针对脏腑病证的方药才逐渐完备起来。唐代及以前的脏腑辨证体系可以说是一个各脏各腑在理论与实践上均衡发展的体系，各脏腑辨证方法一致，体现了以五行为框架的五脏之间无所偏倚、共同发展的思维理念。

　　宋金元时期，著名医家刘完素的脏腑六气病机学说运用运气学说理论将脏腑病变的病因与六气联系起来，仍然以虚实寒热为脏腑病变的基本病机，提出了脏腑本气虚实的学术观点。张元素对脏腑辨证又一次进行了系统整理，从脏腑的生理、证候特点、预后、治则治法、用药用方等方面做了全面阐述，被称为"易水学派始祖"。他以脏腑病机及辨证治疗为研究中心，深研《黄帝内经》之说，并采撷《伤寒杂病论》《中藏经》《千金要方》《小儿药证直诀》等诸家之论，以脏腑生理特点为基础，再根据脏腑本气及经络循行部位，论析脏腑病机变化的寒热虚实，探求脏腑病机与方药功用的内在联系，在理、法、方、药四个方面进行系统整理与研究，融古贯今，进行了独到发挥。在张元素所著《医学启源·五脏六腑，除心包络十一经脉证法》中，录用《中藏经》分辨脏腑寒热虚实生死逆顺证法诸篇为卷首，并另撰《脏腑标本寒热虚实用药式》及《〈内经〉主治备要》诸篇，熔病机辨证与方药治疗为一炉，从而形成了系统完整的脏腑辨证体系，为易水学派学术思想的形成奠定了基础。张元素亦提出药物归经与引经报使理论，这是对脏腑辨证最大的贡献，极大地丰富和发展了药物学理论，为药物与脏腑之间的对应关系指明了方向，使具体药物与脏腑辨证之间的对应关系愈发明晰，为后世脏腑辨证的专题研究铺平了道路。同时，张元素又根据刘完素的六气为病学说创立了法象制方原则，将临床治疗法则归纳为五大类，即风制法、暑制法、湿制法、燥制法、寒制法。此法象制方原则不仅可应用于外感，也可应用于内伤，故而对脏腑辨证的制方同样具有指导意义。法象制方原则的出现，使时方派有了根据病机进行处方的直接依据，也可以说，法象制方原则是时方派产生的重要原因。张元素脏腑辨证学说不仅为其弟子广泛应用，也为明清医家所推崇与效法，并不断补充和完善，目前已成为中医临床最常用的辨证方法。

从易水学派张元素的弟子李东垣开始，脏腑辨证的研究真正转向专题研究，其著名的"内伤脾胃，百病由生"的学术观点成为脾胃学说的理论核心。李东垣认为"内伤脾胃，百病由生"，从脏腑的角度讲，脾胃居中央，其病变必影响四方。若脾胃受病，肝、心、肺、肾均可受其影响而致病，故李东垣重点阐述了肾之脾胃虚与肺之脾胃虚的两脏兼证问题。李东垣的脾胃论，用药偏向于温燥，重视脾而忽略胃，这也被后世医家所诟病。明代缪希雍发挥脾阴学说，以酸甘柔润之剂补养脾阴，至清代叶天士创立养胃阴学说，使胃病从脾病中分离出来，拥有了独立的辨证论治模式。至此，脾胃学说基本画上了一个圆满的句号，建立了一个较为完善的脾胃辨证论治体系。自李东垣之后，朱丹溪兼通刘、张、李三家，提出了著名的相火论，启迪了明清温补学派将其进一步深化为另一重要的中医脏腑辨证理论——肾命学说，为后世脏腑辨证学说奠定了基础，其辨证论治的思想至今仍在中医临床广泛应用。

综上可见，中医脏腑辨证学说的形成与发展基本以宋金时期为分水岭。一者为宋以前的系统研究阶段，一者为宋以后的专题研究阶段。系统研究阶段的脏腑辨证体系是一个各脏各腑在理论与实践上均衡发展的体系，而专题研究阶段的脏腑辨证体系则是在先后天脾肾两大系统上分别有所侧重的理论体系。了解中医辨证体系的历史演变，深入研究古今脏腑证的变化状况，对现代中医临床具有重要的理论与指导价值。

二、药物归经学说

论述药物归经学说的形成，可以追溯到春秋战国时期《黄帝内经》中所叙述的十二经脉之"是动""所生"出现的各种病证，与脏腑络属相联系，从而将各种药物主治的病证，依理相推，作用于某一脏腑，就归入某一经络，诚如《素问·宣明五气》载："五味所入，酸入肝，辛入肺，苦入心，咸入肾，甘入脾，是谓五入。"《素问·五藏生成》亦载："色味当五脏，白当肺、辛，赤当心、苦，青当肝、酸，黄当脾、甘，黑当肾、咸。"北宋寇宗奭《本草衍义》始载"归经"一词，但皆微露端倪，因语焉不详，始终未形成系统理论。

　　药物归经学说是张元素在脏腑辨证治疗研究过程中对中药理论做出的又一卓越贡献。他集前代医家药物应用经验之大成，首创药物归经理论，把脏腑、六经辨证与药性及功用特点结合起来，探讨药物的作用部位与作用特点，从而形成了系统完整的药物归经学说。张元素在其三部传世著作中，几乎是言证必分脏腑经络，言药必明归经效用，在《医学启源·五脏六腑，除心包络十一经脉证法》后皆列补泻归经药物，《药类法象》部分特标出 30 多味药作为经络特效归经之品；在其《珍珠囊》一书中更是几乎无一味药不载其"归经"字样。张元素按药物作用部位，将其分为归脏腑药与归经络药。归脏腑药主要用于五脏六腑及其所属部位的病变，在其《脏腑标本寒热虚实用药式》中列举了 221 种药物，并于每一脏腑后分别列出补虚、泻实、清热、温养等类药物；归经络药主要治疗经络病变或六经病证，《医学启源·药类法象》部分便记述了 35 种药物分别归属某一经络。此外，张元素还列出"引经报使"药物，并对同类效用药物的归经差异以及通过炮制改变药物归经等进行了详细论述。张元素归经学说把庞杂的中药体系按其治疗效用的内在规律加以归纳分类，便于执简驭繁，把握应用。

　　明代李时珍继承张元素药物归经学说，在《本草纲目》中把中药归经理论与临床实践心得相结合，使归经理论逐渐完善并趋于成熟，促进了归经理论的应用和推广。至此，归经理论作为中药药性的重要组成部分完全独立出来，标志着传统中医学形成了对中药选择性作用于脏腑经络的系统认识。元代名医王好古著《汤液本草》，在药物归经方面有较深研究，如在"脏腑泻火药"的应用上，同是泻火，但指出"黄连泻心火""黄芩泻肺火""白芍泻脾火""柴胡泻肝火、胆火""知母泻肾火""木通泻小肠火""黄连泻大肠火""黄柏泻膀胱火""柴胡泻三焦火""石膏泻胃火"等。

　　后世医家在继承了前人药物归经理论的基础上，创新发展归经理论，以药理作用来认识药物的归经，如将 429 味常用中药按其药理作用进行分组，统计各组药物的归经频数，结果表明中药的归经与其药理作用之间存在着一定的相关性，表现为抗惊厥药入肝经，止血药入肝经，泻下药入大肠经，化痰、止咳、平喘药入肺经，利尿药入膀胱经，这些药物的归经均与中医理论相吻合。此外，亦以有效成分、中药微量元素以及作用受体靶点来判断药物归经研究，如运用同位素示踪技术，通过标记 23 种中药的有效成分在人体脏器的分布与其归经关系进行了比较研究。结果显示，药物有效成分的脏腑分布与其归经所属的脏腑基本一致或大致相符合的占 87%，表明中药归经与其有效成分在所属脏腑的高浓度分布之间有密切的联系。采用微量元素分析法是通过剖析中药中某些特异性元素的浓度，并结合这些微量元素在人体脏腑组织的分布特点来实现"归经",从而发挥疗效,推测微量元素是中药归经的物质基础。通过对多种补肾中药微量元素的测定,证实其中含较多的锌、锰络合物,这些利用现代科学技术研究药物的归经得到的结论为药物归经理论的进一步发展奠定了重要基础。亦有从受体学说判断药物的归经,提出受体为首先与药物结合并能传递信息、引起效应的细胞成分,是存在于细胞膜上或胞浆内的大分子蛋白质。从分子药理的角度理解认为,归经理论可以从现代的受体学说来认识。如附子中的去甲猪毛菜碱对 α - 受体和 β - 受体都具有兴奋作用,能兴奋心脏,增快心率,升高血压;另一成分氧化甲基多巴胺亦有强心、升压作用。若从受体理论看,附子为 α - 受体激动剂,对心脏可以产生兴奋作用,这与中医药理论称其归心经是一致的。

药物归经理论是中医药临床发展的产物,所以在应用归经学说时既不能离开脏腑经络理论,也不能离开所治的具体病证。咳嗽、外感风寒则选加归肺、膀胱经的药物,如麻黄、桂枝等;外感风热选加归肺、肝、胃经的药物,如薄荷、牛蒡子、桑叶等;肝火型者选加归肺、肝经的药物,如菊花、夏枯草、白僵蚕等;痰湿内阻选加归脾、肾、肺经的药物,如旋覆花、半夏等。综上所述,药物归经学说的形成经历了漫长的历史时期,始于秦汉时期,发展于金元时期,尤其是张元素总结历代医家实践经验得出理论创见的过程,是一个将传统理论与实践心得相结合且升华为理论的过程。此理论成果被后世医家运用到方解及遣药制方中去,为方解提供了一个新的视角,亦在脏腑辨证、遣药制方之间架起了一座便捷的桥梁,使理、法、方、药的结合更紧密,在一定程度上推动了中医基本理论的充实、发展,对临床用药具有重要的指导价值。

三、脾胃内伤学说

脾胃内伤学说是金元时期易水学派在中医学术发展史上取得的又一重大成就,最先倡导此学说的是金元时期名医张元素,他以养胃气为家法,人称"易州张氏学",依据《黄帝内经》"真气者所受于天,与谷气并而充身"之论,强调后天脾胃之气对先天真元之气的充养作用,"真气又名元气,乃先身生之气也,非胃气不能滋之",形成了其"养生当实元气,欲实元气,当调脾胃"的著名学术观点。他主张从实际出发,强调根据脏腑寒热虚实辨证用药。张元素对脾胃学说的贡献,也主要体现在他的脏腑辨证学说上。张元素治医学,素重《黄帝内经》和东汉张仲景之说,他在学习经典著作的基础上,接受前人的学术经验,通过长期临证实践,形成了以脏腑寒热虚实分析证候病机和治疗的理论体系——脏腑议病说,并以之作为其学术思想的中心。张元素对脏腑辨证的研究,是既能得其要领,又较为系统。如他在《医学启源·五脏六腑,除心包络十一经脉证法》中说:"夫人有五脏六腑,虚实寒热,生死逆顺,皆见形证脉气,若非诊切,无由识也。虚则补之,实则泻之,寒则温之,热则凉之,不虚不实,以经调之,此乃良医之大法也。"他对人体的五脏六腑(除心包络外),分别从一个脏一个腑的正常生理、病理变化、演变预后,以及治疗用药等四个方面,根据《黄帝内经》等典籍理论,结合自己的医疗实践,系统地进行了论述,建立了以寒热虚实为纲的脏腑辨证体系，论证了《黄帝内经》"四时皆以胃气为本"的重要性。他的学术观点重在脾胃，他倡导的养正除积的治疗思想与方法，被后世医家所推崇和发展。

继张元素之后，其弟子李东垣深得《黄帝内经》之旨，把《黄帝内经》理论与临证实际密切地结合起来，在张元素之学的基础上提出了脾胃内伤证治体系，形成了一种具有独创性的较为完整的系统理论——脾胃学说，提出论脾胃的要点有四：人赖天阳之气以生，而此阳气须化于脾胃，一也；人赖地阴之气以长，而此阴气须化于脾胃，二也；人赖阴精之奉以寿，而此阴精必源于脾胃，三也；人赖营卫之充以养，而此营气必统于脾胃，四也。指出脾胃内伤，则元气失滋，气机逆乱而发生各种病变。李东垣反复论述"大肠小肠五脏皆属于胃，胃虚则俱病""脾胃虚则九窍不通""胃虚则脏腑经络皆无以受气而俱病""胃气下溜五脏之气皆乱而发病"，条分缕析，层层深入，终于导出"胃虚元气不足诸病所生"的千古名论，成为其脾胃内伤发病学说的代表观点。基于"内伤脾胃，百病由生"的认识，东垣强调"内伤脾胃为主，惟益脾胃之药为切"，并由此确立了以益气升阳为主的治疗原则及系列方药，形成系统完整的脾胃内伤学说。所著《脾胃论》《内外伤辨惑论》《兰室秘藏》为历代医家所推崇，其学术影响极为深远。

王好古初师事张元素，后从李东垣学习，得张元素、李东垣二家之传。根据脾胃内伤热中证的特殊病机变化，李东垣提出了"阴火"的概念，以"火之与气，势不两立"，元气虚而阴火盛的病机学说探讨内伤热中证的发病机制，进而提出了甘温除热的治疗原则，并以益气健脾、升发清阳、敛戢阴火三者的有机结合形成了其别具一格的治疗用药法度。王好古所著《阴证略例》为阐发阴证病因病机和辨证治疗的专著，对阴证的病因、诊断、辨证治疗等，都做了详细分析。其从脾肾阳气虚损的角度探讨阴证，论治脾胃病，在其师探讨脾胃气虚的基础上而成一家之言，发展了脾胃学说。其创制的论治脾胃方剂在其全部处方中占有重要地位，不仅为后世医家争相运用，也因其确切显著疗效而受到重视与研究。

罗天益力主理论与实践相结合，在他的著作中，许多论点都是通过临证治验来说明的，他对李东垣的学术思想有极深透的理解和阐发。罗天益的惟一代表作为《卫生宝鉴》，发挥了脾胃内伤学说。在理论上深入探讨了脾胃的生理功能，对脾胃内伤诸证病机有深刻理解。李东垣论脾胃内伤病因，虽有饮食所伤和劳倦所伤两个方面，但终是统而言之。罗天益则将饮食所伤分作食伤和饮伤，将劳倦所伤分为虚中有寒和虚中有热，使之更为具体而有条理。在治疗上广泛采用历代名方，并自创新方，在脾胃病的治疗上创立新法，颇有特点，足见其对李东垣理论的继承与发展。

综上可见，张元素、李东垣、王好古、罗天益诸家，师承授受，形成了易水学派，发展了脾胃内伤学说，对后世医学的发展有很大影响。后世医家多在此基础上对脾胃病病因病机、病理变化、演变预后、治疗用药、预防诸方面加以传承深化，临床应用多加以效仿，多有良效。

四、肾命水火学说

肾命水火学说是明清时期私淑于元素、东垣之学的医家做出的重大贡献，它与脾胃内伤学说并驾齐驱，成为易水学派在脾肾系统深入研究并卓有成就的两大理论基石。明代著名医家赵献可、张景岳等，以肾命水火立论，认为命门是主宰人体生命活动之根本，水火偏胜是产生疾病的最重要原因，并从命门相火与肾水真阴相互为用的关系上，精辟地论述了肾命水火在人体生理功能与发病上的重要作用。

需要指出的是，"命门"一词最早见于《黄帝内经》，系指眼睛。《灵枢·根结》谓："太阳根于至阴，结于命门，命门者目也。"而将命门作为脏腑提出的则始于《难经》，如《难经·三十六难》曰："肾两者，非皆肾也。其左者为肾，右者为命门。"并赋予了"生命之门"的含义。赵献可创造性地发展了"命门学说"，他提出命门在"两肾各一寸五分之间，当一身之中""命门之火，乃人身之至宝，全身生机之所宗""人生立命之本，养身治病莫不以此理一以贯之"，倡言"世之养身者、治病者，均以命门为君主，而加意于火之一字"，强调命门的重要性在于心之上，实为性命之门，人身之君主。赵献可临证重视温扶元阳，滋益真阴，善用八味丸、六味丸，认为肾之水火失调，不足以化、制者，非此方无以济之，并言两方运用得宜，可"益脾胃而培万物之母"。赵献可对易水学派的贡献主要是丰富了易水学派的内容，尤其是发展命门学说、创立肾水命火学说、治疗疾病尤重治肾等方面，丰富了易水学派学术思想。

明代著名医家张景岳则运用《易经》理论，依据其坎卦，认为就命门本身太极之性来说，其能化生出水火，有真阴和真阳之分，表现出以阳气为主，与肾水之脏的关系是"一阳根于二阴之中"。他认为人的生气以阳为主，也惟有"阳"难得而易失，既失而难复，倡言命门内寓真火、真水，五脏之阴精非此不能滋，五脏之阳气非此不能发。他指出：①命门为先、后天立命之门户，其立先天之命与孕育胎儿的胞宫有关，所谓"命门者，子宫之门户也；子宫者，肾脏藏精之腑也"。②根据"命门"穴位于督脉十四椎中，提出"命门原属于肾，非有别为一脏也"。③命门不仅位于两肾之间，且是胞宫之门户，位于关元、气海之间。④命门为太极，分左水右火，即"分而言之，左属水，右属火，合而言之，则命门太极"。⑤"命门者，水火之腑，为阴阳之宅，为精气之海，为生死之窍"。⑥"命门为真阴之脏，为精血之海；命门有火候，有元气"，即真阴、精血、火候、元气是命门水火之性的具体体现，指出命门与肾同一气。张景岳还认为，肾受五脏六腑之精而藏，其所藏之精能化为气，则是命火的作用，同时命门所藏之精就是真阴。由于命门是肾的藏精化气之处，于是命门水火和肾之藏化通过"精"概念的引入而得以统一。可见张景岳一改朱丹溪"阳常有余，阴常不足"说，力主"阳非有余，真阴不足论"，全面论述了真阳与真阴互根，化气与成形的辩证关系，治疗上重视肾命水火，擅长温补之法，扶阳不忘滋阴，强调"于阴中求阳"之治，创制左、右归饮（丸），滋真水扶元阳，被誉为"阴阳双补之巨匠"。命门水火观是张景岳在《黄帝内经》阴阳学说、脏腑病机说的基础上，通过对赵献可命门说的接受和改造，对朱丹溪"阳有余阴不足"理论的发挥而形成，其中辨证阴阳观是其深刻的认识论基础。

追溯肾命水火学说形成的历史，可以看出先秦时期的"重阳"在宋前一直呈直线沿袭，至金元时期则经历了刘河间的否定，李东垣的倡兴，王好古的强调，朱丹溪的反思，薛己的重视，赵献可的发挥，张景岳的肯定这一往复过程，终又回复到"阳气重要"。但每一个往复却包括了对脏腑的不同侧重和朝着重阳不可忽视阴和重阳也当重视阴的方面发展，张景岳的"阴阳互求"则成为完成其逻辑发展的一个圈点。赵献可"一阳陷于二阴之中"偏重于阳气的思想，使传统的重阳思想得到新的意义上的复归，其肾命系统中"精"的概念的提出使肾命水火学说具有实践上的可操作性，可以说明代医家的肾命水火说，把易水学派的脏腑虚损病机探讨与治疗研究推向新的高峰，使易水之学善用温补的学术特色更为突出。

五、先后天根本论

人体是一个相互联系的有机整体。先天（肾阴、肾阳）不足，可以影响整个机体，造成阴阳失调，生命活动就不能正常进行，必须通过调补肾阴、肾阳，以期恢复阴阳平衡状态；后天虚弱，水谷精微不能化生气血津液，以供机体需求，造成正气不足、抗病能力降低，生命活动便难以维系，必须通过调补脾胃，使生化之源不竭，正气充盛，有利于祛邪祛疾，虽重病、危病，亦可望其转机。由于脾、肾的盛衰对于人体的健康与否以及疾病的转归及预后等有如此密切关系，所以历代诸多医家在临证时十分重视脾、肾的病理变化和辨证论治。

明代医家李中梓治学主张汇诸家之长，其学术思想遥承李东垣脾胃内伤学说之遗绪重视脾胃，又受赵献可、张景岳的影响，取肾命水火论述之长，提出了著名的"先后天根本论"，使易水学派的脾、肾研究渐臻完善。他提出"肾为先天之本，脾为后天之本"的观点，认为人身根本有二：先天之本在肾，后天之本在脾。婴儿初生，先有两肾，故肾为脏腑之本，十二脉之根，三焦之源，而人资之以为始者，故曰先天之本在肾；婴儿既生，一有此身，必资谷气，谷入于胃，洒陈于六腑而气至，和调于五脏而血生，而人资之以为生者，故曰后天之本在脾。

在辨证论治上，李中梓主张治先天不足，因水亏者用六味地黄丸壮水之主以制阳光，因火衰者以八味丸益火之主以消阴翳；治后天亏损，因饮食所伤者用枳术丸健脾消积，因操劳所伤者用补中益气汤益气补脾。对于阴阳关系，他认为"阳重于阴"，故他强调"大虚之证，法当大温大补""气血俱要，而补气在补血之先；阴阳并需，而养阳在滋阴之上"。他又将温热之剂喻为阳明君子，寒凉之剂喻为阴柔小人，足见其对阳气的重视。所以他在临床中，补先天之肾以八味丸或参、附、姜、桂、巴戟天、仙茅等温热壮阳之品，益后天之脾多用补中益气、六君子、十全大补、归脾汤等益气升阳之剂，而少用阴柔滋腻药物。同时，李中梓以"肾安则脾愈安，脾安则肾愈安"，两者互济同治的观点使中医史上"补肾不如补脾""补脾不如补肾"的学术争鸣趋于一统，使脾胃与肾命学说并行不悖，相得益彰。

综上所述，易水学派的学术思想萌发于金代，经历代弟子和私淑者不断发挥凝练汇集而成。金元时期，民众多饥饿、被奴役、劳苦，生活在战乱之中，易形成内伤病，为脏腑辨证理论和易水学派的形成提供了大量临床经验。张元素开创了易水学派，创立了较为系统和理、法、方、药完善的脏腑辨证理论体系，重视脏腑间关系，尤其注重脾肾二脏。张元素创立了药物归经学说，重视药物的药性、归经，并用于指导临床遣药制方，不拘泥于药物的功效，有着一系列代表方剂。张元素为易水学派的开山祖师，其弟子李东垣、王好古、罗天益等继承、完善并发展其学术思想，逐渐形成了易水学派独特的脏腑辨证理论体系。后代医家薛己、赵献可、孙一奎、张景岳等在易水学派思想的基础上，理论上形成以先天阴阳水火为核心的肾命水火学说，重视脾肾，临床上主要治疗虚损病证，治法多以温补为主，逐渐发展为后世所称的温补学派，实际上是易水学派学术思想的延续。

现代研究多以易水学派的学术思想及传承关系为主，而学派中代表医家的思想多用于指导临床，著作中又不乏医案，是较为宝贵的财富；注重医案的研究整理及与现代临床的联系，将易水学派思想有效用于临床。如谢平金等研究总结了张元素治疗中风的经验，认为中风病机为"气血凝滞，营卫郁结"。其一为中风中脏多在里，其二为中风中腑病在表，其三为无表里症状之属中经络者。治疗时应先判断病位深浅和病情轻重，并说明判断情志的转归对临床施治和预后的判断有重要意义。而后治疗中风以补肝肾、调阴阳、和营卫为主，用药有度，不宜过汗和利小便，注重顾护津液。李志强等认为李东垣及其弟子罗天益在治疗血证上有独特的经验，古虽有淋家、渴家、亡血家不可发汗之说，但临证还应审查病因，灵活变通。李东垣认为因冬日伤寒所致衄者，以麻黄汤汗之可愈。罗天益在评论《卫生宝鉴》卷二泻火伤胃一案时认为，治疗血证一味运用苦寒之剂最易伤脾胃，不能统血，故导致热病未除又添寒病。李东垣、罗天益在治疗血证时，审病求因，顾护脾胃。李成文等研究了薛己治疗内伤咳嗽的特色，认为薛己运用了脏腑辨证的思想，善治内伤咳嗽，主张肺咳用麻黄汤、心咳用桔梗汤等，治疗时以扶正为主，时或兼以祛邪，重视脾肾，分脏腑分别施以成方，或联合应用。该治疗特色体现在薛己的自著及其他校订本中。此外，李涵等研究总结了易水学派对中医心病的认识和治疗经验，从火热、阴火、饮食劳倦、脾胃内伤之角度论述病因，认为冠心病的病机有不通则痛和不荣则痛两个方面，并提出了心有火实泻之、神虚补之、本热寒之等疗法，充分阐释了心病证虚实标本的用药方法。张元素在《医学启源》中提出了心经、心包经的引经药和去心痛的药物，创立了生脉散。易水学派李东垣、王好古、罗天益等治疗心病皆有独到的理论及代表方剂，充分体现了易水学派治疗心病系统理论体系的优势。

以上仅就易水学派最主要的学术成就而述其梗概，尚有许多贡献不能尽括其中，如对《黄帝内经》许多重大理论的创新与发展，对张仲景《伤寒论》辨证与方药运用的发挥，对医学与哲学关系特别是医易关系的探索以及求实创新的治学方法等，同样值得我们重视并进行深入研究。

（吴以岭）

参考文献

［1］郑少奇. 基于中医传承辅助系统对易水学派四家治疗头痛的用药规律研究［D］. 北京：北京中医药大学，2019.

［2］李仪奎，徐莲英，马建平. 中药药理和归经关系的统计分析［J］. 中药通报，1988（7）：48－51，64.

［3］陆光伟. 中药归经及其成分在体内的分布［J］. 中成药研究，1984（5）：38－39.

［4］王海东. 中药归经理论研究现状及与受体学说关系的论证［J］. 浙江中医杂志，2001（8）：3－6.

［5］谢鸣，徐寿生. 易水"肾命观"形成及其意义［J］. 中国中医基础医学杂志，2000（9）：4－7.

［6］赵士斌. 易水学派师承私淑著述考［J］. 河北中医药学报，2014，29（2）：19－22.

［7］谢平金，张天成，卢锦东，等. 张元素论治中风经验浅析［J］. 中国中医急症，2014，23（10）：1869－1871.

［8］李志强. 易水学派血证验案评析［J］. 辽宁中医杂志，2012，39（6）：1154.

［9］李成文，刘桂荣，李建生. 易水学派薛己辨治内伤咳嗽特色［J］. 中医药学报，2012，40（1）：4－6.

［10］李涵. 张明雪教授运用易水学派理论治疗中医心病研究［D］. 沈阳：辽宁中医药大学，2010.

第三章　易水学派对中医学术发展的影响

在跨越金元明清数百年的历史时期内，易水学派医家以其在中医学术上的巨大成就而为广大医家所推崇，明代李时珍称张元素"大扬医理，灵素之下，一人而已"。李东垣被誉为金元四大医家之补土派宗师。王祎《青岩丛录》指出："张洁古、刘守真、张子和、李明之四人者作，医道于是乎中兴。"肯定了易水学派对中医学术发展的促进作用。

一、系统建立了内伤杂病的脏腑辨证治疗体系

自汉代张仲景撰《伤寒杂病论》，历经数代，外感病的六经辨证学说已为临床医家广泛应用。而张仲景书之杂病部分，长期湮没，未刊于世，至宋代林亿校正，方为医界所知。因而金元之前，外感病学的发展相对较为成熟，而内伤病学的研究则欠深入。直至张元素的脏腑议病学说及李东垣的脾胃内伤学说创立后，才开辟了内伤病学研究发展的新时代。对此，元代朱丹溪曾给予极高评价："夫假说问答，仲景之书也，而详于外感；明著性味，东垣之书也，而详于内伤。医之为书，至是始备，医之为道，至是始明。"（《格致余论·序》）

易水学派的内伤病学研究对后世影响最为深远的是其创建了脏腑辨证方法及系统的理法方药，正如张元素在《医学启源》中所云："夫人有五脏六腑、虚实寒热、生死逆顺，皆见形证脉气，若非诊切，无由识也。虚则补之，实则泻之，寒则温之，热则凉之，不虚不实，以经调之，此乃良医之大法也。"

易水学派以五脏为系统对内伤杂病进行研究，不仅使脾胃、肾命学说日臻完善，也为其他各个系统理论与临床治疗上的发展指出一条捷径。明清医家王旭高等对肝病治疗的论述，以及近年来在心系、肺系疾病治疗上的发展，也是宗法于此。应用现代科学方法论对中医理论体系进行的大量研究表明，易水学派创建的脏腑辨证治疗体系，虽然依赖于前代中医理论与临床经验的总结和古代哲学的思辨，却不乏科学的真知灼见，处处闪烁着控制论、系统论的火花。中医发展的现代环境较之易水学派形成发展的时代有着明显的优越之处，应用现代科学方法可以使我们从方法论角度对脏腑辨证治疗的优势加以整理研究，而现代实验科学可以使脏腑系统在更深入更微观的层次上逐渐清晰起来，使易水学派的脏腑辨证治疗体系大放异彩，从而使内伤病学的发展出现新的飞跃。

二、促进了脾肾理论与临床的全面发展

随着易水学派医家对脏腑病机的深入探讨，金元时期李东垣及明清时期的张景岳、赵献可等著名医家，先后系统地提出了脾胃学说及肾命学说，对脾肾理论与临床进行了全面论析，使之成为中医脏腑理论体系中最重要的组成部分。

李东垣集金元之前医家脾胃论述之大成，着重阐发脾胃为元气之本，创"内伤脾胃，百病由生论"，立"火与元气不两立"说，制补中升阳、甘温除热之大法，形成了别具一格的学术特色。后人对东垣建立脾胃学说的功绩给予极高评价，如清代屠人杰在《伤寒经解》中云："观东垣遵《内经》及仲景之文而论脾胃……自此论一出，《内经》之文益显，治脾胃之法愈悉，而天下后世乃知人生莫先于脾胃而疗病尤为紧要，虽代有人论脾胃，而方法总无逃乎东垣之范围，其惠也不亦大哉！"受东垣脾胃学说之影响，明清之际不少著名医家都对脾胃理论进行了深入探讨，并提出了著名论点，如薛己首创"脾统血论"，明确了脾的这一重要生理功能；张景岳提出"调五脏可以安脾胃论"，与东垣"调脾胃以治五脏"之论各有侧重，互相补充，阐明了脾胃与五脏的关系；李中梓提出"先后天根本论"，对脾肾理论进行高度概括。此外，明代绮石持"阳虚三夺统于脾论"，遥承仲景治虚劳建中之遗旨，宗东垣疗内伤重脾胃之心法，强调久病虚劳，阳气虚乏，应以建中补脾为调治之圭臬；明代陈实功提出"诸疮全赖脾土论"，将脾胃学说引申应用到外科领域，并做出新的发挥；明代万密斋小儿"脾常不足论"，使脾胃学说在儿科的应用更为完善；明代吴澄重"养脾阴论"，补东垣详于脾阳而略于脾阴之不足。清代名医叶天士，虽为温病大师，临床亦善理虚，他曾云："内伤必取法乎东垣。"针对东垣详于升脾而略于降胃之偏颇，主张脾胃分治，尤重滋养胃阴。他指出："仲景急下存阴，其治在胃，东垣大升阳气，其治在脾。""太阴湿土，得阳始运，阳明阳土，得阴自安，以脾喜刚燥，胃喜柔润也。"《临证指南医案》对临床胃阴虚乏诸证，主以甘平、甘凉濡润胃津，通降胃腑，所制养胃生津的益胃汤诸方，皆是被临床医家争相运用历久不衰的名方，华岫云赞叶天士"论超千古"，林佩琴赞其"效验神奇"，可谓继东垣之后，在脾胃学说发展上取得最显著功绩者。仅就上述，已可见由李东垣创建的脾胃学说在明清时期有了长足发展，体现了两大特点：一是对脾胃的生理病理及辨证施治规律有了更为深刻的认识；二是脾胃学说之运用已由内科向妇、儿、外科等科全面展开，从而使脾胃理论与临床的结合更加紧密。

由私淑于易水之学的明清医家创建的肾命学说，与脾胃学说一起，主宰了明清之后乃至今日中医脏腑学说的论坛。张景岳立肾命水火说，倡"阳非有余""真阴不足"论；赵献可重命门之火；薛己脾肾并重；李中梓倡"先后天根本论"。诸家之论，相映生辉，使易水之学的脾肾理论更为系统、完整。

易水学派医家的脾肾理论主要在对内伤虚损病变研究中形成，善用温补也就成了这一派医家一脉相承的鲜明学术特色。从张元素倡导"养胃气为本"到其高足李东垣之补中升阳、甘温除热之治，乃至王好古专论"三阴中阳虚"，主张"温养脾胃"，易

水学派一改金元医家治内伤滥用攻邪、诛伐无过之流俗，以其善用甘温补虚的学术特长呈现于金元医坛。易水学派的明清医家，虽由元素、东垣之重视脾胃转向重肾或脾肾并重，却未失易水之学甘温补虚之遗风。薛己善疗虚损，主"滋化源"，其于健脾，常宗东垣补中益气；其于补肾，多用六味丸、八味丸，甚或脾肾双补，两方并用。赵献可强调真阳不可亏，临证善用八味肾气丸以补肾命之火。张景岳被视为明代医家中善用温补的代表人物，主张"阴中求阳""阳中求阴""温养阳气，填补真阴"，对慢性虚损性疾病，认为"惟有甘温之法，尚可望其成功"，故有"补必兼温"之言。李中梓注重甘温益气扶阳，尝言"气血俱要，而补气在补血之先；阴阳并需，而养阳在滋阴之上"。易水学派医家正是在内伤损病变的治疗研究中，特别是对脾肾亏虚病证的探讨中，才对脾肾理论有了更深刻的阐述，并形成了以温补为主的治疗用药特点，举凡补中升阳、甘温除热、温扶肾阳、温填肾精等，都是这一学派的常用治法。但如果据此而指责易水学派医家只知温补，不知寒凉，只知补虚，不知祛实，也是不符合实际的。实际上他们对热实之证并不废寒凉攻下之法，只不过对内伤虚损病证有更多的发挥罢了。

易水学派关于脾肾理论的论述，在近年引起医学界的广泛重视与研究，不仅整理出版了许多论述脾胃或肾命的专著，而且有大量应用补益脾肾治疗取得良好疗效的临床报告，结合现代实验科学对脾本质与肾本质、脾虚证与肾虚证以及补益脾肾方药进行的广泛研究，进一步证实了脾肾理论的科学价值，促进了临床疗效的提高。

三、蔚成创新求实的良好学风

易水学派之所以能在金元明清数百年历史时期内久盛不衰，固然与其选择了脏腑病机研究与治疗这一总体研究课题，并掌握了正确的研究方法有关，也与这一学派创新求实的良好学风分不开。正是在张元素"古方新病不相能"的治学思想指导下，才使其在脏腑辨证学说、药物归经学说等方面发前人之未发，独成一家之言；正是在其创新发展思想指导下，李东垣才系统创建了脾胃学说；也正是勇于创新发展，私淑易水之学的明清医家才创建了"肾命水火学说"，促进了脾肾理论与临床的全面发展。创新，使易水学派充满了生机与活力，敢于冲破前人旧说，标新立异，不断提出新的学说、新的理论、新的治法，因而也就能随着时代的前进开创出领先于同时代的医学业绩。易水学派医家在中医学术发展上的创新精神，促进了金元医学的百家争鸣，使金元医学在中医学术发展史上留下了光辉灿烂的一页，也对后世创新发展的医学氛围的形成起到推动作用。当然，易水学派的创新，是在继承前代医学成就基础之上的创新，张元素的脏腑辨证学说正是继承《内经》《伤寒杂病论》《中藏经》等前代医家脏腑议病说而提出，李东垣脾胃学说也集金元以前医家有关脾胃论述之大成，明清时期的肾命学说同样汲取了王冰、钱乙等医家对肾的论述。敢于创新，善于继承，在创新发展中注意继承，在继承过程中加以创新，不仅是易水学派形成与发展的成功治学经验，也是值得我们今天发展中医学术认真借鉴的。

易水学派的另一突出特点是求实，不尚空谈，惟求实用。易水学派一切新理论与新方法的提出，都是为了提高临床疗效，为了满足当时客观环境的医疗需求，解决了中医学术发展迫切需求的实际问题。易水学派的主要医家都是名著千古的临床医学大家，他们创新发展的学术理论是经过长期实践，不断总结、整理、升华而形成的，这就使得他们的学术理论与经验具有极高的临床实用价值，经得住重复和历史的考验，因而被后世医家争相运用与效法，历千百年至今而不衰。因此，全面、系统地整理与研究易水学派医家的学术理论与学术经验，对我们发展中医学术、提高临床疗效仍具有重要的现实意义。

（吴以岭）

中篇

易水学派主要医家

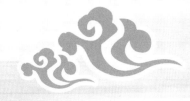

第一章　张元素

张元素，中医易水学派创始人，提出脏腑虚损是发病之本，主张从脏腑寒热虚实以言病机辨证，以治脾肾为要，从五运六气之化以言制方遣药，提出富有创新精神的治学思想——"运气不齐，古今异轨，古方新病，不相能也"，为易水学派的形成与发展奠定了基础，对后世中医学的创新发展具有重要启迪。

一、生平

张元素，字洁古，晚号洁古老人，金代易州五廻县军士村（今河北省保定市易县水口村）人。生卒年不详（一说为 1131—1234 年），与刘完素为同期人，但稍晚于刘完素。张元素是著名的医学家、理学家、易学家，易水学派的开山鼻祖，被后人尊称为"易水老人"，其创立的易水学派与刘完素创立的河间学派均对中医学的发展产生了深远的影响。

张元素出生于当地的名门望族，上有两位兄长，为家中幼子，自小攻读儒书，聪敏颖悟，8 岁考童生，27 岁考进士，本该顺风顺水的仕途却因自己的名字而纵生波折。金朝帝王姓氏为"完颜"，"元"与"完"字相似，此为触犯金人宗庙的"嫌名"，所以登科及第后，张元素并不得大用，被派往涿州出任学政，管理涿州考证、学风。后辞官专心研究医学，未再踏足官场一步。

张元素处于一个混乱动荡的时代，战争频发，兵荒马乱，各个统治者的野心给人民带来了无尽深重的灾难。1115 年，臣服于辽朝的女真部首领完颜阿骨打不满辽朝统治，建立了金朝。1125 年金灭辽，两年后又灭北宋。此后金军与南宋军陷入混战，战事胶着。1141 年，南宋与金达成"绍兴和议"，金朝统治北部，南宋偏安东南，宋金对峙局面形成。

频繁的战事导致死亡人数迅速增长，尸横遍野，疫病流行。宋室南迁将大量的中医药人才带向南方，因此中医药逐渐向南方转移。宋金对峙导致南北方交流受阻，中医药文化传播不畅，北方缺少医术精湛的行医者。在这种社会环境中，人民"疲于奔命，未免劳倦伤脾，忧思伤脾，饥饱伤脾"（《医旨绪论·刘张张李朱滑六名师小传》）。然而医家行医模式僵化，机械地照搬古方用来治今病，忽视了对于医理的研究，一味抱残守缺，不懂得三因制宜，医学发展迟滞。一般医者，不辨寒热虚实，不辨脏腑，不注重方剂的配伍及加减变化，固守《局方》，滥用温燥，"倚约旧方，耻问不学，特无更新之法"，往往造成病人病情恶化，或者不能正确掌握辨证论治的规律，硬搬张仲景《伤寒论》、朱肱《类证活人书》等治外感实证之方剂，以治内伤各种病证，慨乎"病人遇此之徒，十误八九"。

面对当时医风日下、思想僵化的局面，张元素研习经典，并将"儒、医、道"融合，立足高远，吸收了"理学""经学"之思维，对"易学"思想充分利用，经过20多年潜心研究，创造性地提出并发展了许多独具一格的理论，力图一改医风日下、思想僵化的局面。他认为，由于时代的变迁、社会变革所致的人们生活环境的变化，使人们的发病情况与古代有了明显的不同，如用古方来治疗在新的条件下所产生的疾病，是不可能相吻合的。极力反对因循守旧和抱残守缺，明确提出"运气不齐，古今异轨，古方新病，不相能也"的论点，主张应以临床之实际，因人、因时、因地而灵活遣方用药，这种"古今异轨"的创新思想，对后世医家有很大影响。在脏腑辨证方面，张元素深觉前人脏腑辨证不详。《黄帝内经》虽涉及脏腑学说，但形式松散，不够具体。自张仲景《金匮要略》起，脏腑辨证虽以五脏寒热、顺逆脉象、基本治则为体系，但其错简较多，且仅论证候，鲜论病机，治法方药未过多提及。张元素从脏腑的生理、所主病症、用药方面对其脏腑辨证学说进行了详细论述。他综合了金以前脏腑论治的相关文献，对《辅行诀脏腑用药法要》《小儿药证直诀》《中藏经》等书的内容进行筛选、修正。在《医学启源·〈内经〉主治备要》中设五脏寒、热、虚、实、生、死、顺、逆病机之辨，其辨证中侧重脉诊，亦善于取舍古人之方药，并极为重视"五运六气"。他把经络与脏腑密切联系起来，临床用药时发挥药物归经理论，疗效更显著。

张元素不仅临证经验颇丰，学术造诣精深，还治学有方。为传其弟子，启迪后人，在博览前贤历代医家学说的基础上，既尊经典，师其规矩，又在自己的实际观察中独立思考，创立新说，其"暇日辑《素问》五运六气，《黄帝内经》治要，《本草》药性"（《医学启源·张序》）而成《医学启源》一书，不仅教其门生，也是其毕生学术思想的总结。他以五脏为中心，阐发了五大系统的病、脉、证、治，并围绕五脏的生理、病理，结合五运六气学说研究药物气味的阴阳、升降、浮沉，把脏腑病机学说大大向前推进了一步。他所开创的易水学派，其学术成就不仅直接影响了易水学派其他诸家，其脏腑辨证中扶养脾胃的方法，更是被后世脾胃学说所尊崇。他所创制的药物分类、药物归经、引经报使等遣方制药原则，更是对后世在制方和用药上产生了深远影响。明代李时珍称赞他"大扬医理，灵素之下，一人而已"。

一方水土养育一方人，易州得天独厚的生态环境也为张元素的学术理念发展助力良多。易州地处河北省西北部，位于太行山之东，属于温带大陆性气候，多山区种植业，且雨水较为集中，温差比较明显，是天然药物生长的绝佳环境。《易县县志》有载："自北宋起，易县便存种植草本药物之习俗，北宋时期，易州西设蟾池，专以培养药用蟾酥，其产量居全国首位。"易州黄柏岭设大规模天然药物种植区，可见当地在金元时期药材产量之丰富。查究张元素习惯用药，多为易州地区盛产之药物。同时据《易州之县志》记载："金元前后，易州频发数次地震，该地亦为北方蝗灾集中地区。"

大灾之后必有大疫，大量的病人亟须治疗，民众的需求也极大地促进了张元素学术思想的发展。

《金史》中有载名医刘完素患伤寒多日，头痛脉紧，呕逆不食，自我医治都没有很好的效果，张元素前往诊治，刘完素对他十分冷淡，面壁不顾。张元素为他辨析医理："误矣，某味性寒，下降走太阴，阳亡汗不能出。今脉如此，当服某药则效矣。"而后用药一剂而愈，使刘完素大服其能，张元素由此名满天下。张元素治学有方，培养了一批优秀的弟子，如李东垣、王好古、罗天益等，马宗素、李中梓、张景岳、赵献可、叶天士、周慎斋等也都深受他的影响。他的脏腑议病说与遣药制方论，对元代至明代的医学发展起到很大的推动作用，特别是对明代温补派的形成有重要影响。

史载李东垣自小家境优越，年少时他的母亲患病，请了无数的大夫诊治都没有治好，连死于何病都无人能解释清楚，为此他"痛悼不知医理而失其亲"，并发誓"若遇良医，当力学以志吾过"。当时，张元素深入研究《黄帝内经》，认为不能一成不变地按照运气学说推测每一年的疾病，主张治病当从脏腑寒热虚实着手，根据气候和病人的体质辨证用药。李东垣便奉千金，拜张元素为师，专心学医，不数年尽得其学。李东垣在其师张元素脏腑辨证的基础上提出"养胃气为本"，强调脾胃在精气升降中的枢纽作用，认为脾胃为元气之所出，相火为元气之所贼，"火与元气两不立，一胜则一负"，因而发明了甘温除热和升阳泻火的用药法度，成为"易水学派"承前启后的中坚力量和"补土派"创始人，并写下了《脾胃论》《内外伤辨惑论》等著作。史学家王祎主张"金元四大家实为易水、河间两家之附庸"，《华笑顾杂笔》引《王忠文集》云："张洁古、刘守真、张子和、李明之四人者作，医道于是乎中兴。子和传守真之学，明之传洁古之学……"师承授受，弘扬医理，而"后人竟去元素，列入丹溪，谓为金元四大家，实不如王氏识得当时医学演变的大体"（《医学启源·点校叙言》），可见张元素为金元医学的发展做出了不可磨灭的贡献。

二、著述

张元素编撰过很多著述，《医学启源》《珍珠囊》《脏腑标本寒热虚实用药式》为其代表性著作。其中，《医学启源》是一部综合性医书，《珍珠囊》收录于元代杜思敬《济生拔萃》中，《脏腑标本寒热虚实用药式》收录于《本草纲目》等书中。《医方》30卷及《药注难经》《洁古家珍》《洁古本草》《产育保生方》《补阙钱氏方》等已失传。

《医学启源》大约成书于1186年，历时10余年才完成，不仅是张元素为其弟子撰写的一部医学入门书，更是一部凝结了他一生智慧的综合性医书，可作为中医教学、研究及临床的重要参考书。该书共三卷，上卷论脏腑、经脉、病因、主治心法等，包含了天地六位藏象图、手足阴阳、五脏六腑十一经脉证法、三才治法、三感之病、四因之病、五郁之病、六气主治要法、主治心法九门，着重分析脏腑病机，附之脏腑诸病的用药心法；中卷包括《内经》主治备要、六气方治二门；下卷仅用药备旨一门，主要论述药性的气味厚薄、寒热升降，以及四气五味、五脏苦欲等理论。据文献考证，该书流传很少，点校者于 20 世纪 60 年代初，在北京中医研究院（即现在的中国中医科学院）图书馆见到一部影印本，系明成化八年（1472 年）刻，这部影印本脱误颇多，故点校者先据《中藏经》《黄帝内经》《素问玄机原病式》《宣明论方》《汤液本草》《本草发挥》等书仔细点校，继又据"元刻本"进行补校，使全书通顺可读。该书以《素问》为宗旨，吸取了《中藏经》分辨脏腑寒热虚实和钱乙五脏虚实辨证用药处方之精华，系统归纳整理了脏腑辨证，并吸收了刘完素《素问玄机原病式》的内容，又参以《素问》有关气味厚薄、寒热升降及五脏苦欲理论，把运气学说运用到遣药制方中，内容翔实。

《脏腑标本寒热虚实用药式》一卷，无单行本，首载于李时珍的《本草纲目》，次刻于赵双湖的《医学指归》，后又为周学海的《周氏医学丛书》所收录。该书是张元素脏腑辨证学说的思想精华，大致根据《素问》《灵枢》所论五脏六腑及三焦之本病、标病、证候以及在治疗上所用的补虚、泻实等治则，系统整理了相应的药物。该书将五脏六腑各分标本、寒热、虚实、补泻诸条，而以应用诸药分条附注。辨证从虚实、寒热入手，施治以温凉补泻为指归，条理清晰，言简意赅，指导临床遣药组方，而且可一隅三反，得到启发。该书独成一种把脏腑病机变化与药物性味功能结合起来的遣药制方体系，时至今日对临床实践仍有指导意义。

《珍珠囊》约成书于金天兴三年（1234 年），原书已佚，今仅见于《济生拔萃》。此外，尚散见于王好古《汤液本草》中。书凡一卷，首载 113 种药物的阴阳、气味、性能、升降、浮沉、补泻、主治、归经、配伍、宜忌等。其次还记载了君臣佐使、通经（通经以为使）、四时用药法、随证用药法、炮制法、煎药法、服药法等。其论述精炼，简明扼要，将归经学说首次系统化、具体化，开阔了临床用药思路，具有较高实用价值。

《洁古家珍》，已佚，撰年不详，今仅见于《济生拔萃》。该书共一卷，一般先论后方，分述风、破伤风、厉风、伤寒、咳嗽、吐、热、疟、眠、衄血、消渴、疮疡、痔疾、虚损、泻痢、水肿、胎产、胁痛等 18 种病证，记载方剂 140 多首。该书简明扼要，颇为精辟，方药精炼创新，如"风门"寥寥数语就把风邪致病特点、病理变化以及分类、症状、方法等描写得清清楚楚。该书所载方剂组方严谨，如其治痰同用半夏、南星，但湿痰配白术健脾燥湿，气痰加橘皮理气，寒痰加官桂去寒，一味之差，主治迥异，用药可谓灵巧。

张元素医学著作，善用古方，博采众长，临床"随其证制其方"，不尚温补，不废攻下，为一代宗师。其著作将理论与实践结合，切合实用，其中《医学启源》《脏腑标本寒热虚实用药式》最能反映其学术观点，《脏腑标本寒热虚实用药式》相关记载又被李时珍收入《本草纲目》中，由此可见其学术影响之一斑，值得后世医家推崇与效法。

三、学术思想

（一）学术思想渊源

1. 源于《黄帝内经》，效法于仲景

张元素的学术思想主要渊源于《黄帝内经》《难经》《伤寒论》等，可谓"医家宗内经法，学仲景心，可以为师矣"，并取法于《中藏经》《小儿药证直诀》，同时也受刘完素学术思想的影响。但张元素并不拘泥古训，具有创新思维，治病不用古方，独树一帜，在脏腑辨证和制方遣药等方面自成一家之言。其代表作《医学启源》即以《黄帝内经》理论为主旨，旁参诸家之说，附以自己的临床经验而写成。其上卷对每个脏腑的正常生理、病理变化、演变预后等，系统有条理地加以分析、论述。"其言脏腑病机，当然是录自《中藏经》，而《中藏经》实汇集于《素问》诸篇，元素犹以为未备，再补《灵枢·经脉》是动病、所生诸病。至三才、三感、四因、五郁、六气等，亦皆见于《素问》诸大论"（《医学启源·点校序言》）。如《医学启源》议肝之生理云："肝之经，肝脉本部在于筋，是厥阴，风，乙木也。经曰：肝与胆相表里，厥阴少阳也。其经旺于春，乃万物之始生也。其气软而弱，软则不可汗，弱则不可下，其脉弦长曰平，反此曰病。"虽取材于《中藏经》，实源于《素问》诸篇，如《阴阳应象大论》云："东方生风，风生木，木生酸，酸生肝，肝生筋。"《五运行大论》云："在体为筋，在气为柔。"《玉机真脏论》亦云："春脉者肝也，东方木也，万物之所以始生也，故其气来，软弱轻虚而滑，端直以长，故曰弦，反此者病。"如此等等，与元素所述如出一辙，只是概括、简略而已。

中卷则以《素问·至真要大论》的病机十九条和完素所补入之"燥"条为基础，分别列为五运主病、六气主病，并根据其临床实践进行了详细论述。下卷对药性的认识和运用，则是根据"气为阳，味为阴，阳气主上升，阴味主下降"的理论和《素问·阴阳应象大论》中"味厚者为阴，薄者为阴中之阳，气厚者为阳，薄者为阳中之阴"的论述，并辅以《素问·至真要大论》酸、苦、甘、辛、咸五味，于五脏苦欲之旨而发挥之，卓然成为研究药性最有系统的专篇。换言之，元素从病机的探讨，一直到制方遣药的自成家法，"无不本于《素问》《灵枢》之所言，而自能化裁于其中者"（《医学启源·点校序言》）。另外，他尤其推崇仲景学说中有关脏腑辨证的内容。《金匮要略》关于"五脏病各有十八"的记载，对张元素脏腑辨证说的形成有一定的影响。如《洁古家珍》所论中风病机，详辨中经络、中脏腑各证，实源于仲景之论。元素还将仲景的六经辨证法，运用于内伤杂病的诊治中，处方用药皆效法仲景的分经论治，如其以小续命汤治八风五痹痿厥等病，即以六经见证进行加减。王好古的《阴证略例》介绍元素对霍乱吐泻的治法，是以阳明总摄六经，用仲景方为主，如理中汤、五苓散、建中汤、四君子汤等，在原法基础上适当化裁，创制新方，正如其在《汤液本草·序》中所述："皆祖长沙张仲景《汤液》，惜乎，世莫能有知者。"

2. 承诸家之长，收百家之言

张元素总结前人学说，整理了与脏腑相关的内容，并加入自己的学术理论，形成了证治与方药一一对应的理论体系。他吸取了华佗《中藏经》中关于脏腑辨证的精华，并将其辨别脏腑寒热、虚实病的内容全部收录于《医学启源》中，列为书中的首要。他还继承了《千金方》中按脏腑系统归纳疾病的分类方法及脏腑虚实寒热的辨证方法等内容。他非常赞赏钱乙的制方之法，在《医学启源》中，将钱乙的地黄丸、泻青丸、泻心汤、导赤散、益黄散、阿胶散等，列为五脏补泻的标准方剂。

在五运六气方面，张元素的观点与刘完素有很大不同，他是在继承《内经》《中藏经》和钱乙"五脏辨证"的基础上，不以"亢害承制"为研究运气的中心，而是以运气的盛衰变化现象来探索发病规律，分析病理反应。张元素运用五运六气学说创立了脏腑辨证、升降出入的药性理论，以及五行生克的制方大法，真正将运气学说落实到了人，使运气学说更有实践意义，为后世中医学术的发展奠定了基础。

（二）主要学术思想与学术经验

张元素的学术思想主要源于《黄帝内经》《难经》《伤寒杂病论》《中藏经》及《小儿药证直诀》等医学古籍，不仅取其精华，而且善于创新，着眼于自己的独特见解，尤其重视脏腑精气虚损在致病中的作用，主张从脏腑寒热虚实以言病机辨证，从五运六气之化以言制方遣药。他的脏腑病机辨证与遣药制方论，不仅为易水学派开了先河，而且也为中医辨证论治理论的发展做出了巨大贡献。我国著名中医学家任应秋曾指出，《医学启源》不仅是一部入门书，更是一部全面反映张元素毕生学术思想的医著。该部著作从脏腑病机入手，做系统分析。其于制方之法，以五行五脏、五味六气相配，而立"五行制方生克法"，并附有"当归拈痛汤"与"半夏天麻汤"之处方示例，治脏腑与遣方用药于一炉，形成比较完整之脏腑辨证施治理论而自为家法。其高徒李杲，师承家法，更深入研究之，颇多创见。脏腑病机理论方兴未艾，元素自不愧为易水学派之开山。任应秋评曰"元素从病机的探讨，一直到制方遣药的自成家法，无不本于《素问》《灵枢》之所言，而自能化裁其中者"，极为精当。

1. 创立脏腑辨证学说

藏象学说是中医学理论的核心，是研究人体脏腑活动规律及其相互关系的学说，认为人体内的五脏六腑，通过经络外连官窍、四肢百骸，构成一个有机的整体。基于有诸内必形之于外的观察，认为脏腑的病变可以表现于体表，病机就是主要透过病人体表的症状，去探究体内脏腑的变化，是一个审证求因、以象测机的过程，由此寻找疾病的根源以及脏腑与病证之间的变化规律，说明脏腑生理与病理的关系、病理与病证的关系。张元素是金元时期医学界的革新先锋，在藏象学说的基础上，开始建构自己的脏腑病机理论。

关于脏腑证候及病机学说，在其前贤的著作中虽多有论述，但《黄帝内经》之所议，多限于"天人相应""阴阳五行"的哲学推理，尚处于脏腑病机理论的萌芽阶段，论述也仅为散见于诸篇的片段记载，显得比较松散。《黄帝内经》对于脏腑的概念首先是指人体胸腹腔内的实体器官，起源于解剖。从直观形态看，人体内器官大致可以划分为两大类：一类是实质性器官，如心、肝等；一类是中空性器官，如胃、大肠、小肠等。脏腑本作"藏府"，"藏""府"二字的本来意义都是指仓库而言，但所储藏物品的性质却不相同。"藏"是储藏贵重物品，如金玉礼器、文书档案的一种特殊的仓库，这些物品只进不出，一般珍藏不用；"府"则是储藏财物、谷粟等日常生活必需品的地方，须不断地出入周转，有不断流通之意。对于脏与腑如何划分，《黄帝内经》也经历过一段酝酿以至达成共识的阶段，在《素问·五脏别论》中有这么一段对话："黄帝问曰：余闻方士，或以脑髓为脏，或以肠胃为脏，或以为府。敢问更相反，皆自谓是，不知其道，愿闻其说。岐伯对曰：所谓五脏者，藏精气而不泻也，故满而不能实。六府者，传化物而不藏，故实而不能满也。"满而不实和实而不满是针对五脏藏精气的状态及六腑容纳传化水谷的状态而言，藏而不泻和泻而不藏成为划分脏与腑的主要依据，但是这种划分方法无法涵盖人体内所有器官，故此将五脏六腑以外的器官，归入奇恒之腑。这种划分方法明显地是从功能的角度去理解脏腑，五脏六腑在《内经》中被赋予不同的生理功能。

一代医圣张仲景《伤寒杂病论》，虽为中医的辨证论治奠定了理论基础，但其详于经脉而略于脏腑。华佗的《中藏经》虽然从虚、实、寒、热、生、死、顺、逆几个方面论述了脏腑经络的病机、病证，使脏腑辨证初显轮廓，然而论理简略，有论无方，初具规模，未成气候。唐代孙思邈在《备急千金要方》中也列出脏腑虚实病证的多种表现，并用脏腑进行了辨证，但疾病分类混乱且庞杂。宋代儿科大师钱乙《小儿药证直诀》虽然运用脏腑寒热、虚实进行了辨证，并创立了方剂，方论悉具，简明实用，但其偏重于小儿，所以并没有十分完善。直至金代张元素，在前世医家的启发和影响下，撷取诸家之长，复通过自己数十年的临证经验，继承和发展了前贤对脏腑辨证的认识，把药物的使用与脏腑辨证直接联系起来，以脏腑为主体，从寒热、虚实论病机，脾胃为发病的重要脏器，在理、法、方、药四个方面做了较为系统的研究整理，从而摒弃了以前诸家在研究脏腑病机时的某些弊端，形成了一个较为完整而独特的临床辨证治疗体系。

《医学启源》是能够比较集中地反映张元素学术成就的代表作，其在《五脏六腑，除心包络十一经脉证法》中首先指出："夫人有五脏六腑，虚实寒热，生死逆顺，皆见形证脉气，若非诊切，无由识也。虚则补之，实则泻之，寒则温之，热则凉之，不虚不实，以经调之，此乃良医之大法也。"明确告诫人们进行脏腑辨病，必须首先将四诊所得的客观资料进行综合归纳，辨明疾病属性之寒热虚实，然后确定治疗大法。以肝为例，详述其生理病理及治疗，云："肝之经，肝脉本部在于筋，足厥阴，风，乙木也。"并指出："脉实而弦，此为太过，病在外，令人忘忽眩运；虚而微，则为不及，病在内，令人胸胁胀满。"又云："肝之积气在左胁下，久而不去，发为咳逆，或为痎疟也。虚梦花草茸茸，实梦山林茂盛。肝病旦慧、晚甚、夜静。肝病头痛目眩，胁满囊缩，小便不通，十日死。又身热恶寒，四肢不举，其脉当弦而急；反短涩者，乃金克木也，死不治。又肝中寒，则两臂不举，舌燥，多太息，胸中痛，不能转侧，其脉左关上迟而涩者是也。肝中热，则喘而满多唾，目痛，腹胀不嗜食，所作不定，梦中惊悸，眼赤，视物不明，其脉左关阳实者是也。肝虚冷，则胁下坚痛，目盲臂痛，发寒热如疟状，不欲食，妇人则月水不来，气急，其脉左关上沉而弱者是也。此寒热虚实，生死逆顺之法也。"

《主治备要》云："是动则病腰痛，甚则不可俯仰，丈夫癀疝，妇人小腹肿，甚则嗌干，面尘脱色，主肝所生病者，胸中呕逆，飧泄狐疝，遗溺闭癃病。肝苦急，急食甘以缓之，甘草。肝欲散者，急食辛以散之，川芎。补以细辛之辛，泻以白芍药之酸。肝虚，以陈皮、生姜之类补之。经曰：虚则补其母。水能生木，水乃肝之母也。苦以补肾，熟地黄、黄柏是也。如无他证，惟不足，钱氏地黄丸补之。实则芍药泻之，如无他证，钱氏泻青丸主之，实则泻其子，心乃肝之子，以甘草泻之。"

再如对心的描述："心之经，心脉本部在于血，手少阴君，丁火也。经曰：心者，五脏之尊也，号帝王之称也。与小肠通为表里，神之所舍，又主于血，属火，旺于夏，手少阴（太阳）是其经也。凡夏脉钩，来盛去衰，故曰钩，反此者病……"张元素认为心属手少阴经，主血脉，五行属火，下络小肠，为五脏之尊，君主之官，与小肠相表里，四季旺于夏，其所主常脉为钩。

对肺的论述："肺之经，肺之脉本部在于皮毛，手太阴，燥，辛金。经曰：肺者，魄之舍也，生气之源，号为相傅，乃五脏之华盖也。外养皮毛，内荣肠胃，与大肠为表里，手太阴阳明是其经也。……旺于秋。其脉浮而毛，曰平。"

对大肠的描述："大肠经，手阳明，燥，庚金。经曰：大肠者，肺之腑也，传道之司，号监仓之官。肺病久，则传入大肠，手阳明是其经也。"张元素认为肺主皮毛，属手太阴经，六气与燥相应，五行属金，三才象天，主清肃，七情属魄，生气之源，为相傅之官，为五脏华盖，与大肠相表里，四季旺于秋。张元素的脏腑辨证方法独具一格，在当时颇具指导意义，时至今日仍有较高的临床参考价值。

2. 重视脏腑虚损，治以脾肾为要

重视脏腑虚损，是张元素的重要学术思想，也是"易水学派"的核心内容。他继承了《难经》中有关虚损的论述，并主张内伤病治以扶正为主，曾言："血气者，人之神，不可不慎养也。"（《卫生宝鉴·中风论》注中说：出自《洁古家珍》）强调了颐养人体正气的重要性，治疗应基于扶正。其在内伤病的诊治中，首先以脏腑辨证为主旨，结合五脏与人体各部组织器官的关系，概述了内伤虚损之证，如"损于肺故皮聚而毛落""损于心故血脉虚弱，不能荣于脏腑""损于肾故骨痿不能起于床""损于肝故筋缓不能自收持""损于脾故饮食不能消克""损于胃故饮食不为肌肤"（《活法机要·虚损证》有言：本书为其弟子李东垣汇集张元素临床经验而著，有待考证）。临床之治，则应据其损于何脏而分别补之，如益肺、养心、健脾、补肝、益肾等诸法择而用之。

同时，又特别注重调治先后天之本对虚损病证的作用，既强调治内伤虚损以脾胃为本，又重视"五脏齐损"治重在肾，突出了脾、肾在人体生命活动中的重要地位。并据"五行生克"之理，灵活运用"虚则补其母"之法，调治诸脏虚损病证，如《医学启源》有"脾虚则精不胜，元气乏力……"。脾者，后天之本，气血生化之源，脾胃受损，则气血乏源，精气难充，而诸脏荣养亏乏，易于受致病因素侵害而损伤，所以张元素每于调治虚损中，着重于对脾胃功能的恢复，加之健脾胃之品，益化源，健中气。如其治心肺之损的八物汤，以人参、炙甘草补益脾肺之气，麦门冬养肺胃之阴，五味子敛心肺之气而生津，橘皮理气和中，桔梗引药上行而达病所，诸药合用，既补益心肺之气养肺胃之阴，治心肺虚损之证，又具健脾和中之功，顾其气血生化之源，以长养五脏，这对后世调治虚损之制方，多有所启发。

　　注重内因的主导思想，在于强调扶助正气，即以正气的充盛，消除疾病的发生与发展，其中顾护元气又是张元素调治内伤虚损病的出发点，如《洁古家珍·热论》云："有病久憔悴，发热盗汗，谓之五脏齐损，此热劳骨蒸之病也。""治法宜养血益阴，热能自退，此谓不治而治也，钱氏地黄丸主之。"五脏俱损，久必及肾，肾者，先天之本，精气之根源所在，肾中精气不足，则五脏血气亏乏，难以充养，故以滋补阴精为其主治，充肾精，以溉五脏，故谓"不治而治"也。元代杜思敬曾赞其道："近代医术，谓洁古之书，医中之王道……以扶护元气为主。"（《济生拔萃·序》）

　　张元素擅长辨气血阴阳而直补本脏，或培土壮水益"先后天之本"，并且每能根据脏腑之间的生克制化关系而用间治法。如其治肺损用四君子汤，取补土生金之意；治肝虚用补肾，以钱氏地黄丸补之，为滋水生木之法。在《脏腑标本寒热虚实用药式》及《医学启源·五脏补泻法》中，对每一脏都列有"不足补之"一项，均有"补母"的具体用药法。如肾乃肝之母，肝虚者，"补其肾，熟地黄、黄柏是也""心虚，则炒盐补之，虚则补其母"；心乃脾之母，脾虚，则"以炒盐补之"；肺虚，"则以甘草补土，补其母也""肺乃肾之母，金生水，补之故也。补则以五味子"（《医学启源·五脏补泻法》）。可见，张元素之论，实在《难经》"虚则补其母"的治则指导下，结合脏腑的虚实辨证及对药物性味认识，而制定的五脏补泻用药制方规范，后世医家师其法，并不断加以补充，使用药、制方之法日臻完善。

3. 倡养胃气为本

　　张元素认为脾胃为人身的根本，脾胃功能正常则五脏六腑功能亦正常。倡养护胃气，是张元素学术思想的重要组成部分。其不但在虚损的病证中突出强调了培补脾胃的重要作用，而且认为脾胃不健也是导致"病生于内"的重要原因。正如其在《医学启源》中说"脾者，土也，谏议之官，主意与智，消磨五谷，寄在胸中，养于四旁，旺于四季，正主长夏，与胃为表里，足太阴阳明，是其经也""胃者，脾腑也，又名水谷之海，与脾为表里。胃者，人之根本，胃气壮，则五脏六腑皆壮也，足阳明是其经也。胃气绝，五日死"，强调了胃气在人体生命活动中的作用。

　　张元素继承《黄帝内经》"饮食自倍，肠胃乃伤"的论点，认识到"外有风寒暑湿，天之四令，无形者也；内有饥饱劳逸，亦人之四令，有形者也"。若"水谷之寒热，感则害于六腑"(《素问·阴阳应象大论》)"饮食反过其节，肠胃不能，气化不及"(《素问病机气宜保命集》)，则伤于脾，指出了饮食不节，损伤脾胃，为内伤病的主要病因之一，并且详尽叙述了脾胃内伤后所出现的寒热虚实证候，以及各种不同的临床表现，如"脾虚，则精不胜，元气乏力，手足缓弱，不能自持……脾土热，则面黄目赤，季胁痛满；寒则吐涎沫而不食"，胃"实则中胀便难，肢节痛，不下食，呕逆不已。虚则肠鸣胀满，滑泄……不消食"等(《医学启源·五脏六腑，除心包络十一经脉证法》)。

其再传弟子罗天益在《卫生宝鉴·卷十四》提道："先师尝曰：洁古老人有云，养正积自除，犹之满座皆君子，纵有一小人，自无容地而出。今令真气实，胃气强，积自消矣。"积为邪之聚，说明正气不足，内外合邪，脾阳不运，湿痰内聚，气机不畅，气血瘀滞，积聚乃成。张元素"养正"之"正"，当指人体之真气、胃气。如果人体正气充足，邪弗能害；如若正气不足，则给了虚邪贼风致病的机会。安谷则昌，绝谷则亡。通过补益脾胃来增强人体正气，正气存之，积自消矣。然而需注意张元素所谓"养正积自除"并非一味补益，而是"邪正虚实，宜精审焉"。

在临床治病用药中，张元素也强调顾护脾胃，提出不少用药宜忌，如论石膏时指出：此药"能伤胃气，令人不食……胃弱者不可服"；如治"久弱之人""大黄须煨""黄柏、知母等寒药也"，宜"酒浸曝干，恐寒伤胃气也"(《医学启源·用药备旨》)。"补脾胃正气，使苦药不能伤胃也"(《医学启源·用药备旨》)。此外，在慢性病的治疗上，张元素尤注重扶养胃气，罗天益《内经类编》曾言："近世医有易州张氏学，其用药，则本七方十剂而操纵之；其为法，自非暴卒，必先以养胃气为本而不治病也。"(《中国医籍考》)脾胃健旺则元气充沛，"血温卫和，荣卫乃行，常有天命"(《医学启源·用药备旨》)。这种养胃气为本的治疗思想，不仅在临床上有很大指导意义，并且作为易水学派相传的"家法"，对整个学派的形成起了极为重要的作用，亦为后世脾胃学说之圭臬。

4. 谙悉药物性味，首创药物"引经报使学说"

（1）提出"引经报使学说"：归经学说启源于《黄帝内经》，但没有用来解释具体药物。在《神农本草经》中开始有了少量关于归经的记载。在此后的历代医籍中虽然有类似记载，但都没有形成系统的理论体系。首先提出归经学说的是张元素。在他传世的三部著作中，几乎言证必分脏腑经络，言药必明归经效用，在《医学启源·药类法象》节，列有100余种药味，分别标明其性味、归经及主治的脏腑病证。在《珍珠囊》一书中，几乎无一味药不载归"某经"字样。他的《脏腑标本寒热虚实用药式》对各脏腑的用药，都是根据药物的温凉补泻效用来归纳的。他认为，临证时应取各药之长，使之各归其经，各尽其能；大凡所归之经，对该经之病多力专而效宏，如归经不明，无的放矢即难以取得确切的疗效。

药物归经是中药功效的定位概念，即为表示中药功效对人体脏腑、经络等特定部位的选择性。张元素在这方面积累了丰富的经验，《医学启源》中记载："太阳经，羌活；在下者，黄柏，小肠、膀胱也。少阳经，柴胡；在下者，青皮，胆、三焦也。阳明经，升麻、白芷；在下者，石膏，胃、大肠也。太阴经，白芍药，脾、肺也。少阴经，知母，心、肾也。厥阴经，青皮；在下者，柴胡，肝、包络也。以上十二经之的药也。"该书记述了大量药物的归经所属，这种归经思想，既接受了前人药物与脏腑经络相关的启示，又根据自己的脏腑经络分治的需要，从机体的特性和药物性味与疗效方面加以考虑，取各药之长。如归太阳经药物有防风、羌活、威灵仙、藁本、蔓荆子、麻黄等，归阳明经药物有升麻、葛根、白芷、秦艽、大黄等，归少阳经药物有柴胡、川芎、青皮等，归太阴经药物有升麻、桔梗、白豆蔻、半夏、麦冬等，归少阴经药物有细辛、独活、泽泻、苦参、知母等，归厥阴经药物有柴胡、青皮等。即使同一种药物，由于炮制法不同，药物的作用趋向及归经也不同，如大黄，酒浸入太阴，酒洗入阳明；有时某些药物还可以通过配伍增加治疗本经病或他经病的效果，如升麻，本为足阳明胃、足太阴脾经药，"若得葱白、香芷之类，亦能走手阳明、太阳，能解肌肉间热"。羌活为手足太阳经药，加川芎，可治疗少阴头痛。此外，元素还认识到，即使同类效用的药物，也有各归脏腑经络的不同，如《医学启源·用药备旨》中载有："去脏腑之火，黄连泻心火，黄芩泻肺火，白芍药泻肝火，知母泻肾火，木通泻小肠火，黄芩泻大肠火，石膏泻胃火。柴胡泻三焦火，须用黄芩佐之；柴胡泻肝火，须用黄连佐之，胆经亦然。黄柏泻膀胱火。"并指出："以上诸药各泻各经之火，不惟止能如此，更有治病，合为君臣，处详其宜而用之，不可执而言也。"既主张随经用药，又告诫必须依实际情况灵活应用。这些应根据不同脏腑的火热疾患，使用不同清热泻火有效药物的方法，创造了脏腑用药的范例，深受后世一些医家的推崇。

关于以脏腑寒热虚实用药，张元素也很有研究，他将临床常用的 300 多种药物，按脏腑的寒热虚实，进行了分类概括，总结、整理成《脏腑标本寒热虚实用药式》。这个用药式，不但能执简驭繁地掌握药物效用，而且可以举一反三，应变无穷，为后世处方用药带来了不少便利。如其所论心病之用药式，以虚实、标本归类概括了心病用药之大法（见图 1）。

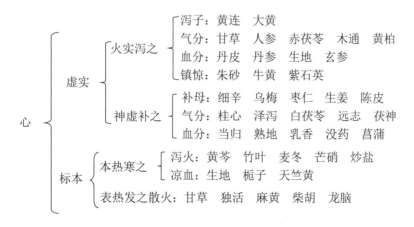

图 1　心病用药之法

图 1 指明了心病之主要药物，而且从虚实寒热分别立有补泻温凉之法。不仅如此，即使同一脏腑的归经药物，因有寒、热、温、凉、补、泻、润、燥等不同的性质，其所治之证亦截然不同，如草豆蔻、丁香、木香、砂仁、神曲、藿香、黄连、大黄等都归脾、胃经，皆治脘腹疼痛证，但草豆蔻、丁香味辛而温热，善祛脾胃客寒而治脘腹内冷痛；木香、砂仁味辛气温，善调气滞而治气滞不通之心腹诸证；神曲气暖而甘，善消脾胃食滞而治食滞不化之脘腹疼痛；藿香性温，味芳香，能去恶气，善治霍乱吐逆心痛；黄连气寒味苦，善除脾胃中湿热而治心下痞满疼痛。这种药物归经与功能主治相结合的辨证用药方法，为内科杂病之选药处方提供了规范与依据，同时也为后世药物分类开辟了捷径。

如果说"归经"是指某药善入某经，治疗该经之病力专效宏，而"引经"虽亦指某药善入某经，但其主要作用是引他药入该经，在治疗的方药中主要起"向导"的作用，引导药物直达病所，使药效作用发挥得更快、更显著。对某些局部病证，元素在临证时，往往选择加用一些具有针对性的药物，如治疗上焦疾病，须以桔梗为其引，桔梗者，"辛苦，阳中之阳，谓之舟楫，诸药中有此一味，不能下沉"（《医学启源·药类法象》）。又言：疮疡，"在腰以上至头者枳壳仍作引药，引至疮所"（《医学启源·主治心法》）。在其论述头痛时，主张要分经论治，谓："头痛须用川芎，如不愈，各加引经药，太阳蔓荆，阳明白芷，少阳柴胡，太阴苍术，少阴细辛，厥阴吴茱萸。"（《医学启源·主治心法》）对不同的头痛，可加这些引经药，以引导其他药物的效力到达病变部位或某一经脉，从而使取效更捷。

另外，张元素的"引经报使学说"，不只认为其是对药物的一种"向导"作用，在处方中与其他药物配伍，还具有相辅相成的治疗作用。如《医学启源·用药备旨》谓："升麻，气平，味微苦，足阳明胃、足太阴脾引经药。若补其脾胃，非此为引用不能补。"又言，人参"善治短气，非升麻为引用，不能补上升之气……若补下焦元气，泻肾中之火邪，茯苓为之使"等，即是其论的最好说明。药性有专司，制方有专主，则临床疗效必将得到更大的提高。

"引经报使学说"的提出，对后世方药学的发展产生了深远影响。如张元素弟子李东垣关于脾胃的遣药制方就受张元素影响巨大。李时珍的《本草纲目》将张元素的引经报使学说全部收录其中，且大加推崇。尤在泾也在《读书笔记》中写道："兵无向导，则不达贼境；药无佐使，则不通病所。"

（2）以药物气味厚薄论升降浮沉：张元素在《素问·阴阳应象大论》关于气味厚薄、寒热升降理论的基础上，又做了发挥。"四气"者，寒热温凉也；"五味"者，辛甘酸苦咸也。一般来说，寒和凉、温和热只是程度上的不同，性质上并无差别，所以基本上可以把药性归纳为寒热两大类。凡具有清热、泻火、凉血、解毒等作用，能够治疗热性病的药物，大多属于寒性或凉性；凡具有温中、散寒、回阳等作用，能治疗寒性病证的药物，大多属于温性或热性。药物的"味"是通过人的味觉来辨别的，在治疗上又各具不同的特点：辛味，具有能行、能散的作用，大多用于发汗与行气，多用于表证、调和药性及某些疼痛性疾病；酸味，具有收敛、固涩作用，多用于虚汗外泄、久泻不止、遗精带下等；苦味，一般具有清热、泻火、燥湿、降逆的作用，多用于热性病、大便秘结、湿阻中满、咳嗽呃逆等；咸味，具有软坚、散结及泻下作用，多用于瘰疬、痞块、便秘等。另有药味不甚明显的淡味药，附属于甘，具有淡渗利湿作用，多用于湿邪阻滞、小便不利证。张元素认为：每一味药物都有性和味两方面，且药物的功效与性味又有密切关系，性味不同，其功能作用也不同。他在《医学启源》中说："凡同气之物必有诸味，同味之物必有诸气。互相气味各有厚薄，性用不等，制方者必须明其用矣。"强调临床用药，必须首先弄清药物之性味，才能据此衡量药物之作用。

张元素根据"气为阳，味为阴，阳气主上升，阴味主下降"的理论和《素问·阴阳应象大论》中"味厚者为阴，薄为阴中之阳；气厚者为阳，薄为阳中之阴"的论述，依药物的气味厚薄，把药物作用于机体上下、表里的趋向，用阴阳、升降、浮沉来表示，升浮为阳，沉降为阴。升浮者，上行、发散之意，主上升、向外，有升阳、发表、散寒、涌吐等作用；沉降者，下行、泻利之意，主下行、向内，有潜阳、降逆、清热、渗湿、泻下等作用。并依此理，将药物分为五类，即"风升生""热浮长""湿化成""燥降收""寒沉藏"。"风升生者，阴中之阳，味薄气通，防风、羌活、白芷、升麻……发散通达之属；热浮长者，阳中之阳，气厚温热，附子、干姜、肉桂、茴香……温里助阳之属；湿化成者，气平味淡，兼气温凉寒热，人参、黄芪、当归、甘草、半夏、白术健脾益气之属；燥降收者，阴中之阳，气薄发泄，茯苓、泽泻、木通、车前、天麦冬……利湿下泄之属；寒沉藏者，阴中之阴，味厚则泄，芩、连、柏、知母、元参、生地……坚阴清热之类。"

凡人之有病，病位有上下、表里之不同，病势有上逆、下陷之别。凡病变部位在上、在表者，宜升浮而不宜沉降，多选用性味辛甘、质轻的药物，如蝉蜕、金银花、薄荷、苏叶等，如外感风寒表证，就当用麻黄、桂枝等升浮药来治疗；病变部位在下、在里者，当投沉降之品，如肠燥便秘的里实证，就当用大黄、枳实等沉降药物来治疗。若病势上逆，宜降不宜升浮，多选用性味苦咸而质重之品，如根茎类、果实类、矿物质类及介壳类药物，如肝阳上亢引起的头痛、头晕、目眩等症，当用石决明、夏枯草、牡蛎等药物来平肝潜阳；病势下陷者，如久泻、脱肛、子宫脱垂等，宜以升麻、柴胡、生黄芪等升浮之品，益气升阳。病寒者，宜以气厚之品温之；病热者，宜以味厚之品泄之。这就是药物升降浮沉之基本规律。综上所述，从药物性味之厚薄及升降浮沉之性来进行药物分类，是张元素的一大创新，也是对药物学的极大贡献。

（3）以五味结合五脏苦欲论补泻：张元素在五味与五脏苦欲方面，对《素问·脏气法时论》进行了新的补充论述，指出："酸、辛、甘、苦、咸各有所利，或散，或收，或缓，或软，或坚。四时五脏病，随五味所宜也。"（《医学启源·用药备旨》）他认为，五味可随五脏喜恶不同而产生不同的补泻作用，且具有一定的规律性。其在《医学启源》中以五脏之喜恶，阐述了补泻之法，言："肝胆：味辛补，酸泻；气温补，凉泻。心小肠：味咸补，甘泻；气热补，寒泻。脾胃：味甘补，苦泻；气温热补，寒凉泻。肺大肠：味酸补，辛泻；气凉补，温泻。肾膀胱：味苦补，咸泻；气寒补，热泻。"并指出了具体的用药范例："脾苦湿，急食苦以燥之，白术；脾虚则以甘草、大枣之类补之，实则以枳壳泻之，如无他证，虚则以钱氏益黄散，实则以泻黄散。心乃脾之母，炒盐补之；肺乃脾之子，桑白皮泻之。""肾苦燥，则以辛润之，知母、黄柏是也。肾欲坚，坚以知母之苦，补以黄柏之苦，泻以泽泻之咸。肾虚则以熟地、黄柏补之。肾本无实，不可泻，钱氏止有补肾地黄丸，无泻肾之药。肺乃肾之母，金生水，补母故也，又以五味子补之者是也。"（《医学启源·五脏六腑，除心包络十一经脉证法》）既根据五脏苦欲安排有针对性药物，或补，或泻，同时还依五行相生之关系，提出了"补母泻子"之法。

即使同一味药物，因五脏苦欲不同，对一脏可补，对另一脏可泻。如白芍药味酸，酸可以补肺，但又可以泻肝。五味子味酸，既可以收心之缓，又能敛肺之虚，收心之缓以养心，敛肺之虚以降其气。同样是苦味药，白术的苦燥以补脾，黄芩的苦寒以泻肺，黄柏的苦咸以坚肾等。可见，五脏的补泻，是依五脏苦欲不同而定，如能掌握于此，对于正确地运用药物，充分地发挥药物效能，提高治疗效果，颇有益处。

（4）以五运六气之化言遣药制方：张元素非常重视运气学说，在其所著《医学启源》中的"四因之病""五郁之病""六气主治要法"等节，就是从"五运"及"六气"之变化，进行了具体论述。他把一年中二十四节气的变化，从大寒、春分之日始，至小雪亥上止，分为各具不同特征的"六气"，并在《医学启源·六气主治要法》中，阐述了节气和疾病发病的关系："大寒丑上，初之气，自大寒至春分，厥阴风木之位，一阳用事，其气微。故曰少阳得甲子元头，常以大寒初交之气，分以六周甲子以应六气下。十二月、正月、二月少阳，三阴三阳亦同。"他根据运气从大寒丑上初之气至小雪亥上终之气这六气的气候变化特点，详析每一气的发病特点和规律，并依其一年季节中的不同变化，施以不同的治疗方法，如："大暑未上，四之气，大暑至秋分，太阴湿土之位，阳气发散之后，阴已用事，故曰太阴旺，此三阴三阳，与天气标本阴阳异矣。脉缓大而长，燥金旺；紧细短涩，以万物干燥，明可见矣。"其为病，注云："多发暑气，头痛、身热、发渴，不宜作热病治，（宜）以白虎汤，得此病不传染，次发脾泄、胃泄、大肠泄、大瘕泄、霍乱吐泻，白利及赤白相杂，米谷不消，肠鸣切痛，面浮足肿，目黄口干，胀满气瘕，手足无力，小儿亦如之。四之气病，宜渗泄，五苓之类是也。"太阴湿土之位，乃长夏土之气，"足太阴、阳明主治，其日戊己。"（《素问·脏气法时论》）戊为阳土，阳明胃也，己为阴土，太阴脾也；脾土以运化水谷，克制水湿为事，倘若湿气过盛，势必反伤脾土，故易见霍乱吐泻泄、面浮足肿、胀满气瘕等湿滞中焦之证。而此时，阳气不足（阳气发散之后），阴已用事，所以不宜峻剂克伐。脾土居中，和缓为宜，故应服甘缓、渗泄之品（五苓之类）；假若湿邪太盛，仍当用苦温之品来燥湿。脾土既得甘缓，而湿邪又被苦燥之品所泄，这便是对脾土最大的补益。可见，元素之论是明示后人，凡医诊病，须以"必先岁气，无伐天和"为要旨，如欲治病，应首先了解司天运气之所生，此时地气之所主，用天地之气的盛衰变化对人体脏腑气机的影响，来分析其病理反应；而处方遣药应随节气的变化加减运用。如《医学启源·六气主治要法》云："大寒至春分，厥阴风木之位……在上者宜吐，在下者宜下。""春分至小满，少阴君火之位……宜以桂枝麻黄汤发汗而已。""小满至大暑，少阳相火之位……宜下清上凉及温养，不宜用巴豆热药下之。""大暑至秋分，太阴湿土之位……宜渗泄，五苓之类是也。""秋分至小雪，阳明燥金之位……宜以大柴胡汤解治表里。""小雪至大寒，太阳寒水之位……宜破积发汗之药是也。"

张元素还吸取了刘完素"五运六气"论六淫之说，并以"五运六气"之化以言制方遣药。在其所著《医学启源》中就阐述了不同时期用方加减的具体药物，如"春加防风、升麻，夏加黄芩、知母、白芍药，秋加泽泻、茯苓，冬加肉桂、桂枝"。《洁古家珍》中还列有"小儿四时用药"法：春分前风寒，宜用地黄、当归、羌活、防风，或地黄丸、泻青丸相间服用；春分后风热，宜用羌活、防风、黄芩，或泻青丸，用导赤散下之；立夏后风热，宜用三黄丸、导赤散；夏至后湿热，宜导赤散、泻黄散合而服之，或黄芩、甘草、白术、茯苓之类胜湿去热；立秋后，宜益黄散，或陈皮、厚朴、人参、木香之类；秋分后，宜用泻白散；立冬之后，宜用地黄丸等。这种结合季节用药之法，给后世医家灵活用药以很大启示。虽然其中稍有不合理处，但其注重自然气候的变化与机体阴阳气血盛衰的密切关系，并以临床用药方面加以精心考虑，具有积极意义。

5. 临证用药精湛

张元素不仅对药性理论的研究卓有成就，且临床用药经验颇丰。他根据脏腑的本病、标病，以及寒热、虚实等，不但凭自己的经验，详细论述了具体的病证，总结为《脏腑标本寒热虚实用药式》，而且在《医学启源》中又另立"用药备旨""主治心法"等专篇，更为详尽地阐述了临床用药的体会。他的"随证治病用药"，共记载了 70 余味药物，对局部的痛证、痰湿、寒热以及气血虚实有特殊疗效。如巅顶痛用藁本，肢节痛用羌活，小腹痛用青皮、茴香，腹痛用白芍药，恶寒而痛加肉桂，恶热而痛加黄柏，腹中窄狭用苍术，下腹部痛用川楝子，胁下痛、往来寒热用柴胡，胃脘痛用草豆蔻，气刺痛用枳壳，眼痛不可忍用黄连、当归根以酒浸煎，阴茎中痛用甘草梢，血刺痛用当归，疮痛不可忍用黄芩、黄连等苦寒药。同时指出，调气用木香，去气滞用青皮，破血滞用桃仁、苏木，补气用人参，补血用当归、阿胶，和血用当归，祛痰用半夏，胸中寒邪痞塞用陈皮、白术，去上焦湿及热用黄芩，去中焦湿与痛用黄连，去下焦湿肿及痛用防己、龙胆草、黄柏，心烦用栀子等。

在对具体疾病的辨治中，往往既立足脏腑，又根据其现证，采用不同的治疗方法。如其在运用化痰法治疗内伤咳嗽方面颇具特色，他认为，咳嗽与肺气、脾湿有密切关系，外感咳嗽多损伤肺气而致病，内伤咳嗽，则除损伤肺气外，与"脾湿而为痰"密切相关，若"脾无留湿，虽伤肺气而不为痰也"，突出强调了肺脾二脏在内伤咳嗽病机中的重要意义，主张应随五脏证而治之，"假令湿在于心经，谓之热痰；湿在肝经，谓之风痰；湿在肺经，谓之气痰；湿在肾经，谓之寒痰"。风痰者，脉弦，面青，四肢满闷，便溺秘涩，心多躁烦；热痰者，脉洪面赤，烦热心痛，唇口干燥，多喜笑；湿痰者，脉缓面黄，肢体沉重，嗜卧不收，腹胀而食不消；气痰者，脉涩面白，气上喘促，洒淅恶寒，悲愁不乐；寒痰者，脉沉，面色黧黑，小便急痛，足寒而逆，心多恐怖。治之之法，宜以化痰为主适其病机而为之。故药用南星、半夏燥湿化痰为君。风痰者，加天麻、雄黄，以祛肝风（名为水煮金花丸）；热痰者，加黄芩苦寒泄热（名为小黄丸）；湿痰者，重加白术，以健脾燥湿化痰（名白术丸）；气痰者，加橘皮、人参，益气护正，理气化痰（名玉粉丸）；寒痰者，加官桂温里散寒（名姜桂丸）；皆以生姜汤下者，既解南星、半夏之毒，兼能强胃和中，以固胃气之本。概而言之，治咳嗽之原则，"咳而无痰者，以辛甘润其肺；咳而嗽者，以治痰为先"（《洁古家珍·咳嗽论》），"咳嗽有声无痰者，生姜、杏仁、升麻、五味子、防风、桔梗、甘草；无声有痰者，半夏、白术、五味子、防风、枳壳、甘草，冬月须加麻黄、陈皮少许；有声有痰者，白术与半夏、五味子、防风；久不愈者，枳壳、阿胶"（《医学启源·主治心法》）。

此外，元素临证用药讲究药物炮制后的作用，认为药物经过炮制后能改变药性，特别重视药物生熟的用法。《医学启源·用药备旨》云："黄连、黄芩、知母、黄柏，治病在头面及手梢皮肤者，须酒炒之，借酒力上升也。咽之下，脐之上者，须酒洗之；在下者，生用。凡熟升生降也。大黄须煨，恐寒伤胃气；至于乌头、附子，须炮去其毒也。用上焦药，须酒洗曝干。黄柏、知母等，寒药也，久弱之人，须合之者，酒浸曝干，恐寒伤胃气也；熟地黄酒洗亦然。当归酒浸，助发散之用也。""酒洗""酒浸"皆为炮制之法中的生品制法，"酒炒之""炮去其毒"为药物熟品的炮制法。治下焦病变则用生品，治上焦甚或头面病变则酒炒或酒浸，有毒的需要炮制去之，大寒之品需要煨制以护胃气。由此可见，元素临床诊治疾病，不但辨证精细，且能娴熟地掌握药物的气味性能，处方遣药，紧扣病机，使药证丝丝入扣，实为"医之道也"。

总之，元素继承《灵枢》《素问》及诸家学说，并从实践中不断总结创新，逐步完善了脏腑辨证理论，在药物的研究上首创"引经报使学说"。其言病，以脏腑定位（尤重脾胃），寒热虚实定性（重在虚损）；言制方，则分风、暑、湿、燥、火、寒六气；言药物，则以风升生、热浮长、湿化成、燥降收、寒沉藏五类以分别，在理、法、方、药四个方面，开辟了新的途径。其虽未被列入"金元四大家"之内，但在推动医学发展上起到了极大作用，对后世医学的发展，尤其是"温补学派"的形成有重要影响。

四、医论、制方、医案

（一）医论摘粹

1. 论五脏病脉证

夫人有五脏六腑，虚实寒热，生死逆顺，皆见于形证脉气，若非诊切，无由识也。

虚则补之，实则泻之，寒则温之，热则凉之，不虚不实，以经调之，此乃良医之大法也。

肝与胆为表里，足厥阴少阳也。其经旺于春，乃万物之始生也。其气软而弱，软则不可汗，弱则不可下。其脉弦长曰平，反此曰病。脉实而弦，此为太过，病在外，令人忘忽眩运；虚而微，则为不及，病在内，令人胸胁胀满。凡肝实则两胁下引痛，喜怒，虚则如人将捕之。其气逆则头痛、耳聋、颊赤，其脉沉而急，浮之亦然，主胁支满，小便难，头痛眼眩。脉急甚主恶言，微急气在胸胁下。缓甚则呕逆，微缓水痹。大甚内痛吐血，微大筋痹。小甚多饮，微小痹。滑甚疝，微滑遗尿。涩甚流饮，微涩瘛挛。肝之积气在左胁下，久而不去，发为咳逆，或为疰疟也。虚梦花草茸茸，实梦山林茂盛。肝病旦慧、晚甚、夜静。肝病头痛目眩，胁满囊缩，小便不通，十日死。又身热恶寒，四肢不举，其脉当弦而急；反短涩者，乃金克木也，死不治。又肝中寒，则两臂不举，舌燥，多太息，胸中痛，不能转侧，其脉左关上迟而涩者是也。肝中热，则喘而满多嗔，目痛，腹胀不嗜食，所作不定，梦中惊悸，眼赤，视物不明，其脉左关阳实者是也。肝虚冷，则胁下坚痛，目盲臂痛，发寒热如疟状，不欲食，妇人则月水不来，气急，其脉左关上沉而弱者是也。此寒热虚实，生死逆顺之法也。

胆者，中清之腑也，号曰将军，决断出焉，能喜怒刚柔，与肝为表里也，足少阳是其经也。虚则伤寒，恐畏头眩，不能独卧；实则伤热，惊悸，精神不守，卧起不定。玄水发，其根在胆。又肝咳不已，则传邪入胆，呕青汁。又胆有水，则从头肿至足也。胆病则善太息，口苦，吐宿汁，心中戚戚恐，如人将捕之，咽中介介然数唾。又睡卧则胁下痛，口苦，多太息。邪气客于胆，则梦斗讼，脉在左关上浮而得之者，是其部也。胆实热，则精神不守。胆热则多肿，胆冷则多眠。又左关上脉阳微者，胆虚；阳数者，胆实；阳虚者，胆绝也。

心者，五脏之尊也，号帝王之称也，与小肠通为表里，神之所舍。又主于血，属火，旺于夏，手少阴太阳是其经也。凡夏脉钩，来盛去衰，故曰钩。反此者病，来盛去亦盛，为太过，病在外；来衰去亦衰，为不足，病在内。太过，令人身热而骨痛，口疮而舌焦引水；不及，则令人躁烦，上为咳唾，下为气泄。其脉如循琅玕，如连珠，曰平；来而啄啄连属，其中微曲，曰病；脉来前曲后倨，如操带钩，曰死。思虑过多则怵惕，怵惕则伤心，心伤则神失，神失则恐惧。又真心痛，手足寒时过膝，则旦占夕死。又心有水气，身肿不得卧，躁烦。心中风则吸吸发热，不能行立，饥而不能食，食则呕吐……心气实而大便不利，腹满身热而重，温温欲吐，吐而不出，喘息急，不安卧，其脉左寸口与人迎皆实大者是也。心虚则恐悸多惊，忧思不乐，胸腹中苦痛，言语战栗，恶寒恍惚，面赤目黄，喜衄血，其脉左寸口虚而微者是也。

脾者，土也，谏议之官，主意与智，消磨五谷，寄在胸中，养于四旁，旺于四季，正主长夏，与胃为表里，足太阴阳明是其经也……脾胀则善哕，四肢急，体重，不食，善噫。脾病日慧，平旦甚，日中持，下晡静。脉急甚，则瘛疭；微急，则膈中不利，食不入而还出；缓甚，则痿厥；微缓，则风痿，四肢不持；太甚，则暴仆；微大，则脾疝，气裹血，脓在肠胃之外；小甚，则寒热作；微小，则消瘅；滑甚，则癫疝；微滑，则虫毒，肠鸣中热；涩甚，则肠癫；微涩，则内溃下脓血。脾脉至大而虚，则有积。脾气绝则十日死。

胃者，脾之腑也，又名水谷之海，与脾为表里。胃者，人之根本，胃气壮则五脏六腑皆壮也，足阳明是其经也。胃气绝，则五日死；实则中胀便难，肢节痛，不下食，呕逆不已；虚则肠鸣胀满，滑泄；寒则腹中痛，不能食冷物；热则面赤如醉人，四肢不持，不安眠，语狂目乱，便硬者是也。病甚则腹胁胀满，呕逆不食，当心痛，上下不通，恶闻香臭，嫌人语，振寒，喜欠伸。胃中热，唇黑，热甚则登高而歌，弃衣而走，颠狂不定，汗出额上，衄衄不止。虚极则四肢肿满，胸中短气，谷不化，中满也。胃中风则溏泄不已，胃不足则多饥不消食。病人鼻下平则胃中病，渴者可治。胃脉搏坚长，其色黄赤者，当病折腰。其脉弱而散者，病食痹。右关上脉浮而大者，虚也；浮而短涩者，实也；浮而微滑者，亦实也；浮而迟者，寒也；浮而数者，热也。此胃（腑）虚实寒热生死逆顺脉证之法也。

肺者，魄之舍，生气之源，号为相傅，乃五脏之华盖也。外养皮毛，内荣肠胃，与大肠为表里，手太阴阳明是其经也。气通则知其香臭……肺病喘咳，身寒，脉迟微者，可治。秋旺于肺，其脉多浮涩而短，曰平；反此为病。又反洪大而长，是火焚，亦不可治。反得沉而软滑者，肾乘于肺，不治自愈；反浮大而缓者，是脾来生肺，不治自瘥。反弦而长者，肺被肝横，为微邪，虽病不妨。虚则不能息，身重，咽嗌干，喘咳上气，肩背痛，有积则胁下胀满痛。中风，则口燥而喘，身运而重，形似冒而肿，其脉按之虚弱如葱叶，下无根者死。中热，则唾血，其脉细紧浮数芤者，皆主失血。此由燥扰嗔怒劳伤得之，气结壅所为也。又其喘而目脱，其脉浮大是也。又肺痿则吐涎沫，而咽干欲饮者，欲愈；不饮者即未瘥。又咳而遗小便者，上虚不能制其下故也。其脉涩者，病在内；浮滑者，病在外。肺死则鼻孔开而黑枯，喘而目直视也。

大肠者，肺之腑也。传道之司，号监仓之官。肺病久则传入大肠，手阳明是其经也。寒则泄，热则结，绝则利下不止而死。热极则便血。又，风中大肠则下血。又，实热则胀满，而大便不通，虚寒则滑泄不止，大肠乍虚乍实，乍来乍去。寒则溏泄，热则后重，有积物则发寒栗而颤，热则发渴如疟状。积冷不去，则当脐痛，不能久立，痛已则泄白物是也。虚则喜满喘嗽，咽中如核妨矣。

肾病，手足冷，面赤目黄，小便不禁，骨节烦痛，小腹结瘀热，气上冲心，脉沉而滑，今反浮大，其色当黑。……肾病久不愈，而膂筋疼，小便闭，而两胁胀满，目盲者死。肾则精积，与腰相引而疼，见饱减。又肾中寒结在脐下也，积脉来而细软，附于骨者是也，面黑目白，肾已内伤，八日死。又阴缩，小便不出，出而不止者，亦死。又色青黄连耳，其人年三十许，百日死；若偏在一边，一年死。实则闷烦，脐下重；热则口舌焦而小便涩黄；寒则阴中与腰背俱肿疼，面黑耳干，呕而不食，或呕血者是也。又喉鸣，坐而喘，咳唾血出，亦为肾虚寒欲绝也。此肾脏虚实寒热逆顺生死脉证之法也。（《医学启源·五脏六腑，除心包络十一经脉证法》）

2. 制方法

夫药有寒、热、温、凉之性，有酸、苦、辛、咸、甘、淡之味，各有所能，不可不通矣。夫药之气味不必同，同气之物味皆咸，其气皆寒之类是也。凡同气之物，必有诸味，同味之物，必有诸气，互相气味，各有厚薄，性用不等，制方者，必且明其用矣。《经》曰：味为阴，厚为纯阴，薄为阴中之阳；气为阳，厚为纯阳，薄为阳中之阴。然，味厚则泄，味薄则通；气厚则发热，气薄则发泄。又曰：辛甘发散为阳，酸苦涌泄为阴，咸味涌泄为阴，淡味渗泄为阳。凡此之味，各有所能。

然，辛能散结润燥，苦能燥湿坚软，咸能软其坚，酸则能收缓，甘能缓急，淡能利窍。故《经》曰：肝苦急，急食甘以缓之；心苦缓，急食酸以收之；脾苦湿，急食苦以燥之；肺苦气上逆，急食苦以泻之；肾苦燥，急食辛以润之，开腠理，致津液通气血也。肝欲散，急食辛以散之，以辛补之，以酸泻之；心欲软，急食咸以软之，以咸补之，以甘泻之；脾欲缓，急食甘以缓之，以甘补之，以苦泻之；肺欲收，急食酸以收之，以酸补之，以辛泻之；肾欲坚，急食苦以坚之，以苦补之，以咸泻之。凡此者，是明其味之用也。若用其味，必明其味之可否；若用其气，必明其气之所宜。识其病之标本脏腑，寒热虚实，微甚缓急，而用其药之气味，随其证而制其方也，是故方有君臣佐使，轻重缓急，大小反正逆从之制也。主治病者为君，佐君者为臣，应臣者为使，此随病之所宜，而又赞成方而用之。君一臣二，奇之制也；君二臣四，偶之制也。

去咽嗌近者奇之，远者偶之。汗者不奇，下者不偶。补上治上制以缓，缓则气味薄；补下治下制以急，急则气味厚。薄者少服而频食，厚者多服而顿食。又当明五气之郁，木郁达之，谓吐令调达也；火郁发之，谓汗令疏散也；土郁夺之，谓下无壅滞也；金郁泻之，谓解表利小便也；水郁折之，谓制其冲逆也。凡此五者，乃治病之大要也。（《医学启源·制方法》）

3. 脏腑虚实标本用药式

（1）论肝病。治本病：诸风眩运，僵仆强直，惊痫，两胁肿痛，胸肋满痛，呕血，小腹疝痛㿗瘕，女人经病。治标病：寒热疟，头痛吐涎，目赤面青，多怒，耳闭颊肿，筋挛卵缩，丈夫㿗疝，女人少腹肿痛，阴病。

有余泻之：泻子，甘草；行气，香附、川芎、瞿麦、牵牛、青橘皮；行血，红花、鳖甲、桃仁、莪术、京三棱、穿山甲、大黄、水蛭、虻虫、苏木、牡丹皮；镇惊，雄黄、金箔、铁落、珍珠、代赭石、夜明砂、胡粉、银箔、铅丹、龙骨、石决明；搜风，羌活、荆芥、薄荷、槐子、蔓荆、白花蛇、独活、防风、皂荚、乌头、白附子、僵蚕、蝉蜕。不足补之：补母，枸杞、杜仲、狗脊、熟地黄、苦参、萆薢、阿胶、菟丝子；补血，当归、牛膝、续断、白芍药、血竭、没药、川芎；补气，天麻、柏子仁、白术、菊花、细辛、密蒙花、决明、谷精草、生姜。本热寒之：泻木，芍药、乌梅、泽泻；泻火，黄连、龙胆草、黄芩、苦茶、猪胆；攻里，大黄。标热发之：和解，柴胡、半夏；解肌，桂枝、麻黄。

（2）论心病。治本病：诸热瞀瘛，惊惑谵妄烦乱，啼笑骂詈，怔忡健忘，自汗，诸痛痒疮疡。治标病：肌热畏寒战栗，舌不能言，面赤目黄，手心烦热，胸胁满痛，引腰背肩胛肘臂。

火实泻之：泻子，黄连、大黄；气，甘草、人参、赤茯苓、木通、黄柏；血，丹参、牡丹、生地黄、玄参；镇惊，朱砂、牛黄、紫石英。神虚补之：补母，细辛、乌梅、酸枣仁、生姜、陈皮；气，桂心、泽泻、白茯苓、茯神、远志、石菖蒲；血，当归、乳香、熟地黄、没药。本热寒之：泻火，黄芩、竹叶、麦门冬、芒硝、炒盐；凉血，地黄、栀子、天竺黄。标热发之：散火，甘草、独活、麻黄、柴胡、龙脑。

（3）论脾病。治本病：诸湿肿胀，痞满噫气，大小便闭，黄疸痰饮，吐泻霍乱，心腹痛，饮食不化。治标病：身体浮肿，重困嗜卧，四肢不举，舌本强痛，足大趾不用，九窍不通，诸痉项强。

土实泻之：泻子，诃子、防风、桑白皮、葶苈；吐，豆豉、栀子、萝卜子、常山、瓜蒂、郁金、虀汁、藜芦、苦参、赤小豆、盐汤、苦茶；下，大黄、芒硝、青礞石、大戟、甘遂、续随子、芫花。土虚补之：补母，桂心、茯苓；气，人参、黄芪、升麻、葛根、甘草、陈皮、藿香、葳蕤、缩砂、木香、扁豆；血，白术、苍术、白芍、胶饴、大枣、干姜、木瓜、乌梅、蜂蜜。本湿除之：燥中宫，白术、苍术、橘皮、半夏、吴茱萸、南星、草豆蔻、白芥子；燥净府，木通、赤茯苓、猪苓、藿香。标湿渗之：开鬼门，葛根、苍术、麻黄、独活。

（4）论肺病。治本病：诸气膹郁，诸痿喘呕，气短，咳嗽上逆，咳唾脓血，不得卧，小便数而欠，遗失不禁。治标病：洒淅寒热，伤风自汗，肩背痛冷，臑臂前廉痛。

气实泻之：泻子，泽泻、葶苈、桑白皮、地骨皮；除湿，半夏、白矾、白茯苓、薏苡仁、木瓜、橘皮；泻火，粳米、石膏、寒水石、知母、诃子；通滞，枳壳、薄荷、干姜、木香、厚朴、杏仁、皂荚、桔梗、紫苏。气虚补之：补母，甘草、人参、升麻、黄芪、山药；润燥，蛤蚧、阿胶、麦门冬、贝母、百合、天花粉、天门冬；敛肺，乌梅、粟壳、五味子、芍药、五倍子。本热清之：清金，黄芩、知母、麦门冬、栀子、沙参、紫菀、天门冬。本寒温之：温肺，丁香、藿香、款冬花、檀香、白豆蔻、益智、缩砂、糯米、百部。标寒散之：解表，麻黄、葱白、紫苏。

（5）论肾病。治本病：诸寒厥逆，骨痿腰痛，腰冷如冰，足胕肿寒，少腹满急，疝瘕，大便闭泄，吐利腥秽，水液澄彻，清冷不禁，消渴引饮。治标病：发热不恶热，头眩头痛，咽痛舌燥，脊股后廉痛。

水强泻之：泻子，大戟、牵牛；泻腑，泽泻、猪苓、车前子、防己、茯苓。水弱补之：补母，人参、山药；气，知母、玄参、补骨脂、砂仁、苦参；血，黄柏、枸杞、熟地黄、锁阳、肉苁蓉、山茱萸、阿胶、五味子。本热攻之：下，伤寒少阴证，口燥咽干，大承气汤。本寒温之：温里，附子、干姜、官桂、蜀椒、白术。标寒解之：解表，麻黄、细辛、独活、桂枝。标热凉之：清热，玄参、连翘、甘草、猪肤。

（6）论胆病。治本病：口苦，呕苦汁，善太息，澹澹如人将捕状，目昏，不眠。治标病：寒热往来，痁疟，胸胁痛，头额痛，耳痛鸣聋，瘰疬结核马刀，足小指次指不用。

实火泻之：泻胆，龙胆、牛胆、猪胆、生蕤仁、生酸枣仁、黄连、苦茶。虚火补之：温胆，人参、细辛、半夏、炒蕤仁、炒酸枣仁、当归、地黄。本热平之：降火，黄芩、黄连、芍药、连翘；镇惊，黑铅、水银。标热和之：和解，柴胡、芍药、黄芩、半夏、甘草。

（7）论胃病。治本病：噎膈反胃，中满肿胀，呕吐泻痢，霍乱腹痛，消中善饥，不消食，伤饮食，胃管当心痛，支两胁。治标病：发热蒸蒸，身前热，身前寒，发狂谵语，咽痹，上齿痛，口眼㖞斜，鼻痛鼽衄，赤齄。

胃实泻之：湿热，大黄、芒硝；饮食，巴豆、神曲、山楂、阿魏、硇砂、郁金、三棱、轻粉。胃虚补之：湿热，苍术、白术、半夏、茯苓、橘皮、生姜；寒湿，干姜、附子、草果、官桂、丁香、肉豆蔻、人参、黄芪。本热寒之：降火，石膏、地黄、犀角、黄连。标热解之：解肌，升麻、葛根、豆豉。

（8）论大肠病。治本病：大便闭结，泻痢下血，里急后重，疽痔脱肛，肠鸣而痛。治标病：齿痛喉痹，颈肿口干，咽中如核，鼽衄目黄，手大指次指痛，宿食，发热寒栗。

肠实泻之：热，大黄、芒硝、桃花、牵牛、巴豆、郁李仁、石膏；气，枳壳、木香、橘皮、槟榔。肠虚补之：气，皂荚；燥，桃仁、麻仁、杏仁、地黄、乳香、松子、当归、肉苁蓉；湿，白术、苍术、半夏、硫黄；陷，升麻、葛根；脱，龙骨、白垩、诃子、粟壳、乌梅、白矾、赤石脂、禹余粮、石榴皮。本热寒之：清热，秦艽、槐角、地黄、黄芩。本寒温之：温里，干姜、附子、肉豆蔻。标热散之：解肌，石膏、白芷、升麻、葛根。

（9）论小肠病。治本病：大便水谷利，小便短，小便闭，小便血，小便自利，大便后血，小肠气痛，宿食，夜热旦止。治标病：身热恶寒，嗌痛颔肿，口糜耳聋。

实热泻之：气，木通、猪苓、滑石、瞿麦、泽泻、灯草；血，地黄、蒲黄、赤茯苓、牡丹皮、栀子。虚寒补之：气，白术、楝实、茴香、砂仁、神曲、扁豆；血，桂心、玄胡索。本热寒之：降火，黄柏、黄芩、黄连、连翘、栀子。标热散之：解肌，藁本、羌活、防风、蔓荆。

（10）论膀胱病。治本病：小便淋沥，或短数，或黄赤，或白，或遗失，或气痛。治标病：发热恶寒，头痛，腰脊强，鼻窒，足小指不用。

实热泻之：泻火，滑石、猪苓、泽泻、茯苓。下虚补之：热，黄柏、知母；寒，桔梗、升麻、益智、乌药、山茱萸。本热利之：降火，地黄、栀子、茵陈、黄柏、牡丹皮、地骨皮。标寒发之：发表，麻黄、桂枝、羌活、苍术、防己、黄芪、木贼。（《本草纲目·序例第一卷·脏腑虚实标本用药式》）

（二）制方选要

1. 九味羌活汤（《此事难知》）

组成：羌活二钱，防风一钱半，川芎一钱半，细辛三分，甘草三分，苍术（米泔浸）一钱，白芷一钱，黄芩一钱，生地黄一钱。

用法：为粗末，水煎服。若急汗，热服以羹粥投之；若缓汗，温服而不用汤投之也。

功用：发汗祛湿，兼清里热。

主治：外感风寒湿邪，恶寒发热，肌表无汗，头痛项强，肢体酸楚疼痛，口苦而渴者。

解析：本方证由外感风寒湿邪，兼内有蕴热所致。治疗以发汗祛湿兼清里热为主。风寒湿邪侵犯肌表，郁遏卫阳，闭塞腠理，阻滞经络，气血运行不畅，故恶寒发热、肌表无汗、头痛项强、肢体酸楚疼痛；里有蕴热，故口苦微渴；苔白或微黄，脉浮是表证兼里热之佐证。治当发散风寒湿邪为主，兼清里热为辅。方中羌活辛、苦，性温，散表寒，祛风湿，利关节，止痹痛，为治太阳风寒湿邪在表之要药，故为君药。防风辛、甘，性温，为风药中之润剂，祛风除湿，散寒止痛；苍术辛、苦，性温，功可发汗祛湿，为祛太阴寒湿的主要药物。两药相合，协助羌活祛风散寒，除湿止痛，是为臣药。细辛、白芷、川芎祛风散寒，宣痹止痛，其中细辛善治少阴头痛，白芷善解阳明头痛，川芎长于止少阳厥阴头痛，此三味与羌活、苍术合用，为本方"分经论治"的基本结构。生地、黄芩清泄里热，并防诸辛温燥烈之品伤津。以上五药俱为佐药。甘草调和诸药为使。九味配伍，既能统治风寒湿邪，又能兼顾协调表里，共成发汗祛湿兼清里热之剂。

2. 枳术丸（《脾胃论》）

组成：枳实（麸炒）一两，白术二两。

用法：共为细末，荷叶包烧饭为丸，如梧桐子大，每服五十丸，多用白汤下，无时。

功用：健脾消痞，强胃消食。

主治：脾胃虚弱，运化不健，饮食停滞，脘腹痞满，不思饮食。

解析：此方是根据张仲景的枳术汤化裁而来。白术甘、苦，温，归脾、胃经，功以健脾、燥湿为著。枳实苦、辛、酸，温，归脾、胃、大肠经，行气消滞除痞。两药组合，药味虽简却能消补并行、寓消于补。荷叶芬芳养胃，用煨饭和药，与白术协同作用以滋养胃气。正如其方后自注所说："白术者，本意不取其食速化，但令人胃气强实，不复伤也。"

3. 当归拈痛汤（《医学启源》）

组成：羌活半两，防风三钱，升麻一钱，葛根二钱，白术一钱，苍术三钱，当归身三钱，人参二钱，甘草五钱，苦参（酒浸）二钱，黄芩（炒）一钱，知母（酒洗）三钱，茵陈（酒炒）五钱，猪苓三钱，泽泻三钱。

用法：为粗末，每服一两，水煎服。

功用：清热利湿，疏风胜湿，上下分消，宣通经脉关节，兼能升阳健脾。

主治：湿热为病，肢节烦痛，肩背沉重，胸膈不利，遍身痛，下注于胫，肿痛不可忍。

解析：本方所治证候乃因湿热内蕴，复感风邪，或风湿化热而致风湿热三邪合而为病，但以湿邪偏重为其特点。风湿热邪留滞经脉，气血运行不畅，故遍身肢节烦痛；且湿邪偏胜，其性重浊，故肩背沉重；湿热下注，则脚气肿痛，脚膝生疮；舌苔白腻微黄，脉弦数乃湿热内蕴之征。治疗宜以祛湿为主，辅以清热疏风止痛。方中重用羌活、茵陈为君，羌活辛散祛风，苦燥胜湿，且善通痹止痛；茵陈善清热利湿，《本草拾遗》尚言其能"通关节，去滞热"，两药相合，共成祛湿疏风、清热止痛之功。臣以猪苓、泽泻利水渗湿，黄芩、苦参清热燥湿，防风、升麻、葛根解表疏风，分别从除湿、疏风、清热等方面助君药之力；佐以白术、苍术燥湿健脾，以运化水湿邪气。本证湿邪偏胜，所用诸除湿药性多苦燥，易伤及气血阴津，以人参、当归益气养血；知母清热养阴，能防诸苦燥药伤阴，使祛邪不伤正。使以炙甘草调和诸药。

4. 大秦艽汤（《医学发明》）

组成：秦艽二两，石膏二两，甘草一两，川芎一两，当归一两，芍药一两，羌活一两，独活一两，防风一两，黄芩一两，白术一两，白芷一两，茯苓一两，生地黄一两，熟地黄一两，细辛半两。

用法：为粗末，每服一两，水煎温服。如遇阴天，加生姜七至八片；心下痞，加枳实一钱。

功用：养血活血，通行经络，祛风清热。

主治：风邪初中经络，手足不能运动，舌强不能言语，或肌肤不仁，手足麻木，口眼㖞斜等。

解析：本方所治乃风邪中于经络所致。多因正气不足，营血虚弱，脉络空虚，风邪乘虚入中，气血痹阻，经络不畅，加之"血弱不能养筋"，故口眼㖞斜、手足不能运动、舌强不能言语；风邪外袭，邪正相争，故或见恶寒发热、脉浮等。治以祛风散邪为主，兼以养血、活血、通络为辅。方中重用秦艽祛风通络，为君药。更以羌活、独活、防风、白芷、细辛等辛散之品，祛风散邪，加强君药祛风之力，并为臣药。语言与手足运动障碍，除经络痹阻外，与血虚不能养筋相关，且风药多燥，易伤阴血，故伍以熟地、当归、芍药、川芎养血活血，使血足而筋自荣，络通则风易散，寓有"治风先治血，血行风自灭"之意，并能制诸风药之温燥；脾为气血生化之源，故配白术、茯苓、甘草益气健脾，以化生气血；生地、石膏、黄芩清热，是为风邪郁而化热者设，以上共为方中佐药。甘草调和诸药，兼使药之用。

5. 洁古老人天麻丸（《医垒元戎》引张元素方）

组成：天麻六两（酒浸三日焙干），牛膝六两（酒浸三日焙干），玄参六两，草薢六两（另为末），杜仲七两（锉，炒去丝），当归十两（全用），羌活十两（或十五两），生地黄一斤，附子一两（炮），独活五两。

用法：为细末，炼蜜为丸如梧桐子大，每服五十丸（或七十丸），病大至百丸，空心食前，温酒白汤下。服药忌壅塞，宜于通，故服半月，稍觉壅塞，微以七宣丸轻疏之，使药再为用也。

功用：养血祛风，强筋健骨。

主治：肝肾不足，经络失养，风邪入中所致风湿痹证。筋脉拘挛，手足麻木，腰痛、腿痛，筋骨软弱，行步艰难，寒痰壅塞，遍身疼痛等。

解析：天麻、羌活散风胜湿，祛邪外出；草薢利湿下行；附子温经散寒；杜仲、牛膝补肝肾，强筋骨；重用当归、生地黄补血滋阴，达到扶正祛邪的目的。

6. 加减冲和汤（《医学启源》）

组成：柴胡五分，升麻三分，黄芪五分，半夏二分，黄芩二分半，陈皮二分半，人参二分半，芍药二分半，甘草二分半，当归三分，黄柏三分（酒浸）。

用法：上药锉如麻豆大，作一服，水二盏，煎至一盏，去滓，稍热服。有自汗者，加黄芪半钱，嗽者加五味子二十粒。

功用：宣外阳，补脾胃，泻风木，实表里，养荣卫。

主治：中府之病。

解析：人参、黄芪同入脾胃，用之益气健脾，培补元气，促气血化生；升麻、柴胡二药入肝经，具"升发、升散"之力，增甲木"疏泄、调达"之力；半夏、陈皮、当归、甘草、芍药协同，共具健脾化痰、益气养血、酸甘生津润燥之效；黄芩、黄柏协同分消上下二焦湿热。全方补通相得，化行并举。

7. 加减白通汤（《医学启源》）

组成：附子一两（去皮脐），干姜一两（炮），官桂五钱，白术五钱，草豆蔻五钱（煨），甘草五钱，人参五钱，半夏五钱（炮）。

用法：上㕮咀。每服一两，水二盏半，加生姜五片、葱白五茎，煎至一盏二分，去滓，空心服。

功用：温通散寒，益气除湿。

主治：太少二阴虚寒，形寒饮冷，大便自利，完谷不化，脐腹冷痛，足胫寒逆证。

解析：以附子大辛热，助阳退阴，温经散寒，故以为君；干姜、官桂辛、甘、大热，亦除寒湿，白术、半夏苦、辛，温胃燥脾湿，故为臣；草豆蔻、炙甘草、人参甘、辛，大温，温中益气；生姜辛，大温，能除湿之邪；葱白辛，温，以通上焦阳气，故以为佐。

（三）医案精华

洁古治一人病头痛久矣，发则面颊青黄（厥阴），晕眩，目慵张而口懒言（似虚症），体沉重（太阴），且兀兀欲吐。此厥阴（肝）、太阴（脾）合病，名曰风痰头痛。以《局方》玉壶丸治之，更灸侠溪穴（足少阳胆穴），寻愈。

生南星、生半夏各一两，天麻五钱，头白面三两，研为细末，滴水为丸如梧桐子大，每服三十丸。清水一大盏，先煎令沸，下药煮五七沸，候药沸即熟，漉出放温。另以生姜汤送下，不计时服。（《名医类案》）

【按】元素验案传于世者，仅此一案。从案中记述看，病者头痛已久，发则面颊青黄，为厥阴肝经之病，目慵张而口懒言，体沉重，则太阴脾土之病证，故元素断为"厥阴太阴合病"。脾主湿，为生痰之源，脾失健运，而湿聚痰生。湿聚肝经，是为风痰内作。风痰上犯于巅顶，故头目晕眩，壅滞中焦，脾胃升降失常，故见兀兀欲吐。以南星、半夏祛其痰以治太阴，用天麻息其肝风以治厥阴，半夏辅以白面，健其脾胃，以绝生痰之患。生姜辛温发散，作用有三：一是温中去湿而化痰浊，二是制南星、半夏之毒，三是和胃气止呕而益脾胃。更灸侠溪穴以止头痛。

五、对后世影响

张元素的学术成就在中医发展史上占有十分重要的地位，学术理论自成一派，因其为金代易州人，故称其为易水学派开山祖师。其学首传于李杲和王好古，李杲之学传于罗天益。至明清，私淑张元素、李杲之学的有薛立斋、张介宾、李中梓等诸家。赵献可私淑薛立斋，传赵献可之学者，有高鼓峰、吕留良、董废翁等诸家。李中梓之学，首传沈朗仲，次传马俶；马俶再传尤怡。因此，可以说没有张元素在学术思想上奠定的基础，就不会有易水学派的形成，也不会产生李杲之补土派思想，温补学派也难以出现。从学术传承和时代更迭的角度看，张元素确实是一代宗师，其学术思想流传千古。

张元素发扬脏腑辨证理论，首创药物归经，强调六气病化证治，这一学说成为金之后日趋盛行的脏腑病机理论的先导。其子张璧（号云岐子）及弟子李杲、王好古均为千古名医，任应秋点校《医学启源》叙言称"子和传守真之学，明之传洁古之学，则四人者，实是易水学派、河间学派的师承授受"。其弟子李杲，在元素"脏腑议病说"的基础上，独重脾胃虚损面，以"养胃气为本"的治疗思想为基础，创立了脾胃论。他用脾胃与元气的关系，及脾胃为气机升降的枢纽来解释病机，阐明了中土在人体生理功能、病理变化中的地位和调理脾胃在治疗上的积极作用。张介宾、赵献可等推崇元素之说，在脾肾二脏中更重视肾水命火，创立了"肾命水火论"，注重于从"真阴""元阳"两个方面调节人体的阴阳平衡，充实和发展了脏腑病机内容。薛己、李中梓等，集前贤之说，脾肾并重，兼顾先后二天，创立了"先后天根本论"。师承授受，代有薪传，形成了以张元素为开山鼻祖，李杲、王好古、薛己、罗天益、赵献可、张介宾等医家为中坚力量，以研究脏腑虚损病机及治疗为中心内容的易水学派。

然其中所属医家，见解有殊，立论各异，既遥承易水之绪，又补脾补肾各有阐发。其大略师承私淑关系见图2。

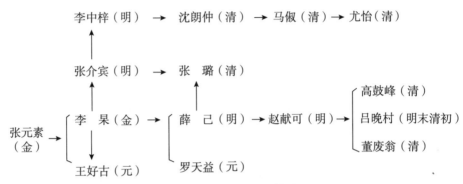

图2 张元素师承私淑关系图

（一）脾胃学说

师承于张元素的李东垣，在《素问》"土者生万物"的影响下，发挥了其师元素脏腑辨证之长，独重脾胃虚损，创立了脾胃内伤学说，善于温补脾胃之法。元素认为："脾者，土也……消磨五谷，寄在胸中，养于四旁。""胃者，脾之腑也……人之根本。胃气壮，则五脏六腑皆壮也。"并指出："安谷则昌，绝谷则亡。"若脾胃既损，是真气、元气败，促人之寿。阐述了脾胃在五脏中的地位，以及温养脾胃的重要意义。东垣秉其师意，进一步延伸、发挥，他认为"人以胃气为本"，而胃气乃元气之根本，"非胃气不能滋也"。所以，胃气与人体病理变化有着非常重要的关系。内伤病的形成，就是人体内部胃气不足的结果，而胃气之所以不足，是由于脾胃受伤所致。若脾胃损伤，必然导致元气不足而产生各种疾病。所谓"胃虚，元气不足，诸病所生"是也。因此，他提出了"内伤脾胃，百病由生"的著名论点。"夫饮食入胃，阳气上行，津液与气，入于心，贯于肺，充实皮毛，散于百脉。脾禀气于胃而浇灌四旁，营养气血者也。"其意为凡饮食入胃，胃中得阳气以助消化，形成津液（营养物质）及元气以推动心脏，灌输到肺中充实皮毛（肺合皮毛）、散布百脉（肺朝百脉），这一生理过程是由于脾受气于胃而灌溉津液于四肢（脾主四肢、脾为胃行其津液），营养了全身的气血。

李东垣通过自然界天地阴阳的生杀变化，取类比象地认为，人体升降浮沉的"生机"，是以脾胃为枢纽的。若升降和调，则能运化水谷，充养五脏，维持人体正常的生命活动；反之，则化源竭，五脏失养，百病由生。因此，提出了脾胃升降失常、气火失调是内伤病主要病机的论点。气者，元气也；火者，阴火也。他认为，阴火的产生，是由于脾胃气虚下陷，气郁下焦，扰动相火，相火离位乘于上，阴乘阳位而发；实则本于脾虚，而引发虚邪。所以提出阴火乃"元气之贼"之论，并认为元气与阴火，是相互对立而又相互制约的统一体。元气充沛则阴火戢敛，生理功能正常；反之，元气不足则阴火嚣张妄动发生病变，阴火越炽，元气也就越耗伤。据此，主张治疗上应以温补脾胃为主，补气升阳为治疗大法，"补其中而升其阳，甘寒以泻其火则愈"（《脾胃论·饮食劳倦所伤始为热中论》）。他所创制的补中益气汤、升阳益胃汤等，就是这种思想的代表方剂。其在《内外伤辨惑论》中说："凡脾胃不足之证，须用升麻、柴胡苦平味之薄者，阴中之阳，引脾胃中清气行于阳道及诸经……又引黄芪、人参、甘草甘温之气味上行，充实腠理，使阳气得卫外而为固也。凡治脾胃之药，多以升阳补气名之者此也。"即体现了其补中升阳之用药法度，阐发了其师引而未发之论，被后世称为"补土派"。

张元素在用药上的"脾喜温运，胃宜润降"之说，对后世有着深远的影响。明清温病大家叶天士在此基础上，秉承经旨，博采众家，创立胃阴学说，提出"脾喜刚燥，胃喜柔润"，强调脾胃分治，从而进一步完善了脾胃学说。

（二）肾命学说

明代私淑元素脏腑辨证说的赵献可、张介宾等诸医家，以肾命水火立论，探讨脏腑虚损病机，认为命门是主宰人的一切生命活动的根本，火水偏盛是产生疾病的最重要原因，并从肾水与命门相火相互为用的关系上，精辟地论述了肾命水火在人体生理病理上的重要性，创立了"肾命水火说"。

赵献可推崇薛己，阐发立斋之说，独重肾水命火，他认为，命门在"两肾各一寸五分之间，当一身之中"。"命门之火，乃人身之至宝，全身生机之所系""人生立命之本，养生治病莫不以此理一以贯之"，并谆谆告诫人们："欲世之养生者、治病者，得以命门为君主，而加意于火之一字。"突出地强调了命门的重要性在于心之上，实为性命之门，人身之君主。"肾无此则无以作强，而技巧不出矣；膀胱无此则三焦之气不化，而水道不行矣；脾胃无此则不能蒸腐水谷，而五味不出矣；肝胆无此则将军无决断，而谋虑不出矣；大小肠无此则变化不行，而二便闭矣；心无此则神明昏，而万事不能应矣。此所谓主不明则十二官危也。"

赵献可认为脾与肾的关系尤为密切。"中焦无形之气，所以蒸腐水谷，升降出入，乃先天之气，又为脾胃之主。后天脾土，非得先天之气不行"。脾胃能以腐熟、消化水谷，全靠脾胃之火。而脾火的壮旺，又需命火的不断温煦。为了形象地说明二者关系，他把脾胃之火比作炉中之火，而把时时温养命火以保持炉火旺盛喻作"频加煤炭"，进而明确指出"世谓补肾不如补脾，余谓补脾不如补肾"的学术观点，并以肾命概括脾胃，他誉六味丸、八味丸为"神剂"，认为六味丸为化水之主剂，八味丸乃益火之主剂。若肾之水火失调，不足以"化""制"者，非此方无以济之。言两方说，用得宜则能达到"益脾胃而培万物之母"的目的。

同时期的张介宾认为，人的生气以阳为主，也惟有"阳"难得而易失，既失而难复。他把五脏六腑的阴阳相互协调关系，统于具水火功用之命门，认为命门内寓真火、真水，五脏之阴精非此不能滋，五脏之阳气非此不能发，阴虚、阳虚皆为真阴之病。真阴真阳，乃先天禀赋，不会有余，只会不足。故肾命阴阳失调出现盛衰消长病变，皆责之于对方的不足。同时指出，真阴和阳气互根而不可分，阴以阳为主，无气不能生形；阳以阴为根，无形不能载气。进而认为，阴阳二者，不能有所偏，不偏则气和而生，偏则气乖而死，并把"阳非有余"与"真阴不足"两个方面统一起来。故此，治疗上重视肾命水火，擅长温补之法，扶阳不忘滋阴，强调"于阴中求阳"之治，创制了左归丸以培左肾之元阴，左归饮以壮命门之真水之剂，有"阴阳双补之巨匠"之誉。张元素以寒热虚实论脏腑病机的学说得到进一步发展。

（三）先后天根本论

在张元素脏腑辨证的基础上，李东垣强调了脾胃的重要性，以脾胃生化的元气为人生之本，倡导重补脾胃，形成了"补土派"；赵献可、张景岳则从"肾命"为人生之本立论，强调调整水火在维持人体阴阳平衡中的重要作用，重在补肾，成为"温补派"之先导。其后的李中梓，则倡导"先后天根本论"，其言"肾为脏腑之本，十二脉之根，呼吸之本，三焦之源，而人资之以为始者也"，故曰"先天之本在肾"。谷入于胃，洒陈于六腑而气至，和调于五脏而血生，而人资之以为生者也，故曰"后天之本在脾""先天之本在肾，肾应北方之水，水为天一之源；后天之本在脾，脾为中宫之土，土为万物之母"，强调了脾肾在人体生命活动中的重要性。在临床治疗中，其既宗元素、东垣"补而消之""升而补之"的补土培元法，治脾胃气虚、脾不摄血之证；又遵薛立斋、赵献可、张景岳八味丸及六味丸之法以治肾，集各家之长而发挥之。他说："治先天根本，则有水火之分。水不足者，用六味丸，壮水之源以制阳光；火不足者，用八味丸，益火之源以消阴翳。治后天根本，则有饮食、劳倦之分。饮食伤者，枳术丸主之；劳倦伤者，补中益气汤主之。"李中梓不仅将"肾为先天本，脾为后天本"论运用于临床相关病证的治疗，在病后调养方面也强调了调理"先后天之本"的重要性，认为"独举脾、肾者，水为万物之元，土为万物之母，二脏安和，一身皆治，百疾不生"。因此，应根据病人的具体情况，分清脾、肾病变的主次及精气血阴阳的亏虚。而且在运用峻猛攻逐药后，李中梓同样特别注意固护脾肾。即使是体质较强的病人，在应用攻下后也常继以调理脾肾，以防伤正。显而易见，李中梓集各家之长而又有所发展，较之各家又更为系统、全面。

总之，在张元素脏腑虚实辨证的基础上，后世医家多从脾肾、肾命、元气入手，从不同方面，阐发了元素的脏腑虚损说，从有阳则生、无阳则死的观点出发，重视阳气，喜用温补法。东垣承元素学术思想，以脾胃立论，阐发脾胃内伤病机，创甘温除热法，为"补土派"的宗师；薛己、赵献可、张景岳私淑元素，以肾命水火立论，探讨脏腑虚损病机，为"温补派"之先导；后来的李中梓，主张脾肾并重，持论平正，对人体脾胃、肾命之间的相互关系做了深入研究、探讨，提出了"先天之本在肾""后天之本在脾"的"先后天根本论"，使从李杲温补脾土开始，发展到了温补肾命。这样，易水学派自金元至明，经诸医家从理论和实践两方面不断总结、阐扬，学术思想体系逐渐趋于完善，为祖国医学独树一帜。

（四）引经报使学说

张元素首创的"引经报使学说"开拓了经典中药学和前代主流本草未能较多触及的领域，数百年来一直指导着临床实践，受到历代医家的重视，并不断地得到补充和发展，现已成为中医临床用药的重要理论之一。

元代医家李东垣、王好古承袭其说，对归经的内容逐渐充实而各有发挥。李杲的《脾胃论》中不少章节，就是根据脏腑的不同病证，依药物的不同属性、归经等，阐述了用药之法，如"血气虚弱而目睛痛者，皆加当归身"，当归入厥阴肝经，益气血而实其外窍也。"头痛者，加川芎；苦头痛，加细辛，此少阴头痛也"。细辛内联少阴，外达太阳，少阴经血虚感寒，循太阳经气上攻于头，故头痛甚苦，所以加细辛引经止痛。其所创制的甘温除热之剂补中益气汤，由人参、黄芪、白术、甘草、当归、橘皮、柴胡、升麻等组成，立法之由，乃"饮食劳倦，心火亢甚，而乘其土位"，故"心火乘脾，须炙甘草之甘以泻火热，而补脾胃中元气……白术苦甘温，除胃中热，利腰脐间血。胃中清气在下，必加升麻、柴胡以引之，引黄芪、甘草甘温之气味上升，能补卫气之散解，而实其表也……二味苦平，味之薄者，阴中之阳，引清气上升也"。阴虚火旺者，"少加黄柏以救肾水，能泻阴中之伏火；如烦犹不止，少加生地黄补肾水，水旺而心火自降"（《内外伤辨惑论》）。李东垣的这一立法，反映了脾胃虚弱，营气不升，谷气下流的病理改变。谷气下流，则下焦阴火被扰，反上乘阳位，自害脾胃，故而，李东垣既注重以甘温之益气健脾，又为加强主治的作用，使药力易达病所，而加入引经之品升麻、柴胡等，来提高全方效力的主攻方向。救肾水泻阴火用黄柏，补肾水降心火用生地，虽同为治肾之药，然黄柏主入肾经泻肾火，生地主入肾而兼入心，滋肾阴而降心火，主治不同，故用法有异。这种依病之所在而遣药组方的方法，实为元素之学的继承和补充。赵州学士王好古，也归纳和总结了脏腑的主治药物，但与元素之论颇多相似，实为一家之言。

明清时期，诸医家对归经的研究风气更为盛行。明代李时珍在《本草纲目》序例中，采录了元素《脏腑标本寒热虚实用药式》，以及李东垣、王好古的归经用药法，并加以增订使之系统化，不仅归纳了十二经各有引经药，而且各脏腑在气在血，为火为热亦各有相应药物，如引入手少阴心经用黄连，引入足少阴肾经用肉桂、知母，引入手太阴肺经用桔梗、葱白等；再如补心气用茯神，补心血用生地，补脾气用人参，补脾血用白芍，补肺气用黄芪，补肺血用阿胶，补肾气用杜仲，补肾血用熟地，补肝气用川芎，补肝血用当归等。使药物的主治范围更加明确，而有助于指导临床用药。

清代对归经的内容研究较多，如清人姚澜的《本草分经》和严西宁等的《得配本草》，不但专列了前人没有涉及的奇经八脉药类，而且还分别考订了奇经八脉的药物，发展了归经的性味类别。归经理论原以单味药物为主体，至明末清初渐渐产生了方剂归经的整体认识。此论在《傅青主女科》中有所阐述。《医方集解》则全面提出了方剂归经的见解，在全书除急救方外的 376 方中 97.9% 的方剂，有归属某经（或脏腑）的叙述。方剂归经不是组方各药归经的简单组合，而是各种药性的综合分析。清代药性理论是承袭前述综合药性的发展，同时又接受张介宾药阵的思想，以归经为纲，综合性味功能等，对药物的治疗作用以猛将、次将和温凉补泻等综合概括，这一理论先后见于《医医偶录》《笔花医镜》《药性摘要》等。总之，清代对归经的研究确实不少，其进行综合研究而提及归经者，还有陈士铎的《本草新编》、张璐的《本经逢原》等；重点研究中药归经的有贾所学的《药品化义》、赵观澜的《医学指归》等。凡此，都是在元素归经学说的基础上发展起来的。

（五）升降沉浮学说

张元素创药物升降浮沉学说，补充了药性理论的不足，对认识药物性能及临床用药起到指导作用。其弟子及后世医家多有发挥和临证应用。李东垣言：治病用药"若不达升降浮沉之理，而一概施治，其愈者幸也"。此外，李东垣在张元素药物升降浮沉的基础上，创立了"升阳气、泻阴火"的用药法度，对内伤脾胃病的治疗起到了促进作用。明代李时珍在继承张元素药性理论成就的同时，对药物升降浮沉学说做了进一步阐释，他认为，从药物气味而言，"酸咸无升，甘辛无降，寒无浮，热无沉"；从配伍而言，"升者引之以咸寒，则沉而直达下焦；沉者引之以酒，则浮而上至巅顶"。这些均说明了临床上医者随证应用药物的重要性。清代汪昂承元素之说，对药物气味与升降浮沉之间关系做了进一步概括，其言"气厚味薄者浮而升，味厚气薄者沉而降，气味俱厚者能浮能沉，气味俱薄者可升可降"。金元至明清，张元素药物升降浮沉学说不断普及和应用，成为中药药性理论不可分割的一部分。

综前所论，自张元素完善脏腑辨证体系以来，有关脏腑辨证的研究逐渐由系统研究转为专题研究，这体现了脏腑辨证体系已成熟，而深度上尚有可挖掘之处。李东垣在张元素脏腑辨证理论的基础上，着重阐发了脾胃的生理功能、内伤杂病的病因病机、诊治病因病理、鉴别诊断和治疗方药，创立了脾胃学说和内伤学说。王好古曾言："洁古既有三阴可下之法，必有三阴可补之法。"于是王好古独创阴证学说，内伤外感皆论，同时王好古受张元素学术思想的影响而有所启发，注重温养脾肾。罗天益在张元素脏腑辨证的基础上，详细论述了三焦辨治，其曾言："知其要者，一言而终，不知其要，流散无穷，洁古之学，可谓知其要者矣。"薛立斋私淑张元素学说，坚持脾肾并重的学术观点。赵献可在张元素论述脏腑辨证和命门的基础上独重命门，发挥较多。张介宾在张元素和李杲"扶脾养正、升阳益气"的基础上，注重以脾胃、肾命来论述元气。李中梓提出"脾为先天之本，肾为后天之本""补气在补血之先，养阳在滋阴之上"的论点。诸医家在元素之说基础上分专题研究，有所侧重，进一步发挥，又充实了张元素的学术思想。

张元素在中医学学术上宣阐古蕴，发明心得，著《医学启源》以教其徒李东垣，李东垣的医术竟得大成，一生勤恳，为病人解除病痛，在医学理论上多有建树，造诣深邃，自成一家，为易水学派的形成奠定了基础。可以说，没有元素之学，就没有脏腑辨证的系统理论，也就没有药性、归经理论的逐步完善，脾胃、肾命等诸学说也不可能深入发展，所谓的"补土派""温补派"也不可能形成，故可以认为张元素的学术成就可谓一代宗师，值得后人深入研究和学习。

（常丽萍）

参考文献

［1］脱脱．金史［M］北京：中华书局，1975.

［2］庄文元，杨东方，郑嘉涵．易水学派张元素生平再考［J］．河北中医，2021，43（4）：533－536.

第二章 李 杲

李杲，著名金元四大医家之一，继承和发扬了张元素的医学理论与经验，在脾胃内伤病方面卓有建树，被后人誉为易水学派承先启后的中坚人物，是"脾胃学说"创始者。

一、生平

李杲，字明之，真定（今河北省正定县）以南竹里人。真定，秦称东垣县，故其晚年自号"东垣老人"。生于金代大定二十年（1180年），卒于蒙古宪宗孛儿只斤蒙哥十年（1251年）二月（距金亡已17年），终年72岁。

李杲出身富庶之家，"世以赀雄乡里"。其自幼聪敏好学，少时先后跟随当时的翰林儒士王从之、冯叔献学习《论语》《孟子》《春秋》等儒家经典著作。其后，又拜范仲淹之后范尊为师，年至二十二，已成知名儒生。李杲广交名士，"所居竹里，名士日造其门"，但耿介不阿，恪守礼教，洁身自爱。其好友砚坚的《东垣老人传》载："忠信笃敬，慎交游，与人相接无戏言，衢街间众人以为欢洽处，足迹未尝到，盖天性然也。朋侪颇疾之，密议一席，使妓戏押，或引其衣，即怒骂，解衣焚之。由乡豪接待国史，府尹闻其妙龄有守也，讽妓强之酒，不得辞，稍饮，遂大吐而出。其自爱如此。"

李杲恪守礼教，还体现在非常孝顺。20岁时，其母生病，李杲衣不解带以侍亲疾。《医学发明·序》载："值母王氏遭疾。公侍，色不满容，夜不解衣，遂厚礼求治。"虽遍请当地名医，仍然没有治好母亲的病，所以李杲立志学医以弥补自己"不知医而失亲"的遗憾，正如《东垣老人传》所载："母王氏寝疾，命里中数医拯之，温凉寒热，其说异同，百药备尝，以水济水，竟莫知为何证而毙。君痛悼不知医而失其亲，有愿曰：若遇良医，当力学以志吾过。"

李杲听闻易州（今河北易县）"洁古老人"张元素以医术高超闻名燕赵，遂不惜耗费千金拜张元素为师，"学数年，尽得其方法"，其学尤长于伤寒、痈疽、眼目病。李杲家资丰厚且品性高謇，故未以医为业。《元史·李杲传》载："家既富厚，无事于技，操有余以自重，人不敢以医名之。大夫士或病其资性高謇，少所降屈，非危急之疾，不敢谒也。"虽如此，李杲却忧心于百姓疾困，后来入朝为官，"监济源税"，当地百姓感受俗称"大头天行"的瘟疫，医生却束手无策。李杲痛心于此，废寝忘食，创制了"普济消毒饮"，治好了瘟疫。《东垣老人传》载："彼中民感时行疫疠，俗呼为大头天行。医工遍阅方书，无与对证者，出己见，妄下之，不效；复下之，比比至死。医不以为过，病家不以为非。君独恻然于心，废寝食，循流讨源，察标求本，制一方，与服之，乃效。特寿之于木，刻揭于耳目聚集之地，用之者无不效。"

"君初不以医为名，人亦不知君之深于医也。君避兵汴梁，遂以医游公卿间，其明效大验，具载别书。"（《东垣老人传》）李杲在躲避兵乱时也曾行医救民，且疗效显著，立内伤脾胃之论，"一洗世医胶柱鼓瑟，刻舟求剑之弊"（燕南河北道提刑按察使王博文为《东垣试效方》序）。当时的时代背景对李杲学术思想的形成具有重要影响。

李杲学术思想的亲承授受者，前有王好古，后有罗天益。《东垣老人传》记载，李杲返乡后和友人周都运德父说："吾老，欲遗传后世，艰其人，奈何？"德父曰："廉台罗天益谦甫，性行敦朴，尝恨所业未精，有志于学，君欲传道，斯人其可也。"李杲见到罗天益便问其学医是为"觅钱"或是"传道"，听到"传道"的回答后便收罗天益为徒。罗天益学徒期间的日用饮食都是由李杲提供，李杲还予之白金二十两以嘉奖其学三年而不倦。李杲临终前还将平日所著书检勘、卷帙分类整理送给了他，并嘱托说："此书付汝，非为李明之、罗谦甫，盖为天下后世，慎勿湮没，推而行之。"

二、著述

李杲一生以活人为己命，冥思苦虑，笔耕不休，著述甚丰，据文献记载其遗著有：《内外伤辨惑论》三卷（见《医藏目录》，《古今医统》作《内外伤辨》，《补辽金元艺文志》作《辨惑论》）、《脾胃论》三卷（见《国史经籍志》）、《兰室秘藏》三卷（见《国史经籍志》，倪氏《补辽金元艺文志》作五卷，《金史艺文志补录》作六卷）、《活法机要》一卷（见《医藏目录》，《医学源流》作《五经活法机要》存）、《医学发明》一卷（见《医藏目录》，《千顷堂书目》作九卷）、《万愈方》一卷（见《医藏目录》）、《疮疡论》（见《医学源流》）、《东垣心要》一册缺（见《明书经籍志》）、《用药法象》一卷（见《本草纲目》，一作《药象论》）、《药谱》一卷（见《也是园书目》）、《伤寒会要》（见《补元史艺文志》）、《珍珠囊指掌补遗药性赋》四卷（见《四库全书存目》，一说系后人伪托）、《医说辨惑论》（见《中国医籍考》引《医学源流》）、《东垣先生试效方》九卷（见《中国医籍考》，补倪氏《辽金元艺文志》作罗天益撰）、《伤寒治法举要》一卷（见《中国医籍考》）、《脉诀指掌病式图说》一卷（见《中国医籍考》，此书见收于《古今医统正脉》中误题朱震亨撰）、《新刻东垣食物本草七卷附日用本草》三卷（见《医藏目录》）、《李批崔真人脉诀》（见《中国医学史》，《金史·艺文志》作《校评崔真人脉诀》一卷）、《保婴集》（见《中国医学史》）。

在上述著作中，《内外伤辨惑论》和《脾胃论》是集中反映李杲学术思想的代表作。

《内外伤辨惑论》是李杲在其师范尊的鼓励下，于1247年完成的。书中对内伤饮食劳倦与外伤风寒两类疾病的各种疑似证候进行了辨析，强调了治疗内伤诸证以扶助脾胃为主的学术观点。

李杲在《内外伤辨惑论》完书时，已年届68岁。他不顾年迈体衰，继续著成《脾胃论》，进一步阐明内伤诸证脾胃为主的病理机制，"上发二书之微，下袪千载之惑"

（《脾胃论·序言》）。《脾胃论》的问世，标志着中医脾胃学说系统的建立。

《兰室秘藏》是与《内外伤辨惑论》《脾胃论》鼎足而立的医学力作。该书为李杲平生临证的记录，在其辞世25年后由罗天益整理成书。全书共分21门，每门论述各有侧重，如饮食劳倦门有"脾胃虚损论"，中满腹胀门有"诸腹胀大皆属于热论"等，宗旨仍以脾胃为中心。

三、学术思想

（一）学术思想渊源

李杲师承金元名医张元素，尽得其方法。李杲宗法《内经》及仲景关于脾胃的论述，在张元素致力创新发展的治学思想指导下，毕生致力于脾胃内伤病的研究，特别是对其"养胃气为本"的学术思想进行了创造性发挥，提出脾胃学说，形成了独特的学术思想体系，可谓青出于蓝而胜于蓝。

宋金元时期，由于程朱理学风行，影响到医学上，特别是用"干支"编年的"大运"，所谓"天符""岁会"，机械地推测每年疾病的发生和变化，加之宋代"官医局"的设立，一律按照《太平惠民和剂局方》配制成药统治百病。"官府守之以为法，医门传之以为业，病者恃之以立命，世人习之以成俗。"（《局方发挥》）易水学派创始人张元素和金元著名医学家刘完素等，对这种机械的医学发展方式提出了批判，提出"运气不齐，古今异轨，古方新病不相能"。在《金匮要略》《中藏经》及宋代钱乙"五脏辨证"用药的基础上，进行了以脏腑虚损病机探讨为主要课题的开创性研究，并提出了"养胃气为本"的学术主张。

李杲在师学元素的基础上，充分吸收前代医家论治脾胃的学术素养，为脾胃学说增添了丰富的内涵。在中医学奠基之作《内经》中已有关于脾胃生理、病理以及治疗的初步论述，其中不乏精辟之论，如"胃者，五脏之本""四时以胃气为本""有胃则生，无胃则死"等，无疑皆是李杲以脾胃为中心论述内伤杂病的立论先导。具体而言，李杲脾胃内伤学说中的许多著名论点，往往可以在《内经》中找到其原始的理论雏形，如"元气非胃气不能滋之论"可谓李杲脾胃内伤学说立论之根本，而《灵枢·刺节真邪》"真气者所受于天，与谷气并而充身说"，显为此论之滥觞。在汉代张仲景《伤寒杂病论》中已初步确定了脾胃病的辨证论治体系，其"建中"益胃、"理中"温脾、"承气"通腑、"泻心"调中等治疗大法，皆为后世所推崇和效法，脍炙人口的李杲"升发脾阳""补中益气""甘温除热"之治，显然是张仲景建中、理中之治的延伸和发挥。显而易见，传承精华，守正创新，集前人脾胃论治之大成，并加以创造和发展，是李杲系统建立脾胃学说的重要因素。

李杲在从师学习的过程中坚持实践，不断总结，使脾胃学说得以不断升华。当然，任何医疗实践活动都离不开当时的社会环境。李杲生于民族矛盾十分激烈的金元时期，兵连祸结，内忧外患，北兵南侵，战乱连年，百姓流离失所，饥寒不堪，疾病流行甚盛，多由脾胃损伤所致，正如《医旨绪余》所云："金元扰攘之际，人生斯世，疲于奔命，未免劳倦伤脾，忧思伤脾，饥饱伤脾。"李杲亲历了壬辰之变（1232 年），五六十日之间，为饮食劳倦所伤而死亡者近百万人，且在贞祐、兴定年间（1213—1222 年），山东的东平、山西的太原、陕西的凤翔等地都发生过类似壬辰改元、京师解围之时的病证。分析其发病原因，多为脾胃元气亏乏，抗病能力减弱所致。正如其在《内外伤辨惑论》中所写："大抵人在围城中，饮食不节，及劳役所伤，不待言而知。由其朝饥暮饱，起居不时，寒温失所，动经三两月，胃气亏乏久矣，一旦饱食大过，感而伤人，而又调治失宜，其死也无疑矣。""余在大梁，凡所亲见，有表发者，有以巴豆推之者，有以承气汤下之者，俄而变结胸、发黄，又以陷胸汤、丸及茵陈汤下之，无不死者。盖初非伤寒，以调治差误，变而似真伤寒之证，皆药之罪也。"（《内外伤辨惑论》）李杲目睹了时医抱残守缺，泥古不化，以治伤寒外感方治疗内伤诸证，重伤胃气，而致误诊误治的惨痛教训，总结了宗"养胃气为本"，补益脾胃，升发脾阳而获佳效的治疗经验，积毕生临证经验，著成《内外伤辨惑论》《脾胃论》等医学著作，系统创立了对中医学术发展有深远影响的脾胃学说。

（二）主要学术思想与学术经验

李杲在中医内、妇、儿、五官科等方面都颇有建树，其主要贡献是系统建立了脾胃学说，对脾胃内伤发病进行了全面论析，提出内外伤辨，针对内伤热中证的特殊病理变化提出了"阴火"的概念，并形成了以补益脾胃、升发脾阳、甘温除热、敛戢阴火为主要特点的临床治疗用药规律。

1. 脾胃论

脾胃论也称脾胃学说，是李杲学术思想的核心，是在继承前人有关脾胃论述的基础上，经过终生深入研究和总结而提出的对脾胃生理、病理及病变治疗进行全面系统论述的医学体系。其重点是论述脾胃对元气的滋养作用及其在气机升降运动中的枢纽作用，进而探讨脾胃在发病和治疗中的重要地位。

（1）脾胃为滋养元气之源：真气与元气，异名同类，为维持人体生命活动的根本动力。真气之说，首见于《内经》，如《灵枢·刺节真邪》所云："真气者，所受于天，与谷气并而充身者也。"元气之说，首见于《难经》，认为命门为元气之所系。李杲汇合《内经》《难经》之说归于脾胃而论之："真气又名元气，乃先身生之精气也，非胃气不能滋之。""元气、谷气、营气、清气、卫气、生发清阳之气，此六者皆饮食入胃，谷气上行，胃气之异名，其实一也。"并进一步明确提出："元气之充足，皆由脾胃之气无所伤，而后能滋养元气。"从而强调后天脾胃之气对先天真元之气的充养作用，这就为"脾胃为后天之本论"奠定了基础，并进而导出"养生当实元气，欲实元气，当调脾胃"的著名论点，该论点成为其脾胃学说立论之宗旨。

（2）脾胃为气机升降之枢：升降浮沉是古人对宇宙天体运动及人体生命活动规律的概括认识。虽然形成于朴素的直观，却不乏科学的真知灼见。从显而易见的自然现象而言，日升而明，日降而冥，月升而亮，月落而暗。日月的升降沉浮，周而不息，形成了日月推移，春夏秋冬四季的更迭。春夏阳气升发，万物滋荣；秋冬寒气肃降，万物凋零。自然界阴阳气机升降运动是以大地亦即中土为枢纽的，这种动而不息的升降运动，不仅见于天体中，而且存在于一切物体之中，故《内经》说："升降出入，无器不有。"

在天人相应理论指导下，中医学把人亦视为一小天地，并把比类取象的推理分析方法，引进到中医学中的阴阳五行学说，详细论述了人体这一小天地中的气机升降运动。对此，李杲在《脾胃论·天地阴阳生杀之理在升降沉浮之间论》中，引述《内经》"天以阳生阴长，地以阳杀阴藏"之说，提出"升已而降，降已而升，如环无端，运化万物，其实一气也""万物之中，人一也，呼吸升降，效象天地，准绳阴阳，盖胃为水谷之海，饮食入胃，而精气先输脾归肺，上行春夏之令，以滋养周身，乃清气为天者也。升已而下输膀胱，行秋冬之令，为传化糟粕，转味而出，乃浊阴为地者也"，具体说明了脾胃的升降运动过程。通过脾的升清作用，将饮食水谷之精微，上输心肺，外达四末，化生营卫气血充养滋荣周身。同时，藉胃气和降之力，保持着"胃实而肠空，肠实而胃空"的正常消化活动，将饮食中经过消化吸收而残留的废物糟粕通过二便排出体外，这就保证了人体在生命活动中不断摄入营养，并维持正常的新陈代谢活动。这种新陈代谢活动中的升降运动，则是以脾胃为枢纽：清阳自脾而升，浊阴由胃而降，升降均以脾胃为轴心。

同时，脾胃又是整体气机运动的枢纽。肝属木于时为春，主升发条达；肺属金于时为秋，其气清肃下降；心属火于时为夏，居高而心火下济；肾属水于时为冬，位居下元而内寄真火，水火交蒸其气上腾。这种动而不息的气机升降运动，都要通过位居中州的脾胃，正如清代医家黄元御《四圣心源》所云："中气者，和济水火之机，升降金木之轴。"

对于李杲重视脾胃升降的学术观点，后人不仅进行了更深入的探讨，而且给予极高评价，诚如《吴医汇讲·辨脾胃升降》赞云："余尝考治脾胃臭详于东垣，求东垣治脾胃之法，莫精于升降。"

（3）脾胃为百病之源："内伤脾胃，百病由生"是李杲论述发病的主要观点，提出阳气恶烦劳、谷气下流、胆气不升、气或乖乱等都是引起脾胃内伤的致病因素，并且系统深入地论述了在发生脾胃内伤的情况下，由于元气失滋、气机逆乱、五脏九窍失于荣养而发病的各种病理变化。

1）脾胃虚衰元气不足诸病所生。李杲"内伤脾胃，百病由生说"，以"脾胃之气既伤，而元气亦不能充，而诸病之所由生也"为其立论之根本。因人之元气，虽禀受于先天，实赖后天脾胃水谷精气时时充养，方能盛而不衰，循三焦历行周身脏腑经络，成为激发人体生命活动的根本动力。脾胃之气既衰，元气得不到水谷之气的充养，随之亦衰；根本既衰，则五脏六腑、四肢百骸、五官九窍、十二经脉皆失于滋养而发生各种病变。《脾胃论·大肠小肠五脏皆属于胃，胃虚则俱病论》云："大肠主津，小肠主液，大肠、小肠受胃之营气，乃能行津液于上焦，灌溉皮毛，充实腠理，若饮食不节，胃气不及，大肠、小肠无所禀受，故津液涸竭焉。《内经》云：'耳鸣耳聋，九窍不利，肠胃之所生也。'此胃弱不能滋养手太阳小肠、手阳明大肠，故有此证，然亦只从胃弱而得之。""胃虚则五脏、六腑、十二经、十五络、四肢皆不得营运之气，而百病生焉，岂一端能尽之乎？"

《脾胃论·脾胃虚则九窍不通论》曰："胃者十二经之源，水谷之海也，平则万化安，病则万化危。""谷气闭塞而下流，即清气不升，九窍为之不利。胃之一腑病，则十二经元气皆不足也。气少则津液不行，津液不行则血亏，故筋骨皮肉血脉皆弱，是气血俱羸弱矣。"

《脾胃论·胃虚脏腑经络无所受气而俱病论》曰："胃虚则胆及小肠温热生长之气俱不足，伏留于有形血脉之中，为热病，为中风，其为病不可胜纪。"

上述论点突出表明"胃虚"或"脾胃虚"是脏腑、经络及九窍发生病变的根本原因。脾胃虚衰不能为脏腑功能活动提供必要的物质基础如营血、津液等，并进一步引起阴阳失调，邪乘虚而入，导致各种疾病的发生。作为人体脏腑功能活动根本动力的元气失去脾胃之气的充养而虚惫，则是这一病理过程中最主要的病理变化，故而提出"胃虚元气不足诸病所生"的病机观点。此外，李杲持"火与元气不两立说"，指出在元气虚衰的情况下，下焦阴火上冲而形成的阴火证候，虽然临床确可见其证，遵李杲之论治疗也确俱佳效，但这一观点的提出，却引起了历经数百年而至今仍未休止的论争，对此将在后面加以讨论。

2）胃气下溜五脏之气皆乱而发病。"胃气下溜"，指脾之清阳下陷而言，李杲也称为"谷气下流"。在《脾胃论》中李杲引《内经》"阴精所奉其人寿，阳精所降其人夭"之语，指出所谓"阴精"乃"地之伏阴，其精遇春而变动，升腾于上，既曰生发之气"，在人体中则为脾之清气，脾气升浮将饮食水谷之精微上奉心肺，化生气血，维持正常的生命活动。脾之升清作用失常，则形成了"谷气下流""胃气下溜"的病理变化，像自然界天行"收敛殒杀之气"，甚则引起生命的夭、杀。这是脾胃内伤发病学说中反复论述、极力阐发的脾胃内伤的核心。由于脾不升清，甚则清阳下陷，饮食水谷之精微下流，不仅导致了泄泻、脱肛等病变，而且将引起全身脏腑功能减退，真元之气虚乏，甚或邪乘虚入，发生各种病变，临床上所见后天失养的各种虚损性病变，大多属于此类。

升降之序，升已而降，降已而升，周而循环，动而不息。脾之升清功能的失常，将导致胃之浊阴的上逆，而致"清气在阴，浊气在阳""清浊相干，乱于胸中"，此即李杲"胃气下溜，五脏气皆乱"之所指。"五乱"之文，始见于《灵枢·五乱》，李杲《脾胃论》收载此文，并指出其发病之源在于"胃气下溜"。由于脾胃之气乱于中，营卫运行紊乱导致心脏所居胸中清阳之处，浊阴之气逆上，阴霾满布，而发喘喝郁冒之证；肠胃乃三阳之腑，清浊混处其中，而有吐泻仓促之变；臂、胫四肢，由于脾阳下陷，清阳不能实四肢，反由浊阴乱于臂胫，致阳气闭塞而手足逆冷；头为诸阳之会，头部阳气为浊阴上凌所遏，发生头重目眩和昏厥，甚有"头倾视深，精神将绝"之险象。

脾胃内伤发病学说不仅注重各种致病因素引起脾胃本身发生病变，更重视脾胃发病后引起全身脏腑经络的病变。脾胃升降功能失常则消化吸收功能减退，导致供应人体正常生理活动的物质匮乏，从而引起元气虚衰，脏腑经络失于滋养而发生各种病变。这就打破了囿于脾胃本身来探讨脾胃病变的局限，赋予其"百病皆由脾胃虚衰而生"的观点以增加科学而丰富的内涵。

（4）脾胃为论治之本：基于"内伤脾胃，百病由生"的认识，李杲提出"内伤脾胃为本，惟益脾胃之药为切"的治疗原则。他反复强调："养生当实元气，欲实元气，当调脾胃。""善治病者，惟在治脾。"并针对脾胃内伤，"谷气下流""胃气下溜""阳精所降其人夭"的发病特点，确定了以补气升阳为主的治疗原则。李杲创制的主要方剂多是宗法《内经》"劳者温之""损者益之"的原则，用参、芪、术、草等甘温药以补中；根据"陷者举之"的原则，用升、柴、羌、防等品以升阳；对有阴火上冲者，则佐以甘寒敛戢阴火，此乃权宜之计，故尚告诫："大忌苦寒之药损其脾胃。"在李杲代表作《脾胃论》中，列方59首，包括升阳补气、升阳顺气、升阳散火、升阳除湿、升阳益胃等治法，共用药物103味，其中用过一次的43种，20次以上的8种，主要是甘草、陈皮、人参、升麻、白术、当归、黄芪、柴胡等，皆为补中益气汤中的主要药物，其以脾胃为论治之本的良苦用心，于此可见一斑。再从李杲用补中益气、升发清阳之法治疗的病证来看，不仅有泄泻等脾胃本身的病变，尚有气虚麻木、心悸怔忡、内伤热中、暑伤元气、中风虚证、半身不遂、湿痹肢痛、肢体萎废、妇人崩漏、外科疮疡以及五官科、儿科病等诸多病证，充分体现了其内伤百病以脾胃为论治之本的学术思想。李杲脾胃内伤学说在内、外、妇、儿科等临床各科的广泛应用，不仅从临床治疗学角度证实了这一学说的重要价值，而且在启迪后世医家进行更为广泛的横向开拓性研究方面有着重要意义。

2. 内外伤辨

李杲在研究脾胃内伤的过程中，痛感举世医者，皆将饮食失节、劳役所伤、中气不足等当补之证认作外感风寒有余客邪之病，而重泻其表，使荣卫之气外绝，出现"其死只在旬日之间"的悲惨情况。李杲痛告疾呼"往者不可追，来者犹可及"，特著《内外伤辨惑论》，对内伤病与外感病的疑似之处加以详细辨析。他指出内伤病与外感病虚实迥异："外感风寒，六淫客邪，皆有余之病，当泻不当补；饮食失节，中气不足之证，当补不当泻。"他称外感病为"八益之病"，乃邪气之相加；内伤病为"七损之病"，由于正气之损伤。二者病机虽然截然相反，但临床症状却颇多相似之处，致使医者辨证不清，误诊误治者比比皆是。故倡内外伤辨，"推明前哲之余论，历举近世之变故"，以阴阳为辨证之总纲。

（1）辨脉：外伤脉与内伤脉的主要分辨，以左手的寸口脉"人迎"和右手的寸关脉"气口"脉象变化为依据。人迎脉多反映外伤诸证，气口脉多反映内伤诸证，以左手主表，右手主里也。应以两脉的大小与脉形差异详加分析，如李杲所云："人迎脉大于气口为外伤，气口脉大于人迎为内伤，此辨固是，但其说有所未尽耳。外感风寒，皆有余之证，是从前客邪来也，其病必见于左手，左手主表，乃行阳二十五度。内伤饮食及饮食不节，劳役过甚，皆不足之病也，必见于右手，右手主里，乃行阴二十五度。故外感寒邪，则独左寸人迎脉浮紧，按之洪大，紧者急甚于弦，是足太阳寒水之脉，按之洪大而有力，中见手少阴心火之脉，丁与壬合，内显洪大，乃伤寒脉也。若外感风邪，则人迎脉缓，而大于气口一倍或两倍、三倍。内伤饮食则右寸气口脉大于人迎一倍，伤之重者，过在少阴则两倍，太阴则三倍，此内伤饮食之脉。"

从两手寸口脉的变化来鉴别内伤、外感病，确属临床经验之谈，但若拘于两脉孰大孰小恐未尽符实际。更重要的是应该细心观察脉形变化，正如明代医家张景岳所云："六脉俱有表里，左右各有阴阳。外感者，两手俱紧数，但当以有力无力分阴证阳证。内伤者，左右俱缓大，又必以有神无神辨虚邪实邪。然必察左右之常体以参久暂之病因，斯可得脉证之真。不然，则表里误认，攻补倒施……此不得不为辨证，以为东垣之一助也。"景岳之言对内伤、外伤病的脉象鉴别既简且明。

（2）辨寒热：外感发热乃风寒束表，阳郁发热；内伤发热乃元气虚衰，阴火上冲。两者虽皆有寒热，然病机不同，其热型、寒热时间、病人自觉症状均有差异。外感发热恶寒，寒热并作，无有间断；内伤则恶寒常有，燥热间作，常为交替出现，燥作寒已，寒已燥作。

外感发热，热在肌肤之上，拂拂发热，得凉不止，恶寒加重，稍袒露皮肤，已不能禁其寒；内伤发热，热自内发，蒸蒸发热，得凉则止。

外感恶寒，有无风寒皆恶，得热不减，虽重棉厚絮，逼近炭火，亦不能除其寒；内伤恶寒，阳虚则寒，遇寒加重，得温则减，或厚其衣被，温其皮肤，恶寒便消。

外感寒热，卫气郁遏，必显面赤怫郁，鼻塞声重，或咳嗽喷嚏，周身拘痛；内伤发热，阳虚气乏，必见神疲乏力，自汗懒言，甚则羸瘦形削，虚象毕现。

（3）辨手背手心：外感病手背热手心不热，内伤则手心热手背不热。凡病人发热，扪其手背的肌肤灼热烙手，无汗恶寒，知为外感发热，如测试体温均有升高。内伤饮食失节，劳倦所伤而发热，测试体温多正常或为低热，病人自觉手足心发热。

（4）辨头痛：头痛是临床常见症状，内伤、外感均可引起，当详审病因病机。李杲云："内证头痛，有时而作，有时而止；外证头痛，常常有之，直须传入里实方罢。"内伤头痛，饮食、劳倦、七情所伤以及痰浊、瘀血均可引起；外感头痛则有六淫之区分。内伤头痛，时作或止，食伤头痛多在前额，常伴嗳腐吞酸；劳伤头痛多绵绵而痛，遇劳加剧；肝阳头痛，胀痛而晕；痰浊头痛，痛而昏蒙；瘀血头痛，痛如针刺。外感头痛，痛而不休；痛在项后，或上连头顶者，邪在太阳；痛在前额及眉棱骨，邪在阳明；痛在两侧颞颥部位，邪在少阳；邪在厥阴经脉，则痛连巅顶，称之"厥阴头痛"。邪热入里，阳明热实，亦常有壮热头痛，不必拘于李杲入里痛罢之言。

（5）辨口鼻：外感常显于鼻，内伤多见于口。外感肺卫失畅，故见鼻塞声重，喷嚏流涕，邪未入里时，则口知五味而能食；内伤脾胃失健，口中无味，饮食少思，脾胃虚寒者常有口泛清涎。李杲所论，明确可从，其云："饮食劳役所伤，其外证必显于口，必口失谷味，必腹中不和，必不欲言，纵勉强对答，声必怯弱，口沃沫多唾，鼻中清涕或有或无，即阴证也。外伤风寒，则其外证必显在鼻，鼻气不利，声重浊不清利，其言壅塞，盛有力而口中必和；伤寒则面赤，鼻壅塞而干；伤风则鼻流清涕而已。《内经》云：鼻者肺之候，肺气通于天。外伤风寒，则鼻为之不利。口者坤土地，脾气通于口。饮食失节，劳役所伤，口不知谷味，亦不知五味。又云：伤食恶食，伤食明矣。"

（6）辨气少气盛：外感风寒伤形而不伤气，故声音前轻后重，语高厉而有力；内伤元气不足，故声低气怯，懒言乏力。李杲云："外感风寒者，故其气壅盛而有余；内伤饮食、劳役者，其口鼻中皆气短促不足以息。盖外伤风寒者，心肺元气初无减损，又添邪气助之，使鼻气壅塞不利，其面赤，其鼻中气不能出，并从口出，但发一言，必前轻而后重，其言高，其声壮厉而有力。是以伤寒则鼻干无涕，面壅色赤，其言前轻后重，其声壮厉而有力者，乃有余之验也；伤风则决然鼻流清涕，其声嘎，其言响如从瓮中出，亦前轻而后重，高揭而有力，皆气盛有余之验也。"

又云："内伤饮食劳役者，心肺之气先损，为热所伤，热既伤气，四肢无力以动，故口鼻中皆短气、少气、上喘懒言，人有所问，十不欲对其一，纵勉强答之，其气亦怯，其声亦低，是其气短少不足之验也。"

（7）辨筋骨四肢：四肢为诸阳之本，属脾所主，赖水谷化生的营卫气血来滋荣，故脾胃之气盛衰，常从四肢筋骨状况反映出来。李杲云："内伤等病，是心肺之气已绝于外，必怠惰嗜卧，四肢沉困不收，此乃热伤元气。脾主四肢，既为热所乘，无气以动，《经》云'热伤气'，又云'热则骨消筋缓'，此之谓也。若外伤风寒，是肾肝之气已绝于内，肾主骨为寒，肝主筋为风，自古肾肝之病同一治，以其递相维持也……或中风，或伤寒，得病之日，便着床枕，非扶不起，筋骨为之疼痛不能动摇，乃形质之伤，《经》云'寒伤形'，又云'寒则筋挛骨痛'，此之谓也。"

饮食劳倦内伤诸证，脾胃元气不足，营卫气血乏源，四肢肌肉失养，故瘦削乏力，沉困不收；外感风寒客于形体，营卫气血运行失畅，故筋挛骨痛，动作不利，若风寒去而挛痛未愈，是肝肾已受损。

（8）辨渴与不渴：对于以口渴与不渴来辨别内伤和外感，李杲指出："外感风寒之邪，三日以外，谷消水去，邪气传里，始有渴也。内伤饮食失节，劳役久病者必不渴，是邪气在血脉中，有余故也。初劳役形质，饮食失节，伤之重者，必有渴，以其心火炽，上克于肺金，故渴也，又当以此辨之。虽渴欲饮冷水者，当徐徐少与之，不可纵意而饮，恐水多峻下，胃气愈弱，轻则为胀，重则传变诸疾，必反复闷乱，夜间增剧，不得安卧，不可不预度也。"

李杲所言极是，外感风寒之邪在表确无口渴，但病邪传里转为阳明热证，则有大渴，同时伴有大热、大汗、脉洪大。内伤气郁化火伤阴，血瘀伏火血燥，水蓄于内津不上承，均可见口渴，然多渴而不欲饮或饮亦不多。

（9）辨表虚表实：李杲指出："辨劳役受病，表虚不作表实治之。"阐明劳役过度耗伤体内卫外阳气，表虚不耐风寒，若误作表实治以发汗，则伤人正气，祸若旋踵。还指出："或因劳役动作，肾间阴火沸腾，事闲之际，或于阴凉处解脱衣裳，更有新沐浴，于背阴处坐卧，其阴火下行还归肾间，皮肤腠理极虚无阳，但风来为寒凉所遏，表虚不任其风寒，自认外感风寒，求医解表以重绝元气，取祸如反掌。苟幸而免者，致虚劳，气血皆弱，不能完复。且表虚之人为风寒所遏，亦是虚邪犯表，始病一二日之间，特与外中贼邪有余之证颇相似处，故致疑惑……"

表虚证虽亦有恶风寒，必伴自汗易感、气短懒言、神疲乏力、脉虚弱等正虚之象，与风寒表实证发热恶寒，周身拘痛，气壮声重显然不同。表虚之人虽患外感亦应于益气、温阳之中酌发其汗，慎不可径作风寒表实证重发其汗。

（10）辨外伤不恶食：外感不恶食，内伤诸证，如劳役过度、饮食失节、寒温不适三者皆恶食，是李杲区别内伤与外感的又一经验之谈。《内外伤辨惑论》云："仲景《伤寒论》云，中风能食，伤寒不能食，二者皆口中和而不恶食。若劳役所伤，及饮食失节、寒湿不适，三者俱恶食，口不知五味，亦不知五谷之味，只此一辨，足以分内外有余不足二证也。伤寒证，虽不能食而不恶食，口中和，知五味，亦知谷味。盖无内证则心气和，脾气通，知五谷之味矣。"恶食与不能食不同，恶食是厌恶食物，闻到饮食气味便恶心欲呕，不欲食，吃饭时口中无滋味，此为内伤诸证的特征。外感虽有不能进食者，但没有上述恶食感觉，此仲景所云"伤寒不能食"之故，李杲之论，显然更为清晰。

（11）辨外感风邪与内伤：外感风邪与内伤诸证都可出现恶风自汗症状，为防止将内伤不足之证误作外感风邪有余之证误治，李杲对此又做了进一步论述，"虽辞理有重复处，但欲病者易辨，医者易治耳"。他指出，外感风邪有余之证，恶风、自汗、头痛、鼻流清涕，常常有之。饮食劳役所伤，鼻流清涕、头痛、自汗，间而有之，但鼻中气短，少气不足以息，语声气短而怯弱，恶食，食不下或不欲食，腹中不和，或腹中急而不伸，口不知五谷之味，小便频数而不渴。初劳役所伤得病，食少，小便黄赤，大便难，或涩或结或虚坐，只见少量的脓，时有下气，或泄黄如糜，或溏泄色白，或结而不通。若心下痞，或胸中闭塞如刀割痛，上支两胁痛，脐下相火之势如巨川之水不可遏而上行，使阳明之经逆行，乱于胸中，其气无止息，甚则气高而喘，热伤元气，四肢不收，无气以动而懒倦嗜卧等，外感风寒皆无此等症状，可资辨析。

（12）辨劳倦与中热：劳倦内伤热中证，脾胃元气不足，阴火上乘，卫气空虚，可见身热、自汗、口渴、脉洪大等；外感阳明中热证，身壮热，汗大出，口烦渴，脉洪大，此为阳明胃热太盛，热蒸汗泄，热盛伤津所致。一虚一实，病机迥异，须当详辨。

李杲论曰："乘天气大热之时，在于路途中劳役得之，或在田野间劳形得之，更或有身体薄弱，食少劳役过甚，又有修善常斋之人，胃气久虚，而因劳役得之者，皆与阳明中热白虎汤证相似。必肌体扪之壮热，必燥热闷乱，大恶热、渴而饮水，以劳役过甚之故。亦身疼痛，始受病之时，特与中热外得有余之证相似，若误与白虎汤，旬日必死。此证脾胃大虚，元气不足，口鼻中皆气短促而上喘。至日转以后，是阳明得时之际，病必少减。若是外中热之病，必到日晡之际，大作谵语，其热增加，大渴饮水，烦闷不止。其劳役不足者皆无此证，尤易为分解。"

外感中热与内伤热中，病状似同，实则同中有异：中热证内外皆热，肌肤越按越热，扪之烙手；劳倦内伤热中证，肌肤初按虽热，久按则不觉甚热，而手心热较著。中热为阳明实热，日晡阳明气旺时，邪气得助，热必增高而躁乱；热中脾胃内伤，日晡阳明主时，胃气得助，热必降低而神稍安。中热口渴引饮，因阳明热盛伤津；劳倦内伤口渴，阴火灼胃伤津，水谷之精微不升，渴而不躁，得水则止。中热汗出如蒸，近之热气熏人；劳倦汗出恶风，全无熏蒸之象。中热热盛，有神昏谵语之象；劳倦虚热，有虚烦不眠之征。中热，脉象洪数而有力；劳倦，脉虽洪大按之则虚。疑似之处，仔细诊察，同中之异，详加探寻，自可无误。

李杲内外伤辨惑之论，从病理机制和症状特点进行了系统论析，使两者分辨一清，避免了混淆之弊。

3. 阴火论

阴火论创始于李杲《内外伤辨惑论》及《脾胃论》，以其阐述内伤热中证的病理机制。李杲对阴火的发生机制、阴火的临床症状特点及治疗都进行了详细而系统的论述，发前人之未发，是李杲脾胃内伤学说中的重要内容。

（1）阴火的发病机制：李杲论析阴火的产生，主要是气火关系失调所致，即所谓"火之与气，势不两立"，元气虚而阴火盛。根据李杲之论述，阴火发生的具体病理机制则有以下诸点。

1）脾胃内伤，元气虚衰，君火不宁。《素问·调经论》云："其生于阳者，得之风雨寒暑，其生于阴者，得之饮食居处，阴阳喜怒。"李杲进而阐发："若饮食失节，寒温不适，则脾胃乃伤，喜怒忧恐损耗元气，既脾胃气衰，元气不足而心火独盛。心火者阴火也，起于下焦，其系于心，心不主令，相火代之。相火，下焦包络之火，元气之贼也。"元气要有脾胃水谷之气的不断充养才能盛而不衰，如脾胃内伤，元气必然随之亦衰，心火失其制约亢盛而为阴火。故李杲又云："脾胃乃伤，此固喜怒忧恐损耗元气，资助心火，火与元气不两立，火胜则乘其土位。"

2）脾胃气虚，下流于肾，相火离位。人以元气为本，全身各脏腑均赖元气之鼓舞生发，才能相互协调，上下相济，升降相因。肝肾两脏均居下焦，内寄相火，赖脏腑之间的承制作用，相火才能安居下焦，发挥正常生理作用。李杲认为："脾胃气虚则下流于肾。"肾间受扰，相火离位妄动上灼也可发为阴火。

3）脾胃虚衰，阳气不升，伏留化火。脾胃健旺，则精气输布正常，乃可"行春夏温热之令"，正如李杲所云："五脏禀受气于六腑，六腑受气于胃……胃气和平，营气上升，始生温热，温热者春夏也。"李杲春夏温热之说，指出在胃气的作用下，胆与小肠的生化升降作用，他说："甲胆，风也，温也，主生化周身之血气；丙小肠，热也，主长养周身之阳气，亦皆禀气于胃，则能浮散也，升发也。胃虚则胆及小肠温热生长之气俱不足，伏留于有形血脉之中，为热病，为中风，其为病不可胜纪。"说明由于脾胃虚损，清阳之气不升，伏留化生阴火。

4）脾胃虚衰，升降失司，气郁化火。《素问·调经论》曰："有所劳倦，形气衰少，谷气不盛，上焦不行，下脘不通，胃气热，热气熏胸中，故内热。"指出脾胃虚衰，升降失司，上不能输送水谷精气以奉心肺，下不能将糟粕浊气正常排泄，谷气不行壅塞中焦，郁而生阴火，产生内热。此亦如李杲引述经文而加以阐发所云："饮食失节，妄作劳役，心生好恶，皆令元气不行，气化为火。"

5）脾胃内伤，谷气下流，湿火相合。脾胃内伤，健运失常，水谷不化精气，不得上输于肺而下流为湿浊，郁结而生内热，亦即阴火。李杲云："脾受胃禀，乃能熏蒸腐熟五谷者也。"清气不升，则"谷气闭塞而下流""胃气既病而下溜，《经》云：湿从下受之"。李杲认为下流水谷之湿也能化而为热，这是与肾间相火相合之故，即脾湿内郁，受相火的作用而蕴蒸为湿热，化生阴火，亦即"肾间受脾胃下流之湿气，闭塞其下，致阴火上冲"。

6）脾胃虚损，津涸血亏，阴火内生。脾胃虚损，运化功能减退，导致津液涸竭，营血亏虚，亦可引起阴火的产生。李杲指出，大肠、小肠皆禀气于胃，"大肠主津，小肠主液，大肠小肠受胃之营气，乃能行津液于上焦，灌溉皮毛，充实腠理。若饮食不节，胃气不及，大肠、小肠无所禀受，故津液涸竭焉"。"脾气散精，上归于肺"的生理过程，是与大肠、小肠的功能分不开的。水谷精气不能正常生化与输布则津液不足，营血自然不足。李杲云："津液至中宫变化为血。""胃之一腑病，则十二经元气皆不足也。气少则津液不行，津液不行则血亏。"又云："脾胃虚弱，乃血所生病。""脾胃不足，皆为血病。"由于津涸血亏，相应形成阳的偏盛，导致阴火的产生，正如李杲所云："津液不行，不能生血脉……脉中惟有火矣。""营血大亏，营气伏于地中，阴火炽盛。"须指出，这种津涸血亏引起的阴火，是由于脾胃虚损，生化功能减退为其先决条件，与一般阴虚火旺是有所不同的。

7）脾胃损伤，七情不安，凝滞生火。情志之伤，皆损元气，情志之郁，即可化火。李杲云："凡怒忿、悲思、恐惧，皆损元气。夫阴火之炽盛，由心生凝滞，七情不安故也……若心生凝滞，七神离形，而脉中惟有火矣。"强调在脾胃损伤、元气不足的情况下，由情志所感，心生凝滞所生之火，亦是形成阴火的重要因素。

综上所述，阴火的产生以脾胃内伤、元气虚衰为基本动因，而多关乎心肾。由于心为君主，相火代行其令，因此，阴火之源又当求诸肾间。阴火的产生又常与谷气壅滞、情志郁结化火有关，但这些亦多在脾胃内伤、气机升降失常的基础上发生，乃属虚实夹杂之证，不可纯作实火论治。至于李杲所论津涸血亏所生之阴火，与《素问·调经论》所云阴虚内热的机理相同，是因脾胃虚衰，生化乏源，津血生成不足而致，探本求源，脾胃内伤仍为其发病之本，与一般所论阴津亏少，虚火内生者亦自不同。因此，探讨李杲阴火证，要注意气火失调这一基本矛盾，即其所云"火与元气不两立，一胜则一负"。当元气不足时，阴火亢盛鸱张；脾胃健旺，元气充盛，阴火自然戢敛。

循此以求，自不难理解李杲对阴火产生机制的论述。

（2）阴火的临床症状：脾胃内伤，元气虚衰，产生阴火，阴火灼蒸则为内伤热中证，所以脾胃气虚和火热亢盛的两大证候，乃是内伤热中证阴火症状分析之总纲。诚然，阴火产生之机制甚为复杂，影响到的脏腑也不尽相同，其中又有许多兼挟因素的存在，就使阴火症状表现甚为复杂，既可表现为全身性的，亦可表现为局部脏腑的热象，或与外感热病症状相似，但只要抓住脾胃气虚和火热亢盛这个总纲，便可执简驭繁，把握其病机真谛。

李杲对阴火症状论述较为分散，但加以归纳，可见一般脾胃气虚症状，如"肢体沉重，四肢不收，怠惰嗜卧""气短精神少""饮食不化，口不知味，四肢困倦，心腹痞满"等。火热亢盛的症状，如"有时而火上行，独燎其面""身热而烦，其脉洪大而头痛，或渴不止"等。此外，有些内伤发热虽均是阴火证，但其发热表现亦不尽相同，正如李杲所云，有"发热、恶热、烦躁大渴不止。肌热不欲更衣，其脉洪大"，或见"四肢烦热，肌热"，或"热如燎，扪之烙手""日高之后，阳气将旺，复热如火"，或"虚热而渴"，或"时显热燥"等。

由于阴火影响的脏腑不同也常见不同症状，如阴火上冲于肺，则气高而喘，烦热，渴而脉洪；如阴火灼伤阴血，心无所养，则心乱而烦；如肝木挟心火妄行，则胸胁痛，口苦舌干，往来寒热而呕，或多怒，淋溲，腹中急痛；如肾中伏火则躁烦不欲去衣，足不任身，脚下隐痛等。

由于阴火产生的内伤热中证，也常常"始病热中，末传寒中"。尽管阴火尚在，但由于正气日衰，或重用泻火，损伤阳气，都会使热中证发展为寒中证。

（3）阴火的治疗用药：针对阴火证脾胃内伤，元气虚衰而致阴火上冲的发病机制，李杲提出了甘温除热的治疗原则。他说："内伤不足之病，苟误认作外感有余之病而反泻之，则虚其虚也。实实虚虚，如此死者，医杀之耳，然则奈何？惟当以辛甘温之剂，补其中而升其阳，甘寒以泻其火则愈矣。《经》曰'劳者温之，损者温之'。又云：温能除大热，大忌苦寒之药损其脾胃。"并反复强调："应推而扬之，以伸元气。"用药"惟当以辛甘温之剂，补其中而升其阳，甘寒以泻火则愈矣"，指出用甘温之剂补益脾胃，升发阳气，使脾胃之气升发，元气旺盛，则阴火自敛。如李杲创制的著名方剂补中益气汤，治疗内伤热中证，气高而喘，身热而烦，其脉洪大而头痛，或渴不止，其皮肤不任风寒而生寒热等，疗效显著，为后世医家推崇运用数百年而不衰。其《脾胃论》中大多数方剂均以参、芪、草甘温补中益气，柴胡、羌活、升麻等辛散药"升发阳气"。李杲虽以补中气升阳为其主法，但在阴火亢盛时，也常少加泻火药以为从权施治之计。李杲在泻"阴火"方剂中制方立意约有以下数端：

1）升阳益气泻火同治：如补脾胃泻阴火汤，方中以参、芪、草补中益气，柴胡、羌活、升麻升举阳气，石膏、黄芩、黄连降泻阴火，扶正泻火，并行不悖。如黄芪人参汤、通气防风汤等均为此类配伍。

2）甘温益气发郁火：中遏热伏，宜开宜散。李杲指出："脾胃之病，始得热中。"

"大忌苦寒之药损其脾胃。"如是"则内热蕴蒸，内外皆热"，此乃"抑遏阳气于脾土"，治疗上应"火郁发之"。如升阳散火汤，以升、柴、羌、防升发脾阳，佐以人参、甘草、白芍补气敛中，散中有守，使中气升而郁火散。

3）升阳益气燥湿泻火：脾胃气虚，湿邪困脾，清阳不升，谷气下流或外感暑湿，亦可引动阴火，使"阴火得以乘其土位"。如李杲调中益气汤，治脾胃气虚，湿邪内困，下为泄泻，阴火上冲，目中流火，热壅头目，该方即补中益气汤以苍术易方中白术，加强运脾燥湿之力，使湿化脾升，阴火不致上冲。

4）升阳益气佐以泻诸脏腑之火："脾胃一伤，五乱互作"，阴火上冲，干扰诸脏，李杲常据阴火影响到的脏腑不同，在升阳益气的同时佐以泻该脏腑阴火之药。如心火亢盛者以当归和血，佐以黄连泻火；肺津受伤者以麦冬、五味子"补水之源"而"清肃燥金之气"；阴火上冲，胃火内盛者配以石膏、黄芩、黄连等；阴火下灼，肾阴不足者配以生地、知母。其立法制方虽变化多端，但总不离"升阳益气泻阴火"之绳墨。

综上所述，李杲补中益气，升发脾阳之治，并非仅针对阴火引起的内伤热中证而设，而是针对脾胃内伤病中脾胃气虚、元气虚衰这一总病机，成为其立法处方的宗旨。可以说，以脾胃为论治之本，以补气升阳为论治之大法，是李杲脾胃内伤病治疗学的核心。

4. 胃内伤病治疗用药法度

李杲以益气升阳为基本大法，佐以敛戢阴火，注意气机升降，邪正虚实，形成了独具特色的脾胃内伤病治疗用药法度。

（1）重在益气升阳，佐以敛戢阴火：根据脾胃内伤病中脾胃气虚、元气虚衰的病机特点，李杲提出"内伤脾胃为本，惟益脾胃之药为切"的治疗原则，并宗《黄帝内经》"劳者温之""损者益之""陷者举之"的原则，把甘温益气药和升发清阳药有机结合，确定了益气升阳的治疗大法。李杲益气升阳之法，颇受后世赞许。清代名医叶天士即云："东垣大升阳气，其治在脾。"近年更有不少学者对此进行了广泛研究，如统计《脾胃论》所用全部药物103味，用过1次的43种，用过20次以上的8种，主要是甘草、陈皮、人参、升麻、白术、当归、黄芪、柴胡等，全是其著名方剂补中益气汤中的主要药物。李杲论治之大法，于此可窥一斑。近年对益气健脾法的大量实验研究证实，本类药物对消化、免疫、内分泌以及神经、血液、循环系统的不少疾病都具有良好治疗作用。有研究证实，益气健脾药不仅可调节胃肠道运动功能紊乱，且可修复消化道溃疡、炎症等病理形态改变，对肝脏亦有较好的保护作用，故用于消化系统疾病而出现脾虚见症者，常收到较好临床疗效。尚有广泛研究证实，本类药物可以增强免疫功能，增强肌力，有抗疲劳、抗衰老、抗贫血、调节神经功能等药理作用，说明益气健脾药用于多系统疾病是有药理学基础的。

李杲升发清阳药以柴胡、升麻应用最多。有人统计李杲所创方剂中有此二味者占200余个，居《脾胃论》《内外伤辨惑论》《医学发明》《兰室秘藏》处方389首的半数还多，其中有升麻者就占174个。柴胡一味应用最广，《兰室秘藏》载有129方，《脾胃论》21方，《内外伤辨惑论》12方。升麻能升能散，能补能缓，主升阳明之气；

柴胡气味俱轻,善升少阳之清气。二者一升脾胃之气,一升肝胆之气,欲虚而下陷之气,有升而上浮之机,则内伤虚损之证有转复之望。用风药升发清阳为李杲所创,故亦有人对此进行了研究,分析李杲用风药升阳的主要理论有:风药"助春夏之升浮",风药气味俱薄能深入肝肾所居之下焦,又能出心肺所居之上焦,具有"从阴引阳"的作用,这对脾胃内伤、中气下陷之"阴火"证尤其是不可缺少的药物;"风胜湿",其作用关键在于帮助胆气上升,从而促进脾胃的运化输布作用以清除湿邪;"诸风之药损人元气",虽可用于脾胃内伤之证,但毕竟具有升浮发散作用,能耗人元气,因此用于脾虚证只能遵循在补脾方中"少佐之"的原则。

对脾胃内伤,元气虚衰而致阴火偏盛之证,李杲则在益气升阳之治中佐以敛戢阴火,以纠正"阳气下陷,阴火上乘"的病理状态。《脾胃论》所载第一个方剂"补脾胃泻阴火升阳汤"即为该治疗方法的代表方剂。方中用人参、黄芪、苍术、甘草补益元气,柴胡、升麻、羌活升提阳气,黄芩、黄连、石膏泻阴火,使脾胃强壮,元气升复,阴火得敛。他所创的许多方剂,如升阳益胃汤、通气防风汤、黄芪人参汤、清暑益气汤等,都是在用黄芪、人参等甘温益气药的同时,分别选用柴胡、升麻、羌活、防风等辛甘温升之品升发阳气,选用黄芩、黄连、黄柏等降泻敛戢阴火。李杲认为脾胃虚弱是造成元气不足、阴火有余的主要原因。因此,他在治疗上强调以"益气升阳"为主,降泻阴火为辅,升阳益气就可以降火,而降泻阴火也是为了顾护元气,"升阳"与"降火"有相辅相成的作用,益气升阳是主要的、基本的;敛泻属权宜之计,是次要的。他在各科临床中,无不贯穿这一指导思想。

(2)把握气机升降,注意升清降浊:把握气机升降,强调升清降浊之治,是李杲论治脾胃内伤病的又一重要原则,此正如《吴医汇讲·辨脾胃升降》所云:"尝考治脾胃莫详于东垣,求东垣治脾胃之法,莫精于升降。"李杲云:"清浊之气,皆从脾胃出。"并就脾胃升降失常做了进一步阐述:"损伤脾胃,真气下溜,或下泄而久不能升……乃生长之用陷于殒杀之气,而百病皆起,或久升而不降亦病焉。"在调理脾胃升降失常病时,则以权衡升降多少缓急来遣方用药。对于元气不足、清阳不升为主的病证重在益气升阳,而对于浊阴不降为主的病证,并不废降泻浊阴之治,所制三黄丸、导气除燥汤等皆是以通降浊阴为主要作用的方剂。对于清阳不升,浊阴不降,清浊相混,气机升降之机乖乱者,则主张升清降浊同施,用升提阳气和降火、利水、理气、消积、通下药同时应用。如有脾胃虚弱、不思饮食、肠鸣腹痛、泻泄无度、便黄、四肢困弱之脾虚湿困证,用升阳除湿汤,在用升麻、柴胡、羌活、防风、苍术升发脾阳的同时,又用猪苓、泽泻利水渗湿,陈皮、半夏行气化湿,六神曲、麦芽消导和中,脾胃同治,升清降浊同时并举。其他如升阳益胃汤、清暑益气汤、清神益气汤、强胃汤等,都是本着这一原则进行组方的,即在用柴胡、升麻、羌活、防风等升发清阳的同时,又用茯苓、泽泻、陈皮、半夏等降浊阴。仔细分析李杲的常用方剂,在权衡升降方面有四种情况:①补中益气汤、升阳汤只升不降。②升阳益胃汤、清暑益气汤等升多降少。③通幽汤、润肠丸等降多升少。④导气除燥汤、三黄丸等只降无升。由于李杲认为"阴精所奉其人寿，阳精所降其人夭"是脾胃内伤病的病机特点，所以其调治脾胃气机升降以升发清阳为基本方法，形成了以甘温升补为特点的学术主张。

（3）权衡邪正虚实，扶正不忘祛邪：对于脾胃内伤发病，李杲认为主系"胃虚元气不足"，但"邪之所凑，其气必虚"。因此，在脾胃之气虚衰情况下，每有邪气侵袭，"留而不去，其气则实"，可见到正虚邪实、病趋亢盛为主的病证。权衡邪正虚实，扶正不忘祛邪，亦是其脾胃内伤病中不可忽视的治疗原则。固然，对正虚为主者，李杲是极力主张甘温补益、益气升阳之治法，使正气盛自可抗御外邪；对于正虚邪实、虚实挟杂之证，又常扶正祛邪同施。如对气阴（血）两虚，复感风寒证，用麻黄人参芍药汤，方用人参、黄芪益气；当归、白芍补血；麦冬、五味子养阴；麻黄、桂枝发汗解表，补泻兼施，从而达到扶正以祛邪，邪祛而正复之目的。其他如补脾胃泻阴火升阳汤、清暑益气汤、清神益气汤等，都属这类方剂。而对以邪实为主者，亦主张使用苦寒泻热、峻猛通腑之剂。如三焦积热，口舌生疮，心膈烦躁，大便秘结，用三黄丸苦寒泻火。对脏腑沉寒，心腹仓卒发痛如锥刺，腹部胀痛拒按，呼吸促迫，坐卧不安者，用金匮备急丸（大黄、干姜、巴豆）峻下通腑，攻下寒积，使邪去而正复。

综上所述，李杲对脾胃内伤病之治疗，以益气升阳与敛戢阴火并用，而以益气升阳为主；以升清气与降浊阴同施，而以升清阳为主；以扶正气与祛邪气同用，而以扶正气为主，将温与清、升与降、补与泻有机结合，辨证处理脾胃内伤病中的复杂病理变化，形成了其独特的脾胃内伤病治疗用药法度。

应当指出，李杲作为极富临床经验的医学大师，在内、外、妇、儿、眼、耳鼻喉科等方面都有许多独到见解和确有疗效的治疗方药，但这些也多是以其脾胃内伤的学术观点为纲，加以发挥并创制的。因此，紧紧抓住李杲在脾胃生理、发病、辨证、治疗诸方面的主要学术见解，也就把握了其学术思想的精华。

还应指出，李杲是在金元时期战乱连年，民不聊生，发病多以脾胃内伤为主的特定环境中，尤其是对当时医家不辨内伤外感而妄用克伐致人夭亡的流弊加以纠正，从而对脾胃内伤的病机、辨证及治疗进行了详尽的阐述，形成了以补气升阳为主的学术观点，但如据此而批评李杲只知升发脾阳不知润降胃腑，只知补虚不知攻实，那就未免有所苛求了。如李杲对脾胃实证，也不废峻剂攻下，备急丸、雄黄饼子、神应丸等，均为其所采用，可见其补虚未忘攻实，只不过对前者有更大发挥罢了。如果学习李杲而仅知升发，那么不仅是对其学术思想的误解和偏知，也失去了学习其学术思想的实际价值。

四、医论、制方、医案

（一）医论摘萃

1. 脾胃虚实传变论

《五脏别论》云："胃、大肠、小肠、三焦、膀胱，此五者，天气之所生也，其气象天，故泻而不藏，此受五脏浊气，名曰传化之府，此不能久留输泻者也。所谓五脏者，藏精气而不泻也，故满而不能实；六腑者，传化物而不藏，故实而不能满。所以然者，水谷入口，则胃实而肠虚；食下，则肠实而胃虚。故曰实而不满，满而不实也。"《阴阳应象大论》云："谷气通于脾，六经为川，肠胃为海，九窍为水注之气。"九窍者，五脏主之，五脏皆得胃气乃能通利。《通评虚实论》云："头痛耳鸣，九窍不利，肠胃之所生也。"胃气一虚，耳目口鼻，俱为之病。《经脉别论》云："食气入胃，散精于肝，淫气于筋，食气入胃，浊气归心，淫精于脉，脉气流经，经气归于肺，肺朝百脉，输精于皮毛，毛脉合精，行气于腑，腑精神明，留于四脏，气归于权衡，权衡以平，气口成寸以决死生。饮入于胃，游溢精气，上输于脾，脾气散精，上归于肺，通调水道，下输膀胱，水精四布，五经并行，合于四时五脏阴阳，揆度以为常也。"又云："阴之所生，本在五味，阴之五宫，伤在五味。"至于五味口嗜而欲食之，必自裁制，勿使过焉，过则伤其正也。谨和五味，骨正筋柔，气血以流，腠理以密，如是则骨气以精，谨道如法，是有天命。《平人气象论》云："人以水谷为本，故人绝水谷则死，脉无胃气亦死，所谓无胃气者，非肝不弦，肾不石也。"历观诸篇而参考之，则元气之充足，皆由脾胃之气无所伤，而后能滋养元气。若胃气之本弱，饮食自倍，则脾胃之气既伤，而元气亦不能充，而诸病之所由生也。《内经》之旨皎如日星，犹恐后人有所未达，故《灵枢经》中复申其说，《经》云："水谷入口，其味有五，各注其海，津液各走其道。胃者水谷之海，其输，上在气冲，下至三里，水谷之海有余，则腹满；水谷之海不足，则饥不受谷食。""人之所受气者，谷也。谷之所注者，胃也。胃者，水谷气血之海也。海之所行云气者，天下也。胃之所出气血者，经隧也。经隧者，五脏六腑之大络也。"又云："五谷入于胃也，其糟粕、津液、宗气分为三隧，故宗气积于胸中，出于喉咙，以贯心肺而行呼吸焉。荣气者，泌津液注之于脉，化而为血，以荣四末，内注五脏六腑，以应刻数焉。卫者，出其悍气之慓疾，而行于四末、分肉、皮肤之间，而不休者也。"又云："中焦之所出，亦并胃中，出上焦之后，此所受气者，泌糟粕、蒸津液，化为精微，上注于肺脉，乃化而为血，以奉生身，莫贵于此。"圣人谆复其辞而不惮其烦者，仁天下后世之心亦惓惓矣。

故夫饮食失节，寒温不适，脾胃乃伤，此因喜怒忧恐，损耗元气，资助心火。火与元气不两立，火胜则乘其土位，此所以病也。《调经篇》云："病生阴者，得之饮食居处，阴阳喜怒。"又云："阴虚则内热，有所劳倦，形气衰少，谷气不盛，上焦不行，下脘不通，胃气热，热气熏胸中，故为内热。"脾胃一伤，五乱互作，其始病遍身壮热，头痛目眩，肢体沉重，四肢不收，怠惰嗜卧，为热所伤，元气不能运用，故四肢困怠如此。圣人著之于经，谓人以胃土为本，成文演义，互相发明，不一而止。粗工不解读，妄意施用，本以活人，反以害人。今举经中言病从脾胃所生，及养生当实元气者条陈之。《生气通天论》云："苍天之气清净，则志意治，顺之则阳气固，虽有贼邪，弗能害也。此因时之序，故圣人传精神，服天气而通神明，失之内闭九窍，外壅肌肉，卫气散解，此谓自伤，气之削也。阳气者，烦劳则张，精绝，辟积于夏，使人煎厥，目盲耳闭，溃溃乎若坏都。"故苍天之气贵清净，阳气恶烦劳，病从脾胃生者一也。《五常政大论》云："阴精所奉其人寿，阳精所降其人夭。"阴精所奉，谓脾胃既和，谷气上升，春夏令行，故其人寿。阳精所降，谓脾胃不和，谷气下流，收藏令行，故其人夭，病从脾胃生者二也。《六节藏象论》云："脾、胃、大肠、小肠、三焦、膀胱者，仓廪之本，荣之居也，名曰器，能化糟粕转味而入出者也，其华在唇四白，其充在肌，其味甘，其色黄，此至阴之类，通于土气，凡十一脏皆取决于胆也。"胆者，少阳春升之气，春气升则万化安，故胆气春升，则余脏从之。胆气不升则飧泄肠澼，不一而起矣，病从脾胃生者三也。《经》云："天食人以五气，地食人以五味，五味入鼻，藏于心肺，上使五色修明，音声能彰；五味入口，藏于肠胃，味有所藏，以养五气，气和而生，津液相成，神乃自生。此谓之气者，上焦开发，宣五谷味，熏肤、充身、泽毛，若雾露之溉。"气或乖错，人何以生？病从脾胃生者四也。岂特四者，至于经论天地之邪气，感则害人五脏六腑，乃形气俱虚，及受外邪，不因虚邪，贼邪不能独伤人，诸病从脾胃而生，明矣。圣人旨意，重见迭出，详尽如此，且垂戒云："法于阴阳，和于术数，饮食有节，起居有常，不妄作劳，故能形与神俱，而尽终其天年，度百岁乃去。"由是言之，饮食起居之际，可不慎哉。（《脾胃论》卷上）

2. 脾胃盛衰论

胃中元气盛，则能食而不伤，过时而不饥。脾胃俱旺，则能食而肥。脾胃俱虚，则不能食而瘦。或少食而肥，虽肥而四肢不举，盖脾实而邪气盛也。又有善食而瘦者，胃伏火邪于气分则能食，脾虚则肌肉削，即食㑊也。叔和云："多食亦肌虚，此之谓也。"夫饮食不节则胃病，胃病则气短精神少，而生大热，有时而显火上行，独燎其面。《黄帝针经》云："面热者，足阳明病。"胃既病，则脾无所禀受，脾为死阴，不主时也，故亦从而病焉。形体劳役则脾病，病脾则怠惰嗜卧，四肢不收，大便泄泻，脾既病，则其胃不能独行津液，故亦从而病焉。大抵脾胃虚弱，阳气不能生长，是春夏之令不行，五脏之气不生，脾病则下流乘肾，土克水，则骨乏无力，是为骨蚀，令人骨髓空虚，足不能履地，是阴气重叠，此阴盛阳虚之证。大法云：汗之则愈，下之则死。若用辛甘之药滋胃，当升当浮，使生长之气旺。言其汗者，非正发汗也，为助阳也。夫胃病其脉缓，脾病其脉迟，且其人当脐有动气，按之牢若痛，若火乘土位，其脉洪缓，更有身热心中不便之证，此阳气衰弱不能生发，不当于五脏中用药法治之，当从《脏气法时论》中升降浮沉补泻法用药耳。

如脉缓，病怠惰嗜卧，四肢不收，或大便泄泻，此湿胜，从平胃散。若脉弦，气弱自汗，四肢发热，或大便泄泻，或皮毛枯槁，发脱落，从黄芪建中汤。脉虚而血弱，于四物汤中摘一味或二味，以本显证中加之。或真气虚弱，及气短脉弱，从四君子汤。或渴，或小便闭涩，赤黄多少，从五苓散去桂，摘一二味加正药中。以上五药，当于本证中随所兼见证加减。假令表虚自汗，春夏加黄芪，秋冬加桂。如腹中急缩，或脉弦，加防风，急甚加甘草。腹中窄狭或气短者亦加之，腹满气不转者勿加，虽气不转而脾胃中气不和者勿去，但加厚朴以破滞气，然亦不可多用，于甘草五分中加一分可也。腹中夯闷，此非腹胀，乃散而不收，可加芍药收之。如肺气短促，或不足者，加人参、白芍药。中焦用白芍药，则脾中升阳，使肝胆之邪不敢犯也。腹中窄狭及缩急者，去之，及诸酸涩药亦不可用。腹中痛者，加甘草、白芍药。稼穑作甘，甘者己也。曲直作酸，酸者甲也，甲己化土，此仲景妙法也。腹痛兼发热加黄芩；恶寒或腹中觉寒，加桂；怠惰嗜卧有湿，胃虚不能食，或沉困，或泄泻，加苍术；自汗加白术；小便不利加茯苓；渴亦加之。气弱者，加白茯苓、人参；气盛者，加赤茯苓、缩砂仁；气复不能转运，有热者，微加黄连，心烦乱亦加之。小便少者，加猪苓、泽泻；汗多，津液竭于上，勿加之，是津液还入胃中，欲自行也。不渴而小便常常闭塞不通，加炒黄柏、知母；小便涩者，加炒滑石；小便淋涩者，加泽泻；且五苓治渴而小便不利，无恶寒者，不得用桂；不渴而小便自利，妄见妄闻，乃瘀血证，用炒黄柏、知母以除肾中燥热；窍不利而淋，加泽泻、炒滑石；只治窍不利者，六一散中加木通亦可。心脏热者，用钱氏方中导赤散；中满或但腹胀者，加厚朴；气不顺加橘皮；气滞加青皮一、橘皮三；气短、小便利者，四君子汤中去茯苓加黄芪以补之；如腹中气不转者，更加甘草一半；腹中刺痛，或周身刺痛者，或里急者，腹中不宽快是也，或虚坐而大便不得者，皆血虚也。血虚则里急，或血气虚弱，而目睛痛者，皆加当归身；头痛者加川芎；苦头痛，加细辛，此少阴头痛也；发脱落及脐下痛，加熟地黄。予平昔调理脾胃虚弱，于此五药中加减。如五脏证中互显一二证，各对证加药，无不验，然终不能使人完复，后或有因而再至者，亦由督任冲三脉为邪，皆胃气虚弱之所致也。法虽依证加减，执方疗病，不依《素问》法度耳。是以检讨《素问》《难经》及《黄帝针经》中，说脾胃不足之源，乃阳气不足，阴气有余，当从六气不足，升降浮沉法，随证用药治之。盖脾胃不足，不同余脏，无定体故也。

其治肝心肺肾有余不足，或补或泻，惟益脾胃之药为切。《经》言："至而不至，是为不及；所胜妄行，所生受病，所不胜乘之也。"至而不至者，谓从后来者为虚邪，心与小肠来乘脾胃也。脾胃脉中见浮大而弦，其病或烦躁闷乱，或四肢发热，或口苦舌干咽干。盖心主火，小肠主热，火热来乘土位，乃湿热相合，故烦躁闷乱也。四肢者，脾胃也，火乘之，故四肢发热也。饮食不节，劳役所伤，以致脾胃虚弱，乃血所生病，主口中津液不行，故口干咽干也。病人自以为渴，医者治以五苓散，谓止渴燥，而反加渴燥，乃重竭津液，以至危亡。《经》云："虚则补其母。"当于心与小肠中，以补脾胃之根蒂也，甘温之药为之主，以苦寒之药为之使，以酸味为之臣佐。以其心苦缓，急食酸以收之。心火旺，则肺金受邪，金虚则以酸补之，次以甘温及甘寒之剂，于脾胃中泻心火之亢盛，是治其本也。所胜妄行者，言心火旺能令母实。母者，肝木也，肝木旺，则挟火势无所畏惧而妄行也。故脾胃先受之，或身体沉重，走疰疼痛，盖湿热相搏，而风热郁而不得伸，附着于有形。或多怒者，风热下陷于地中也。或目病而生内障者，脾裹血，胃主血，心主脉，脉者血之府也，或云心主血，又云肝主血，肝之窍开于目也。或妄见妄闻，起妄心，夜梦亡人，四肢满闭转筋，皆肝木太盛而为邪也。或生痿，或生痹，或生厥，或中风，或生恶疮，或作肾痿，或为上热下寒，为邪不一，皆风热不得升长，而木火遏肺于有形中也。所生受病者，言肺受土火木之邪，而清肃之气伤。或胸满少气短气者，肝主诸气，五脏之气皆不足，而阳道不行也。或咳嗽寒热者，湿热乘其内也。所不胜乘之者，水乘木之妄行，而反来侮土。故肾入心为汗，入肝为泣，入脾为涎，入肺为痰、为嗽、为涕、为嚏，为水出鼻也。一说，下元土盛克水，致督任冲三脉盛，火旺煎熬，令水沸腾而乘脾肺，故痰涎唾出于口也。下行为阴汗，为外肾冷，为足不任身，为脚下隐痛，或水附木势而上为眼涩，多眵，为冷泪，此皆由肺金之虚而寡于畏也。夫脾胃不足，皆为血病，是阳气不足，阴气有余，故九窍不通。诸阳气根于阴血中，阴血受火邪则阴盛，阴盛则上乘阳分，而阳道不行，无生发升腾之气也，夫阳气走空窍者也，阴气附形质者也。如阴气附于土，阳气升于天，则各安其分也。

今所立方中，有辛甘温药者，非独用也，复有甘苦大寒之剂，亦非独用也。以火、酒二制为之使，引苦甘寒药至顶，而复入于肾肝之下，此所谓升降浮沉之道，自偶而奇，奇而至偶者也（阳分奇，阴分偶）。泻阴火以诸风药，升发阳气以滋肝胆之用，是令阳气生，上出于阴分，末用辛甘温药接其升药，使大发散于阳分，而令走九窍也。《经》云："食入于胃，散精于肝，淫气于筋。食入于胃，浊气归心，淫精于脉，脉气流经，经气归于肺，肺朝百脉，输精于皮毛，毛脉合精，行气于腑。"且饮食入胃，先行阳道，而阳气升浮也。浮者阳气散满皮毛；升者，充塞头顶，则九窍通利也。若饮食不节，损其胃气，不能克化，散于肝，归于心，溢于肺，食入则昏冒欲睡，得卧则食在一边，气暂得舒，是知升发之气不行者此也。《经》云："饮入于胃，游溢精气，上输于脾，脾气散精，上归于肺。"病人饮入胃，遽觉至脐下，便欲小便，由精气不输于脾，不归于肺，则心火上攻，使口燥咽干，是阴气大盛，其理甚易知也。况脾胃病，则当脐有动气，按之牢若痛，有是者乃脾胃虚，无是则非也，亦可作明辨矣。

脾胃不足，是火不能生土，而反抗拒，此至而不至，是为不及也。白术（君）、人参（臣）、甘草（佐）、芍药（佐）、黄连（使）、黄芪（臣）、桑白皮（佐），诸风药皆是风能胜湿也，及诸甘温药亦可。

心火亢盛，乘于脾胃之位，亦至而不至，是为不及也。黄连（君）、黄柏（臣）、生地黄（臣）、芍药（佐）、石膏（佐）、知母（佐）、黄芩（佐）、甘草（使）。

肝木妄行，胸胁痛，口苦舌干，往来寒热而呕，多怒，四肢满闭，淋溲便难，转筋，腹中急痛，此所不胜乘之也。羌活（佐）、防风（臣）、升麻（使）、柴胡（君）、独活（佐）、芍药（臣）、甘草（臣）、白术（佐）、茯苓（佐）、猪苓、泽泻（佐）、肉桂（臣）、藁本、川芎、细辛、蔓荆子、白芷、石膏、黄柏（佐）、知母、滑石。

肺金受邪，由脾胃虚弱不能生肺，乃所生受病也，故咳嗽，气短、气上，皮毛不能御寒，精神少而渴，情惨惨而不乐，皆阳气不足，阴气有余，是体有余而用不足也。人参（君）、白术（佐）、白芍药（佐）、橘皮（臣）、青皮（以破滞气）、黄芪（臣）、桂枝（佐）、桔梗（引用）、桑白皮（佐）、甘草（诸酸之药皆可）、木香（佐）、槟榔、五味子（佐，此三味除客气）。

肾水反来侮土，所胜者妄行也，作涎及清涕，唾多溺多而恶寒者是也。土火复之，及三脉为邪，则足不任身，足下痛，不能践地，骨乏无力，喜睡，两丸冷，腹阴阴而痛，妄闻妄见，腰脊背胛皆痛。干姜（君）、白术（臣）、苍术（佐）、附子（佐，炮，少许）、肉桂（佐，去皮，少许）、川乌头（臣）、茯苓（佐）、泽泻（使）、猪苓（佐）。

夫饮食入胃，阳气上行，津液与气入于心，贯于肺，充实皮毛，散于百脉。脾禀气于胃，而浇灌四旁，荣养气血者也。今饮食损胃，劳倦伤脾，脾胃虚则火邪乘之而生大热，当先于心分，补脾之源。盖土生于火，兼于脾胃中泻火之亢甚，是先治其标后治其本也。……况乎厥阴为十二经之领袖，主生化之源；足阳明为十二经之海，主经营之气，诸经皆禀之。言阳明、厥阴与何经相并而为病，酌中以用药，如权之在衡，在两则有在两之中，在斤则有在斤之中也。所以言此者，发明脾胃之病不可一例而推之，不可一途而取之。欲人知百病皆由脾胃衰而生也，毫厘之失，则灾害立生。假如时在长夏，于长夏之令中立方，谓正当主气衰而客气旺之时也。后之处方者，当从此法加时令药，名曰补脾胃泻阴火升阳汤。（《脾胃论》卷上）

3. 饮食劳倦论

古之至人，穷于阴阳之化，究乎生死之际，所著《内外经》，悉言人以胃气为本。盖人受水谷之气以生，所谓清气、荣气、卫气、春升之气，皆胃气之别称也。夫胃为水谷之海，饮食入胃，游溢精气，上输于脾，脾气散精，上归于肺，通调水道，下输膀胱，水精四布，五经并行，合于四时五脏阴阳，揆度以为常也。苟饮食失节，寒温不适，则脾胃乃伤，喜怒忧恐，劳役过度，而损耗元气。既脾胃虚衰，元气不足，而心火独盛。心火者，阴火也，起于下焦，其系系于心，心不主令，相火代之；相火，下焦胞络之火，元气之贼也。火与元气不能两立，一胜则一负。脾胃气虚，则下流于肾，阴火得以乘其土位。故脾胃之证，始得之则气高而喘，身热而烦，其脉洪大而头痛，或渴不止，皮肤不任风寒而生寒热。盖阴火上冲，则气高而喘，身烦热，为头痛，为渴，而脉洪大，脾胃之气下流，使谷气不得升浮，是生长之令不行，则无阳以护其荣卫，不任风寒，乃生寒热，皆脾胃之气不足所致也。然而与外感风寒所得之证颇同而理异。内伤脾胃，乃伤其气；外感风寒，乃伤其形。伤外为有余，有余者泻之；伤内为不足，不足者补之。汗之、下之、吐之、克之，皆泻也。温之、和之、调之、养之，皆补也。内伤不足之病，苟误认作外感有余之病而反泻之，则虚其虚也。《难经》云，实实虚虚，损不足而益有余，如此死者，医杀之耳！然则奈何？曰：惟当以甘温之剂，补其中，升其阳，甘寒以泻其火则愈。《内经》曰：劳者温之，损者温之。盖温能除大热，大忌苦寒之药泻胃土耳。（《内外伤辨惑论》）

（二）制方选要

1. 补脾胃泻阴火升阳汤（《脾胃论》）

饮食损胃，劳倦伤脾，脾胃虚则火邪乘之而生大热，当先于心分，补脾之源。盖土生于火，兼于脾胃中泻火之亢甚，是先治其标后治其本也。……况乎厥阴为十二经之领袖，主生化之源；足阳明为十二经之海，主经营之气，诸经皆禀之。言阳明、厥阴与何经相并而为病，酌中以用药，如权之在衡，在两则有在两之中，在斤则有在斤之中也。所以言此者，发明脾胃之病不可一例而推之，不可一途而取之。欲人知百病皆由脾胃衰而生也，毫厘之失，则灾害立生。假如时在长夏，于长夏之令中立方，谓正当主气衰而客气旺之时也，后之处方者。当从此法加时令药，名曰补脾胃泻阴火升阳汤。

柴胡（一两五钱，君），炙甘草、黄芪（臣）、苍术（泔浸，去黑皮，切作片子，日曝干，锉碎，炒）、羌活（以上各一两），升麻八钱，人参（臣）、黄芩（以上各七钱），黄连（去须，酒制，五钱，炒，为臣为佐），石膏（少许，长夏微用，过时去之从权）。

上㕮咀，每服三钱，水二盏，煎至一盏，去渣，大温服；早饭后、午饭前，间日服。服药之时，宜减食，宜美食；服药讫，忌语话一二时辰许，及酒、湿面、大料物之类，恐大湿热之物复助火邪而愈损元气也。亦忌冷水及寒凉、淡渗之物及诸果，恐阳气不能生旺也。宜温食及薄滋味以助阳气。大抵此法此药，欲令阳气升浮耳。若渗泄淡味皆为滋阴之味，为大禁也。虽然，亦有从权而用之者，如见肾火旺及督、任、冲三脉盛，则用黄柏、知母，酒洗讫，火炒制加之。若分两则临病斟酌，不可久服，恐助阴气而为害也。小便赤或涩，当利之，大便涩，当行之，此亦从权也；得利，则勿再服。此虽立食禁法，若可食之物一切禁之，则胃气失所养也，亦当从权而食之，以滋胃也。

2. 升阳益胃汤（《脾胃论》）

脾胃之虚，怠惰嗜卧，四肢不收。时值秋燥令行，湿热少退。体重节痛，口苦舌干，饮食无味，大便不调，小便频数，且不嗜食，食不消，兼见肺病，洒淅恶寒，惨惨不乐，面色恶而不和，乃阳气不伸故也。当升阳益胃，名之曰升阳益胃汤。

黄芪（二两），半夏（汤洗，此一味脉涩者不宜用）、人参（去芦）、甘草（炙）（以上各一两），防风（以其秋旺，故以辛温泻之）、白芍药、羌活、独活（以上各五钱），橘皮（不去穰，四钱）、茯苓（小便利、不渴者勿用）、泽泻（不淋勿用）、柴胡、白术（以上各三钱），黄连（二钱）。

何故秋旺用人参、白术、芍药之类反补肺？为脾胃虚则肺最受病，故因时而补，易为力也。

上㕮咀，每服三钱，生姜五片，枣二枚，去核，水三盏同煎至一盏，去渣，温服；早饭、午饭之间服之。禁忌如前。其药渐加至五钱止。服药后，如小便罢而病加增剧，是不宜利小便，当少去茯苓、泽泻。

若喜食，初一二日不可饱食，恐胃再伤，以药力尚少，胃气不得转运升发也。须薄滋味之食，或美食，助其药力，益升浮之气，而滋其胃气也，慎不可淡食，以损药力，而助邪气之降沉也。可以小役形体，使胃与药得转运升发，慎勿大劳役，使复伤。若脾胃得安静尤佳。若胃气少觉强壮，少食果，以助谷药之力。《经》云："五谷为养，五果为助者也。"

3. 补中益气汤（《脾胃论》）

劳者温之，损者温之，温能除大热，大忌苦寒之药损其脾胃。脾胃之证，始得则热中，今立治始得之证。

黄芪（病甚，劳役热甚者一钱）、甘草（炙）（以上各五分），人参（去芦，三分，有嗽去之），以上三味，除湿热烦热之圣药也。当归身（二分，酒焙干，或日干，以和血脉），橘皮（不去白，二分或三分，以导气，又能益元气，得诸甘药乃可，若独用，泻脾胃），升麻（二分或三分，引胃气上腾而复其本位，便是行春升之令），柴胡（二分或三分，引清气，行少阳之气上升），白术（三分，除胃中热，利腰脊间血）。

上药㕮咀，都作一服，水二盏，煎至一盏，量气弱、气盛，临病斟酌水盏大小，去渣，食远，稍热服。

4. 清暑益气汤（《脾胃论》）

时当夏长，湿热大胜，蒸蒸而炽，人感之，多四肢困倦，精神短少，懒于动作，胸满气促，肢节沉疼，或气高而喘，身热而烦，心下膨痞，小便黄而数，大便溏而频，或痢出黄如糜，或如泔色，或渴或不渴，不思饮食，自汗体重或汗少者，血先病而气不病也，其脉中得洪缓。若湿气相搏，必加之以迟。迟，病虽互换少瘥，其天暑湿令则一也。宜以清燥之剂治之。

《内经》曰："阳气者，卫外而为固也。""炅则气泄。"今暑邪干卫，故身热自汗，以黄芪甘温补之为君；人参、橘皮、当归、甘草，甘微温，补中益气为臣；苍术、白术、泽泻渗利而除湿；升麻、葛根，甘苦平，善解肌热，又以风胜湿也。湿胜则食不消而作痞满，故炒曲甘辛、青皮辛温，消食快气；肾恶燥，急食辛以润之，故以黄柏苦辛寒，借甘味泻热补水；虚者滋其化源，以人参、五味子、麦门冬，酸甘微寒，救天暑之伤于庚金为佐，名曰清暑益气汤。

黄芪（汗少，减五分）、苍术（泔浸，去皮）、升麻（以上各一钱），人参（去芦）、泽泻、神曲（炒黄）、橘皮、白术（以上各五分），麦门冬（去心）、当归身、炙甘草（以上各三分），青皮（去白，二分半），黄柏（酒洗，去皮，二分或三分），葛根（二分），五味子（九枚）。

上㕮咀，都作一服，水二大盏，煎至一盏，去渣，大温服，食远，剂之多少，临病斟酌。

此病皆由饮食劳倦，损其脾胃，乘天暑而病作也。但药中犯泽泻、猪苓、茯苓、灯心、通草、木通，淡渗利小便之类，皆从时令之旺气，以泻脾胃之客邪，而补金水之不足也。此正方已是从权而立之，若于无时病湿热脾旺之证，或小便已数，肾肝不受邪者误用之，必大泻真阴，竭绝肾水，先损其两目也。

5. 升阳散火汤（《脾胃论》）

治男子妇人四肢发热、肌热、筋痹热、骨髓中热、发困，热如燎，扪之烙手，此病多因血虚而得之，或胃虚过食冷物，抑遏阳气于脾土，火郁则发之。

生甘草（二钱），防风（二钱五分），炙甘草（三钱），升麻、葛根、独活、白芍药、羌活、人参（以上各五钱），柴胡（八钱）。

上咬咀，每服秤半两，水三大盏，煎至一盏，去渣，稍热服，忌寒凉之物及冷水月余。

6. 清胃散（《脾胃论》）

治因服补胃热药而致上下牙痛不可忍，牵引头脑满热，发大痛，此足阳明别络入脑也。喜寒恶热，此阳明经中热盛而作也。

真生地黄、当归身（以上各三分），牡丹皮（半钱），升麻（一钱），黄连（拣净，六分，如黄连不好，更加一分，夏月倍之，大抵黄连临时增减无定）。

上为细末，都作一服，水一盏半煎至七分，去渣，放冷服之。

7. 升阳除湿汤（《脾胃论》）

治脾胃虚弱，不思饮食，肠鸣腹痛，泄泻无度，小便黄，四肢困弱。

甘草、大麦蘗面（如胃寒腹鸣者加）、陈皮、猪苓（以上各三分），泽泻、益智仁、半夏、防风、神曲、升麻、柴胡、羌活（以上各五分），苍术（一钱）。

上咬咀，作一服，水三大盏，生姜三片，枣二枚，同煎至一盏，去渣，空心服。

8. 通幽汤（《脾胃论》）

治幽门不通，上冲，吸门不开，噎塞，气不得上下，治在幽门闭，大便难，此脾胃初受热中，多有此证，名之曰下脘不通。

桃仁泥、红花（以上各一分），生地黄、熟地黄（以上各五分），当归身、炙甘草、升麻（以上各一钱）。

上咬咀，都作一服，水二大盏，煎至一盏，去渣，稍热服之，食前。

9. 枳实导滞丸（《内外伤辨惑论》）

治伤湿热之物，不得施化，而作痞满，闷乱不安。

大黄（一两），枳实（麸炒，去穰）、神曲（炒）（以上各五钱），茯苓（去皮）、黄芩（去腐）、黄连（拣净）、白术（以上各三钱），泽泻（二钱）。

上件为细末，汤浸蒸饼为丸，如梧桐子大。每服五十丸至七十丸，温水送下，食远，量虚实加减服之。

10. 中满分消丸（《兰室秘藏》）

治中满热胀，鼓胀，气胀，水胀，此非寒胀类。

白术、人参、炙甘草、猪苓（去黑皮）、姜黄（以上各一钱），白茯苓（去皮）、干生姜、砂仁（以上各二钱），泽泻、橘皮（以上各三钱），知母（炒，四钱），黄芩（去腐，炒，夏用，一两二钱），黄连（净，炒）、半夏（汤洗七次）、枳实（炒，以上各五钱），厚朴（姜制，一两）。

上味除茯苓、泽泻、生姜外，共为极细末，入上三味和匀，汤浸蒸饼为丸，如梧桐子大，每服一百丸，焙热，白汤送下，食远服，量病人大小加减。

11. 中满分消汤 （《兰室秘藏》）

治中满寒胀，寒疝，大小便不通，阴躁，足不收，四肢厥逆，食入反出，下虚中满，腹中寒，心下痞，下焦躁寒沉厥，奔豚不收。

川乌、泽泻、黄连、人参、青皮、当归、生姜、麻黄、柴胡、干姜、荜澄茄（以上各二分），益智仁、半夏、茯苓、木香、升麻（以上各三分），黄芪、吴茱萸、厚朴、草豆蔻仁、黄檗（以上各五分）。

上味锉如麻豆大，都作一服，水二大盏，煎至一盏，食前热服，忌房室、酒、湿面、生冷及油腻等物。

12. 通关丸 （一名滋肾丸）（《兰室秘藏》）

治不渴而小便闭，热在下焦血分也。

黄柏（去皮，锉，酒洗，焙）、知母（锉，酒洗，焙干，以上各一两），肉桂（五分）。

上味为细末，熟水为丸，如梧桐子大，每服一百丸，空心白汤送下，药后顿两足，令药易下行故也。如小便利，前阴中如刀刺痛，当有恶物下为验。

13. 羌活胜湿汤 （《内外伤辨惑论》）

羌活、独活（以上各一钱），藁本、防风、甘草（炙）、川芎（以上各五分），蔓荆子（三分）。

上㕮咀，都作一服，水二盏，煎至一盏，去渣，大温服，空心食前。

如身重，腰沉沉然，经中有寒湿也，加酒洗汉防己五分，轻者附子五分，重者川乌五分。

14. 生脉散 （《内外伤辨惑论》）

圣人立法，夏月宜补者，补天真元气，非补热火也，夏食寒者是也。故以人参之甘补气，麦门冬苦寒，泻热补水之源，五味子之酸，清肃燥金，名曰生脉散。孙真人云：五月常服五味子，以补五脏之气，亦此意也。

人参（三钱），麦门冬（五钱），五味子（二钱）。长流水煎，不拘时服。

15. 当归补血汤 （《内外伤辨惑论》）

治肌热，燥热，口渴引饮，目赤面红，昼夜不息。其脉洪大而虚，重按全无。《内经》曰：脉虚血虚。又云：血虚发热，证象白虎，惟脉不长实有辨耳，误服白虎汤必死。此病得之于饥困劳役。

黄芪一两，当归（酒洗）二钱。

上㕮咀，都作一服，水二盏，煎至一盏，去渣，温服，空心食前。

16. 朱砂安神丸 （《内外伤辨惑论》）

如气浮心乱，以朱砂安神丸镇固之则愈。

朱砂（五钱，另研水飞为衣），甘草（五钱五分），黄连（去须，拣净，酒洗，六钱），当归（去芦，二钱五分），生地黄（一钱五分）。

《内经》曰：热淫所胜，治以甘寒，以苦泻之。以黄连之苦寒，去心烦，除湿热为君。以甘草、生地黄之甘寒，泻火补气，滋生阴血为臣。以当归补其血不足。朱砂纳浮溜之火，而安神明也。

上件除朱砂外，四味共为细末，汤浸蒸饼为丸，如黍米大，以朱砂为衣。每服十五丸或二十丸，津唾咽下，食后，或温水、凉水少许送下亦得。此近而奇偶，制之缓也。

17. 复元活血汤（《医学发明·中风同堕坠论》）

治从高坠下，恶血留于胁下，及疼痛不可忍者。

柴胡（半两），瓜蒌根、当归（各三钱），红花、甘草、穿山甲（炮，各二钱），大黄（酒浸，一两），桃仁（酒浸，去皮尖，研如泥，五十个）。

《黄帝针经》云：有所堕坠，恶血留内。若有所大怒，气上而不行下于胁，则伤肝。肝胆之经，俱行于胁下，经属厥阴、少阳。宜以柴胡为引用为君。以当归和血脉，又急者，痛也；甘草缓其急，亦能生新血，甘生血，阳生阴长故也，为臣。穿山甲、瓜蒌根、桃仁、红花，破血、润血为之佐。大黄酒制，以荡涤破血，为之使。气味和合，气血各有所归，痛自去矣。

上味除桃仁外，锉如麻豆大，每服一两，水一盏半，酒半盏，同煎至七分，去滓，大温服之，食前，以利为度。得利痛减，不尽服。

（三）验案精华

例 1　麻木

李正臣夫人病，诊得六脉中俱得弦洪缓相合，按之无力，弦在上，是风热下陷入阴中，阳道不行。其证闭目则浑身麻木，昼减而夜甚，觉而开目，则麻木渐退，久则绝止，常开其目，此证不作，惧其麻木，不敢合眼，致不得眠，身体皆重，时有痰嗽，觉胸中常似有痰而不利，时烦躁，气短促而喘，肌肤充盛，饮食不减，大小便如常。惟畏其麻木不敢合眼为最苦。观其色脉，形病相应而不逆。《内经》曰：阳盛瞋目而动轻，阴病闭目而静重。又云：诸脉皆属于目。《灵枢经》云：开目则阳道行，阳气遍布周身，闭目则阳道闭而不行，如昼夜之分，知其阳衰而阴旺也。且麻木为风，三尺之童，皆以为然，细较之则有区别耳。久坐而起，亦有麻木，如绳缚之久，释之觉麻作而不敢动，良久则自已。以此验之，非为风邪，乃气不行。主治之当补其肺中之气，则麻木自去矣。如经脉中阴火乘其阳分，火动于中为麻木也，当兼去其阴火则愈矣。时痰嗽者，秋凉在外在上而作也，当以温剂实其皮毛。身重脉缓者，湿气伏匿而作也。时见躁作，当升阳助气益血，微泻阴火与湿，通行经脉，调其阴阳则已矣。补气升阳和中汤：生甘草（去肾热）、酒黄柏（泻火除湿）、茯苓（除湿导火）、泽泻（除湿导火）、升麻（升阳助经）、柴胡，以上各一钱，苍术（除湿补中）、草豆蔻仁（益阳退外寒），以上各一钱五分，橘皮、当归身、白术，以上各二钱，白芍药、人参，以上各三钱，佛耳草、炙甘草，以上各四钱，黄芪五钱。㕮咀，每服五钱，水二盏煎至一盏，去渣，食远服之。（《兰室秘藏·妇人门》）

例2　目疾

戊申六月初，枢判白文举年六十二，素有脾胃虚损病。目疾时作，身面目睛俱黄，小便或黄或白，大便不调，饮食减少，气短上气，怠惰嗜卧，四肢不收。至六月中，目疾复作，医以泻肝散下数行，而前疾增剧。予谓：大黄、牵牛虽除湿热，而不能走经络，下咽，不入肝经，先入胃中。大黄苦寒，重虚其胃。牵牛其味至辛，能泻气，重虚肺本，嗽大作。盖标实不去，本虚愈甚。加之适当暑雨之际，素有黄证之人所以增剧也，此当于脾胃肺之本脏，泻外经中之湿热，制清神益气汤主之而愈。

清神益气汤：茯苓、升麻（以上各二分），泽泻、苍术、防风（以上各三分），生姜（五分），此药能走经，除湿热而不守，故不泻本脏，补肺与脾胃本中气之虚弱。青皮（一分），橘皮、生甘草、白芍药、白术（以上各二分），人参（五分），此药皆能守本而不走经。不走经者，不滋经络中邪；守者，能补脏之元气。黄柏（一分），麦门冬、人参（以上各二分），五味子（三分），此药去时令浮热湿蒸。上件锉如麻豆大，都作一服，水二盏，煎至一盏，去渣，稍热，空心服。（《脾胃论·调理脾胃治验》）

例3　目疾

东垣治一人，因多食猪肉煎饼，同蒜醋食之，后复饮酒大醉，卧于暖炕。翌日，二瞳子散，大于黄睛，视物无的实，以小为大，以短为长，卒然见非常之处，行步踏空，百治不效。《经》云：五脏六腑之精气皆上注于目而为之精，精之窠为眼，骨之精为瞳子。又云：筋骨气血之精为脉，并为系，上属于脑。又云：瞳子黑眼法于阴。今瞳子散大者，由食辛热物太甚故也。辛主散，热则助火，上乘于脑中，其精故散，精散则视物亦散大也。夫精明者，所以视万物者也。今视物不真，精且衰矣。盖火之与气，势不两立。《经》曰：壮火食气，壮火散气。手少阴足厥阴所主，上连目系，邪之中人，各从其类，风与热循此道而来攻。故头目肿闷而瞳子散大，皆由血虚阴弱所致也。当除风热，凉血、益血，以收耗散之气，则病愈矣。用滋阴地黄丸。《经》云：热淫所胜，平以咸寒，佐以苦甘，以酸收之。以黄芩、黄连大苦寒，除热邪之盛为君，当归身辛温，生熟地黄苦甘寒，养血凉血为臣，五味酸寒体轻浮，上收瞳子之散大，人参、甘草、地骨皮、天门冬、枳壳苦甘寒，泻热补气为佐；柴胡引用为使。忌食辛辣物助火邪及食寒冷物损胃气，药不能上行也。（《古今医案按·目》）

例4　大头瘟

泰和二年四月，民多疫病，初觉憎寒壮热体重，次传头面肿甚，目不能开，上喘，咽喉不利，舌干口燥，俗云大头伤寒，染之多不救。张县丞患此，医以承气汤加蓝根下之，稍缓，翌日其病如故，下之又缓，终莫能愈，渐至危笃。请东垣视之，乃曰：身半以上，天之气也，邪热客于心肺之间，上攻头面而为肿，以承气泻胃，是诛伐无过，殊不知适其病所为故。遂用芩、连各五钱，苦寒泻心肺之火；元参二钱，连翘、板蓝根、马勃、鼠粘子各一钱，苦辛平清火散肿消毒；僵蚕七分，清痰利膈；甘草二钱以缓之，桔梗三分以载之，则诸药浮而不沉；升麻七分，升气于右，柴胡五分，升气于左，清阳升于高巅，则浊邪不能复居其位。《经》曰：邪之所凑，其气必虚。用人参二钱以补虚，再佐陈皮二钱以利其壅滞之气，名普济消毒饮子。若大便秘者，加大黄。共为细末，半用汤调，时时服之，半用蜜丸噙化。且施其方，全活甚众。（《古今医案按·大头瘟》）

五、对后世影响

李杲身处金元时期，在中医学界"新学肇兴"之际，他以脾胃立论，阐发脾胃内伤病机，独创新义，成一家之言，系统创建脾胃学说，对以温补为特点的易水学派的形成和对脾胃学说系统深入的研究具有重要的推动和促进作用。

（一）弘扬元素之学，促进易水学派形成

李杲直接师承张元素，发扬其"古方新病不相能"的创新思想，在元素"养胃气为本"的学术观点启发下，着重探讨脾胃内伤病机及治疗，系统创建脾胃学说，不仅使元素之学得以发扬光大，而且承前启后，对以温补脾肾为特点的易水学派的形成和发展起到了重要推动作用。

与李杲有直接师承关系的有王好古、罗天益。赵州医家王好古，年稍幼于李杲，曾与李杲同时师事张元素，后又从李杲学医。他在元素、李杲影响下，颇重视内因在伤寒发病中的作用，重点阐发伤寒内感阴证的理论，其阴证学说明显反映出李杲脾胃内伤学说对他的深刻影响。罗天益直接师从李杲，整理刊出了多部李杲的医学著作，对"东垣之学"得以广传于世做出了重要贡献。罗天益在晚年诊务之余，以《内经》理论及元素、东垣之说为宗，博采众家之长，结合自己的体会，撰写了《卫生宝鉴》二十四卷。该书论病本于《素问》《难经》，制方随机应变，大抵皆采撷李杲之精义，故淮南蒋用文称"李氏之学得罗氏而益明"。

明代宗法元素、李杲之学，以善用温补闻名于世者有薛立斋、张介宾、李中梓诸家。薛立斋私淑李杲脾胃内伤之说，兼及钱乙，故于补脾、补肾均为其长。他认为阳虚发热，惟宜用"补中益气"，以升举清阳；阴虚发热，则用"六味地黄"，以补益阴精。补脾补肾，虽有阴阳气血之区分，实则源于脾胃不足者居多，是以脾肾并重，而以脾胃为主，显见李杲之影响。明代张介宾，以温补肾虚著称，谓命门火为元气，肾中之水为元精，并以脾胃肾命共论元气，对李杲脾胃之论有所补充，而于"肾命水火学说"尤多发展。李中梓遥承易水之遗绪，力倡先天之本在肾，后天之本在脾，脾肾并重，其"脾为后天之本论"对宣扬李杲脾胃论有重要意义。因此，李杲"脾胃内伤学说"在弘扬元素之学，促进易水学派发展与形成过程中的重要作用是显而易见的。

（二）创建脾胃学说，推动后世深入研究

李杲系统创建"脾胃内伤学说"，无论在中医理论发展或临床实用价值上都有划时代的意义。正因为如此，后世医家对李杲脾胃学说给予了极高评价。同为金元四大医家之一的朱丹溪曾说："夫假说问答，仲景之书也，而详于外感；明著性味，东垣之书

也，而详于内伤。医之为书，至是始备；医之为道，至是始明。"（《格致余论》）清代屠人杰在《伤寒经解》中亦说："观东垣遵《内经》及仲景之文而论脾胃……自此论一出，《内经》之文益显，治脾胃之法愈悉，而天下后世乃知人生莫先于脾胃，而疗病尤为紧要，虽代有人论脾胃，而方法总无逃乎东垣之范围，亦惠也亦大哉？"在李杲影响下，后世医家对脾胃学说进行了更加广泛深入的研究，使之日臻完善，其中影响较大者如下。

1. 明代李中梓"脾为后天之本论"

明代李中梓在《医宗必读》中，遥承李杲脾胃之论，提出了"脾为后天之本"的著名论点，他说："脾何以为后天之本？盖婴儿既生，一日不食则饥，七日不食则胃肠涸绝而死。《经》云'安谷则昌，绝谷则亡'。犹兵家之饷道也，饷道一绝，万众立散，胃气一绝，百药难施，一有此身，必资谷气。谷气入胃，洒陈于六腑而气至，和调于五脏而血生，而人资之以为生者也。故曰：后天之本在脾。"此语一出，便成千古名论，至今仍被尊为医中之规。

2. 明代张景岳"调五脏可以安脾胃论"

明代以温补著称的张景岳私淑于易水之学，对李杲脾胃内伤学说极为推崇，而在脾胃与五脏关系上，做了较李杲更为全面的论述。他认为："脾为土脏，灌溉四傍，是以五脏中皆有脾气，而脾胃中亦有五脏之气。"在《景岳全书》中提出："善治脾者，能调五脏即所以治脾胃也，能治脾胃而使食进胃强，即所以安五脏也。"并着重阐述了"调五脏以治脾胃"的观点："五脏之邪皆通脾胃，如肝邪之犯脾者，肝脾俱实，单平肝气可也；肝强脾弱，舍肝而救脾可也。心邪之犯脾者，心火炽盛，清火可也；心火不足，补火以生脾可也。肺邪之犯脾者，肺气壅塞，当泄肺以苏脾之滞；肺气不足，当补肺以防脾之虚。肾邪之犯脾者，脾虚则水能反克，救脾为主；肾虚则启闭无权，壮肾为先。"这些论述与李杲调脾以治五脏之论，各有侧重，互相补充，使脾胃论治更为全面。

3. 明代绮石"阳虚三夺统于脾论"

明代绮石，长于理虚，其于《理虚元鉴》中提出"阳虚三夺统于脾"之观点，认为"脾为百骸之母"，故"阳虚之证，虽有夺精、夺火、夺气之不一，而以中气不守为最险，故阳虚之治，虽有填精、益气、补火之各别，而以急救中气为最先。有形之精血，不能速生；无形之真气，所宜急固……而脾气又为诸气之原，安得不以脾为统哉"。绮石之论，实遥承仲景治虚劳建中之遗旨，宗东垣疗内伤重脾胃之心法，为久病虚劳调治之圭臬。

4. 明代陈实功"诸疮全赖脾土论"

明代陈实功，效法李杲脾胃之学，结合外科临床实践，提出"诸疮全赖脾土论"，指出外科疾患的预后转归与脾胃气血盛衰有关，凡脾虚之人患疮疡则成脓较难，若气虚之体疮疡溃破后则难以敛口，尤其是脾胃伤败，使疮毒不得外发，必致内攻之候，"故外科尤以调理脾胃为要"，从而把脾胃学说由内科引申到外科领域，并有所发挥。

5. 明代万密斋"小儿脾常不足论"

明代万密斋，三世家传业医儿科，临床经验丰富，提出了"小儿脾常不足"的观点，指出"儿之初生，脾薄而弱，乳食易伤，故曰脾常不足"的生理特性和病理特点，并将儿科疾病分脾经主病、脾经兼证、脾所生病三类归纳分析，制定了一套确具疗效的辨证治疗方药，以及"调乳母、节饮食、慎医药，使脾胃无伤"的护理常规，使李杲脾胃学说在儿科得到更为广泛的应用。

6. 清代吴澄"重养脾阴论"

李杲脾胃之论，重在升发脾阳，对脾阴则论述不足。关于脾阴的生理功能、脾阴虚的病理及治疗，在明清之际渐为医家注意。明代王纶首先指出"胃火愈旺，脾阴愈伤"后，清代吴澄在其《不居集》中明确论述了脾阴虚的病理与治疗。他说："古方理脾健胃，多偏胃中之阳，而不及脾中之阴，然虚损之人，多为阴火所灼津液不足，筋脉皮骨皆无所养，而精神亦见羸弱，百症丛生焉。"并制有理脾阴正方等。吴澄的"重养脾阴论"，补充了李杲脾胃学说的不足。

7. 清代叶天士"重养胃阴论"

清代名医叶天士系温病大师，临证重视脾胃，"内伤必取法于东垣"，而又针对李杲详于升脾而略于降胃之偏颇，主张脾胃分治，尤为重视养胃阴。他指出："仲景急下存津，其治在胃，东垣大升阳气，其治在脾。""太阴湿土，得阳始运，阳明阳土，得阴自安，以脾喜刚燥，胃喜柔润也。""纳食主胃，运化主脾，脾宜升则健，胃宜降则和。""腑宜通便是补。"临证凡遇禀质木火之体，患燥热之证，或病后热伤肺胃津液，而致虚痞不食，舌绛咽干，烦渴不寐，肌肤灼热，便不通爽，都从胃阴虚乏论治，以甘平、甘凉濡润胃津，通降胃腑，所制养胃生津的益胃汤等方，皆是被临床医家争相运用历久不衰的名方。华岫云赞叶天士论超千古；林佩琴赞其效验神奇，可谓继东垣之后，在脾胃学说发展上最著功绩者。

由上述可见，李杲脾胃学说，不仅为后世医家所推崇，而且由于受到广泛重视和研究，在明清时期有了更为长足的发展。其发展体现了两大观点：一是对脾胃的生理病理特点及辨证施治规律有了更为深刻的认识；二是脾胃学说之运用已由内科向妇、儿、外科等各科全面展开，从而使脾胃学说更加充实和完善。

还应看到，李杲创制的脾胃学说，是中医学发展史上首次以脏腑为系统，从生理、病理、辨证、治疗等方面进行全面研究的学术体系。这使张元素进行的脏腑证候、病机及治疗研究在一个侧面有了纵深的发展。因此，其实际意义已超出脾胃内伤学说本身，而是带动了整个中医学术的发展。私淑元素、李杲之学的明清医家在肾命学说方面取得的巨大成就，就充分证明了这一点。此后，对肝系病学、肺系病学、心系病学的不断深入研究，亦正是遵循了这种以脏腑系统为主的纵深研究方法，这对目前我们研究发展中医学仍有重要的现实意义。

（吴以岭　贾振华）

第三章 王 好 古

王好古，金元时期著名医家，是易水学派的中坚力量，在张元素脏腑辨证及李杲脾胃学说的影响下提出"阴证论"，主张温补脾肾，对明清温补学派医家深有影响。

一、生平

王好古，字进之，号海藏，元代赵州（今河北赵县）人。有关王好古的生平，史料记载很少，故其生平有着争议，多数人认为王好古约生于1200年，约卒于1264年，而《赵县志》记载其卒于1308年。赵友臣以《阴证略例》为主要线索，参考王好古的其他著作及李杲的事迹，对其生卒年加以考证认为：王好古约生于1162年，卒于1249年。王好古其性聪敏，博通经史，究心医道。他以儒者而习医，尤好经方，广览医籍，少时曾与李杲同师于张元素，因年幼于李杲20余岁，复从学于李杲，而尽得元素、东垣之传并继承发扬，其"精研极思轩岐以来诸家书，驰骋上下数千载间，如指诸掌"，成为金元时期著名医家之一。

王好古的时代已经过去700余年，但其故乡赵县仍然流传着王好古与赵州梨的传说。赵州梨在当地叫作"相家梨"，相传是由王好古的父亲栽培出来的，是王好古发明了嫁接方法，后来州官把梨果送到当朝宰相府上，宰相当场封赵州梨为"相家梨"。"相家梨"便是当今的赵州雪花梨。

二、著述

王好古作为易水学派代表人物之一，既致力于理论研究，又注重临床实践，理论造诣深厚，临床经验丰富，医学著作颇多，为后世留下了很多宝贵遗产。目前留传于世的著述有：《阴证略例》一卷、《此事难知》二卷、《医垒元戎》十二卷、《汤液本草》三卷、《癍论萃英》一卷。另外，尚有《汤液大法》四卷及《医家大法》《仲景详辨》《活人节要歌》《癍疹论》《光明论》《标本论》《伤寒辨感论》《钱氏补遗》《三备集》《十二经药图》《辨守真论》《小儿吊论》等书，均未得流传而亡佚。

《阴证略例》是王好古的主要代表作，全书共一卷，但有多种版本。按作者书后题记，该书在不断增补的过程中，其内容多寡不一，最后增补本定稿于1236年，但均已亡佚。现存最早刊本是元代杜思敬的《济生拔粹》版本，但内容较少。1879年陆心源将最后增补本收入《十万卷楼丛书》中，由此得见该书全貌。该书专论伤寒阴证，集前人有关学说，参以好古之见而成编。书中首列《内经》阴阳脉例，次叙洁古及好古三阴例，后举扁鹊、张仲景、许叔微、韩祗和诸例。该书有论有辨，有证有方，书末介绍验案八则，辨证颇详。《阴证略例》虽为伤寒阴证专著，重在论述阴证，但对诊治内科杂病也有着一定的参考价值。

《此事难知》撰于元代至大元年（1308年），分为上下两卷，载医论106篇，涉及脏腑、经络、病因、病理、荣卫、气血、诊断、方药、伤寒辨证等方面，内容丰富，观点新颖。尤其是对于"伤寒六经"的辨证深入详细，记载了王好古许多精辟论点和独到见解，是王好古研究《伤寒论》的宝贵文集，该书颇受后世医家推崇，有着很高的学术价值，也是我们学习《伤寒论》的重要参考书籍。

《医垒元戎》初撰于1291年，后原稿佚失，经追忆辑书"十得七八"，复刊于1297年，共十二卷。现存版本有《济生拔粹》本、明代嘉靖二十二年（1543年）余姚顾遂刻本、《古今医统正脉全书》本、《四库全书》本。该书以十二经为纲，首论伤寒，次叙杂病。学术观点宗仲景、效洁古、参东垣等各家相关学说，并结合自己独特见解，旁征侧引，有论有方，将伤寒和杂病分六经论治，治以主张"随脉察病，逐脉定方"。在此书中刊有好古验方多首。

《汤液本草》撰于1298年，共三卷。现存版本：元代至元元年（1335年）刻本、多种明清刻本、《古今医统正脉全书》本、《四库全书》本、日刻本、1956年人民卫生出版社据《古今医统正脉全书》出版影印本，以及1987年出版崔扫尘、尤荣辑校点本。本书专论药物的性味、归经、功能、主治等。全书共载药242种，分草、木、果、菜、米谷、玉石、禽、兽、虫9部。该书是部类集性的本草书籍，除引用《神农本草经》及以下历代医家论述外，王好古本人多有发挥，是对金元之前药学研究的汇集与总结，对研究古代本草学有着重要参考价值。

《癍论萃英》是一部儿科著作，共一卷，撰年及刊年均欠详。现有《济生拔粹》本、《东垣十书》本、《古今医统正脉全书》本及明清多种刻本。此书虽以癍命名，内容泛论痘疹、麻疹，并有少数属于温病之"发癍"。全书分疮疹标本、洁古老人癍论、海藏老人癍论、癍证（未显或已显）用药、疮疹轻重候等。王好古提出：癍之为病，均为太阴湿土壅滞，君相火邪内生所作。此书对癍疹病因、病机、治法及方药论述均较详尽，其治法对诊治斑疹类疾病有一定临床参考意义。

三、学术思想

（一）学术思想渊源

王好古探幽《内》《难》，精研《伤寒》，拜师元素，学于东垣，旁引众长，敏学好思，善于发挥，明确阴证，注重内伤，善补脾肾，药用灵活，其学术思想渊源探究如下。

1. 探幽《内》《难》，精研《伤寒》

王好古治学严谨，一方一法，必有其本，在学术思想上尤其推崇《内经》《难经》及《伤寒论》，为他学术思想的形成打下坚实的基础。王好古认为："非岐伯之圣经……仲景之伤寒……皆其活法所可学者，岂千方万论，印定后人眼目者所能比哉。"（《此事难知·医之可法》）他一生研习经典，穷其精义，并称《内经》为"医之祖"，仲景之书为"群方之祖"。王好古虽著述颇丰，但综观其书，一方一论，皆旁征博引，莫不遵经宗义，并常推而广之。对于伤寒阴证，他积思十余年，探《内经》之精髓："盖考自岐伯，迄今洁古老人，掇其精要，附以己说，厘为三十余条，有证有药，有论有辨，名之曰《阴证略例》。"（《阴证略例·麻序》）由此可见，王好古学术思想既受元素、东垣传授，但更源于《内经》。

王好古精研仲景之书，认为晋唐以降，虽名家辈出，千方万论皆不出《伤寒论》，千变万化"无一有毫不出于仲景者"（《汤液本草·序》）。诚如他所说："论伤寒，当以仲景脉法为准。伤寒之必本仲景，犹兵家之必本孙吴也。舍是而之他者，是犹舍规矩而求方圆，舍律吕而正五音，可乎？"（《阴证略例·辨少阴紧脉证》）例如对于内有虚损又感风寒者，仲景并未说明用何方治之，王好古创"神术汤"治疗内伤饮冷，外感风寒无汗者；用"白术汤"治疗内伤冷物，外感风邪有汗者；用"黄芪汤"治疗伤寒内感拘急、三焦气虚自汗等证，如此发挥既不悖仲景之法又可愈疾。正因如此，王好古几十年如一日，精研《伤寒论》，并结合自己的临床体会，认识到"伤寒，人之大疾也，其候最急，而阴证毒为尤惨，阳则易辨而易治，阴则难辨而难治"（《阴证略例·麻序》）。在此基础上，积累十余年，终成传世之作《阴证略例》。该书源于《伤寒论》，而又补充了《伤寒论》三阴方证论述不足，既遵古训，又有创新。

2. 从师传道，一脉相承

王好古师承元素、拜学东垣，加之躬身实践，继承并发挥了易水学派学术思想。他自幼聪慧，擅通经史，曾同东垣师事元素，因好古少于东垣二十余载，后又复师东垣。张元素在长期的临床实践中确立了以脏腑为中心的病机学说，以脏腑寒热虚实来分析疾病的发生和变化。东垣发展元素脏腑学说，尤重"脾胃"，提出了著名的脾胃学说，并强调"养胃气为本"的学术主张，其"补中益气""甘温除热"等治疗大法更为王好古所推崇并继承之。王好古十分赞同元素及东垣学术思想，其代表作《阴证略例》对伤寒阴证方面的建树，是受元素"三阴可下之法"启发而逐渐形成的，正如王好古所言："洁古既有三阴可下之法也，必有三阴可补之法，予欲举此内伤三阴可补之剂……既举仲景药分而三之，人皆得知有三阴也。"（《阴证略例·洁古老人内伤三阴例》）不难看出，王好古是在元素三阴下法的启发下引申发挥，用温补法治疗三阴证。不仅如此，在脏腑辨证及药学理论方面，洁古对他都有巨大影响，王好古明确指出："《医垒元戎》《阴证略例》《癍论萃英》《钱氏补遗》等书，安乐之法，《汤液本草》统之，其源出于洁古老人《珍珠囊》也。"（《汤液本草·序》）在发病学上同元素主张，强调内因作用，他提出："有单衣而感于外者，有空腹而感于内者，有单衣、空腹而内外俱感者，所禀轻重不一，在人本气虚实之所得耳；岂特内寒饮冷，误服凉药而独得阴证哉！重而不可治者，以其虚人，内已伏阴，外又感寒，内外俱病，所以不可治也。"（《阴证略例·扁鹊仲景例》）由此可见，王好古强调"本气虚"为发病之根本，与李杲"内伤脾胃，百病由生"思想一脉相承。

据考证，王好古门下继承人有皇甫黻、张沺、宋廷圭、张可、弋毂英等。

总之，王好古在全面继承张元素、李杲学术思想及学术经验的基础上，经过长期不懈努力，逐渐形成了以阴证学说为主要内容、明确伤寒与杂病分经论治、药用重在温补脾肾的学术思想体系。

3. 博采诸家，遵经创新

王好古上迄晋唐，下至宋元，博采众家之长，以为己用，并善于遵经创新。纵览王好古现存著作可知，他不仅业师洁古、东垣，同时又采撷伊尹、扁鹊、仲景、叔和、朱肱、许叔微、成无己等前贤之论达四十余家，有录一方一论者，有整篇录于书中者。或用前贤之见以证己说，或立论于前，附前贤之说于后，正如他自己所说："耽嗜数年，裒成此集，总前圣之嘉言，为后学之法则。"（《阴证略例·祭神应王文》）其友人麻革亦说："王君进之……始从东垣李明之，尽传其所学，后乃精研极思轩岐以来诸家书，驰骋上下数千载间，如指诸掌。"（《阴证略例·麻序》）明确表明王好古学术思想的形成，是吸收诸医家前辈学术精华，为己所用，从而形成了自己独特的学术思想。王好古遵古而不泥古，能举一反三，博古创新。如其治疗癍疹，师法钱乙，钱乙常用泻白散治疗肺热、脾热、目黄、口不吮乳及喘嗽等。王好古则有不同之见，他说："治肺热传骨蒸，自肝用此，以直泻之。栀子、黄芩亦能泻肺，当以气血分之。"由此可见，王好古遵古重师又博众家之长为己所用，这种虚怀若谷、谦恭好学、继承创新的治学精神实乃可贵。

总之，王好古在其师张元素、李杲的指导下，精研《内经》《难经》《伤寒论》，旁采历代前贤之长，经过自己刻苦钻研，长期临床实践，"旬储月积，浸就编帙"，形成了以温补脾肾为主，伤寒、杂病统于六经治疗为特点的学术思想。

（二）主要学术思想与学术经验

王好古在遵《内经》《难经》《伤寒论》的基础上，继承易水学派思想，师承元素，并博取众家之长，加之躬身实践与理论发挥，在伤寒阴证、杂症分经、本草药学、三焦分证、原穴"拔源"及儿科癍疹等方面，形成了独具特色的学术思想体系及学术经验。其主要成就：一是系统阐述了伤寒阴证的病因、病机、诊断、鉴别诊断及治疗，开启了伤寒阴证学新思路，提出了系统的辨治伤寒阴证理论及方法；二是提出伤寒杂病分经论治的学术主张，扩大了仲景六经辨证的治疗范围，他以治杂证方药治伤寒，给后世医家临证多元思维以重要启迪；三是他系统总结金元之前的本草药学理论，并以此继承发展了易水学派药物归经学说，对补充和完善中药学做出了突出贡献；四是明确三焦分证和原穴"拔源"概念，丰富了中医学诊疗内容。王好古其学术思想及经验主要体现在以下几个方面。

1. 确立阴证学说

王好古在元素脏腑辨证及东垣脾胃学说的启发下，总结前人对阴证的论述，结合个人的临床实践，认为元素既有三阴可下之法，必有三阴可补之法，今"欲举此内伤三阴可补之剂，未见仲景药"。然而三阴虚证是临床常见之病，但"人皆不言三阴"，故王好古立意对三阴虚证进行阐发，从而奠定了阴证学说的思想基础，创立了独有的阴证学说，并著《阴证略例》专论阴证。王好古结合自己的临证体会，将岐伯、扁鹊、张仲景、王叔和等有关阴证学说，逐条加以评论和阐述，全面介绍了有关阴证以脾肾内伤为主的理论和临床症状，详细辨析了阴证的辨证及假象，对阴证的治疗强调重在温补脾肾阳气，创制方剂约 50 首。其探因之确、辨证之精、治疗之慎，弥补了《伤寒论》详于阳而略于阴，且论多方少的不足，而且融通了外感、内伤，对研究杂病阴证颇有价值。

（1）阴证的病因：王好古认为阴证的发病原因，有外因、内因和不内外因三个方面。外因多由过食生冷，误服凉药，或感受霜露、山岚、雨湿、雾露之气；不内外因则为房劳过度，耗伤真元精气；其内因为人体"本气虚"。外因通过口鼻入腹，损伤脾胃阳气而导致阴证，并认为雾露雨湿不仅可袭人之肌表而致病，又因它与饮冷同为浊邪，病邪性质相同，亦可以口鼻为侵入途径，所引起阴证的脉证又极为相似，实为对"寒邪直中三阴"说的一种发挥，亦是对《内经》"天之邪气，感则害人五脏"的说明。王好古认为阴证的发病，外感或是内伤仅为诱发因素，而"人本气虚"和"内已伏阴"才是阴证发病的关键因素，指出："重而不可治者，以其虚人，内已伏阴，外又感寒，内外俱病，所以不可治也。"说明外感寒、内饮冷等外因，只是阴证发病外在的条件，而人体"本气虚"才是阴证发病的根本。

（2）阴证的病机：王好古认为"内伤三阴"的病机是"元阳中脱"。"元阳中脱"有"阳从内消"和"阳从外走"。"元阳中脱"表现为虚寒证，其临床表现与其病机一致；"阳从外走"则有内真寒而外假热之象，其外在的表现与其内在的病机相反。故王好古特别重视对伤寒阴证谵语、发斑、出血等假热证的辨别，具体病机则又有三阴经阳虚之不同，或先见太阴证，或先见少阴证，或先见厥阴证，但均具有"元阳中脱"的病机，说明"内伤三阴"的病机实为肝阳虚损、肾阳虚损、脾阳虚损，其重点在于脾阳虚损。

（3）阴证的诊断与辨证：王好古对于阴证的诊断主要从色与脉两个方面辨别，就面色来讲，伤在厥阴肝经则面青黑，伤在少阴肾经则面红赤，伤在太阴脾经则面黄垢。就脉诊来讲，阴证初期脉象沉细而疾；随着阴证渐深，则六脉沉细，一息七至；阴证危重时，则六脉附骨取之方有，按之即无，一息八至以上，或不可数。王好古对阴证诊断尤为重视脉象，他指出："大抵前后证变之不同，以脉别之，最为有准，不必求诸外证也。"并以《类证活人书》"辨证不取诸他，而独取诸脉"为例，认为脉象"最为验"，这充分说明王好古在诊断三阴证时把脉象作为主要依据。而对于阴证的辨证，王好古则重视三阴阳虚证。他参照《伤寒论》三阴经辨证方法，将阴证分为三类：伤在厥阴肝经、少阴肾经及太阴脾经，在此基础上，再以方类证。如"伤在厥阴肝经"又分为当归四逆汤证、当归四逆加吴茱萸生姜汤证及吴茱萸汤证；"伤在少阴肾经"又分为真武汤证、四逆汤证、通脉四逆汤证；"伤在太阴脾经"则又有小建中汤、理中丸方证的不同。

（4）阴证的治疗与用药：王好古对阴证治疗偏重于温补，强调"三阴可补之法"，认为："洁古既有三阴可下之法，亦必有三阴可补之法也。"在《阴证略例·海藏老人内伤三阴例》中记载：伤在厥阴用当归四逆汤；若其人病内有久寒者，宜当归四逆汤内加吴茱萸生姜汤主之；伤在少阴用通脉四逆汤；伤在太阴用理中丸。王好古对阴证的治疗，创制新方偏于温补，同时又指出服药时要注意服药时间和服药方法。

1）创制新方：王好古在继承前人经验的基础上，制方遣药运用自如。如治内伤饮冷兼外感寒邪用神术汤；伤雾露湿气邪盛者则用神术加藁本汤、神术加木香汤；内伤冷物兼外感风邪，有汗者则用白术汤。对于朱肱《类证活人书》中的阴毒甘草汤、附子散、白术散、正阳散、肉桂散、回阳丹、返阴丹等方剂，认为只适宜于阴证病急者，而霹雳散、火焰散则宜治疗阴盛格阳证，均当随证选用，不可混同。此外，王好古还在《阴证略例》中创立了附子汤、正阳散、回阳丹、返阴丹、霹雳散、神术汤、白术汤、黄芪汤、调中丸等。如神术汤治疗内伤饮冷兼外感寒邪无汗者，王好古在其方下注明："太阳寒水司天，加桂枝、羌活；阳明燥金司天，加白芷、升麻；少阳相火司天，加黄芩、生地黄；太阴湿土司天，加白术、藁本；少阴君火司天，加细辛、独活；厥阴风木司天，加川芎、防风。"王好古创制阴证治疗方剂，具有两方面特点：一是对阳气内消之阴证，善用温通，如正阳散，即以附子之辛热，伍麝香之辛热通窍，可治阴毒伤寒，头汗面青，神志昏沉欲睡之证；又如回阳丹，取硫黄之大辛大热，配伍全蝎通络走窜，治疗面青，手足逆冷，心腹气胀之证。二是对阳气外越之阴证，其善用反佐，如霹雳散用蜜水，火焰散用腊茶，返阴丹用硝石，正元散用大黄等。

2）善用姜附：王好古对于阴证的治疗，虽然区分三阴经不同用药，但从其《阴证略例》中所收载的近50首方剂来看，更主张温养脾肾，这是由于王好古重视"肾气虚寒"发病观的缘故。如正阳散、霹雳散、火焰散、回阳丹、返阴丹等，都是以附子为主药的温肾方剂，另如附子散、肉桂散、白术散等，则为脾肾双补之剂。由于王好古重视温肾，故善用附子、干姜。他在不少方剂中用到附子、干姜、肉桂、硫黄等温肾散寒之品，充分体现了王好古善于温补的治疗特点。他对附子、干姜的运用亦别有心得，认为附子味辛性热，"能行诸经而不止"，故病虽里寒，但身表与四肢俱热，未至于身凉或厥逆，若便用附子，每可转生昏冒，故宜用"能止而不行"的干姜温中。只有在身热变凉、内外俱寒的情况下，才以干姜、附子合而并进，温中行经，以生内外之阳气，这与中药学所谓"干姜守而不走，附子走而不守"的论述十分契合。

3）服药时间、方法：对于服药时间，因为阴证主要病机是阴盛阳衰，王好古根据"若病阳证昼则增剧，夜则少宁；若病阴证昼则少宁，夜则增剧"的规律，主张阳证服阴药，宜在白昼；阴证服阳药，宜于夜半之后。这是由于人之阴阳寒热变化，受自然界阴阳变化的影响。由于白昼阳盛，故阴证少宁；夜间阴盛，故阴证加剧。因此他强调服药的时间，以"日三夜一"或"日三夜二"为宜，即所谓"治阴证用阳药，续于夜半之后者，所以却类化之阴，而接身与子所生之阳也"。对于服药方法，王好古承韩祗和所言，认为，若"病人因下之太过，两手脉沉迟细而无力，或遍身及四肢逆冷，烦躁而渴，或引饮不休，好泥水中卧者，须用性热药治之"，但应热药冷服，其原因为"病人腹中阴气太盛，若投汤济，即阴阳相击，药下即吐，须候汤剂极冷即投之。投之不吐者，盖腹中阴气与冷饮相逢，即同气相从尔，故药下不吐也。药虽冷，久则必热，所谓始同而终异也"。同时还指出在病人"脉已虚，按之全无力，或病人素无所养"的情况下，用热药则不可冷服而只宜温服，否则容易导致"阴气必不能酝酿回阳，利害非轻"。

总之，王好古对阴证的因机证治，均有独到见解和详尽论述。王好古的阴证理论与实践，既补充了仲景先贤之学，又发挥了易水学派思想，对于完善阴证学说的证治体系有着突出贡献。他运用的阴证辨证施治思路及用药，为现代某些由阴邪导致的心血管以及其他系统急慢性疾病的治疗提供了重要借鉴。

2. 精研前贤古训

王好古精研祖训，博览群书，"旬储月积，浸就编帙"，一生勤求古训，继承创新，孜孜不倦。

（1）崇尚《内经》《难经》，遵经宗义：王好古称《内经》为"医之祖"。他的著述方论，有许多本于《内经》《难经》，他在《此事难知·卷一·医之可法》中所说："自伏羲、神农、黄帝而下……非岐伯之圣经，雷公之炮炙，伊贽之汤液，箕子之洪范，越人之问难，仲景之伤寒，叔和之脉诀，士安之甲乙，启玄子之传注，钱仲阳之论议，皆其活法所可学者。岂千方万论印定后人眼目者所能比哉。"王好古常能在《内经》之义外独出机杼，有所创见。如他在《此事难知·卷一·问两感邪从何道而入》中说："经云，两感者死，不治。……内外两感，脏腑俱病，欲表之则有里，欲下之则有表。表里既不能一治，故死矣。……然所禀有虚实，所感有浅深。虚而感之深者，必死；实而感之浅者，犹或可治。治之而不救者有矣，夫未有不治而获生者也。予尝用此间有生者，十得二三，故立此方以待好生君子用之，解利两感神方——大羌活汤。"此类医论折射出王好古遵经宗义的严谨治学风格。

（2）探幽《伤寒》，创新己见：王好古尊仲景为"群方之祖"，推崇仲景学说，在不悖基本经义的前提下，阐发其学术精华并弥补其不足，他特别注重伤寒阴证的研究，不限于伤寒外感之说，融外感和内伤为一体，由此及彼提出己见，形成学说。他主张的伤寒与杂病当统于六经治疗，有着很高的实用价值。还如仲景内论及有虚损又感风寒者，并未说明用何方治之，王好古创"神术汤"治疗内伤饮冷，外感风寒无汗者；用"白术汤"治疗内伤冷物，外感风邪有汗者；用"黄芪汤"治疗伤寒内感拘急，三焦气虚自汗等证。在《此事难知》中，以"身热目痛，鼻干不得卧，不恶风寒，而自汗，或恶热，脉尺寸俱长"，补充仲景对阳明经论述的不足；《此事难知》中"胸胁痛，往来寒热，而呕或咳，而耳聋，脉尺寸俱弦"为主证，完善了仲景"口苦、咽干、目眩"为提纲的少阳经论。王好古对《伤寒论》的研究，不同于一般医家的逐条注释，而是既融会仲景论述，又立足于个人实践，大胆提出新的学术观点。这种遵古而不泥古的创新精神值得我们后世借鉴。

（3）博采众长，不囿门户：王好古作为易水学派的著名医家，他不囿于门户，而是博采其他医家学术精华，如他对河间、易水两派之争，持论公正地说："近世论医，有主河间刘氏者，有主易州张氏者，盖张氏用药，依准四时、阴阳、升降而增损之。正《内经》四气调神之义，医而不知此，是妄行也。刘氏用药，务在推陈致新，不使少有怫郁，正造化新新不停之义，医而不知此，是无术也。……能用二家之长，而无二家之弊，则治法其庶几乎！"王好古虽师从元素，但不斥其他学派学术之见，而是兼收并蓄，完善自我。王好古治疗癍疹师法钱乙，钱乙常用泻白散治疗肺热、脾热、目黄、口不吮乳及喘嗽等证。王好古对此有着不同见解，他说："治肺热传骨蒸热，自宜用此以直泻之。用山栀、黄芩方能泻肺，但当以气血分之。"（《证治准绳·类方·发热》）从王好古现存的几部著作《阴证略例》《医垒元戎》《此事难知》《汤液本草》《癍论萃英》中均可以看出，王好古对前贤论述在吃透其精髓的基础上，或引用原文于己论中，或遵照原义，融会贯通，阐述发挥，他无论是应用原文，还是贯通发挥，总是继先贤融己见，创新发展。因此王好古学术观点的形成，是汲取了数千年医家先辈学术精华，从而形成了自己独特的学术思想体系。

3. 丰富脏腑辨证

脏腑辨证是根据脏腑生理功能、病理表现，对疾病证候进行分析归纳，借以推究病机，判断病变的部位、性质、正邪盛衰等情况的一种辨证方法。脏腑辨证被历代医家所重视，自秦汉至唐宋进行论述者代不乏人，但尚未形成系统。易水学派脏腑辨证学说的形成是对中医学术理论的重大贡献，也是易水学派形成脾胃与肾命学说的理论基础。

易水学派开山张元素创立"脏腑标本寒热虚实用药式"，非常重视脏腑辨证。他在《医学启源》中引用《中藏经》："夫人有五脏六腑，虚实寒热，生死逆顺，皆见形证脉气，若非诊切，无由识也。虚则补之，实则泻之，寒则温之，热则凉之，不虚不实，以经调之，此乃良医之大法也。"借以强调脏腑辨证的重要性。李杲基于脏腑辨证，发展了脾胃内伤学说，提出"内伤脾胃，百病由生"说，以"脾胃之气既伤，而元气亦不能充，而百病之所由生也"为其立论之根本，创制了千古名方"补中益气汤"。王好古集元素脏腑虚损及东垣脾胃内伤论，特别是对三阴阳虚有着精辟论述，提出"内伤三阴可补"，即"凡伤在脾，用理中丸、理中汤。伤在肾，用通脉四逆、四逆汤。伤在肝，用当归四逆、吴茱萸汤"。王好古这种重脏腑、善温补的学术思想，不仅丰富了易水学派脏腑辨证体系，而且为中医脏腑辨证注入了全新的内容，同时对后世温补学派的崛起也奠定了基础。

4. 明辨杂病分经

六经辨证，始见于《伤寒论》，是东汉医学家张仲景在《素问·热论》等篇的基础上，结合伤寒病证的传变特点所创立的一种论治外感病的辨证方法，后世医家一直延用此方法辨治伤寒外感病。王好古将伤寒学派的六经辨证与易水学派的脏腑辨证有机结合在一起，以六经统论外感内伤诸病，使内伤杂病的治疗也以三阳、三阴六经分证来统领，在临证治疗时系统明了、易于掌握，因此具有重要的指导价值。

　　王好古伤寒、杂病分六经论治的学术论点，在《医垒元戎》一书中有着系统论述。该书以十二经为纲，以手足太阳、阳明、少阳、太阴、少阴、厥阴为六门，每门之中先论足经，后论手经，先论伤寒，后论杂病，并注明"先足经从汤液，后手经从杂例"。按脏腑、表里、经络、气血及与该脏腑、经络相联属的五官、九窍、肢体关节、皮肉筋骨所见之病变详述于该门之中。他将《伤寒论》六经证治及方药简述后，把其他一些伤寒及杂病归属于六经分治。

　　归于太阳经论治的病证：小肠病及其他杂病如血痹虚劳证、气虚内外兼邪证、阳虚内外兼邪证、太阴阳虚腹痛证、少阴阳虚自汗证、产后诸风证、咳嗽证、肺痿证、肺痈证、瘾疹证、痘疮证及刚痉、柔痉、中暑、霍乱、泄泻、痢疾、阴毒、阳毒、痈疽、发背、风湿痹痛、中风偏枯等。

　　归于阳明经论治的病证：大肠病及其他杂病，如痢疾、泄泻、偏正头痛、痰饮、腹痛、腹胀、食积、痞证、水肿、小便不通、诸淋、脾约、吐血、便血、衄血、癥积、瘕聚、牙痛、癫狂、骨蒸及下部蜃疮等。

　　归于少阳经论治的病证：三焦病变及其他杂病，如骨蒸潮热、虚烦不寐、胆怯易惊、恶心呕吐、胎前产后寒热、诸月经病、郁证、疟疾等。

　　归于太阴经论治的病证：肺病及其他杂病，如喘证、哮证、痰饮、呕吐、反胃病、霍乱病、腹痛、腹胀、痞满、吞酸、泄泻、食积、痢疾、咳嗽及虚劳病等。

　　归于少阴经论治的病证：心病及其他杂病，如惊悸、怔忡、心烦不寐、肺痿、肺痈、喉痹、诸目疾、齿龈诸疾、耳聋、耳鸣、阳痿、遗精、滑泄、不育、不孕、月经不调诸证、妇人五淋、带下、胎死腹中、胎衣不下后诸疾、痈疽、疥癣、瘾疹、瘰疬、疬风、翻花疮、寒毒、热毒、小儿丹毒、无名肿毒、麻风、白癜风、阴疮蚀烂、阴痒、阴汗、下疳、各种烫伤、骨折、跌打损伤、癥瘕留聚、外伤出血、各种毒虫咬伤、蜇伤、百虫入耳不出，以及气臌、诸水气病等。

　　归于厥阴经论治的病证：心包病及其他杂病，如头痛、昏迷、癫狂、厥证、郁证、诸疝气、狐惑、阴肿、崩漏、宫寒不孕、妊娠恶阻、胎动不安、伤胎小产、横生难产、产后血晕、产后出血不止、小儿夜惊、小儿夜啼、小儿急惊风、慢惊风、癫痫、破伤风、筋脉拘挛、中风偏瘫、中风不语、癥瘕积聚、风癫疥癣、遍身恶疮、麻风、风湿痹痛、疬节风、少腹疼痛、奔豚气、目赤肿痛、目生云翳、风痰眩晕、脚气冲心等。

　　另外，对小儿瘾疹的辨治，王好古也主张分经辨治。他引钱乙小儿瘾疹诊断法指出，瘾疹出之前后，必见五脏证候，如呵欠、顿闷，肝也；时发惊悸，心也；乍凉、乍热、手足冷，脾也；面赤、腮颊赤、喷嚏，肺也。从疹形状分：肝，水疱；肺，脓疱；心，瘾；脾，疹；疮黑者，属肾。至于治法，他指出："外者，外治；内者，内治；中外皆和，其癥自出。"证见恶寒者，发之；表大热者，夺之；渴者，清之；大便秘结者，下之；小便不通者，利之；惊者，安之；泄者，分之。何以执一为哉！再次强调指出："大抵伤寒同治，最为高论，随经用药不可缺也。"在方剂的选用方面，他认为，消毒散，太阳药也；白虎汤，阳明药也；小柴胡汤，少阳药也；升麻葛根汤，太阳阳明之剂；鼠粘子汤，太阳少阳药也；活血散加防风，太阳药也；甘橘汤，少阴药也；补肝丸、镇肝丸，治肝虚；泻青丸，泻肝经之热；紫雪、天门冬、麦门冬、黄芩、地黄为血剂；石膏、寒水石为气剂。在临证之时，根据"未显癥证""已显癥证""疮疹轻重"，再结合诸经见证，灵活选用以上各方，"则可以万全矣"。

还有，在选方用药方面，王好古继承了元素、东垣的药物归经理论，主张辨经论治。如《此事难知》在论诸经头痛时说："头痛者，木也，最高之分惟风可到，风则温也，治以辛凉，秋克春之意，故头痛皆以风药治之者，总其体之常也，然各有三阴三阳之异焉。故太阳则宜川芎，阳明则宜白芷，少阳则宜柴胡，太阴则宜苍术，少阴则宜细辛，厥阴则宜吴茱萸。"

总之，王好古伤寒、杂病分经论治学说，不仅扩大了《伤寒论》六经分证的治疗范围，还对伤寒、杂病的因、机、证、治等方面有着新的论述，对后世医学的发展具有深远意义。

5. 注重方药研究

王好古在方药研究方面颇有建树，他不仅善于化裁仲景之方，自拟方药颇丰，且实用；在药学方面还善于归纳总结，多有心得，对本草学的发展做出了重要贡献。

王好古在杂病中灵活运用伤寒方，如《此事难知》有"酒毒小便赤涩宜五冬散"一篇，酒毒为湿热之邪蕴结膀胱，以致小便淋漓赤涩不利，可用五苓散清湿热、利小便，以祛酒毒。王好古还善于化裁伤寒方，在《医垒元戎》中补充了《伤寒论》中理中汤的临床运用，如伤寒体虚结胸，理中汤加桔梗、枳壳治之；又如泄泻者，理中汤加橘红、茯苓各一两；再如溏泻不已者，理中汤加橘红、茯苓、附子各一两。王好古还对《伤寒论》无方有证之条文进行补亡。如324条"少阴病，饮食入口则吐，心中温温欲吐，复不能吐，始得之，手足寒，脉弦迟者，此胸中寒实……"。这段经文仲景未示其方，王好古施以生姜半夏汤，该方在《金匮要略》中治胸中不适，愦愦然无奈之疾。二者病机相似，如此补亡，较能确切地反映仲景原意。

王好古在《阴证略例》创制治疗阴证方剂13首，如用附子汤治阴证唇青面黑，身背强，四肢冷，方用附子、桂心、干姜大辛大热，温阳祛寒，当归、白术辛甘而温，益气养血，半夏辛温以燥湿醒胃。王好古创制的阴证方剂有两个特点：一是对阳气内消之阴证善用温通，如正阳散，取附子之辛热，配伍麝香之辛热通窍，治疗阴毒伤寒，头汗面青，神志昏沉欲睡证。又如回阳丹，用硫黄大辛大热，配伍全蝎以通络走窜，治疗面青，手足逆冷，心腹气胀证。二是对阳气外越之阴证善用反佐，如霹雳散中用蜜水，火焰散中用腊茶，返阴丹用硝石，正元散用大黄。这些治疗阴证独具特色的方剂，丰富了后世方剂学的内容。

王好古在《医垒元戎》中创制的最具代表性的方剂，如胃风汤，由人参、茯苓、川芎、官桂、当归、芍药、白术组成，主治风冷乘虚，入肠胃，水谷不化，泄泻无度及肠胃湿毒，下如豆汁，或下瘀血，日夜无度。该方用川芎、芍药和血祛瘀，当归、官桂温经活血，白术、茯苓等健脾利湿，人参以扶正益气。辛热与甘温相合，对治疗脾胃湿郁瘀滞之肠风、泄泻、湿毒尤为适用。

王好古《汤液本草》一书，系统总结了上迄《神农本草经》，下至金元千余年来的药学精华药论，继承并发扬了易水学派的药学理论，发展了易水学派药物归经、升降浮沉等学说。《汤液本草》全书共3卷，卷上为总论，载五脏苦欲补泻药味、脏腑泻火药、东垣先生药类法象、东垣先生用药心法，共述药论37篇，卷中、卷下共载常用药物242种，分为草、木、果、菜、米谷、玉石、禽、兽、虫等9部，每一味药皆述其气味、阴阳、归经、功能、主治。主要引自金元以前诸家，个人发挥之处题记为"液云"。王好古秉洁古、东垣之说，主张风升生、热浮长、湿化成、燥降收、寒沉藏的五行分类法，并记叙了许多个人的用药心得，对本草学的发展做出了重要贡献。

6. 首创三焦分证

"三焦"一词，首见于《内经》，而《难经》对三焦论述多有发挥，明确三焦主要有主水液运行、主气、司人体气化等功能。王好古在参照《内经》《难经》三焦功能及部位划分，并基于张元素《脏腑标本寒热虚实用药式》指出："头至心为上焦，心至脐为中焦，脐至足为下焦。"认为三焦功能"上焦者，主内而不出；中焦者，主腐熟水谷；下焦者，主出而不纳""上中下三焦通为一气，卫于身也"，提出"三焦寒三焦热用药大例"，从而形成了独具特色的三焦分证辨治体系。

在"三焦寒用药大例"，指出上、中、下三焦寒证的治方：上焦寒，用桂附丸、铁刷汤、胡椒理中丸；中焦寒，用二气丸、附子理中丸、大建中汤；下焦寒，用还少丹、八味丸、大真丹。还提出气分寒、血分寒的治方：气分寒，用桂枝加附子汤、桂枝加芍药、人参新加汤；血分寒，用巴戟丸、神珠丹；最后列出通治大寒，用大巳寒丸、四逆汤。

在"三焦热用药大例"，指出上、中、下三焦热证的治疗方法，如：上焦热，用清神散、连翘防风汤、凉膈散等；中焦热，用小承气汤、调胃承气汤、洗心散等；下焦热，用大承气汤、五苓散、八正散等。其次提出气分热、血分热的治方：气分热，用柴胡饮子、白虎汤；血分热，用清凉饮子、桃核承气汤；最后指出通治大热方：三黄丸、黄连解毒汤。

王好古在三焦用药上也颇具特色，如《此事难知》治小便不利，有三焦热邪伤津，治以栀子、黄芩、黄连、黄柏、大黄等苦寒之品清三焦热；而三焦寒，气化失职小便不利，治以陈皮、厚朴、丁香、白芷、干姜、附子、肉桂等辛热之品祛三焦寒；实热治以黄芩、黄连、黄柏、大黄；虚热治以乌梅、秦皮、柴胡；血中伏热治以青蒿、鳖甲、小麦、丹皮等。还有用白虎汤、柴胡饮子治疗气分热，用清凉饮子治疗血分热等。

王好古三焦分证、气分证与血分证、"三焦寒"与"三焦热"用药大例等三焦理论，构成王好古三焦分证辨治体系的组成部分，为后世温病学派的三焦辨证体系形成及卫气营血用药奠定了理论基础。

7. 阐微原穴"拔源"

原，含本源、真元之意。原穴是脏腑的元气经过和留滞的部位。十二经脉在腕、踝关节附近各有一原，合为十二原穴。在临床上可治各自所属脏腑病变，也可根据原穴的反应变化，推测脏腑功能的盛衰。王好古临证时重视脏腑辨证且精选方药，但也注重配合针灸治疗。在他的著述中，涉及数十条针灸内容，特别是在《此事难知》一书中，较系统地论述了运用五输穴方面的体会，记载了五输穴和原穴的使用、伤寒热病针灸法及阴证灸法等。

（1）原穴"拔源"说：所谓的原穴"拔源"是针灸取穴方法之一，王好古的原穴"拔源"论，实则可理解为"治病求本""虚则补其母，实则泻其子"。他在《此事难知·拔源例》中说："假令针本经病了，又于本经原穴亦针一针。如补肝经，亦于肝原穴上补一针；如泻肝经，亦于肝经原穴上泻一针。如余经有补、泻，针皆仿此例，亦补泻各经原穴。"并举例："心痛，脉沉，肾原穴；脉弦，肝原穴；涩脉，肺原穴；缓脉，脾原穴。身之前，足阳明原穴；身之后，足太阳原穴；身之侧，足少阳原穴。"分析此段原文，其主证为心痛，当脉沉时，取肾之原穴；脉弦时，取肝之原穴；涩脉时，可取肺之原穴；脉缓时，取脾之原穴。身之前的症状，取足阳明经原穴；身之后的症状，取足太阳原穴；身之侧的症状，取足少阳经原穴。此例体现出王好古应用针灸治病时辨证取"原"的治病求本思想。

（2）五行传变与配穴说：王好古以五行传变规律指导配穴方法。在《此事难知·配合例》中记载了防传变的五输配穴法，如"假令见肝病，欲实其脾者，先于足太阴经中补土字一针，又补火字一针，后于足厥阴肝经内泻木字又泻火字一针"。还有《此事难知·母子例》载："假令见肝病满闷，淋溲，便难，转筋，又见心病烦心，心痛，掌中热而哕，当于足厥阴肝经内木火二字各一针。"

（3）伤寒热病针灸说：王好古在《医垒元戎·卷第四·阳明证》中记载："有热入血室谵语，阳明病下血谵语者，热入血室，但头汗出，刺期门。又妇人中风，经水适来，谵语，为热入血室，小柴胡汤，刺期门穴；有肝乘脾谵语，伤寒腹满谵语，寸口脉浮而紧，此肝乘脾也……刺期门穴。"

（4）阴证"重灸"说：王好古主张阴证多用灸法，在《阴证略例·活人阴脉例》载："若阴气独盛，阳气暴厥，则为阴毒……当急救，可灸脐下，服以辛热之药，令阳气复而大汗解矣！"又说："阴毒已深……但于脐中用葱熨法，或灼艾三五百壮，手足不温者，不可治也。""若阴毒渐深，其候沉重，四肢逆冷，腹痛转甚，或咽喉不利，心下胀满结硬，躁渴，虚汗不止……或时郑声，指甲面色青黑，六脉沉细而疾，一息七至以来。有此证者，速于气海或关元二穴灸三二百壮，以手足和暖为效，仍兼服正阳散、回阳丹、天雄散、白术散，内外通遂，令阳气复而大汗解矣。"

总之，王好古原穴"拔源"学说，补充和发展了针灸理论。王好古在临证治疗时，不仅用药灵活，而且还酌情选用针灸治疗，这种辨证施治、针药并举的治病思路与方法，为后世临证治疗提供了宝贵的经验。

四、医论、制方、医案

（一）医论撷萃

1. 阴盛格阳

问：身冷，脉细沉疾，烦躁而不饮水者，何也？

此名阴盛格阳也，伤寒阴盛格阳者，病人身冷，脉细沉疾，烦躁而不饮者是也。若欲引饮者，非也。不欲饮水者，宜服霹雳散，须臾躁止，得睡汗出即瘥。此药通散寒气，然后热气上行，汗出乃愈。火焰散、丹砂丸并主之。（《阴证略例·活人阴脉例》）

2. 扁鹊仲景例

生气通天雾露说，在神术六气加减后。

扁鹊云：一呼四至，一吸四至，病欲甚，洪大者烦满，沉细者腹中痛，滑者伤热，涩者中雾露。

仲景云：从霜衍降以后，至春分以前，凡有触冒霜露，体中寒邪而病者，皆谓之伤寒也。

海藏云：霜露雾露、久雨清湿之气、山岚障气等，皆谓之清邪也，有单衣而感于外者，有空腹而感于内者。有单衣、空腹而内外俱感者，所禀轻重不一，在人本气虚实之所得耳！岂特内寒饮冷、误服凉药，而独得阴证哉？重而不可治者，以其虚人内已伏阴，外又感寒，内外俱病，所以不可治也。（《阴证略例·扁鹊仲景例》）

3. 易老法霍乱吐泻足阳明总摄六经

大抵仲景药为主，理中汤、理中丸、五苓散、建中汤、平胃散、四君子汤之类。

假令胃与太阳经并，脉浮者，于前所用药内加。白汗者加桂枝。无汗者加麻黄，以其有头项肢节痛故也。

假令胃与少阳经并，脉弦者，于前所用药内加柴胡、干木瓜，以其胁下痛故也。

假令胃与阳明本并，脉实者，于前所用药内加大黄，以其吐泻后大小便不通故也。

假令胃与太阴经并，脉沉细者，于前所用药内加芍药、干姜，以其腹痛体重故也。

假令胃与少阴本并，脉沈迟者，于前所用药内加姜、附，以其四肢拘挛身寒故也。

假令胃与厥阴本并，脉微缓者，于前所用药内加姜、附、当归、吴茱萸，以其四肢厥逆冷故也。厥阴本药，吴茱萸汤、当归四逆汤皆是。《阴证略例·易老法霍乱吐泻足阳明总摄六经》

4. 三阴论

太阴、少阴、厥阴，皆属阴证也。太阴者，脾也；少阴者，肾也；厥阴者，肝也。

何谓太阴证？太阴脾之经，主胸膈膜胀。《甲乙经》云：邪生于阳者，得之风雨寒暑；邪中于阴者，得之饮食居处，阴阳喜怒。又曰：贼风虚邪者阳受之；饮食不节、起居不时者阴受之。阳受之则入腑，阴受之则入脏。入六腑则身热不时，卧为喘呼；入五脏则䐜满闭塞，下为飧泄，久为肠澼。

何谓少阴证？少阴肾之经，主脉微细，心烦但欲寐，或自利而渴。《经》云：一二日少阴病者何也？谓初中病时，腠理寒，使入阴经，不经三阳也。

伤寒虽是三阴三阳，大抵发于阳则太阳也，发于阴则少阴也，此二经为表里，其受病最为多。阳明、太阴受病颇稀。至于少阳、厥阴，肝胆之经，又加少焉。凡病一日至十二三日，太阳证不罢者，但治太阳。有初得病便见少阴证者，直攻少阴，亦不必先自巨阳次传而至。

盖寒气入太阳，即发热而恶寒；入阴经，只恶寒而不发热也。三阴中寒，微则理中汤，稍厥或中寒下利，即干姜甘草汤。

手足指头微冷寒谓之清，此未消吃四逆，盖疾轻故也，只可服理中干姜之类。大段重者用四逆汤，无脉者用通脉四逆汤也。

何谓厥阴？厥阴肝之经，主消渴，气上冲心，心中疼热，饥不欲食，食则吐蛔，下之则利不止也。若阴气独盛，阳气暴绝，则为阴毒，其证四肢逆冷，脐腹筑痛，身如被杖，脉沉疾，或吐利，当急救，可灸脐下，服以辛热之药，令阳气复而大汗解矣！古人云，辛甘发散为阳，谓桂枝、甘草、干姜、附子之类，能复其阳气也。微则用辛甘，甚则用辛苦热。阴极发躁，阴证似阳也。学者当以脉别之。（《阴证略例·活人阴脉例》）

5. 伤寒之源

冬伤于寒，春必温病，盖因房室劳伤与辛苦之人腠理开泄。少阴不藏，肾水涸竭而得之。无水则春木无以发生，故为温病。至长夏之时，时强木长，因绝水之源，无以滋化，故为大热病也。伤寒之源如此。《四气调神论》曰：运冬气则少阴不藏，肾气独沉。广成子云：无劳汝形，无摇汝精。《金匮真言》曰：夫精者身之本也，故藏于精者春不病温。注云：冬不按跷，精气伏藏，阳不妄升，故春不病温。又《经》云：不妄作劳。又云：不知持满。又云：水冰地坼，无扰乎阳。又云：无泄皮肤，使气亟夺。启玄子云：肾水旺于冬，故行夏令，则肾气伤，春木旺而水废，故病于春也。逆冬则伤肾，故少气以奉春生之令也。是以春为温病，夏为热病，长夏为大热病，其变随乎时而已。邪之所感浅者，其病轻而易治，深者其病重而难治，尤深者其病死而不治。（《此事难知》）

6. 格则吐逆、九窍、五脏

阴极自地而升，是行阳道，乃东方之气，金石之变，上壅是也，极则阳道不行，反闭于上，故令人吐逆，是地之气不能上行也，逆而下降，反行阴道，故气填塞而不入，则气口之脉大四倍于人迎，此清气反行浊道也，故曰格。（《此事难知》）

7. 关则不便、下窍、六腑

阳极自天而降，是行阴道，乃西方之气，膏粱之物，下泄是也。极则阴道不行，反闭于故不得小便，是天之气不得下通也。逆而上行，反行阳道，故血脉凝滞而不通，则人迎之脉大四倍于气口，此浊气反行清道也，故曰关。（《此事难知》）

8. 六经传足传手经则愈

阳中之阴水，太阳是也，为三阳之首，能巡经传，亦越经传。

阳中之阳土，阳明是也，夫阳明为中州之土，主纳而不出，如太阳传至此，名曰巡经传也。

阳中之阳木，少阳是也，上传阳明，下传太阴，如太阳传至此，为越经传也。

阴中之阴土，太阴是也，上传太阴为顺，下传厥阴为生，如太阳传至此，乃表传里也。

阴中之阴木，厥阴也，上传少阴为实，再传太阳为自愈也。（《此事难知》）

9. 用药升降浮沉补泻法

肝、胆：味辛补酸泻；气温补凉泻（肝胆之经，前后寒热不同，逆顺互换，入求责法）。

心、小肠：味咸补甘泻；气热补寒泻（三焦命门补泻同）。

脾、胃：味甘补苦泻；气温凉寒热补泻各从其宜（逆顺互换，入求责法）。

肺、大肠：味酸补辛泻；气凉补温泻。

肾、膀胱：味苦补酸泻；气寒补热泻。

五脏更相平也，一脏不平，所胜平之，此之谓也。故云：安谷则昌，绝谷则亡。水去则荣散，谷消则卫亡。荣散卫亡，神无所主。又，仲景云：水入于经，其血乃成，谷入于胃，脉道乃行。故血不可不养，卫不可不温。血温卫和，荣卫安，常有天命矣。（《汤液本草》）

10. 东垣报使

太阳：羌活，下黄柏。

阳明：白芷升麻，下石膏。

少阳：柴胡，青皮。

太阴：白芍药。

少阴：知母。

厥阴：青皮，柴胡。

小肠膀胱属太阳，藁本羌活是本方。

三焦胆与肝包络，少阳厥阴柴胡强。

阳明大肠兼足胃，葛根白芷升麻当。

太阴肺脉中焦起，白芷升麻葱白乡。

脾经少与肺经异，升麻芍药白者详。

少阴心经独活主，肾经独活加桂良。

通经用此药为主，更有何病到膏肓。（《汤液本草》）

11. 君臣佐使法

帝曰：方制君臣何谓也？岐伯曰：主病之谓君，佐君之谓臣，应臣之谓使，非上中下三品之谓也。帝曰：三品何谓？曰：所以明善恶之殊贯也。

凡药之所用者，皆以气味为主。补泻在味，随时换气。主病者为君，假令治风者，防风为君；治上焦热，黄芩为君；治中焦热，黄连为君；治湿，防己为君；治寒，附子之类为君。兼见何证，以佐使药分治之。此制方之要也。《本草》说，上品药为君，各从其宜也。（《汤液本草》）

12. 药味专精

至元庚辰六月，许伯威年五十四，中气本弱，病伤寒八九日，医者见其热甚，以凉药下之。又食梨三四枚，痛伤脾胃，四肢冷，时发昏愦。予诊其脉，动而中止，有时自还，乃结脉也。心亦悸动，呃噫不绝，色变青黄，精神减少，目不欲开，倦卧，恶人语笑，以炙甘草汤治之。成无己云：补可去弱。人参、大枣之甘，以补不足之气；桂枝、生姜之辛，以益正气。五脏痿弱，荣卫涸流，湿剂所以润之。麻仁、阿胶、麦门冬、地黄之甘，润经益血，复脉通心是也。加以人参、桂枝，急扶正气，生地黄减半，恐伤阳气。锉一两剂，服之不效。予再候之，脉证相对，莫非药有陈腐者，致不效乎？再市药之气味厚者，煎服，其证减半，再服而安。

凡药之昆虫草木，产之有地；根叶花实，采之有时。失其地，则性味少异矣；失其时，则性味不全矣。又况新陈之不同，精粗之不等，倘不择而用之，其不效者，医之过也。《内经》曰：司岁备物。气味之专精也，修合之际，宜知谨焉。（《汤液本草》）

13. 三焦热用药大例

上焦热：清神散、连翘防风汤、凉膈散、龙脑饮子、犀角地黄汤。

中焦热：小承气汤、调胃承气汤、洗心散、四顺清凉饮、桃仁承气汤。

下焦热：大承气汤、五苓散、立效散、八正散、石韦散、四物汤、抵当汤丸。（《医垒元戎》）

14. 四物汤

四物汤，益荣卫泛气血，月水不调，脐腹疞痛等证，并见《局方》。熟地黄（补血如脐下痛，非此不能除，乃通于肾经之药也）、川芎（治风泄肝木也，如血虚头痛，非此不能除，乃通肝经之药也）、芍药（和血理脾，如腹中虚痛，非此不能除，乃通脾经之药也）、当归（和血如加刺痛，非此不能除刺如刀刺，乃通肾经之药也）。（《医垒元戎》）

15. 疮疹标本

夫癍之为病，皆由子在母腹中时，浸渍食母血秽，蕴而成毒，皆太阴湿土壅滞，君相二火之所作也。因小儿真气既盛，正气又旺，邪无所容，或因天冷，或因伤表，或因伤里，癍由是而生焉。治当何如？外者外治，内者内治，中外皆和，其癍自出。

至于恶寒者发之表，大热者夺之，渴者清之，大便秘结者下之，小便不通者利之，惊者安之，泻者分之，何以执一为哉？大抵伤寒同治，最为高论，随经用药，不可阙也。假令五日已里，诸病与瘢疹不能别辨者，不可疑作瘢疹，必须发之，但各从其所伤应见治之，皆不妨。瘢出若强发之，其变不可胜数矣。（《海藏瘢论萃英》）

16. 海藏老人瘢论

疮疹未出，五脏皆见病证，内一脏受秽多者，乃出疮疹。初欲病时先呵欠，顿闷，惊悸，乍凉乍热，手足冷，面腮赤燥，咳嗽，喷嚏，此五胜证俱见。呵欠、顿闷，肝也；时发惊悸，心也；乍凉乍热、手足冷，脾也；而赤、腮颊赤、喷嚏，肺也；惟肾无候，以在腑下，不能食秽故也。凡疮疹乃五脏毒，若出归一证，肝水疱，肺脓疱，心瘢，脾疹，惟肾不食秽毒而无诸证。疮黑者属肾，由不慎风冷而不饱内虚也。（《海藏瘢论萃英》）

（二）制方选要

1. 金匮黄芪建中汤（《医垒元戎》）

治虚劳里急诸不足，宜此方主之。

黄芪、桂枝（去皮）、生姜（切）各一两，芍药六两，甘草（煮）二两，大枣，胶饴一升。

上七味吹咀，以水七升，先煮六味，取三升，去滓，内胶饴，令消，温服一升，日三服。集验云，呕者加生姜。腹满，去枣，加茯苓四两，一方疗。肺虚损不足痞气，加半夏五两。

2. 神术汤（《阴证略例·海藏老人阴证例总论》）

治内伤饮冷，外感寒邪无汗者。

苍术（制）二两，防风二两，甘草（炒）一两。

上吹咀，生姜水煎，加葱白三寸，治吹奶如神，调六一（散）二钱。

太阳证发热恶寒，脉浮而紧者，加羌活。太阳证脉浮紧中带弦数者，是有少阳也，加柴胡。弦为弦而有力。太阳证脉浮紧中带洪者，是有阳明也，加黄芩。以上三证，约量每服加二钱匕。不论三阳，妇人服者，加当归尤佳。

神术汤六气加减例。太阳寒水司天，加桂枝、羌活。阳明燥金司天，加白芷、升麻。少阳相火司天，加黄芩、生地黄。太阴湿土司天，加白术、藁本。少阴君火司天，加细辛、独活。厥阴风木司天，加川芎、防风。

上神术汤六气加减法，非止为司天之气设也。至于岁之主气，与月建日时同前应见者，皆当随所应见，依上例而加减之。

3. 麦门冬汤（《医垒元戎·阳明证》）

治劳复欲死人气欲绝者用之有效。

麦门冬一两，炙甘草二两，粳米半合。

麦门冬去心，为细末，水二盏，煎粳米令熟，去米约得汤一小盏半，入药五钱七，枣二枚，去核，新竹叶十五片，同煎至一盏，去滓，大温服，不能服者，绵滴口中。后人治小儿不能灌注者，宜用此绵滴法。此方不用石膏，以其三焦无大热也，兼自欲死之人，阳气将绝也，故不用石膏，若加人参尤妙。

4. 八物定志丸（《医垒元戎·少阴证》）

补益心神，安魂魄，治痰，去胸中邪热，理肺肾。

人参、菖蒲、远志（去心）、茯神（去心）、茯苓各一两，朱砂一钱，白术、麦门冬（去心）各五钱，牛黄二钱。

上为细末，炼蜜丸，梧桐子大，米汤送下三十丸，无时；每服十丸，日三服亦可。

5. 白术汤（《阴证略例·论雾露饮冷同为浊邪》）

治内伤冷物，外感风邪有汗者。

白术二两，防风二两，甘草（炙）一两。

上㕮咀，每服称三钱，水一盏，生姜三片，同煎至七分，去滓。温服无时，一日止一二服。待二三日渐渐汗少为解。

6. 大补十全散（《医垒元戎·易简建中加减法》）

参芪术茯草，芍地桂归川，三五钱秤用，生姜枣水煎，妇人虚弱用，名美号十全。

治妇人，诸虚不足，五劳七伤，不进饮食，久病虚损，时发潮热，气攻骨脊，拘急疼痛，夜梦遗精，面色痿黄，脚膝无力，一切病后气不和，失精，恍愁思虑，伤动血气，喘嗽中满，脾肾气弱，五心烦闷，并皆治之。此药性温不热，平补有效，养气育神，醒志止渴，顺正辟邪温暖。

川芎、肉桂、芍药、甘草、黄芪、当归、人参、白术、茯苓、熟地各等分。上为粗末，每服二大钱，水一盏，生姜三片，枣二枚，同煎至七分，无时温服。参、术、茯苓、甘草，四君子汤也。川芎、芍药、当归、地黄，四物汤也，以其血气俱衰，阴阳并弱，天得地之成数，故名曰十全散。

7. 调胃白术泽泻散（《医垒元戎·少阴证》）

治痰病化为水气，传为水臌，不能食。

白术、泽泻、芍药、陈皮、茯苓、生姜、木香、槟榔。

一法加白术。本药各半，治腹脐上肿如神。心下痞者，加枳实。下盛者，加牵牛。

8. 海藏五饮汤（《医垒元戎·阳明证》）

人参、陈皮、枳实、旋覆花、白术、茯苓、厚朴、泽泻、前胡、桂心、芍药、甘草、猪苓、半夏，以上等分。

上㕮咀，每两分四服，水两盏，姜十片，碎，同煎至七分，水清，温服无时，所忌同上（即肉食、生物、饧饴、冷水）及滋味等物。海藏云：五饮，虽胸膈、心下、胁间、膀胱、胃中、肠、脏腑不同，俱在身以前，故入阳明例。若因酒有饮者，加葛花、缩砂仁。

主一留饮心下，二癖饮胁下，三痰饮胃中，四溢饮膈上，五流饮肠间。

9. 海藏已寒丸（《医垒元戎·阳明证》）

此丸不僭上，阳生于下。治阴证服四逆辈，胸中发燥而渴者或数日大便秘，小便赤涩。服此丸上不燥，大小便自利。

肉桂、炮附子、炮乌头、良姜、干姜、芍药、茴香各等分。

上细末，米糊丸，桐子大，空心温水下五七十丸，或八九十丸，食前亦得，酒醋糊丸俱得。

仲景云：趺阳脉浮而涩，浮则胃气强，涩则小便数，浮涩相搏，大便则难，主病人溲数，大便亦难。

海藏云：已寒上五味，虽热者，芍药、茴香润剂引而下之，阴得阳而化，故大小自通，如得春和之阳冰自消矣。

10. 海藏橘皮茯苓生姜汤（《医垒元戎·太阴证》）

治咳逆，解酒毒，止呕吐。

陈皮一两，炙草三钱，生姜三钱，茯苓半两。

一法加葛根、神曲、半夏。㕮咀，煎服。

11. 海藏当归丸（《医垒元戎·厥阴证》）

治三阴受邪，心脐、小腹疼痛，黄肿等。

四物汤各半两，加防风半两，独活半两，续断一两，全蝎半两，苦楝七钱，玄胡七钱，木香一钱半，丁香二钱半，茴香（炒）一两。

同为细末，酒糊丸，空心温酒下三五十丸，大效。

（三）验案精华

1. 少阳阳明积滞案

王海藏治一女，形肥，年将笄，时患目，或一月或两月一发，每发则红肿，如此者三年，服祛风热药，左目反生顽翳，从锐眦起遮瞳仁，右目亦生翳，自下而上。洁古云：从外走内者少阳也，从下走上者阳明也，此少阳阳明二经有积滞也。六脉短滑而实，轻取则短涩，遂用温白丸，减川芎、附子三分之二，倍加胆草、黄连下之，服如东垣痞积丸法，初服二丸，每日加一丸，如至大便利，则每日减一丸，复从二丸加起，忽一日泻下黑血块，如黑豆大而硬，自此渐愈，翳膜尽去。（《海藏老人王好古》）

2. 外阳内阴案

牌印将军完颜公子之小将军，病伤寒六七日，寒热间作，腕后有斑三五点，鼻中微血出，医以白虎汤、柴胡等药，治之不愈。及余诊之，两手脉沉涩，胸膈间及四肢按执之殊无大热，此因寒也。问其故，因暑热卧殿角之侧，先伤寒，次大渴，饮冰酪水一大碗，外感者轻，内伤者重，外从内病，俱为阴也，故先斑衄，后显内阴，寒热间作，脾亦有之，非往来少阳之寒热也。与调中汤，数服而愈。（《阴证略例》）

3. 阳狂案

彰德张相公子谊夫之妻许氏，乃状元许先之之女，绍明之妹也。病阳厥怒狂，发时饮食四五倍，骂詈不避亲疏，服饰临丧，或哭或歌，或以刃伤人，不言如哑，言即如狂，素不知书识字，便读文选。人皆以为鬼魔，待其静，诊之，六脉举按皆无，身表如冰石，其发也叫呼，声声愈高。余昔闻洁古老人云：《本经》言夺食则已，非不与之食而为夺食也，当以药大下之而使不能食，为之夺食也。予用大承气汤下之得脏垢数升，狂稍宁；待一二日复发，又下之，得便数升，其疾又宁；待一二日又发，三下之，宁如旧。但不能食，疾稍轻而不已，下之又五七次，计大便数斗，疾缓身温，脉生，至十四日其疾愈，脉如旧，困卧三四日后起苏，饮食微进，又至十日后安。始得病时，语言声怒非常，一身诸阳尽伏于中，隐于胃，非大下之可乎？此易老夺食之意也。右阳狂一条，本不当列阴证中，今暨阴狂证并列，其狂则一，其为寒热二也。差之毫厘，谬以千里，读者至此，其三复之。（《阴证略例》）

4. 阴血案

潞州义井街北浴堂秦二母病太阴证，三日不解，后呕逆恶心，而脉不浮，文之（即宋廷圭，为好古弟子）与半硫丸二三服不止，复以黄芪建中汤等药。脉中得之极紧，无表里，胸中大热，发渴引饮。众皆疑为阳证，欲饮之水，余与文之争不与。又一日，与姜附等药，紧脉反沉细，阳犹未生，以桂附姜乌之类酒丸，每百丸接之，二日中凡十余服，渴止，脉尚细沉。以其病人身热，燥烦不宁，欲作汗，不禁其热，去其衣被盖覆，体之真阳营运未全，而又见风寒，汗不能出，神愦不醒，家人衣之，装束甚厚，以待其毙，但能咽物，又以前丸接之，阳脉方出，而作大汗。盖其人久好三生茶，积寒之所致也。愈后，元秘大小始得通利。翌日，再下瘀血一盆，如豚肝。然文之疑不能判，余教以用胃风汤加桂附，三服血止，其寒甚如此，亦世之所未尝见也，治宜详之。大抵前后证变之不同，以脉别之，最为有准，不必求诸外证也。（《阴证略例》）

5. 夜服案

宝丰弋唐臣，时始冠，平日饮食嗜冷，久遂成阴证，脉迟，七八至一止，二三日后，脉仅三至。余亟进温热之剂数服，四五日不解，遂续夜半一服，昼三夜一，脉颇生。一夕误阙其药，明旦证遂增剧，复连进前药，七日兼夜，脉生，大汗而解。人问其故，余曰：人与天地同一气耳！阳病昼剧而夜宁，阴病夜剧而昼宁，各从其类而化也。今病阴极，至夜尤甚，故令夜半服药。何以然？所以却类化之阴，而接子后所生之阳，则阴易退而阳易生矣！此条具见前章。（《阴证略例》）

6. 鼓击脉案

子秦二又病，太阳证悉具，其脉浮数，初为阳证，经所受邪也，神术汤解之，未三日变为阴证。何以然？旺火投盛水也，以其素服三生茶，及好食诸冷物，数年来脏腑积而为痼疾，一身之经皆凝寒浸渍，酝酿而成太阴，脉亦从此而变，其状非浮非沉，上下内外举按极有力，坚而不柔，非若阳脉来之有源，尺以下至腕中全无，惟三部中独见鼓击，按之触指，突出肤表异常，紧为甚。所禀元阳，无一身游行之火，独萃于胸中，寒气逼之，故博而大，有加数倍，往来不可以至数名，纵横不可以巨细状。五日后文之与姜、附等剂而复振摇，又与真武、四逆等汤，烦躁大渴不止，若更接姜、附，其汗必作。其人自疑为热而益饮水，及得水稍苏斯须，脉陷沉而紧，厥逆神愦。至六日晡前后，大便秘结，小便赤色而少，强溲得涓滴，时手冷至肘，足冷至膝，脉将绝而不可救，欲复与四逆等汤，恐烦躁私饮而生变。文之请曰：何法以治？余教以乌、附、姜、桂、良姜等，佐以芍药、茴香之类，酒糊丸，引而下之，而使不僭。急服之百丸，昼夜相接八九，阳气从下复生，胸膈不烦躁，不思水，与温剂则微咽，大便软，屡下气，阴得以出，小便通快成剂如灰汁，脉微生，服丸至千半，阳气遍体作汗而愈。后神又不全，少气乏力，又与温中等药数服，然后良愈。非平昔饮冷，肠胃积寒之久者，脉不如此之鼓击也。鼓击者何？虽可谓大，非大也，忿怒也。宜详审辨认，世罕有之。大抵此脉属紧，比紧为尤甚，故名鼓击也。仲景云：诸紧为寒。又云：脉浮而紧，寒在表也；脉沉而紧，寒在里也。紧似弦，而非有如牵绳之状，即为紧也，非带洪而有源也。成无己云：累累如循长竿，连连而强直也。通真子歌云：紧若牵绳转索初。海藏云：牵绳之紧，循竿之直，二者皆近于鼓击，鼓击者，尤甚于二脉数倍。启玄子云：盛脉同阳，四倍以上，阴之极也。（《阴证略例》）

7. 阴狂案

宝丰阿磨堆侯君辅之县丞，为亲军时，饮食积寒，所伤久矣。一日病，其脉极沉细易辨，即阴证无疑。内寒外热，故肩背、胸胁癍出十数点，语言狂乱。家人惊曰：癍、谵语，莫非热乎？余曰：非也。阳为阴逼，上入于肺，传之皮毛，故癍微出；神不守舍，故错言如狂，非谵语也。肌表虽热，以手按执，须臾冷透如冰。余与姜、附等药，前后数日，二十余两后，出大汗而愈。及见庭中物色、儿童、鸡犬，指之曰：此正我二三日间梦中境物也。然则神不守舍信矣！愈后起行，其狂又发，张目而言曰：今我受省札为御马，群大使如何不与我庆？及诊之，脉又沉退，三四日不大便。余与理中丸，三日内约半斤，其疾全愈。侯公之狂，非阳狂之狂，乃失神之狂，即阴也，但脉阴为验。学者当审，独取诸脉，不凭外证可也。（《阴证略例》）

五、对后世影响

王好古作为易水学派的中坚人物，全面继承和发扬了易水学派的学术思想。他勤求古训，探幽《内》《难》，精研《伤寒》，师承元素，受业东垣，博采众家之长，传承脏腑辨证思想。他重视内在发病因素，阐微药物四气五味、升降浮沉、补泻归经，不仅创立了阴证理论体系，还对内伤杂病中虚损诸证临证治疗，以及脏腑气血的生理、病理，见地独特，论述精辟。王好古临证治疗重视先天后天，遣方用药善用补脾肾之品，还提出三焦分证、原穴"拔源"新概念，可谓一代宗师，其传承与创新精神对后世医学的发展产生了巨大影响。

1. 阴证学说启发多元思维

"阴证"，即《伤寒论》中的少阴、太阴、厥阴三阴证。王好古积多年临证实践，发现"伤寒，人之大疾也，其候最急，而阴证毒为尤惨。阳则易辨而易治，阴则难辨而难治"（《阴证略例·序》）。他"积思十余年，盖考自岐伯，迄今洁古老人掇其精要，附以己说，厘为三十余条，有证有药，有论有辨"，创立了阴证学说。王好古之前医者大都详于三阳证而略于三阴证，而王好古对"阴证"进行了深入细致的研究，认为《伤寒论》中的治法不仅限于三阳证，还当用于三阴证。他以《伤寒论》里温里扶阳方药如四逆汤、附子汤、桂枝附子汤、白通汤、真武汤、吴茱萸汤、小建中汤、理中汤证等为例，参岐伯阴阳脉例、张洁古内伤三阴例以及王叔和等医家对阴证方药的论述，并结合自己的内伤三阴例，对阴证的病因病机、证候特点、辨证施治等，均做了深刻阐述，形成了完整的阴证理论体系。

王好古指出，阴证产生的内因是人体正气不足脾肾虚损，外因是感寒饮冷或误服凉药，强调内外邪凑阴证自生。王好古指出，在临证时，既要重视发热、发渴、咳逆、大便秘结、小便不通等常见症状，还要注意如阴盛格阳、阴证似阳、内阴外阳等阴证的某些变证，如《阴证略例·论元阳中脱有内外》中说："或有人饮冷内伤，一身之阳，便从内消，身表凉、四肢冷、脉沉细，是谓阴证，则易知之。若从外走，身表热、四肢温，头重不欲举，脉浮弦，按之全无力，医者不察，便与表药双解等，复使汗出。"

王好古可贵的临证多元思维，对我们现代中医临证思维有着极大的指导意义。我们要灵活运用中医的原创思维原理，借鉴古人的思维内涵，结合现代临证思维特点，诊病审因、辨证查机、证症结合，做到因、机、证、方、药辨证与统一，在临证治疗急病时有胆有识，在临证调治慢病时有方有守。

2. 脏腑辨证注重温补脾肾

脾肾为后天和先天之本，二者在生理上相互滋生，在病理上相互影响。临床上脾阳虚可致肾阳虚，肾阳虚多伴脾阳虚，脾肾同补先后天相济是临床治疗常用之法，并为历代医家所重视。

王好古挖掘仲景等前贤理法方药，又传承张洁古和李东垣温补脾胃思想，认为阴证重在脾肾内伤，补充东垣温补中焦理论，强调阴证的治疗重在温养脾肾。他尤其重视三阴阳虚的研究，汲取前人论阴证之精华加以发挥，对阴证的病因、病机、辨证治疗均做了详细论述。提出"内伤三阴可补"，对虚寒类阴证主张温养脾肾，用药偏于辛热，如脾肾双补之剂附子散、白术散、肉桂散等，从而使易水学派擅长温补的学术特点得到进一步发挥。王好古虽对于阴证治疗力主温养，用药偏于辛热，但在用药时他亦谨慎，如在《阴证略例·举古人论阴证例》中说："以其阳病见阴脉，故有外阳内阴者，与阳药俱得其生矣，药当从温，不可遽热，黄芪汤之类是也。"

金元医家多具创新精神，河间学派刘完素对火热实证阐述已近尽矣，而王好古则从内伤正气不足的角度探讨热证有虚，论述详于虚而略于实，治疗当以养阴清热，用药则选滋阴清退虚热之品，如用生地黄、牡丹皮、天门冬、麦门冬等润燥养阴，用青蒿、鳖甲、地骨皮、桑白皮、知母等清退虚热。王好古溯本求源注重辨证的求真务实精神难能可贵，正所谓："近世论医，有主河间刘氏者，有主易州张氏者……能用二家之长，而无二家之弊，则治法其庶几乎。"（《此时难知》卷下）

王好古强调脏腑辨证的同时，亦非常重视内伤在发病中的作用，组方用药多固护脾胃以及温补脾肾，使其化源充沛，先天得养则正气自足。他重视脾胃内伤的例子在《医垒元戎》中屡屡可见，王好古温补脾肾且重辨证的学术思想，不仅是对张元素"脏腑标本寒热虚实用药式"的进一步深化，也是对东垣内伤学说的有益补充，同时又折射出中医八大辨证体系中脏腑辨证的核心地位。王好古学说既完善了以脾胃为本的脏腑辨证理论，又开启了以肾命为本的脏腑虚损探讨，同时对明代温补学派的兴起产生了深远影响。

3. 杂病分经临证执简驭繁

王好古将伤寒六经辨证与易水脏腑辨证有机结合，以六经统论外感内伤诸病，认为人体发病不论内伤或外感，其病因都与内因密切相关，因而他特别重视人体内因在发病中的作用。他在《此事难知·伤寒之源》一文中指出："少阴不藏，房室劳伤辛苦之人阳气泄于外贤，水亏于内，当春之月时强木长无以滋生化之源，故为温病耳……少阴得藏于内，腠理以闭拒之，虽有大风苛毒莫之能害矣。"还指出："人能不扰乎肾，则六阳安静于内，内既得以安，外无自而入矣。"王好古对于阴证的病因，也认为在于"人体本虚"，他曾在《此事难知》中说："盖因房室劳伤与辛苦之人，腠理开泄，少阴不藏，肾水涸竭而得之。"他还引用《类证活人书》："大抵阴毒本因肾气虚寒或因冷物伤脾，外伤风寒，内既伏阴，外又感寒，或先感外寒而内伏阴，内外皆阴，则阳气不守。"说明肾脾不足阴寒内生复感寒邪，是形成阴证的基本病因病机，即是先天不足与后天失养"人体本虚"所致。这既与"正气存内，邪不可干，邪之所凑，其气必虚"理论一脉相承，也和东垣"饮食失节，劳倦所伤"的主张有着共同之处。而王好古与东垣主张不同点在于，李东垣侧重内伤发病，认为其内因重点在脾胃；王好古侧重内伤兼外感病，且认为其内因重点在肾。

自张仲景《伤寒论》"六经分证论治伤寒外感"以来，其观点一直被后世医家所沿用，而王好古在传承仲景六经辨治外感病的同时结合脏腑辨证，创造性地以六经分证统领内伤诸证的辨治，对内伤杂病的因、机、证、治，执简驭繁，简明易从，实乃可贵。这对于我们临证治疗，特别是在处理一些复杂病变时，如何全面考虑抓住重点，有着重要的实用价值和指导意义。

4. 制方用药贵在灵活精准

王好古精研《伤寒论》，师从元素，又学东垣，在他的著述中有对古人用药的阐述，也有对易水学派药类法象理论的系统总结和发挥。

王好古遵仲景之法，善于加减运用《伤寒论》方治疗杂病。如理中汤在《伤寒论》中仅有 8 个加减法，在《医垒元戎》中补充了 21 个加减法，如伤寒体虚结胸，理中汤加桔梗、枳壳治之；泄泻者，理中汤加橘红、茯苓各一两治之；溏泄不已者，理中汤加橘红、茯苓、附子各一两治之。还有在《此事难知》有"酒毒小便赤涩宜五苓散"利小便，以祛酒毒。再有王好古还对《伤寒论》有证无方进行补充，如"少阴病，饮食入口则吐，心中温温欲吐，复不能吐，始得之，手足寒，脉弦迟者，此胸中实……"，王好古用《金匮要略》生姜半夏汤治之，由此，既拓展了伤寒经方的运用范围，又补充了伤寒个别条文有证无方的缺陷。王好古在《阴证略例》中创制的治疗阴证方药 13 首，如附子散、正阳散、回阳丹、霹雳散、返阴丹、正元散、火焰散等，切中阴证病机。他针对阴证证治创制的方剂，也是对后世方剂学发展的贡献。

王好古《汤液本草》系统总结了自《神农本草经》至金元时期的药学理论精华，丰富和发展了易水学派药物归经、升降浮沉等学说，在临床上注重脏腑辨证用药，归纳总结心得体会和用药经验。《汤液本草》全书共 3 卷，卷上载五脏苦欲补泻药味、脏腑泻火药、东垣先生药类法象、东垣先生用药心法，共述药论 37 篇；卷中、卷下，共载常用药物 242 种，分为草、木、果、菜、米谷、玉石、禽、兽、虫等 9 部，每一味药皆述其气味、阴阳、归经、功能、主治。王好古发挥归经理论和"引经报使学说"，提炼药物气味厚薄及升降浮沉理论，重视药物炮制和服药方法与时间，提出药物气味与自然物象结合分类法、药象可变论等论述，对本草学的发展做出重要贡献，对临证选方用药有着重要的指导意义。

王好古宝贵的制方用药经验，提示在临证遣方用药时，应师古而不泥古，且在理法方药辨证统一的前提下，结合时空变迁及现代药理研究等，精准选方用药以奏桴鼓之效。

5. 守正创新发展传统医学

王好古作为对易水学派承前启后的核心人物，对易水学派学术思想和临证经验完整继承并大胆创新，为补充仲景学说及传承易水学派做出了突出贡献。他的学术成就可概括为两个方面：一是精研仲景之学，对伤寒阴证研究补充了易水学派脏腑证治内容；二是秉承元素及东垣学说，大胆创新继承发展了易水学术思想。易水学派肇端于金元时期，之后在一代一代人的传承下其理论体系不断创新与发展。易水学派的发展历程凸显了中医学自身发展规律，即继承—创新—发展。

毛泽东主席曾说："中国医药学是一个伟大的宝库，应当努力发掘，加以提高。"习近平总书记对中医药工作做出重要指示时指出：中医药学包含着中华民族几千年的健康养生理念及其实践经验，是中华文明的一个瑰宝，凝聚着中国人民和中华民族的博大智慧。要遵循中医药发展规律，传承精华，守正创新，加快推进中医药现代化、产业化，坚持中西医并重，推动中医药和西医药相互补充、协调发展，推动中医药事业和产业高质量发展，推动中医药走向世界，充分发挥中医药防病治病的独特优势和作用，为建设健康中国、实现中华民族伟大复兴的中国梦贡献力量。

作为新时代中医药工作者一定要肩负起时代赋予的历史使命，遵循中医药学自身发展规律，传承精华，守正创新，推动中医药在传承创新中高质量发展，让中医药这一中华文明瑰宝焕发新的光彩，为增进人民健康福祉和造福于全人类做出新的贡献！

（刘增祥　杨泽江）

参考文献

[1] 赵志勇. 元代名医王好古与"阴证论"[J]. 当代人，2011，(10)：75 – 76.

[2] 任应秋. 中医各家学说 [M]. 上海：上海科学技术出版社，2017.

[3] 王玉凤. 论王好古对阴证学说的贡献 [J]. 福建中医学院学报，2002，12 (1)：53 – 54.

[4] 夏晨.《阴证略例》学术特色探析 [J]. 中华中医药学刊，2009，27 (6)：1170 – 1171.

[5] 李文华. 议王好古论治阴证之特点 [J]. 中国医药导报，2012，9 (26)：108 – 109.

[6] 李凯，郑丰杰，洪原淑. 浅析王好古对易水学派的贡献 [J]. 辽宁中医药大学学报，2006，8 (6)：50 – 51.

[7] 张轶晖，董尚朴. 易水王好古脏腑辨证的创新 [J]. 中国中医药咨讯，2011，3 (6)：58.

[8] 沈敏南. 试述王好古的学术思想 [J]. 河南中医，1989，4：7 – 10.

[9] 周莅莅. 王好古对针灸学的贡献 [J]. 吉林中医药，2006，26 (7)：35 – 36.

第四章　罗　天　益

罗天益的学术思想遥承于张元素，授受于李杲，突出脏腑辨证、脾胃理论、药性药理运用的易水学派特色，是易水学派理论形成和发展过程中承前启后的一位重要医家。

一、生平

罗天益，字谦甫，生活于 1220—1290 年。元代真定路藁城（今河北正定，一说今河北藁城）人。罗天益在"自启"中曾提道："千里子身，一家数口，内以生涯为逼，外为官长之拘。"以此来看，罗天益的祖籍可能不是真定，但就他本身而言是真定人。这一点从何绍忞的《新元史·李杲传》中所载也可以证实："李杲，字明之，真定人……弟子罗天益，字谦甫，亦真定人，能传其学。"

罗天益幼承父训，有志经史，攻读诗书，及长，逢乱世，弃儒习医。曾曰："长值危时，遂苟生于方技。"（《卫生宝鉴·自启》）适逢晚年的李杲欲将其道传于后世，其友周都运便将罗天益推荐给了李杲，周都运认为罗天益"性行敦朴，尝恨所业未精，有志于学，君欲传道，斯人其可也"。罗天益经周都运引荐拜李杲为师时，李杲问道："汝来学觅钱医人乎？学传道医人乎？"罗天益回答："亦传道耳。"自此，罗天益师从李杲学医数年，尽得其术。正如《卫生宝鉴·胡广序》所说："谦甫，东垣李明之之门人，东垣在当时，有国医之目，已达窍奥，谦甫盖升其堂而入其室者，发言造诣，酷类其师，有裨于前人之未备。"罗天益对其师更是十分敬仰，师徒间情真意挚，从《卫生宝鉴·自启》中即可见一斑："伏遇先生聪明凤赋，颖悟生资，言天者必有验于人，论病者则以及于国，驱弛药物，如孙吴之用兵；条派病源，若神禹之行水。是以问病而证莫不识，投药而疾靡不瘳。有元化涤胃之神功，得卢扁起人之手段，犹且谦以接物，莫不忠于教人。"又说："幸接大人之余论，始惭童子以何知？即欲敬服弟子之劳，亲炙先生之教，朝思夕诵，日就月将。"李杲知道罗天益家贫，不仅提供衣食，还赠其金银以使其能安心学习，"吾知汝活计甚难，恐汝动心，半途而止，可以此给妻子"。罗天益力辞不受，李杲又强调："吾大者不惜，何吝乎细？汝勿复辞。"李杲对罗天益寄予厚望，临终前将平时所著书列于几前，嘱托罗天益说："此书付汝，非为李明之、罗谦甫，盖为天下后世。慎勿湮没，推而行之。"罗天益继其志，实现师言。李杲殁后30 年罗天益仍祠奉如平生，寄托哀思，足见师徒情谊之深。

自师门回乡行医后，以善疗疮而显名，为元太医。元兵南下，罗天益一再随军征战，在军中仍四处访师问贤，以提高医术。罗天益治学，精研经典，重视实践，师事李杲，旁参诸家，博采众长，使他在易水学派诸家中，成为一位既精理论，又善实践的医家。

二、著述

罗天益著有《卫生宝鉴》和《内经类编》，另著《药象图》《经验方》《医经辨惑》（见刘因《静修文集》）等书，均佚。经过整理的张元素的著作有《洁古注难经》。罗天益对李杲交付的遗稿予以整理，《兰室秘藏》系李杲平生临证记录，内分21门，各门论述各有重点，在李杲逝世后25年刊出（即1276年）。《医学发明》为李杲立法定方论著，其遗稿经罗天益整理成帙，并定书名，反映了李杲有关脾胃学说的用药特点，该书刊于元延祐二年（1315年）。《东垣试效方》为李杲应用效方，亦经罗天益录辑而成，刊于元至正十七年（1357年）。

《卫生宝鉴》是罗天益的代表性著作，反映了其主要学术思想。该书共二十四卷，补遗一卷，撰年不详，刊行于1281年。元刻本因为战乱已散佚，现存最早的版本见于元代杜思敬编著的《济生拔萃》，但内容不完整。《卫生宝鉴》是一部理论与临床相结合的著作，该书以《内经》《难经》为理论依据，充分吸收李杲的脾胃学说及张元素、张璧、钱乙等医家之所长，再结合个人的经验心得整理而成。全书围绕临证脏腑杂病的辨证论治理论进行系统阐发，理法俱备，条理井然，同时类集很多名方，对临床参考很有价值，具有鲜明的"易水学派"特色。卷一至卷三为药误永鉴，该部分结合病案讨论一些误治病例，如春服宣药辨、承气汤辨、下多亡阴、汗多亡阳、泻火伤胃、妄投药戒等。卷四至卷二十为名方类集，针对以内科为主的各科常见病证选用古今效方，详细论述重点方剂的方义、主治及服用方法，为该书的主要部分。卷二十一为药类法象，简述常用药的性味、功用主治、加减及炮制等内容。卷二十二至二十四为医验记述，结合临床实例加以阐述，诊治思路活跃，颇多经验心得。另外，补遗一卷，系后人所增订，主要收载张仲景以来历代名家治疗外感等病之经验方剂。此外，该书是最早创用"导尿法"治疗癃闭的医书。《卫生宝鉴》现存主要版本有：①明永乐十五年丁酉（1417年），吴郡韩氏刻本。②明嘉靖间明德堂刻本。③清光绪二十六年丙午（1846年）三元氏刻《惜阴轩丛书》书。④文德堂刻本。

《内经类编》全名《内经类编试效方》（见钱大昕《补元史艺文志》），该书是罗天益在李杲指导下，根据李杲平生研究《内经》之心得，将病证及其治疗按照《内经》的理论体系分经类编而成，数易其稿，使之系统易学，历时3年而著成。该书虽散佚不存，但为明、清分类编注《内经》开辟了新途径。

三、学术思想

（一）学术思想渊源

罗天益师从李杲，尽得其术，全面继承并发展了李杲的脾胃学说，整理刊发李杲的学术著作多部，使其广传于世。《卫生宝鉴》集中反映了罗天益的学术思想，论理本于《内经》《难经》，制方随机应变，大抵皆采撷李杲学术精义，故淮南蒋用文称"李氏之学得罗氏而益明"。

（二）主要学术思想与学术经验

1. 传承脾胃学说，发扬脾胃辨治

罗天益全面继承了李杲的学术思想，在《卫生宝鉴》中有充分体现。罗天益认为，脾胃所伤有食与饮之分，劳倦所伤在虚中仍有寒与热之别，相关论述均比李杲所论更加有条理。更为珍贵的是罗天益的学术观点都源于临床实践，并通过临床治验的方式加以说明，使读者感受更为切实直观，具有更强的临床指导作用和价值。

（1）脾胃所伤分饮伤与食伤：李杲在《内外伤辨惑论》中提出："饮食自倍，肠胃乃伤，此混言之也，分之为二，饮也，食也。"但是相关的论述和治法都较为简略。罗天益在李杲的启发下，对脾胃所伤须分饮伤与食伤进行了专篇探讨，详细论述了饮伤脾胃与食伤脾胃，并列出相关治法方药和临床验案加以阐述说明，不仅进一步深化了李杲的理论，对后世医家对此观点的理解和临床应用也具有很强的指导价值。

1）饮伤脾胃论：罗天益在《卫生宝鉴》中强调："神农本草云，酒味苦甘辛，大热有毒，主百邪毒，行百药，通血脉，厚肠胃，润皮肤，久饮伤神损寿。若耽嗜过度，其酷烈之性挠扰于外，沉注之体，淹滞于中，百脉沸腾，七神迷乱，过伤之毒一发，耗真之病百生。故《内经》曰，因而大饮则气以逆，肺痹寒热喘而虚惊，有积气在胸中，得之醉而使内也。酒入于胃，则络脉满而经脉虚，脾主为胃行其津液者也。阴气者，静则神藏，躁则消亡，饮食自倍，肠胃乃伤。盖阴气虚则阳气入，阳气入则胃不和，胃不和则精气竭，精气竭则不营于四肢也。若醉饱入房，气聚脾中不得散，酒气与谷气相搏，热盛于中，故热遍于身，内热而溺赤，名曰热厥。凡治消瘅、仆击、偏枯、痿厥、气满、发逆，皆肥贵人膏粱之疾也。"并认为当时中风、虚劳、消狂、疮疡、癖积、衄、脏毒、下血多有增加，大概由朝醉夕醒，耽乐为常，饮伤脾胃所致。在治疗方面，提出"若伤之，止当发散，汗出则愈，此最妙法也，其次，莫如利小便者，二者乃上下分消其湿"。上下分消其湿，主用葛花解酲汤。而于酒症丸等大热之剂及牵牛、大黄攻下之品则当慎用，以酒病乃属"无形元气受病，反下有形阴血……俱为不足，如此则阴血愈虚真水愈弱，阳毒之热大旺，反增其阴火，是谓元气消亡，七神何依，折人长命，不然虚损之病成矣"。

2）食伤脾胃论：罗天益强调："食物无务于多，贵在能节，所以保冲和而遂颐养也。若贪多务饱，饫塞难消，徒积暗伤，以召疾患。"（《卫生宝鉴·卷四·饮食自倍肠胃乃伤论》）饮食有节制，脾胃运化功能才正常；饮食失节如贪食过饱，则容易伤害脾胃，脾胃受损则容易变生疾患。食伤辨证是根据气口脉紧盛的变化与症状来判断所伤脏腑之不同，治疗则根据病情轻重而分别施治，并根据病位高（胃）、下（肠）而行吐泻之法。如《卫生宝鉴·卷四·食伤脾胃论》记载："如气口一盛，得脉六至，则伤

于厥阴，乃伤之轻也，枳术丸之类主之。气口二盛，脉得七至，则伤于少阴，乃伤之重也，雄黄圣饼子、木香槟榔丸、枳壳丸之类主之。气口三盛，脉得八至九至，则伤太阴，填塞闷乱则心胃大痛，备急丸、神保丸、消积丸之类主之，兀兀欲吐则已，俗呼食迷风是也。《经》曰：上部有脉下部无脉，其人当吐不吐者死，瓜蒂散吐之，如不能吐，则无治也。《经》曰：其高者因而越之，在下者引而竭之也。"

（2）劳倦所伤，虚中有寒热之别：李杲《脾胃论》载："脾胃之证，始得则热中……若末传为寒中。"罗天益传承此论并有所发挥，强调因劳倦所伤者，俱为元气不足，脾胃受损，虽均属虚证，但虚中当有寒热之分，并在《卫生宝鉴》中设专篇论述"劳倦所伤虚中有寒"与"劳倦所伤虚中有热"。

1）劳倦所伤虚中有寒：罗天益认为，对于虚中有寒之劳倦所伤，治宜温补。在用药方面，罗天益十分推崇理中、建中之方，认为"补中助脾必须甘剂""散寒温胃必须辛剂""卫为阳，不足者益之必以辛，荣为阴，不足者补之必以甘，辛甘相合，脾胃健而荣卫通"。例如以参术调中汤（人参、黄芪、当归身、厚朴、益智仁、草豆蔻、木香、白术、炙甘草、神曲、橘皮等）治内伤自利，脐腹痛，肢体倦，不喜食，食即呕，嗜卧懒言，足冷，头目昏等症；以养胃进食丸（苍术、神曲、白茯苓、厚朴、大麦蘖、陈皮、白术、人参、甘草）治脾胃虚弱，心腹胀满，面色萎黄，肌肉消瘦，倦怠思卧，全不思食等症。由此可见，罗天益对于劳倦所伤虚中有寒者，总以温补脾胃为要。

2）劳倦所伤虚中有热：对于虚中有热之劳倦所伤，罗天益主张"撤上热，使下于阴分，以甘寒之剂泻热，其佐以甘温，养其中气"，强调泻热补气，非甘寒不可，若以苦寒泻其土，则使脾土愈虚，火邪愈盛。譬如，以人参黄芪散（人参、茯苓、知母、桑白皮、桔梗、紫菀、柴胡、黄芪、地骨皮、生地黄、半夏、赤芍药、天门冬、鳖甲、炙甘草）治虚劳客热，肌肉消瘦，四肢倦怠，五心烦热，咽干颊赤，心忡潮热，盗汗减食，咳嗽脓血，胸胁不利等症；用人参地骨皮散（人参、地骨皮、柴胡、黄芪、生地黄、知母、石膏、茯苓）治疗"脏中积冷，营中热，按之不足，举之有余，阴不足阳有余之脉也"等症。

2. 精究三焦气机，审证处方用药

罗天益继承张元素、李杲之说，受脏腑辨证的启发，首倡三焦寒热辨证。他认为三焦既可包括五脏六腑，又为"元气之别使"，元气能充，则脾胃亦自健运不息。五脏六腑可属三焦之中，若饮食失节导致三焦气机不能升降，必有脾胃受伤。在治疗方面，罗天益治寒病之三焦辨证，注重温补肾阳，治热病之三焦辨证，注重凉血、滋阴。可谓善于运用元素、李杲两家理论，而自成一说。

罗天益精究三焦气机，其审证用药多与三焦辨治相结合。在《卫生宝鉴·卷六·泻热门》中将热证分为"上焦热""中焦热""下焦热"，并予以辨证立方。在"上焦热"中，治大人小儿积热，烦躁，多渴，面热唇焦，咽燥舌肿，喉闭，目赤，鼻衄，颌颊结硬，口舌生疮，谵语狂妄，肠胃燥涩，便溺闭结，睡卧不安，主以凉膈散（连翘、朴硝、川大黄、薄荷、黄芩、山栀子、炙甘草）；治胸中郁热，肺热咳嗽、吐血、

鼻衄、血崩、下血、血淋，虚劳烦热，方用龙脑鸡苏丸（柴胡、木通、阿胶、蒲黄、人参、麦冬、黄芪、鸡苏净叶、甘草、干地黄）；治心肺积热风壅，上攻头目昏痛，肩背拘急，肢节烦疼，口苦唇焦，咽喉肿痛，痰涎壅滞，涕唾稠黏，小便赤涩，大便秘滞，方用洗心散（白术、麻黄、当归、荆芥、芍药、甘草、大黄）。在"中焦热"中，治胃中实热而不满，方用调胃承气汤（芒硝、甘草、大黄）；治脾热目黄，口不能吮乳，方用泻脾散（藿香、山栀子、石膏、甘草、防风）。在"下焦热"中，治痞满燥实，地道不通，方用大承气汤（大黄、厚朴、芒硝、枳实）；降心火，益肾水，滋阴养血，润补下燥，方用三才封髓丹（天冬、熟地黄、人参、黄柏、砂仁、炙甘草）。治下焦阴虚，脚膝软而无力，阴汗阴痿，足热不能履地，不渴而小便闭，方用滋肾丸（肉桂、知母、黄柏），并指出通治三焦热，当用三黄丸（黄连、黄芩、大黄）。

　　在其"除寒门"中分上焦寒、下焦寒，并分别予以辨治。在"上焦寒"中，治积寒痰饮，呕吐不止，胸膈不快，不下饮食，方用铁刷汤（半夏、草豆蔻、丁香、干姜、诃子皮、生姜）；在"下焦寒"中，补肾气不足，方用八味丸（丹皮、白茯苓、泽泻、熟地黄、山茱萸、山药、附子、官桂）；治下焦阳虚，方用天真丹（沉香、巴戟、炒茴香、萆薢、胡芦巴、补骨脂、杜仲、琥珀、黑牵牛、官桂）。罗天益还对气分寒、血分寒辨治进行了论述，同时列出通治三焦甚寒之气的方剂。治脏腑虚寒、心腹疔痛、泄泻肠鸣、自利自汗、米谷不化、手足厥冷，方用大已寒丸（荜茇、肉桂、干姜、良姜）；治伤寒自利不渴，呕哕不止，或吐利俱发，小便或涩或利或汗出过多，脉微欲绝，腹痛胀满，手足逆冷及一切虚寒逆冷，方用四逆汤（炙甘草、附子、干姜）。

　　综上所述，罗天益对三焦病的辨治比较系统和条理化，为后世医家研究三焦病机与辨治奠定了良好基础。

3. 注重针灸疗法，擅用灸疗放血

　　罗天益既注重方药，也善用针灸。药、灸、针并重，临证随所宜而取，《卫生宝鉴》中的多个医案都体现了针药并用的特色。张弘曾评价"中药治其内，艾灸治其外，内通外达"。在针灸方面，罗天益曾求教于针灸学家窦汉卿、忽泰必烈等，并学习"洁古、云岐针法"，造诣精深，其特点主要体现在以下两个方面。

　　（1）善用灸法，温补脾胃：李杲于针刺，偏重于放血疗法，对于灸法则视之畏途。罗天益不仅承袭了李杲的医学理论，而且补充了其针法方面的不足，善用灸法温补脾胃以补中益气，较李杲学术又有所发展。罗天益温补中焦，多取中脘、气海、足三里三穴。强调灸中脘可以助胃气，"引清气上行，肥腠理"；灸气海"乃生发元气，滋养百脉，长肌肉"；灸足三里"乃胃之合穴，亦助胃气""撤上焦热使下于阴分"。三穴配合对脾胃气虚者，可奏温养脾胃、强壮补虚、升提中气、调和阴阳之功。天益施灸法温补脾胃灵活变通，据其证情又不拘成方，有时于惯用上述三穴的基础上增减穴位。如《卫生宝鉴·卷二十》中，对于自利完谷不化，脐腹冷痛，足胻寒，以手搔之，不知痛痒，脉沉细而微的年高气弱者，以大艾炷于气海灸百壮，补下焦阳虚，次灸三里二穴各三七壮，治胎寒而逆，且接引阳气下行，又灸三阴交二穴，以散足受寒湿之邪，

并配药物而愈。

罗天益以灸法温补脾胃，不仅限于治疗脾胃病变，对于妇科疾病及腰痛等症，也常用灸法。如《卫生宝鉴·卷十八》记载有"灸妇女崩漏及诸疾"，女子漏下恶血，月事不调，逆气腹胀，其脉缓者可灸血海三壮；《卫生宝鉴·卷十五》记载有"灸腰痛法"，腰痛不可俯仰，转侧难，身寒热，食倍多，身赢瘦，面黄黑，目眩眩，以及妇女冷积气劳病，灸肾俞二穴五壮；腰疼不能久立，腰以下至足冷不仁，起坐难，腰脊痛不能立，急强不得俯，腰重如石，难举动，灸腰俞穴五壮。

（2）注重放血，清泻实热：李杲常以放血疗法治疗胃火、湿热、上热下寒诸证，天益在临床上运用放血治疗一些红、肿、热、痛诸症取得较好疗效。如《卫生宝鉴·卷二十二》中，对于脚气忽作，遍身肢体微肿，其痛手不能近，足胫尤甚者，引《内经》所云："饮发于中，胕肿于上。"认为"诸痛为实，血实者宜决之"，以三棱针数刺其肿，污血外流，顷时肿消痛减。天益还根据证情需要有时放血与灸法并施，如《卫生宝鉴·卷二十三》中，病人头面赤肿而痛，耳前后肿尤甚，胸中烦闷，咽嗌不利，身半以下皆寒，足胫尤甚，饮食减少，精神困倦而体弱，其脉浮数，按之弦细。此上热下寒之证，遂于肿处五十余刺，其血紫黑如露珠之状，顷时肿痛消散。又于气海中火艾炷灸百壮，乃助下焦阳虚退其阴寒，次于三里二穴各灸三七壮，治足胕冷，亦引导热气下行，并辅以药物内服，不旬日良愈。

4. 因时制宜，指导施治预后

"因时制宜"是中医学的重要内容。罗天益在养生、确定疾病治则、处方遣药及推断疾病预后方面都遵循"因时制宜"的学术思想。同时，又不拘泥于时日，能够对复杂的病情进行综合分析，恰当处理。

（1）注重因时养生：《卫生宝鉴》深刻阐述了"人与天地相应"的养生之道。在《卫生宝鉴·卷一》中传承《内经》思想，强调"春三月，此谓发陈，天地俱生，万物以荣，夜卧早起，广步于庭，被发缓形，以使志生，生而勿杀，予而勿夺，赏而勿罚，此春气之应，养生之道也。逆之则伤肝，夏为寒变，奉长者少"的时令养生法则，以及"必先岁气，无伐天和，故智者之养生也，必顺四时，适寒温，和喜怒而安居处，节阴阳而调刚柔，如是则邪僻不至"的养生观点。在《卫生宝鉴·卷二·冬藏不固》中也提道："冬乃闭藏之月，阳气当伏于九泉之下，至春发为雷，动为风，鼓坼万物，此奉生之道也。"可见罗天益倡导"时不可违"的养生思想。

（2）确立因时治则：在确立治则方面，罗天益极力强调《内经》"时不可违"的思想，传承李杲之论，提倡"春宜吐，夏宜汗，秋宜下，冬闭藏"。在《卫生宝鉴》的首篇即论"春服宣药辨"，认为春天乃万物生发之时，应当养护脾胃，若此时服用宣药，可谓"乃伐天和而损脾胃"；服用苦寒之剂，可谓之"行肃杀之令于奉生之月"。深刻阐述了"人与自然界息息相关""时不可违"的道理，强调"方冬严气凝寒，厚衣暖食近火，所以敌天气之寒也，冬裘夏葛，冬饮汤而夏饮水，皆自然之道，何积热于内而生疾乎"，与《内经》"必先岁气，无伐天和，故智者养生也，必顺四时，适寒温，和喜怒而安居处，节阴阳而调刚柔，如是则邪僻不至"的养生防病观点十分契合。指出"当少阳用事，万物向荣生发之时，惟当先养脾胃之气，助阳退阴，应乎天道以使之平"的养生原则。

（3）确立因时治法：罗天益根据季节的不同而采用不同的治法。如《卫生宝鉴·卷八》中针对张安抚"三月初七日又因风邪，加之痰嗽咽干燥，疼痛不利，唾多，中脘气痞似噎"的病情，明确指出："论时月，则宜升阳，补脾胃，泻风木；论病则宜实表里，养卫气，泻肝木，润燥益元气，慎喜怒，是治其本也，宜以加减冲和汤治之。"反之，若不能因时制宜，则危害丛生。罗天益指出春天服泻药的错误及误用致变，谓："今反以北方寒水所化，气味俱厚，苦寒之剂投之，是行肃杀之令于奉生之月，当升反降，伐脾胃而走津液，使营运之气减削，其不能输精皮毛经络毕矣，奉长之气从何而生，脏腑何以禀受，脾胃一衰，何证不起，此诛伐无过，是谓大惑，无病生之，有疾甚之。"在《卫生宝鉴·卷二十三》中，罗天益指出春天过汗的错误及春之病的治疗大法。在对张仲谦"至元戊辰春正月，在大都患风证，半身麻木"的病证进行治疗时，提出："治风当通因通用，汗之可也，然此地此时，虽交春令，寒气犹存，汗之则虚其表，必有恶风寒之证。""今时阳气尚弱，初出于地，汗之则使气亟夺，卫气失守，不能肥实腠理，表上无阳，见风必大恶矣。……当汗之时，犹有过汗之戒，况不当汗而汗者乎。遂以黄芪建中汤加白术服之，滋养脾胃，生发荣卫之气。又以腻粉扑其皮肤。待春气盛，表气渐实，即愈矣。"

（4）处方用药：罗天益在处方用药中也贯穿了"因时制宜"的思想，体现在因时选方、因时分药、因时加减、因时服药等方面。

1）因时选方：同一疾病，若发生在不同季节，选方亦有不同。《卫生宝鉴·卷十六·四时用药例》指出："溲而便脓血者，小肠泄也……脉平和者，立秋至春分宜香连丸，春分至立秋宜芍药柏皮丸，四时皆宜加减平胃散。"

2）因时分药：罗天益对药物的分类方法也体现了因时制宜的思想。在《卫生宝鉴·卷二十一》中，采用"风升生""热浮长""湿化成""燥降收""寒沉藏"的分类法对药物进行分类，与"春、夏、长夏、秋、冬"相对应。防风、升麻、羌活、独活、柴胡等品属"风升生"之类，黑附子、川乌头、肉桂等品属"热浮长"之类，人参、黄芪、甘草等品属"湿化成"之类，茯苓、猪苓、琥珀等品属"燥降收"之类，大黄、黄柏、黄芩等品属"寒沉藏"之类。此种分类方法为临床组方选药及药物的适时采收都提供了重要的参考依据。

3）因时加减：罗天益认为即使是同方治同病，在不同的季节也需要进行相应的加减。如在《卫生宝鉴·卷七》中用羌活愈风汤治疗肝肾虚，筋骨弱，语言难，精神昏愦。其方后注文强调"此药常服之，不可失于四时之辅。如望春大寒之后，本方中加半夏、人参、柴胡各二两，木通四两，谓迎而夺少阳之气也；如望夏谷雨之后，本方中加石膏、黄芩、知母各二两，谓迎而夺阳明之气也；如季夏之月，本方中加防己、白术、茯苓各二两，谓胜脾土之湿也；如初秋大暑之后，本方中加厚朴一两，藿香一两，桂一两，谓迎而夺太阴之气也；如望冬霜降之后，本方中加附子、官桂各一两，当归二两，谓胜少阴之气也。如得春气候减冬所加药，四时加减类此"。又比如在本卷中大秦艽汤方后亦强调"如遇天阴，加生姜七片煎……此秋冬药，如春夏加知母一两"。小续命汤"通治八风五痹痿厥等疾。……春夏加石膏、知母、黄芩，秋冬加官桂、附子、芍药"。

4）因时服药。罗天益在用药法度方面也讲究结合时宜，即按季节时辰选择药物。如在《卫生宝鉴·卷六》中，对气分热应用白虎汤时强调"此药立夏后、立秋前可服，春时及立秋后、亡血家并不可服"。在《卫生宝鉴·卷九·阴出乘阳治法方》中强调服用冲和顺气汤应注意"温服，早饭后，午前，取天气上升之时，使人之阳气易达故也"。在《卫生宝鉴·卷十六·疟病脉证并治》中记载，服用治疗疟疾寒热的疟中圣药一剪金时，应注意"星宿全时，新汲水送下，空心服"。由此可见，在服药方面天益也遵循因时制宜的原则。

（5）因时预后：罗天益把季节、时间作为推断疾病预后的重要参考因素，将《内经》"主胜逆，客胜从"的运气思想运用到临床实践中。如《卫生宝鉴·卷二》载："刑部侍郎王立甫之婿……至元丁卯十一月间，因劳役忧思烦恼，饮食失节而病，时发躁热，肢体困倦，盗汗湿透其衾，不思饮食，气不足一息，面色青黄不泽。"罗天益诊后断言："此危证也。治虽粗安，至春必死。……至正月躁热而卒。"病人的病情果然如罗天益所料，其家人问及原因。罗天益说："此非难知也。《内经》曰：主胜逆，客胜从，天之道也。盖时令为客，人身为主，冬三月，人皆惧寒，独渠躁热盗汗，是令不固其阳，时不胜其热，天地时令尚不能制，药何能为。冬乃闭藏之月，阳气当伏于九泉之下，至春发为雷，动为风，鼓坼万物，此奉生之道也。如冬藏不固，至春生不茂，又有疫疠之灾。且人身阳气，亦当伏潜于内，不敢妄扰，无泄皮肤，使气亟夺，此冬藏之应也。今婿汗出于闭藏之月，肾水已涸，至春何以生木，阳气内绝，无以滋荣，不死何待？"

（6）因时针灸：罗天益不仅因时处方用药，其针灸也有因时制宜的特点。《卫生宝鉴·卷二十》载："春夏秋冬深浅补泻法：春夏刺者，皆先深而后浅；秋冬刺者，皆先浅而后深。凡补泻皆然。"《卫生宝鉴·卷八》中记载灸风中腑手足不遂等疾："凡觉手足麻痹或疼痛，良久乃已，此将中腑之候……秋觉有此候春灸，春觉有此候者秋灸，以取风气尽，轻安为度。"在卷八"灸风中脏气塞涎上不语昏危者下火立效"一条中提道："凡觉心中愦乱，神思不怡，或手足麻痹，此中脏之候也。不问是风与气，可连灸此七穴，但依次第急灸之。可灸各五七壮，日后别灸之，至随年壮止。凡遇春秋二时，可时时灸此七穴，以泄风气。如素有风人，尤须留意此灸法，可保无虞。"

（7）舍时从证：罗天益在临证中虽然强调"因时制宜"，但也并不拘泥于时日，在复杂的病情中能够进行综合分析，给予恰当处理。《卫生宝鉴·卷十三》载病人王伯禄"右臂臑肿盛，上至肩，下至手指，色变，皮肤凉，六脉沉细而微"，为脉证俱寒之象。有人问罗天益："诸痛痒疮疡，皆属心火，又当盛夏之时，用干姜附子可乎？"罗天益答："理所当然，不得不然……诸痛痒疮疡，皆属心火，是言其定理也。此证内外相反，须当舍时从证也，非大方辛热之剂急治之，则不能愈也。"治疗后月余即平复。罗天益感叹道："守常者众人之见，知变者知者之事，知常而不知变，细事因而取败者亦多矣，况医乎哉！守常知变，岂可同日而语乎哉！"《卫生宝鉴·卷七》在羌活愈风汤方后注文，论述"虽立此四时加减，更宜临病之际，审病之虚实，土地之所宜，邪气之多少"，足见罗天益知常达变的临床功底。

综上所述，罗天益在养生、确立治则治法、具体运用方药、针灸以及推断预后诸方面，无不贯穿"因时制宜"的学术思想，总结归纳罗天益因时制宜理论与实践经验，对指导当前的临床治疗具有重要意义。

四、医论、制方、医案

（一）医论摘萃

1. 春服宣药辨

戊申春，先师东垣老人论春月奉生之道。《月令》云：是月也，不可以称兵，称兵必夭殃。毋杀孩虫胎，夭飞鸟，毋伐山林。又云：祭先脾，孟春行冬令，则首种不入，行秋令则民大疫，故国有春分停刑之禁，十二经有取决于胆之戒。仲景云：大法春宜吐，故少阳证禁下，宜小柴胡汤和解之。少阳用事，万物方生，折之则绝生化之源，此皆奉生之道也。有假者反之，且春初服宣药者，乃伐天和而损脾胃，非徒无益而又害之。予因演先师之论，著为此论。

世传宣药，以牵牛、大黄之类，或丸或散。自立春后，无病之人服之，辄下数行。云：凡人于冬三月，厚衣暖食，又近于火，致积热于内，春初若不宣泄，必生热疾。又云：解三焦积热，去五脏余毒，殆无此理。方冬严气凝寒，厚衣暖食近火，所以敌天气之寒也，冬裘夏葛，冬饮汤而夏饮水，皆自然之道，何积热于内而生疾乎。且阴阳偏盛则疾，作三焦积热，是阳亢阴绝，岂有得生之理哉。故《难经》云：腑病易治，脏病难愈。邪气中脏，病之极矣。今言五脏俱有邪毒，则神将何依。《内经》亦曰：春三月，此谓发陈，天地俱生，万物以荣，夜卧早起，广步于庭，被发缓行，以使志生，生而勿杀，予而勿夺，赏而勿罚，此春气之应，养生之道也。逆之则伤肝，夏为寒变，奉长者少。又曰：必先岁气，无伐天和，故智者之养生也，必顺四时而适寒暑，和喜怒而安居处，节阴阳而调刚柔，如是则邪僻不至。又曰：苍天之气清净，则志意治，顺之则阳气固，虽有贼邪，弗能害也。失之则内闭九窍，外壅肌肉，卫气散解，此谓自伤，气之削也。当少阳用事，万物向荣生发之时，惟当先养脾胃之气，助阳退阴，应乎天道，以使之平。今反以北方寒水所化，气味俱厚，苦寒之剂投之，是行肃杀之令于奉生之月，当升反降，伐脾胃而走津液，使营运之气减削，其不能输精皮毛经络必矣，奉长之气，从何而生，脏腑何所以禀受，脾胃一衰，何病不起，此诛罚无过，是谓大惑，无病生之，有病甚之。所谓春服宣药者，自轩岐而下，历代明医，俱无是说。呜呼！此理明白，非难知也。世多雷同，莫革其弊，深可痛哉。凡有志保生者，但以圣贤之言为准，则可免疑误之悔、夭折之祸矣。（《卫生宝鉴·卷一》）

2. 承气汤辨

仲景《伤寒论》云：寒邪外伤，传而入里。里者，入胃是也。邪气入胃，则变而为热。胃中之气郁滞，糟粕秘结，壅而为实。实则泻之，人所共知。如缓急轻重之剂，则临时消息焉。若不恶寒反恶热，谵语烦渴，腹满而喘，手足濈然汗出者，急下之，宜大承气汤。如邪气入深，恐有燥屎，欲知之法，与小承气汤试之。若腹中转矢气者，有燥屎也，乃可攻之。不转矢气者，必初硬而后溏，尚未可攻，攻之则腹满不能食。若腹大满不通者，亦以小承气汤，微和其胃气，勿令大泄也。如发汗后，不恶寒但热者，胃实也，当和其胃气，调胃承气汤主之。成无己云：大热结实者大承气，小热微结者小承气。以热不甚大，故于大承气汤内去芒硝；又以结不至坚，故不减厚朴、枳实也；如不至大坚满，邪气盛而须攻下者；亦未可投大承气汤，必以轻缓之剂攻之，于大承气汤中去厚朴、枳实加甘草，乃轻缓之剂也。若大承气证，反用调胃承气汤治之，则邪气不散。小承气汤证，反用大承气汤下之，则过伤正气，而腹满不能食，故有勿大泄之戒。此仲景所以分而治之，未尝越圣人之制度。后之学者，以此三药合而为一，且云通治三药之证，及无问伤寒杂病内外一切所伤，一概治之。若依此说，与仲景之方甚相违背，又失轩岐缓急之旨，红紫乱朱，迷惑众听，一唱百和，使病者暗受其弊，将何诉哉。有公心审是非者，于《内经》、仲景方内求责，使药证相对。以圣贤之心为心，则方之真伪自可得而知矣。（《卫生宝鉴·卷一》）

3. 汗多亡阳

齐大哥十一月间，因感寒邪，头项强，身体痛，自用灵砂丹四五粒并服，以酒引下，遂大汗出，汗后身轻。至夜，前病复来，以前药复汗，其病不愈，复以通圣散发汗，病添身体沉重，足胻冷而恶寒。是日方命医，医者不究前治，又以五积散汗之。翌日，身重如石，不能反侧，足胻如冰，冷及腰背，头汗如贯珠，出而不止，心胸躁热，烦乱不安，喜饮冷，西瓜、梨、柿、冰水之物，常置左右。病至于此，命予治之。诊得六脉如蛛丝，微微欲绝，予以死决之。主家曰：得汗多矣，焉能为害。予曰：夫寒邪中人者，阳气不足之所致也，而感之有轻重，汗之者岂可失其宜哉。仲景曰：阴盛阳虚，汗之则愈。汗者，助阳退阴之意也。且寒邪不能自出，必待阳气泄，乃能出也。今以时月论之，大法夏月宜汗，此大法焉，然亦以太过为戒。况冬三月闭藏之时，无扰乎阳，无泄皮肤，使气亟夺，为养藏之道也。逆之则少阴不藏，此冬气之应也。凡有触冒，宜微汗之，以平为期，邪退乃已，急当衣暖衣，居密室，服实表补卫气之剂，虽有寒邪，弗能为害，此从权之治也。今非时而大发其汗，乃谓之逆。故仲景有云：一逆尚引日，再逆促命期。今本伤而汗，汗而复伤，伤而复汗，汗出数回，使气亟夺，卫气无守，阳泄于外，阴乘于内。故经云：独阳不生，独阴不长。不死何待，虽卢扁亦不能治之活也。是日，至夜将半，项强身体不仁，手足搐急，爪甲青而死矣。

《金匮要略》云：不当汗而妄汗之，令人夺其津液枯槁而死。今当汗之，一过亦中绝其命，况不当汗而强汗之者乎。（《卫生宝鉴·卷一》）

4. 下多亡阴

真定赵客，乙丑岁六月间，客于他方，因乘困伤湿面，心下痞满，躁热时作，卧不得安，遂宿于寺中。僧以大毒食药数丸，下十余行，心痞稍减。越日困睡，为盗劫其财货，心有所动，遂躁热而渴，饮冷酒一大瓯。是夜，脐腹胀痛，僧再以前药，复下十余行，病加困笃，四肢无力，躁热，身不停衣，喜饮冷水，米谷不化，痢下如烂鱼肠脑，赤水相杂，全不思食，强食则呕，痞甚于前，噫气不绝，足胻冷，少腹不任其痛，请予治之。诊其脉浮数八九至，按之空虚。予溯流而寻源，盖暑天之热已伤正气，以有毒大热之剂下之，一下之后，其所伤之物已去而无余矣，遗巴豆之气流毒于肠胃之间，使呕逆而不能食，胃气转伤而然。及下脓血无度，大肉陷下，皮毛枯槁，脾气弱而衰也。舌上赤涩，口燥咽干，津液不足，下多亡阴之所致也。阴既已亡，心火独旺，故心胸躁热，烦乱不安。经曰：独阳不生，独阴不长，天之由也。遂辞而退，后易他医。医至，不审其脉，不究其源，惟见痞满，以枳壳丸下之，病添喘满，利下不禁而死。《金匮要略》云：不当下而强下之，令人开肠洞泄，便溺不禁而死，此之谓也。夫圣人治病，用药有法，不可少越。《内经》云：大毒去病，十去其六，小毒治病，十去其七，常毒治病，十去其八，无毒治病，十去其九。如不尽行，复如法，以谷肉果菜养之，无使过之，过则伤其正矣。记有之云：医不三世，不服其药，盖慎之至也。彼僧非医流，妄以大毒之剂下之太过，数日之间，使人殒身丧命。用药之失，其祸若此，病之择医，可不谨乎。戒之！（《卫生宝鉴·卷一》）

5. 泻火伤胃

经历晋才卿，膏粱而饮，至春病衄。医曰：诸见血者为热，以清凉饮子投之，即止。越数日，其疾复作，医又曰：药不胜病故也。遂投黄连解毒汤，既而或止，止而复作。易医数回，皆用苦寒之剂，俱欲胜其热而已，然终不愈。而饮食起居皆不及初，肌寒而时躁，言语无声，口气臭秽，恶见冷风，然其鼻衄之余波，则未绝也。或曰：诸见血者热，衄，热也，热而寒之，理也。今不惟不愈，而反害之，何哉？《内经》曰：以平为期。又言，下工不可不慎也。彼惟知见血为热，而以苦寒攻下，抑不知苦泻土。土，脾胃也。脾胃，人之所以为本者。今火为病，而泻其土，火固未尝除，而土已病矣。土病则胃虚，胃虚则营气不能滋荣百脉，元气不循天度，气随阴化而无声、肌寒也。意粗工嘻嘻以为可治，热病未已，寒病复起，此之谓也。（《卫生宝鉴·卷二》）

6. 妄投药戒

高郎中家，好收方书及得效药方。家人有病，自为处治，亦曾有效。中统庚申五月间，弟妇产未满月，食冷酪饭、苦苣及新李数枚，渐觉腹中痛。太夫人以自合槟榔丸七十丸服之，至夜痛尤甚，恐药力未达，又进五十丸，须臾间大吐且泻，其痛增极，肢体渐冷，口鼻气亦冷，急求医疗，未至而卒。后太夫人见予诉其由，曰：天命耶，药之过耶，君试裁之。予曰：非难治也。凡医治病，虚则补之，实则泻之，此定法也。人以血气为本，今新产血气皆损，胃气虚弱，不能腐熟生硬物，故满而痛也。复以寒剂攻之，又况夏月阴气在内。重寒相合，是冷气入腹，使阴盛阳绝，其死何疑。《难经》曰：实实虚虚，损不足而益有余，如此死者，医杀之耳，非天命也。太夫人然其言，噫，曲礼谓医不三世，不服其药，其慎如此。彼过已往而不可咎，后之用药者，当以此为戒之。（《卫生宝鉴·卷三》）

（二）制方选要

1. 橘皮枳术丸（《卫生宝鉴·卷四》）

白术二两，枳实（麸炒）、橘皮各一两。

上三味为末，荷叶裹，烧饭为丸，如桐子大。每服五十丸，温水送下，食远。夫内伤用药之大法，所贵服之强人胃气，令胃气益厚，虽猛食、多食、重食而不伤，此能用食药者，此药久久益胃气，令不复致伤。

罗天益用此方治老幼元气虚弱，饮食不消，或脏腑不调，心下痞闷。

2. 葛花解醒汤（《卫生宝鉴·卷四》）

白豆蔻、缩砂、葛花各半两，干生姜、炒神曲、泽泻、白术各二钱，人参（去芦）、白茯苓（去皮）、猪苓（去皮）、橘皮（去白）各一钱半，木香半钱，莲花青皮三分。

上十三味，为极细末，每服三钱匕，白汤调下。但得微微汗出，酒病去矣，此盖不得已而用之。岂可恃赖此药，日日饮之。此方气味辛辣，偶因病酒而用之，则不损元气，何者？敌酒病故也。若赖此服之，损人天年矣。

本方功用芳香化湿，健脾醒酒。为治饮伤脾胃之方。

3. 参术调中汤（《卫生宝鉴·卷五》）

人参、黄芪各五钱，当归身、厚朴（姜制）、益智仁、草豆蔻、木香、白术、甘草（炙）、神曲（炒）、麦蘖面、橘皮各三钱。

上十二味，锉如麻豆大。每服一两，水二盏，生姜三片，煎至一盏，去滓温服，食前。

本方具有温中益气之功效，主治内伤自利，脐腹痛，肢体倦，不喜食，食即吐，嗜卧懒言，足跗冷，头目昏。

《内经》云：脾欲缓急，食甘以缓之。又脾不足者，以甘补之。黄芪、人参之甘，补脾缓中，故以为君。形不足者，温之以气，当辛温，和血润燥。木香辛温，升降滞气。生姜、益智仁、草豆蔻仁辛甘大热，以荡中寒，理其正气。白术、炙甘草、橘皮，甘苦温乃厚肠胃。麦蘖面宽肠胃而和中，神曲辛热，导滞消食而为佐使也。

4. 人参黄芪散（《卫生宝鉴·卷五》）

人参（去芦）一两，秦艽、茯苓各二两，知母二两半，桑白皮一两半，桔梗一两，紫菀一两半，柴胡二两半，黄芪三两半，地骨皮、生地黄各二两，半夏（汤泡七次）、赤芍药各一两半，天门冬（去心）、鳖甲（炙酥、去裙）各三两，炙甘草一两半。

上十六味为粗末，每服三钱，水一盏半，煎七分，去滓服，食远。

本方为罗天益治劳倦所伤虚中有热证的代表方剂之一。主治虚劳客热，肌肉消瘦，四肢倦怠，五心烦热，咽干颊赤，心忡潮热，盗汗减食，咳嗽脓血，胸胁不利。

5. 龙脑鸡苏丸（《卫生宝鉴·卷六》）

柴胡（锉，同木通，以沸汤大半升浸一两宿，绞汁后，入膏）二两，木通（锉，同柴胡汁）二两，阿胶、蒲黄、人参各二两，麦门冬四两，黄芪一两，鸡苏净叶（即龙脑薄荷）一斤，甘草一两半，生干地黄末（后膏）六两。

上为细末，以蜜二斤，先炼一二沸，然后下生地黄末，不住手搅，时时入绞，下柴胡、木通汁，慢慢熬成膏，勿令焦。然后将其余药末同和为丸，如豌豆大。每服二十丸，熟水下。

此方为罗天益治上焦热的方剂之一。主治胸中郁热，肺热咳嗽、吐血、鼻衄、血崩、下血、血淋，虚劳烦热。

6. 铁刷汤（《卫生宝鉴·卷六》）

半夏（汤泡）四钱，草豆蔻、丁香、干姜（炮）、诃子皮各三钱，生姜一两。

上六味，㕮咀，水五盏，煎至二盏半，去滓，分三服，无时。

大吐不止，加附子三钱，生姜半两。

本方为罗天益治上焦寒用方。主治积寒痰饮，呕吐不止，胸膈不快，不下饮食。

7. 活命金丹（《卫生宝鉴·卷八》）

贯众、甘草、板蓝根、干葛、甜硝各一两，川大黄一两半，牛黄（研）、珠子粉、生犀角、薄荷各五钱，辰砂（研，一半为衣）四钱，麝香（研）、桂、青黛各三钱，龙脑（研）二钱。

上十五味为末，与研药和匀，蜜和水浸蒸饼为剂，每两作十丸，朱砂为衣；就湿用真金箔四十片为衣。腊月修合，瓷器收贮，多年不坏。如疗风毒，茶清化下。解药毒，新汲水化下。汗后余热劳病，及小儿惊热，并用薄荷汤化下。以上并量大小加减服之。

本方为罗天益治中风中脏之方。主治中风不语，半身不遂，肢节顽麻，痰涎上潮，咽嗌不利，饮食不下，牙关紧急，口噤，及解一切酒毒、药毒，发热腹胀，大小便不利，胸膈痞满，上实下虚，气闭面赤，汗后余热不退劳病，诸药不治，无问男女老幼，皆可服之。

8. 龙脑安神丸（《卫生宝鉴·卷九》）

茯神（去皮取末）三两，人参、地骨皮、甘草（取末）、麦门冬（去心）各二两，朱砂（飞）二两，乌犀角屑一两，桑白皮（取末）一两，龙脑（研）三钱，麝香（研）三钱，马牙硝（研）二钱，牛黄半两，金箔三十五片。

上十三味为末，和匀，蜜丸弹子大，金箔为衣。如痫病多年，冬月温水化下，夏月凉水下，不拘时候。

本方为罗天益治疗风痫之方，主治男子、妇人五种癫痫，无问远年近日，发作无时，服诸药不效者。又治男子、妇人虚劳发热咳嗽，新汲水一盏化下，其喘满痰嗽立止。又治男女语涩、舌强，日进三服，食后温水化下。

9. 金露膏（《卫生宝鉴·卷十》）

淄州黄丹、蕤仁（捶碎）各一两，黄连半两，蜜六两。

上先将黄丹铁锅内炒紫色，入蜜搅匀，下长流水四升，以嫩柳枝五七条，把定搅之，次下蕤仁，滚十数沸，又下黄连，以柳枝不住手搅，熬至二升，笊篱内倾药在纸上，慢慢滴之，无令尘污。如有瘀肉，加硇砂末一钱，上火煨开，入前膏子内。

此方功用除昏退翳，截赤定痛。治一切眼疾，神效。

10. 龙麝聚圣丹（《卫生宝鉴·卷十一》）

南硼砂（研）、川芎各一两，生地黄、犀角屑、羚羊角、南琥珀（研）、南玄参、桔梗、升麻、铅白霜（研）、连翘各五钱，马牙硝、赤茯苓（去皮）、人参、脑子（研）各三钱，朱砂（飞）、牛黄（研）各二钱，麝香（研）三钱。

上十八味为末，炼蜜丸，每两作十丸，金箔五十片为衣。每服一丸，用薄荷汤或新汲水化下。若细嚼咽化，津液咽下皆可，食后临卧服。

本方为罗天益治咽喉口齿门病用方之一。主治心脾客热，毒瓦斯攻冲，咽喉赤肿疼痛，或成喉痹，或结硬不消，愈而复发，经久不瘥，或舌本肿胀，满口生疮，饮食难咽，并皆服之。

11. 人参款花散（《卫生宝鉴·卷十二》）

人参、款冬花各五钱，知母、贝母、半夏各三钱，御米壳（去顶，炒）二两。

上为粗末，每服五大钱，水一盏半，乌梅一个，煎至一盏，去滓。温服，临卧。忌多言语。

罗天益用本方治喘嗽久不已者。曾曰：予从军过邓州，儒医高仲宽传此，并紫参散甚效。

12. 紫参散（《卫生宝鉴·卷十二》）

五味子、紫参、甘草（炙）、麻黄（去节）、桔梗各五钱，御米壳（去顶，蜜炒黄色）二两。

上六味为末，每服四钱匕，入白汤点服，嗽住止后服。

主治形寒饮冷，伤肺，喘促，痰涎，胸膈不利，不得安卧。

13. 千金托里散（《卫生宝鉴·卷十三》）

官桂、人参、甘草、川芎、香白芷、芍药各一两，木香、没药各三钱，乳香二钱，当归半两，连翘一两二钱，黄芪一两半，防风、桔梗、厚朴各二两。

上十五味为细末，每服三钱，酒一大盏，煎三二沸，和滓温服，无时。

本方主治疔疮发背，一切恶肿。

14. 木香硇砂煎丸（《卫生宝鉴·卷十四》）

木香、硇砂、官桂、附子（炮）、干漆（炒，去烟）、猪牙皂角、细辛、乳香（研）、京三棱（炮）、广术（炮）、大黄（炒，研末）、没药（研）、干姜（炮）、青皮各一两，巴豆霜半两。

上除研药外，同为末，以好醋一升，化开硇砂，去滓。纳银石器中，慢火熬，次下巴豆霜、大黄末，熬成膏，将前药末膏内和丸如桐子大。每服三五十丸，食后，温酒送下。

主治妇人消疹癖积聚，血块刺痛，脾胃虚寒，宿食不消，久不瘥者。

15. 木瓜虎骨丸（《卫生宝鉴·卷十五》）

木瓜、麒麟竭（研）、虎胫骨（酒炙）、没药（研）、自然铜（醋淬七次）、枫香脂、败龟（醋炙，去阑）、骨碎补（去毛）、甜瓜子、当归（切焙）、桂各一两，乳香（研）半两，木香一两，安息香（重汤酒煮入药）、地龙（去土）各二两。

上为末，入研药和匀，酒糊丸如桐子大。每服三十丸，温酒送下，煎木瓜汤送下亦得，渐加至五十丸，空心食前。

本方主治风寒湿合而成痹，脚重不仁，疼痛少力，足下隐痛，不能踏地，脚膝筋挛，不能屈伸，及项背拘急，手背无力，耳内蝉鸣，头眩目晕诸证；香港脚；行步艰难，并皆服之。

16. 坚中丸（《卫生宝鉴·卷十六》）

黄连（去须）、黄柏、赤茯苓（去皮）、泽泻、白术各一两，陈皮、肉豆蔻、人参、白芍药、官桂、半夏曲各半两。

上十一味为末，汤浸蒸饼丸如桐子大。每服五十丸，温米饮送下，食前。

本方是罗天益治痢疾用方之一，主治脾胃受湿，滑泄注下。罗天益引《内经》所述言明立方之意。脓血稠黏，皆属于火。夫太阴主泻，少阴主痢，是先泄而亡津液，火就燥，肾恶燥，居下焦血分，其受邪者，故便脓血也。然青白为寒，赤黄为热，宜须两审。治热以坚中丸。

17. 茯苓琥珀汤（《卫生宝鉴·卷十七》）

茯苓（去皮）、琥珀、白术各半两，泽泻一两，滑石七钱，木猪苓（去皮）半两，甘草（炙）、桂（去皮）各三钱。

上八味为末，每服五钱，用长流甘澜水煎一盏，调下，空心食前。待少时，以美膳压之。

罗天益用本方治疗小便数而欠，脐腹胀满，脚沉重，不得安卧，脉沉缓，时时带数。

《内经》曰：甘缓而淡渗，热搏津液内蓄，脐胀腹满，当须缓之泄之，必以甘淡为主，是用茯苓为君。滑石甘寒，滑以利窍，猪苓、琥珀之淡以渗泄而利水道，故用三味为臣。脾恶湿，湿气内蓄，则脾气不治，益脾胜湿，必用甘为助，故以甘草、白术为佐。咸入肾，咸味下泄为阴，泽泻之咸以泻伏水；肾恶燥，急食辛以润之，津液不行，以辛散之。桂枝味辛，散湿润燥，此为因用，故以二物为使。煎用长流甘澜水，使不助其肾气，大作汤剂，令直达于下而急速也。

18. 活血丹（《卫生宝鉴·卷十八》）

桃仁（去皮尖，麸炒微黄色）、虎杖、吴茱萸（汤浸七遍，焙干，微炒）、当归、杜仲（去粗皮、锉炒）、柏子仁（炒）、附子（炮，去皮）、木香、山茱萸（去核）、延胡索、安息香（捣碎，入好酒研，澄清，去滓，银器内慢火熬成膏）各二十两，干姜（炮）、肉桂（去粗皮）、牡丹皮、黄芪（去芦）、艾叶（微炒）、泽兰叶各二斤半，肉苁蓉（酒浸焙）、厚朴（去粗皮，姜汁炙令熟）各五斤。

上为细末，以前安息香膏入白面，同煮作糊，和丸如梧桐子大。每服三十丸，食前以温酒下，醋汤亦得。

本方治冲任不足，下焦大寒，脐腹疼痛，月事不匀。或来多不断，或过期不来，或崩中出血，或带下不止，面色萎黄，肌肉瘦瘁，肢体沉重，胸胁胀满，气力衰乏。饮食减少，一切血气虚寒，并宜服之。

19. 天麻散（《卫生宝鉴·卷十九》）

半夏七钱，老生姜、白茯苓（去皮）、白术、甘草（炙）各三钱，天麻二钱半。

上锉，用水一盏，瓷器内同煮，水干，焙为末。每服一钱半，生姜枣汤调下，无时，大人三钱。

本方治小儿急慢惊风，其效如神；及大人中风涎盛，半身不遂，言语难，不省人事。

20. 黄芪散（《卫生宝鉴·卷十九》）

牡蛎（烧）、黄芪、生地黄各一两。

上为末，每服一二钱，水一盏，小麦二三十粒，煎至七分，去滓，食后温服。

主治虚热盗汗。

（三）验案精华

1. 气虚头痛治验

杨参谋名德，字仲实，年六十一岁。壬子年二月间，患头痛不可忍，昼夜不得眠。郎中曹通甫邀予视之。其人云：近在燕京，初患头昏闷微痛，医作伤寒解之，汗出后，痛转加。复汗解，病转加而头愈痛，遂归。每过郡邑，召医用药一回。到今痛甚不得安卧，恶风寒而不喜饮食。诊其六脉弦细而微，气短而促，语言而懒。《内经》云：春气者病在头，年高气弱，清气不能上升头面，故昏闷。此病本无表邪，因发汗过多，清阳之气愈亏损，不能上荣，亦不得外固，所以头苦痛而恶风寒，气短弱而不喜食。正宜用顺气和中汤，此药升阳而补气，头痛自愈。

顺气和中汤：黄芪一钱半，人参一钱，炙甘草七分，白术、陈皮、当归、白芍各五分，升麻、柴胡各三分，细辛、蔓荆子、川芎各二分。

上㕮咀，作一服。水二盏煎至一盏，去滓温服，食后服之。一服减半，再服痊愈。

《内经》云：阳气者，卫外而为固也。今年高气弱，又加发汗，卫外之气愈损，故以黄芪甘温补卫实表，为君；人参甘温，当归辛温，补血气；白芍酸寒，收卫气而为臣；白术、陈皮、炙甘草，苦甘温，养胃气，生发阳气，上实皮毛，肥腠理，为佐；柴胡、升麻，苦平，引少阳、阳明之气上升，通百脉灌溉周身者也。川芎、蔓荆子、细辛，辛温，体轻浮，清利空窍，为使也。明年春，赴召之六盘山，曹郎中以古风见赠云：东垣李明之，早以能医鸣。易水得奥诀，为竭黄金籯。一灯静室穷《内经》，黄帝拊掌岐伯惊。日储月积不易售，半世岂但三折肱。所长用药有活法，旧方堆案白鱼生。不闻李延同居且同病，一下一汗俱得明。早年乃知古人一证有一方，后世以方合证此理殊未明。公心审是者谁子，直以异己喧谤声。先生饮恨卧黄壤，门生赖汝卓卓医中英。活人事业将与相，一旦在己权非轻。连年应召天策府，廉台草木皆欣荣。好藏漆叶青黏散，莫使樊阿独擅名。（《卫生宝鉴·卷九》）

本病乃气虚头痛。初患时头昏闷微痛，为年高气弱，清气不能上于头面所致，但医生却误判为伤寒，并以汗法治之，出汗之后，疼痛反而加重，这是因为汗出加重了气虚，更加不能上荣清窍，导致疼痛加重。痛不得卧、恶风寒、不喜饮食、气短而促、懒言等症状也都是气虚的表现。本方得益于李东垣的补中益气汤，方中补气升阳药和清利空窍药共用使头痛得愈。

2. 结阴便血治验

真定总管史侯男十哥，年四十有二，肢体本瘦弱，于至元辛巳，因收秋租，佃人致酒，味酸不欲饮，勉饮三两杯，少时腹痛次传泄泻无度，日十余行，越十日，便后见血，红紫之类，肠鸣腹痛，求医治之。曰：诸见血皆以为热。用芍药柏皮丸治之，不愈，仍不欲食，食则呕酸，形体愈瘦，面色青黄不泽，心下痞，恶冷物，口干，时有烦躁，不得安卧。请予治之，具说其由，诊得脉弦细而微迟，手足稍冷，《内经》云：结阴者便血一升，再结二升，三结三升。经云：邪在五脏，则阴脉不和，阴脉不和，则血留之。结阴之病，阴气内结，不得运行，无所通畅，渗入肠间，故便血也。宜以平胃地榆汤治之。

平胃地榆汤：苍术、升麻、黑附子（炮）各一钱，地榆七分，陈皮、厚朴、白术、干姜、白茯苓、葛根各半钱，甘草（炙）、益智仁、人参、当归、曲（炒）、白芍药各三分。

上十六味，作一服，水二盏，生姜三片，枣子二个，煎至一盏，去滓。温服，食前。此药温中散寒，除湿和胃，服之数服，病减大半。仍灸中脘三七壮，乃胃募穴，引胃上升，滋荣百脉。次灸气海百余壮，生发元气，灸之则强食生肉，又以还少丹服之，则喜饮食，添肌肉。至春再灸三里二七壮，壮脾温胃，生发元气，此穴乃胃之合穴也。改服芳香之剂，戒以慎言语，节饮食，良愈。（《卫生宝鉴·卷十六》）

本病乃病人素体虚弱，兼饮用酸酒所致腹泻无度。一日十余次，经过十余天后，出现便血，血色红紫，肠鸣腹痛。医生误以为热，用寒凉的芍药柏皮丸治疗，病情反而加重。其原因可能是寒凉药导致脾胃虚寒更重，中气不足，统血无力，从而出现不思饮食、食则呕酸等结阴便血之证。罗天益用平胃地榆汤以温中散寒，除湿和胃，又发挥灸法之长，温补脾胃，使病得愈。

3. 阴黄治验

至元丙寅六月，时雨霖霪，人多病瘟疫。真定韩君祥，因劳役过度，渴饮凉茶，及食冷物，遂病头痛，肢节亦疼，身体沉重，胸满不食，自以为外感伤，用通圣散两服。药后添身体困甚，方命医治之。医以百解散发其汗，越四日，以小柴胡汤二服，后加烦热躁渴。又六日，以三一承气汤下之，躁渴尤甚。又投白虎加人参柴胡饮子之类，病愈增。又易医用黄连解毒汤、朱砂膏、至宝丹之类，至十七日后，病势转增传变，身目俱黄，肢体沉重，背恶寒，皮肤冷，心下痞硬，按之而痛，眼涩不欲开，目睛不了了，懒言语，自汗，小便利，大便了而不了，命予治之。诊其脉紧细，按之虚空，两寸脉短不及本位。此证得之因时热而多饮冷，加以寒凉药过度，助水乘心，反来侮土，先因其母，后薄其子。《经》云：薄所不胜乘所胜也。时值霖雨，乃寒湿相合，此为阴证发黄，明也，予以茵陈附子干姜汤主之。《内经》云：寒淫于内，治以甘热，佐以苦辛，湿淫所胜，平以苦热，以淡渗之，以苦燥之。附子、干姜辛甘大热，散其中寒，故以为主；半夏、草豆蔻辛热，白术、陈皮苦甘温，健脾燥湿，故以为臣；生姜辛温以散之，泽泻甘平以渗之，枳实苦微寒，泄其痞满，茵陈苦微寒，其气轻浮，佐以姜附，能去肤腠间寒湿而退其黄，故为佐使也。煎服一两，前证减半，再服悉去。又与理中汤服之，数日气得平复。或者难曰：发黄皆以为热。今暑隆盛之时，又以热药治之，何也？予曰：理所当然，不得不然。成无己云：阴证有二，一者始外伤寒邪，阴经受之，或因食冷物伤太阴经也。二者始得阳证，以寒治之，寒凉过度，变阳为阴也。今君祥因天令暑热，冷物伤脾，过服寒凉，阴气大胜，阳气欲绝，加以阴雨，寒湿相合，发而为黄也。仲景所谓当于寒湿中求之。李思顺云：解之而寒凉过剂，泻之而逐寇伤君，正以此也。圣贤之制，岂敢越哉！或者曰：洁古之学，有自来矣。

茵陈附子干姜汤：治因凉药过剂，变为阴证。身目俱黄，四肢皮肤冷，心下痞硬，眼涩不欲开，自利蜷卧。

附子（炮，去皮脐）三钱，干姜（炮）二钱，茵陈一钱二分，白术四分，草豆蔻（面裹煨）一钱，白茯苓（去皮）三分，枳实（麸炒）、半夏（汤泡七次）、泽泻各半钱，陈皮（去白）三分。

上十味㕮咀，为一服。水一盏半，生姜五片，煎至一盏，去滓。凉服，不拘时候。（《卫生宝鉴·卷二十三》）

黄疸一证，应明辨阴阳。本例为霖雨之季，内伤饮冷，又多次服用承气汤、白虎汤等寒凉之剂，导致阴寒内盛，脾阳虚衰，寒湿相合而发为阴黄。罗天益从病因、病史及病状等方面判断该病人为一派阴寒内盛、外湿不化的表现，从而辨证为阴黄，给予茵陈附子干姜汤以健脾和胃，温化寒湿，使病得愈。

4. 阴证阳证辨

静江府提刑李君长子，年一十九岁，至元壬午四月间，病伤寒九日，医者作阴证治之，与附子理中丸数服，其证增剧，别易一医，作阳证，议论差互，不敢服药。李君亲来邀请予为决疑，予避嫌辞。李君拜泣而告曰：太医若不一往，犬子只待死矣。不获已，遂往视之，坐间有数人，予不欲直言其证，但细为分解，使自忖度之。

凡阳证者，身须大热，而手足不厥，卧则坦然，起则有力，不恶寒，反恶热，不呕不泻，渴而饮水，烦躁不得眠，能食而多语，其脉浮大而数者，阳证也。

凡阴证者，身不热而手足厥冷，恶寒蜷卧，面向壁卧，恶闻人声，或自引衣盖被，不烦渴，不欲食，小便自利，大便不快，其脉沉细而微迟者，皆阴证也。

诊其脉，沉数得六七至。其母云，夜来叫呼不绝，全不得睡，又喜冰水。予闻其言，阳证悉具，且三日不见大便，宜急下之。予遂秤酒煨大黄六钱，炙甘草二钱，芒硝二钱，水煎服之。至夕，下数行，燥粪二十余块，是夜汗大出。翌日，又往视之，身凉脉静矣。予思《素问·热论》云："治之各识其脏腑。"故仲景述《伤寒论》，六经各异，传受不同。《活人书》亦云："凡治伤寒，先须明经络。若不识经络，触途冥行……"前圣后圣，其揆一也。昧者不学经络，不问病源，按寸握尺，妄意疾证，不知邪气之所在，动致颠覆，终不肯悔。韩文公曰："医之病，病在少思。"理到之言，勉人精究医理，济人之心切矣。(《卫生宝鉴·卷二十四》)

在本例中，罗天益对阴证阳证的辨识至为明晰，一药而愈。《素问·热论》云："治之各识其脏腑。"即治病要通晓各脏腑经脉。于本例而言，邪热在阳明胃经，属《伤寒论》胃家实证，用调胃承气汤，泻其热实，病人遂汗出，脉静身凉，病即得愈。反证前医用附子理中丸，实乃误治。

5. 执方用药辨

省掾曹德裕男妇，三月初病伤寒八九日，请予治之。脉得沉细而微，四肢逆冷，自利腹痛，目不欲开，两手常抱腋下，昏昏嗜卧，口舌干燥，乃曰：前医留白虎加人参汤一服，可服否？予曰：白虎虽云治口燥舌干，若执此一句亦未然。今此证不可用白虎者有三：《伤寒论》云，立夏以前，处暑以后不可妄用，一也。太阳证无汗而渴者不可用，二也。况病患阴证悉具，其时春气尚寒，不可用，三也。仲景云：下利清谷，急当救里，宜四逆汤。遂以四逆汤三两，加人参一两，生姜十余片，连须葱白九茎，水五大盏，同煎至三盏，去滓，分三服。一日服之，至夜利止，手足温，翌日大汗而解，继以理中汤数服而愈。孙真人《习业篇》云：凡欲为大医，必须谙《甲乙》《素问》《黄帝针经》《明堂》、流注十二经、三部九候、本草药性、仲景、叔和，并须精熟，如此方为大医，不尔，犹无目夜游，动致颠陨。执方用药者，再斯可矣。(《卫生宝鉴·卷二十四》)

白虎加人参汤证，在《伤寒论》中共有五条记载：①服桂枝汤，大汗出后，大烦渴不解，脉洪大者。②伤寒若吐若下后，七八日不解，热结在里，表里俱热，时时恶风,大渴,舌上干燥而烦,欲饮水数升者。③伤寒无大热,口燥渴,心烦,背微恶寒者。④渴欲饮水,无表证者。⑤若渴欲饮水,口干舌燥者。综合来看,白虎加人参汤,只适用于里热伤津证,故烦渴、脉洪大、热结在里等症状都是着眼点。白虎证之渴,都是渴欲饮冷;四逆证之渴,必不欲饮冷。这是区分两个病证的重要因素。

6. 过汗亡阳变证治验

中山王知府次子王里,年十三岁。六月十三日,暴雨方过,池水泛滥,因而戏水,衣服尽湿,其母责之。至晚,觉精神昏愦,怠惰嗜卧。次日,病头痛身热,腿脚沉重,一女医用和解散发之,闭户塞牖,覆以重衾,以致苦热不胜禁,遂发狂言,欲去其衾,而不能得去,是夜,汗至四更,湿透其衾。明日,寻衣撮空,又以承气汤下之,下后,语言渐不出,四肢不能收持,有时项强,手足瘛疭,搐急而挛,目左视而白睛多,口唇肌肉蠕动,饮食减少,形体羸瘦。命予治之,具说前由,予详之,盖伤湿而失于过汗也。且人之元气起于脐下肾间,动气周于身,通行百脉,今盛暑之时,大发其汗,汗多则亡阳,百脉行涩,故三焦之气不能上荣心肺,心火旺而肺气焦,况因惊恐内蓄。《内经》曰:"恐则气下。"阳主声,阳既亡而声不出也。"阳气者,精则养神,柔则养筋。"又曰:"夺血无汗,夺汗无血。"今发汗过多,气血俱衰,筋无所养,其病为痉,则项强,手足瘛疭,搐急而挛,目通于肝,肝者筋之合也,筋既燥而无润,故目左视而白睛多。肌肉者,脾也,脾热则肌肉蠕动,故口唇蠕动,有时而作。《经》云:"肉痿者,得之湿地也;脾热者,肌肉不仁,发为肉痿。"痿者,痿弱无力,运动久为不仁,阳于主动,今气欲竭,热留于脾,故四肢不收,此伤湿过汗,而成坏证,明矣。当治时之热,益水之源,救其逆,补上升生发之气。《黄帝针经》曰:"上气不足,推而扬之。"此之谓也。以人参益气汤治之。《内经》曰:"热淫所胜,治以甘寒,以酸收之。"人参、黄芪之甘温,补其不足之气,而缓其急搐,故以为君;肾恶燥,急食辛以润之,生甘草甘微寒,黄柏苦辛寒以救肾水,而生津液,故以为臣;当归辛温和血脉,橘皮苦辛,白术苦甘,炙甘草甘温,健脾胃,进饮食,肺欲收,急食酸以收之,白芍药之酸微寒,以收耗散之气,而补肺金,故以为佐;升麻、柴胡苦平,上升生发不足之气,故以为使,仍从阴引阳之谓也。

人参益气汤:黄芪五分,人参、黄柏(去皮)、升麻、柴胡、白芍药各三分,当归、白术、炙甘草各二分,陈皮三分,生甘草二分。

上十一味㕮咀,都为一服,水二盏半,投入浸两时辰,煎至一盏,去滓热服,早食后,午饭前,各一服,投之三日后,语声渐出,六脉平和,始得四肢柔和,食饮渐进,至秋乃愈。(《卫生宝鉴·卷二十四》)

本例中患儿先外感于寒湿之邪,继因受责而肝气抑郁于内,外感加之内伤,导致营卫不和,高热以作,又误用汗下之法,引津气大伤,致神不安而作狂,筋失养而抽搐。人参益气汤乃补中益气汤加生甘草、白芍、黄柏而成,在补益津气的基础上,加白芍以和肝柔筋,则抽搐自止;加生甘草、黄柏以泻热安神,则狂乱自宁。罗天益得李杲真传,用益气泻火之法,恰切如斯。

五、对后世影响

罗天益著书立说，不仅整理其师李杲的学术思想专著，也将自己的临证经验编撰成书，传于后世，为中医学的传承方式提供了范例。《卫生宝鉴》是一部以经典为基础，以实践为依据，以经典引导临床，以实践阐述经典的专著。书中既有对《内经》《伤寒论》《金匮要略》等经典的阐发，也有对易水学派学术思想的思考总结，还有其自己的学术思想和临床经验的总结。

当今对罗天益学术思想的研究，主要集中在继承李杲脾胃学说，发挥三焦辨证，注重因时制宜，主张针灸与药物并用，及其诊治中风的思想研究方面。罗天益学术思维敏锐，博采众家之长，尊古而不泥古，传承精华，守正创新，充分继承并发扬了先贤的学术思想和临证经验，同时注重对自身和当代医家临证经验进行总结，上述思想或学说只是罗天益对医学贡献的冰山一角。罗天益对内科、五官科、妇科、儿科和疮疡科疾病都有非常独到而丰富的临证经验。对药性理论的研究也颇具特色，不仅对药物因时分类，而且能纠正当时一些不正确的用药习惯，对丸散膏丹等药剂的制备和应用也有非常独特的见解。从《卫生宝鉴》关于医案的记载中，可以看出罗天益在临证诊病时非常注重探求病因、病史，强调要全面了解疾病的发生发展才能正确地辨证用药。此外，罗天益对医案的详细论述方式在古今医家中也较为少见，值得后世借鉴。

（马　智　李红蓉）

参考文献

［1］王妮. 元代医家罗天益里籍考 ［J］. 中华医史杂志，2014，44（2）：120－121.

［2］李颖峰，王妮，宋珍民. 罗天益著作考 ［J］. 上海中医药大学学报，2012，26（5）：23－25.

［3］孙钰，王雨，张钰欣，等. 罗天益对东垣脾胃内伤理论的创新与临证应用 ［J］. 陕西中医，2019，40（6）：784－786.

［4］孙钰. 基于易水学派的罗天益学术思想探讨 ［D］. 北京：北京中医药大学，2019.

［5］池永钦. 罗天益学术渊源和《卫生宝鉴》针灸学术特点研究 ［D］. 济南：山东中医药大学，2017.

［6］梁子钰. 易水学派代表医家治疗脾胃病方药规律及学术思想嬗变研究 ［D］. 北京：北京中医药大学，2016.

［7］杨景锋，任艳芸，文颖娟. 罗天益学术思想探析 ［J］. 中国中医基础医学杂志，2014，20（6）：719－721.

［8］杨景锋，任艳芸，文颖娟. 罗天益学术思想探析 ［J］. 四川中医，2014，32（6）：5－7.

［9］周晓虹. 罗天益的脾胃观 ［J］. 中国中西医结合脾胃杂志，1995（2）：105－106.

第五章 薛 己

薛己全面承袭易水学派从内因立论和脏腑辨证的方法及论述杂病证治的学术特色，首先提出了"脾主摄血"的著名论断，主张脾肾亏虚为辨治内伤杂病的关键所在，为"肾命学说"奠定了基础。

一、生平

薛己，字新甫，号立斋，明代江苏吴郡（今苏州市）人。生活于明成化二十三年至嘉靖三十七年（1487—1558年）。出身于医学世家，幼承家训，精研医术，博采众长，兼通内、外、妇、儿科，并以善用温补而闻名于世，为明代著名的医学家。

其父薛铠，字良武，生活于1466—1530年。薛铠为明代医学家，精于医术，熟谙医理，尤擅儿科，曾以名医入征于太医院医士。《吴县志》载："府学诸生，精医理，疗病必本五行生克，不按方施治，擅长外、儿科，著述甚多，《保婴撮要》尤足为后世法，弘治间征为太医院，屡治奇验，以予己赠院使。"

薛己自幼聪颖，好学不倦，因科举屡试不第，转而学医。《苏州府志》载："薛己，性颖异，过目辄成诵，尤殚精方书，于医术无所不通。"正德年间，进京作御医五年，调至南京太医院任正六品院判；嘉靖年间，提为奉正大夫，继而晋升院使，掌管全院工作。

薛己既受家传，又私淑张元素和李东垣，极为推崇李东垣的学术思想，在医著中多次引"东垣先生"。全面承袭了易水学派从内因立论和脏腑辨证的方法，及论述杂病证治的学术特色。传承李东垣论治杂病以脾胃虚损为主要病机的学术观点，发展为脾肾亏虚是辨治内伤杂病的关键所在，为"肾命学说"奠定了基础。薛己还首先提出了"脾主摄血"的著名论断。

二、著述

薛己手不释卷，笔不辍耕，著书十余本。《明医杂著·注序》载："立斋崛起于后，渊源有自矣。况仕孝庙历今上三朝，视篆南北两太医院，必尽阅中秘奇方，遍交寰海名士，闻见益宏矣。予昔释褐时，知立斋素以著述为志，而仕宦之足以妨之也。于时致政归吴，徜徉林丘，上下今古，研精覃思，垂二十年，宜其视色望气，察见脉理而所投立效也。今天下为医者，乡无渊源之承，进无中秘之闻，退无研覃之思，而立斋有此三者，宜其富于著述。"

薛己撰写的著作有《内科摘要》《外科发挥》《外科心法》《外科枢要》《外科经验

方》《疬疡机要》《女科撮要》《保婴撮要》（与父薛铠共撰）《口齿类要》《本草约言》《正体类要》《薛氏医案》等，其增补辑注他人之医著亦不少，如《明医杂著》《校注妇人良方》《校注外科精要》《校注陈氏小儿痘疹方论》《校注钱氏小儿药证直诀》《校补原机启微》等。

《内科摘要》比较完整地反映了薛己"治病必求于本""滋化源""温补脾肾"的学术思想，是最早以内科命名的中医学著作。全书共 2 卷，主要涉及虚劳内伤、脾胃病及内科杂病，共列内科亏损病证，元气亏损、内伤外感、脾胃虚寒阳气脱陷、命门火衰不能化土、脾胃亏损停食泄泻等 21 种，200 多则医案。其中属于脾胃亏损 43 案，脾肾亏损 29 案，命门火衰 8 案，肾虚火动 7 案，脾肺亏损 20 案，脾肺肾亏损 39 案，肝肾亏损 4 案，肝脾肾亏损 14 案；另外有元气亏损 25 案和饮食劳倦亏损元气 13 案。这 10 类病案中，有关脾者 5 类，有关肾者 6 类，有关肺者、肝者各 2 类。该书所类集的 202 例病案主要是以五脏来分辨的，也较为集中反映了以脾肾为核心的脏腑辨证原则，足见脾肾在内伤杂病辨治中的重要地位。该书文字精练，辨析深刻，虽皆为虚损之证，然治法各异，每卷之后并附方剂以便临证参考。

《外科发挥》共 8 卷，刊于 1528 年。主要列述肿疡、发背、疔疮、瘰疬、瘾疹、痔漏等 31 种病证。每种病证先纲领性地记述脉证、治则，文字简要，条理分明；然后列举临证治验、论述本病证各种治法，并后附方剂，宜于临证参考。该书篇幅简短，言简意赅，辨治思路和处方用药特色鲜明。所载临床辨证方法多样，涉及八纲辨证、经络辨证、六经辨证、气血津液辨证、脏腑辨证等，体现了薛己临床审证求因、辨证论治的严谨态度。

《外科心法》共 7 卷，约撰于 16 世纪中期。该书内容以外科医论和医案为主。卷一、卷二集录各家外科诊治大法，卷三至卷六多录作者治疗外科病证的医案，卷七总列各卷方剂并附验方。

《外科枢要》共 4 卷，刊于 1571 年。前 3 卷为医论，共 60 篇。卷一，详论疮疡的各种脉证、治法、用药、用针等；卷二、卷三以病证为纲，主要介绍 39 种外科常见病因、证治，每篇之后都附有验案。卷四为疮疡各方剂和加减用药。全书内容翔实、选方实用。

《外科经验方》1 卷，该书分述肿疡、溃疡、疔疮、乳痈、瘰疬、咽喉口齿、囊痈、下疳、痔疮、便毒、悬痈、臁疮、烫火疮、小儿丹毒诸病的外科验方。

《疬疡机要》3 卷，为麻风病专书，刊于 1554 年。上卷首论疬疡的病因病机、病位和治疗原则，其次论述疬疡的本证治法、兼证治法、变证治法以及类证，最后载本证治验、类证治验。中卷为续治诸证，载男、妇、幼各种疬疡证治。下卷为各证方药 109方。全书论述病候条目清晰，治案颇多，且有识见。

《女科撮要》2 卷，刊于 1548 年。上卷列妇科常见病：经候不调、带下、乳痈、乳岩、阴疮等，从病因病机、主治之法方面系统论述，并附录治验，务使理论联系实际。下卷列产科病证：保胎、小产、胎衣不出、产后腹痛等 15 种。每病证先论述其病因病机和治则，然后列举临证经验，在产后护理方面留下了宝贵经验。每卷之后总附各证方剂。本书论述精要，切于实用。薛己将他关于"脾主摄血"的著名论断，也应用于妇科证治中，曰："血者，水谷之精气也，和调五脏，洒陈六腑，在男子则化为精，在妇人上为乳汁，下为血海。故虽心主血，肝藏血，亦皆统摄于脾，补脾和胃，血自生矣。"基于这种认识，薛己诊治月经疾病，采取脏腑辨证论治方法，特别重视调理脾胃。

《校注妇人良方》设10门24卷，仅产后门就有6卷，占全书内容的1/4，说明陈自明、薛己对产后诸证的重视。产后门共有71条，前3条分别论述了产后的护法、调理法和通用方，其余68条逐一介绍产后病证治法。薛己《校注妇人良方》中增补大量医案、医方，并以"愚按"形式，阐发他的学术见解与诊治经验，因此，反映了薛己的妇科证治经验。

《保婴撮要》20卷，为薛铠、薛己父子合著，刊于1555年。前10卷是薛铠所著，其中治验部分为薛己所增。后10卷皆薛己所著。卷一大部分内容为薛铠所写，主论脐风、虎口三关脉色诊法、小儿护养法及五脏所主证候等。主要内容为论述初生儿护养之法、小儿脉形脉法、变蒸规律、五脏主病及病因病机分析等。每个章节后所列医案均由薛己后来补入。卷二至卷十论儿科外感和内伤杂病的脏腑相关性，并详论内伤杂病的病因病机及治法方药，如急惊、慢惊、五软、五迟、发热、咳嗽、黄疸、呃逆、脱肛、诸淋、遗尿、疝气、不寐、惊悸等。卷十一至卷十六论小儿外科诸疾，如肿疡、瘰疬、疮疥、天疱疮、发癍、黄水黏疮、喉痹、腮痈、肠痈、痔疮、五瘤、跌仆内外伤、疯犬伤、金木所伤等。卷十七至卷二十论痘疹诸证。本书为儿科专著，全书论及小儿内、外、五官、皮科等各科病证221种，载方780余首。该书每种疾病之后，均附验案，全书共载医案1556例，其中死亡医案有100余例；论病条目清晰，辨证详尽，施治得当，方药主治以及药物炮制剂量明了。书中所载治验甚多，均系薛己所补，与其论理相得益彰，其医案特点多以温补为主。薛己儿科学术思想深受宋代钱乙和陈文中的影响，故书中所引论述，以钱、陈二家之说居多。

《口齿类要》不分卷。刊于1528年，是现存最早的中医口腔咽喉科专著。该书主要论述茧唇、口疮、齿痛、舌证、喉痹、喉间杂证等12类口齿科疾病的辨证治疗，并附方69首，每方均详论其适应证。每种疾患附有多则医案。该书还记载了骨鲠、诸虫、体气等疾病的证治，但主要是一部论治口腔疾病的专著。惟治诸鲠咒法一则，无实用价值。

《正体类要》2卷，为伤科专书，刊于1529年。书中记述正体主治大法19条和仆伤、坠跌、金伤和烫火伤医案65则，收伤科方剂71首。除外治方药外，尤重内治，强调以调气血、补肝肾为主，行气活血为次。全书论述精要，切于实用。清代《医宗金鉴·正骨心法要诀》一书，即以本书为蓝本编纂而成。

此外，薛己所注者有王纶《明医杂著》、陈自明《外科精要》《妇人良方大全》、陈文中《陈氏小儿痘疹方论》、钱乙《小儿药证直诀》和《保婴金镜录》。所校者有滑寿《难经本义》、倪作德《原机启微》、陶华《痈疽神秘验方》、朱震亨《平治会萃》、马宗素《伤寒钤法》、杜清碧《敖氏伤寒金镜录》。

上述诸书，当时陆续付梓问世。薛己著作多采取综述和医案相混合的体裁，多由论证、治疗、治验组成，其校注者往往有所发挥，启迪后学。后人将其所撰著和校注的医书辑为《家居医录》《薛氏医案》，于明万历年间刊行，流传较广。国内现存有《薛氏医案九种》《薛氏医案十六种》《薛氏医案二十四种》等版本。

中华人民共和国成立后，人民卫生出版社曾影印、排印出版了一些薛己著述的单行本。该社又以《薛氏医案》通行本为底本，选出其中 8 种，据渔右山房刊本、聚锦堂刊本进行互校、标点，冠以《薛氏医案选》，于 1983 年 4 月出版。《薛氏医案选》分为上、下两册，其中将《外科发挥》《外科枢要》《疬疡机要》《正体类要》《口齿类要》合订为上册，将《内科摘要》《妇科撮要》《保婴撮要》合订为下册。

三、学术思想

（一）学术思想渊源

薛己独特的学术思想受家学渊源、从医环境与历史背景的综合影响。薛己的父亲薛铠曾任太医院医士，以儿科闻名，对于儿科病的诊治颇有见地。薛己充分吸取了薛铠治疗小儿病的理论和临床经验，并与薛铠共著《保婴撮要》，集中反映了薛己的家学渊源和其在小儿伤科和疡病方面的学术成就。

除了承袭家学之外，薛己的学术思想还以《内经》为宗，尤其深谙《内经》的藏象学说和五行生克制化理论，并将"治病必求于本"的理论作为其核心思想，贯穿始终。此外，薛己还重视《内经》治未病思想和整体观念，并善于运用运气思想，配合四季和昼夜以处方用药。

薛己还博采众家之长，私淑易水学派张元素、李东垣等医家以及钱乙、朱丹溪的学术思想精华。在张元素诸多学术思想中，薛己最为推崇杂病辨证体系，并进一步提出"大凡杂症属内因，乃形气病气俱不足，当补不当泻"的观点，认为脏腑辨证学说即是治病求本，而杂病病因多是源于自身正气的不足，并非受外邪侵扰。在治疗方面，薛己也注重温补和保护元气，从《内科摘要》的标题即可看出其对脏腑辨证学说的继承。

薛己所处的时代为元末明初，当时医家多推崇丹溪之法，滥用苦寒伤胃的知母、黄柏。薛己反思后认为李东垣的脾胃学说在当时具有极高的现实意义，强调饮食劳倦、七情六淫影响胃气的强弱，与内伤杂病的发生发展与转归密切相关，治疗应以养护胃气为第一要务。薛己虽然对朱丹溪多用知柏的观点有所异见，却也受到朱丹溪对"肾命"认识的影响。在"阳常有余阴常不足"的基础上，宗元素、东垣之说，进一步提出"阳非有余"的观点，认为肾阴不足可由肾阳不足引起，不应多用沉寒之药，而是应从温化，阐明了其命门火衰的证治思想。

钱乙的学术思想对薛己也有一定影响，薛己重视补肾，尤其对钱乙所创的六味地黄丸具有极高评价，称"此方乃天一生水之剂，无有不可用者，世所罕知"。自薛己起，六味地黄丸从治疗小儿五迟五软的方剂逐渐成为滋补肾阴的祖方。

薛己之父为太医院医士，自己也一路擢升至太医院院使。特殊的身份注定其所诊病患多为富贵之人。正如李中梓"富贵贫贱治病有别论"所言，富贵之人多病于内亏虚损，容易感染外邪。所以在薛己在临证时多从温中补虚立法，对薛己后期学术思想理论体系的形成具有很大影响。

薛己极为推崇李东垣的学术思想，在李东垣固护脾胃的理论基础上，进一步发展了温补肾命学说，以脏腑虚损病机立论，并逐渐形成自己的学术观点。纵观其著作，无论是强调脏腑辨证，还是重视温补脾胃、温补肾命，乃至脾统血的观点，均源于易水学派。

（二）主要学术思想与学术经验

薛己深研医理，对《内经》《难经》及历代医家名著，"生平精力不暇枉费，坐卧行住，须臾不离"（《校注妇人良方·序》）。因此，薛己博学旁通，汲取其精华，参以家传己验，使其医术兼精内外妇儿，多有创见，成为一代大医，其"脾主摄血"和温补肾命阴阳水火以治内伤杂病，最为后世称道，今就其学术特点粗述如下。

1. 治病求本，滋其化源

薛己对《内经》提出的"治病必求于本"十分认同，认为："凡医者不理脾胃及养血安神，治标不治本，是不明正理也。"（《明医杂著注》）"治病""求本"是薛己学术思想的核心，为其临床论治的第一要义。主要体现在临床辨证须抓住疾病本质和"滋其化源"补益后天之本两个方面。

疾病的本质是导致疾病的根本原因和主要病机，只有抓住这两点，才能确立正确的治则治法，从而选用合适的方药进行治疗。如在腹痛的治疗上，前人有"痛无补法"之说，但薛己认为不能一味泥古，而是应该仔细审察腹痛的主要病机，判断虚实之后再立治则。《明医杂著》中关于腹痛有如下记载："唐仪部胸内作痛月余，腹亦痛，左关弦长，右关弦紧，面色黄中见青。此脾胃虚弱，肝邪所乘，以补中益气汤加半夏、木香，二剂而愈；又用六君子汤，二剂而安。"薛己认为此乃中气虚弱，不能营运所致，其病机实为土衰木旺，应将补土作为主要治则，故以补中益气汤加半夏、木香扶土。

"滋其化源"一词首见于《素问·六元正纪大论》。薛己认为治病必求于本，而求本之治，必滋化源。《素问·平人气象论》提出"有胃气则生，无胃气则死"，强调脾胃为后天之本。金元医家李东垣尤其强调脾胃在人体中的重要性，因而著《脾胃论》一书，提出"脾胃内伤，百病由生"的观点。薛己在前人的学术基础上，将《内经》"滋其化源"的治疗理念和李东垣重视脾胃的学术思想融合在一起，认为"滋化源"即是实脾胃。因为脾胃在五行属土，自然界非土不能长养万物，人非脾胃不能营养周身。脾胃既是后天之本，也是气血生化之源，人体机能的正常运行全赖脾胃提供养分。一旦脾胃虚弱，其他脏腑也将受到影响。正如薛己在《女科撮要》所言："脾土不能生肺金，肺金不能生肾水，肾水不能生肝木。"五行生克，周而复始，皆受其害。所以薛己提出凡是元气不足、脾胃虚弱或内伤劳倦引起的病症，治疗都应从补益脾胃入手，化源滋则生生不息。如脾胃亏虚的停食、痢疾病，脾肾亏损的头眩、痰气病，饮食劳役、七情失宜所致诸症，皆可用滋化源之法以求其本源。在临床治疗中，薛己亦会兼顾先天肾命，填补先天之本，提出："其所以致疾者，皆由气血方长，而劳心亏损，或精血未满，而纵情恣欲，根本不固，火不归经，以致见症难名，虽宜常补其阴以制其火，然而二尺各有阴阳，水火相互生化，当于二脏中各分阴阳虚实，求其所属而平之。若左尺脉虚弱而细数者，是左肾之真阴不足也，用六味丸；右尺脉迟软，或细沉而数欲绝者，是命门之相火不足也，用八味丸；至于两尺微弱，是阴阳俱虚，用十补丸。此皆滋其化源也。"（《明医杂著·卷三》）薛己将肾命视为阴精阳气之本，凡虚损之病，左右尺脉虚者，均当补益肾命，以滋化源。

2. 内因立论，固护脾胃

杂病有虚有实，其属实热者，汗吐下攻破之法等均可据证情灵活施用，但以虚损为主者，往往是脏腑功能低下或失调所致，驱邪泻实之法往往不可施用，而必须从内因正气立论，培补正气以固根本。内伤杂病往往证候很多，如脾胃虚弱可导致气血生化乏源，而出现气血亏虚或痰、胀、泻、纳差等运化失司的病证，种种证候难于穷尽，治疗时必须审明其病机关键而施治，切不可见一症治一症，漫无主次。正如薛己在《内科摘要·卷下》所云："大凡杂症属内因，乃形气病气俱不足，当补不当泻。伤寒虽属外因，亦宜分其表里虚实，治当审之。"

薛己认为外感实证与虚人外感其治法不同，提出："若风寒外感，形气病气俱实者，宜用麻黄之类，所谓从表而入自表而出；若形气病气俱虚者，宜补其元气，而佐以解表之药，若专于解表，则肺气益虚，腠理益疏，外邪乘虚易入，而其病愈难治矣；若病日久，或误服表散之剂，以致元气虚而邪气实者，急宜补脾土为主，则肺金有所养而诸病自愈；若人老弱，或劳伤元气而患前症，误用麻黄、枳壳、紫苏之类，而汗出亡阳者，多患肺痈、肺痿，治失其宜，多致不起。"（《名医杂著·咳嗽》）虚人外感或因外感而致虚，使疾病过程中的邪正盛衰关系变得十分复杂，辨识不真，施法不慎，易成误治，东垣因此著《内外伤辨惑论》，薛己等后世医家也颇致力于此。

"胃者，水谷之海，六腑之大原也。"（《素问·五脏别论》）"阳明者，五脏六腑之海。"（《素问·痿论》）"食气入胃，散精于肝，淫气于筋，食气入胃，浊气归心，淫精于脉……饮入于胃，游溢精气，上输于脾，脾气散精，上归于肺。"（《素问·经脉别论》）《内经》再三强调脾胃为"后天之本""气血生化之源"，脾胃在人体中具有受纳腐熟水谷、化生气血、充养四肢百骸的作用，是维持生命活动不可或缺的器官。更进一步提出"脾气虚则四肢不用，五脏不安"及"有胃气则生，无胃气则死"的观点。李东垣以此为基础，提出脾胃学说。然后世多推崇丹溪之法，滥用苦寒之知柏，损伤脾胃。薛己私淑东垣的脾胃学说，总结反思当世滥用知柏的现象，指出知母、黄柏苦寒，滥用易伤胃气，从温护脾胃的角度出发，反对苦寒之品的过度施用。纵观薛己医案，极少出现知母、黄柏二药，更是反复提及滥用知柏的害处，强调临床对证施药的准确性。对于出现热象的疾病，强调应先审清热象虚实，再给予相应的治疗。在治疗阴虚发热的疾病时，薛己多以甘温之剂补中益气而除热。《内科摘要》载："夫阴虚乃脾虚也……盖脾禀于胃，故用甘温之剂以生发胃中元气，而除大热。"

薛己推崇"治病求本"的思想，将脾胃虚损视为内伤杂病病机之本，认为胃气的强弱与疾病的发生、发展、转归、预后都有着密切的联系，并提出"大凡内因之症，属脾胃虚弱"。强调凡是病机为元气不足、脾胃虚弱或内伤劳倦的病证，都应该从温补脾胃立法，施以补益脾胃的方剂。归纳薛己医著中记载的脾胃病案可以看出，脾胃病的病因主要为饮食失宜，劳役过度，七情内伤；或因苦寒、淡渗、破气之药致病；或禀赋不足，素体脾胃虚弱。其中，饮食内伤在脾胃病医案中最为常见，饮食内伤可分为"饮伤"和"食伤"。饮伤多见于饮酒过度导致的呕逆恶心、肠鸣腹泻、完谷不化等，食伤多见于暴饮暴食导致的吐食呕逆、胃脘胀满、完谷不化、脉滑等。至于劳役过度，损耗元气，脾胃虚衰，不仅是虚劳内伤而且是慢性脾胃病的常见原因，七情内伤则多见于妇人。脾胃病的主要症状为胃脘痛、食积、酒积、不思饮食、泄泻、痢疾、完谷不化、嗳腐吞酸、胃脘痞满等，病机多以脾胃气虚、脾胃虚寒和脾气郁结为主。治疗之法分别对应补中益气、温补中焦和补气调中，多本于脾胃而治以补中益气汤。黄履素认为，薛己习用此方是因为"诸药非寒非热，皆禀春温之气而可长万物者，以此滋养脾土……乃生长气血之要物"。《明医杂著注》载："人之一身，以脾胃为主。脾胃气实，则肺得其所养，肺气既盛，水自生焉；水升则火降，水火既济，而成天地交泰之令矣。"可见薛己提出此理论观点是从五行生克的角度出发，全面而动态地看待疾病的病因病机，并非拘泥一法而不知变通。

基于这一理念，薛己将固护脾胃的思想贯穿治疗始终，临床遣方时多辅以补中益气汤、四君子汤、六君子汤等补益脾胃的方剂，一方面增加主方的疗效，另一方面预防长期服药对脾胃造成损伤。综上可见，薛己格外重视脾胃阳气的固护。

3. 兼顾脾肾，温煦肾命

薛己在强调温补脾胃的同时，也重视温煦肾命，在脾胃与肾脏的关系上有其独到的见解，视脾胃与肾命皆为化源。宋代严用和在《重订严氏济生方》中提出肾阳虚不能温煦脾土，中焦失运则饮食不进，胸膈痞满，出现不食食物却脘腹胀满，或食入食物后不消化的情况。肾阳的温煦作用会影响脾胃的运化功能，而肾的正常运行对脾胃调控水液代谢也具有促进作用。肾与脾胃相辅相成，在生理上密切相关，在病理上亦相互影响。薛己深谙此理，提出："真精合而人生焉……是人之身亦借脾土以生。"（《保婴撮要》）将滋其化源之法由脾胃扩展到肾命，以先天促后天。

薛己在临床施治时亦注重兼顾脾肾，补脾善用甘温、补土培元，益肾重视温化、不尚苦寒。在直接治疗脾胃无效的情况下，薛己常常求之于肾和命门，在肾命的论治上，也会根据脏腑之间的母子生克关系，从脾胃立论。例如薛己在治疗司空何燕泉小便短赤的病证时，并未单纯从肾立法，而是通过五行生克关系，判断病机为脾肺虚弱不能生肾水，法当滋其化源（脾肺），故施以补中益气、六味丸补脾肺之气，加五味子以酸收敛，一剂而愈，足见薛己临床运用脾肾关系之精准。

薛己对命门的认识主要来源于《内经》《难经》，并在朱丹溪"阳常有余阴常不足论"的基础上，宗张元素、李东垣之说，提出"阳非有余"的论点，阐明命门火衰的学术理论。薛己"阳非有余"的论点，旨在引起世人对肾阳虚损的重视，亦是对当世滥用苦寒之剂现象的反思。薛己认为人体阴阳互根互用，肾阴的亏损必然会导致肾阳的亏损，肾阴的不足也可由肾阳的不足引起。正如薛己在《内科摘要》中所言："若前症果属肾经阴虚，亦因肾经阳虚不能生阴耳……虚则补其母，当用补中益气、六味地黄以补其母。"薛己认为，临床治疗肾命亏损时，宜多从温化。一旦过度使用苦寒之剂滋补肾阴，损及肾阳，反而会引起肾阴的进一步亏损，甚者阴阳俱亏。

薛己既注重肾中阳气的固护，也兼顾肾中阴精的滋补，强调治疗时应先察脏腑的阴阳虚实，然后根据"无火者，益火之源以消阴翳；无水者，壮水之主以制阳光"的治疗原则，肾阳虚者用八味丸温补肾阳，肾阴虚者用六味丸滋阴补肾，求其所属而平之。六味丸、八味丸皆为温补之剂，薛己医案中六味丸、八味丸的大量使用，既体现了薛己温补命门的学术思想，亦对后世使用六味丸、八味丸治疗肾命亏虚起到了启发与推进的作用。

4. 脾主统血，生血摄血

《内经》认为血的生成与脾胃之气的功能有关。《灵枢·决气》云："中焦受气取汁，变化而赤是谓血。"《灵枢·营卫生会》云："中焦亦并胃中，出上焦之后，此所受气者，泌糟粕，蒸津液，化其精微，上注于肺脉，乃化而为血，以奉生身，莫贵于此，故独得行于经隧，命曰营气。""黄帝曰：夫血之于气，异名而同类也，何谓也？岐伯答曰：营卫者，精气也，血者，神气也，故血之与气，异名同类焉。故夺血者无汗，夺汗者无血，故人生有两死而无两生。"血来源于水谷精微，在脾胃参与的作用下转化为血液，然后主宰于心，归藏于肝，成为濡养全身、营养心神的重要物质。

薛己在《女科撮要》中提出"脾统血"，其"脾统血"多指脾对血液的统摄作用，也有将脾生血称为统血的论述。

《女科撮要·经漏不止》云："脾统血，肝藏血。其为患因脾胃虚损，不能摄血归源……或因脾经郁结，血伤而不归经……此等证候，无不由脾胃先损而患，故脉洪大，察其中有胃气受补可救。设用寒凉之药，复伤脾胃生气，使血反不归源也。""一妇人因怒，寒热头痛，谵言妄语，日晡至夜益甚，而经暴至。盖肝藏血，此怒动火，而血妄行。用加味逍遥散加生地，治之神思顿清，但食少体倦，月经未已，盖脾统血，此脾气虚不能摄，用补中益气治之，月经渐止。"（《女科撮要·热入血室》）指出了"脾统血"即为脾对血液的统摄作用，脾虚则失其统摄而引起血溢脉外之病证。《薛氏医案》中 3 个脾不统血的案例，即指脾失去统摄控制血液运行的能力致失血，后世医家也正是在这个意义上继承了薛己所创立的"脾主统血"的著名论断。

《内科摘要·饮食劳倦方损元气等症》云："一儒者，素勤苦，因饮食失节，大便下血，或赤或黯。半载之后，非便血则盗汗，非恶寒则发热。血、汗二药用之无效。六脉浮大，心脾则涩。此思伤心脾，不能摄血归源。然血即汗，汗即血。其色赤黯，便血盗汗皆火之升降微甚耳！恶寒发热，气血俱虚也。乃午前用归脾加麦门、五味，以补心脾之血，收耗散之液，不两月而诸症悉愈。"这则病案中，薛己既总结病人便血盗汗的原因为"思伤心脾"，又融合了《内经》血汗同源理论，参以脉证，用健脾益气为主而愈，实践证明了他推理的正确，也坚定了他使用补气摄血法则的信心。篇中又云："一男子，患症同前（日晡两目紧涩，不能瞻视）。服黄柏、知母之类，目疾益甚，更加便血。此脾气虚不能统血，肝气虚不能藏血。用补中益气、六味地黄以补肝脾，生肾水，诸症渐愈。"《灵枢·决气》云："气脱者，目不明。"此病人先前之目涩不能瞻视，主要因于气虚，治不用升阳益气反用苦寒伤脾胃之剂，使之气更虚而便血。薛己见病知源，治之而愈。

《内科摘要·脾肺肾亏损遗精吐血便血等症》云："辛丑夏，余在嘉兴屠内翰第，遇星士张东学谈命时，出中庭吐血一二口。云：久有此症，遇劳即作。余意此劳伤肺气，其血必散。视之果然。与补中益气加麦门、五味、山药、熟地、茯神、远志服之而愈。翌早请见，云每服四物、黄连、山栀之类，血益多而倦益甚。今得公一匕，吐血顿止，神思如故，何也？余曰：脾统血，肺主气。此劳伤脾肺，致血妄行，故用前药健脾肺之气而嘘血归源耳！后率其子以师余。余曰：管见已行于世矣，子宜览之。"这则医案也说明脾肺气虚不能统摄血行所导致的吐血，也应用健脾益气之剂治疗，用苦寒之剂不但不效，反能加重病情。篇中还有 4 例咯吐血病人，经用补中益气、六味地黄丸合十全大补丸加减治愈。

脾不统血所致的出血证，并不限于便血和咯血、吐血，所用方剂也不拘于补中益气、归脾丸、十全大补等。薛己云："若阴阳络伤，血随气泛行而患诸血症者，宜用四君子加当归，纯补脾气以摄血归经。"

《女科撮要·经候不调》载："盖血生于脾土，故云脾统血。凡血病当用苦甘之剂，以助其阳气而生阴血，俱属不足。大凡肝脾血燥，四物为主；肝脾血弱，补中益气为主；肝脾郁结，归脾汤为主；肝经怒火，加味逍遥为主。"脾生血也可称为脾统血。

总之，薛己提出"脾主摄血"的著名论断，既渊源于《内经》有关学说，更重要的是他从临证中不断探索总结才得出的。他通过益气治愈许多失血病人，尤其是久治不愈、以凉血止血治疗无效的病人，取得良好的疗效，总结后上升为理论。学说源于实践又能指导临证，实发前人所未发。

5. 外科疮疡，首重审证

中医外科所诊治的病证主要是疮疡，除溃脓后需刺破或切开排脓外，疮疡初起及溃后难愈者，均以内治为主，因此形成了中医外科疾病以内治为主的学术特色。薛己从医之始即专攻外科，在前人有关学术经验的基础上，形成一整套学术思想。著述甚富，仅外科一门，即有《外科心法》《外科发挥》《外科枢要》《疠疡机要》《校注外科精要》等八种。薛己外科治疗经验有以下几个特点：治疮疡首重审证，培元气慎用寒凉，辨疑似不泥成法，施外治刀针有术，用灸法妙在隔物。

薛己于外科临证，"以治本为第一义"。虽微至疥癣、疣子，亦审证论治。他说：临证之要，"当审其经络受证，标本缓急以治之。若病急而元气实者，先治其标；病缓而元气虚者，先治其本；或病急而元气又虚者，必先于治本，而兼以治标"。肿疡元气多实，施以散表、清热、解毒、降火、宣通、攻下诸法以治其标；溃疡"脓血既泄，当大补气血为先，虽有他症，当以末治"。薛己辨证，于八纲则重虚实、阴阳，于脏腑则重脾肾。疮疡繁多，无非阴、阳、阴阳各半三证。治发背，则"别经络、阴阳、虚实、表里、肿溃"。治疗疮，当先审元气虚实，邪之表里。天疱疮一病，以八纲辨，分阴、阳、虚、实四证，虚证中又分阴虚、阳虚。从脏腑辨，则有胃、脾、脾肺、脾肾之气虚，膀胱、肝经之阴虚等证型。薛己审证，提纲挈领，条分缕析。如论疮疡溃后发热，有因邪、因虚、虚实夹杂之分。因邪者，又分热入血室与火郁，而火郁又有虚实之别，其治迥然不同。又如疠疡，分本证、兼证、变证。变证之中，又析为二十一损。其中眼目昏花一症，又分血虚神劳、阴精虚弱、阳盛阴虚、脾肺气虚、脾胃气虚、阳虚下陷等证。其审证之精详，于此可见一斑。

治病求本，顾护元气，为薛己外科临证的特点，提出"疮疡用药……不可泥于热毒内攻，专用寒凉克伐之剂，亏损脾胃气血""大凡怯弱之人，不必分其肿溃，惟当先补胃气"（《外科枢要》）。肿疡邪在表者托之使出，在经络者调和营卫，不作脓或难溃者补之，有瘀血而见阳虚者，不用化瘀之药而用补阳之法。薛己长于温补。对金不生水之证，不泆其阴而补中益气，上气旺则金水自生。若火不生土，又用八味丸益其火源，或朝以补中益气，暮投八味丸，本末同治。薛己长于温补，也善于养阴。溃后发渴之证，多用加减八味丸滋阴降火。邝进士溃后便秘，内补气血，外以猪胆汁导之使通。对水不涵木致木郁生火之证，不用苦寒直折，而以六味地黄丸滋水涵木等，皆善用养阴之证。药补外，薛己还注重营养疗法。通府张廷用患肠痈，用猪肚肺汤煮米粉调理。上舍蔡东之发背，啖之以羊肉。较之东垣"疮疡食肉乃自弃"之论，为一大进步。薛己拳拳于培护元气，然亦不弃寒凉攻伐之药。对肿疡初起，多用寒凉消之。治一老人头面肿，虽在冬令，犹用防风通圣散，但他对寒凉药的应用较审慎，说："血脉喜温而恶寒，若冷气入里，血即凝滞，反为难瘥之症。"

痈疽呕吐一症，李迅认为系毒气攻心，而非脾胃之冷，当内托。丹溪认为，肿疡应作毒气攻心治，溃疡当作阴虚补之。薛己认为，此皆古人"大概之言"，犹如《内经》"诸痛痒疮，皆属于心"一样，不足为凭，且古今异轨，运气不齐，"今之热毒内攻而呕者寡，脾胃虚寒而呕者多，岂可执前圣之言而药今人之病欤"。疮疡阳气脱陷，倡用参附汤。御医王介之妻患背疽，初诊为虚寒，决意温补。始以附子二钱，姜、桂各一钱而不应。继加附子至三钱，而二剂后泄泻更甚，更用附子一枚，姜、桂加至三钱，参、芪、归、术各五钱，作一剂服之，方转阴为阳，前后40余剂始愈。史邦直之妻，仲夏患背疽，发热痛甚，口渴但饮汤，脉虽洪大却按之如无，审其为真寒假热之证，用十全大补汤加炮姜、肉桂，前后百余剂而痊。

薛己在肿疡初起时，多用寒凉消瘀之剂，邪热聚积于内时，多施以清解攻下，他说："夫疮势炽甚，宜用峻剂攻之。"脓成时则施以刀针脓出则易愈，"凡疮脓熟，不行针刺，脓毒侵蚀，轻者难疗，重者不治"。老弱之人，或偏僻之处，及紧要之所，若一有脓，如薛己说："凡人背近脊并胛，皮里有筋一层，患此处者，外皮虽破，其筋难溃，以致脓不出，令人胀痛苦楚，气血转虚，变证百出，若待自溃，多致不救，必须开之，兼以托里。常治此证，以利刀剪之。"这种处理方法和原则，现代临床上仍遵行之。

灸法是中医外科经常选用的方法，薛己运用隔物灸法为后世留下了极为宝贵的经验。古人选用灸法以温熨局部，疏通气血。但他不直接用艾灸之，而是根据病情选择不同的药饼（如豆豉饼、附子饼等）覆患处，艾壮置饼上再灸之。例如，治溃疡因气血虚而不能收敛者，用附子饼隔灸；治疮疡肿痛，硬而不溃，及溃而不敛，并一切顽疮热疮，用豆豉饼隔灸之；治一切痈疽肿毒，用蒜隔灸之。另外，治发背不起，或瘀肉不腐溃，阴疮瘰疬，流注臁疮，顽疮恶疮，久不愈者，用桑枝灸之。即用桑枝燃火，着吹熄焰，用火灸患处片时，日三五次。他说："大抵此法，未溃则解热毒，止疼痛，消瘀肿；已溃则补阳气，散余毒，生肌肉。"还有治一切气滞结肿，或痛或闪肭，及风寒所伤作痛者，用木香饼（木香、生地黄）或香附饼置于肿处，以热熨斗熨之；若跌扑损伤，用葱白细切杵烂，炒热敷患处，频熨之，冷再换。其实隔灸也好，熨敷也好，都是薛己温补学术思想在外治法方面的具体体现。

6. 小儿变蒸，温补固本

变蒸之说，始载于西晋王叔和的《脉经》，历代医家各有己见。巢元方与孙思邈都认为变蒸是小儿生长过程中的一种生理现象，有一定的时间与周期性，如孙思邈在《千金要方》中所言："凡小儿自生，三十二日一变，再变为一蒸，凡十变而至五小蒸，又三大蒸，积五百七十六日，大小蒸都毕乃成人。"薛己同意巢元方所言"小儿变蒸者，以长气血也"，小儿变蒸的过程也就是长气血的过程，是一种正常的生理现象。其对小儿变蒸的认识是在前人的基础之上，又有自己的见解。

薛己的思想来源主要为："小儿在胎，禀阴阳五行之气，以生脏腑百骸"，即所谓小儿初生之后则禀受天地之气而长，人生于天地之间，则法于天地。《易经》中数术之理取自《河图》，有"天一生水，地六成之；地二生火，天七成之；天三生木，地八成之；地四生金，天九成之；天五生土，地十成之"之说，即一为水之生数，二为火之生数，三为木之生数，四为金之生数，五为土之生数。六为水之成数，七为火之成数，八为木之成数，九为金之成数，十为土之成数。万物有生数，当生之时方能生；天干有十，分属五行，内入五脏六腑。

薛己认为小儿变蒸顺序为："自初生至三十二日一变，生癸属足少阴经，肾藏精与志。六十四日二变一蒸，生壬属足太阳经膀胱腑，其发耳与冷，肾与膀胱合，俱主于水，天一生水，地六成之。至九十六日三变，生丁属手少阴经，心藏神其性为喜。至一百二十八日四变二蒸，生丙属手太阳经小肠腑，其发汗出而微惊，心与小肠合为火，地二生火，天七成之。至一百六十日五变，生乙属足厥阴经，肝藏魂喜哭。至一百九十二日六变三蒸，生甲属足少阳经胆腑，其发目不闭（一作开）而赤，肝与胆合主木，天三生木，地八成之。至二百二十四日七变，生辛属手太阴经，肺藏魄主声。至二百五十六日八变四蒸，生庚属手阳明经大肠腑，其发肤热而汗或不汗，肺与大肠合主金，地四生金，天九成之。至二百八十八日九变，生己属足太阴经，脾藏意与智。至三百二十日十变五蒸，生戊属足阳明经胃腑，其发不食腹痛而吐乳，脾与胃主土，天五生土，地十成之。又手厥阴经心包络为脏，手少阳经三焦为腑。此一脏一腑俱无状，故不变而不蒸也。"（《保婴撮要·卷一》）小儿变蒸要经过十变五蒸而成，变者生五脏，蒸者养六腑，每经一变一蒸，情态即异，此后便可生齿能言知喜怒。薛己以天干与五行、脏腑理论相结合来解释小儿变蒸，是"天人相应"观念的体现。小儿变蒸有以下特点：①有一定的时间规律，即三十二日一变。②按河图数术五行配五脏六腑十二经络的先后顺序而变。③有形脏腑乃可变蒸，小儿变蒸可长血气。④变蒸之后可长神魂意魄志。

　　薛己重视小儿的脏腑生理病理特点，认为小儿发病与脏腑气血变化息息相关，这正是辨证治疗的根本，而"治病求本"是中医治则理论体系中最高层次的治疗原则。薛己在儿科中对"治病求本"的理解，是从重视人体脾胃角度出发的，强调"脾胃一虚，四脏俱无生气""胃为五脏之根本，人身之根蒂，胃气一虚，五脏失所，百病生焉"。由此而提出"凡小儿诸病，先当调补脾胃，使根本坚固，则诸病自退"，把"胃气为治病之本"的临床思想贯穿于儿科各种疾病中，并针对小儿各种疾病的发生发展情况，所应用的治胃之法有补、助、生、正、升、固、和、平、安、清等，在其儿科医案中记载颇多，并在相应治法之后紧随方药，进一步体现了薛己重视胃气、固护根本的学术思想。

　　痘（天花）、麻（麻疹）、惊（惊风）、疳（疳积）是儿科的四大病证。由于对儿童危害大，发病率和死亡率高，所以自古以来都是儿科医家研究的重要课题。薛己在《保婴撮要》的后四卷对疹痘进行了详细论述。他广泛继承前贤经验，先后引用了钱乙、陈文中、张元素、李杲、王好古、朱丹溪、楼全善等十几位名家之论，结合自己的临床经验，分证编撰。其中主要是以陈文中之论述为依据。薛己深得其奥，并有发挥。薛己据陈文中及其他名家之论，提炼概括后除总论痘疹病因、症状、轻重和不治之症外，在四卷中痘疹出现的各种症状共计44种。由于列症详细，把痘疹疹形变化（如痘稠密、疹塌、顶陷灰白、欲厌不厌、欲落不落等）、伴发症状（如发热、心烦、吐泻、自汗、咳喘、酸痛、身痉等）、合并症（如瘢、痈、疖等）均加以讨论，使后学者对痘疹有一个较全面的了解，在当时起到了专书的作用。凡所列之证先述前贤之论，后以按语形式表达自己的看法，进一步分析和辨证，如论发热口渴烦躁不止之证时说："窃谓前症若二便自调，欲食温和，口渴欲汤，手足不热，是为虚热；不可食生冷之物。若二便秘结，欲食喜冷，口渴饮水，手足并热，是为实热，可与冷水饮之。凡痘出而热未止者，即出尽则热自止。"分析深透，辨证具体，切合临床，很有实用价值。每证之后必附治验数则，力求理论联系实践。他对痘疹的治疗，也受其温补学术思想的影响。该书第 17～20 卷所附治验 318 例，其中有 151 例（占 47.5%）是用温补药治愈的，而用清热解毒方药治愈的仅有 69 例（占 21.7%），更说明这一点。陈文中首创用附桂、丁香等燥热温补之剂，以治阴盛阳虚之痘疹，对他也有一定影响。在用药方面，他认为"小儿脏腑脆嫩，元气易伤，况痘后气血皆虚"，所以要慎用寒凉败毒等药，以防复伤元气。若经治疗，疹毒即鲜，痘势亦退，其元气亏损，不能结痂，当急补脾胃。薛己结合自己的实践，肯定了前人"痘疮一见红点，升麻、葛根便不可用"的用药经验。朱丹溪主张，痘风分气血虚实，虚则黄芪生血之剂为主，佐以风药。薛己对风药使用持有不同看法，他认为"风药能燥血散气"，不可直用治风之药。薛己对小儿外科的论述和倡导烧灼断脐带以防破伤风等均能卓然超越前人。

此外，薛己在伤科疾病和口腔疾病的诊治方面都有开创性的贡献。《正体类要》是薛己伤科专著。陆师道在序言中指出："世恒言：医有十三科，科自专门，各守师说，少能相通者，其大较然也。然诸科方论，作者相继，纂辑不遗，而正体科独无其书。"《正体类要》问世，使伤科有了专著。在 64 例验案中，用气血辨证的有 25 案，用脏腑辨证的有 14 案，这两种辨证中属虚证者 26 案，属实证者 13 案；用六淫辨证的有 6 案，其中属热证者 5 案，属寒证者 1 案。此外，还有阴虚证 2 案，阳虚证 1 案，表证和里证各 1 案。《正体类要》一书重视整体观念，以气血、脏腑辨证分析外伤病证，注重内治的学术观点，为后世医者所推崇。薛己把肿痛不消、肌肉坏死、新肉不生、损伤后瘀血作痛及出血等损伤症状，都归因于元气不足，脾胃气虚，因此主张用补气调脾胃方法治伤。例如手足损伤，"若元气虚弱，或不戒房劳，或妄行攻伐，致死肉上延，或腐而不痛，黑而不脱者，当大补元气，庶可保生。……若预为调补脾胃，则无此患。"薛己据"肝主筋，肾主骨"的理论，常把骨伤科病症与肝肾联系起来分析。他认为："筋骨作痛，肝肾之气伤也。若骨髀接而复脱，肝肾虚也，用六味地黄丸。"指出骨折愈后不坚固或不愈合等，乃肝肾虚之故，而力主补肾之法。他对胁肋胀痛论治分析："盖肝属木，生火侮土，肝火既炽，肝血必伤，脾气必虚。宜先清肝养血，则瘀血不致凝滞，肌肉不致遍溃，次壮脾健胃，则瘀血易溃，新肉易生；若行克伐，则虚者益虚，滞者益滞，祸不旋踵矣。"以上所述是他治伤的基本原则。他的学术见解对明代后期及清代的伤科有很大影响。

明以前医家对口齿疾病多为零散记载，而无专著。除了隋代邵英杰著《口齿论》和《排玉集》记述了拔牙和补牙方法外，薛己《口齿类要》可以说是咽喉口齿疾病的专著了。该书记载了茧唇、口疮、齿痛、舌证四种口齿病，喉痹、喉痛、骨鲠等喉科病，述证立方突出了辨证论治基本原则。对茧唇，提出"补脾气，生脾血"以滋化源的治疗原则；对口疮，提出"上焦实热，中焦虚寒，下焦阴火，各经传变所致"的发病学观点；齿痛一病就论述了 10 种治疗方法；对喉痹主张"当辨内外表里虚实而治之"。这些学术见解和经验都是十分可贵的。

神医扁鹊虽能"随俗为变",精通内、外、妇、儿科证治,但未见其著述传世,历代名医著书立说往往兼论内、妇、儿、外科病证,但各自成书,详列治法方药,收载验案 3 000 余例的医家却很罕见。薛己不仅兼通各科,而且在许多方面都有创建,对后世产生了深远的影响,今天读来,仍不能不对这位 400 多年前的一代医学巨匠的丰富学术经验肃然起敬,钦佩不已。

四、医论、制方、医案

(一) 医论摘萃

1. 论疮疡五善、七恶主治

疮疡之证,有五善,有七恶。五善见三则瘥,七恶见四则危。夫善者,动息自宁,饮食知味,便利调匀,脓溃肿消,水鲜不臭,神采精明,语声清朗,体气和平是也。此属腑证,病微邪浅,更能慎起居,节饮食,勿药自愈。

恶者,乃五脏亏损之证,多因元气虚弱,或因脓水出多,气血亏损,或因汗下失宜,荣卫消铄,或因寒凉克伐,气血不足,或因峻厉之剂,胃气受伤,以致真气虚而邪气实。外似有余而内实不足,法当纯补胃气,多有可生,不可因其恶,遂弃而不治。若大渴发热,或泄泻淋闭者,邪火内淫,一恶也,竹叶黄芪汤。气血俱虚,八珍汤加黄芪、麦冬、五味、山茱萸。如不应,佐以加减八味丸煎服。脓血既泄,肿毒尤甚,脓色败臭者,胃气虚而火盛,二恶也,人参黄芪汤。如不应,用十全大补汤加麦冬、五味。目视不正,黑睛紧小,白睛青赤,瞳子上视者,肝肾阴虚而目系急,三恶也,六味丸料加炒山栀、麦冬、五味。如不应,用八珍汤加炒山栀、麦冬、五味。喘粗气短,恍惚嗜卧者,脾肺虚火,四恶也,六君加大枣、生姜。如不应,用补中益气汤加麦冬、五味,心火刑克肺金,人参平肺散;阴火伤肺,六味丸加五味子煎服。肩背不便,四肢沉重者,脾胃亏损,五恶也,补中益气汤加山茱萸、山药、五味。如不应,用十全大补汤加山茱萸、山药、五味。不能下食,服药而呕,食不知味者,胃气虚弱,六恶也,六君子汤加木香、砂仁。如不应,急加附子。声嘶色败,唇鼻青赤,面目四肢浮肿者,脾肺俱虚,七恶也,补中益气汤加大枣、生姜。如不应,用六君子汤加炮姜;更不应,急加附子,或用十全大补汤加附子、炮姜。腹痛泄泻,咳逆昏愦者,阳气虚,寒气内淫之恶证,急用托里温中汤,复用六君子汤加附子,或加姜、桂温补。七恶之治法者也。此外,更有溃后发热,恶寒作渴,或怔忡惊悸,寤寐不宁,牙关紧急,或头目赤痛,自汗盗汗,寒战切牙,手撒身热,脉洪大,按之如无,或身热恶衣,欲投于水,其脉浮大,按之微细,衣厚仍寒,此血气虚极,传变之恶证也。若手足逆冷,肚腹疼痛,泻痢肠鸣,饮食不入,呃逆呕吐,此阳气虚,寒之所乘之恶证也。若有汗而不恶寒,或无汗而恶寒,口噤足冷,腰背反张,颈项劲强,此血气虚极,变痉之恶证也,急用参、芪、归、术、附子救之,间有可生者。大抵虚中见恶证者,难治;实证无恶候者,易治。宋时齐院令虽尝纂其状,而未具其因。皇明陶节庵,虽各立一

方，亦简而未悉，予故补其缺云。（《外科枢要·卷一》）

2. 论疮疡当明本末虚实

疮疡之作，皆由膏粱厚味，醇酒炙煿，房劳过度，七情郁火，阴虚阳辏，精虚气薄，命门火衰，不能生土，荣卫虚弱，外邪所袭，气血受伤而为患。当审其经络受证，标本缓急以治之。若病急而元气实者，先治其标；病缓而元气虚者，先治其本；或病急而元气又虚者，必先于治本，而兼以治标。大要肿高焮痛，脓水稠黏，元气未损也，治之则易；漫肿微痛，脓水清稀者，元气虚弱也，治之则难；不肿不痛，或漫肿黯黑不溃者，元气虚甚，治之尤难也。

主治之法，若肿高焮痛者，先用仙方活命饮解之，后用托里消毒散；漫肿微痛者，用托里散，如不应，加姜、桂；若脓出而反痛，气血虚也，八珍汤；不作脓，不腐溃，阳气虚也，四君加归、芪、肉桂；不生肌，不收敛，脾气虚也，四君加芍药、木香；恶寒憎寒，阳气虚也，十全大补加姜、桂；晡热内热，阴血虚也，四物加参、术；欲呕作呕，胃气虚也，六君加炮姜；自汗盗汗，五脏虚也，六味丸料加五味子；食少体倦，脾气虚也，补中益气加茯苓、半夏；喘促咳嗽，脾肺虚也，前汤加麦冬、五味；欲呕少食，脾胃虚也，人参理中汤；腹痛泄泻，脾胃虚寒也，附子理中汤；小腹痞，足胫肿，脾肾虚也，十全大补汤加山药、肉桂；泄泻足冷，脾肾虚寒也，前药加桂、附；热渴淋秘，肾虚阴火也，加减八味丸；喘嗽淋秘，肺肾虚火也，补中益气汤，加减八味丸。大凡怯弱之人，不必分其肿溃，惟先当补胃气，或疑参、芪满中，间有用者，又加发散败毒，所补不偿所损。又有泥于气质素实，或有痰，不服补剂者，多致有误。殊不知疮疡之作，缘阴阳亏损；其脓既泄，气血愈虚，岂有不宜补者哉。故丹溪先生云：但见肿痛，参之脉证虚弱，便与滋补，气血无亏，可保终吉。（《外科枢要·卷一》）

3. 论风证

愚按《难经》曰：邪在气，气为是动；血为所生病。《经》云：阳之气，以天地之疾风名之。此风非外来风邪，乃本气病也。故诸方多言皆出气体虚弱，荣卫失调，或七情过度，以致真气耗散，腠理不密，邪气乘虚而入其中也。然左半体者，肝肾所居之地；肝主筋，肾主骨，肝藏血，肾藏精；精血枯槁，不能滋养，故筋骨偏废而不用也。河间曰：风病多因热甚。俗云风者，言末而忘其本也。《经》云：汗出偏沮，使人偏枯。如树木一枝津液不到，则此枝枯槁，被风所害。由此观之，实因肝肾二经精血枯槁之所致也。前症云云，亦当察其形症，审其兼变而治之，尤不可泥执于风。《经》曰：三阴三阳发病为偏枯痿易，四肢不举，亦未尝必指于风也。其真中者，当辨其中脏中腑而治之。眼瞀者，中于肝；舌不能言者，中于心；唇缓、便秘者，中于脾；鼻塞者，中于肺；耳聋者，中于肾。此五者病深，多为难治。

中血脉者，外无六经之形症，内无便溺之阻隔，肢不能举，口不能言，用大秦艽汤主之。中腑者，多兼中脏。如左关脉浮弦，面目青，左胁偏痛，筋脉拘急，目瞀，头晕目眩，手足不收，坐踞不得，此中胆兼中肝也，用犀角散之类。如左寸脉浮洪，面赤，汗多，恶风，心神颠倒，言语謇涩，舌强，口干，忪悸恍惚，此中小肠兼中心也，用麻黄散之类。如右关脉浮缓或浮大，面唇黄，多汗，恶风，口㖞，语涩，身重，怠惰嗜卧，肌肤不仁，皮肉瞤动，腹胀不食，此中胃兼中脾也，用防风散之类。如右寸脉浮涩而短，必鼻流清涕，多喘，胸中冒闷，短气自汗，声嘶，四肢痿弱，此中大肠兼中肺也，用五味子汤之类。如左尺脉浮滑，面目黧黑，腰脊痛引小腹，不能俯仰，两耳虚鸣，骨节疼痛，足痿，善恐，此中膀胱兼中肾也，用独活散之类。此皆言真中风之症治也。其间亦有气血之分焉，气虚而中者，右手足不仁，用六君子汤加钩藤、姜汁、竹沥；血虚而中者，左手足不仁，用四物汤加钩藤、竹沥、姜汁；气血俱虚而中者，左右手足皆不仁，用八珍汤加钩藤、姜汁、竹沥。

其与中风相类者，不可不别。如中于寒，谓冬月卒中寒气，昏冒，口噤，肢挛，恶寒，脉浮紧，用麻黄、桂枝、理中汤之类；中于暑，谓夏月卒冒炎暑，昏冒，痿厥，吐泻，喘满，用十味香薷饮之类；中于湿，丹溪所谓因湿土生痰，痰生热，热生风也，用清燥汤之类加竹沥、姜汁；因于火者，河间谓五志过极，火盛水衰，热气怫郁，昏冒而卒仆也，用六味丸、四君子汤、独参汤之类；内有恚怒伤肝，阴火上炎者，用小柴胡汤之类；中于气者，由七情过极，气厥昏冒，或牙关紧急，用苏合香丸之类；食厥者，过于饮食，胃气不能营运，故昏冒也，用六君子加木香；劳伤者，过于劳役，耗损元气，脾胃虚衰，不任风寒，故昏冒也，用补中益气汤；房劳者，因肾虚耗，气不归源，故昏冒也，用六味丸。此皆类于中风者也。

夫中风者，《内经》主于风，此真中风也。若河间主于火，东垣主于气，丹溪主于湿，皆是因火因气因湿而为暴病暴死之症，类中风，而非真中风也。治者审之！

卒中昏愦，口眼㖞斜，痰气上涌，咽喉有声，六脉沉伏，此真气虚而风邪所乘，以三生饮一两，加人参一两，煎服即苏。若遗尿，手撒，口开，鼾睡，为不治，用前药亦有得生者。三生饮乃行经络、治寒痰之药，有斩关夺旗之功，每服必用人参两许，以祛其邪而补助真气。否则不惟无益，适足以取败矣。观先哲用芪附、参附等汤，其义可见。（薛注《明医杂著》）

4. 论疮疡围寒凉之药

《内经》云：五脏不和，九窍不通，六腑不和，留结为痈。又云：形伤痛，气伤肿。此则脏腑不和，疮发于外也。明矣！涂贴寒凉，岂能调和脏腑，宜通气血耶。设使肿痛热渴，脉滑数而有力，属纯阳，宜内用济阴丹，外用益阳散，则热毒自解，瘀滞自散。若似肿非肿，似痛非痛，似溃不溃，似赤不赤，脉洪数而无力，属半阳半阴，宜内用冲和汤，外用阴阳散，则气血自和，瘀滞自消。若微肿微痛，或色黯不痛，或坚硬不溃，脉洪大，按之微细软弱，属纯阴，宜内服回阳汤，外敷抑阴散，则脾胃自健，阳气自回。丹溪先生云：敷贴之剂，应酬轻小热症耳，若不辨其阴证阳证之所由分，而妄敷寒凉之剂，迷塞腠理，凝滞气血，毒反内攻而肉反死矣。况运气得寒而不健，瘀血得寒而不散，瘀肉得寒而不溃，新肉得寒而不生。（《外科枢要·卷一》）

5. 经候不调

《经》曰：饮食入胃，游溢精气，上输于脾，脾气散精，上归于肺，通调水道，下输膀胱，水经四布，五经并行。故心脾平和，则经候如常。苟或七情内伤，六淫外侵，饮食失节，起居失宜，脾胃虚损，则月经不调矣。若先期而至者，有因脾经血燥，有因脾经郁滞，有因肝经怒火，有因血分有热，有因劳役火动；其过期而至者，有因脾经血虚，有因肝经血少，有因气虚血弱。主治之法，脾经血燥者，加味逍遥散；脾经郁滞者，归脾汤；肝经怒火者，加味小柴胡汤；血分有热者，加味四物汤；劳役火动者，补中益气汤；脾经血虚者，人参养荣汤；肝经血少者，六味地黄丸；气虚血弱者，八珍汤。盖血生于脾土，故云脾统血。凡血病当用苦甘之剂，以助其阳气而生阴血，俱属不足。大凡肝脾血燥，四物为主；肝脾血弱，补中益气为主；肝脾郁结，归脾汤为主；肝经怒火，加味逍遥为主。（《女科撮要·卷上》）

6. 产后腹痛

产后小腹作痛，俗名儿枕块，用失笑散行散之。若恶露既去而仍痛，用四神散调补之；若不应，用八珍汤。若痛而恶心，或欲作呕，用六君子汤。若痛而泄泻，用六君子汤送四神丸。若泄泻痛而或后重，用补中益气汤送四神丸。若胸膈饱胀，或恶食吞酸，或腹痛手不可按，此是饮食所致，当用二陈加山楂、白术以消导。若食既消而仍痛，或按之不痛，或更加头痛，烦热作渴，恶寒欲呕等症，此是中气被伤，宜补脾胃为主。若发热腹痛，按之痛甚，不恶食，不吞酸，此是瘀血停滞，用失笑散以消之。若只是发热头痛，或兼腹痛，按之却不痛，此是血虚，用四物加炮姜、参、术以补之。《病机要》云：胎产之病，从厥阴经论之，无犯胃气及上二焦，为之三禁，不可汗，不可下，不可利小便。发汗者同伤寒下早之症，利大便则脉数而已动于脾，利小便则内亡津液，胃中枯燥。制药之法，能不犯三禁，则荣卫自和，而寒热止矣。如发渴用白虎，气弱用黄芪，血刺痛则用当归，腹中痛则加芍药，宜详察脉症而用之。丹溪先生云：产后当人补气血为先，虽有杂症，从末治之，一切病多是血虚，皆不可发表。（《女科撮要·卷下》）

7. 发搐

钱仲阳云：惊痫发搐，男左视无声，右视有声；女右视无声，左视有声，此相胜也。盖左为肝部，右为肺部，金木相胜故耳。若寅卯辰时身热，目上视，手足动，口流涎，项强急，此肝旺也。巳午未时身热发搐，心神惊悸，目上视，牙紧流涎，手足搐动，此心旺也。申酉戌时身热微搐而喘，目微斜，睡露睛，手足冷，大便淡黄水，此肺旺也。亥子丑时微搐，卧而不安，身微热，目紧斜，喉中有痰，大便色白，困睡流涎，此肾虚也。若握拳拇指在内女为顺，拇指在外男为顺。顺则易治，逆则难愈。若涎入心肝，则不能言，用凉心镇惊。下痰逆搐者不治，吐泻后变症者亦不治。如手足冷汗，搐眉搐肚，日夜不止，名真搐，当用人参汤、川乌、全蝎等药，平其胃气。伤风发搐，口中气热，呵欠，手足动者，名假搐，用大青膏发散风邪。伤食后发搐，身热困睡，呕吐不思乳食者，当先定搐，后用白丸子下之。百日内发搐，真者内生风，二三次必死，假者外生风，虽频发不死。外伤风者用大青膏涂囟门，及浴体法。

寅卯辰时搐而发热作渴，饮冷便结，属肝胆经虚热，用柴芍参苓散；作渴引饮，自汗盗汗，属肝胆经血虚，用地黄丸；口吻流涎，属肝木克脾土，用六君子汤。

巳午未时发搐，若兼作渴饮水，属风火相搏，以地黄丸补肝，导赤散、凉惊丸治心；若作渴饮汤，体倦不乳，土虚而木旺也，用地黄丸以补肾，六君子汤以补脾。

申酉戌时微搐而喘，目微斜，身似熟睡而露睛，大便淡黄，属脾肺虚热，用异功散；手足逆冷，或喘泻不食，属脾肺虚寒，用六君子、炮姜、木香；久病而元气虚者，用六君子、六味丸二药主之。

亥子丑时，微搐身热，目睛紧斜，吐泻不乳，厥冷多睡，属寒水侮土，用益黄散；未应，用六君、姜、桂。伤风发搐，口气不热，肢体倦怠，用异功散补脾土，钩藤饮清肝木。若因风邪内郁发热而变诸症者，当理肺金，清风邪。若外邪既解，而内症未除，当理肺补脾。若脾经亏损而致惊搐等症者，当补脾肺以平肝心，则惊搐自止矣。若停食发搐，呕吐乳食者，宜用消食丸。若食既消而前症仍作，或变他症者，脾土伤而肝木乘之也，用六君子加钩藤钩以健脾平肝。若百日内搐者，因胎气所禀，亦有乳母七情浓味所致者，当兼治其母，而以固胃为先，不可迳治其儿也。（《保婴撮要·卷二》）

8. 牙床肿痛

牙床肿痛，齿痛摇动，或黑烂、脱落，世人皆作肾虚治，殊不知此属阳明经湿热。盖齿虽属肾，而生于牙床，上下床属阳明大肠与胃，犹木生于土也。胃肠伤于美酒厚味膏粱甘滑之物，以致湿热上攻，则牙床不清，而为肿为痛，或出血，或生虫，由是齿不得安而动摇、黑烂、脱落也。治以泻阳明之湿热，则牙床清宁，而齿自安固矣。

愚按齿痛，若因手足阳明经湿热，用东垣清胃散；若因风寒入脑，脑痛齿亦痛，用羌活附子细辛汤；若因思虑伤脾，用归脾汤；若因郁火所致，用越鞠丸；若因酒面炙煿而发，用清胃散；若因饮食伤脾，用六君子汤；若因劳伤元气，用补中益气汤；若因脾胃素弱，用六君、当归、升麻；若因肾经阴虚，用六味丸；若因肾经阳虚，用八味丸；若阴阳俱虚，用十补丸；若脾肾虚寒，用安肾丸。徐用诚先生云，凡齿痛恶寒热等症，属手足阳明经；齿摇、断脱，属足少阴经；齿蚀肿痛、出血，皆胃火所致也。亦有诸经错杂之邪与外因为病人。

廷尉张中梁，齿动摇，用安肾丸；考功杨仲玉，齿动，用补中益气汤；侍御王济川，齿摇龈露，用承气汤；文选郑伯兴，齿脑痛，用羌活附子汤；颜金宪，齿痛，用凉膈散；郭职方，过饮，用清胃散；党吏部，风热，用犀角升麻汤；朱工部，气血虚，用十全大补汤；沈大尹，头脑齿痛，头重，手足厥冷，此风寒入脑，用麻黄附子细辛汤，并愈。（《明医杂著·卷三》）

9. 小便不禁

小便不禁或频数，古方多以为寒，而用温涩之药，殊不知属热者，盖膀胱火邪妄动，水不得宁，故不能禁而频数来也。故年老人多频数者，是膀胱血少，阳火偏旺也。治法当补膀胱阴血、泻火邪为主，而佐以收涩之剂，如牡蛎、山茱萸、五味子之类，不可用温药也。病本属热，故宜泻火。因水不足，故火动而致小便多，小便既多，水益虚矣，故宜补血、泻火治其本也，收之、涩之治其标也。

愚按经云膀胱不约为遗溺。小便不禁，常常出而不觉也。人之旋溺，赖心、肾二气之所传送，盖心与小肠为表里，肾与膀胱为表里。若心肾气亏，传送失度，故有此症，治宜温暖下元，清心寡欲。又有产褥不顺，致伤膀胱，若内虚寒者，秘元丹、韭子丸之类；若内虚湿热者，六味地黄丸，或加五味、杜仲、补骨脂；年老者，八味丸；产褥收生不谨，损破尿胞者，参术补胞汤加猪羊胞煎之。窃谓肝主小便，若肝经血虚，用四物、山栀；若小便频数，或劳而益甚，属脾气虚弱，用补中益气汤加山药、五味子；若小便无度，或淋沥不禁，乃阴挺痿痹也，用六味地黄丸；若小便涩滞，或补而益甚，乃膀胱热结也，用五淋散，其脾肺燥不能化生者，黄芩清肺饮；膀胱阴虚，阳无所生者，滋肾丸；膀胱阳虚，阴无所化者，六味丸；若阴痿，思色精不出，茎道涩痛如淋，用加减八味丸料加车前、牛膝；若老人精竭复耗，大小便牵痛如淋，亦用前药，不应，急加附子，多有生者。（《明医杂著·卷三》）

（二）制方选要

1. 法制清气化痰丸（《内科摘要·卷下》）

半夏、南星（去皮尖）、白矾、皂角（切）、干姜各四两。

上先将白矾等三味，用水五碗，煎取水三碗，却入半夏二味，浸二日。再煮至半夏、南星无白点为度，晒干。

陈皮、青皮（去穰）、紫苏子（炒）、萝卜子（炒，另研）、杏仁（去皮尖，炒，研）、葛根、神曲（炒）、麦蘗（炒）、山楂子、香附子各二两。

上为末蒸饼，丸梧子大。每服五七十丸，临卧、食后，茶汤下。

此方具有顺气快脾，化痰消食之功。薛己用治膏粱之人，内多积热，胸满痰盛者。

2. 五味子散（《内科摘要·卷下》）

五味子（炒）二两，吴茱萸（炒）五钱。

上为末，每服二钱，白汤调。

薛己用本方治肾泄，在侵晨五更泄，饮食不进，或大便不实，不时去后，为丸尤效。

3. 人参安胃散（《内科摘要·卷下》）

人参一钱，黄芪二钱，生甘草、炙甘草各五分，白芍七分，白茯苓四分，陈皮三分，黄连二分。

上水煎服。

薛己用本方治脾胃虚热，呕吐，或泄泻不食。

4. 内疏黄连汤（《外科枢要·卷四》）

黄连、芍药、当归、槟榔、木香、黄芩、栀子、薄荷、桔梗、甘草各一钱，连翘、大黄各一钱五分。

每姜水煎，仍量虚实治之。

薛己用本方治疮疡。发热而呕，大便秘结，脉洪而实。

5. 当归川芎散（《外科枢要·卷四》）

当归、川芎、柴胡、白术、芍药各一钱，山栀（炒）一钱二分，牡丹皮、茯苓各八分，蔓荆子、甘草各五分。

上水煎服。

薛己用本方治手足少阳经血虚疮症，或风热。耳内痒痛，生疮出水，或头目不清，寒热少食，或妇女经水不调，胸膈不利，胁腹痞痛。

若肝气不平，寒热，加地骨皮。肝气实，加柴胡、黄芩。气血虚，加参、芪、归、地。脾虚饮食少思，加苓、术。脾虚胸膈不利，加参、芪。痰滞胸膈不利，加术、半。肝气不顺，胸膈不利，或小腹痞满，或时攻痛，加青皮。肝血不足，胸膈不利，或小腹痞满，或时作痛，加熟地。肝血虚寒，小腹时痛，加肉桂。日晡发热，加归、地。

6. 泻青丸（《外科枢要·卷四》）

当归、龙胆草（酒炒）、川芎、山栀、大黄（炒）、羌活、防风各等分。

上为末，蜜丸，鸡头子大，每服一二丸，白汤送下。

薛己用本方治肝经实热。瘰疬肿痛，寒热，或胁乳作痛，大便秘结。

若血虚者，四物加山栀、柴胡，或逍遥散。若肾水亏损，不能生肝木而自病，筋挛结核，或肢节拳挛，或似中风，宜用六味丸加五味子。

7. 犀角地黄丸（《外科枢要·卷四》）

犀角（镑末）、生地黄、赤芍药、牡丹皮各一钱半，升麻、黄芩（炒）各一钱。

上水煎熟，入犀末服。

薛己用本方治胃火血热，妄行吐衄，或大便下血者。

若因怒而致，加山栀、柴胡。若脾气虚而不能摄，用归脾汤。若肝脾火动而妄行，用加味逍遥散。若脾气虚而不能统，用补中益气汤加炮黑干姜。若血虚有火而妄行，用四物加炮姜。若肾经虚火而血妄行，用六味丸料；不应，急加肉桂，以引虚火归源。

8. 加味逍遥散（《女科撮要·卷下》）

甘草（炙）、当归（炒）、芍药（酒炒）、茯苓、白术（炒）、柴胡各一钱，牡丹皮、山栀（炒）各五分。

上水煎服。

薛己用此方治血虚有热，遍身搔痒，或口燥咽干，发热盗汗，食少嗜卧，小便涩滞等症。

9. 补中益气汤（《女科撮要·卷下》）

黄芪（炙）一钱五分，甘草（炙）、人参、当归（酒拌）、白术（炒）各一钱，升麻、柴胡各三分，陈皮一钱。

上姜枣水煎服。

薛己用本方治元气不足，四肢倦怠，口干发热，饮食无味，或饮食失节，劳倦身热，脉洪大而无力，或头痛发热，或恶寒自汗，或气高而喘，身热而烦。

10. 千金龙胆汤（《保婴撮要·卷一》）

龙胆草（炒黑）、钩藤钩、柴胡、黄芩（炒）、桔梗、芍药（炒）、茯苓、甘草各二钱五分，蜣螂（去翅足）二枚，大黄（煨）二钱五分。

上为末，每服一二钱水煎，量儿加减。

薛己用本方治小儿月内脐风撮口，四肢惊掣发热吐乳，及变蒸客忤鬼气惊痫，加人参、当归。

11. 柴胡汤（《保婴撮要·卷一》）

人参二钱，甘草（微炙）二钱，麦门冬（去心）二钱，龙胆草（酒炒黑）、防风各一钱，柴胡五分。

上每服一钱，水煎。

薛己用本方治小儿变蒸骨热心烦，啼叫不已。

12. 保生锭子（《保婴撮要·卷四》）

全蝎、白附子（炮）、僵蚕、牛胆南星、蝉蜕、琥珀、辰砂各一钱，麝香五分，防风一钱。

上为末，糊搜和捏成锭子，金银箔为衣，用薄荷汤磨服。

薛己用本方治小儿慢惊，尚有阳证。

（三）验案精华

1. 内科医案

（1）秀才刘允功，形体魁梧，素不慎酒色，因劳怒气，头晕仆地，痰涎上涌，手足麻痹，时或面赤，口干引饮，六脉洪而无力甚数。余曰：肺主气，肾藏气，今肾虚不能纳气归源，阳独居上，故作头晕，又不能摄水归源，饮停于中，故化而为痰，阳气虚热而麻痹，虚火上炎而作渴，当滋化源，用补中益气合六味地黄丸，一服而愈，后劳役或入房即作，用前药随愈。（薛注《明医杂著·卷四·风症》）

【按】肾虚不能纳气而阳独居上，不能摄水而饮停于中，故头晕仆地，痰涎上涌之症迭见，又因六脉洪而无力甚数，薛己认为此乃化源失滋，以补中益气汤、六味地黄合用，培补元气以滋肾水，使化源得滋而诸症随愈。

（2）儒者张克明咳嗽，用二陈、芩、连、枳壳，胸满气喘，侵晨吐痰，加苏子、杏仁，口出痰涎，口干作渴，余曰：侵晨吐痰，脾虚不能消化饮食；胸满气喘，脾虚不能生肺金；涎沫自出，脾虚不能收摄；口干作渴，脾虚不能生津液；遂用六君加炮姜、肉桂，温补脾胃，更用八味丸，以补土母而愈。（《内科摘要·卷上·脾肺亏损咳嗽痰喘等症》）

【按】脾虚不能生金之咳嗽喘满，非苦寒清肺之药所能取效。此案所见之症，薛己认为皆以脾虚为根本，因而用六君加味。培土以生金，用八味丸补火以生土，滋其化源，脾运健则痰涎自化，津液生而口渴自除。

（3）阁老李序庵，有门生馈坎离丸，喜而服之。余曰：前丸乃黄柏、知母，恐非所宜服者。《内经》有云："壮火食气，少火生气。"今公之肝肾二脉，数而无力，宜滋其化源，不宜泻火伤气也。不信。服将两月，脾气渐弱，发热愈甚，小便涩滞，两拗肿痛。公以为疮毒。余曰：此肝肾二经亏损，虚火所致耳，当滋补二经为善。遂朝用补中益气汤，夕用六味地黄丸，诸证悉愈。余见脾胃素弱，肝肾阴虚而发热者，悉服十味固本丸。与黄柏、知母之类，反泄真阳，令人无子，可不慎哉！（薛注《明医杂著·卷一·内伤发热》）

【按】肝肾两虚之火，即龙雷之火而不潜者也。龙雷之火为阴火，非苦寒之品所能折，惟补中益气汤能升举清阳，消阴翳，则阴火自除；复以六味丸养其肝肾，则龙雷不再升腾矣。

2. 外科医案

（1）一男子腿患肿，肉色不变不痛，脉浮而滑，以补中益气汤加半夏、茯苓、枳壳、木香饮之，以香附饼熨之。彼谓：气无补法，口服方脉流气饮，愈虚。复求治，以六君子汤加芎、归数剂，饮食少进，再用补剂，月余而消。夫气无补法，俗论也。以其为病，痞闷壅塞，似难于补，殊不知正气虚而不能运行，则邪气滞而为病。《经》云：壮者气行则愈，怯者弱者则著而为病。苟不用补法，气何由而行乎！（《外科发挥·流注》）

（2）一小儿腿患之，肿硬色白，恶寒懒食。此脾胃阳气虚，而不能成脓也，非敷贴败毒所能疗。遂用托里散，及葱熨法，月余；患此胀痛发热，脓成针之，脓出而安。仍用托里散，肢体渐健。因饮食内伤泄泻，忽口噤目闭，自汗手冷，此脾胃虚寒之恶症也。以异功散，内用人参一两，干姜一钱半，灌之尽剂而苏。又以托里散，内用人参五钱，数剂始能动履；却用托里散、大补汤、葱熨法、豆豉饼，半载而愈。（《保婴撮要·流注》）

【按】前案提示当病症呈现虚象时，勿用辛香流散之剂，薛己认为"正气虚而不能运行，则邪气滞而为病"，因而用补中益气汤加味温补之。后案证属脾胃阳气虚，经用补托法治疗，症状减轻，肢体渐健。此时因饮食内伤加重病情，出现恶症，立即用人参等救治，转危为安，继续用托里散等药调理半年而愈。此可谓处理变证的范例。

（3）一妇人因怒，左乳作痛发热，表散太过，肿热益甚，用益气养荣汤，数剂热止脓成，不从用针，肿胀热渴，针脓大泄，仍以前汤，月余始愈。此症若脓成未破，有薄皮剥起者，用代针之剂，其脓自出。不若及时用针，不致大溃。若脓血未尽，辄用生肌，反助其邪。慎之。（《女科撮要·乳痈乳岩》）

【按】上文为一乳痈病例，反映薛己治疗乳痈的临床经验：当误治后患处肿势甚益时，应因势利导，用益气养荣汤补托以促其成脓；脓成后，不能姑息，要及时针刺或手术排脓；调理善后要掌握尺度，脓泄尽宜调补，脓未泄尽补之过早，反而留邪。

（4）一小儿九岁患此，面色常青，肿硬不溃，肉色不变，乃伐肝化痰。余曰：常调补肝脾，不信。果虚症蜂起。复请治，仍欲伐肝。余曰：面带青色，肝虚而本色见也；面色变白，肺虚而本色见也；痰涎上涌，脾虚而不能摄也；两目连札，肝血虚而生风也。《经》云：胃为五脏之本，当先救胃气。遂用五味异功散加升麻、柴胡，元气稍复。乃朝用补中益气汤，夕用五味异功散，佐以九味芦荟丸，面色始黄，而核渐消；又以四味肥儿丸，间服地黄丸而愈。（《保婴撮要·热毒瘰疬》）

【按】上述瘰疬病例提示，当虚证蜂起，应抓住五脏之本，补救胃气，待元气复，进一步调理，亦可痊愈。这些经验在现代临床中也可借鉴。

3. 妇科医案

（1）一妇人年四十，素性急，先因饮食难化，月经不调，服理气化痰药，反肚腹膨胀，大便泄泻；又加乌药、蓬术，肚腹肿胀，小便不利；加猪苓、泽泻，痰喘气急，手足厥冷，头面肢体肿胀，指按成窟，脉沉细，右寸尤甚。余曰：此脾肺之气虚寒，不能通调水道，下输膀胱，渗泄之令不行，生化之气不运。即东垣所云：水饮留积，若土之在雨中，则为泥矣，得和风暖日，水湿去而阳化自然，万物生长。喜其脉相应，遂与金匮加减肾气丸料服之，小便即通，数剂肿胀消半，四肢渐温，自能转侧，又与六君加木香、肉桂、炮姜，治之痊愈。后不戒七情饮食，即为泄泻，仍用前药，加附子五分而安。（《女科撮要·经候不调》）

（2）一妇人经候过期，发热倦怠，或用四物、黄连之类，反两月一度，且少而成块，又用峻药通之，两目如帛所蔽。余曰：脾为诸阴之首，目为血脉之宗，此脾伤五脏，皆为失所，不能归于目矣。遂用补中益气、济生归脾二汤，专主脾胃，年余寻愈。（《女科撮要·经候不调》）

【按】二例治验，均关乎于脾。前案证属脾肺之虚寒，薛己抓住脾气虚寒这一中心环节，一方面用加减肾气丸补火生土，另一方面用六君加木香、桂、附直接温补中焦，俟脾健寒祛，月事自调。后案为脾虚失统，又误用寒凉峻药攻伐所致，薛己拟专主脾胃之法，即用补中益气汤温健中州，又用归脾汤统血和营，调理年余而愈。由此可见，薛己善用古方之妙。

五、对后世影响

薛己继承易水学派前人的脏腑辨证思想和脾胃学说，强调明确疾病病位及固护脾胃阳气的重要性，同时进一步发展了肾命学说，提出脾统血的学术观点，对后世医家完善肾命学说起到了启发和引导的作用，且促进了温补学派的产生。

对于内伤杂病一类，薛己多以脾肾亏虚论其病机，临床擅长温补脾肾，奠定了日后易水学派内伤杂病的治疗准则。薛己私淑东垣之学，渊源于张元素的脏腑辨证，遥承王冰、钱乙之说，注重脾肾而长于温补，并补丹溪之不足，承上启下，为明末深入探讨肾部虚损病机开创先河。赵献可又私淑薛己之学，在注重脾肾的同时，对肾水命火多有发挥，创"肾间命门学说"。李中梓在李东垣、薛己、张介宾诸家影响下，提出肾脾为先后天根本论和阴阳水火论，为温补学说增添了新的内容。清初医家张璐最信笃薛己、张介宾之说，所著《张氏医通》的方药主治，多本《薛氏医案》和《景岳全书》，而以己意参定之。在清代，高鼓峰、吕留良、董废翁等人都不同程度地秉承薛己之说。

薛己对肾命的认识虽未超越《难经》"左肾、右命门"之说，但其"阳非有余"的观点扩充了前人对肾病亏虚的认识，而其以六味丸、八味丸分补真阴真阳的方法亦多被后人延用。孙一奎晚于薛己30余年，继承了薛己温补命门的思想，提出"命门乃两肾中间之动气"说，认为命门为元气之本、三焦之源、呼吸之门、脏腑之本、经络之根、精神之所舍。略晚于孙一奎的赵献可和张介宾都在薛己学说的基础上对命门学说有进一步发挥。赵献可认为命门即小心，指出命门在两肾之间，七节之旁，"为十二经之主，肾无此则无以作强，而技巧不出；膀胱无此，则三焦之气不化，而水道不行矣；脾胃无此，则不能蒸腐水谷；肝胆无此，则将军无决断，而谋虑不出矣；大小肠无此，则变化不行，二便闭矣；心无此，则神昏而不能应矣，所谓主不明而十二官危矣"（《医贯·内经十二官论》）。强调命门乃人体之"真君真主"，是机体生命活动之动力，对"造化以阳为生之根，人生以火为生之门"（《医贯》）有深刻领会。同时根据薛己的证治经验，在临证治疗中处处从肾水命火的偏盛偏衰着眼，用六味丸、八味丸平调阴阳水火。张景岳亦私淑自李东垣、薛己，继承了易水学派"补中"的学术思想，认为命门为水火之府，阴阳之宅，元气之根，精血之海，乃人生主宰。认为命门为两肾之总结，命门为五脏六腑之主宰，提出"命门总主乎两肾，而两肾皆属于命门。故命门者为水火之府，为阴阳之宅，为精气之海，为死生之窦。若命门亏损，则五脏六腑皆失所持，而阴阳病变，无所不至"（《类经附翼·求正录·三焦包络命门辨》），并在认同薛己"阳非有余"观点的同时提出"阴亦不足"，强调阴阳两补。李中梓在李东垣、薛己等医家影响下，提出富贵贫贱治病有别论和脾肾为先后天根本论，充分认可了薛己临床论治多从补益的方法，观其临床论治亦突出"补养"二字。同时李中梓在薛己温补肾命理论的影响下，提出了阴阳水火论，强调阴阳水火相济的重要性。由此可见，薛己作为易水学派首个强调温补肾命的医家，既开创了肾命学说的先河，又处处体现出对后世肾命学说的发展起到的引导作用。由于历史条件和科学水平的限制，尽管这一学派对命门位置的争论没有得到解决，但是，由于他们对命门生理病理的论述，都是从临床实践出发的，故所阐述的理论，多有临床意义。尤其是命门之火，为生化之源这一点，为后世所尊崇。

任何病证不外虚实两大类，但外感热病多实证、热证，杂病多虚寒之证。虚证的治疗，《内经》提出"虚则补之""形不足者补之以味""补上治上制以缓，补下治下制以急，急则气味厚，缓则气味薄""劳者温之""损者温之"等治疗原则，为后世温补学派的形成奠定了理论基础。薛己指出："大凡杂病属内因，乃形气病气俱不足，当补不当泻。"《内科摘要》以五脏虚损为主，列证凡 19 条，擅用补中益气汤、六味丸、八味丸等方药，对后人有所启迪。赵献可承袭薛己，凡肾水虚而不足以制火者，用六味丸以壮水；凡命门火衰不足以制水者，用八味丸以益火。张景岳根据"阳中求阴""气中生精"理论，创制了左归丸、右归饮以培补元阴；根据"阴中求阳""精中生气"理论，创制了右归丸、右归饮以温补元阳。内伤虚损病机研讨至此基本完备，对后世产生了深远影响。

明代从事外科成就最高的首推陈实功。《外科正宗》对肿瘤的记载除了粉瘤、发瘤外，诸如筋瘤、血瘤、肉瘤、气瘤和骨瘤等基本上承袭了薛己《外科枢要》的有关内容，由此可见薛己对陈实功的影响。薛己对疮疡外科疾病重视胃气的作用，主张"当先助胃壮气，使根本坚固，而后治其疮"。陈实功在《外科正宋·痈疽治法总论》中指出："盖脾胃盛则多食而易饥，其人多肥，气血亦壮；脾胃弱则少食而难化，其人多瘦，气血亦衰。故外科尤以调理脾胃为要。"二者重视脾胃的观点颇相近似。薛己重视外治施以刀针，腹破肠出者用麻线缝合，这些外治法对陈实功不无影响。陈实功在外治法上有所创新，如气管缝合、鼻痔摘除和挂线法治疗痔疮等发展了薛己有关学术思想。

薛己的妇科专著有《女科撮要》和《校注妇人良方》，《四库全书提要》认为《校注妇人良方》是"明薛己医案会以己意删订，附入治验，自为一书"。该书补订了宋代陈自明《妇人大全良方》的许多不足之处，反映了薛己的学术观点和临床经验。明代王肯堂在编撰《女科准绳》时，基本上是以《校注妇人良方》为蓝本。王肯堂在编著《女科准绳》时，对薛己之说，则"尽收之，取其以养正为主，简而易守，虽子女学习无难也"。

薛铠、薛己父子合著的《保婴撮要》一书对儿科学的影响也不可忽视。明代王肯堂在编著《幼科准绳》时参阅了此书，张景岳《景岳全书》中儿科部分也反映了薛己的学术思想。张景岳在儿科方面最推崇钱乙和薛己，多采《小儿药证直诀》和《保婴撮要》两书的论点作为依据而加以发挥，在用药方面多采薛己而偏用温补。

从骨伤科著述的沿革方面来讲，薛己的《正体类要》多为明清著作所引用。明代王肯堂的《疡医准绳·损伤门》为明以前有关骨伤科著述之大成，其中几乎全文辑录了《正体类要》的内容。明末陈文治所著《疡科选粹》是继陈实功《外科正宗》之后又一骨伤科专著。此书强调治伤以补气养血为主，理论上宗薛己之说。《医宗金鉴》在清朝被规定为医生必修课本，其《正骨心法要旨》是仿《疡医准绳·损伤门》编撰的，内容广泛具体，实为骨伤科较好的参考书。其中所载内伤的辨证及治法，也多宗《正体类要》。此外，清代钱秀昌所著《伤科补要》在论述治伤原则及方药方面也是遵薛己学说。清代赵廷海的《救伤秘旨》中辑有《王瑞伯损伤用药论》，可看到薛己学术思想的影响。

薛己《正体类要》开创了以内治为主的伤科学派，他强调整体观念，辨证论治，重脉理，轻部位；强调元气作用，治气必以补气为主，治血则补气养血活血化瘀；强调脾胃肝肾的作用，主张健脾培元固肾治伤；以八纲辨证论治为主，重内治，反对单纯手法治疗；主张平补，反对寒凉；用药以四物汤、补中益气汤、八珍汤和六味地黄丸为常用方剂；剂型多为汤、丸、酒、膏。薛己的学术观点有着举足轻重的影响。例如，薛己把伤后肿痛不消、肌肉坏死、新肉不生和出血等，都归因于元气不足，脾胃气虚。陈文治宗薛己之说并进一步发挥，他说："大抵跌打损伤的病，全要补气行血。"又说："大凡损伤，寒凉药一毫俱不可用。"（《疡科选粹》）再如，薛己对于肢体损伤，认为不可"纯用手法"，沈金鳌则进一步指出："明乎伤在外而病必及内，其治之法，亦必于经络脏腑间求之，而为之行气，为之行血，不得徒从外涂抹之已也。"（《杂病源流犀烛》）在薛己的影响下，形成了重内治轻外治的伤科流派，其内治原则又多宗温补学派的观点。但是，由于轻视手法，故其所治病案多为软组织损伤，或用活血化瘀法进行伤后调理等，在临床上表现出某些不足。

综上所述，薛己的学术观点，是在深入研究《内经》《难经》的基础上继承了钱乙、张元素、李东垣等历代医家的学术思想，元末明初，在世医浪学丹溪之法、恣用知柏、流弊日深的情况下，薛己通过临床实践的总结，对内因杂病的治疗做了深刻的阐发，特别是他在理论上重视脾胃，注重脾胃与肾命之关系；在治疗上善于温补，对明代以后医家逐步把肾命探索引向深化，起到了承上启下的关键作用。但他治疗"多用古方"（《四库全书提要》），"常用者不过十余方"（黄凯钧），较少创制新的温补名方。他善用温补，对当时滥用寒凉攻伐有所纠偏，然用药尚偏温燥，以致赵献可、张景岳进一步发挥，又产生了滥用补药的流弊，受到后世徐灵胎、陈修园等激烈抨击。这当然不能归咎于薛己，如《四库全书提要》指出："己治病务求本源，用八味丸、六味丸直补真阳真阴，以滋化源，实由己发之。其治病，多用古方而出入加减，具有至理，多在一两味间，见神妙变化之巧。厥后，赵献可作《医贯》，执其成法，遂以八味、六味通治各病，甚至以六味丸治伤寒之渴，胶柱鼓瑟，流弊遂多。徐大椿因并集失于薛己，其实非己本旨。"就连清代承赵献可余绪的高鼓峰也说："毕竟薛氏博大而赵氏拘浅，薛氏诸变法，似乎宽阔，其实严密，学者善悟其妙而以意通之。"由此可见，薛己作为易水学派的中流砥柱，就其整个学术成就而言，具有重要的承前启后的作用，不失为对后世医学发展有较大影响的一代大医。

（李红蓉　马　静）

参考文献

［1］万小曼，吴松．薛己学术思想探析［J］．湖南中医杂志，2021，37（10）：126－128．

［2］王泷，郭彦麟，孙钰，等．薛己对易水学派的贡献［J］．中国中医基础医学杂志，2018，24（3）：299－300，389．

［3］陈照甫．阴阳之橐籥　生化之本源——薛己滋化源论治探析［J］．上海中医药杂志，1993（2）：42－44．

［4］蔚晓慧，刘桂荣，张成燕．薛己外科学术思想及诊疗特点探析［J］．时珍国医国药，2013，24（1）：184－185．

第六章 赵 献 可

赵献可精通易学，然后引易理入于医，提出命门理论，阐发肾命水火的关系，并将其广泛应用于临证，是医学史上医易相关研究成就颇为突出的医学家之一。

一、生平

赵献可，字养葵，自号医巫闾子，明代浙江鄞县（今属宁波市）人。生活于 16 世纪下半叶，其《医贯》刊行于明万历四十五年（1617 年），比同时代大医学家张景岳的著作早 7 年，比李中梓《医宗必读》早 20 年问世。赵献可著作面世之后，引起同时代及清初许多医家的重视。

赵献可由儒知医，其取字号颇能见其志向与所长。明代著名学者薛三省为其著作写序言，谓赵献可生于 1558 年，卒于 1634 年，1601 年中进士，为庶吉士，授检讨，继充东宫讲官。1623 年后历任礼部右侍郎兼侍读学士、经筵讲官等。薛三省在《医贯·序》中说："医巫闾子，姓赵氏，名献可，别号养葵，其为今称，盖有逃名之意焉。且以书成于幽州，若曰藏诸山以俟其人。"明确指出，赵献可的著作《医贯》书写于幽燕大地。

《浙江通志》云："赵献可，字养葵，自号医巫闾子，鄞人。好学淹贯，尤善于易，兼精医，其医以养火为主。尝论命门乃人身之主，养身者既不知撙节，致戕此火，以致于病；治病者多不知培养此火，反用寒凉以灭之，安问其生！著《医贯》一书，为医家指南。后游秦晋，著述甚多，有《内经钞》《素问注》及《经络考》《正脉论》《二朱一例》诸书。"由此可见，赵献可淡泊仕途，行医民间，救人疾苦，精研医易，为一代名医。他对易学与医学的执着追求，是他自号"医巫闾子"的原因；"命门为人身之太极"学说的提出，正是他医易结合、汇通的突出成就。

二、著述

《医贯》6 卷，书成于幽州（今河北省），初刊于明万历四十五年（1617 年）。其书之宗旨，薛三省《医贯·序》说："医巫闾子曰：余所重先天之火者，非第火也，人之所以立命也。仙炼之为丹，释传之为灯，儒明之为德者，皆是物也，一以贯之也，故命其名曰《医贯》。"赵献可这样的观点，有鲜明的时代特征，明朝几个皇帝信仰炼丹之术，希望健康长寿，对于医学事业也有一定影响，但是，对医学更重要的影响是发源于宋代的理学。"君子务本"，医学与其他领域一样，也有其基本宗旨，在人体生长壮老已的过程中，都贯穿着命门之火的作用，养生治病也必本于此，《医贯》就是为了把天地自然之理与生命之道融会贯通起来。

　　该书卷一为《玄元肤论》，也就是面对深奥的生命，很不容易用浅显的论述说透彻，因此试图以易学和《内经》有关记载，阐发"肾间命门学说"。其根据《内经》"标本中气"的思想，认为阴阳为虚名，肾命水火才是人体根本所在；阴阳五行皆根于太极水火。对阴虚阳虚所导致的热证、寒证，主张以六味地黄丸、八味肾气丸治疗，达到"壮水之主，益火之源"，以平其寒热的目的，并且认为命门中真阴真阳，相依而不相离，水火互根，故提出："取之阴者，火中求水，其精不竭；取之阳者，水中寻火，其明不熄。"（《医贯》）先景岳之心而得之。

　　卷二《主客辨疑》，主要讨论邪气伤人的实证，多本仲景及前贤有关伤寒、温病、中风等论述，并参以己见，以发明其治法。

　　卷三至卷五，论述气血与先天学说，将温补肾命水火的学说，贯穿于十几种病证之中，凡用六味丸、八味丸者，必有肾命虚损见证，并非像某些攻击赵献可的医家所说不分何病、何证均以八味丸、六味丸通治之。

　　卷六《后天要论》，以先后天观念阐发东垣脾胃内伤学说，发展了内伤病机，补东垣之未备。

　　《医贯》现存主要版本：明万历四十五年丁巳（1617 年）步月楼藏版刻本，明崇祯元年戊辰（1628 年）重刊本，清顺治年间刊本，清同治六年丁卯（1867 年）文英堂梓行本，三多斋刻印本，1959 年人民卫生出版社铅印本及其重印本等。

　　《邯郸遗稿》4 卷，当时也有很深的学术影响，因此刊于清初的《女科经论》云："赵献可《邯郸遗稿》、单养贤《产宝新书》，为胎产秘籍，世所罕读。"因其书久已失传，1981 年浙江李兆鑫将其已故业师祝怀萱所藏抄本重刊行面世。

　　吴趋生《邯郸遗稿・序》云："史公《扁鹊传》中称其过邯郸，闻赵贵妇人，遂为带下医，此女人科之所昉乎？先生之《邯郸遗稿》，此物此志也。"赵献可与张仲景一样敬仰医宗扁鹊，因此，把一部妇科学的著作名称称为"邯郸遗稿"，而不说是"论妇科疾病"，足见他的初心都是为了中医学的千古传承。该书卷一论调经，卷二论血崩带下淋浊，卷三论妊娠临蓐，卷四论产后。

　　赵献可认为命门是天癸的主宰，妇人经带胎产之病虽与气血失调、中气虚弱、肝脾功能失和有关，但命门水火的衰盛更为关键，故书中以肾命水火学说阐述妇人生理、病理的证治特点。治疗以八味丸、六味丸益水火之源，参以补中益气、逍遥散等疏肝健脾之剂，立论简明，切于实用。

　　《邯郸遗稿》现存版本：1984 年浙江科学技术出版社铅印本。

　　其他著作有：《内经钞》《素问注》《经络考》《正脉论》《二朱一例》，以上诸书，仅以书目见于《浙江通志》和《中国医籍考》，均已散佚，无从考见。从这些书目可以看出，赵献可熟读经典，而且很有心得，有专著写成，由于年深日久而逐渐失传。

三、学术思想

（一）学术思想渊源

赵献可勤奋好学，精通易学，然后引易理入于医，是医学史上医易相关研究成就颇为突出的医学家之一。

中医理论体系奠基于《内经》，后世许多学说均可从中找到雏形，犹如今时全息论所说是一个"全息胚"。人生百病都需要积极治疗，但是四时外感伤寒热病，发病率高，危害重，是每一位临床医生所面临的最紧要的课题，所以历代名医多为外感热病学家。张仲景继承《内经》《难经》广义伤寒学说，博采众方，撰《伤寒杂病论》16卷行世，自此外感伤寒热病六经辨证体系形成。研究、补充和发挥伤寒证治的医家比比皆是，代有人杰，兴盛不衰以至于今世。与此形成鲜明对比的是杂病辨治体系中的脏腑经络辨证、八纲辨证、气血津液辨证和病因辨证等学说，均形成较晚，并且八纲辨证等也多由借用或借鉴外感病辨治方法而成。

另一方面，四时外感热病过程中所出现的发热、恶寒、头痛、身痛、口渴、汗出、喘、咳嗽、胸满、胁痛、痞闷、呕吐、黄疸、谵语、腹痛、不大便、小便不利、腹泻、厥逆等，均可见于杂病之中，外感与杂病在证候和病机方面的交叉与重叠，为杂病借用外感辨治方法提供了可能。而且仲景《伤寒论》中方药，多数见于《金匮要略》之中，为杂病借用外感治法开创了先例，后人谓"仲景伤寒为百病立法"，已为今人所熟知。张元素云："仲景药为万世法，号群方之祖，治杂病若神。"然而，外感多热证、实证，其最常用的汗、吐、下等治法，也多为泻实祛邪而设，杂病之中有实证热证，也有虚证寒证和虚实寒热错杂之证，再加上虚人外感和因外感而成虚损等种种复杂情况，使杂病借用外感治法时，必须慎重对待。只有病候病机相符，才能借用外感治法，否则认证不确，执方疗病，则易成误治。

刘河间以外邪立论，著作中往往伤寒与杂病混同叙述，治法多为寒凉泻实。张子和发展河间学说，以汗、吐、下三法尽治百病，主张"养生当论食补，治病当论药攻"，把病与邪等同看待，认为百病皆邪，攻邪已病。这种外邪决定论，易导致治疗过程中只强调祛邪而忽视扶正，对正虚邪实或内伤虚损病证，易成误治。刘张学说盛行之后，执其偏者竟以寒凉泻实治法用于无病之人，谓此能去积热、防热病、致长寿。"多致伐人生气，败人元阳，杀人于冥冥之中而莫之觉也"。（《内外伤辨惑论》）

张元素有感于杂病辨治体系的薄弱和借用外感治法易成误治，吸收前贤有关学术经验，倡导脏腑辨证而不以六经辨证辨治杂病；发明性味归经和"引经报使学说"，使脏腑辨治更具针对性；借药物升降浮沉之性，调整因病而致的气机运动失常；从内因立论，强调人以胃气为本，立枳术丸等"补以祛积"之法；认为肾无实证，治当补而不当泻；认为"命门为相火之原，天地之始，藏精生血，降则为漏，升则为铅，主三焦元气"，使杂病辨治体系初具规模，也为内伤虚损病机的探讨奠定了基础。

李东垣虽早年致力于伤寒学说的研究，著《伤寒会要》，后来有感于"举世医者，皆以饮食失节，劳役所伤，中气不足当补之证，认作外感风寒，有余客邪之病，重泻其表，使荣卫之气外绝，其死只在旬月之间，所谓差之毫厘，谬以千里，可不详辨乎！"（《内外伤辨惑论》）因而著《内外伤辨惑论》行世，后又著《脾胃论》阐发内伤虚损病机。他认为"《内经》悉言人以胃气为本"，故从脾胃入手，认为脾胃一伤，百病由生。其学说及所创补中益气汤等，为后世留下辨治规范，影响极为深远。

朱丹溪从内伤立论，认为阴精难成而易亏，善于滋阴降火。薛立斋重视脾肾元气损虚病证，治多温补获效，验案传法，对后世影响很大。

以上诸家论述，为赵献可有关研究提供一定参考。他深研医易之理，探索本源，从内因正气立论，师法东垣、丹溪、立斋等先贤学术经验，提出著名的"肾间命门学说"，对先后天关系深入研讨，发展内伤虚损病机，成就巨大，影响深远。

（二）主要学术思想与学术经验

赵献可由易入医，他对医易原理的执着追求和探索，是他治学道路和取得成就的关键所在。要研究赵献可的学术思想，也必须沿着他所走过的道路进行探索，才能揭示其学术主张的根源。

1. 探索本源取法于《易经》

在中国古代哲学中，有许多关于世界本源的学说，如精气学说、阴阳学说、五行学说等，都试图以本学说解释万物的产生、变化及其相互间的联系，各有独到之处，也不无缺陷。

一般认为，精气学说主张世界万物由最小的微粒构成，并且这些微粒做有规律的运动或流动，但它难以圆满地解释为何世界上的物质，在性质与形态上有千差万别的种种不同。阴阳学说认为世间万物及其属性都可分为阴阳两大类，在某种情况下还可互相转化，但难以阐明相同或不同事物之间千丝万缕的种种联系。五行学说将构成世界的物质及其属性分为五大类，并且认为这五类物质之间充满了生克制化的复杂联系，但很多人认为此说难免失于拘泥刻板，也不能完善地包容精气与阴阳学说。

医学理论的奠基著作《内经》中，对阴阳五行精气学说均有运用，尤其是对阴阳五行学说的重视更为突出，认为其是宇宙间的根本规律，故云："夫五运阴阳者，天地之道也，万物之纲纪，变化之父母，生杀之本始，神明之府也，可不通乎！"（《内经》），但并没有追溯阴阳五行是怎样产生的。

《易经》本来是古人占卜方法及结果的记录，卦爻辞中并没有深刻而系统的哲学论述。春秋战国时期孔子门徒与某些人为《易经》做传注，以阴阳说《易经》，才促进了易学的发展，"太极"一词即出于《系辞》。北宋年间理学家对太极给予极高的评价，使太极与精气、阴阳、五行学说结合起来，较圆满地解释了世界本源及世间万物发展、变化和相互联系等问题，成为集大成之作，在中国哲学史上具有重要的地位。邓球柏先生称《易经》之"太极"，像西方哲学史上的"逻各斯"一样，含义是多方面的。

（1）易学家对太极的不同认识：太极与阴阳学说一样出于《易传》，而不是出于《易经》。《系辞》云："一阴一阳之谓道。""易经有太极，是生两仪，两仪生四象，四象生八卦，八卦定吉凶，吉凶生大业。"历代易学家对太极的解释并不一致。《中国哲学词典》认为太极有七种含义，《中国哲学大全》将关于太极的不同说法分为四类。邓球柏先生在1987年召开的"国际周易学术讨论会"上，发表的《中国易学散论》中，对太极和太极图进行了考证，认为"太极"一词，在古人的描绘中有23种含义：①太极是无象的易。②是成卦时虚一不用的那一根蓍草。③是成卦时49根蓍草合而未分的形态。④是全体卦的总称。⑤是北辰（北斗星）。⑥是易卦象数形器之理的共名。⑦是道。⑧是心。⑨是诚。⑩是阴阳。⑪是混成一体。⑫是天地人浑然一体的一贯之理。⑬只是个理。⑭是中、是理。⑮是两仪、四象、八卦的理。⑯是气运动的最高规律。⑰是最好的道理。⑱是先于天地万物而存在的理。⑲是形气质未离之初的总名。⑳是天地万物之理的总名。㉑是所以生之理。㉒是气之主宰。㉓是略同于现代人所说的本体。

邓球柏先生归纳这些学说时说："将上述对太极解释的各种意见归纳起来，大致可以分成两类：即汉学家之太极说和理学家的太极说。汉学家从演蓍、画卦、卦体、天体等方面去理解诠释太极，以为太极或者是演卦时使用的蓍草的象征，或者是一个卦的全体，或者是卦的上下二体的中分线，或者是天体北辰……理学家的太极说则带有浓厚的思辨色彩，以为太极是世界的本原，或者是世界的规律，或者是事物的道理，赋予了太极以共同的普遍含义。从这些讨论中，我们看到了太极一词在中国哲学史上的重要地位。……我想《系辞》的太极最初含义可能仅仅是演蓍成卦的法则，因为'易'有太极的'易'，可以做三种解释：易官、易筮、易书。这三种解释不论是哪种解释，下面的'太极'都可以作为法则、规律来理解。易官掌握演蓍的法则，筮卦遵循演蓍的法则，易书记载演蓍的法则。这个法则就是'是生两仪，两仪生四象，四象生八卦'。"

尽管古今易学家对太极的认识不同，但由于它能产生两仪、四象、八卦，所以最终使各种不同的观点归结为一个具体的内容。由八卦推演而成的易卦系统，却是天地人无所不包，能决疑断难、开拓智慧、成就事业的神书、神术。太极在"易"中的重要作用，引起人们的重视也是必然。

（2）集大成的太极图：邓球柏先生认为古今太极图可分为两种，即简单太极图和复杂太极图。简单太极图即赵㧑谦"天地自然之图"、赵仲全"古太极图"和新发现的太极图，它们均由黑白两条互咬鱼尾的阴阳鱼构成。邓球柏先生认为这种简单的太极图滥觞于西安半坡村遗址等上古人民的渔猎生活，由来已久。现今人们对太极或太极图的认识，往往是由这种简单的太极图获知的。复杂太极图，是指由河上公的"无极图"和《周易参同契》中的"水火匡郭图""三五至精图"，以及《真元妙经品》中的"太极先天合一图"演化而成的北宋周敦颐的"太极图"。这种复杂太极图是儒道阴阳五行家思想大融合的结晶，其中吸收了道家追求长生的炼丹术，包含着丰富的医学知识。

黄宗炎（1616—1686年）《忧患学易·太极图辨》云："周子《太极图》，创自河上公，乃方士修炼之术也。实与老庄长生久视，又属旁门。……考河上公本图名《无极图》，魏伯阳得之以著《参同契》，钟离权得之以授吕洞宾……（穆）修以《无极图》授周子。周子又得'先天地'之偈于寿涯。其图自下而上，以明逆则成丹之法。其重在水火，火性炎上，逆之使下，则火不熛烈，惟温养而和煦；水性润下，逆之使上，则水不卑湿，惟滋养而光泽。滋养之至，接续而不已，温养之至，坚固而不败。其最下圈名为'玄牝之门'。玄牝即谷神。牝者，窍也；谷者，虚也。指人身命门两肾空隙之处，气之所由以生，是为祖气，凡人五官百骸之运用知觉，皆根于此。于是提其祖气上升，为稍上一圈，名为'炼精化气，炼气化神'。炼有神之精，化为微芒之气；炼依希呼吸之气，化为出有入无之神，使贯彻于五脏六腑。而为中层之左木火、右金水、中土相联络之一圈，名为'五气朝元'。行之而得也，则水火交媾而为孕。又其上之中分黑白相间杂之一圈，名为'取坎填离'，乃成圣胎。又使还于元始，而为最上之一圈，名为'炼神还虚，复归无极'，而功用至矣。"这段论述，把天地水火阴阳升降的自然变化，与人体生命的生成联系在一起，这是明代学者心目中的太极，太极与医学的结合，也在赵献可的探索之中有所体现。

方士炼丹，追求长生久视，所用多为矿物，在密闭的容器中，用火在下煅烧数昼夜，其中有些矿物质升华后凝结于顶盖上为升丹，剩下的矿渣为降丹。王振瑞《中国服石炼丹兴衰浅论》详细考证了方士炼丹兴起及衰落的原因，认为炼丹服食是人们追求长寿的美好愿望，兴起于先秦，盛行于晋唐，由于服食这些矿物升炼的仙丹，极易蓄积中毒，并发症很严重，甚至会造成中毒死亡，而且服食之后必须"行散"，寒衣寒食，将息颇为繁难。于是人们试图以其他健身祛病的方法代替丹食。唐宋气功学家吸收了丹石之士的学术特长，创造了"内丹田"学说，逐渐风行于世。"内丹"兴起，外丹衰落。《周易参同契》是讲述外丹炼制方法的，但后起的气功家为"内丹"找理论根据时，以气功"内丹"理论附会或注释《周易参同契》，这也是"用之弥新"的与时俱进。

升炼仙丹，火源在下，由下而上，才能升炼成丹。气功学家虽有上丹田、下丹田之说，但一般多指脐下为丹田。如赵献可云："按丹田气海与肾脉相通，人于有生之初，先生命门，胞系在脐。故气海丹田，实为生气之源，十二经之根本也。故灸而效。"（《医贯》）气功练功时要先"意守丹田"，待脐下少腹有热感之后，其气热可从脊尾部沿脊柱上走，至通过颈项部位为"透关"，穿出头顶部的百会穴为"开窍"或"开天窗"，据称至此修炼者一呼一吸可与整个大自然的天地之气融汇一体，延年益寿，是最高境界。这种修炼过程也是自下而上循序渐进的。

黄宗炎认为周敦颐太极图，就是将道士的无极图"颠倒其序，更易其名"而成。他说："周子得此图（无极图），而颠倒其序，更易其名附于《大易》，以为儒者之秘。

盖方士之诀，在逆而成丹，故从下而上；周子之意，以顺而生人，而从上而下。太虚无有，有必本无，乃更最上圈'炼神还虚，复归无极'之名曰'无极而太极'。太虚之中，脉络分辨，指之为理，乃更其次圈取坎填离之名目'阳动阴静'。气生于理，名为气质之性，乃更第三圈'五气朝元'之名曰'五行各一性理'。气既具而形质呈，得其全灵者为人，人有男女，乃更第四圈'炼精化气，炼气化神'之名曰'乾道成男，坤道成女'。得其偏者、蠢者为万物，乃更最下圈'玄牝之门'之名曰'物化生'。"这说明宋代周敦颐太极图，继承了唐代儒释道三教合流的传统，是一个"集成创新"的理论成果。

"玄牝之门"语出《老子·道德经》"玄牝之门，是谓天地根"。古人注玄牝为谷神。谷不是五谷，而是川谷空虚之处。神即《系辞》"变化莫测之谓神"。赵国华先生《生殖崇拜文化略论》认为，"玄牝之门"就是深褐色的外生殖器，有生殖才能有万物，故古人云："男女媾精，万物化生。""玄牝之门，是谓天地根。"中医学认为肾开窍于二阴，主生殖，肾之色黑，与此颇为契合。赵献可云："生之门，死之户。……急远房帏，绝嗜欲，庶几得之。世人服食以图长生，惑矣。甚者日服补药以资纵欲，则惑之甚也。"（《医贯》）古人远欲养生，其认识或基于此，赵献可在当朝皇帝迷信炼丹的时候，反对服食炼丹，也需要一定的学术勇气。

（3）赵献可论阴阳五行根于太极：如前所述，早期古人对太极的认识并不统一，但宋元理学家对《周易》进行了新的探索，做出超出前人的新见解，推动了易学的发展。《太极图说》云："五行，一阴阳也；阴阳，一太极也；太极，本无极也。"认为五行所代表的具体事物也具有阴阳属性，本于阴阳；阴阳来于太极，也即太极动而生阳，静而生阴；太极所富含的阴阳，来源于更早的无极，是混沌一体的精气。古老的"太极"经过周敦颐的阐发，使古代的几种哲学学说在本源上统一起来，具有划时代的意义，成为理学开山。

赵献可对太极的认识以周敦颐太极学说为根据，并结合人体阴阳水火进行阐发。他说："《系辞》曰：'易有太极，是生两仪。'周子惧人之不明，而制为太极图。'无极而太极'，无极者，未分之太极；太极者，已分之阴阳也。一中分太极，中字之象形，正太极之形也。一即伏羲之奇一而圆之即是无极。既曰'先天'太极，天尚未生，尽属无形，何为伏羲画一奇？周子画一圈？又涉形迹矣。曰：此不得已而开示后学之意也。夫人受天地之中以生，亦原具有太极之形，在人身之中。非按形考索，不能穷其奥也。"（《医贯》）

《内经》虽然主张"阴平阳秘，精神乃治"，但论阴阳二者的关系时，却偏重于强调阳气的作用，故云："阴阳之要，阳密乃固。""阳气者，若天与日，失其所，则折寿而不彰。"赵献可根据易学理论，阐发了阳气的主导作用。他说："阴阳之理，变化无穷，不可尽述，姑举其要者言之。夫言阴阳者，或指天地，或指气血，或指乾坤，此对待之体，其实阳统乎阴，天包乎地，血随乎气。故圣人作《易》，于乾则曰：大哉！乾元，乃统天。于坤则曰：至哉！坤元，乃顺承天。古人善体《易》义，治血必先理气，血脱益气，故有补血不用四物汤之论。如血虚发热，立补血汤一方，以黄芪一两为君，当归四钱为臣。气药多而血药少，使阳生阴长。又如失血暴甚欲绝者，以独参汤一两顿煎服，纯用气药。斯时也，有形之血不能速生，几微之气所当急固，使无形生出有形。盖阴阳之妙，原根于无也。故无名天地之始，生死消长阴阳之常度。"（《医贯》）赵献可此论既阐发了阴阳根于太极的思想，又据易理说明阴阳之中，以阳为主、为贵，为其主火、主温补学说找到了理论依据。

《内经》云："水火者，阴阳之征兆也。"认为水火代表着两个最为鲜明、对比强烈的阴阳事物，是阴阳属性的象征，是个别，是两极，不能取代阴阳所代表的普遍概念。赵献可认为抽象的阴阳概念，只是种虚名，而形象具体的水火，才是阴阳的实体。他常常以水火代替阴阳进行论述，他学术上主火的思想，实际上是强调阳气的作用，是主阳。为了区别代替阴阳的无形水火与有形可见的五行中的水火，他又以真阴代表无形之水，以真阳代表无形之火。所以，他说："阴阳者，虚名也；水火者，实体也。""世人皆曰水克火，而余独曰水养火。……水克火者，后天有形之水火也；水养火者，先天无形之水火也。""世人但知气血为阴阳，而不知水火为阴阳之根；能知水火为阴阳，而误认心肾为水火之真。此道之所以不明不行也……有无形之相火行阳二十五度，无形之肾水行阴二十五度，而其根则原于先天太极之真。此所以为真也，一属有形，俱为后天，而非真矣，非根矣。谓之根，如木之根而枝叶所由以生者也。"（《医贯》）由此可见，赵献可所主张的肾命水火论，即先天阴阳论，也即真阴真阳论。但论述之中，他往往只称水火，或时言先天、后天，阴阳、水火，或时言真阴真阳，颇不一致，读之者难以心领神会。言有不密，后人误解与非议，势所难免。

治疗上，赵献可除重视阳气为主之外，对疾病所导致的真阴真阳亏虚病证，尤为致力。他说："寒热者，天之淫气也；水火者，人之真元也。淫气凑疾，可以寒热药攻之；真元致病，即以水火之真调之。然不求其属，投之不入。先天水火，原属同宫，水以火为主，火以水为原。故取之阴者，火中求水，其精不竭；取之阳者，水中寻火，其明不熄。"（《医贯》）此阴阳互根，相依而不相离，阴中求阳，阳中求阴学说，经张景岳等医家阐发，更加完善，为后人所推崇。赵献可对阳证似阴、阴证似阳的假阴假阳证也深有研究，足资后世借鉴。

赵献可根据易学"五行，阴阳也"的理论进行阐发，认为五行本于太极。他说："盖混沌之初，一气而已，何尝有土。自天一生水，而水之凝成处始为土。此后天卦位，艮土居坎水之次也。其坚者为石，而最坚者为金。可见水土金，先天之一原也。"以此推之，有水土才能生木，木又生火，所以五行皆根于太极。

赵献可"申明五行之妙用，专重水火耳"（《医贯》）。《内经》有阳木阴木、阴土阳土、阴水阳水、阴金阳金、阴火阳火的论述，赵献可既以水火代阴阳，则五行之中俱有水，俱有火，使五行互相渗透，所以，赵献可云："以火言之，有阳火，有阴火，有水中之火，有土中之火，有金中之火，有木中之火。……以水言之，有阳水，有阴水，有火中之水，有土中之水，有金中之水，有木中之水。"（《医贯》）其立论虽有先天后天水火不分之弊，但阐发五行互相渗透、互相影响，确能启悟后学，发前人之未发。李中梓立"水火阴阳论"，在学术上表现出与赵献可的传承关系。

2. 论命门为身之太极

在尊经崇古的时代，任何新见解、新学说都必须在典籍中找到根据，否则便属邪说，被斥为无稽之谈。"太极"一词虽出典很早，但太极学说却成熟于宋代，《内经》《难经》等医学典籍中自然不会有太极学说的有关论述，更何况太极是宋代理学家提出的关于世界本源的一种假设，是一种学说，它存在于阴阳未分的"先天"。要想在人体中寻此先天踪迹，必十分困难。赵献可借用前人所说"命门"一词，指之为人身太极，并结合《内经》十二官和"七节之旁中有小心"等有关论述进行了探索，颇具苦心。然言或不密，立论未妥之处，也时有所见，后人或有异议，势之必然。

（1）论十二官别有一主：《素问·灵兰秘典论》讨论了五脏六腑和膻中共 12 个器官的功能特点，并且以世间君臣官吏的不同职责作比喻，以心为君主形象生动。然后提出各器官的功能必须协调一致，君主之官在协调十二官功能、保障人体健康方面具有突出作用。

赵献可对历代医家、注家以心为君主的看法，提出了不同观点，他说："玩《内经》注文，即以心为主。愚谓人身别有一主非心也。谓之君主之官，当与十二官平等，不得独尊心之官为主。若以心之官为主，则下文'主不明则十二官危'，当云'十一官'矣。此理甚明，何注《内经》者昧此耶？盖此一主者，气血之根，生死之关，十二经之纲维也。"（《医贯》）

赵献可此论，既有对《内经》及注文的误解，也有着眼点不同的原因。"主不明则十二官危"确指以心为主，这不仅因为上文有"心者，君主之官，神明出焉"之句，而且"十二官危"中必然也应包含着"主不明"的心之官自身的病变。因此，以心为君主，下文不必云"十一官"。赵献可主张"肾间命门说"，强调的是生命的物质基础，是原动力。他认为"作强之官"的肾不能为君主，主神明的心也不能为君主。"盖此一主者，气血之根，生死之关，十二经之纲维也。""肾无此则无以作强，而伎巧不出矣；膀胱无此则三焦之气不化，而水道不行矣；脾胃无此则不能蒸腐水谷，而五味不出矣；肝胆无此则将军无决断，而谋虑不出矣；大小肠无此则变化不行矣；心无此则神明昏，而万事不能应矣。此所谓'主不明则十二官危'也。"（《医贯》）

《内经》重视主神明的心，认为节饮食、慎起居、养生、治天下，无一不需要心神的支配，所以协调各脏腑的功能，如同君主之号令，属之于心，也是情理之中事。赵献可则从产生生命的本源和原动力上立论，认为各脏腑功能的正常发挥，均依赖于命门先天水火的推动与支持。出发点不同，结论也有较大的分歧。

（2）论"小心"为命门："小心"一词出自《素问·刺禁论》，这是一篇讨论针刺禁忌、宜慎的专篇，原文云："黄帝问曰：愿闻禁数。岐伯对曰：脏有要害，不可不察。肝生于左，肺藏于右，心部于表，肾治于里，脾为之使，胃为之市。鬲肓之上，中有父母；七节之傍，中有小心。从之有福，逆之有咎。刺中心，一日死……"从这一引文中可知其对心、肝、脾、肺、肾等实质脏器的论述，皆述其功能而不涉及脏器部位。"鬲肓之上，中有父母；七节之傍，中有小心"，除鬲肓、七节为实指之外，对"父母"和"小心"的注解，历代注家认识并不统一。杨上善认为"父母"为心肺，王冰则认为是气海。杨上善《太素》不作"小心"而为"志心"，所以他将二十一节脊椎从下往上数，他说："脊有三七二十一节，肾在下七节之傍，肾神曰志，五脏之灵皆名为神，神之所以任，得名为心，心之神也。"又云："物，得名为心，故志心者，肾之神也。"王冰所见的版本作"小心"而不是"志心"，所以他云："小心，谓真心神灵之宫室。"（《黄帝内经·素问》）七节自上往下数，所指为心包。

刘完素《素问玄机原病式》将上述两种说法折中合一，并指出"小心"即是右肾，是命门。他说："《经》曰：七节之傍，中有小心。杨上善注《太素》曰：人之脊骨有二十一节，从下第七节之傍，左者为肾，右者为命门。命门者，小心也。《难经》言心之原出于太陵。然太陵穴者，属手厥阴包络相火，小心之经也。《玄珠》言刺大陵穴曰：此泻相火小心之原也。然则右肾命门为小心，乃手厥阴相火包络之脏也。"

赵献可主张"肾间命门学说"，将小心直指为命门，从而为其人身太极找到了落脚之处，但将小心的位置由"七节之傍"释为"七节之下"，因为不如此，则不能居人身正中，为了符合"两肾之间为命门"的要求，必须如此解释经文。他说："命门即在两肾各一寸五分之间，当一身之中。《易》所谓一阳陷于二阴之中。《内经》曰：七节之旁，有小心是也，名曰命门，是为真君真主，乃一身之太极。无形可见，两肾之中，是其安宅也。"（《医贯》）

笔者认为，《素问·刺禁论》通篇皆言针刺注意事项，以不伤及重要脏器为主旨。其五脏实质脏器尚不言其位置，怎能反以"父母""小心"指定为某个脏器？"父母"指体内某处有像父母样重要的器官，"小心"指某处当小心施针，示勿伤脏器，慎重从事之意。不然，"小心"是何称谓？比心脏小？还是重要性次于心脏？《内经》其他篇章为何无此名称？为何不云"小肝""大肺"？前人随文出注，附会误人。赵献可借此为其人身太极说找到了依附之处，不乏创见，但终非《内经》原意。

（3）创"肾间命门学说"："命门"一词出自《灵枢·根结》。原文云："太阳根于至阴，结于命门。命门者，目也。"此篇讨论经脉的起止点，太阳经止于命门这个部位，自注为"命门者，目也"，以眼睛为命门。《内经》认为："五脏六腑之精气，皆上注于目而为之精。"通过望目之五轮，能诊知脏腑虚实。所以，眼睛是生命的门户，是脏腑的外候，故称之为命门。

《难经·三十六难》云："两肾者，非皆肾也。其左者为肾，右者为命门。命门者，诸精神之所舍，原气之所以系也。男子以藏精，女子以系胞，故知肾有一也。"《三十九难》亦云："五脏亦有六脏者，谓肾有两脏也。其左为肾，右为命门。命门者，精神之所舍也；男子以藏精，女子以系胞，其气与肾通。故言脏有六也。"《难经》从性命的根本立论，认为命门与肾一样主藏精、系胞，主宰生殖，是原气之根。将生生之门，称为命门，也即"玄牝之门是谓天地根"之意。《内经》《难经》立论角度不同，结论也不一样。后世对命门的认识，多宗《难经》之说，几乎无人从《内经》"目为命门"之说。

刘完素发展《难经》"右肾命门学说"，认为右肾即《内经》所说的"七节之旁，中有小心"，故云："命门者，小心也。"心主火，是为君火，"小心"也当主火，只好属之以相火。刘完素第一次赋予"命门主火"含义，他说："《难经》止言右肾为命门，男子以藏精，女子以系胞，岂相反也！然右肾命门小心，为手厥阴包络之脏，故与手少阳三焦合为表里，肾脉同出，见于右尺也。二经俱是相火，相行君命，故曰命门尔。《仙经》曰：心为君火，肾为相火。是言右肾属火，而不属水也。是以右肾火气虚，则为病寒也。君相虽为二火，论其五行之气，则一于为热也。"《难经》论命门只有生命根本的含义，且能藏精、系胞，与精血关系极为密切，不可能内中只有一团相火。刘完素在六气、七情、五志皆能化火思想指导下，将命门"火化"，也颇能反映其学术特点。

张元素吸收刘完素"命门主相火之说"，并参以道家气功"内丹"之说进行了阐发。《脏腑标本寒热虚实用药式》云："命门为相火之原，天地之始，藏精生血。降则为漏，升则为铅。主三焦元气。"清代赵双湖注云："右肾为命门。精化于气，阳能生阴。铅乃北方正气，一点初出之真阳。一念之非，降则为漏；一念之诚，守而为铅。"

张山雷对张元素命门学说及赵双湖的注解提出了不同看法，他说："洁古特析出命门专条，而以相火系之，欲与肾之水脏，两相对峙，终是金元人之理想，隋唐医家尚无此说。然于'相火之源'下，即继之以'天地之始'句，殊为可怪。而又继之以'藏精生血'四字，则精也、血也，明是阴液，又何偏属之相火一类？而赵氏更制出'精化于气，阳能生阴'八字，强作解人。究竟《素问》只言'精化为气'，何可硬改一字以就之，且阳生阴长之理，止有阳旺而阴以消亡者，未闻孤阳可以生阴。而赵氏竟能信手拈来，随处附会。若夫'降则为漏，升则为铅'等说，明是方士丹灶家之语，孰谓医为性命之学而可自侪于五利文成辈耶！赵注如涂涂附，更不足道。若谓三焦元气，一以贯之，而根本在肾，询是天经地义，不可移易。则命门名目，终是骈枝，在洁古本文，初未揭出'右肾'二字，是犹有顾忌，而赵双湖竟敢以'右肾'二字为之证实，踵《难经》一家之跋辞，毕竟立说过偏。何如节取本条'相火之源，藏精，主三焦元气'十一字，并入肾部之为愈乎。"

张元素吸收前人有关论述，并与道家气功"内守丹田"思想相结合，提出的新见解，为赵献可提出"命门是为真君真主，乃身之太极"学说提供了借鉴。张山雷受崇经尊古思想影响，认为《难经》"右肾命门"说已属邪说，其他医家的论述则更为不经。于此可见中医学进步之难。

赵献可受易学太极为世界本源的影响，提出"肾间命门学说"。他说："既曰先天太极，天尚未生，尽属无形。"右肾为有形脏器，自然不可能为人体之"太极"。所以，他不同意前人的"右肾命门说"，也不能同意右肾命门主火，左肾主水，因为太极为未分之阴阳，其内富含水火之气，有阴有阳，而以阳气为主宰，以阴水为配属。他认为左肾右肾均属水，但有阳水阴水之别，此符合《内经》"阴阳之中，复有阴阳"之说。同时，赵献可发现针灸铜人图有"命门"一穴，位于脊柱正中第二腰椎脊突以下，大受启发。因此，他提出"肾间命门学说"，他说："越人谓左为肾，右为命门非也。""余按古铜人图，画一形象，而人身太极之妙宛然可见。岂好事哉，亦不得已也。命门在人身之中，对脐附脊骨，自上数下，则为十四椎；自下数上，则为七椎。《内经》曰：七节之旁，有小心。此处两肾所寄，左边一肾属阴水，右边一肾属阳水，各开一寸五分，中间是命门所居之宫，即太极图中之白圈也。其右旁一小白窍，即相火也，其左旁之小黑窍，即天一之真水也。此一水一火，俱属无形之气，相火禀命于命门，真水又随相火，自寅至申，行阳二十五度，自酉至丑，行阴二十五度，日夜周流于五脏六腑之间，滞则病，息则死矣。"（《医贯》）

为了使人体"太极"符合无形、居中而内含水火阴阳的要求，赵献可只好将"七节之旁"解为"七节之下"。赵献可如此苦心，确有因由，他说："余所以谆谆必欲明此论者，欲世之养身者、治病者，得以命门为君主，而加意于火之一字。夫既曰立命之门，火乃人身之至宝。何世之养身者，不知保养节欲，而日夜戕贼此火？既病矣，治病者，不知温养此火，而日用寒凉以直灭此火？焉望其有生气耶！《经》曰：主不明则十二官危。以此养生则殃，戒之，戒之。余今直指其归元之路而明示之。"（《医贯》）

李中梓《医宗必读》吸收了赵献可的"肾间命门学说"，而不以右肾为命门。

赵献可"肾间命门学说"立论不无缺陷，以《易》而言，太极只是天地未分之前的一种假设，是古人追溯世界本源的学说。既然已经"无中生有"，天地万物构成纷彩世界，太极便成既往，不复存在了。人生之先，父母合精之初，或指为人之太极，也未尝不可。既已成人，无形之太极分散于形体之内，怎能用一个具体部位与生共存？必须时时顾护？且补命门先天无形水火的六味丸、八味丸，皆属古人补肾之药，强立无形命门水火之名，似属不必。再者，肺金、心火，其实质脏器固然有形可认，其阴阳气化功能也属无形，所以命门为真阴真阳，五脏之阴阳也不能为假阴假阳。其言有不密，后人或持疑议也势所难免。

3. 治补水火，善培根本

尽管赵献可在阐发"肾间命门学说"时，立论或有不完善处，但其远超易水学派，从内因立论，发展内伤学说的贡献，不可不表。

（1）远超易水，立先后天要论：赵献可以温补著称于世，但并非不论何病何证，皆以八味丸、六味丸统治之。他说："内伤脾胃，乃伤其气；外感风寒，乃伤其形。伤其外则有余，有余者泻之；伤其内则不足，不足者补之。汗之下之吐之克之之类，皆泻也；温之和之调之养之之类，皆补也。内伤不足之病，苟误认作外感有余之证，而反泻之，则虚其虚也。实实虚虚，如此死者，医杀之耳。""昔张子和动辄言下，盖下之当也。仲景之承气，审之详密，可下、不可下、急下分毫不爽。如下血积，必用桃仁红花，下水必用牵牛甘遂，下水中之血必用虻虫水蛭。今人畏而不敢下者，不明之罪小，无忌而妄用者，杀人之罪大，医司人命，岂易言哉。"（《医贯》）

赵献可于外感内伤，未曾混治，伤寒悉尊仲景，实热之证未尝不用河间、子和之法。但他最具特长的是阐发东垣、丹溪所创的内伤杂病学说。他说："若论肾与脾胃，水土原是一气。人但知土之为地，而不知土亦水也。自天一生水，而水之凝成处，始为土。土之坚者为石，此后天卦位坎之后，继之艮。艮为山、为土。艮土者，先天之土，水中之主也。土无定位，随母寄生，随母而补。故欲补太阴脾土，先补肾中少阳相火。若水谷在釜中，非釜底有火则不熟。补肾者，补肾中火也。须用八味丸。医不达此，而日从事于人参白术，非探本之术。盖土之本初原是水也。世谓补肾不如补脾，余谓补脾不如补肾。"（《医贯》）

临床上补脾还是补肾，必须据证情而定。但脾虚日久，病情深重之时，往往累及命门火衰，不直补肾阳，往往无益于病。阐发肾命虚损病机，正是赵献可补东垣未备之处。他说："此东垣之法，方士之绳墨也。然以寒治热而热不去，以热治寒而寒不除，奈之何？经曰：寒之不寒，是无水也；热之不热，是无火也。壮水之主，益火之原，此东垣之未及也。"（《医贯》）

在赵献可前后盛传"四大家"之说，从中可以看出当时的主要医学流派。王纶《明医杂著》云："或问仲景、东垣、河间、丹溪诸书孰优？学之宜何主？曰：宜专主《内经》而博观乎四子，斯无弊矣。盖医之有《内经》，犹儒道之六经，无所不备。四子之说，则犹《学》《庸》《语》《孟》，为六经之阶梯，不可缺一者也。四子之书初无优劣，但各发明一义耳。仲景见《内经》载伤寒而变迁反复之未备也，故著论立方以尽其变。后人宗之，传用既久，渐失其真，用以通治温暑、内伤诸症，遂致误人，故河间出而始发明治温暑之法，东垣出而始发明治内伤之法。河间之论即《内经》五运六气之旨，东垣之说即《内经》饮食劳倦之义。仲景非不知温暑与内伤也，特其著书未之及。河间、东垣之于伤寒，则尊仲景而莫敢违矣。至于丹溪出而又集诸儒之大成，发明阴虚发热类乎外感、内伤及湿热相火为病最多，随证著论，亦不过阐《内经》要旨，补前贤之未备耳。故曰：外感法仲景，内伤法东垣，热病用河间，杂病用丹溪，一以贯之，斯医道之大全矣。"

王纶主要阐发东垣、丹溪学说，对薛己、赵献可等影响很大，薛己曾为其书详加注释，重刊于1549年。

1575年，李梴作《医学入门》云："仲景《伤寒论》万世典也；河间温暑补方，三时用耳；……分别阴阳杂证，乃丹溪之独见；东垣又作《内外伤辨惑论》以辨之，称三律（汉金元）四家。"

皇甫中《订补明医指掌》所云"仲景伤寒，河间温热，东垣内伤，丹溪杂病"为四家之学。

李中梓《医宗必读·四大家论》分析了四大家的学术特点，指出："伤寒虽繁剧之症，仲景倡论于前，守真补遗于后，无漏义矣。独内伤与外感相类，而治法悬殊，东垣起而详为之辨……于内伤之中，又分饮食伤为有余，治之以枳术丸；劳倦伤为不足，治之以补中益气汤。此即《内经》饮食劳倦之义，又补刘张之未备，而为一家之言者也。及丹溪出，发明阴虚发热亦名内伤，而治法又别。'阳常有余，阴常不足'，真水少衰，壮火上亢，以黄柏、知母偕四物而理之，此亦阐《内经》之旨，补东垣之未备，而成一家言者也。内伤虽深危之症，东垣倡论于前，丹溪补遗于后，无余蕴矣。……至有谓丹溪殿四家之末后，集诸氏之大成，独师其说以为极至，不复考张刘李氏之法。不知丹溪但补东垣之未备，非全书也。此非丹溪之过，不善学者误丹溪也。"

李中梓从内伤与外感病机角度论述四大家的学术特色，颇有见地。他说："故知天时者，许造张刘之室；达病本者，可登朱李之堂。"充分说明东垣、丹溪内因立论，着眼于人体正气，"达病本"一语中的。

赵献可云："若读伤寒书而不读东垣书，则内伤不明而杀人亦多矣；读东垣书而不读丹溪书，则阴虚不明而杀人多矣；读丹溪书而不读薛氏书则真阴真阳不明，而杀人亦多矣。东垣曰：'邪之所凑，其气必虚，世间内伤者多，外感者间而有之。'"（《医贯》）"今之谈医者，徒知客者除之，漫不加意于主气何哉！纵有言固主气者，专以脾胃为一身之主。焉知坤土是离火所生，而艮土又属坎水所生耶！明乎此，不特医学之渊源有自，而圣贤道统之传，亦自此不昧，而所谓一贯也。"（《医贯》）

赵献可论述"医学之渊源"，从东垣所创内伤学说立论，但东垣只论述了脾胃之气在人体中的重要作用。赵献可追溯人体阴阳的本源，认为命门水火在生命活动中具有原动力的推动作用，是为先天之本。他说："或问曰：余见先生动辄以先天、后天立论，余考之《易》中先天后天之图，乾南坤北离东坎西等卦位，于医道中甚无所合，而先生屡言之不已，其义云何？曰：怪乎，子之问也。余所谓先天者，指一点无形之火气也。后天者指有形之体，自脏腑及血肉皮肤与夫涕唾津液皆是也。……东垣先生独会其宗，而于补中益气方中用柴胡升麻者，正以升发先天之气于脾土之中，真万世无穷之利，余所以谆谆为言也。盖人身以脾胃为主，人皆知之；而先天隐于无形者，举世置而弗论。故余既立'先天要论'矣，后于'后天要论'中，发明东垣脾胃论，亦用先天无形者为主。"（《医贯》）

赵献可借用易学的"先天""后天"概念，论述肾命与脾胃的关系，要言不凡，确属创见。后经李中梓加以继承，在《医宗必读》中立"肾为先天本，脾为后天本论"。先后天之本说，宣告成立，受到历代医家的推崇与遵循，遂成定说。

（2）内伤虚损，重则伤及肾命：赵献可认为肾命水火是维持脾胃生理功能的原动力，肾命虚损可导致脾胃功能的失常；脾胃内伤的久病重病，施治难愈，原因在于已伤及肾命水火。此时如不培其根本，只治其脾胃，则如仲景所谓"理中者，理中焦"，病难治愈。他说："人之脏腑以脾胃为主，盖饮食入于胃，而运以脾，犹地之土也。然脾胃能化物，实由于水火二气，非脾所能也。火盛则脾胃燥，水盛则脾胃湿，皆不能化物，乃生诸病。制其偏而使之平，则治之之法也。"（《医贯》）

赵献可认为泻利之病，多属脾胃病证，但也有病深重而及于肾命者，临证之际不可不知。他说："脏腑泻利，其证多端，大抵皆因脾胃而作，东垣先生制《脾胃论》一篇，专以补中益气汤，升提清气为主，其间治脾泄之证，庶无余蕴矣。特未及乎肾泄也。"（《医贯》）于是广集前贤有关论述及自己体会进行阐发，补前人之未备。

对便秘之症，赵献可也是既宗前贤，又能独出己见，发明其治疗方法。他说："洁古云：脏腑之秘，不可一概治疗。有热秘、有冷秘、有实秘、有虚秘、有风秘、有气秘。老人与产后及发汗利小便过多，病后气血未复者，皆能成秘。禁用硝黄巴豆牵牛等药。世人知热秘，不知冷秘。冷秘者，冷气横于肠胃，凝阴固结，津液不通，胃气闭塞，其人肠内气攻，喜热恶冷，宜以八味地黄丸料大剂煎之，冷饮即愈；或局方半硫丸，碾生姜调乳香下之；或海藏（王好古）已寒丸，俱效。海藏云：'已寒丸虽热，得芍药茴香润剂，引而下之，阴得阳而化，故大小便自通，如遇春和之阳，水自消矣。'然不若八味丸更妙也。"

对年老气虚、津液亏乏的便秘，赵献可学东垣之法而不泥东垣之方，以六味地黄汤直补下焦真阴，培其根本。赵献可说："东垣云肾主五液，津液盛则大便如常。若饥饱劳役，损伤胃气，及食辛热厚味而助火邪，伏于血中，耗伤真阴津液亏少，故大肠结燥。又有老年气虚，津液衰少而结者，肾恶燥，急食辛以润之是也。予尝体法东垣之论，不用东垣之方，如润肠丸、润燥汤、通幽散之类俱不用。惟用六味地黄丸料，煎服自愈。如热秘而又兼气虚者，以前汤内加参芪各五钱立愈。此因气虚不能推送，阴虚不能濡润故耳。以上治法，予尝亲试而必验，且又不犯大黄、桃仁、枳壳等破气破血之禁，可以久服，永无秘结，故表而出之。"（《医贯》）

赵献可主要阐发虚损病机，其对实热之证也未尝不用攻邪之法。即如便秘之症，虽内伤气血津液者为多，但也不排除仲景承气下法，要点在于对证。他说："或又问曰：如干结之甚，硝黄亦可暂用否？曰：承气汤用硝黄，乃为伤寒从表入里，寒变为热。热入三阴，恐肾干枯，故用硝黄以逐去外邪，急救肾水。余独禁用者，乃是论老人、虚人及病后人，肾水原不足，以致干枯。若再用硝黄等药以下之，是虚其虚，今日虽取一时之快，来日必愈结。再下之，后日虽铁石亦不能通矣。"（《医贯》）于此可见赵献可审证求因、施治惟务其本的学术特点。

赵献可长于理论思维，每论一病，必"本经论贤说"，参以己见，丁病证机理上反复深加详究，理明而后出治法，颇能启悟后学。如其论胃反呕吐证云："读东垣书，谓吐有三证：气、积、寒也。上焦吐者从气，中焦吐者从积，下焦从寒。今脉沉而迟，朝食暮吐，暮食朝吐，小便利，大便秘，此下焦吐也。法当通其闭，温其寒，乃遂跃然。专治下焦散其寒，徐以中焦药和之而愈。观此可见下焦吐者，乃命门火衰，釜底无薪，不能蒸腐胃中水谷，腹中胀满，不得不吐也。王太仆所谓'食久反出，是无火也'是矣。须用益火之源，先以八味地黄丸补命门火，以扶脾土之母，徐以附子理中汤理中焦，万举万全。不知出此，而徒以山楂神曲平胃化食，适以速其亡也。"（《医贯》）其脾肾同治，标本兼顾，温阳助运的治疗方法，确为医林老手，经验之谈。

赵献可对饮食内伤、脾虚兼积的虚实错杂之证，也能探其原委，深得易水心法。他说："洁古枳术一方，启东垣末年之悟，补中益气自此始也。但洁古专为有伤食者设，今人以此丸为补脾药，朝服暮饵，更有益之橘半番砂者，则又甚矣。吾恐枳实一

味，有推墙倒壁之功，而人之肠胃中既已有伤，墙壁不固，能经几番推倒乎!"（《医贯》）

赵献可对丹溪阴虚火旺学说甚为推崇，但对其常以四物汤加知母、黄柏之类滋阴降火的具体做法持不同见解。他认为阴虚火旺者，应以六味地黄类滋阴配火，而不可用知柏苦寒泻火。四物汤养血活血，以之滋补真阴，更难获效。如血证之病，见于外感热病者，多为热伤血络迫血妄行，但杂病血证属阴虚火旺或脾虚不能统摄者也不少见。若专执火热一端，临证施治难保不成误治。赵献可云："刘河间先生，特以五运六气暑火立论，故专用寒凉以治火。而后人宗之，不知河间之论，但欲与仲景《伤寒论》对讲，各发其未发之旨耳，非通论种种不同之火也。自东垣先生出，而论脾胃之火必须温养，始禁用寒凉。自丹溪先生出，而立阴虚火动之论，亦发前人所未发。可惜大补阴丸、补阴丸二丸中，俱以黄柏、知母为君，而寒凉之弊又盛行矣。嗟乎，丹溪之书不息，岐黄之道不著。余特撰阴阳五行之论，以申明火不可以水灭，药不可以寒攻也。"（《医贯》）赵献可对丹溪发明阴虚火旺病机倍加赞赏，而对其苦寒泻火之药持不同看法，但言语过激，不利于学术争鸣。

赵献可论梦遗滑精，也据临证实际发展丹溪学说。他说："治是证者，先以肾肝为主。或问曰：阴虚火动而梦遗，服丹溪补阴丸，以滋阴降火，则证与药相对，每依法服之而不效何也？曰：此未得丹溪滋阴之本意也。盖《丹溪心法》第一方原以肾气丸为滋阴之要药也。今人不会其意，以黄柏、知母为君，概用坎离丸固本之类，凡此俱是沉寒泻火之剂。苦寒极能泻水，肾有补而无泻，焉能有裨于阴哉！独薛立斋发明丹溪之所未发，专用六味地黄以补肾，而治梦遗屡效。纵有相火，水能滋木，水升而木火自息矣。倘有脾胃不足、湿热下流者，以前丸为主，兼服补中益气汤以升提之。有用心过度，心不能主令，而相火代事者，亦以前丸为主而兼用归脾汤。有命门火衰，元精脱陷，玉关不闭者，急用八味丸，或用金锁正元丹，以壮真阳，使之涵乎阴精而不泄。此其大略也。"（《医贯》）

赵献可《医贯》论述病证仅 20 余种，其发展过程中多可见到命门水火虚衰的证候，所以其书并非医学全书，或治疗大全。赵献可论其可论之病，当补则补，而不是无论任何病证，非八味丸即六味丸。

四、医论、制方、医案

（一）医论摘萃

1.《内经》十二官论

心者，君主之官也，神明出焉。肺者，相傅之官，治节出焉。肝者，将军之官，谋虑出焉。胆者，中正之官，断决出焉。膻中者，臣使之官，喜乐出焉。脾胃者，仓廪之官，五味出焉。大肠者，传道之官，变化出焉。小肠者，受盛之官，化物出焉。肾者，作强之官，伎巧出焉。三焦者，决渎之官，水道出焉。膀胱者，州都之官，津液藏焉，气化则能出矣。凡此十二官者，不得相失也。故主明则下安，以此养生则寿，殁世不殆。以为天下大昌。主不明则十二官危，使道闭塞而不通，形乃大伤。以此养生则殃。以为天下者，其宗大危。戒之，戒之！至道在微，变化无穷，孰知其原！窘乎哉，消者瞿瞿，孰知其要！闵闵之当，孰者为良！恍惚之数，生于毫厘，毫厘之数，起于度量，千之万之，可以益大，推之大之，其形乃制。

玩《内经》注文，即以心为主。愚谓人身别有一主非心也。谓之"君主之官"，当与"十二官"平等，不得独尊心之官为主。若以心之官为主，则下文"主不明则十二官危"，当云"十一官"矣。此理甚明，何注《内经》者昧此耶！盖此一主者，气血之根，生死之关，十二经之纲维也。

或问：心既非主，而君主又是一身之要，然则主果何物耶？何形耶？何处安顿耶？余曰：悉乎，问也！若有物可指，有形可见，人皆得而知之矣！惟其无形与无物也，故自古圣贤因心立论，而卒不能直指其实。孔门之一贯，上继精一执中之统，惟曾子、子贡得其传。而二子俱以心悟，而非言传也。设以言传，当时门人之所共闻，不应复有"何谓"之问也。后来子思衍其传而作《中庸》。天命之性，以中为大本，而终于无声无臭。孟子说："不动心有道，而根于浩然之气。"而又曰："难言也。"老氏《道德经》云："谷神不死，是曰玄牝之门，玄牝之门造化之根。"又曰："恍恍惚惚，其中有物。"佛氏《心经》云："空中无色，无受想形识，无眼耳鼻舌身意。"又曰："万法归一。"一归何处？夫一也、中也、性也、浩然也、玄牝也、空中也，皆虚名也，不得已而强名之也。立言之士，皆可以虚名著论。至于行医济世将以何味的为君主之药，而可以纲维一身之疾病耶！余一日问一高僧曰："自心是佛，佛在胸中也？"僧曰："非也，在胸中者是肉团心，有一真如心是佛。"又问之曰："真如心有何形状？"僧曰："无形。"余又问："在何处安寄？"僧曰："想在下边。"余曰："此可几于道矣。"因与谈《内经》诸书，及铜人图，豁然超悟，唯唯而退。今将十二经形景图，逐一申示，俾学者按图考索，据有形之中，以求无形之妙，自得之矣。特撰形景图说于后。

脏腑内景，各有区别：咽喉二窍，同出一脘，异途施化，喉在前主出，咽在后主吞。喉系坚空，连接肺本，为气息之路，呼吸出入，下通心肝之窍，以激诸脉之行，气之要道也。咽系柔空，下接胃本，为饮食之路，水谷同下，并归胃中，乃粮运之关津也。二道并行，各不相犯。盖饮食必历气口而下，气口有一会厌，当饮食方咽，会厌即垂，厥口乃闭，故水谷下咽，了不犯喉。言语呼吸，则会厌开张，当食言语，则水谷乘气，送入喉脘，遂呛而咳矣。喉下为肺，两叶白莹，谓之华盖，以覆诸脏，虚如蜂窠，下无透窍。故吸之则满，呼之则虚。一吸一呼，本之有源，无有穷也，乃清浊之交运，人身之橐龠。肺之下为心，心有系络上系于肺，肺受清气，下乃灌注，其象尖长而圆，其色赤，其中窍数多寡各异，迥不相同，上通于舌，下无透窍。心之下有心包络，即膻中也，象如仰盂，心即居于其中，九重端拱，寂然不动。凡脾胃肝胆两肾膀胱各有一系，系于包络之旁以通于心。此间有宗气，积于胸中，出于喉咙，以贯心脉而行呼吸，即如雾者是也。如外邪干犯，则犯包络，心不能犯，犯心即死矣。

此下有膈膜，与脊胁周回相着，遮蔽浊气，使不得上熏心肺。膈膜之下有肝，肝有独叶者，有二三叶者，其系亦上络于心包，为血之海，上通于目，下亦无窍。肝短叶中，有胆附焉。胆有汁，藏而不泻，此喉之一窍也。施气运化，熏蒸流行，以成脉络者如此。咽至胃，长一尺六寸，通谓之咽门。咽下是膈膜。膈膜之下有胃，盛受饮食而腐熟之。其左有脾，与胃同膜，而附其上，其色如马肝赤紫，其形如刀镰，闻声则动，动则磨胃，食乃消化。胃之左有小肠，后附脊膂，左环回周叠积，其注于回肠者，外附脐上，共盘十六曲。右有大肠，即回肠，当脐左，回周叠积而下，亦盘十六曲。广肠附脊，以受回肠，左环叠积，下辟乃出滓秽之路。广肠左侧为膀胱，乃津液之府。五味入胃，其津液上升，精者化为血脉，以成骨髓津液之余流入下部，得三焦之气施化，小肠渗出，膀胱渗入，而溲便注泄矣。凡胃中腐熟水谷，其精气自胃口之上口，曰贲门，传于肺。肺播于诸脉，其滓秽自胃之下口，曰幽门，传于小肠。至小肠下口，曰阑门，泌别其汁，清者渗出小肠，而渗入膀胱，滓秽之物，则转入大肠。膀胱赤白莹净，上无所入之窍，止有下口，全假三焦之气化施行。气不能化，则闭格不通而为病矣。此咽之一窍，资生气血，转化糟粕，出入如此。三焦者，上焦如雾，中焦如沤，下焦如渎，有名无形，主持诸气，以象三才。故呼吸升降，水谷腐熟，皆待此通达，与命门相为表里。上焦出于胃口，并咽以上，贯膈而布胸中，走腋，循太阴之分，而行传胃中谷味之精气于肺，肺播于诸脉，即膻中气海所留宗气是也。中焦在中脘，不上不下，主腐熟水谷，泌糟粕，蒸津液，化其精微，上注于肺脉，乃化为血液，以奉生身，莫贵于此。即肾中动气，非有非无，如浪花泡影是也。下焦如渎，其气起于胃下脘，别回肠，注于膀胱，主出而不纳，即州都之官，气化则能出者，下焦化之也。

肾有二，精所舍也。生于脊膂十四椎下，两旁各一寸五分，形如豇豆，相并而曲附于脊外，有黄脂包裹，里白外黑，各有带二条，上条系于心包，下条过屏翳穴后趋脊骨。两肾俱属水，但一边属阴，一边属阳。越人谓"左为肾，右为命门"，非也。命门即在两肾各一寸五分之间，当一身之中，《易》所谓"一阳陷于二阴之中"。《内经》曰"七节之旁有小心"是也，名曰命门，是为真君主，乃一身之太极，无形可见，两肾之中，是其安宅也。其右旁有一小窍，即三焦。三焦者，是其臣使之官，禀命而行，周流于五脏六腑之间而不息，名曰相火。相火者，言如天君无为而治，宰相代天行化，此先天无形之火，与后天有形之心火不同。其左旁有一小窍，乃真阴真水气也，亦无形，上行夹脊，至脑中为髓海，泌其津液，注之于脉，以荣四支，内注五脏六腑，以应刻数，亦随相火潜行周身，与两肾所主后天有形之水不同。但命门无形之火，在两肾有形之中，为黄庭，故曰五脏之真，惟肾为根。褚齐贤云：人之初生，受胎始于任之兆，惟命门先具。有命门，然后生心，心生血。有心然后生肺，肺生皮毛。有肺然后生肾，肾生骨髓。有肾则与命门合，二数备，是以肾有两歧也。可见命门为十二经之主，肾无此则无以作强，而伎巧不出矣。膀胱无此则三焦之气不化，而水道不行矣。脾胃无此则不能蒸腐水谷，而五味不出矣。肝胆无此则将军无决断，而谋虑不出矣。大小肠无此则变化不行，而二便闭矣。心无此则神明昏，而万事不能应矣。此所谓主不明则十二官危也。余有一譬焉：譬之元宵之鳌山走马灯，拜者、舞者、飞者、走者，无一不具，其中间惟一是火耳。火旺则动速，火微则动缓，火熄则寂然不动，而拜者、舞者、飞者、走者，躯壳未尝不存也。故曰：汝身非汝所有，是天地之委形也。余所以谆谆必欲明此论者，欲世之养身者、治病者，的以命门为君主，而加意于火之一字。夫既曰立命之门，火乃人身之至宝。何世之养身者，不知保养节欲，而日夜戕贼此火？既病矣，治病者不知温养此火，而日用寒凉以直灭此火，焉望其有生气耶！《经》曰："主不明则十二官危，以此养生则殃，戒之戒之！"余今直指其归元之路而明示之。命门君主之火，乃水中之火，相依而不相离。火之有余，缘真水之不足也。毫不敢去火，只补水以配火，壮水之主，以镇阳光。火之不足，因见水之有余也。亦不必泻水，就于水中补火，益火之原，以消阴翳。所谓"原"与"主"者，皆属先天无形之妙，非曰心为火而其原在肝，肾为水而其主属肺。盖心脾肾肝肺，皆后天有形之物也，须以无形之火配无形之水，直探其君主之穴宅而求之，是为同气相求，斯易以入也。所谓知其要者，一言而终也。若夫风寒暑湿燥火六者之入于人身，此客气也，非主气也。主气固，客气不能入。今之谈医者，徒知客者除之，漫不加意于主气何哉！纵有言固主气者，专以脾胃为一身之主，焉知坤土是离火所生，而艮土又属坎水所生耶！明乎此，不特医学之渊源有自，圣贤道统之传，亦自此不昧，而所谓一贯也。浩然也、明德也、玄牝也、空中也、太极也，同此一火而已。为圣贤，为仙为佛，不过完全此火而归之耳。小子之一论，阐千古之未明，见者慎勿以为迂。

《系辞》曰："《易》有太极，是生两仪。"周子惧人之不明而制为太极图。"无极而太极"，无极者，未分之太极也；太极者，已分之阴阳也。一中分太极，中字之象形，正太极之形也。一即伏羲奇一而圆之，即是无极。既曰"先天太极"，天尚未生，尽属无形，何为伏羲画一奇，周子画一圈，又涉形迹矣！曰：此不得已而开示后学之意。人受天地之中以生，亦具有太极之形，在人身之中，非按形考索，不能穷其奥也。

余按古铜人图，画一形象，而人身太极之妙，宛然可见，岂好事哉！亦不得已也。

命门在人身之中，对脐附脊骨，自上数下，则为十四椎；自下数上，则为七椎。《内经》曰："七节之旁，中有小心。"此处两肾所寄，左边一肾属阴水，右边一肾属阳水。各开一寸五分，中间是命门所居之宫，即《太极图》中之白圈也。其右旁一小白窍，即相火也；其左旁之小黑窍，即天一之真水也。此一水一火，俱属无形之气。相火禀命于命门，真水又随相火，自寅至申，行阳二十五度；自酉至丑，行阴二十五度。日夜周流于五脏六腑之间，滞则病，息则死矣。人生男女交媾之时，先有火会，而后精聚，故曰火在水之先，人生先生命门火，此褚齐贤之言也，发前人之所未发。世谓父精母血，非也。男女俱以火为先，男女俱有精。但男子阳中有阴，以火为主；女子阴中有阳，以精为主。谓阴精阳气则可。男女合，此二气交聚，然后成形。成形俱属后天矣。后天百骸具备，若无一点先天火气，尽属死灰矣。故曰："主不明则十二官危。"

或又问曰："如上所言，心为无用之物耶？古之圣贤未有不以正心养心尽心为训，而先生独欲外心以言道，恐心外之道，非至道也。"余曰："仔细玩经文，自得之矣。"《经》曰"神明出焉"，则所系亦重矣，岂为无用哉！盍不观之朝廷乎，皇极殿，是王者向明出治之所也。乾清宫，是王者向晦晏息之所也。指皇极殿而即谓之君身可乎？盖元阳君主之所以为应事接物之用者，皆从心上起经纶，故以心为主。至于栖真养息，而为生生化化之根者，独藏于两肾之中，故尤重于肾。其实，非肾而亦非心也。（《医贯·卷一》）

2. 阴阳论

阴阳之理，变化无穷，不可尽述，姑举其要者言之。夫言阴阳者，或指天地，或指气血，或指乾坤，此对待之理。其实阳统乎阴，天包乎地，血随乎气。故圣人作《易》，于乾则曰："大哉乾元！乃统天。"于坤则曰："至哉，坤元！乃顺承天。"古人善体《易》义，治血必先理气，血脱益气，故有补血不用四物汤之论，如血虚发热，立"补血汤"一方，以黄芪一两为君，当归四钱为臣，气药多而血药少，使阳生阴长。又如失血暴甚欲绝者，以独参汤一两顿煎服，纯用气药。斯时也，有形之血不能速生，几微之气所当急固，使无形生出有形。盖阴阳之妙，原根于无也。故曰："无名，天地之始。"生死消长，阴阳之常度，岂人所能损益哉！圣人裁成天地之化，辅相天地之宜，每寓扶阳抑阴之微权。方复而先忧七日之来，未济而预有衣袽之备，防未然而治未病也。然生而老，老而病，病而死，人所不能免，但其间有寿夭长短之差，此岐黄之道所由始。神农尝药，按阴阳而分寒热温凉辛甘酸苦咸之辨，凡辛甘者属阳，温热者属阳，寒凉者属阴，酸苦者属阴。阳主生，阴主杀，司命者欲人远杀而就生，甘温者用之，辛热者用之，使共跻乎春风生长之域。一应苦寒者俱不用，不特苦寒不用至于凉者亦少用，盖凉者秋气也，万物逢秋风不长矣。或时当夏令暑邪侵入，或过食炙煿辛热而成疾者，暂以苦寒一用，中病即止，终非济生之品。世之惯用寒凉者，闻余言而怪矣，幸思而试之，其利溥哉！若夫尊生之士，不须服食，不须导引，不须吐纳，能大明生死，几于道矣。生之门，死之户，不生则不死，上根顿悟无生，其次莫若寡欲，未必长生，亦可却病。反而求之，人之死，由于生；人之病，由于欲。上工治未病，下工治已病。已病矣，绎其致病之根，由于不谨，急远房帏，绝嗜欲，庶几得之。世人服食以图长生，惑矣，甚者日服补药，以资纵欲，则惑之甚也。

天上地下，阴阳之定位，然地之气每交于上，天之气每交于下，故地天为泰，天地为否。圣人参赞天地，有转否为泰之道，如阳气下陷者，用味薄气轻之品，若柴胡升麻之类，举而扬之，使地道左旋，而升于九天之上；阴气不降者，用感秋气肃杀而生，若瞿麦扁蓄之类，抑而降之，使天道右旋而入于九地之下，此东垣补中益气汤，万世无穷之利，不必降也，升清浊自降矣。

春秋昼夜，阴阳之门户，一岁春夏为阳，秋冬为阴；一月朔后为阳，望后为阴；一日昼为阳，夜为阴。又按十二时而分五脏之阴阳，医者全凭此，以明得病之根原，而施治疗之方术。春夏秋冬，非今行夏之时，当依周正建子。冬至一阳生，夏至一阴生，此二至最为紧要。至者，极也。阴极生阳，绝处逢生，自无而有；阳极生阴，从有而无，阳变阴化之不同也。若春分秋分，不过从其中平分之耳，然其尤重者，独在冬至。故《易》曰："先王以至日闭关。""闭关"二字须看得广，观《月令》云："是月斋戒掩身，以待阴阳之所定。"则不止关市之门矣。

或问："冬至一阳生，当渐向暖和，何为腊月大寒，冰雪反盛？夏至一阴生，当渐向清凉，何为三伏溽暑，酷热反炽？亦有说乎。"曰："此将来者进，成功者退，隐微之际，未易以明也。"盖阳复于下，逼阴于上，井水气蒸，而坚冰至也。阴盛于下，逼阳于上，井水寒，而雷电合也。今人病面红口渴烦躁喘咳者，谁不曰火盛之极？抑孰知其为肾中阴寒所逼乎？以寒凉之药进而毙者，吾不知其几矣，冤哉，冤哉！

朔望分阴阳者，初一日为死魄，阴极阳生，初三日而朏，十三日而几望，十五则盈矣。渐至二十以后，月廓空虚，海水东流，人身气血亦随之，女人之经水，期月而满，满则溢，阴极而少阳生，始能受孕，故望以前属阳。

阳病则昼重而夜轻，阳气与病气交旺也。阴病则昼轻而夜重，阴气与病气交旺也。若夫阳虚病则昼轻，阴虚病则夜轻，阴阳各归其分也。治之者，既定其时，以证其病。若未发之时，当迎而夺之，如孙子之用兵，在山谷则塞渊泉，在水陆则把渡口；若正发之时，当避其锐锋；若势已杀，当击其惰归，恐旷日持久，反生他患也。至于或昼或夜，时作时止，不时而动，是纯虚之证，又不拘于昼夜之定候，当广服补药，以养其正；如在平川广漠，当清野千里。又以十二时，分配五脏六腑，自子至午，行阳之分，自午至亥，行阴之分。仲景云："少阴之病欲解时，从子至卯。"乘此阳道方亨之时而投之，药易以入，故仲景《伤寒论》中，逐时分治，不可不考。

年月日时，皆当各分阴阳，此其大略也，独甲子运气，《内经》虽备言之，往往不验。当时大挠作甲子，即以本年本月本日本时为始，统计其数如此，未必能直推至上古甲子年甲子月日时为历元也。《内经》特明气运有如许之异，民病亦有如许之别，如此读《内经》者不可执泥。譬如大明统历，选择已定，可信乎，不可信乎？

阳一而实，阴二而虚。盖阴之二，从阳一所分，故曰秉全体，月有盈亏。人之初生，纯阳无阴，赖其母厥阴乳哺，而阴始生。是以男子至二八而精始通，六十四而精已竭；女子至二七而经始行，四十九而经已绝。人身之阴，止供三十年之受用，可见"阳常有余，阴常不足"。况纵欲者多，节欲者少，故自幼至老，补阴之功，一日不可缺。此阴字指阴精而言，不是泛言阴血，今之以四物汤补阴者误也。王节斋曰："水虚成病者，十之八九；火虚成病者，十之一二。"微得其意矣。褚侍中云："男子阴已耗，而思色以降其精，则精不出而内败，小便道涩如淋。阳已痿而复竭之，则大小便牵痛，愈痛则愈便，愈便则愈痛。"玩褚、王二公之言，阴中有水有火，水虚者固多，火衰者亦不少。未有精泄已虚，而元阳能独全者。况阴阳互为其根，议补阴者，须以阳为主，盖无阳则阴无以生也。

男子抱阳而负阴，女子抱阴而负阳，人身劈中分阴阳左右，男子右属火而为气，左属水而为血；女子右属水，而左属火。凡人半肢风者，男子多患左，女子多患右，岂非水不能营耶！

　　此皆泛言阴阳之理，有根阴根阳之妙，不穷其根，阴阳或几乎息矣。谈阴阳者，俱曰气血是矣，讵知火为阳气之根，水为阴血之根？盖观之天地间，日为火之精，故气随之；月为水之精，故潮随之。然此阴阳水火，又同出一根，朝朝禀行，夜夜复命，周流而不息，相偶而不离。惟其同出一根而不相离也，故阴阳又各互为其根，阳根于阴，阴根于阳，无阳则阴无以生，无阴则阳无以化。从阳而引阴，从阴而引阳，各求其属而穷其根也。世人但知气血为阴阳，而不知水火为阴阳之根；能知水火为阴阳，而误认心肾为水火之真，此道之所以不明不行也。试观之天上，金木水火土五星见在，而日月二曜，所以照临于天地间者，非真阴真阳乎！人身心肝脾肺肾五行俱存，而所以运行于五脏六腑之间者，何物乎？有无形之相火，行阳二十五度；无形之肾水，行阴二十五度，而其根则原于先天太极之真。此所以为真也，一属有形俱为后天，而非真矣，非根矣。谓之根，如木之根，而枝叶所由以生也。

　　既有真阴真阳，何谓假阴假阳？曰："此似是而非，多以误人，不可不知。"如人大热发躁口渴舌燥，非阳证乎？余视其面色赤，此戴阳也；切其脉，尽弱而无力，寸关豁大而无伦，此系阴盛于下，逼阳于上，假阳之证。余以假寒之药，从其性而折之，顷刻平矣。如人恶寒身不离复衣，手足厥冷，非阴证乎？余视其面色滞，切其脉涩，按之细数而有力，此系假寒之证，"寒在皮肤，热在骨髓"。余以辛凉之剂，温而行之，一汗而愈。凡此皆因真气之不固，故假者得以乱其真。假阳者，不足而示之有余也；假阴者，有余而示之不足也。既已识其假矣，而无术以投其欲，彼亦捍格而不入。《经》曰："伏其所主，而先其所因。"其始则同，其终则异，可使去邪而归于正矣。

　　有偏阴偏阳者，此气禀也。太阳之人，虽冬月身不须绵，口常饮水，色欲无度，大便数日一行，芩连栀柏大黄芒硝，恬不知怪。太阴之人，虽暑月不离复衣，饮食稍凉便觉腹痛泄泻，参术姜桂，时不绝口，一有欲事，呻吟不已。此两等人者，各禀阴阳之一偏者也，与之谈医，各执其性之一偏者也，而目为全体，常试而漫为之，虽与之言，必不见信，是则偏之为害，而误人多矣。今之为医者，鉴其偏之弊，而制为不寒不热之方，举世宗之，以为医中王道。岂知人之受病，以偏得之，感于寒则偏于寒，感于热则偏于热，以不寒不热之剂投之，何以补其偏而救其弊哉！故以寒治热，以热治寒，此方士之绳墨也。然而，苦寒频进而积热弥炽，辛热比年而沉寒益滋者何耶？此不知阴阳之属也。《经》曰："诸寒之而热者取之阴，诸热之而寒者取之阳。"所谓求其属也，斯理也，惟王太仆能穷之，注云："寒之不寒，是无水也；热之不热，是无火也。无水者，壮水之主以镇阳光；无火者，益火之原以消阴翳。"启玄达至理于绳墨之外，而开万世医学之源也。

　　阴阳者，虚名也；水火者，实体也。寒热者，天下之淫气也；水火者，人之真元也。淫气凑疾，可以寒热药攻之；真元致病以水火之真调之。然不求其属，投之不入。先天水火，原属同宫，水以火为主，火以水为原。故取之阴者，火中求水，其精不竭；

取之阳者，水中求火，其明不熄。斯大寒大热之病，得其平矣。偏寒偏热之士，不可与言也。至于高世立言之士，犹误认水火为心肾，无怪乎后人之懵懵也。（《医贯·卷一》）

3. 八味丸说

君子观象于坎，而知肾中具水火之道焉。夫一阳居于二阴为坎，此人生与天地相似也。今人入房盛而阳事易举者，阴虚火动也；阳事先痿者，命门火衰也。真水竭则隆冬不寒，真火息则盛夏不热。是方也，熟地山萸丹皮泽泻山药茯苓，皆濡润之品，所以能壮水之主；肉桂附子，辛润之物，能于水中补火，所以益火之源。水火得其养，则肾气复其天矣。"益火之源，以消阴翳"，即此方也。盖益脾胃而培万物之母，其利薄矣。（《医贯·卷四》）

4. 补中益气汤论

黄芪一钱，当归、人参、炙甘草、陈皮、升麻、柴胡、白术各三分。

此方东垣所制，治内伤之方。古方只有黄芪一钱，其余各三分。薛立斋常用参芪各钱半，白术一钱，当归一钱，陈皮七分，升麻、柴胡各五分，进退加减，神应无穷。如病甚者，参、芪或三钱、五钱，随证加用。凡脾胃喜甘而恶苦，喜补而恶攻，喜温而恶寒，喜通而恶滞，喜升而恶降，喜燥而恶湿，此方得之。

或问曰："古今称补中益气汤，为万世无穷之利，其义云何？"曰："此发前人所未发，继仲景、河间而立，意义深远也。"世人一见发热，便以外感风寒暑湿之邪，非发散邪从何出？又不能灼见风寒暑湿对证施治，乃通用解表之剂，紫苏、白芷、甘草、麻黄、陈皮、香附、升麻、葛根、赤芍、川芎、葱、姜为十神汤，如九味羌活汤、败毒散、十神汤之类，甚则凉膈、白虎之类，杂然并进，因致毙者多矣。东垣深痛其害，创立此方。以为邪之所凑，其气必虚，内伤者多，外感者间有之，纵有外邪，亦是乘虚而入，但补其中，益其气，而邪自退，不必攻邪。攻则虚者愈虚，而危亡随其后矣。倘有外感，而内伤不甚者，即于本方中，酌加对证之药，而外邪自退。所谓仁义之师，无敌于天下也。至于饮食失节，劳役过度，胃中阳气自虚，下陷于阴中而发热者，此阳虚自病，误作外感而发散之，益虚其虚矣，为害岂浅哉！又有一种内伤真阴而发热者，与内伤阳气相似，此当补真阴，非四物汤之谓，又非坎离丸之类，详见《先天要论》中者。心肺在上，肾肝在下，脾胃处于中州，为四脏之主气者，中焦无形之气，所以蒸腐水谷，升降出入，乃先天之气，又为脾胃之主。后天脾土，非得先天之气不行。是方盖为此气因劳而下陷于肾肝，清气不升，浊气不降，故用升麻使由右腋而上，用柴胡使由左腋而上，非借参芪之功，则升提无力，是方所以补益后天中之先天也。

或问曰："余见先生动辄以先天、后天立论，余考之《易》中先天、后天之图，乾南坤北离东坎西等卦位，于医道中甚无所合，而先生屡言之不已，其义云何？"曰："怪乎！子之问也。余所谓先天者，指一点无形之火气也；后天者，指有形之体，自脏腑及血肉皮肤与夫涕唾津液，皆是也。"既曰先天，此时天尚未生，何况有乾南坤北八卦对待之图乎？曰："然则伏羲此图，何为而设也？"余曰："此非先天之图，乃中天八卦之图。"天位乎上，地位乎下，日出乎东，水源乎西，风雨在天上，山雷在地下，人与万物位乎中。余尝见邵子排列如此，有先天八卦数。其当今所用者，止一文王后天图，出乎震，齐乎巽，相见乎离，致役乎坤，悦言乎兑，战乎乾，劳乎坎，成乎艮，以春秋昼夜十二时相配。因以定阴阳，决生死，推而天文地理星相医卜，无一不以此图为则。至于先天者，无形可见，即《易》中"帝出乎震"之帝，"神也者，妙万物而为言"之神是也。帝与神，即余《先天要论》中所称真君真主，本系无形，不得已而强立此名，以为主宰先天之体，以为流行后天之用。东垣先生独会其宗，而于补中益气方中，用柴胡升麻者，正以升发先天之气，于脾土之中，真万世无穷之利。余所以谆谆为言也。盖人身以脾胃为主，人皆知之，而先天隐于无形者，举世置而弗论。故余既立《先天要论》矣，后于《后天论》中，发明东垣《脾胃论》，亦用先天无形者为主。读《脾胃论》者，读至"人受水谷之气以生，所谓清气营气卫气元气谷气春升之气，皆胃气之别名"则可见矣。饮食入胃，犹水谷在釜中，非火不熟，脾能化食，全借少阳相火之无形者，在下焦蒸腐，始能运化也。此时若用寒凉之药，饮食亦不运化矣。盖脾胃中之火，土中之火，纳音所谓炉中火，养炉中火者，须频加煤炭。盖以热灰温养其火，而火气自存，一经寒水，便成死灰，将以何者蒸腐水谷？以何者接引灯烛？举目皆地狱光景，可不戒哉！《经》曰"劳者温之""损者温之"，正取温养之义也。

东垣曰："岐伯曰：有所劳倦，形气衰少，谷气不盛，上焦不行，下脘不通，而胃气热，热气熏胸中故内热。《举痛论》云：劳则气耗，劳则喘且汗出，内外皆越，故气耗。夫喜怒不节，起居不时，有所劳伤，皆损其气。气衰则火旺，火旺则乘其脾土。脾主四肢，故困热无气以动，懒于语言，动作喘乏，表热自汗，心烦不安。当病之时，宜安心静坐，以养其气。以甘寒泻其热火，以酸味收其散气，以甘温补其中气。《经》言'劳者温之，损者温之'是也。又《金匮要略》云：平人脉大为劳，脉极虚亦为劳。夫劳之为病，其脉浮大，手足烦热，春夏剧，秋冬瘥。以黄芪建中汤治之。此亦温之之意也。盖人受水谷之气以生，所谓清气元气营气卫气春升之气，皆胃气之别名也。夫胃为水谷之海，饮食入胃，游溢精气，上输于脾，脾气散精，上归于肺，通调水道，下输膀胱，水精四布，五经并行，合于四时五脏阴阳，揆度以为常也。若饮食失节，寒温不适，脾胃乃伤；喜怒忧恐，损耗元气。脾胃气衰，元气不足，而火独盛。火者，阴火也，起于下焦，元气之贼也。壮火食气，少火生气，火与元气不两立，一胜则一负。脾胃气虚，则下流肝肾，名曰重强。阴火得乘其土位，故脾证始得，则气高而喘，身热而烦，脉洪大而头痛，或渴不止，其皮肤不任风寒，而生寒热。盖脾胃之气下流，使谷气不得升浮，是春生之令不行，则无阳以护其荣卫，遂不任风寒而生寒热，此皆脾胃之气不足所致也。然与外感风寒之证，颇同而实异。内伤脾胃，乃伤其气；外感风寒，乃伤其形。伤其外则有余，有余者泻之；伤其内则不足，不足者补之。如汗之、吐之、下之、克之之类，皆泻也；温之、和之、调之、养之之类，皆补也。内伤不足之病，苟误认作外感有余之证，而反泻之，则虚其虚也。实实虚虚，如此死者，医杀之耳！然则奈何？惟当以辛甘温剂补其中，而升其阳则愈矣。《经》曰：劳者温之，损者温之，又曰：温能除大热。大忌苦寒之药损其脾胃，今立补中益气汤主之。"

夫因饥饱劳役，损伤脾胃，或专因饮食不调，或专因劳力过度，或饥饱之后，加之劳力，或劳力之后加之饥饱，皆为内伤。脾胃一虚，肺气先绝，故用黄芪以益皮毛而闭腠理，不令自汗损其元气。上喘气短，人参以补之。心火乘脾，须炙甘草之甘，以泻火热而补脾胃中元气。若脾胃急痛，并大虚，腹中急缩者，宜多用之。《经》曰：急者缓之。白术苦甘温，除胃中热，利腰脐间血。胃中清气在下，必加升麻柴胡以引之，引黄芪甘草甘温之气味上升，能补卫气之散解而实其表也，又缓带脉之缩急，二味皆苦平，味之薄者，阴中之阳，引胃中清气升于阳道，及诸经生发之气以滋春气之和也。气乱于胸中，为清浊相干，用去白陈皮以理之，清升而浊自降矣。胃气虚不能升浮，为阴火伤其生发之气，荣血大亏，荣气不营，阴火炽起，日渐熬煎，血气日减。心主血，减则心无所养，致使心乱而烦，故以当归和之。如烦犹未止，加服地黄丸，以补肾水，水旺而心火自降。以手扪之，而肌表热者，表证也，只服补中益气汤一二服，得微汗则已。非正发汗，乃阴阳气和，自然汗出也。

如精神短少，倍加人参五味子。如头痛，加蔓荆子。如头痛有痰沉重，乃太阴痰厥头痛，加半夏天麻。如腹中痛者，加白芍。如恶寒冷痛，更加桂心。如恶热喜寒，热痛，加黄连。如腹中痛，恶寒而脉弦，是木来克土也，小建中汤主之，盖芍药味酸，于土中泻木为君。如脉沉细腹痛，以理中汤主之，干姜味热，于土中泻水，以为主也。脐下痛者，加熟地黄，如不已，乃大寒也，更加肉桂。凡小腹痛，多属肾气奔豚，惟桂泄奔豚，故加之。如胁痛，或胁下缩急，俱加柴胡芍药。如体重肢节痛，或腹胀自利，脉来濡缓者，湿胜也，加苍术厚朴主之。如风湿相搏，一身尽痛，加羌活防风藁本，别作一服，病去勿再服，以诸风药损人元气也。如冬月恶寒发热无汗，脉浮而紧，本方加麻黄桂枝。如冬月恶风发热有汗，脉浮而缓，加桂枝芍药。

伤寒必恶寒，伤风必恶风，伤食必恶食。伤寒恶寒，烈火不能热，重衾不能温。若内伤者，得就暖处，著绵温火，便不恶矣。内伤饮食，口不知味，不思饮食。伤寒者，虽不能食，未尝不知味也。劳力内伤者，身体沉重，四肢困倦，百节烦痛，心满气短，懒于言语。若伤寒者，太阳则头痛，少阳则胁痛，阳明则目痛，不若内伤之怠惰嗜卧也。伤寒发热，拂拂如羽毛之热，热在皮毛。内伤者，肌体壮热，扪之烙手。右手气口脉大于左手人迎三倍，其气口脉急大而数，时一代而涩。涩是肺之本脉，代是气不相接，乃脾胃不足之脉。大是洪大，洪大而数，乃心脉刑肺。急是弦急，乃肝木挟心火克肺金也。其右关脉属脾，比五脉独大而数，数中时显一代，此不甚劳役，是饮食不时，寒温失所，胃脉损弱，隐而不见，惟内显脾脉如此。若外伤，人迎脉大于气口也。

　　东垣以手扪热，有三法：以轻手扪之则热，重手按之则不热，是热在皮毛血脉也；重按筋骨之间则热蒸手，轻摸之则不热，是热在骨髓也；轻手扪之则不热，重手按之亦不热，不轻不重按之而热者，是热在筋骨之上，皮毛血肉之下，乃热在肌肉。肌肉间热者，正内伤劳倦之热也。若余于内伤真阴者，以手扪热，亦有二：扪之烙手骨中如炙者，肾中之真阴虚也；扪之烙手，按之筋骨之下，反觉寒者，肾中真阳虚也。面必赤者，阴盛于下，逼阳于上也。口必渴者，肾水干枯，引水自救也。若口吐痰多，如清水者，肾水泛上为痰，口必不渴也。口咯痰如沫者，水沸为痰，阴火熬煎，口必渴也。腰胁痛者，肾肝虚也。足心如烙者，涌泉涸竭也。膝以下冷者，命门衰绝，上气必喘也。尺脉必数者，阴火旺也。尺脉数而无力，或欲绝者，真阳衰也。骨痛如折者，肾主骨，骨衰乘火也。此阳虚阴虚之辨，而阴虚之中，又有真阴真阳之不同，其治法详于《先天论》中。

　　或问曰：丹溪云：东南之人，阳气易以升，不可服补中益气汤。当今江以南之人，果尽不当服乎？曰：东南指人之脏腑而言也。盖东方属肝，南方属心，肝与心有火者，不可服，恐木火愈旺也。若黄帝起四方之问，岐伯有四治之能，此东南西北方指地位也。既不可服东南二方之剂，其人上盛者，必下虚，其肾气大虚矣，急需填补北方先天之元气为要。总而言之，先天后天不得截然两分，上焦元气不足者，下陷于肾中也，当取之至阴之下。下焦真阴不足者，飞越于上部也，焉可不引而归原耶！是以补中益气汤，与肾气丸并用，朝服补阳，暮服补阴，互相培养。但先后轻重之分，明者知之，不必详述。

　　或问：肾气丸中以地黄为君，恐其泥膈，或于脾胃有妨乎？曰：肾气丸中尽是肾经的药，并无一味脾胃药杂其中，径入肾经，焉能泥膈！凡用药须要分得阴阳水火清净，如朝廷有六部，一部有一部之事，一部有一部用事之人。今欲输纳钱粮，而可与天曹用事之人同议乎？曰：若如所言，子正谓肾经水部，不可与脾经户部相杂之谓耳！曰：余所谓不杂者，谓肾水药中，不可杂脾土药，脾土药中，不得杂肾经药，如四君子汤，脾经药也，杂地黄其中，则泥膈矣。八味地黄丸，肾经药也，加人参则杂矣。若论肾与脾胃，水土原是一气。人但知土之为地，而不知土亦水也。自天一生水，而水之凝成处始为土，土之坚者为石，此后天卦位坎之后，继之艮。艮为山为土，艮土者，先天之土，水中之土也。土无定位，随母寄生，随母而补。故欲补太阴脾土，先补肾中少阳相火，若水谷在釜中，非釜底有火则不熟。补肾者，补肾中火也须用八味丸。医不达此，而日从事于人参白术，岂是探本之术，盖土之本初原是水也。世谓补肾不如补脾，余谓补脾不如补肾。（《医贯·卷六》）

（二）制方选要

　　赵献可在医学理论上多有创见，别树一帜，在临床实践中外感则宗仲景，杂病则据虚实寒热的不同证情，取后世方剂加减化裁灵活运用，较少自制新方。在其医学著作中，对八味丸、六味丸和补中益气汤的应用，尤见神妙。现举几则赵献可自制方，以示其制方规矩。

1. 加减地黄丸（《医贯·卷六》）

熟地四钱，山药二钱，山萸肉二钱，丹皮钱半，泽泻一钱，五味子一钱，柴胡一钱，芍药一钱，肉桂一钱。

水三盅，煎一盅服。

主治疟疾肝肾虚损者，本方为"肾肝同治之法"。

2. 加减逍遥散（《医贯·卷六》）

柴胡一钱，芍药一钱，陈皮一钱，牡丹皮一钱，茯神一钱，当归一钱，白术一钱，贝母一钱，薄荷七分，黄连五分（每一两用吴茱萸二钱水拌炒焦色合用）。

水煎服。

治郁证寒热如疟。

3. 清肝滋肾汤（《邯郸遗稿·卷三》）

地黄、山萸肉、山药、柴胡、丹皮、泽泻、茯苓、白芍。

水煎服。

主治"妊娠三月之时，相火化胎之候。壮火食气，上冲胃口，食入即呕吐。少阴肾水既养胎，少阳之火益炽"。

4. 固齿方（《医贯·卷五》）

雄鼠骨、当归、没石子、熟地、榆皮、青盐、细辛各等分。

共研为细末，绵纸裹成条，抹牙床上。

主治肾虚牙齿松动。

5. 柴胡聪耳汤（《医贯·卷五》）

柴胡三钱，连翘四钱，水蛭半钱（炒，另研），虻虫三个（去翅足，研），麝香少许（研），当归身、炙甘草、人参各二钱。

上药除另研外，以水二盏，姜三片，煎至一盏，少热下水蛭等末，再煎一二沸，食少远热服。

主治耳中干耵，耳鸣致聋。

6. 都气丸（《医贯·卷四》）

"六味加五味子名曰都气丸，述类象形之意也。"即六味地黄丸加五味子，治肾虚不纳气。都气，即气都，气之根。

（三）验案精华

1. 阴囊肿胀偏坠案

予一日患阴丸一个肿如鸭卵，发热，以湿热证治之，不效。细思之，数日前从定海小船回，有湿布风帆在坐下，比上岸始觉。以意逆之，此感寒湿在肾丸也。乃用六

味地黄加柴胡、吴茱萸、肉桂各一钱，独活五分，一服而热退，再服而肿消。后有患偏坠者，此方多妙。(《医贯·卷六》)

【按】此为赵献可本人治验。其突然起病，肿胀发热，一般属湿热者多，故始以湿热治法疗之。但肾开窍于二阴，肝之经脉络阴器，坐卧湿地，"邪之所凑，其气必虚"，故单纯祛邪无效。而且湿邪得温易化，遇寒则凝滞，后改用六味地黄补肾利湿，加柴胡、吴茱萸、肉桂、独活疏肝散寒，祛湿通滞，随手而效。其后屡以此方取效，可见非得之偶然巧合。

2. 久疟阴虚案

世人患久疟而不愈者，非疟不可愈，乃治之不如法也。丹溪云："夜发者邪入阴分，宜用血药引出阳分，当归、川芎、红花、生地、黄柏治之。"亦未及真阴真阳之至理。遍考诸书疟论，并未能露其意，且余常试有神验，故特表而出焉。余见发疟有面赤口渴者，俱作肾中真阴虚治，无不立应。凡见患者寒来如冰，热来如烙，惟面赤如脂，渴欲饮水者，以六味加柴胡、芍药、肉桂、五味，大剂一服便愈。有渴甚者，每发时饮汤不绝，必得五六大壶方可。余以六味丸一料，内肉桂一两，水十碗，作四砂锅，煎至五六碗，以水探冷，连进代茶，遂熟睡渴止而热愈。(《医贯·卷六》)

【按】疟病古人多从风、痰论治，药多香燥，加之久疟多汗，阴液大伤，非大剂滋补肾阴，难以复其正气。赵献可以六味地黄改丸为汤，大剂顾护，加柴胡入肝达邪，芍药五味酸甘化阴，肉桂兼顾虚浮之阳，引火归原。服之多效，实经验之谈。

3. 素体阳盛贪凉致痢案

四明徐阳泰，体素丰，多火善渴，虽盛寒，床头必置茗碗，或一夕尽数瓯。又时苦喘急，质之余，余言"此属郁火证"，常令服茱连丸，无恙也。丁巳夏，徐君避暑檀州，酷甚，朝夕坐冰盘间，或饮冷香薷汤，自负清暑良剂。孟秋痢大作。初，三昼夜下百许，次红白相杂，绝无渣滓，腹胀闷，绞痛不可言。或谓宜下以大黄，余勿顾也，竟用参术姜桂渐愈，犹白积不止，服感应丸而痊。后少尝蟹螯，复泻下委顿，仍服八味汤，乃补剂中重加姜桂而愈。夫一身历一岁间耳，黄连苦茗，曩不辍口，而今病以纯热瘥。向投大黄凉药下之，不知何状。又病室孕时，喘逆不眠，用逍遥散立安。又患便血不止，服补中黑姜立断，不再剂。(《医贯·卷六》)

【按】本案系赵献可之弟子徐阳泰所患病情的记录。痢疾，古称滞下，多因湿热下注而成，治疗亦多清热利湿之法。前例以孕妇，疟痢齐发，久治不愈，正虚邪恋，专肆攻邪，热必不愈。本例病人，素有阳盛之体，但复月贪凉饮冷太过，伤及阳气，也以温补收功。赵献可知常达变，于复杂证情的辨治中，益见其灼见真知。

4. 消渴案

一贵人病疽，疾未安而渴作，一日饮水数升，愚遂献加减地黄方，诸医大笑云："此药若能止渴，我辈当不复业医矣！"皆用木瓜紫苏乌梅人参茯苓百药煎等生津液之药止之，而渴愈甚。数剂之后，茫无功效，不得已而用余前方，三日渴止，因相信。

久服不特渴疾不作，气血亦壮，饮食加倍，强健过于少壮之年。盖用此药，非予敢自执鄙见，实有源流，薛氏家藏此方，屡用有验，故详著之。使有渴疾者，信其言，专志服饵取效，无为庸医所惑，庶广前人之志。久服轻身，耳目聪明，令人皮肤光泽。（《医贯·卷五》）

【按】仲景《金匮要略》以肾气丸治消渴，开后世治下消之先河。消渴之病虽有上中下三消之分，但久病者多虚损及肾。此病人先病疽，后发消渴。以现代医学对糖尿病的认识来看，有不少糖尿病病人是以并发症作为首发症就诊的，在进一步检查中才查出糖尿病。赵献可私淑薛己之学术经验，于此可见一斑。

五、对后世影响

赵献可对医学的贡献主要在医学理论方面，其取得成就的原因，在于善于吸收易学理论之长，阐述医学原理，其对后世的影响也在于此。

（一）身先力行，医易汇通

以往认为医易相关的原因在于两个理论体系中都富含着阴阳学说。其实《周易》（即《易经》）中并没有论述阴阳学说，是《易传》用阴阳学说解释易理，从而使《易经》由单纯决难、断疑的占卜之书，一跃而上升成为包含天地人一切道理，并能开拓智慧成就事业的神书，成为雄居诸经之首的哲学著作。在《易传》引用阴阳学说注释《易经》的同时，医学家也引用阴阳学说解释医理，使医学由零散的经验贯穿起来，上升为系统的理论知识，医学体系逐渐形成。出土于1973年的《马王堆汉墓医书》，就反映了医学与阴阳学说相结合早期阶段的情况。

由于医易同引阴阳学说作为其理论体系的主要支柱，所以两者存在着理论沟通的可能性。虽然医学中包含着易理，易学中也存有某些医学知识，但医学理论的奠基著作《内经》成书较早，其中未见有直引易学之处；《易经》或《易传》是否借鉴当时的医学著作也难断定。

唐初孙思邈提出，一个造诣精深的医学家，必须兼通易学。王冰开始用易理注释《内经》，宋元医家偶有述及医易之理者，但均见解一般，影响不大。

赵献可深研易理，引易入医，创人身太极"肾间命门学说"，并据太极为未分之阴阳的道理，提出阴阳互根相依而不相离。治疗上可从阳（火）求阴（水），阴（水）中求阳（火）。据易学先天后天学说，论证脾肾关系，补东垣内伤学说之未备，凡此均引起后人重视。略晚于赵献可的张介宾、李中梓等，对其创而未善的学说进行补充阐发，影响更加深远。

张介宾的著作比赵献可《医贯》晚七年问世，他著《医易义》系统论述医易理论的相关性，并提出著名的"医易同源"论断。他立"大宝论"以论阳气的重要作用，也受到易学贵阳贱阴思想的影响。

（二）论阴阳互根，相依而不相离

《内经》时代太极学说还没有形成，阴阳本源的问题还没有被提出来，自然不会有阴阳互根的描述。《内经》认为阴阳是两种截然相反、此胜彼负的两种属性，即"阳胜则阴病，阴胜则阳病"。虽然阴阳之间可以互相转化，但这种转化的条件是"气增日久，天之由也"，即阴气或阳气亢盛到极点，然后盛极而衰，由胜转负，也即"重阳必阴，重阴必阳"。昼夜与寒暑的往复变化是其最有典型意义的代表。所谓治疗上的"善用针者，从阳引阴，从阴引阳"，其阴阳是指经脉或部位而言，不一定具有普遍意义，而且也没表明阴可生阳、阳可生阴的互根思想。

赵献可根据"太极，已分之阴阳也"，其动而生阳，静而生阴，才提出阴阳水火一损俱损、一荣俱荣的"互生互根学说"。他说："然此阴阳水火，又同出一根，朝朝禀行，夜夜复命，周流而不息，相偶而不离，惟其同出一根，而不相离也。故阴阳又各互为其根，阳根于阴，阴根于阳。无阳则阴无以生，无阴则阳无以化。从阳而引阴，从阴而引阳。各求其属而穷其根也。……阴阳者，虚名也；水火者，实体也。寒热者，天下之淫气也；水火者，人之真元也。淫气凑疾，可以寒热药攻之；真元致病，即以水火之真调之。然不求其属，投之不入。先天水火，原属同宫，水以火为主，火以水为原。故取之阴者，火中求水，其精不竭；取之阳者，水中求火，其明不熄。斯大寒大热之病，得其平矣。偏寒偏热之士，不可与言也。"通过这一大段引文，可以看出赵献可阴阳互根的认识源于太极学说，其阳中补阴、阴中补阳的创论，得到张介宾的遵循与发展。张介宾还创左归丸、右归丸纯补无泻之剂，直补真元，使之更加完备。李中梓"水火阴阳论"，也受到赵献可以水火为阴阳之实体的影响。

（三）创言先天后天，要言不烦

"先天后天语"源于老子《道德经》"有物混成，先天地而生"，以及《系辞》之"先天而天弗违，后天而奉天时"。老子谈天地之前的混沌为先天，当然也包括天地万物。后者的"先天""后天"是指先于天时和后于天时而言。气候如果按时而至，即是"同天"；时节未到，气候已来为"先天"；天时季节已到，而气候未至，是"后天"。人们养生，不论当时气候太过或不及，都不应违背当时的季节，也即"春夏养阳，秋冬养阴"。人必须顺应自然，合其阴阳消长。

但"先天""后天"在宋代太极学说兴起之时，已不再是天时气候的含义了，而是转化成"先于天地万物而存在"和"后于太极而存在"。"先天"成了阴阳未分，先于天地而存在的太极。"后天"则与混沌一团的太极相对而言，是天地万物的总称。

赵献可云："既曰'先天太极'，天尚未生，尽属无形。""盖混沌之初，一气而已，何尝有土？自天一生水，而水之凝成处始为土，此后天卦位，艮土居坎水之次也。"（《医贯》）可见赵献可所说先天后天，即易学中先于天地而存在或后于太极而存在，此与老子所说相似。在他将太极引入医学，认为命门为人身之太极时，又将脾胃功能概括为"后天"。他立"先天要论"讨论真阴真阳虚损所发疾病的证治，又立"后天要论"阐发东垣"脾胃虚损学说"。他说："先天之气，又为脾胃之主。后天脾土，非得先天之气不行。……故余既立'先天要论'矣，后于'后天论'中，发明东垣《脾胃论》。"

李中梓的"肾为先天本，脾为后天本论"，显然受到赵献可学说的启发与影响。"先后天之本论"经李中梓阐发之后，历代学者多予遵循。赵献可知要言中，其发凡起例之功不可磨灭。

（四）《医贯砭》立论多误

徐大椿是清代颇具盛名的医学家，他精通医学典籍，有很多精辟见解，在医学史上占有重要地位，对后世影响很大。但他自恃才高，又受尊经崇古思想的影响，有时立论有误，言语过激。他对《内经》仲景推崇备至，但对后世医学发展及各医学名家的创见多有微词，甚至肆意谩骂，斥为异端。这不仅不利于学术发展，有碍医学争鸣，而且也暴露了他自己持论偏颇之失。

徐大椿主张："言必本于圣经，治必遵乎古法。"但至唐代已失古圣法度，不可借鉴。他说："唐时诸公，用药虽博，已乏化机；至于宋人，并不知药，其方亦板实肤浅；元时号称极盛，各立门庭，徒骋私见；迨乎有明，蹈袭元人绪余而已。"他认为金元以来各大名家皆无所取，他说："河间、东垣乃一偏之学，丹溪不过斟酌诸家之言，而调停去取，以开学者便易之门，此乃世俗之所谓名医也，三子之于仲景，未能望见于万一，乃跻而与之并称，岂非绝倒！……至三人之高下，刘则专崇《内经》，而实不能得其精义；朱则平易浅近，未睹本原；至于东垣执专理脾胃之说，纯用升提香燥，意见偏而方法乱，贻误后人，与仲景正相反。……至明之薛立斋，尤浮泛荒谬，犹圣贤之学，变而为腐烂时文。"他对赵献可的《医贯》简直是深恶痛绝，骂赵献可为强盗；高鼓峰推崇赵献可学术，吕晚村作《医贯注》，也难免其祸，被徐大椿称为邦盗、赏盗之人。

徐大椿作《医贯砭》，除认为赵献可"反经背道"，与其遵经复古的一贯主张相左外，还与他误解赵献可主火之说及其立论言有不密有关。本文前已提及"太极"乃古人追溯世界本原的一种假设、学说，人出生之后已属"后天"，从有形身体中找无形太极难免有不严密之处。借用《内经》"十二官""小心"与《难经》"命门"等不同论述，合而为一，直指为人身太极，也不无牵强之处。更为严重的疏漏是以水火代阴阳，时指真阴真阳，时为五行中水火，时为心肾功能的概括，况且水火又皆可作为病因引起机体病证。种种含义，最易混淆，后人产生误解，实所难免。赵献可主火，实则为主张重视阳气，而命门中所含的阳气对各脏腑有着极为重要的原动力式的作用，它是人体正气最为可贵的一部分。对于这种阳气、正气，必须善于保养，其有病时也不可以苦寒之剂攻伐此一隙真阳。徐大椿将赵献可论述的真阴真阳虚损而生的病证，误认为邪火、有余之邪，对赵献可以六味丸、八味丸调节真阴真阳平衡的做法，也因此而产生误解。

徐大椿虽对赵献可百般诋毁，但对其学说的精华也暗中汲取，他说："命门为元气之根，真火之宅，一阳居二阴之间，熏育之主，而五脏之阴气，非此不能滋，五脏之阳气，非此不能发。"贾得道先生《中国医学史略》认为："这实际上是受了他所最反对的赵献可、张景岳影响的。"

徐大椿攻击前人，往往攻其一点，误为全局。张元素创归经学说，并不限定某药只入某经，一药可兼入几经，并且不同炮制方法和不同配伍均可改变药物原有归经倾向。徐大椿却云："至张洁古辈，则每药注定独入某经，皆属附会之谈，不足征也。"并立"治病不必分经络脏腑论"，以告当世。但张元素并非每药皆强分其"独入某经"，否则用"引经药"也不能改变其归经属性，则"引经报使学说"便没有必要提出了。徐大椿自知"缪经络而用药，其失也泛，必无捷效"，故又立"治病必分经络脏腑论"。时"必分"，时"不必分"，出言以偏概全，前后自相矛盾，其失也颇为明显。

徐大椿不仅信鬼神，有疾病与国运有关等不妥之说，更有甚者，"无中生有"，挑衅生事，以欺古人。赵献可《医贯·喉咽痛论》云："又有色欲过度，元阳亏损，无根之火，游行无制，客于咽喉者，须八味肾气丸（徐大椿批云：若遇阳明有火者，不立毙乎！）大剂煎汤，冰冷与饮，使引火归原，庶几可救。"赵献可本论阳虚龙雷之火上炎所致之咽痛，原非伤寒阳明实热之证，徐大椿发难于异端，实强人所难。

《医贯·伤饮食论》云："如有食积，肠腹绞痛，手不可按者，不得不下（徐批：食未消化，如何即下？）。审知其为寒积，必用巴豆感应丸（徐批：何不用八味加下药？）；审知其为热积，必用大黄承气汤（徐批：何不用六味加下药？）。下之不当，死生立判，慎之哉！"

赵献可立论并无不当，而徐大椿处处与之为仇，必欲置赵献可为杀人不用刀的庸医民贼而后快，诬其用八味、六味泛治百病百证，故才以此语讥刺之，颇有村夫骂街，仗势欺人味道。难怪持论平稳的《四库全书提要》的作者们，也认为徐大椿《医贯砭》"词气过激，肆言辱詈，一字一句，索垢求瘢，亦未免有伤雅道"。

徐大椿《医贯砭》除误会、诬骂之不当外，学术上的不同见解更多，如上所言食积重症赵献可认为当急下，而徐大椿批云："食未消化，如何即下？"我们也可以反问徐大椿：食既已化，何积之有？何须再下？

程云鹏作《医贯别裁》，吕晚村注解《医贯》均能阐赵献可未尽之旨，酌别其不足。

后世扶正解表、扶正攻下，及叶天士"先安未受邪之地"等学术经验，也当受赵献可启发，于兹不赘。

（曹东义）

参考文献

[1] 王振瑞. 中国服石炼丹兴衰浅论［J］. 中华医史杂志. 1988, 18（4）：223.

［2］赵国华．生殖崇拜文化略论［J］．中国社会科学，1988，（1）：131－156.

［3］徐大椿．徐灵胎医书全集［M］．广益书局，1936.

［4］贾得道．中国医学史略［M］．太原：山西人民出版社，1979.

［5］丹波元胤［日］．中国医籍考［M］．第2版．北京：人民卫生出版社，1983.

第七章　张 介 宾

张介宾善辨八纲，探病求源，擅治虚损，倡用温补，反苦寒滋阴，纠寒凉时弊，提出温补学说，发挥阴阳学说和命门学说，对丰富和发展中医基础理论有着积极的作用和影响，是易水学派发展时期的重要代表性医家。

一、生平

张介宾（1562—1639 年），字会卿，号景岳，又号通一子。其先世居四川绵竹县，明初因军功迁任绍兴卫指挥，卜居于会稽之东，故为会稽人；明清时期，会稽与山阴并为绍兴府治，因而或称山阴人。

张景岳早年随父至京，曾从畿辅名医金英（梦石）学医。但他自幼志在军事，自学兵法，相传得"鱼腹八阵"不传之秘。壮岁从戎，身处幕府，游侠于河北、东北一带，然而数年无所成就，后因双亲年老，家境清贫，遂尽弃功名壮志，返归乡里，专心研究医学，终成一代名医。

张景岳生性聪颖，读书刻苦，知识广博，人称"能融会乎百家，贯通乎诸子"（《景岳全书·范时崇序》），实非溢美之词。他对经子百家，穷究博览，精通易理、天文、音律、兵法，善用古代哲学理论和自然科学知识研究医学，阐发医理，对中医理论体系的发展做出了重要贡献。

张景岳所处时代，河间、丹溪学说盛行，时医不善学者，常常滥用寒凉攻伐，虽有薛己等人力倡温补，但难绝一时流弊。张景岳有感于此，深入研究了自《内经》至明代许多著名医家的学术观点，逐渐形成了自己的思想体系，对刘河间的"火热论"及朱丹溪的"阳有余论"进行了尖锐的批评，对阴阳精气、命门水火、寒热温凉、虚实补泻等重要问题，进行了详尽、精辟的论述，提出了"阳常不足，阴本无余"等著名论点，强调温补阴精阳气，不仅在当时起到了补偏救弊的作用，而且对后世医学发展也产生了重要影响。

二、著述

《类经》32 卷，是张景岳分类研究《内经》的名作，该书打破了《素问》《灵枢》的原有篇段次序，按其内容重新分为摄生、阴阳、藏象、脉色、经络、标本、气味、论治、疾病、针刺、运气、会通凡十二大类。该书对每段经文都做了比较详尽的注释，多能阐发《内经》奥义，是学习和研究《内经》的重要参考书。该书初刊于 1624 年，现存主要版本有：明天启四年（1624 年）天德堂刻本及金阊童涌泉刻本，《四库全书》

本，清道光二十年（1840 年）宏道堂刻本，1958 年人民卫生出版社影印本，1965 年人民卫生出版社排印本。

张景岳自称，编辑《类经》时对一些比较深奥的问题言而未能尽意，因而又作《类经图翼》和《类经附翼》，详以图解，加以翼说。

《类经图翼》凡 11 卷。第 1~2 卷为"运气"，用图文互解的方法对阴阳、五行、六气等与运气有关的中医理论进行了充分阐述，其中涉及不少天文、历法、音律方面的内容，主要是为推算运气服务。第 3~10 卷为"经络"，主要论述脏腑、骨度、经脉走行、腧穴位置等，同时涉及诸证主治腧穴及有关针灸技术问题。第 11 卷为"针灸要览"，内收《十四经针灸要穴歌》及《诸证灸法要穴》，重点论述各科病证的灸治方法。

《类经附翼》共 4 卷。第 1 卷为《医易》，论述河图、洛书、八卦以及医与易的关系。第 2 卷为《律原》，讲述古代音乐理论。第 3 卷为《求正录》，包括 4 篇论文，即《三焦包络命门辨》《大宝论》《真阴论》《十二脏脉候部位论》。第 4 卷为《针灸诸赋》，包括《天元太乙歌》《玉龙赋》《标幽赋》等著名针灸歌赋。

《类经图翼》《类经附翼》亦初刊于 1624 年，其现存主要版本与《类经》同。

《景岳全书》64 卷，是一部包括中医基础理论、诊断方法、临床各科病证、本草、方剂等方面知识的医学全书。该书是张景岳晚年之作，生前未能出版，遗稿由其外孙林日蔚在他人资助下刊行。该书由以下 16 部分组成：

《传忠录》：收医论 30 余篇，重点阐发"阳常不足，阴本无余"等学术观点及"温补为主"的治病主张，对刘河间、朱丹溪重用寒凉的治法提出了非议。

《脉神章》：论述脉诊，除述《内经》《难经》、张仲景等诸家脉义外，还专列"通一子脉义"，对诊脉方法及各种脉象的诊断意义阐述了自己的经验和认识。

《伤寒典》：论述多种外感热病的治疗，对《伤寒论》之后历代医家的经验进行了总结。

《杂证谟》：对 70 多种内科杂病的辨证和治疗进行了论述，充分体现了重视温补的思想。

《妇人规》：论述妇产科常见病证的治疗。

《小儿则》：论述小儿生理、养护及儿科常见病证的辨治。

《麻疹诠》：专论麻疹的证候顺逆、护理及治疗。

《痘疹诠》：专论痘疹的病因、临床表现及治疗。

《外科钤》：论述疮疡外科和皮肤病的证治。

《本草正》：专论本草，收药 30 种，详述各药性味及临床应用。

《新方八阵》：列自制新方 186 首，按八阵进行分类。

《古方八阵》：选录古方 1516 首，亦按八阵进行分类。

《妇人规古方》：收妇科古方 186 首。

《小儿则古方》：收儿科古方 171 首。

《痘疹诠古方》：收治疗痘疹的古方 174 首。

《外科钤古方》：收外科古方 391 首。

《景岳全书》现存主要版本有：明刊本，清康熙三十九年（1700 年）刊本，清康熙四十九年（1710 年）瀛海贾棠刊本，清乾隆三十三年（1768 年）越郡黎照楼刊本，《四库全书》本，清嘉庆二十四年（1819 年）金间书业堂刊本，清道光元年（1821年）扫叶山房刊本，1959 年上海科学技术出版社影印本。

《质疑录》是张景岳晚年撰写的医学论文集，共收医论 45 篇，对金元医家及作者本人早年的不当之论进行了辨证。清代医家王琦将该书收入丛书《医林指月》中。现有 1981 年江苏科学技术出版社点注本（《中医古籍小丛书》）。

三、学术思想

（一）学术思想渊源

张景岳的学术思想主要源于《内经》。他认为："《内经》者，三坟之一。盖自轩辕帝同岐伯、鬼臾区等六臣，互相讨论，发明至理，以遗教后世，其文义高古渊微，上极天文，下穷地纪，中悉人事，大而阴阳变化，小而草木昆虫，音律象数之肇端，脏腑经络之曲折，靡不缕指而胪列焉。大哉！至哉！垂不朽之仁慈，开生民之寿域。其为德也，与天地同，与日月并，岂直规规治疾方术已哉？"（《类经·序》）他极力维护《内经》的学术地位，认为"《难经》出自《内经》，而仅得其什一"（《类经·序》），对于《难经》有悖于《内经》诸说，均据《内经》予以驳正，指出："《内经》之文，字无苟言，句无空发，自后凡绍此统者，孰能外《灵》《素》之范围？而今之所以纷纷者，不无其由，盖自《难经》始也。《难经》述《灵》《素》而作，为诸家之最先，因其颇有谬误，遂起后世之惑，三千年来，无敢违背，而后世之疑，莫可解救。"（《类经附翼·求正录》）他深入研究《内经》，历 30 年编撰《类经》和《类经图翼》《类经附翼》，始终将《内经》作为医学研究的理论基础和临床实践的指导思想。

张景岳博览经、史、子、集，善于用先进的哲学思想指导医学研究，提出"医易相通论"，强调阴阳学说至关重要的指导意义。他积极借鉴老子、周敦颐等哲学家的理论成果，用以阐发医学问题。比如，他根据周敦颐的《太极图说》，从宇宙生成的角度论述阴阳五行之间的关系，认为"五行即阴阳之质，阴阳即五行之气，气非质不立，质非气不行。行也者，所以行阴阳之气也"（《类经图翼·运气上·五行统论》）。他以宇宙之"太极"喻人身之命门，说明命门的重要地位："命门居两肾之间，即人身之太极。由太极以生两仪，而水火具焉，消长系焉，故为受生之初，为性命之本。"（《类经附翼·求正录·真阴论》）他的多项理论研究，体现了哲学思想对医学发展的重要影响。

张景岳十三岁时随父亲到京城，跟畿辅名医金梦石学医，尽得其传。他通读历代重要医籍，博采众家之长，融会贯通，构筑自己的学术体系。他景仰仲景，推崇经方："观仲景之方，精简不杂，至多不过数味，圣贤之心，自可概见。""虽然东垣之法非不善也，然余则宁师仲景，不敢宗东垣者，正恐未得其精，先得其隘，其失也。"（《景岳全书·传忠录·论治篇》）他推崇李东垣的脾胃学说，但又继承许叔微、薛己等宋明医家重视肾命的思想，认为命门在人体占有比脾胃更重要的地位，他说："命门为精血之海，脾胃为水谷之海，均为五脏六腑之本。然命门为元气之根，为水火之宅，五脏之阴气非此不能滋，五脏之阳气非此不能发；而脾胃以中州之土，非火不能生。然必春气始于下，则三阳从地起，而后万物得以化生，岂非命门之阳气在下，正为脾胃之母乎？吾故曰脾胃为灌注之本，得后天之气也；命门为化生之源，得先天之气也，此其中固有本末之先后。观东垣曰：补肾不若补脾。许知可曰：补脾不若补肾。此二子之说，亦各有所谓，固不待辨而可明矣。"（《景岳全书·传忠录·命门余义》）

张景岳兴趣广泛，对天文、堪舆、音律、兵法、战术等都有较深的造诣。渊博的自然科学和社会科学知识奠定了他医学研究的坚实基础，多方面知识灵活而充分的运用，使他所著的《类经》《景岳全书》成为理论深邃、内容赅博的医学巨著。

（二）主要学术思想与学术经验

1. 医易相通论

《周易》包括《易经》和《易传》两部分。《易经》本是一部占筮书；《易传》则大多援引《易经》阐发哲理，因而被公认为古代哲学著作。

《易经》占筮人事吉凶，免不了涉及人体结构、健康、疾病等问题，但不能因此说《易经》与医学早在《易经》时代即产生了密切联系，后世所说的"医易相通"，也绝不是指上古人们通过占筮预知疾病和决定如何治疗等医巫不分的状况。

翻检医易相关的资料，大概以《灵枢·九宫八风》为最早。篇中以文王八卦顺序，将叶蛰、天溜、仓门、阴洛、上天、玄委、仓果、新洛八宫与八卦相配，不过是沿袭纬书之说，并未用以说明医学理论问题。然而，八卦直接被引入医学经典著作，毕竟可以说《易》对医学产生了影响。

《易传》如《彖辞》《象辞》《系辞》等开始用阴阳理论解经，特别是《系辞》中的阴阳已成为最抽象的哲学概念。阴阳学说已是解释宇宙生成和万物变化的哲学理论，其中有些论述和《内经》颇为相近，如果不可妄断《内经》的阴阳思想来自《易经》的话，那么，它们有着同一思想渊源则是毫无疑义的。

统帅《易传》和《内经》的同一哲学思想，构成了二者之间的密切联系。到唐代，这种联系已被医家所重视，如王冰注《素问》常引《易传》为说，孙思邈也曾强调"不知易，不足以言太医"，引起了后世医家的注意。

张景岳起初不以孙思邈之言为是，他认为："《易》之为书在开物成务，知来藏往；而医之为道，则调元赞化，起死回生。其义似殊，其用似异。且以医有《内经》，何借于《易》？舍近求远，奚必其然？"但是随着学识的增长，张景岳逐渐领悟到医易之间的密切联系，自称年逾不惑，"乃知天地之道，以阴阳二气而造化万物；人生之理，以阴阳二气而长养百骸。易者，易也，具阴阳动静之妙；医者，意也，合阴阳消长之机。虽阴阳已备于《内经》，而变化莫大乎《周易》。故曰天人一理者，一此阴阳也；医易同原者，同此变化也。岂非医易相通，理无二致，可以医而不知易乎？"（《类经附翼·医易·医易义》）于是他潜心研究《周易》，"摭易理精义，用资医学变通"，并撰专文集中阐述医易相通的道理。

在《医易义》中，张景岳首先引述《周易·系辞》关于宇宙图式的论述，如"易有太极，是生两仪，两仪生四象，四象生八卦""天尊地卑，乾坤定矣；卑高以陈，贵贱位矣；动静有常，刚柔断矣；方以类聚，物以群分，吉凶生矣"等，认为这是物质世界的普遍规律。然后又以天人合一思想为指导，论证人禀天地之气而生，因而符合自然界的一般规律，他说："伟哉人生，禀二五之精，为万物之灵；得天地之中和，参乾坤之化育；四象应天，四体应地；天地之合辟，即吾身之呼吸也；昼夜之潮汐，即吾身之脉息也；天之北辰为群动之本，人之一心为全体之君也。由是观之，天之气即人之气，人之体即天之体。""人身小天地，真无一毫之相间矣。今夫天地之理具乎易，而身心之理独不具乎易乎？医之为道，身心之易也，医而不易，其何以行之哉？"（《类经附翼·医易·医易义》）这样医易之间就有了千丝万缕的联系，从而孙思邈"不知易不足以言太医"之语，也得到了充分的论证。

张景岳将《易传》描述的宇宙生成过程概括为："造物之初，因虚以化气，因气以造形，而为先天一气之祖也。"他进而以此推论，人体生成之源在于父母，因而人的先天禀赋特性可根据父母情况预知："医而明此，乃知生生化化，皆有所原，则凡吾身于未有之初，便可因之以知其肇基于父母，而预占其禀受之象矣。"（《类经附翼·医易·医易义》）张景岳根据《易传》"太极生两仪"的一分为二观点，认为人具形体之后，也有偏阴偏阳的体质差异。他说："医而明此，乃知阴阳气血，皆有所钟，则吾身之形体气质，可因之以知其纯驳偏正，而默会其禀赋之刚柔矣。"（《类经附翼·医易·医易义》）这种强调人的体质差异并注意从父母方面寻求其初始原因的思想，具有一定的科学价值。

张景岳从《易传》关于"太极生两仪，两仪生四象，四象生八卦"的认识中，进一步领悟到阴阳无限可分的道理，指出："医而明此，乃知阳中有阴，阴中有阳，则凡人之似阳非阳，似阴非阴，可因之以知其真假逆顺，而察其互藏之幽显矣。……阴阳之中，复有阴阳，刚柔之中，复有刚柔，而其对待之体，消息之机，交感之妙，错综之义，昭乎已备，则凡人之性理神机，形情病治，可因之以得其纲领，而会通其变化之多矣。"（《类经附翼·医易·医易义》）充分说明了人体阴阳变化的复杂性。

张景岳以卦象阐发阴阳升降之理，指出："死生之机，升降而已，欲知升降之要，则宜降不宜升者，须防剥之再进，宜升不宜降者，当培复之始生。"因剥卦卦象只有一阳爻而且在最上，所以宜降不宜升；复卦卦象也只有一阳爻而在最下，所以宜升不宜降。但是升降调理之法，要用之于防，且不可操之过急，即如张景岳所说："畏剥所从衰，须从观（卦）始；求复之渐进，宜向临（卦）行。"这对医生调理人体气机升降，是颇有指导意义的，正所谓"欲明消长之道，求诸此而得之矣"（《类经附翼·医易·医易义》）。

张景岳还用卦象来解释病机。他说："以疾病言之，则泰为上下之交通，否是乾坤之隔绝。既济为心肾相谐，未济为阴阳各别。大过小过，入则阴寒渐深，而出为癥瘕之象；中孚颐卦，中如土脏不足，而颐为膜胀之形。"（《类经附翼·医易·医易义》）其中虽有牵强之处，但泰、否、既济、未济诸卦卦象，确实有助于理解人体阴阳及心肾交与不交的生理病理状态，所以至今仍被经常应用。张景岳还说："虽以卦象而测病情，以坎离而分水火；惟是坎本属水，而阳居乎中；离本属火，而阴藏乎内。……可见离阳属火，半为假热难猜；坎水是阴，岂尽真寒易识？……倘知逆顺堪忧，须识假真颠倒。"（《类经附翼·医易·医易义》）如此分析坎、离二卦的卦象，对深入理解寒热夹杂及真热假寒或真寒假热的复杂病证确能提供帮助。

张景岳由"常者易之体，变者易之用"，推及人体的常与变，深刻论述了生理与病理及治疗方面一般与特殊的关系。他指出："属阴属阳者，禀受之常也，或寒或热者，病生之变也。素大素小者，脉赋之常也；忽浮忽沉者，脉应之变也。恒劳恒逸者，居处之常也；乍荣乍辱者，盛衰之变也。肥瘦无改者，体貌之常也，声色顿异者，形容之变也。常者易以知，变者应难识。故以寒治热得其常，热因热用为何物？痛随利减得其常，塞因塞用为何物？检方疗病得其常，圆底方盖为何物？见病治病得其常，不治之治为何物？是以圣人仰观俯察，远求近取，体其常也；进德修业，因事制宜，通其变也。故曰不通变，不足以知常；不知常，不足以通变。知常变之道者，庶免乎依样画瓠芦，而可与语医中之权矣。"（《类经附翼·医易·医易义》）他既强调了人体常态和治疗的一般规律，又强调了人体病态和某些特殊的治疗法则，如此反复论述常与变的对立统一，对于启发医生知常达变的辨证思维具有重要作用。由于受当时政治、伦理观念的影响，《易传》在强调阴阳互根互用的同时，明显地表现出贵阳贱阴的思想倾向。张景岳对此加以发挥，进而论述人体阳气在生命活动中的重要性。他说："易有万象，而欲以一字统之者，曰阳而已矣；生死事大，而欲以一字蔽之者，亦曰阳而已矣。虽曰阳为阴偶而乾阳健运，阴为阳基而坤静常宁，然坤之所以得宁者，何莫非乾阳之所为？故曰如艮其止，止是静，所以止之便是动。是以阴性虽狡，未尝不听命乎阳，而因其强弱以为进退也。"（《类经附翼·医易·医易义》）《易传》的贵阳贱阴观念，为张景岳的"阳常不足论"奠定了思想基础。

《类经附翼·医易·医易义》从多方面论述了医易相通的道理，强调了学医知易的重要性和必要性，对后世医家产生了积极影响。当然，文中也有牵强附会之处，如用"伏羲六十四卦圆图"比附人体器官的上下左右分布以及生长壮老的盛衰过程；用八卦比附人体器官"坎为耳，阳聪于内也；离为目，阳明在外也；兑为口，拆开于上也；巽为股，两垂于下也"等，尽管有的是在祖述《易传》或《内经》原文，但现在看来都无实际意义。

张景岳认为："易之为书，一言一字皆藏医学之指南；一象一爻，咸寓尊生之心鉴。"然而医易之所以相通，主要在于二者同以阴阳学说为思想基础，"神莫神乎易，易莫易乎医，欲该医易，理只阴阳。"（《类经附翼·医易·医易义》）这种观点是颇有见地的，当今研究医易关系者若能以此为指南，则可无迷津之虞，少发无根之论，否则或致妄加发挥，疑惑他人。

2. 对五行学说的阐发及其进步意义

张景岳对五行学说多有论述，《类经图翼》中的《五行生成数解》《五行统论》，是两篇专门讨论五行学说的文章，其见解颇有独到之处。

（1）论五行生成之序：五行学说除了相生之序木、火、土、金、水及相克之序水、火、木、金、土之外，还有另一种排列次序，即五行生成之序：水、火、木、金、土。这种次序最早见于《尚书·洪范》："水曰润下，火曰炎上，木曰曲直，金曰从革，土爰稼穑。"本来《尚书》不过是一一述说五种物质的重要属性，而后来却被人们当成五行生成的顺序了，这是水为万物之源思想的反映。

一谈到顺序，必然与数字发生联系，因而一、二、三、四、五便成了水、火、木、金、土的生数；物有生则必有成，所以六、七、八、九、十又分别被定为水、火、木、金、土的成数。

在阴阳学说盛行的时代，数字也被划分为阴阳：奇数为阳，偶数为阴。又因天为阳，地为阴，所以阳数称天，阴数称地，如一为阳，称为"天一"，二为阴，称为"地二"，余则类推。

由于上述道理，五行生成数被表述为："天一生水，地六成之；地二生火，天七成之；天三生木，地八成之；地四生金，天九成之；天五生土，地十成之。"（《类经图翼·运气上·五行生成数解》）

张景岳说："五行之理，原出自然，天地生成，莫不有数，圣人察河图而推定之。"（《类经图翼·运气上·五行生成数解》）这句话反映了数字神秘主义思想。

张景岳认为，前人关于水、火、木、金生成顺序的认识是符合实际的。他说："夫五行各具形质，而惟水火最为轻清，乃为造化之初。"他通过以小验大、以今验古的推理方法，论证了水为万物之源思想的正确性："草木未实，胎卵未生，莫不先由于水，而后成形，是水为万物之先，故水数一。化生已兆，必分阴阳，既有天一之阳水，必有地二之阴火，故火次之，其数则二。阴阳既合，必有发生，水气生木，故木次之，其数则三。既有发生，必有收杀，燥气生金，故金次之，其数则四。"（《类经图翼·运气上·五行生成数解》）

至于"天五生土，地十成之"一句，张景岳并不以生成之序为解，他说："至若天五生土，地十成之，似乎土生最后。"其实恰恰相反，土即是地，地即是土，有了地即有了土，有了土，天三之木、地四之金才能有所依附，"水、火、木、金无不赖土，土岂后生者哉？然土之所以言五与十者，盖以五为全数之中，十为成数之极。中者，言土之不偏而总统乎四方；极者，言物之归宿而包藏乎万有，皆非所以言后也。"（《类经图翼·运气上·五行生成数解》）

这样，土就被置于非常重要的地位。重土思想是重视脾胃的理论基础之一，后世医家常用土的不偏不倚和物之归属的特性，说明脾胃的生理特征。

（2）论五行与阴阳相关：张景岳认为，五行与阴阳的关系是质与气的关系。他说：

"五行即阴阳之质，阴阳即五行之气，气非质不立，质非气不行。行也者，所以行阴阳之气也。"（《类经图翼·运气上·五行统论》）

又说："天地者，阴阳对待之定体；一二三四五六七八九十者，阴阳流行之次序。对待非流行不能变化，流行非对待不能自行，此五行所以流行于天地中而为用也。"（《类经图翼·运气上·五行统论》）可见，五行与阴阳是密不可分的。

张景岳这一观点，显然受到了宋明理学家们宇宙生成论的影响。宋代理学家的先驱周敦颐的《太极图说》及朱熹的《太极图说解》，提出了与《周易·系辞》不同的宇宙生成说，扬弃了八卦生万物的理论，改用阴阳五行说明宇宙从无到有的发生过程。如周敦颐《太极图说》云："无极而太极，太极动而生阳，动极而静，静而生阴。一动一静，互为其根，分阴分阳，两仪立焉。阳变阴合而生水火木金土，五气顺布，四时行焉。"

张景岳也是从宇宙生成过程的角度，论述阴阳五行之间的关系。他说："太虚之初，廓然无象，自无而有，生化肇焉，化生于一，是名太极，太极动静而阴阳分。……动静有机，阴阳有变，由此而五行分焉。"（《类经图翼·运气上·太极图论》）又说："由两仪而四象，由四象而五行。……四象既分，五行以出，而为水火木金土。"（《类经图翼·运气上·阴阳体象》）不难看出，张景岳直接引述了《太极图说》的思想，参看一下周敦颐的太极图，必能对这一思想有更加深入的理解。

张景岳强调阴阳五行相关，而于二者之中，尤其重视阴阳学说。他强调五行中的水火，再以水火分别与阴阳相联系，从而把阴阳学说论证成了五行学说的核心。他说："五行之中，各具五行，乃成六十花甲；由六十花甲而推于天地万物，其变可胜言哉？然而变虽无穷，总不出乎阴阳，阴阳之用，总不离乎水火。所以天地之间，无往而非水火之用，欲以一言而蔽五行之理者，曰乾坤付正性于坎离，坎离为乾坤之用耳。"（《类经图翼·运气上·五行统论》）

张景岳强调阴阳五行密不可分，主要是为解释运气服务。天干地支各配阴阳五行，就可以根据纪年干支的阴阳五行属性来推算一年的气候特征了。

（3）论五行生克胜复及互藏：关于五行的阴阳属性，张景岳提出了两种划分方法：一是以气言时之序，则曰木火土金水，其中木火为阳（春夏），金水为阴（秋冬）；一是以数言生之序，则曰水火木金土，其中水木为阳（一、三），而火金为阴（二、四）。

张景岳认为，虽然五行有不同的排列次序和阴阳划分方法，但五行学说无非是说明变化之道、生克之理，所以他对五行的生克关系做了进一步的阐述，并提出了五行互藏之说，补充了前人的五行理论。

相生相克是五行关系的重要规律，但如果绝对地理解生、克的意义，则与自然规律相违背。张景岳批评了将生克关系绝对化的观念，提出了"生中有克、克中有用"的新见解。他说："所谓生中有克者，如木以生火，火胜则木乃灰烬；火以生土，土胜则火为扑灭；土以生金，金胜则土无发生；金以生水，水胜则金为沉溺；水以生木，木胜则水为壅滞。此其所以相生者，实亦有所相残也。所谓克中之用者，如火之炎炽，得水克而成既济之功；金之顽钝，得火克而成锻炼之器；木之曲直，得金克而成芟削之材；土之旷墁，得木克而见发生之化；水之泛滥，得土克而成堤障之用。此其所以相克者，实又所以相成也。"（《类经图翼·运气上·五行统论》）总之，"相生亦有所相残""相克又所以相成"，是张景岳关于五行学说的独特见解，其具体表述，与现用《中医基础理论》教科书中关于生克相对性的论述有一定差异。

张景岳还论述了与五行相克有关的五行胜复规律：有胜必复，子报母仇。他说："凡有所胜，必有所败，有所败，必有所复，母之败也，子必救之。如水之太过，火受伤矣，火之子土，出而制焉；火之太过，金受伤矣，金之子水，出而制焉；金之太过，木受伤矣，木之子火，出而制焉；木之太过，土受伤矣，土之子金，出而制焉；土之太过，水受伤矣，水之子木，出而制焉。盖造化之几，不可无生，亦不可无制，无生则发育无由，无制则亢而为害。"（《类经图翼·运气上·五行统论》）文中最后一句至今仍广为传诵，几乎成了论述五行关系的格言。

张景岳五行学说的最突出特点，是提出了五行互藏的理论。所谓"互藏"，即相互包涵、相互依赖之义，他认为五行之中任何一行都与其他四行存在着这种"互藏"的关系。他在《类经图翼·运气上·五行统论》中指出：

水之互藏，木中有津，土中有泉，金可成液，火能熔物，"水为造化之原，万物之生，其初皆水，而五行之中，一无水之不可也"。

火之互藏，钻木、击金、凿石皆可见火，油、酒皆能生火。另外，雨大生雷，湿多成热，火虽无形，但无所不在，"凡属气化之物，非火不足以生，故五行之中，一无火之不可也"。

土之互藏，"木非土不长，火非土不荣，金非土不生，水非土不畜，万物生成，无不赖土，而五行之中，一无土之不可也"。

木之互藏，"生于水，植于土，荣于火，成于金。凡发生之气，皆化在木。即以人生而言，所衣所食皆木也，得木则生，失木则死。……此五行万物之中，一无木之不可也"。

金之互藏，"产于山石，生诸土也；淘于河沙，隐诸水也；草有汞，木有镦，藏于木也；散可结，柔可刚，化于火也。……凡气化之物不得金气，无以坚强……五行万物之中，一无金之不可也"。

上述对自然现象的列举，不免有牵强附会之处，但张景岳提出五行互藏的理论，意在打破五行生克的固定模式，从更广泛的角度探讨五行之间的联系，如果我们因关注其论证的缺陷而忽视了他得出的"五行之理，交互无穷"的重要结论，那将是令人遗憾的。

张景岳将五行互藏理论应用于人体，指出在生理上"五脏五气，无不相涉"，在病理上"五脏相移，精气相错""或此或彼为利为害，各有互相倚伏之妙"（《景岳全书·妇人规·崩淋经漏不止》）。这样，就克服了仅用五行生克的固定模式说明五脏生理、病理联系的局限性，启发人们从新的角度探讨人体内脏的相互联系和疾病的传变规律，所以五行互藏理论具有一定的进步意义。

3. 阴阳一体思想及"阳常不足阴本无余论"

（1）阴阳一体思想：张景岳的阴阳一体思想是对阴阳互根思想的进一步发挥。阴阳互根是阴阳学说的基本内容之一。《内经》即明确指出："阴在内，阳之守也；阳在外，阴之使也。"（《素问·阴阳应象大论》）"阴平阳秘，精神乃治；阴阳离决，精气乃绝。"（《素问·生气通天论》）王冰注曰："阳气根于阴，阴气根于阳。"这些记述都体现了阴阳互根的思想。张景岳对前人的这一思想做了进一步的发挥，提出了"阴阳一体"的命题，他说："阴无阳不生，阳无阴不成，而阴阳之气，本同一体。"（《类经图翼·运气上·阴阳体象》）对阴阳双方相互依赖的关系进行了高度的概括。

由于阴阳双方相互依存、相互为用，所以在治疗阴阳偏衰的病证时，张景岳强调阴中求阳、阳中求阴。他说："善补阳者，必于阴中求阳，则阳得阴助而生化无穷；善补阴者，必于阳中求阴，则阴得阳升而泉源不竭。"（《景岳全书·新方八略·补略》）

张景岳不仅概括论述了阴阳一体思想，还用这一思想进一步解释精与气、水与火之间的密切联系，具体说明人体的生理病理现象。

一般认为，精属于阴而气属于阳，但张景岳指出精气分阴阳有其特殊性，即："精气之阴阳，有可分言者，有不可分言者。"所谓可分者，是指"以清浊对待言，则气为阳，精为阴"；所谓不可分者，是指"以死生聚散言，则凡精血之生皆为阳气"，精、气、神三宝"互以为根，本同一气"。因此张景岳认为精气分阴阳与寒热分阴阳有所不同，他说："寒热之阴阳则不可不分，盖寒性如冰，热性如炭，冰炭不谋，奚堪妄用。予故曰：精气之阴阳有不可离，寒热之阴阳有不可混。"（《景岳全书·传忠录·阳不足再辨》）这就进一步强调了精气互生的关系。

在生理上，精气可以互生；在病理上，精气则可以互损，精虚可以导致气虚，气虚可以导致精亏，所以张景岳说："气因精而虚者，自当补精以化气；精因气而虚者，自当补气以生精。"（《景岳全书·传忠录·阳不足再辨》）"善治精者，能使精中生气；善治气者，能使气中生精。"（《景岳全书·新方八略·补略》）

水火关系是阴阳关系的典型体现，所以《内经》说："水火者，阴阳之兆也。"常言道："水火不相容。"而张景岳却强调"水火不相离"。他说："火为水之主，水即火之源，水火原不相离也。何以见之？如水为阴，火为阳，象分冰炭，何谓同原？盖火性本热，使火中无水，其热必极，热极则亡阴，而万物焦枯矣。水性本寒，使水中无火，其寒必极，寒极则亡阳，而万物寂灭矣。此水火之气果可呼吸相离乎？"（《景岳全书·传忠录·阴阳篇》）

张景岳认为，水火是万物造化之机，也是人体生命之本，他说："其在人身，是即元阴元阳。"元阴元阳是先天无形之阴阳，元阳为无形之火，元阴为无形之水，通过无形水火的交互作用，进而化生出气血、脏腑，是为后天之阴阳，即所谓："元阳者，即无形之火，以生以化，神机是也，性命系之，故亦曰元气。元阴者即无形之水，以长以立，天癸是也，强弱系之，故亦曰元精。元精元气者，即化生精气之元神也。"（《景岳全书·传忠录·阴阳篇》）

张景岳关于阴阳一体思想的论述，对于理解人体阴阳、精气水火之间的对立统一关系，认识人体生理病理现象具有一定的指导意义。

（2）阳常不足论：张景岳早年读丹溪著作，未尝不佩服其"阳有余阴不足论"是高见卓识，而30岁以后，则疑信相半；40岁以后，读书愈广，学验愈丰，始知其论为大谬。于是特撰《大宝论》一文，对丹溪的"阳有余论"进行驳正。

《大宝论》收入《类经附翼·求正录》中。该文首先强调了阴阳双方协调平衡的重要意义，指出："阴阳二气，最不宜偏，不偏则气和而生物，偏则气乖而杀物。"接着又强调了阳的主导地位，认为阳是矛盾的主要方面，阳气是造化万物之源，是人体生命之本，即所谓："阴以阳为主，所关于造化之原，而为性命之本者，惟斯而已。"

在《大宝论》中，张景岳从"形气之辨""寒热之辨""水火之辨"三个方面，列举自然界及人体生命活动的客观现象，对阳气为主、阳非有余的观点进行了论证。

1）形气之辨：阳化气，阴成形，所以人体以形为阴，以气为阳。虽然"非气无以生形""非形无以载气"，二者缺一不可，但在人体的生命活动中，还是阳气起着主导作用。张介宾指出：人体能够维持正常的体温和保持充沛的活力，都是由于阳气的作用；五官、五脏能够发挥正常的功能，也无不以阳气为赖。人死之后，身冷如冰，灵觉尽灭，形存气去，是阳脱在前，阴留在后，显然是阴多于阳，而不是阳多于阴。

2）寒热之辨：热属于阳，寒属于阴，春夏之暖为阳，秋冬之冷为阴。当长夏盛暑季节，气候炎热，万国如炉，草木昆虫都有暑热之苦，然而天气越热，生物越繁，不热则不盛。待至秋冬季节，气候转冷，"一夕风霜，即僵枯遍野"。这说明热能生物而寒无生意，过寒则肃杀克伐，万物尽灭，所以说热无伤而寒可畏，是寒强于热，亦即阴强于阳。

3）水火之辨：张景岳指出："造化之权，全在水火，而水火之象有四，则日为太阳，火为少阳，水为太阴，月为少阴，此四象之真形，而人所未达也。"日月水火之所以如此分阴阳太少，是因为天为阳，地为阴；日为阳，月为阴；火为阳，水为阴。日在天上，为阳中之阳，故为太阳；火在地下，为阴中之阳，故为少阳；水在地下，为阴中之阴，故为太阴；月在天上，为阳中之阴，故为少阴。张景岳认为："阴阳之性，太者气刚，故日不可灭，水不可竭，此日为火之本，水为月之根也。少者气柔，故火有时息，月有时缺，此火是日之余，月是水之余也。"所以，造化万物之水，是地下之水，造化万物之火，是天上之日。火有时息，日不可灭，只有不灭的真阳之火才能生物，"而燎原之凡火，但能焦物病物，未闻有以烘炙而生物者"。张景岳认为，阳光是生养万物的"真阳之火"，冬天日行南陆，离地稍远，则严寒难御，万物凋零，假若没有此日，必将"六合尽冰壶，乾坤一地狱"，根本谈不上万物的生长。水为太阴而能生物，全由于水中含有阳气，比如春夏之水，土得之则能生能长，秋冬之水，土得之则不生不长，"不惟不生，而自且为冻，是水亦死矣"。这说明水性属阴，如果其中不含阳气，则结为冰冻而成为死水，根本不会有生物的作用。

归根结底，自然界万物的生长，无不依赖阳气，阳来则生，阳去则死。"人是小乾坤，得阳则生，失阳则死""天之运，人之命，元元根本，总在太阳无两也"。所以张景岳总结道："天之大宝，只此一丸红日，人之大宝，只此一息真阳。"

《类经附翼》刊行数年之后，三吴有一李氏对《类经附翼·大宝论》阐述的阳为阴主而阳非有余的观点提出了批评，说："人自有生以来，男必十六而精始通，女必十四而经始至，及其衰也，男精竭于八八，女血净于七七，凡精血既去，而人犹赖以不死者，惟此气耳。夫气为阳，精血阴也，精血之来既迟在气后，精血之去又早在气先，可见精已无而气犹在，此非阴常不足，阳常有余之明验乎？"

张景岳为了反驳这一观点，在《景岳全书》中特撰《阳不足再辨》一文，指出："人之生也，譬诸草木，草木之初，其生苗也，继而生枝叶，再而生花实，及其衰也，花实落而枝叶存，以渐而凋也。此草木之盛衰有时，故曰生长化收藏，而候有不同也。人之生也，亦犹是耳，初而生婴孩，继而生精血，再而生子女，及其衰也，精血去而形犹存，以渐而终也，此人生之盛衰亦有其时，故曰生长壮老已，而年有不同也。然则自幼至老，凡在生者，无非生气为之主，而一生之生气，何莫非阳气为之主，而但有初中之异耳。若以人之精至为阴至，岂花果之成亦草木之阴至耶？而枝叶未凋即草木之阳在耶？……观《天年篇》曰：人生百岁，五脏皆虚，神气皆去，形骸独居而终矣。夫形，阴也；神气，阳也。神气去而形犹存，此正阳常不足之结局也，而可谓阳常有余乎？"（《景岳全书·传忠录·阳不足再辨》）

此论旨在说明精血的至与竭，只是人体生命过程的不同阶段，并不能代表生命活动的最后结局，人死之后，气去而形存，则是阳不足，而非阳有余，这与《大宝论》中"形气之辨"的观点完全相通。

张景岳在《阳不足再辨》中还指出，阳气与人之寿夭密切相关。他认为人的自然寿命要在百岁之上，而实际能尽天年者，百人之中竟寥寥无几，这都是因为生气不及，而绝非由于阳气有余。所以他强调："阳强则寿，阳衰则夭。"告诫人们："难得而易失者，惟此阳气，既失而难复者，亦惟此阳气。"谆谆提醒人们珍惜阳气，爱护阳气，而不要滥用苦寒药物克伐阳气。

（3）阴本无余论：张景岳认为，显然阳非有余，阴亦常常不足，这是在阴阳一体思想指导下得出的必然结论。他在继《大宝论》力述阳气的主导作用之后，又撰《真阴论》一文，对真阴的重要性进行阐发，突出强调了"阴气本无有余，阴病惟皆不足"的学术观点。

《类经附翼·求正录·真阴论》首先指出："此一阴字，正阳气之根也，盖阴不可以无阳，非气无以生形也。阳不可以无阴，非形无以载气也。"接着，对刘河间主火之说及朱丹溪苦寒补阴之法导致的流弊进行了尖锐的批评，指出热证有实火、虚火之别，实火不过十之三四，虚火十中常见六七；实火为病，元气本无所伤，可以苦寒折之，而虚火是真阴亏虚所致，苦寒之品不仅不能补阴，而且能败害真火，甚至令人精寒无子，并且无不损人寿命。张景岳说："盖自余有知以来，目睹苦寒之害人者，已不可胜纪，此非时医之误，实二子传之而然，先王仁爱之德，遭敝于此，使刘朱之言不息，则轩岐之泽不彰，是诚斯道之大魔，亦生民之厄运也。"（《类经附翼·求正录·真阴论》）为了针砭滥用苦寒，戕伐真阴之时弊，张景岳在《真阴论》中，从"真阴之象""真阴之藏""真阴之用""真阴之病""真阴之治"五个方面，对真阴的生理、病理、病证及治疗进行了详尽的论述。

1）真阴之象：阴为精，阴成形，此精此形，即是真阴之象。张景岳指出，真阴之在人体，就像蓄财的家宅、盛物的器具、约束丈夫的妻妾一样，为阳气所依附，是阳气之根本，所以精伤则阴虚，阴虚则无气，无气则人死。精藏于内，肉形于外，观其形质坏与不坏，即知真阴伤与未伤，如果"形肉已脱"，则"九候虽调犹死"（《类经附翼·求正录·真阴论》引《内经》语）。

2）真阴之藏：精为真阴，所以"真阴之藏"意指人体藏精之所。《素问·上古天真论》云："肾者主水，受五脏六腑之精而藏之。"所以常说"肾藏精"。而张景岳进一步指出，肾的藏精之所在于命门。他说："肾有精室，是曰命门，为天一所居，即真阴之腑，精藏于此，精即阴中之水也，气化于此，气即阴中之火也。……欲治真阴，而舍命门，非其治也。此真阴之藏，不可不察也。"（《类经附翼·求正录·真阴论》）

3）真阴之用：真阴藏于命门，作为命门之水，化生命门之火，水火相济为用，同为十二脏之化源。"心赖之则君主以明，肺赖之则治节以行，脾胃赖之，济仓廪之富，肝胆赖之，资谋虑之本，膀胱赖之，则三焦气化，大小肠赖之，则传导自分。此虽云肾脏之伎巧，而实皆真阴之用，不可不察也。"（《类经附翼·求正录·真阴论》）

4）真阴之病：张景岳首先指出，真阴之病的特点是有虚无实："凡阴气本无有余，阴病惟皆不足，即如阴盛于下者，原非阴盛，以命门之火衰也；阳盛于标者原非阳盛，以命门之水亏也。水亏其源，则阴虚之病叠出。"表现为面赤如朱的戴阳证、外热如火的格阳证，以及口渴引饮、躁扰狂越、五心烦热、吐血衄血等种种证候。由于人体阳气，化生于真阴藏居的命门，因而真阴不足，可以导致阳气亏虚，阳气亏虚则人体之火衰，"火衰其本，则阳虚之病迭生"，表现为神昏困倦、头目眩晕、呕恶气短、饮食不化、肠鸣滑泄、阳痿精寒等多种病证。总之，"无水无火，皆在命门，总曰阴虚之病，不可不察也。"（《类经附翼·求正录·真阴论》）

5）真阴之治：真阴之病常常表现为阴虚和阳虚两个方面，体现了阴阳互根互损的原理。张景岳引用王冰的名言"壮水之主以制阳光，益火之源以消阴翳"作为阴虚和阳虚的治疗原则。至于具体方药，张景岳虽然认为薛己常以仲景八味丸益火及钱氏六味丸壮水而独得其妙，但他强调指出："真阴既虚，则不宜再泄。二方俱用茯苓、泽泻，渗利太过，即仲景《金匮》，亦为利水而设，虽曰大补之中，加此何害，然未免减去补力，奏功为难矣。使或阴气虽弱，未至大伤，或脏气微滞而兼痰湿水邪者，则正宜用此。若精气大损，年力俱衰，真阴内乏，虚痰假火等证，即从纯补，犹言不足，若加渗利，如实漏卮矣。"（《类经附翼·求正录·真阴论》基于这种观点，张景岳主张"用六味之意，而不用六味之方"，自创左归丸、左归饮，分别治疗真阴肾水不足、渐渐衰羸及阴衰阳盛的病证，突出体现了重阴思想。

《类经附翼·求正录·真阴论》主旨在于论述真阴的象、藏、用、病、治，但文中也从阴阳互根互损的角度，论述了阳气的化生、病证及治疗问题，读者不可因此把命门水火都当作真阴，混淆了景岳学说的阴阳概念。

4. 对命门学说的新发展

《类经附翼·三焦包络命门辨》和《景岳全书·命门余义》两文，是张景岳关于命门的专论，我们可以借此看到张景岳对前人命门学说的新发展。

"命门"二字最早见于《内经》，如《灵枢·根结》《灵枢·卫气》等篇指出："命门者，目也。"

为什么称目为命门，《内经》中没有论述，张景岳解释说："此盖指太阳经穴终于睛明，睛明所夹之处，是为脑心，乃至命之处，故曰命门。"（《类经附翼·求正录·三焦包络命门辨》），而后世"命门"的含义，却是生命之根本、立命之门户，所以张景岳认为："命门之义，《内经》本无。"（《景岳全书·传忠录·命门余义》）

《难经·三十六难》提出右肾命门说："肾有两者，非皆肾也，左者为肾，右者为命门。命门者，精神之所舍，原气之所系，男子以藏精，女子以系胞。"

《难经》关于命门作用的论述是景岳命门学说的重要基础，但《难经》关于命门位置的看法却未被张景岳所接受，其对"右肾命门说"提出如下非议："右肾为命门，男子以藏精，则左肾将藏何物乎？女子以系胞，则胞果何如而独系右肾乎？此所以不能无疑也。"（《类经附翼·求正录·三焦包络命门辨》）

王叔和《脉经》论肾时，也将两肾作了区别，认为"左为肾，右为子户"。张景岳认为这种观点的实质仍是右肾命门说，所以未予全面肯定。

除医学书籍外，《黄庭经》等道教经典中也常常出现"命门"一词，注家或解释为"关元之中，男子藏精之所"，或解释为"下丹田精气，出飞之处"，这可算是道教内功家的命门说。

张景岳将《难经》关于命门功能的论述、《脉经》的命门子户说、道教气功家的命门说以及理学家的太极说结合起来，形成了自己的命门学说，与其阴阳一体思想构成了严密、完整的人体生理理论。

（1）命门的位置：张景岳认为，《脉经》所谓"子户"，即是子宫，其位置"居直肠之前，膀胱之后，当关元气海之间，男精女血，皆存乎此，而子由是生"（《类经附翼·求正录·三焦包络命门辨》）。他在《类经图翼》"内景图"中增绘了子宫，并题曰旧图"无子宫命门之象，皆大失也，今改正之"。

很明显，张景岳所说的子宫与现代医学的子宫概念不同，并非女子所独有，即所谓"子宫者，实男女之通称也"。

至于命门的具体位置，张景岳指出："子宫之下有一门，其在女者，可以手探而得，俗人名为产门；其在男者，于精泄之时，自有关阑知觉。"此处即是命门，总而言之，"命门者，子宫之门户也。"（《类经附翼·求正录·三焦包络命门辨》）

（2）命门与两肾的关系：张景岳认为，"男子以藏精，女子以系胞"的命门不是右肾，而是具有独立形质的"子宫之门"，这是根据功能寻找组织结构所得出的新的结论。但是，张景岳并没有否认命门与两肾之间不可分割的联系，他说："命门原属于肾，非又别一府也。""子宫者，肾脏藏精之府也。""命门与肾本同一气。"这样看来，命门完全隶属于肾，甚至可以说，它们本来就是一个不可分割的整体。由于肾配五行属于北方之水，所以张景岳用代表水的坎卦来比喻肾与命门的关系："肾两者，坎外之偶也；命门一者，坎中之奇也，一以统两，两以包一，是命门总主乎两肾，而两肾皆属于命门。"（《类经附翼·求正录·三焦包络命门辨》）正是在这种意义上，张景岳又说："命门在两肾之间，即人身之太极。"（《类经附翼·求正录·真阴论》）

总之，命门虽然有自己的组织结构，但它并不是一个独立的脏腑，所以没有自己的经脉所属，也没有其他脏腑与其表里相配。无论在生理、病理还是治疗上，命门都和两肾具有不可分割的联系。

（3）命门的作用：命门为先天立命之门户。张景岳说："夫身形未生之初，父母交会之际，男之施由此门而出，女之摄由此门而入。及胎元既足，复由此出，其出其入，皆由此门，谓非先天立命之门户乎？"（《类经附翼·求正录·三焦包络命门辨》）简而言之，即：父母交会之际，施摄皆由此门，胎儿成熟之后，从母体娩出亦由此门，故此门为先天立命之门户。

应当强调：所谓"命门为先天立命之门户"，实际是说，亲代的命门为子代的先天立命之门户。若对亲代本身而言，应当说命门为繁衍生殖之门户。张景岳此言欠明确，读者不可不察。

命门为后天立命之门户。张景岳说："及乎既生，则三焦精气皆藏乎此。""精去则气去，气去则命去，其固其去，皆由此门，非谓后天立命之门户乎？"（《类经附翼·求正录·三焦包络命门辨》）不难看出，张景岳称命门为"后天立命之门户"，是说人出生之后，精藏于命门，气化于命门，命门为人身之太极，为生命之根本，所以张景岳在《真阴论》中进一步明确指出："肾有精室，是曰命门。……命门居两肾之中，即人身之太极，由太极以生两仪，而水火具焉，消长系焉，故为受生之初，为性命之本。"

张景岳认为，命门不仅是藏精之所、固精之门，而且是"人身巩固之关"，诸如"仓廪不藏"的滑泄、"水泉不止"的遗尿、"关门不利"的癃闭等，都是由命门水火不足所致的病证。他说："北门之主总在乎肾，而肾之政令总在乎命门。盖命门为北辰之枢，司阴阳之柄，阴阳和则出入有常，阴阳病则启闭无序。故有为癃闭不通者，以阴竭水枯干涸之不行也；有为滑泄不禁者，以阳虚火败收摄之无主也。"（《景岳全书·传忠录·命门余义》）《内经》云："肾者胃之关。"张景岳认为，正是命门具体主司着肾的这一重要职能。

张景岳突出强调了命门之火的重要作用，谓"命门有火候，即元阳之谓也，即生物之火也"。虽然三焦火候各有所司，但最终皆归之命门，因为"水中之火，乃先天真一之气，藏于坎中，此气自下而上，与后天胃气相接而化，此实生生之本。是以花萼之荣在根柢，灶釜之用在柴薪，使真阳不发于渊源，则总属无根之火矣"（《景岳全书·传忠录·命门余义》）。张景岳认为："命门之火是人体生气之源，命门有生气，即乾元不息之几也，无生则息矣。"（《景岳全书·传忠录·命门余义》）

《内经》称胃为"水谷之海"。易水学派的重要医家李东垣更以注重脾胃著称。而张景岳却认为，命门在人体占有比脾胃更重要的地位。他说："命门为精血之海，脾胃为水谷之海，均为五脏六腑之本。然命门为元气之根，为水火之宅，五脏之阴气非此不能滋，五脏之阳气非此不能发；而脾胃以中州之土，非火不能生。"命门之火在下，正为脾胃之母。"吾故曰脾胃为灌注之本，得后天之气也；命门为化生之源，得先天之气也，此其中固有本末之先后。"（《景岳全书·传忠录·命门余义》）这样用先天后天来概括命门与脾胃的关系，为李中梓"先后天根本论"的提出奠定了基础。

总之，"命门者，为水火之府，为阴阳之宅，为精气之海，为死生之窍"（《类经附翼·求正录·三焦包络命门辨》），这句话可以说是张景岳对命门作用的高度概括。如果用现代语言来表述张景岳的认识，则无非是以下几个方面：命门之水是人体组织发生的原始物质，命门之火是生命活动的原始动力，命门是人体能量物质的储备场所，命门是人类繁衍后代的生殖门户。

（4）命门的病证及其治疗：命门藏精化气，为水火兼具之所，又因阳常不足，阴本无余，所以命门的病证不外乎阴阳偏衰，水火亏损。《类经附翼·求正录·真阴论》概括了命门病证的两个方面："火衰其本，则阳虚之证迭出。""水亏其源，则阴虚之证迭出。"

至于命门亏损的治疗原则，张景岳推崇王冰总结的两句话："壮水之主""益火之源"。他说："此诚性命之大本，医不知此，尚何足云。"（《类经附翼·求正录·三焦包络命门辨》）

张景岳为治疗命门亏损病证，自创了著名的补益方剂，壮水，用左归丸、左归饮；益火，用右归丸、右归饮。

5. 问诊内容的归纳和概括

问诊是医生了解疾病发生、发展、治疗经过、现有症状以及病人社会处境、心理状态等与疾病相关因素的重要手段，在四诊中占首要地位。《景岳全书·传忠录·十问篇》将问诊内容进行了归纳，并编成以下歌诀予以概括："一问寒热二问汗，三问头身四问便，五问饮食六问胸，七聋八渴俱当辨，九因脉色察阴阳，十从气味章神见，见定虽然事不难，也须明哲毋招怨。"此"十问歌"的前半部分，至今仍广为传诵，可见其产生了深远的影响。

以上十问，张景岳强调指出："乃诊治之要领，临证之首务也，明此十问，则六变（表里寒热虚实）俱存，而万病形情，俱在吾目中矣。"《景岳全书·传忠录·十问篇》

《十问篇》对十问的内容一一进行了论述，现择其要者介绍如下。

（1）问寒热：寒热是临床最常见的症状之一。问寒热的首要目的是区别病属内伤还是外感，即如张景岳所说："问寒热者，问内外之寒热，欲以辨其在表在里也。"

张景岳认为，区别外感发热和内伤发热，主要以伴随症状为依据："凡身热脉紧、头痛、体痛、拘急无汗，而且行于暂者，必外感也。""若无表证而身热不解，多属内

伤，然必有内证相应，合而参之，自得其真。"（《景岳全书·传忠录·十问篇》）

外感发热"得于暂"，这是一般规律，但张景岳指出，不能单凭病程久暂诊断表里，"凡身热经旬或至月余不解，亦有仍属表证者"，这主要由于初诊时误以为火而妄用寒凉，致邪不能散；或虽终解散，而药未及病，以致邪留在经，迁延不愈，"其病必外证多，里证少，此非里也，仍当解散"。（《景岳全书·传忠录·十问篇》）

张景岳认为，内伤发热最多见的病机是阴虚和积热，其共同特点是"必有内证相应，其来渐也"。其中阴虚发热，除兼见肺、脾、肾等相应脏器的精伤症状外，"必候热往来，时作时止，或气怯声微"；而积热多属实火，常兼见癥瘕、气血瘀滞之证，可资鉴别。

张景岳指出，寒证也有外寒和内寒之分，然而其病机都在于人体阳气不足，"或外寒者，阳亏于表，或内寒者，火衰于中"。所以他在总结寒热的虚实属性时说："热者多实，而虚热者最不可误；寒者多虚，实寒者间亦有之。"（《景岳全书·传忠录·十问篇》）这种观点是颇有见地的。

（2）问汗：中医认为汗在临床上具有重要的诊断意义，这与西医的观念显然不同。张景岳说："问汗者，亦所以察表里也。""汗证之有表里阴阳，不可不察也。"可见汗出一证，也有属表属里之不同。

关于表证出汗，张景岳指出："凡温暑等证，有因邪而作汗者，虽汗而邪未去者，皆表证也。"但是，表证也可累及脏腑而变为里证："表邪未除者，在外则连经，故头身或有疼痛；在内则连脏，故胸膈或生躁烦。"张景岳还指出，有些表邪较盛的外感病证，本来无汗，若见汗出，则邪随汗去，表证遂解，此为"邪尽而汗者，身凉热退，此邪去也"。即把汗出视为邪尽表解的标志。然而汗出未必邪尽，不可一概论之，张景岳说："有得汗后，邪虽稍减而未得尽全者，犹有余邪，又不可因汗而必谓其无表邪也，须因脉证而详察之。"（《景岳全书·传忠录·十问篇》）

临床有些汗证，全无表邪，纯由内发，张景岳认为主要有阳衰而汗、阴虚而汗、火盛而汗、过饮而汗等不同证型，当辨证施治，或实其气，或益其精，或用寒药清之、凉之。

（3）问头身：问头，主要包括问头痛、眩晕、头重等。张景岳指出，火盛于内所致的头痛，"必有内应之证，或在喉口，或在耳目"，别无表证；阴虚头痛则举发无时，遇劳苦、逢情欲，其发尤甚；阳虚头痛则见恶寒、呕恶、六脉沉微兼细弦，诸治不效，而可用肉桂、附子、人参、熟地之类获愈。至于眩晕，张景岳认为多因清阳不升，上虚而作；头重则尤多为上虚所致。

问身，主要指问身痛之特点，以辨其表里寒热。张景岳指出，表证身痛，因感寒而作，痛无定所，可随散而愈；痛痹之身痛，痛有定处，别无表证、无热候。另外，火盛也可致身痛，表现为皮肤灼热，或红肿不消，或内生烦渴，必有热证相应；如果劳损病剧而忽加身痛之甚者，为阴虚之极，不能滋养筋骨所致，营气衰惫，"无能为也"。（《景岳全书·传忠录·十问篇》）

（4）问便：张景岳非常重视二便的诊断意义，他说："二便为一身之门户，无论内伤外感，皆当察此，以辨其寒热虚实。"

张景岳指出，大便热结未必可攻，只有与腹中坚满并见者，方属有余之证；伤寒小便通利为吉兆；小便清利，说明里热未甚，病不在气分；本小便不利者，若逐渐通利，则其气化可知，最为吉兆。他还指出，小便色黄未必是火："凡小便，人但见其黄便谓是火，而不知人逢劳倦，小水即黄；焦思多虑，小水亦黄；泻痢不期，小水亦黄；酒色伤阴，小水亦黄。使非有或淋或痛，热证相兼，不可因黄便谓是火，余见逼枯汁而毙人者多矣！"（《景岳全书·传忠录·十问篇》）所言发人深省，至今仍有指导意义。

（5）问饮食：张景岳认为，外感病可根据恶食与否，判断病邪及未及脏；内伤病则可根据饮食五味及冷热喜恶，知脏腑寒热，以推药饵之宜否。他非常重视病人平素和病时的气味喜恶，指出"气味有喜恶，有素性之喜恶，有一时之喜恶"，遣药制方时，当以此作为参考，"喜者相宜，取效尤易；恶者见忌，不必强投"。（《景岳全书·传忠录·十问篇》）

张景岳还根据饮食后的病情变化，断定疾病的虚实。他说："凡诸病得食稍安者，必是虚证；得食更甚者，或虚或食皆有之，当辨而治也。"（《景岳全书·传忠录·十问篇》）

（6）问胸：张景岳认为，胸部连心肺，通脏腑，临证之所以必当问胸部的感觉，是为了鉴别其有邪无邪及宜补还是宜泻。"凡胸腹胀满，则不可用补；而不胀不满，则不可用攻，此大法也。然痞与满不同，当分轻重：重者，胀塞中满，此实邪也，不得不攻。轻者，但不欲食，不知饥饱，似胀非胀，中空无物，乃痞气耳，非真满也。此或以邪陷胸中者有之，或脾虚不运者有之。病者不知其辨，但见胃气不开，饮食不进，问之亦曰饱闷，而实非真有胀满，此在疑虚疑实之间。若不察其真确，未免补泻倒施，必多致误，则为害不小。"（《景岳全书·传忠录·十问篇》）

张景岳强调："用补之法，不宜造次。……先察胸腹之宽否何如，然后以渐而进。""凡势在危急，难容少缓，亦必先问其胸宽者乃可骤进。若元气真虚而胸腹又胀，是必虚不受补之证。若强进补剂，非惟无益，适足以招谤耳。此胸腹之不可不察也。"（《景岳全书·传忠录·十问篇》）

（7）问耳：张景岳认为，耳为肾脏之官，宗脉所聚，听力变化具有重要的诊断意义，尤其是"因病而聋者，不可不辨"。耳聋病机有气虚气闭之别，"其属气虚者什九，气闭者什一耳"。耳聋的轻重进退，常常是病情变化的指征。"聋有轻重，轻者病轻，重者病重。若随治渐轻，可察其病之渐退也；进则病亦进矣。若病至聋极，甚至决然无闻者，此诚精脱之证，余经历者数人矣，皆至不治。"（《景岳全书·传忠录·十问篇》）

（8）问渴：问渴，一定要问清喜冷喜热，并兼查脉象判断是否阴虚。张景岳指出："问渴与不渴，可以察里证之寒热，而虚实之辨，亦从以见。凡内热之甚，则大渴喜冷，冰水不绝，而腹坚便结，脉实气壮者，此阳证也。凡口虽渴而喜热不喜冷者，此非火证，中寒可知。既非火证，何以作渴，则水亏故耳。……凡阳邪虽盛，而真阴又虚者，不可因其火盛喜冷，便云实热。盖其内水不足，欲得外水以济，水涸精亏，真阴枯也，必兼脉证细察之，此而略差，死生立判。余尝治垂危最重伤寒有如此者，每以峻补之剂浸冷而服，或以冰水、参、熟等剂相间迭进，活人多矣。常人见之，咸以为奇，不知理当如是，何奇之有？然必其干渴燥结之甚者，乃可以参、附、凉水并进。若无实结，不可与水。"（《景岳全书·传忠录·十问篇》）

（9）明哲见几：《景岳全书·传忠录·十问篇》除论述问诊内容之外，还在解释"十问歌"中"见定虽然事不难，也须明哲毋招怨"一句时，列举了医生须"见几进止"的六种情况，从医学社会学的角度，阐述了临床医生应注意的事项，虽未彰显高尚的风采，但所述人情世事，毕竟有询问清楚的必要，因而很值得临床医生阅读，故悉录于下。

"'明哲'二字，为见几自保也。夫医患不明，明则治病何难哉？而所患者，在人情耳。"

"人事之变，莫可名状，如我有独见，岂彼所知，使彼果知，当自为矣，何藉于我？而每有病临危剧，尚执浅见，从旁指示曰：某可用，某不可用，重之云太过，轻之言不及，倘一不合意，将必有后言，是当见几之一也。"

"有杂用不专者，朝王暮李，主见不定，即药已相投，而渠不之觉，忽惑人言，舍此慕彼。凡后至者，欲显己长，必谈前短，及其致败，反以嫁谗，是当见几之二也。"

"有病入膏肓，势必难疗，而怜其苦求，勉为举手，当此之际，使非破格出奇，何以济急？倘出奇无功，徒骇人目，事后亦招浮议，是当见几之三也。"

"其或有是非之场，争竞之所，幸灾乐祸，利害所居者，近之恐涉其患，是当见几之四也。"

"有轻医重巫，可无可有，徒用医名，以尽人事。及尚有村鄙之夫，不以彼病为恳，反云为我作兴，吁！诚可哂也。此其相轻孰甚，是当见几之五也。"

"有议论繁杂者，有亲识要功者，有内情不协者，有任性反复者，皆医中所最忌，是当见几之六也。"

"凡此六者，俱当默识，而惟于缙绅之间，尤当加意。盖恐其不以为功而反以为罪，何从辩哉！此虽曰吾尽吾心，非不好生，然势有不我由者，不得不见几进止，此明哲之自治，所必不可少也。"（《景岳全书·传忠录·十问篇》）

6. 脉学理论的总结和创见

《景岳全书·脉神章》，是中医史上脉学研究的代表作之一。书中对《内经》《难经》、张仲景、滑伯仁、汪石山等诸家脉义做了总结和转录，并专列《通一子脉义》，论述了张景岳本人的诊脉经验和认识成果。

（1）修正《脉经》寸口脉分配脏腑法：自《难经》之后，独取寸口脉法渐渐盛行于世。王叔和《脉经》确立的寸口脉分配脏腑法，在明代以前一直为医界所遵从。然而张景岳却对《脉经》之说提出了异议，并根据《内经》"上以候上，下以候下"的思想进行了修正。现将王叔和与张景岳的寸口脉分配脏腑法做一比较（见表1）。

表1　《脉经》《景岳全书》脉诊对照表

	寸		关		尺	
	右	左	右	左	右	左
《脉经》	心 小肠	肺 大肠	肝 胆	脾 胃	肾 膀胱	肾 三焦
《景岳全书》	心 心包络	肺 膻中	肝 胆	脾 胃	肾 膀胱 大肠	肾 三焦 命门 小肠

从表1可以看出，张景岳与王叔和的分歧主要在大小肠的部位问题上。张景岳说："脉之形见，上者候上，下者候下，此自然之理也。自王叔和云心与小肠合于左寸，肺与大肠合于右寸，以致后人遂有左心小肠、右肺大肠之说，其谬甚矣！夫小肠大肠皆下部之腑，自当应于两尺，然脉之两尺，左为水位，乃真阴之舍也，右为火位，乃元阳之本也。小肠属火，而火居火位，故当配于下之右；大肠属金，而金水相从，故当配于下之左，此亦当然也。"（《景岳全书·脉神章·通一子脉义》）

至于左尺属水、右尺属火的道理，张景岳解释说："尺为蛇武之乡，而地之刚居西北，所以手足之右强于左，是即左阴右阳之义也。"（《景岳全书·脉神章·通一子脉义》）右强左弱，故左阴右阳，这种规定体现了张景岳以阳为主的一贯思想，也是中国哲学的传统思想。

张景岳对《脉经》寸口脉分配脏腑法的修正，除移大小肠于左右尺之外，还有增心包络配于左寸，增命门配于右尺。张景岳认为，心包同三焦一样："《内经》显然有大经络，岂有有经络而无脉者？……心主之脉，正当候于左寸，盖以膈膜之上，独惟心肺两脏居之，而心包为护心之膜，附于膈上，故脉当候于左寸。至若命门者，为肾之所属，故脉候当随于肾。……然命门之气，以阳为主，故当候于右尺，以察其衰旺甚验。部位若此，似不可易。合而观之，则左寸心脏之火，通于右尺小肠命门之火，自右尺火土相生而上右寸，右寸肺脏之金，通于左尺大肠之金，自左尺金水相生而上左寸，左右上下，终始无端，正合十二经流注循环之妙，而诊候庶无差也。"（《类经附翼·求正录·十二脏脉候部位论》）可见，阴阳五行思想、上下比附原则及天人相应观念，共同交织成了张景岳寸口脉分配脏腑法的思想支架，使之在理论上达到了无可辩驳的可信程度。

张景岳除规定了上述脏腑分部之外，还在《景岳全书·脉神章》中确立了人体躯壳分部候脉法，指出：左右寸部，"所谓上以候上也，故凡头面、咽喉、口齿、颈项、肩背之疾，皆候于此"；左右关部，"居中，所以候中焦也，故凡于胁肋腹背之疾，皆候于此"；左右尺部，"所谓下以候下也，故凡于腰腹阴道及脚膝之病，皆候于此"。这样，人体脏腑之外的其他组织器官也按上下比附的原则，有了固定的诊察脉位。

（2）批驳"左为人迎右为气口"说：人迎寸口脉法，是《内经》时代常用的一种脉法。人迎脉本指喉结两旁的足阳明脉，寸口又称气口，即指腕部拇指侧的手太阴脉。人迎寸口脉法，是以人迎脉候阳、候表，以寸口脉候阴、候里，常常通过比较二者的强弱，来判定人体阴阳的盛衰。后来随着独取寸口脉法的推广，人迎寸口脉法逐渐被寸口二部脉法所取代，《难经》即以寸口脉的寸部候阳，尺部候阴，人迎寸口脉法自《难经》之后逐渐被废弃不用。而王叔和《脉经》却又拣起过时的旧概念，称左手寸脉为人迎，右手寸脉为气口，不仅没有实际意义，而且造成了理论混乱。张景岳对此进行了批驳，他说："《经》曰：人迎盛坚者伤于寒，气口坚盛者伤于食。此本以阳明太阴之脉分言表里，而王叔和以左为人迎，右为气口，因致后人每以左脉辨外感，右脉辨内伤，岂左无内伤而右无外感乎？谬甚！谬甚！"（《景岳全书·传忠录·论时医》）

王叔和"左为人迎右为气口论"，对后世影响颇大，李东垣亦遵之以辨内伤外感，认为左手主表，右手主里，"若外感风邪，则人迎脉缓，而大于气口一倍，或两倍三倍；内伤饮食，则右寸气口脉大于人迎一倍，伤之重者，过在少阴则两倍，太阴则三倍，此内伤饮食之脉"。（《内外伤辨惑论·辨脉》）

张景岳虽然景从李东垣，但对其"辨脉"之论却大不以为然，他在《景岳全书·杂证谟·劳倦内伤》中批驳道："愚按东垣发明内伤一证，其功诚为不小，凡其所论，有的确不易者，兹俱详述于后。或稍有疑似者，姑已置之。至若辨脉一条，则有不容不辨者，乃以左为人迎主表，右为气口主里，外感则左手人迎浮紧，内伤则右手气口脉大，此其长中之短也。夫人迎本阳明胃脉，在结喉两旁；气口本太阴肺脉，两手所同称也。迨晋之王叔和，不知何所取义，突谓左为人迎，右为气口，左以候表，右以候里，而东垣宗之，故亦以为言，则大谬矣。且内伤外感之分，乃一表一里，不容紊也，如肝肾在左，岂无里乎？肠胃在右，岂非表乎？即如仲景论伤寒，亦但以浮大为表，沉细为里，历溯仲景之前，以至仓扁轩岐，初未闻有以左右言表里者，迨自叔和之后，则悉宗其谬而传始讹矣。即无论六经之表里，而但以亲历所见者言之，如脉见紧数，此寒邪外感也，然未有左数而右不数者。又如所云左大者为风邪，右大者为饮食，则尤其不然，夫人生禀赋之常，凡右脉大者十居八九，左脉大者十居一二，若果阳邪在表，则大者更大，岂以右脉本大而可认为食乎？若饮食在脏，则强者愈强，岂以左脉本强而可认为寒乎？不知此之大而紧，则彼之小者亦紧；彼之小而缓，则此之大者亦必缓，若因其偏强而即起偏见，则忘其本体者多矣。故以大小言，则脉体有不同，可以左右分也；若以迟疾言，则息数本相应，不可以左右分也。矧左表右里之说，既非经旨，亦非病征，乌足信哉！"张景岳的批判，真可谓淋漓尽致了。其中关于平脉右大者十居八九及左右必无迟疾之异的论断，尤其值得重视。

（3）删减脉象种类，论"正脉十六部"：《脉经》共提出脉象24种，张景岳对此进行了删减，《景岳全书·脉神章》只保留了浮、沉、迟、数、洪、微、滑、涩、弦、芤、紧、缓、结、伏、虚、实共16种，列为"正脉十六部"，一一论述了各脉的脉象、脉类、单脉主病、兼脉主病等，文字简捷，内容赅备，既继承了前人的经验，又根据自己的临床体会做了新的补充。

张景岳在继承前人经验的同时，还对某些不符临床实际的旧说进行了辨证。如关于数脉主热说，张景岳指出："数脉有阴有阳。今后世相传，皆以数为热脉。及详考《内经》，则但曰：诸急者多寒，缓者多热，滑者阳气盛，微有热；曰：粗大者阴不足，阳有余，热中也；曰：缓而滑者曰热中。舍此之外，则并无以数言热者。而迟冷数热之说，乃始自《难经》云数则为热，迟则为寒，今举世所宗，皆此说也。不知数热之说，大有谬误。何以见之？盖自余历验以来，凡见内热伏火等证，脉反不数，而惟洪滑有力，如经文所言者是也。至如数脉之辨，大约有七，此义失真，以致相传遗害者，弗胜纪矣。"接着他列举了"外感有数脉""虚损有数脉""疟疾有数脉""痢疾有数脉""痈疡有数脉""痘疹有数脉""癥癖有数脉""胎孕有数脉"，一一分析了各种数脉出现的机理及临床意义，然后总结说："凡邪盛者多数脉，虚甚者尤多数脉。"这是一种具有重要意义的结论。当代中医多执数脉主热之说，对"虚甚者尤多数脉"的临床现象普遍未予重视。高等中医院校中医、针灸专业用《中医诊断学》教材（五版），论数脉主病也只有一句话："热证。有力为实热，无力为虚热。"一经联系临床实际，则不难看出其片面性。相比之下，倒是张景岳的论述更为可取。

张景岳对节律不齐脉象的认识也有独到之处。他说："旧以数来一止为促，促者为热、为阳极；缓来一止为结，结者为寒、为阴极。……然以予之验，则促类数也，未必热；结类缓也，未必寒。但见中止者，总是结脉，多由血气渐衰，精力不继，所以断而复续，续而复断。"他指出，久病、虚劳、误用攻击消伐等，都可见到脉的节律不齐，尽管脉率"缓而结者为阳虚，数而结者为阴虚；缓者犹可，数者更剧"，但缓数之别绝不像寒热一样尖锐对立，二者主病具有基本的一致性，因为节律不齐常能反映疾病的本质，而脉率缓数却是无关紧要的。正由于此，张景岳"正脉十六部"中只列结脉，论其脉象说："脉来忽止，止而复起，总谓之结。"可见，通常所说的结、代、促脉，都用"结脉"来概括了。这在临床上是值得重视的，对于执简驭繁地掌握脉诊方法或有一定帮助。

（4）论诊脉三"独"：《景岳全书·脉神章·独论》是一篇重要的脉学论文，文中论述了寸关尺脉分候脏腑及人体上中下部的相对性，提出了注重审察独特脉象的思想，至今仍有重要的指导意义。

张景岳认为，诸家脉义虽对寸口脉的定位诊断做了明确的规定，但临床应用时仍不免望洋莫测，无所适从。例如以部位而言，都认为心肝肾居左之三部，肺脾命居右之三部，因而按部索脏、按脏索病，必然病无遁情，然而，临床以此诊病却并不如此简单："审之寸则似乎病在心肺也，审之关则似乎病在肝脾也，审之尺又似乎病在两肾也。既无无脉之部，又无无病之脉，而病果安在哉？孰是孰非，此难言也。"再如以病情而言，人体上部的病证如头痛，则应反映在两寸，人体下部的病证如淋遗，则应反映在两尺，但如果与病变经络和脏腑相联系，少阳阳明头痛却应在两关，太阳头痛则应在左寸；肺气不摄之淋则应在右寸，心神不守之遗则应在左寸。这种自相矛盾的情况暴露了分部诊脉理论的局限性。所以张景岳强调指出："使必欲以部位言，则上下相关，有不可泥也；使必欲以经脏言，则承制相移，有不可执也。"

既然诸家脉义不可执泥，那么诊脉时怎样才能得其要领呢？张景岳说："善诊脉者，贵在察神，不在察形。察形者，形千形万，不得其要；察神者，惟一惟精，独见其真。"他认为，诊脉时要注意从部位、脏气、脉体三个方面考察有无特异脉象，即所谓"部位之独""脏气之独""脉体之独"。

《景岳全书·脉神章·独论》对脉之三独依次做了解释：

"部位之独者，谓诸部无恙，惟此稍乖，乖处藏奸，此其独也。"

"脏气之独者，不得以部位为拘也。如诸见洪者，皆是心脉，诸见弦者，皆是肝脉，肺之浮，脾之缓，肾之石，五脏之中，各有五脉，五脉互见，独乖者病。乖而强者，即本脏之有余，乖而弱者，即本脏之不足。此脏气之独也。"

"脉体之独者，如经所云，独小者病，独大者病，独疾者病，独迟者病，独热者病，独寒者病，独陷下者病。此脉体之独也。"

从以上论述可以看出，部位之独和脏气之独主要是诊察病位，而脉体之独则主要是诊察病性。张景岳虽然三独并论，但他并不把三者置于平等地位。他说："三者之独，亦总归于独小、独大、独疾、独迟之类，但得其一，而即见病之本矣。故经曰得一之精，以知死生；又曰知其要者，一言而终，不知其要，则流散无穷。正此之谓也。"很明显，在张景岳看来，脉诊的意义主要在于诊断疾病的性质，而其定位作用则是相对次要、不甚可靠的。

（5）论脉证从舍：四诊合参是张景岳一贯强调和坚持的原则。然而，脉象往往与望闻问诊取得的资料（即证）相互矛盾，这样，临床上就无法回避辨别真假、去伪存真的"从舍"问题。

《景岳全书·脉神章·从舍辨》指出："凡治病之法，有当舍证从脉者，有当舍脉从证者，何也？盖证有真假，脉亦有真假，凡见脉证有不相合者，则必有一真一假隐乎其中矣。"

那么，值此之际怎样才能正确地辨别真假、决定从舍呢？张景岳提出了以下两个原则：

一是脉证相左，虚者多真。张景岳说："证实脉虚者，必其证为假实也；脉实证虚者，必其脉为假实也。……盖实有假实，虚无假虚。假实者，病多变幻，此其所以有假也；假虚者，亏损既露，此其所以无假也。大凡脉证不合者，中必有奸，必先察其虚，以求根本，庶乎无误，此诚不易之要法也。"以上论述，明显地体现了张景岳重视温补的思想。

一是轻病可从证，重病当从脉。张景岳指出："又有从脉从证之法，乃以病有轻重为言也。如病本轻浅，别无危候者，但因见在以治其标，自无不可，此从证也。若病关脏气，稍见疑难，则必须详辨虚实，凭脉下药，方为切当。所以轻者从证，十惟一二；重者从脉，十当八九，此脉之关系非浅也。"《景岳全书·脉神章·从舍辨》这说明关键时刻应以脉象为主要诊断依据,足见张景岳对脉诊是非常重视的。

7. 二纲六变的辨证方法

"二纲"即指阴阳;"六变"则指表、里、虚、实、寒、热。所以二纲六变辨证,也就是通常所说的"八纲辨证",只是没有直接以"八纲"称之罢了。

张景岳遵《内经》"阴阳者天地之道"之义,以阴阳学说为最基本的指导思想,其辨证论治自然也以阴阳为纲。《景岳全书·传忠录·阴阳篇》说:"凡诊病施治,必须先审阴阳,乃为医道之纲领,阴阳无误,治焉有差?医道虽繁,而可以一言蔽之者,曰阴阳而已。故证有阴阳,脉有阴阳,药有阴阳。"(《景岳全书·传忠录·阴阳篇》)

关于证分阴阳,张景岳指出:"表为阳,里为阴;热为阳,寒为阴;上为阳,下为阴;气为阳,血为阴;动为阳,静为阴;多言者为阳,无声者为阴;喜明者为阳,欲暗者为阴。"

张景岳对《中藏经》关于"阳病则旦静,阴病则夜宁;阳虚则暮乱,阴虚则朝争"的论述,进行了解释和补充。他说:"盖阳虚喜阳助,所以朝轻而暮重;阴虚喜阴助,所以朝重而暮轻。此言阴阳之虚也。若实邪之候,则与此相反,凡阳邪盛者,必朝重暮轻;阴邪盛者,必朝轻暮重。此阳逢阳王,阴得阴强也。其有或昼或夜,时作时止,不时而动者,以正气不能主持,则阴阳胜负,交相错乱,当以培养正气为主,则阴阳自和矣。"(《景岳全书·传忠录·阴阳篇》)

至于脉之阴阳,张景岳认为,浮大滑数之类为阳,沉微细涩之类皆阴也。而药之阴阳,则升散、辛热、行气分、性动而走者为阳,敛降、苦寒、行血分、性静而守者为阴。

从根本上讲,疾病可视为阴阳失调的状态,而治疗则是用药物的偏性使之恢复平衡。张景岳说:"若阳有余而更施阳治,则阳愈炽而阴愈消;阳不足而更用阴方,则阴愈盛而火斯灭矣。设能明彻阴阳,则医理虽玄,思过半矣。"之所以以阴阳为辨证施治之纲领,道理即在于此。

阴阳虽被视为纲领而至关重要,但其毕竟比较抽象,只能说明疾病总的性质,临床上必须更具体地认识疾病的位置和属性,所以《景岳全书·传忠录》在《阴阳篇》后,又列《六变辨》《表证篇》《里证篇》《虚实篇》《寒热篇》《寒热真假篇》,进一步论述了临床辨证问题。

《六变辨》指出:"六变者,表里寒热虚实也。是即医中之关键,明此六者,万病皆指诸掌矣。"诚然,辨明了表里虚实寒热,就对疾病的性质有了更具体的认识,所以对临床制方遣药来说,"六变"比阴阳具有更直接的指导意义。

(1)表里之辨:张景岳说:"表证者,邪气自外而入者也。凡风寒暑湿火燥,气有不正者是也。""病必自表而入者,方得谓之表证,若由内及外,便非表证矣。"(《景岳全书·传忠录·表证篇》)"里证者,病之在内在脏也。凡病自内生,则或因七情,或因劳倦,或因饮食所伤,或为酒色所困,皆为里证。"(《景岳全书·传忠录·里证篇》)由这些论述可知,表证和里证的病位不同,主要是由于病因不同所决定的。

张景岳非常重视表证和里证的辨别,他说:"于内伤外感之间,疑似之际,若有不明，未免以表作里，以里作表，乃至大害，故当详辨也。"（《景岳全书·传忠录·里证篇》）他指出风、寒、燥、湿都有内外之分，并对其鉴别进行了论述，如："湿证之辨，当辨表里，《经》曰：因于湿，首如裹。又曰：伤于湿者下先受之。若道路冲风冒雨，或动作辛苦之人汗湿沾衣，此皆湿从外入者也。若嗜好酒浆生冷，以致泄泻、黄疸、肿胀之类，此湿从内出者也。"（《景岳全书·传忠录·表证篇》）张景岳还论述了判定表邪是否入里的指征，指出："凡病表证而小便清利者，知邪未入里也。表证已具而饮食如故，胸腹无碍者，病不及里。若见呕恶口苦，或心胸满闷不食，乃表邪传至胸中，渐入于里也。若烦躁不眠、干渴谵语、腹痛自利等证，皆邪入于里也。若腹胀喘满，大便结硬，潮热斑黄，脉滑而实者，此正阳明胃腑里实之证，可下之也。"（《景岳全书·传忠录·里证篇》）

世医多以脉浮为表，张景岳却强调了浮脉主表的相对性。他说："浮脉本为属表，此固然也，然有邪寒初感之甚者，拘束卫气，脉不能达，则必沉而兼紧，此但当以发热、身痛等表证参合而察之，自可辨也。又若血虚动血者脉必浮大，阴虚水亏者脉必浮大，内火炽盛者脉必浮大，关阴格阳者脉必浮大，若此者，俱不可一概以浮为表论，必当以形气病气有无外证参酌之，若本非表证，而误认为表，则杀人于反掌之间矣。"（《景岳全书·传忠录·表证篇》）

（2）虚实之辨：张景岳指出："虚实者，有余不足也。有表里之虚实，有气血之虚实，有脏腑之虚实。"（《景岳全书·传忠录·虚实篇》）他一一说明了表实、里实、脏实、阴阳气血之实及表虚、里虚、脏虚、阴阳气血之虚的证候特点，并对虚实错杂及真假病证进行了论述，他说："虚者宜补，实者宜泻，此易知也。而不知实中复有虚，虚中复有实，故每以至虚之病，反见盛势，大实之病，反有羸状，此不可不辨也。如病起七情，或饥饱劳倦，或酒色所伤，或先天不足，及其既病，则每多身热、便闭、戴阳、胀满、虚狂、假斑等证，似为有余之病，而其因实由不足，医不察因，从而泻之，必枉死矣。又如外感之邪未除，而留伏于经络，食饮之滞不消而积聚于脏腑，或郁结逆气有不可散，或顽痰瘀血有所留藏，病久致羸，似乎不足，不知病本未除，还当治本，若误用补，必益其病矣。此所谓无实实，无虚虚。损不足而益有余，如此死者，医杀之耳。"（《景岳全书·传忠录·虚实篇》）

（3）寒热之辨：张景岳指出："寒热者，阴阳之化也。……故火王之时，阳有余而热病生；水王之令，阳不足而寒病起。人事之病由于内，气交之病由于外。寒热之表里当知，寒热之虚实亦不可不辨。"（《景岳全书·传忠录·寒热篇》）他指出寒热在表、在里、在上、在下、在皮肤抑或骨髓的病证特点之后，又着重论述了寒热真假的鉴别要点，突出了脉诊的重要性。他说："真寒之脉，必迟弱无神；真热之脉，必滑实有力。"（《景岳全书·传忠录·寒热篇》）"凡假热之脉，必沉细迟弱，或虽浮大紧数而无力无神。""凡见身热，脉数按之不鼓击者，此阴盛格阳，即非热也。""凡身寒厥冷，其脉滑数，按之鼓击于指下者，此阳极似阴，即非寒也。"（《景岳全书·传忠录·寒热真假篇》）

张景岳关于"虚狂"和"假斑"的描述，对于鉴别神志异常及出斑性疾病的寒热属性具有重要的指导意义。他说："或色暗神倦，或起倒如狂而禁之则止，自与登高骂詈者不同，此虚狂也。""或斑如蚊迹，而浅红细碎，自与紫赤热极者不同，此假斑也。"（《景岳全书·传忠录·寒热真假篇》）

真寒假热或真热假寒，是临床常见的证候类型，经验丰富的医生也难免辨别有误，因而张景岳发明了一种试寒热之法，以供疑似难决之际使用："假寒误服热药，假热误服寒药等证，但以冷水少试之，假热者必不喜水，即有喜者，或服后见呕，便当以温热药解之；假寒者必多喜水，或服后反快而无所逆者，便当以寒凉药解之。"（《景岳全书·传忠录·寒热真假篇》）这是张景岳的经验之谈，临床上值得进一步验证和研究。

8. 治形补阴论

治形与补阴具有基本的一致性，故列于一题之下；但二者之间又有所区别，故当分而论之。

（1）强调治形：形，即人的肉形之躯。张景岳认为，人之所有者，惟有我，我之所赖者，惟有形。即是说，人的存在，实质上不过是形的存在，没有形，也就没有"我"。人的视听言动在乎形，俊丑美恶在乎形，勇怯愚智在乎形，死生安否在乎形。总之，"人事之交，以形交也，功业之建，以形建也。"（《景岳全书·传忠录·治形论》）人之形是神明之宅，是兴复之基，所以善养生者，须先养形；善治病者，须先治形。

张景岳认为，人的形体，都靠精血灌溉，"精血即形也，形即精血也"，所以治形必须从精血入手。他说："治形之法，非止一端，而形以阴言，实惟精血二字足以尽之。"欲祛外邪，非从精血不能利而达；欲固中气，非从精血不能蓄而强，精血为天一之水，为人形之祖，"故凡欲治病者，必以形体为主；欲治形者，必以精血为先。"（《景岳全书·传忠录·治形论》）

张景岳认为，从精血治形的具体方法，无外乎使用药物："用此之法，无逾药饵，而药饵之最切于此者，不过数味之间。"看来治形之法并不复杂，掌握了数味药饵即可解决问题。然而张景岳并未将药饵示人，他解释说："或问余以所宜者果属何物，余则难以显言之。盖善吾言者，必如醴如饴，而不善吾言者，必反借此为射的，以资口吻之基矣，余故不能显言之。"（《景岳全书·传忠录·治形论》）

尽管张景岳未能显言，但从他临床用药来看，知其最常用的益精补血药物是熟地、枸杞、当归。或许此即所谓"数味之间"者，亦未可知。

张景岳认为，熟地味甘性平，禀至阴之德，气味纯静，能补五脏之真阴，又于多血之脏为最要，所以他说："补血以熟地为主。""诸经之阴血虚者非熟地不可。"（《景岳全书·本草正》）"熟地以至静之性，以至甘至厚之味，实精血形质中第一品纯厚之药。"（《景岳全书·痘疹诠》）

张景岳用熟地剂量较大，他说："阳性速，故人参少用亦可成功；阴性缓，熟地非多难以奏效。"（《景岳全书·本草正》）如左归丸、右归丸中，熟地用至八两，余药则仅二至四两；左归饮、右归饮中，"熟地自二三钱可加至一二两"，余药则仅一至二钱。由于张景岳善于重用熟地，故而有人称其为"张熟地"。

张景岳认为，枸杞味甘微辛，气温，可升可降。味重而纯，故能补阴；阴中有阳，故能补气。"此物微助阳而无动性，故用之以助熟地最妙。"（《景岳全书·本草正》）

当归也是张景岳常用的补血药，他认为此药"味甘辛气温，气轻味重，可升可降，阴中有阳。其味甘而重，故专能补血；其气轻而辛，故又能行血。……凡有形虚损之病，无所不宜"（《景岳全书·本草正》）。

总之，张景岳常用熟地、枸杞、当归等药补益精血以治形，尤其对熟地的运用，具有独到的经验，值得借鉴和继承。

（2）注重补阴：张景岳认为，阳为阴之主，阴为阳之根，在认识人体生命活动方面，他重视阳气的主导作用；但在虚弱病证的治疗方面，他却更加注重补阴。例如，不论命门火衰还是水亏，他都重用熟地、枸杞等补阴之品，即取阴中求阳之义。

张景岳注重补阴，除"阴为阳之根"这一指导思想之外，还有以临床事实为依据。他认为许多内伤杂病，都以阴虚为主要病机，如虚劳、中风等，大都可见阴精亏虚之证。再者，不少疾病在其发展过程中，常常出现阴虚的病理变化，如泄泻往往导致亡阴，治疗当然须以补阴为法。另外，有些疾病虽然没有明显的阴虚表现，但治疗时也常常需要配伍补阴药，如张景岳说："犹有最玄最妙者，则熟地兼散剂方能发汗，何也？以汗化于血，而无阴不作汗也。熟地兼温剂始能回阳，何也？以阳生于下，而无复（卦）不成乾（卦）也。"（《景岳全书·本草正》）

张景岳补阴的代表药物，仍然首推熟地。他说："阴虚而神散者，非熟地之守不足以聚之；阴虚而火升者，非熟地之重不足以降之；阴虚而躁动者，非熟地之静不足以镇之；阴虚而刚急者，非熟地之甘不足以缓之。"（《景岳全书·本草正》）总之，熟地一药，阴虚之病无不可用，甚至不可不用。有人认为熟地有滞腻之性，故佐以渗利之品。张景岳在《类经附翼·真阴论》中对六味丸中用泽泻、茯苓提出了异议，主张用六味之意，不用六味之方；在《景岳全书·本草正》中，再次强调了这一思想，指出："今之人即欲用之补阴，而必兼以渗利，则焉知补阴不利水，利水不补阴，而补阴之法不宜渗，即有用之补血复疑其滞腻，则焉知血虚如燥土，旱极望云霓，而枯渴之肠极喜滋，设不明此，则少用之尚欲兼之以利，又孰敢单用之而任之以多；单用而多且不敢，又孰敢再助以甘而尽其所长，是又何异因噎而废食也。嗟嗟！熟地之功其不中于时用者久矣，其有不可以笔楮尽者尚多也，予今特表而出之，尚祈明者之自悟焉。"从理论上讲，补阴和利水是矛盾的，张景岳关于"补阴不利水，利水不补阴"的观点应该引起重视。

9. 虚实攻补论

张景岳味辨证，最重虚实。他说："人之疾病，无过表里、寒热、虚实，只此六字，业已尽之。然六者之中，又惟虚实二字为最要。盖凡以表证、里证、寒证、热证，无不皆有虚实，既能知表里寒热，而复能以虚实二字决之，则千病万病，可以一贯矣。……有如洪涛巨浪中，则在乎牢执柁干，而病值危难处，则在乎专辨虚实，虚实得真，则标本阴阳万无一失。"（《景岳全书·脉神章·通一子脉义》）

张景岳认为，人体病与不病及病愈与不愈，关键在于元气足与不足，所以辨虚实之中，又重在辨察元气。他说："夫疾病之实，固为可虑，而元气之虚，虑尤甚焉。故凡诊病者，必当先察元气为主，然后求疾病。"（《景岳全书·传忠录·虚实篇》）

张景岳一贯主张四诊合参，但他特别强调了脉诊对辨别虚实的重要意义，指出："欲察虚实，无逾脉息。虽脉有二十四名……诸脉中亦皆有虚实之变耳。"（《景岳全书·脉神章·通一子脉义》）他还指出："虚实之要，莫逃乎脉，如脉之真有力真有神者，方是真实证；脉之似有力似有神者，便是假实证，矧脉之无力无神，以至全无力全无神者哉？临证者万毋忽此。"（《景岳全书·传忠录·虚实篇》）

《景岳全书·传忠录·虚实篇》分别论述了表里、阴阳、气血、五脏之虚证和实证的临床特点，并总结出虚证和实证的分布规律："凡外入之病多有余，内出之病多不足。"亦即外感多实，内伤多虚，这是符合临床实际的。

张景岳认为，补虚和攻邪是治疗疾病的根本大法，辨清虚实的意义，亦在于抉择攻补。他说："治病之法，无逾攻补；用攻用补，无逾虚实。"（《景岳全书·脉神章·通一子脉义》）"实言邪气，实则当泻；虚言正气，虚则当补。凡欲察虚实者，为欲知根本之何如，攻补之宜否耳。"（《景岳全书·传忠录·虚实篇》）

既然虚实之中尤重于虚，则攻补之中必重于补。张景岳认为，补之虽误，而无大害，攻之若失，则可杀人，即："实而误补，随可解救，虚而误攻，不可生矣。"（《景岳全书·传忠录·虚实篇》）

基于重虚、重补的指导思想，张景岳临床上一贯慎攻善补。他以耘禾除稗比喻攻邪，以三军给饷比喻补正，论述了"攻不可过""补难从简"的道理。他说："凡治实者，譬如耘禾，禾中生稗，禾之贼也，有一去一，有二去二，耘之善者也。若有一去二，伤一禾矣；有二去四，伤二禾矣，若识禾不的，俱认为稗，而计图尽之，则无禾矣。此用攻之法，贵乎察得其真，不可过也。凡治虚者，譬之给饷，一人一升，十人一斗，日饷足矣。若百人一斗，千人一斛，而三军之众，又岂担石之粮所能活哉？一饷不继，将并前饷而弃之，而况于从中克减乎？此用补之法，贵乎轻重有度，难从简也。"（《景岳全书·传忠录·论治篇》）

张景岳在辨别虚实、抉择攻补方面，积累了丰富的经验。从他关于用攻用补的论述中，可以总结出以下两个基本规律：

第一，攻仅用于暂，不可以图缓功；补乃用于常，不可以求速效。张景岳说："补泻之法，补亦治病，泻亦治病，但当知其要也。如以新暴之病而少壮者，乃可攻之泻之，攻但可用于暂，未有衰久之病而屡攻可以无害者，故攻不可以收缓功。延久之病而虚弱者，理宜温之补之，补乃可用于常，未有根本既伤，而舍补可以复元者，故补不可以求速效。"（《景岳全书·传忠录·论治篇》）

第二，虚能受热，故补必兼温；实能受寒，故泻必兼凉。张景岳指出："盖凉为秋气，阴主杀也，万物逢之便无生长，欲补元气，固非所宜。凉且不利于补，寒者益可知矣。即有火盛气虚，宜补以凉者，亦不过因火暂用，火去即止，终非治虚之法也。"（《景岳全书·传忠录·论治篇》）张景岳对朱丹溪用苦寒补阴的治疗思想进行了批评，认为用大黄、黄柏等气味苦劣之品补阴是没有道理的。他用王应震的歌诀，对甘温补益思想做了总结："一点真阳寄坎宫，固根须用味甘温，甘温有益寒无补，堪笑庸医错用功。"

从以上论述可知，"温补"二字是张景岳学术思想的突出特点。对于温补法的应用指征，张景岳指出："凡临证治病，不必论其有虚证无虚证，但无实证可据而为病者，便当兼补，以调营卫精血之气。亦不必论其有火证无火证，但无热证可据而为病者，便当兼温，以培命门脾胃之气。"（《景岳全书·传忠录·论治篇》）无实即兼补，无热即兼温，这可算是对温补思想的极端描述了。

治病首辨虚实，以决攻补，这是张景岳强调的重要原则，然而临床上大多病情错综复杂，往往虚实难以辨明，攻补难以意决。在这种情况下，张景岳提出的"探病之法"是可以借鉴的。《景岳全书·传忠录·论治篇》指出："探病之法，不可不知。如当局临证，或虚实有难明，寒热有难辨，病在疑似之间，补泻之意未定者，即当先用此法：若疑其为虚，意欲用补而未决，则以轻浅消导之剂，纯用数味，先以探之，消而不投，即知为真虚矣。疑其为实，意欲用攻而未决，则以甘温纯补之剂，轻用数味，先以探之，补而觉滞，即知有实邪也。"值得注意的是，用可能与病相反的药物探病，决不可用繁杂重剂，以免一误而不易挽回。另外，张景岳还强调说："用探之法，极宜精简，不可杂乱，精简则真伪立辨，杂乱则是非难凭。"这是说从判定试探结果的角度而言，探病用药也是切忌繁杂的。

10. 治贵精一论

张景岳强调施治精一。他说："凡看病施治，贵乎精一。盖天下之病，变态虽多，其本则一；天下之方，活法虽多，对证则一。故凡治病之道，必确知为寒，则竟散其寒，确知其热，则竟清其热，一救其本，诸证尽除矣。"（《景岳全书·传忠录·论治篇》）可见，施治精一，必须以辨识病本为基础，如果不识病本，则没有精一可言，所以张景岳认为，诊病必须先探病本，然后立法遣药；如果辨证未能确定，宁可稍待病情发展，再加详察，也不可盲目下药，孟浪从事。

施治精一，首先包括立法精一。有的医生不识病本，临证立法则如观海望洋，茫无定见，认为是虚而决意用补，但恐补之为害，而又制之以消；认为是实而决意用消，但恐消之为害，而又制之以补。更有可笑者，寒热补泻兼施，自称稳当；风火痰食并治，自称周备。岂不知："以药治药尚未遑，又安望其及于病耶？即使偶愈，亦不知其补之之力、攻之之功也；使其不愈，亦不知其补之为害、消之为害也。是以白头圭匕而庸庸没齿者，其咎在于无定见而用治之不精也。"（《景岳全书·传忠录·论治篇》）张景岳认为立法精一是必要的，他说："凡施治之要，必须精一不杂，斯为至善。与其制补以消，孰若少用纯补，以渐而进之为愈也；与其制攻以补，孰若微用纯攻，自一而再之为愈也。故用补之法，贵乎先轻后重，务在成功；用攻之法，必须先缓后峻，及病则已。若用治不精，则补不可以治虚，攻不可以去实，鲜有不误人者矣。"（《景岳全书·传忠录·论治篇》）

施治精一，自然还包括方药精简。张景岳提倡方精药少，反对用药繁杂。他说："既得其要，但用一味二味便可拔之，既或深固，则五六味、七八味，亦已多矣。然虽用至七八味，亦不过帮助之、导引之，而其意则一也。"（《景岳全书·传忠录·论治篇》）

张景岳料想，或许有人会讥笑用药精一论过于迂阔，并列举古人如李东垣立方有一二十味者以为榜样，援引相制相使理论作为依据。对此，张景岳指出："东垣之方有十余味及二十余味者，此其用多之道，诚自有意，学者欲效其法，必须总会其一方之味，总计其一方之性，如某者多，某者少，某者为专，主某者为佐使，合其气用，自成一局之性，使能会其一局之意，斯得东垣之心矣。若欲见头治头，见脚治脚，甚有执其三四端而一概混用，以冀夫侥幸者，尚敢曰我学东垣者哉？"（《景岳全书·传忠录·论治篇》）关于相制相使的制方理论，张景岳说："夫相制者，制其毒也。譬欲用人奇异之才，而又虑其太过之害，故必预有以防其微，总欲得其中而已。然此待遇不得已之势，间亦有之。初未有以显见寻常之法，用得其贤而复又自掣其肘者也。至若相佐相使，则恐其独力难成而用以助之者，亦非为欲进退牵制而自相矛盾者也。"（《景岳全书·传忠录·论治篇》）

张景岳非常推崇经方。他将张仲景与李东垣相比较，虽然没有明确指责后者，但却显然崇尚前者。他说："观仲景之方，精简不杂，至多不过数味，圣贤之心自可概见。若必不得已而用行中之补、补中之行，是亦势所当然。"如小柴胡汤以人参、柴胡并用，"此正精专妙处，非若今医之混用也。""虽然东垣之法非不善也，然余则宁师仲景不敢宗东垣者，正恐未得其清，先得其隘其失也。岂止一方剂也哉？明者宜辨之。"（《景岳全书·传忠录·论治篇》）

有些用药杂乱的医生，每以反佐理论为借口。因而张景岳在《景岳全书·传忠录》中特设《反佐论》一篇，对此进行了辩驳。

《景岳全书·传忠录·反佐论》首先论述了《内经》《伤寒论》中正确的反佐理论及其应用，指出："如以热治寒而寒拒热，则反佐以寒而入之；以寒治热而热拒寒，则反佐以热而入之。是皆反佐之义，亦不得不然而然也。"另外，寒甚格热者，热药冷服；热盛拒寒者，寒药热服；治少阴之利兼烦者，用白通加猪胆汁汤；治霍乱吐利、脉数欲绝兼汗出小烦者，用通脉四逆加猪胆汁汤等，都是反佐之法。反佐法对一些特殊情况是必要的，张景岳本人也用此法治愈过王蓬雀的喉痹证。

然而，张景岳对后世医家借口反佐以乱经常的做法，却提出了尖锐的批评。他说："若今诸家之所谓反佐者则不然。"如近代多宗丹溪之书，他说："观丹溪之治吞酸证，必以炒黄连为君，而以吴茱萸佐之；其治心腹痛证，谓宜倍加山栀子，而以炒干姜佐之。凡此之类，余不解也，夫既谓其热，寒之可也，而何以复用干姜、吴茱萸？既谓其寒，热之可也，而何以复用黄连、栀子？……此其见有不真，故持两可，最是医家大病，所当自反而切戒者也。"（《景岳全书·传忠录·论治篇》）

张景岳认为，反佐不是医道经常之法，而是治病权宜之计，因而有一定的应用范围，要正确掌握适应证，决不可随处而施。关于反佐法的应用指征，张景岳指出："盖正治不效者，宜反也；病能格药者，宜反也；火极似水者，宜反也；寒极反热者，宜反也。真以应真，假以应假，正反之道，妙用有如此也，设无格拒假证，自当正治，何以反为？不当权而用权，则悖理反常，不当反而佐反，则致邪失正，是乌可以混用耶？"（《景岳全书·传忠录·论治篇》）

《景岳全书·传忠录·反佐论》最后说："尝观轩岐之反佐，为创经权之道也；后世之反佐，徒开杂乱之门也。至其变也，则泾渭不分者以之，模糊疑似者以之，寒热并用者以之，攻补兼施者以之，甚至广络妄投，十寒一暴，无所不谬，皆相藉口，此而不辨，医乎难矣！于戏！此道失真，其来已久，安得愿闻精一者，与谈求本之道哉？是不能无望于后人也。"张景岳期望医界戒杂乱、尚精一的拳拳之心，由此昭然可见了。

张景岳在提倡用药精专的同时，还强调了把握时机、施用重剂的重要性。他说："治病用药，本贵精专，尤宜勇敢。凡久远之病，则当要其终始，治从乎缓，此宜然也。若新暴之病，虚实既得其真，即当以峻剂直攻其本，拔之甚易，若逗留畏缩，养成深固之势，则死生系之，谁其罪也？"（《景岳全书·传忠录·论治篇》）张景岳认为，辨证确定之后，"但用一味为君，二三味为佐使，大剂进之，多多益善。"（《景岳全书·传忠录·论治篇》）只要料其无害，便可放胆应用，药性缓者，可用数两，药性急者，亦可用至数钱，至于三五七分之说，不过是点名具数的儿戏，于解纷治剧是不可能发挥作用的。

11. 用药特点及方药学的贡献

（1）注重气味，推崇四维：《景岳全书·本草正》是张景岳的本草专著，书中收载常用药物 300 种，按草、竹木、谷、果、菜、金石、禽兽、虫鱼、人进行分部，其中草部包括山草部、隰草部、芳草部、蔓草部、毒草部、水石草部。与一般的本草著作相比，《本草正》的突出特点在于并非面面俱到，而主要是简明扼要地论述药物性味和功用，其中多为亲身体会和经验之谈，颇有借鉴价值。

张景岳认为，掌握药物的关键在于精熟药物气味，而不是逐一记忆各药的具体功用。《景岳全书·传忠录·气味篇》指出："药物众多，各一其性，宜否万殊，难以尽识，用者不得其要，未免多误。兼之本草所注，又皆概言其能，凡有一长，自难泯没，惟是孰为专主、孰为兼能，孰者利于此而不利于彼，孰者宜于补而不宜于攻，学者昧其真性，而惟按图以索骥，所以用多不效，益见用药之难矣。用药之道无他也，惟在精其气味，识其阴阳，则药味虽多，可得其要矣。"

关于气味的阴阳属性及主要功能特点，张景岳指出："凡气味之辨，则诸气属阳，诸味属阴。气本乎天，气有四，曰寒热温凉是也；味本乎地，味有六，曰酸苦甘辛咸淡是也。温热者天之阳，寒凉者天之阴也；辛甘淡者地之阳，酸苦咸者地之阴也。阳主升而浮，阴主沉而降。辛主散，其行也横，故能解表；甘主缓，其行也上，故能补中；苦主泻，其行也下，故可去实；酸主收，其性也敛，故可治泄；淡主渗，其性也利，故可分清；咸主软，其性也沉，故可导滞。"不难看出，这与《内经》的有关理论一脉相承而又有所发挥。

基于以上认识，张景岳进一步指出了各种气味药物的禁忌证："欲表散者，须远酸寒，欲降下者，勿兼升散；阳旺者当知忌温，阳衰者，沉寒毋犯；上实者忌升，下实者忌秘；上虚者忌降，下虚者忌泄；诸动者再动即散，诸静者再静即灭。甘勿施于中满，苦勿施于假热，辛勿施于热躁，咸勿施于伤血。酸木最能克土，脾气虚者少设。阳中还有阴象，阴中复有阳诀，使能烛此阴阳，则药理虽玄，岂难透彻。"（《景岳全书·传忠录·气味篇》）

张景岳临床用药，非常推崇气味厚重之品，尤其在危急关头更注意发挥它们的治疗作用。如他把人参、熟地、附子、大黄称为"药中之四维"，指出："病而至于可畏，势非庸庸所济者，非此四物不可。"他把人参、熟地喻为良相，把附子、大黄喻为良将，说："人参、熟地者，治世之良相也；附子、大黄者，乱世之良将也。兵不可久用，故良将用于暂；乱不可忘治，故良相不可缺。"（《景岳全书·本草正·附子》）乱世非良将无以平乱，阳脱势危之际，只有附子可以回阳救逆，邪热燥结之时，只有大黄能以通泻为功；治世非良相无以安邦，温通或寒泻之药虽能祛邪，但邪去之后更须扶正，所以人参、熟地尤不可无："诸经之阳气虚者，非人参不可；诸经之阴血虚者，非熟地不可。人参有健运之功，熟地禀静顺之德，此熟地与人参，一阴一阳，相为表里；一形一气，互主生成。"（《景岳全书·本草正·熟地》）张景岳对熟地尤为重视，指出："阴虚而神散者，非熟地之守，不足以聚之；阴虚而躁动者，非熟地之静，不足以镇之；阴虚而刚急者，非熟地之甘，不足以缓之。"（《景岳全书·本草正·熟地》）这与他重视补阴的思想是完全一致的。

（2）选古创新，方列八阵：张景岳认为，用药处方，最宜通变，不可拘泥，因为"有此法未必有此证，有此证未必有此方"。病证是无限多样、随时变化的，所以用药也必须注意变通，如果泥于成方，生搬硬套，则往往药不对证，难以取效。张景岳虽然对张仲景推崇备至，但他认为经方同样需要变通，指出："即仲景再生，而欲尽蹈其成法，吾知其未必皆相合；即仲景复言，而欲尽吐其新方，吾知其未必无短长。于戏！方乌足以尽变，变胡可以定方，但使学者能会仲景之意，则亦今之仲景也，又何必以仲景之方为拘泥哉？余故曰用药处方，最宜通变，不当执滞也。"（《景岳全书·伤寒典·论古法通变》）

然而，张景岳并没有轻估成方的意义，他说，用药随证所宜，不拘成方，似乎方不必有，但成方体现了治疗法则，立法是施治的依据，所以方不可无，"'通变'二字，盖为不能通变者设，而不知斯道之理，又自有一定不易之要焉，苟不知要，而强借通变为谈柄，则胡猜乱道，何匪经权而大失通变之旨矣！"（《景岳全书·伤寒典·论古法通变》）他指出："方之善者，得其宜也，得其宜者，可为法也；方之不善者，失其宜也，失其宜者，可为鉴也。……此方之所不可废者，正欲以启发其人也。"（《景岳全书·新方八阵·新方八略引》）

正由于成方具有指导和借鉴意义，对人有启发作用，所以张景岳在《景岳全书》中，选诸家古方之要者，"类为八阵，曰补、和、攻、散、寒、热、固、因"。对于古方所未能尽者，"复制新方八阵"，以述心得，以载经验，以补古方之未备。

张景岳精于兵法，往往用兵家术语论述医学。其所谓"八阵"，原指古代军事战术中的阵形，张景岳将古方、新方列为八阵，实际是比附军事理论，按功用治法进行的方剂分类。

1）补阵："存亡之几，几在根本，元气既亏，不补将何以复，故方有补阵。"（《景岳全书·古方八阵·古方条序》）故补阵之方都是补益剂。张景岳强调阳常不足，阴本无余，所以治疗上注重温补元阳，滋养真阴，所制大补元煎、左归饮、右归饮、左归丸、右归丸，都是著名的补益方剂。关于治疗精、气、阴、阳虚损病证的代表药物，张景岳指出："凡气虚者宜补其上，人参、黄芪之属是也；精虚者宜补其下，熟地、枸杞之属是也；阳虚者宜补而兼暖，桂、附、干姜之属是也；阴虚者宜补而兼清，门冬、芍药、生地之属是也。"（《景岳全书·新方八阵·补略》）张景岳强调阴中求阳、阳中求阴、补气以生精、补精以化气，上述诸方体现了这一思想。

2）和阵："病有在虚实气血之间，补之不可，攻之又不可者，欲得其平，须从缓治，故方有和阵。"（《景岳全书·古方八阵·古方条序》）和阵包括行气、祛痰、疏肝、和胃、降逆、利湿、散饮、消积、驱虫等多种方剂，正所谓"和之为义，广矣，亦犹土兼四气，其于补泻温凉之用，无所不及，务在调平元气，不失中和之为贵也"（《景岳全书·新方八略·和略》）。张景岳指出，施用和法，当审察证候的虚实寒热，以知其所宜所忌，如"病兼虚者，补而和之；兼滞者，行而和之；兼寒者，温而和之；兼热者，凉而和之"（《景岳全书·新方八略·和略》）。又如，当利湿而阴虚于下者，则忌用四苓、通草汤之类通利小便；当祛痰而阳虚于上者，则忌用陈皮、砂仁等，以免耗散。这些都是值得注意的。

3）攻阵："邪固疾深，势如强寇，速宜伐之，不可缓也，故方有攻阵。"（《景岳全书·古方八阵·古方条序》）张景岳重用补法，但对邪实之证并不废弃攻法，只是强调攻邪不可过剂伤正，指出："诸病之实有微甚，用攻之法分重轻，大实者，攻之未及可以再加，微实者攻之太过每因致害，所当慎也。……凡用攻之法，所以除凶剪暴也，亦犹乱世之兵，必不可无，然惟必不得已乃可用之。若或有疑，宁加详慎。盖攻虽去邪，无弗伤气，受益者四，受损者六，故攻之一法，实自古仁人所深忌者，正恐其成之难，败之易耳。"（《景岳全书·新方八略·攻略》）

4）散阵："邪在肌表，当逐于外，拒之不早，病必日深，故方有散阵。"（《景岳全书·古方八阵·古方条序》）可知散剂即指解表剂，"用散者，解表证也。"（《景岳全书·新方八略·散略》）张景岳指出，《伤寒论》虽然太阳、少阳、阳明各有主方，但实际上，解表不可拘泥某经用某药，只须分病证之轻重，知药力之缓急，辨药性之寒温。他举例说："如麻黄、桂枝，峻散者也；防风、荆芥、紫苏，平散者也；细辛、白芷、生姜，温散者也；柴胡、干葛、薄荷，凉散者也；羌活、苍术，能走经去湿而散者也；升麻、川芎，能举陷上行而散者也。第邪浅者，忌峻利之属；气弱者，忌雄悍之属；热多者，忌温燥之属；寒多者，忌清凉之属。"（《景岳全书·新方八略·散略》）

5）寒阵："阳亢阴伤，阴竭则死，或去其火，或壮其水，故方有寒阵。"（《景岳全书·古方八阵·古方条序》）张景岳对古方书关于黄连清心、黄芩清肺、石斛芍药清脾、龙胆清肝、黄柏清肾之说持有异议，认为："大凡寒凉之物，皆能泻火，岂有凉此而不凉彼者，但当分其轻清重浊，性力微甚，用得其宜，则善矣。夫轻清者，宜以清上，如黄芩、石斛、连翘、天花之属是也；重浊者，宜于清下，如栀子、黄柏、龙胆、滑石之属也。性力之厚者，能清大热，如石膏、黄连、芦荟、苦参、山豆根之属；性力之缓者，能清微热，如地骨皮、玄参、贝母、石斛、童便之属也。"（《景岳全书·新方八略·寒略》）

6）热阵："阴极亡阳，阳尽则毙，或去其寒，或助其火，故有热阵。"（《景岳全书·古方八阵·古方条序》）朱丹溪认为"气有余便是火"，张景岳却强调"气不足便是寒"，他认为："阳气不足者，多见寒从中生，而阳衰之病无所不致。"所以热阵不可不列。张景岳对温热法的应用要领进行了论述，指出："用热之法，尚有其要，以散兼温者，散寒邪也；以行兼温者，行寒滞也；以补兼温者，补虚寒也。第多汗者忌姜，姜能散也；失血者忌桂，桂动血也；气短气怯者忌故纸，故纸降气也。大凡气香者，皆不利于气虚证；味辛者，多不利于见血证，所当慎也。是用热之概也。"（《景岳全书·新方八略·热略》）

7）固阵："元气既伤，虚而且滑，漏泄日甚，不尽不已，故方有固阵。"（《景岳全书·古方八阵·古方条序》）久嗽为喘、久遗成淋、二便不禁、汗泄不止等，都须用收敛固涩之法。"在上在表者，皆宜固气，气主在肺也。在下者在里者，皆宜固精，精主在肾也。"（《景岳全书·新方八略·固略》）这是张景岳提出的固法要领。张景岳还强调指出，只有虚者、久者可固，而实者、暴者不可固。"当固不固则沧海亦将竭，不当固而固，则闭门延寇也，二者俱当详酌之"。（《景岳全书·新方八略·固略》）

8）因阵："病有相同，治有相类，因证用方，亦有不必移易者，故方有因阵。"（《景岳全书·古方八阵·古方条序》）张景岳认为，病之相同者，固然可以因证用方，但证同因不同者，则不可妄用因方治之。"病虽相类，而但涉内伤者，便当于血气中酌其可否之因，不可谓因方之类尽可因之而用也。因之为用，有因标者，有因本者，勿因此'因'字而误认因方之义。"（《景岳全书·新方八略·因略》）

张景岳承前启后，选古创新，用"八阵"归类方剂，开创了方剂治法分类之先河。各阵方剂数目（见表2）。

表2　古方、新方八阵方剂统计

	新方八阵	古方八阵	小计	主要功用
补阵	29	165	194	补其虚
和阵	20	378	398	和其不和
攻阵	6	113	119	攻其实
散阵	17	114	131	散表证
寒阵	20	184	204	清火
热阵	25	193	218	除寒
固阵	10	66	76	固其泄
因阵	59	303	362	因其可因
总计	186	1516	1707	

12. 常见病证治疗经验举隅

（1）伤寒：

1）论伤寒分类：张景岳认为，伤寒是一切外感热病的统称。他说："凡病温病热而因于外感者，皆本于寒，即今医家皆谓之为伤寒，理宜然也。"（《景岳全书·伤寒典·伤寒总名》）他把伤寒分为三类：严冬触犯杀厉之气而即时发病者，为正伤寒；冬时感寒而不即病，寒毒内伏，至春夏再遇风寒则应时而动者，为温病、暑病；感受非时之气而发者，为时行之病，瘟疫亦属之。

2）论伤寒传变："伤寒传变，不可以日数为拘，亦不可以次序为拘。"他认为寒邪中人本无定体，未必始太阳、终厥阴。张景岳对合病、并病之说非常推崇，指出今时之病，皆合病并病。"凡诊伤寒，初未见有单经挨次相传者，亦未见有表证悉罢，止存里证者，若欲依经如式求证，则未见有如式之病而方治可相符者。"（《景岳全书·伤寒典·论今时皆合病并病》）由于伤寒传变没有一定规律，所以张景岳强调治疗伤寒不必拘泥日数，表证解表，里证治里，"因证辨经，随经施治，乃为良法。"（《景岳全书·伤寒典·治法》）

3）论伤寒治要：张景岳指出伤寒治要有六，曰汗、补、温、清、吐、下。《景岳全书·杂证谟·瘟疫》对此六法进行了详细论述，指出："六法之中，惟汗为主，以伤寒之愈，未有不从汗解者，故法虽有六，汗实统之。"肌肤密闭、营卫不行者，用辛散之剂开玄府而发汗；阴邪固闭、阳气不达者，以辛温之剂开凝结以发汗；火邪内燔、血干液涸者，以清凉之剂滋气阴以发汗；营卫不足、根本内亏者，以峻补之剂充气血而发汗；邪在上焦、隔遮阳道者，施吐涌之法升清气而发汗；邪入阳明、胃气壅塞者，以通下之剂解浊气而发汗。"凡此者，皆取汗之道，是即所谓六要也。"

4）论虚邪治法：张景岳鉴于时医"伤寒畏补"造成的危害，对虚人伤寒尤为重视。他在《景岳全书》《质疑录》中，都列有专篇，对"伤寒无补法"论进行了辩驳。

如《景岳全书》指出，伤寒可攻而愈者，原非虚证，治之亦愈，不治亦可自愈，所以实邪不足虑也，只有挟虚伤寒最为可畏，如果不知固本御侮之策而肆意攻邪，则未及邪气而已伤正气，"虚而再攻，不死何待？"（《景岳全书·伤寒典·论虚邪治法》）在《质疑录》中进一步强调了挟虚伤寒多见而难治的观点，指出："正气实者，即感大邪，其病亦轻；正气虚者，即感微邪，其病亦甚。故凡气实而病者，但去其邪，攻之无难，所可虑者，惟伤寒挟虚为难耳。"（《质疑录·论伤寒无补法》）

《景岳全书·伤寒典·论虚邪治法》比较集中地反映了张景岳治疗挟虚伤寒的方法。书中指出，临床上若见脉弱无神、耳聋手颤、神倦气怯、畏寒喜暗、言语轻微、颜色青白等诸种形证不足之候，便当思顾元气。若形气不足而过散其表，必致亡阳；脏气本虚而误攻其里，必致亡阴。元气虚者，即使邪气方盛亦不可攻，必当详察阴阳，峻补中气。

关于治疗挟虚伤寒的具体方药，《景岳全书·伤寒典·论虚邪治法》指出："如平居偶感风寒，邪未深入，但见发热身痛，脉数不洪，内无火证，素禀不足者，即当用理阴煎加柴胡或加麻黄，连进一二服，其效如神，此常用第一方也。此外，诸证如虚在阳分，则当以四柴胡饮、补中益气汤，或八珍汤、理中汤、温胃饮之类，此温中自能发散之治也。若虚在阴分而液涸水亏，不能作汗，则当用补阴益气煎、三柴胡饮、或三阴煎、左归饮之类，此壮水制阳，精化为气之治也。"若阴盛格阳，真寒假热者，则当以大补元煎、右归饮等引火归原。若阴盛阳衰之证，身虽发热，而畏寒不已，或呕恶，或泄泻，或背凉如水，或手足厥冷，为阳虚之极，必用大温中饮或理阴煎。张景岳总结说："若邪实正虚，原有主客不敌之势，使但能保定根本，不令决裂，则邪将不战而自解，此中大有玄妙，余常借此存活者，五十年来若干人矣，谨书之以为普济者之则。"

（2）痢疾：

1）论病因病机：痢疾多发于夏秋之交，此时暑湿当令，故前人多认为痢疾由湿热所致，治多以寒凉为法。然而张景岳认为，痢疾虽多发于暑热之季，但发病的关键不在于天气暑热，而在于过食生冷，他说："多见人之慎疾者，虽经盛暑，不犯寒凉，则终无泻利之患，岂其独不受热乎？此其病在寒邪，不在暑热，病在人事，不在天时，从可知矣。"（《景岳全书·杂证谟·痢疾》）

张景岳认为："过食生冷，所以致痢。"然而未必致痢，胃气强实者，虽日用水果之类，但阳气能胜，故不发病；体质较差者，虽未即病，而日用日积，伏阴于内，待至七八月间天气转凉，遂后乘机而起，表现为寒湿犯脾之痢证。脾肾本弱者，则随犯随病，不必伏寒，亦不必待时，生冷下咽，则泻痢随起，此证最为多见，显然非化热所致者。

张景岳并不否认湿热痢疾的存在，只是认为较为少见，不能但见痢证，开口便言热毒。他说："以胃强阳盛之人而得湿成热者亦有之，以元气壮实而邪不胜正者亦有之，此皆可以寒治而愈，亦可以通利而愈，而此辈极少。以胃弱阳虚而因寒伤脏者，

此辈极多，若再用寒凉，或妄加荡涤，则无有不死，凡今以痢疾而致死者，皆此类也。"（《景岳全书·杂证谟·痢疾》）

2）论虚实寒热："凡治痢疾，最当察虚实，辨寒热，此泻痢中最大关系，若四者不明，则杀人甚易也。"

实证：形气强壮，脉息滑实，或素纵口腹，或胀满坚痛，年纪较轻，病程短暂，则为实证。

虚证："有形体薄弱者，有颜色青白者，有脉虽紧数而无力无神者，有脉见真弦而中虚似实者，有素禀阳衰者，有素多淡素者，有偶犯生冷者，有偶中雨水阴寒者，有偶因饮食不调者，有年衰脾弱者。以上诸证，凡其素无纵肆，而忽患泻痢，此必以或瓜或果，或饮食稍凉，偶伤胃气而然。"（《景岳全书·杂证谟·痢疾》）

热证：畏热喜冷，不欲衣被，渴甚饮水，或小便热涩而痛，或下利纯血鲜红，脉息必滑实有力，形气必躁急多烦。

寒证：无上述实热诸证，而泻痢不止者，必是寒证。

3）论辨证施治：初伤暴痢，"生冷初伤，饮食失调，而胃气未损，元气未亏，或为痛为胀、暴泻暴痢等证，而食滞有未清者，宜抑扶煎、五德丸或平胃散、胃苓汤、五苓散之类，略祛寒滞，愈之极易。"（《景岳全书·杂证谟·痢疾》）

湿热邪盛：烦热喜冷，脉实腹满，或下痢纯红鲜血。宜清流饮、黄芩芍药汤，或用香连丸、河间芍药汤；热甚者宜大分清饮或茵陈饮。

饮食停滞：体质较强，因纵肆口腹，食滞不化而痢，表现为腹痛坚满，形气脉息俱实，治宜承气汤或神祐丸、百顺丸等。

脾肾虚寒：脾肾素虚之人，偶犯生冷致痢，别无实热之证。脾虚者，宜佐关煎；及肾者，宜胃关煎。脾肾俱虚、病情危剧者，以胃关煎与温胃饮间用，或兼用四维散、九气丹、复阳丹等。

胃气虚寒：呕恶兀兀欲吐，或闻食气即见恶心者，为胃气虚寒不能容物，治宜五君子煎、六味异功煎等。

阴精亏虚：发热而脉本无力，全属虚火，治宜三阴煎、六味丸等。

禁口不食："禁口不食，乃痢疾最危之候。""虽亦有实热证，而惟脾胃虚寒者居多。"食积胃中所致者，其胸腹必有胀满，或见硬痛，此当行滞去积，用青皮、陈皮、山楂、厚朴之属；火郁胃中所致者，其脏腑必多炽热，或脉见洪数，此当去火泻热，用黄芩、黄连、栀子、黄柏之属；无积无火而食不能入者，一由于脾气之弱，一由于肾气之弱。"欲健中焦，非人参、白术、干姜、甘草之属不可；欲实下焦，非熟地、附子、吴茱萸、肉桂之属不可。脾肾强而食自入，其理甚明，其应如响。"（《景岳全书·杂证谟·痢疾》）

久痢滑脱："久痢阳虚，或因攻击寒凉太过，致竭脾肾元神而滑脱不止者，本源已败，虽峻用温补诸药，亦必不能奏效矣，宜速灸百会、气海、天枢、神阙等穴，以回其阳，庶或有可望生者。"（《景岳全书·杂证谟·痢疾》）

四、医论、制方、医案

（一）医论摘粹

1. 三焦包络命门辨

客有问曰：三焦、包络、命门者，医家之要领，脏腑之大纲。或言其有状，或言其无形；或言三焦包络为表里，或言三焦命门为表里；或言五脏各一，惟肾有两，左为肾，右为命门，命门者，男子以藏精，女子以系胞。若此数者，弗能无疑，千载而下，议论不定。夫理无二至，岂容纷纷若是哉？果亦有归一之义否？

予曰：噫！医道之始，始自轩岐；轩岐之旨，昭诸《灵》《素》。《灵》《素》之妙，精确无遗，凡其所论，必因理而发，凡其命名，必因形而生。故《内经》之文，字无苟言，句无空发，自后凡绍此统者，孰能外《灵》《素》之范围？而今之所以纷纷者，不无其由，盖自《难经》始也。《难经》述《灵》《素》而作，为诸家之最先，因其颇有谬误，遂起后世之惑，三千年来，无敢违背，而后世之疑，莫可解救。请先悉三焦、心包络，而次及其他焉。

夫三焦者，五脏六腑之总司；包络者，少阴君主之护卫也。而《二十五难》曰："心主与三焦为表里，俱有名而无形。"若谓表里则是，谓无形则非。夫名从形立，若果有名无形，则《内经》之言为凿空矣。其奈叔和、启玄而下，悉皆宗之而直曰三焦无状空有名。自二子不能辨，此后孰能再辨？及至徐遁、陈无择，始创言三焦之形，云："有脂膜如掌大，正与膀胱相对，有二白脉自中出，夹脊而上，贯于脑。"予因遍考两经，在《灵枢·本输》曰："三焦者，中渎之府，水道出焉，属膀胱，是孤之府也。"《本脏》篇曰："密理厚皮者，三焦膀胱厚；粗理薄皮者，三焦膀胱薄。"以及缓、急、直、结，六者各有所分。《论勇》篇曰："勇士者，目深以固，长衡直扬，三焦理横；怯士者，目大而不减，阴阳相失，其焦理纵。"《决气》篇曰："上焦开发，宣五谷味，熏肤充身泽毛，若雾露之溉，是谓气。中焦受气取汁，变化而赤是谓血。"《营卫生会》篇曰："营出于中焦，卫出于下焦。"又曰："上焦出于胃上口，并咽以上，贯膈而布胸中。中焦亦并胃中，出上焦之后，泌糟粕，蒸津液，化精微而为血，以奉生身，故独得行于经隧，命曰营气。下焦者，别回肠，注于膀胱而渗入焉。水谷者，居于胃中，成糟粕，下大肠而成下焦。"又曰："上焦如雾，中焦如沤，下焦如渎。"《素问·五脏别论》曰："夫胃、大肠、小肠、三焦、膀胱，此五者，天气之所生也，其气象天，故泻而不藏。"《六节藏象论》曰："脾、胃、大肠、小肠、三焦、膀胱者，仓廪之本，营之居也。"其在心包络，则《灵枢·邪客》曰："心者，五脏六腑之大主，其脏坚固，邪弗能容，容之则心伤，心伤则神去，神去则死矣，故诸邪之在于心者，皆在于心之包络。"凡此，是皆经旨。夫既曰无形矣，何以有水道之出？又何以有厚、薄、缓、急、直、结之分？又何以有曰纵曰横之理？又何以如雾、如沤、如渎及谓气、谓血之别？心主亦曰无形矣，则代心而受邪者在于心之包络，使无其形，又当受之何所？即此经文，有无可见。夫《难经》者，为发明《内经》之难，故曰《难经》，而《难经》实出于《内经》。今《内经》详其名状，《难经》言其无形，将从《难经》之无乎？抑从《内经》之有乎？再若徐、陈二子所言三焦之状，指为肾下之脂膜，果若其然，则何以名为三？又何以分上、中、下？又何以言其为腑？此之为说，不知何所考据，更属不经。

客曰：心之包络，于文于义，犹为可晓，而古今诸贤历指其为裹心之膜，固无疑矣。至若三焦者，今既曰有形，又非徐、陈之论，然则果为何物耶？曰：但以字义求之，则得之矣。夫所谓三者，象三才也，际上极下之谓也。所谓焦者，象火类也，色赤属阳之谓也。今夫人之一身，外自皮毛，内自脏腑，无巨无名，无细无目，其于腔腹周围上下全体，状若大囊者，果何物耶？且其著内一层，形色最赤，象如六合，总护诸阳，是非三焦而何？如《五癃津液别论》曰："三焦出气，以温肌肉，充皮肤。"因已显然指肌肉之内、脏腑之外为三焦也。又如《背腧》篇曰："肺腧在三焦之间，心腧在五焦之间，膈腧在七焦之间，肝腧在九焦之间，脾腧在十一焦之间，肾腧在十四焦之间，岂非以躯体称焦乎？"[1]惟虞天民曰："三焦者，指腔子而言，总曰三焦，其体有脂膜在腔子之内，包罗乎五脏六腑之外也。"此说近之，第亦未明"三"字之义，而脂膜之说，未免又添一层矣。至其相配表里，则三焦为脏腑之外卫，心包络为君主之外卫，犹夫帝阙之重城，故皆属阳，均称相火，而其脉络，原自相通，允为表里。《灵枢·经脉》曰："心主手厥阴之脉，出属心包络，下膈，历络三焦。""手少阳之脉，散络心包，合心主。"《素问·血气形志》篇曰："手少阳与心主为表里。"此固甚明，无庸辨也。

客曰：既三焦心主为表里，何以复有命门三焦表里之说？曰：三焦包络为表里，此《内经》一阴一阳之定耦，初无命门表里之说，亦无命门之名，惟《灵枢·根结》《卫气》及《素问·阴阳离合》等篇云："太阳根于至阴，结于命门。命门者，目也。"此盖指太阳经穴终于睛明，睛明所夹之处，是谓脑心，乃至命之处，故曰命门。此外并无左右肾之分，亦无右肾为命门之说。而命门之始，亦起于《三十六难》，曰："肾有两者，非皆肾也，左者为肾，右者为命门。命门者，精神之所舍，元气之所系，男子以藏精，女子以系胞。"王叔和遂因之而曰："肾与命门，俱出尺部。"以致后世遂有命门表里之配，而《内经》实所无也。客曰：《内经》既无命门，《难经》何以有之？而命门之解，终当何似？曰：《难经》诸篇，皆出《内经》，而此命门，或必有据，意者去古既远，经文不无脱误，诚有如《七难》滑氏之注云者[2]。惟是右肾为命门，男子以藏精，则左肾将藏何物乎？女子以系胞，则胞果何如而独系右肾乎？此所以不能无疑也。予因历考诸书，见《黄庭经》曰："上有黄庭下关元，后有幽阙前命门。"又曰："闭塞命门似玉都。"又曰："丹田之中精气微，玉房之中神门户。"梁丘子注曰："男以藏精，女以约血，故曰门户。"又曰："关元之中，男子藏精之所。"元阳子曰："命门者，下丹田精气出飞之处也。"是皆医家所未言，而实足为斯发明者。又《脉经》曰："肾以膀胱合为腑，合于下焦，在关元后，左为肾，右为子户。"又曰："肾名胞门子户，尺中肾脉也。"此言右为子户者，仍是右者为命门之说。细详诸言，默有以会。夫所谓子户者，即子宫也，即玉房之中也，俗名子肠，居直肠之前，膀胱之后，当关元气海之间，男精女血，皆存乎此，而子由是生。故子宫者，实又男女之通称也。道家以先天真一之气藏乎此，为九还七返之基，故名之曰丹田。医家以冲任之脉盛于此，则月事以时下，故名之曰血室。叶文叔曰："人受生之初，在胞胎之内，随母呼吸，受气而成，及乎生下，一点元灵之气，聚于脐下，自为呼吸。气之呼接乎天根，气之吸接乎地根，凡人之生，惟气为先，故又名为气海。"然而，名虽不同，而实则一子宫耳。子宫之下有一门，其在女者，可以手探而得，俗人名为产门；其在男者，于精泄之时，自有关阑知觉，请问此为何处？客曰："得非此即命门耶？"曰：然也。请为再悉其解。

夫身形未生之初，父母交会之际，男之施由此门而出，女之摄由此门而入。及胎元既足，复由此出。其出其入，皆由此门，谓非先天立命之门户乎？及乎既生，则三焦精气皆藏乎此，故《金丹大要》曰："气聚则精盈，精盈则气盛。"梁丘子曰："人生系命于精。"《珠玉集》曰："水是三才之祖，精为元气之根。"然则，精去则气去，气去则命去，其固其去，皆由此门，谓非后天立命之门户乎？再阅《四十四难》有"七冲门"者，皆指出入之处而言，故凡出入之所，皆谓之门，而此一门者，最为巨会，焉得无名？此非命门，更属何所？既知此处为命门，则男之藏精，女之系胞，皆有归着，而千古之疑，可顿释矣。客曰：若夫然，则命门即非右肾，而又曰子宫，是又别为一腑矣，何配何经，脉居何部？曰：十二经之表里，阴阳固已配定，若以命门再配一经，是肾脏惟一，而经居其两，必无是理。且夫命门者，子宫之门户也，子宫者，肾脏藏精之府也。肾脏者，主先天真一之气，北门锁钥之司也，而其所以为锁钥者，正赖命门之闭固，蓄坎中之真阳，以为一身生化之原也。此命门与肾，本同一气，道经谓此当上下左右之中，其位象极，名为"丹田"。夫丹者，奇也，故统于北方天一之脏，而其外腧命门一穴，正见督脉十四椎中，是命门原属于肾，非又别腑也。《三十九难》亦曰："命门其气与肾通。"则亦不离乎肾耳。惟是五脏各一，独肾有二，既有其二，象无不殊，譬以耳目一也，而左明于右；手足一也，而右强于左。故北方之神有蛇武，蛇主阳而武主阴；两尺之脉分左右，左主水而右主火。夫左阳右阴，理之常也，而此曰左水右火，又何为然？盖肾属子中，气应冬至，当阴阳中分之位，自冬至之后，天左旋而时为春，斗杓建于析木[3]；日月右行合在亥，辰次会于娵訾[4]。是阳进一月，则会退一宫，而太阳渐行于右，人亦应之，故水位之右为火也。且人之四体，本以应地，地之刚在西北，亦当右尺为阳，理宜然者。故《脉经》以肾脏之脉配两尺，但当曰左尺主肾中之真阴，右尺主肾中之真阳。而命门为阳气之根，故随三焦相火之脉，同见于右尺则可，若谓左肾为肾，右肾为命门则不可也。虽然，若分而言之，则左属水右属火，而命门当附于右尺；合而言之，则命门象极，为消长之枢纽，左主升而右主降，前主阴而后主阳。故水象外暗而内明，坎卦内奇而外偶，肾两者，坎外之偶也；命门一者，坎中之奇也。一以统两，两以包一，是命门总主乎两肾，而两肾皆属于命门，故命门者，为水火之府，为阴阳之宅，为精气之海，为死生之窦。若命门亏损，则五脏六腑皆失所恃，而阴阳病变无所不至。其为故也，正以天地发生之道，终始于下；万物盛衰之理，盈虚在根。故许学士独知补肾，薛立斋每重命门，二贤高见，迥出常人，盖得于王太仆所谓壮水之主、益火之原也。此诚性命之大本，医不知此，尚何足云？故予谓申明，用广其义，即此篇前后诸论，虽多臆见，然悉揣经意，非敢妄言，凡我同心，幸为裁正。（《类经附翼·求正录》）

【注释】

［1］张景岳晚年对此说曾予更正。《质疑录·论三焦有几》云："予初注三焦论，漫引《灵枢》肺腧在三焦，心腧在五焦，膈腧在七焦，肝腧在九焦，脾腧在十一焦，肾腧在十四焦之间，以躯体之外称焦，而从虞天民包罗六腑五脏之脂膜以证三焦之说。自马仲化以肺腧、心腧之'焦'为'樵'，则予之说要亦可议而未有当焉也。"

［2］滑寿《难经本义》注《七难》曰："首篇称'经言'二字，考之《灵》《素》无所见，岂越人之时，别有所谓上古文字耶？将《内经》有之而后世脱简耶？是不可知也。"

［3］斗杓建于析木：杓（biao），柄。"斗杓"，即北斗柄，北斗七星，四星象斗，三星象杓。中国古人发现，黄昏时刻北斗斗柄的指向随着季节的变化而变化，因此，把斗柄的指向作为定季节的标准。"析木"，十二星次之一，方位与寅相当，斗柄指向此方时，正值建寅之月，即夏历正月，为春之始。

［4］日月右行合在亥，辰次会于娵訾："亥"，十二辰之一；"娵訾"，十二星次之一。十二辰与十二次的对应关系见表3。日月每年会合十二次，其合在亥时，正当十二星次中的娵訾，故云："日月右行合在亥，辰次会于娵訾。"

表3 十二辰与十二次的对应关系

十二次	星纪	玄枵	娵訾	降娄	大梁	实沈	鹑首	鹑火	鹑尾	寿星	大火	析木
十二辰	丑	子	亥	戌	酉	申	未	午	巳	辰	卯	寅

2. 命门余义

命门之义，《内经》本无。惟越人云："肾有两者，非皆肾也，左者为肾，右者为命门。命门者，诸精神之所舍，元气之所系，男子以藏精，女子以系胞也。"余以其义有未尽，且有可疑，故著有《三焦胞络命门辨》，附梓《类经》之末，似已尽其概矣。然而犹有未尽者，恐不足醒悟后人，兹因再悉其蕴，条列于左。

命门为精血之海，脾胃为水谷之海，均为五脏六腑之本。然命门为元气之根，为水火之宅，五脏之阴气非此不能滋，五脏之阳气非此不能发；而脾胃以中州之土，非火不能生。然必春气始于下，则三阳从地起，而后万物得以化生，岂非命门之阳气在下，正为脾胃之母乎？吾故曰脾胃为灌注之本，得后天之气也；命门为化生之源，得先天之气也，此其中固有本末之先后。观东垣曰："补肾不若补脾。"许知可曰："补脾不若补肾。"此二子之说，亦各有所谓，固不待辨而可明矣。

命门有火候，即元阳之谓也，即生物之火也。然禀赋有强弱，则元阳有盛衰，阴阳有胜负，则病治有微甚，此火候之所以宜辨也。兹姑以大纲言之，则一阳之元气，必自下而升，而三焦之普濩，乃各见其候。盖下焦之候，如地土化生之本也；中焦之候，如灶釜水谷之炉也；上焦之候，如太虚神明之宇也。

下焦如地土者，地土有肥瘠而出产异，山川有厚薄而藏蓄异，聚散操权，总由阳气。人于此也，得一分即有一分之用，失一分则有一分之亏，而凡寿夭、生育及勇怯、精血、病治之基，无不由此元阳之足与不足以为消长盈缩之主。此下焦火候之谓也。

中焦如灶釜者，凡饮食之滋，本于水谷，食强则体壮，食少则身衰，正以胃中阳气其热如釜，使不其然，则何以朝食午即化，午食申即化？而釜化之速，不过如此，观灶釜少一炬则迟化一顷，增一炬则速化一时，火力不到，则全然不化，即其证也。故脾胃之化与不化，及饮食之能与不能，亦总由阳明之气有强与不强，而阴寒之邪有犯与不犯耳。及其病也，则渐痞渐胀，或隔或呕，或十化其三五，或膨聚而不消，或吞酸嗳腐而食气不变，或腹疼肚痛而终日不饥，或清浊不分，或完谷不化。盖化则无不运行，不化则无不留滞，运行则为气、为血，留滞则为积、为痰，此其故，谓非胃气之不健乎？而何以不健，谓非火候之无力乎？今见治痞治胀及治吞酸嗳腐等症，无论是热非热，动辄呼为胃火，余烬其几，尚能堪否？此中焦火候之谓也。

上焦如太虚者，凡变化必著于神明，而神明必根于阳气。盖此火生气，则无气不至，此火化神，则无神不灵。阳之在下则温暖，故曰："相火以位。"阳之在上则昭明，故曰："君火以明。"是以阳长则阴消而离照当空，故五官治而万类盛；阳衰则阴盛而阳为阴抑，故聪明夺而神气减。而凡人之声色动定及愚智贤不肖之有不齐者，何非阳德为之用？此上焦火候之谓也。

此以三焦论火候，则各有所司，而何以皆归之命门？不知水中之火，乃先天真一之气，藏于坎中，此气自下而上，与后天胃气相接而化，此实生生之本也。是以花萼之荣在根柢，灶釜之用在柴薪，使真阳不发于渊源，则总属无根之火矣。火而无根，即病气也，非元气也，故《易》以雷在地下而为复，可见火之标在上，而火之本则在下。且火知就燥，性极畏寒，若使命门阴胜，则元阳畏避，而龙火无藏身之地，故致游散不归，而为烦热、格阳等病。凡善治此者，惟从其性，但使阳和之气直入坎中，据其窟宅而招之、诱之，则相求同气而虚阳无不归原矣。故曰："甘温除大热。"正此之谓也。奈何昧者不明此理，多以虚阳作实热，不思温养此火，而但知寒凉可以灭火，安望其尚留生意而不使之速毙耶？此实医家第一活人大义，既从斯道，不可不先明斯理。倘三焦有客热邪火，皆凡火耳，固不得不除，而除火何难，是本非正气火候之谓也。学者于此，当深明"邪""正"二字，则得治生之要矣。

命门有生气，即乾元不息之几也，无生则息矣。盖阳主动，阴主静；阳主升，阴主降。惟动惟升，所以阳得生气；惟静惟降，所以阴得死气。故乾元之气始于下而盛于上，升则向生也；坤元之气始于上而盛于下，降则向死也。故阳生子中，而前升后降；阴生午中，而前降后升。此阴阳之岐，相间不过如毛发，及其竟也，则谬以千里，而死生之柄，惟此毫厘升降之几耳。又如水暖则化气，化气则升，无不生也；水寒则成冰，成冰则降，无不死也。故肾气犹沉，则奉生者少，即此生气之理也。至若人之生气，则无所不在，亦无所不当察，如脏腑有生气，颜色有生气，声音有生气，脉息有生气，七窍有生气，四肢有生气，二便有生气。生气即神气，神自形生，何不可辨？衰者速培，犹恐不生，尚堪伐乎？而况其甚者乎？故明师察此，必知孰者已亏，孰者犹可；孰者能益生气，孰者能损生气；孰者宜先攻病气以保生气，孰者宜先固生气以御病气。务思病气虽如此，生气将如何，现在虽如此，日后将如何，使不有原始要终之明，则皆寸光之流耳。虽然，此徒以斯道为言也，而斯道之外，犹有说焉。夫生气者，少阳之气也，少阳之气有进无退之气也。此气何来？无非来自根本。此气何用？此中尤有玄真。盖人生所贵，惟斯气耳，而出入之权在呼吸，斯气数之宝藏也；河车之济在辘轳，实转运之神机也。其进其退，其得其失，总在生息之间，而彭殇之途于斯判矣。《经》曰："得神者昌，失神者亡。"即此生气之谓也。予见遭剥于是者不可胜纪，故特明其义于此。

命门有门户，为一身巩固之关也。《经》曰："仓廪不藏者，是门户不要也，水泉不止者，是膀胱不藏也，得守者生，失守者死。"又曰："肾者胃之关也，关门不利，故聚水而从其类也。"又曰："北方黑色，入通于肾，开窍于二阴。"是可见北门之主总在乎肾，而肾之政令则总在乎命门。盖命门为北辰之枢，司阴阳之柄，阴阳和则出入有常，阴阳病则启闭无序。故有为癃闭不通者，以阴竭水枯干涸之不行也；有为滑泄不禁者，以阳虚火败收摄之无主也。阴精既竭，非壮水则必不能行；阳气既虚，非益火则必不能固。此固其法也，然精无气不行，气无水不化，此其中又有可分不可分之妙用，亦在乎慧者之神悟，有非可以笔楮尽言者。

命门有阴虚，以邪火之偏胜也；邪火之偏胜，缘真水之不足也。故其为病，则或为烦渴，或为骨蒸，或为咳血、吐血，或为淋浊、遗泄，此虽明是火证，而本非邪热实热之比。盖实热之火其来暴，而必有感触之故；虚热之火其来徐，而必有积损之因，此虚火、实火之大有不同也。凡治火者，实热之火，可以寒胜，可以水折，所谓"热者寒之"也；虚热之火，不可以寒胜，所谓"劳者温之"也。何也？盖虚火因其无水，只当补水以配火，则阴阳得平，而病自可愈，若欲去火以复水，则既亏之水未必可复，而并火去之，岂不阴阳两败乎？且苦寒之物，绝无升腾之生气，而欲其补虚，无是理也，故予之治此，必以甘平之剂，专补真阴，此虽未必即愈，自可无害，然后察其可乘，或暂一清解，或渐加温润，必使生气渐来，庶乎脾可健，则热可退，肺渐润则嗽渐宁，方是渐复之佳兆，多有得生者。若但知知柏为补阴，则愈败其肾，而致泄泻食减，必速其殆矣。（《景岳全书·传忠录》）

3. 大宝论

为人不可不知医，以命为重也。而命之所系，惟阴与阳，不识阴阳，焉知医理？此阴阳之不可不论也。

夫阴阳之体，曰乾与坤；阴阳之用，曰水与火；阴阳之化，曰形与气。以生杀言，则阳主生，阴主杀；以寒热言，则热为阳，寒为阴。若其生化之机，则阳先阴后，阳施阴受，先天因气以化形，阳生阴也；后天因形以化气，阴生阳也。形即精也，精即水也；神即气也，气即火也。阴阳二气，最不宜偏，不偏则气和而生物，偏则气乖而杀物。《经》曰："阴平阳秘，精神乃治；阴阳离决，精气乃绝。"此先王悯生民之夭厄，因创明医道，以垂惠万世者，在教人以察阴阳、保生气而已也。故《内经》于阴阳之理，惟恐人之不明，而切切谆谆，言之再四，奈何后学，犹未能明，余请先言其二，而后言其一。

夫二者，阴也，后天之形也；一者，阳也，先天之气也。神由气化，而气本乎天，所以发生吾身者，即真阳之气也。形以精成，而精生于气，所以成立吾身者，即真阴之气也。观《上古天真论》曰："女子二七而后天癸至，男子二八而后天癸至。非若阴生在后而成之难乎？"又《阴阳应象大论》曰："人年四十而阴气自半也。"非若阴衰在前而阴凋之易乎？所谓阴者，即吾之精而造吾之形。夫无形则无患，有形必有毁，故人生全盛之数，惟二八之后，以至四旬之外，前后止二十余年，而形体渐衰矣，此诚阴虚之象也。由此观之，即谓之阳道实、阴道虚，若无不可，故丹溪引日月之盈亏，以为阳常有余、阴常不足之论，而立补阴、大补等丸，以黄柏、知母为神丹，家传户用，其害孰甚！殊不知天癸之未至，本由乎气；而阴气之自半，亦由乎气。是形虽在阴，而气则仍阳也。此死生之机，不可不辨。余所谓先言其二者，即此是也。

何谓其一？一即阳也，阳之为义大矣。夫阴以阳为主，所关于造化之原，而为性命之本者，惟斯而已。何以见之？姑举其要者，有三义焉：一曰形气之辨；二曰寒热之辨；三曰水火之辨。夫形气者，阳化气，阴成形，是形本属阴，而凡通体之温者，阳气也；一生之活者，阳气也；五官五脏之神明不测者，阳气也。及其既死，则身冷如冰，灵觉尽灭，形固存而气则去，此以阳脱在前，而阴留在后，是形气阴阳之辨也，非阴多于阳乎？二曰寒热者，热为阳，寒为阴；春夏之暖为阳，秋冬之冷为阴。当长夏之暑，万国如炉，其时也，凡草木昆虫，咸苦煎炙，然愈热愈繁，不热则不盛。及乎一夕风霜，即僵枯遍野。是热能生物，而过热者惟病；寒无生意，而过寒则伐尽。然则热无伤而寒可畏，此寒热阴阳之辨也，非寒强于热乎？三曰水火者，水为阴，火为阳也。造化之权，全在水火，而水火之象有四，则日为太阳，火为少阳，水为太阴，月为少阴，此四象之真形，而人所未达也。余言未竟，适一耽医之客过余者，闻而异之曰：月本太阴，火岂少阳？古无是说，何据云然？亦有所谓乎？曰：阳主乎外，阴主乎内，此阴阳之定位也；阳中无太阴，阴中无太阳，此阴阳之专主也。日丽乎天，此阳中之阳也，非太阳乎？月之在天，阳中之阴也，非少阴乎？水行于地，阴中之阴也，非太阴乎？火之在地，阴中之阳也，非少阳乎？此等大义，诚丹溪所未知，故引日月盈亏，以证阴阳虚实。亦焉知水大于日，独不虑阳之不足、阴之太过乎？客曰：阴阳太少之说，固若有理，至于水大于日，便是阴之有余，则凡天下之火不少也，阳岂独在于日乎？曰：是更有妙理存也。夫阴阳之性，太者气刚，故日不可灭，水不可竭，此日为火之本，水为月之根也；少者气柔，故火有时息，月有时缺，此火是日之余，月是水之余也。惟其不灭者，方为真火，而时作时止者，岂即元阳？故惟真阳之火乃能生物，而燎原之凡火但能焦物病物，未闻有以烘炙而生物者，是安可以火喻日也？客曰：若如此言，则水诚太阴矣，然何以言天一生水？水非阳乎？又何以云水能生万物？水非生气乎？曰：此问更妙。夫天一者，天之一也，一即阳也，无一则止于六耳。故水之生物者，赖此一也；水之化气者，亦赖此一也。不观乎春夏之水，土得之而能生能长者，非有此一乎？秋冬之水，土得之而不生不长者，非无此一乎？不惟不生，而自且为冻，是水亦死矣。可见水之所以生，水之所以行，孰非阳气所主？此水中有阳耳，非水即为阳也。

客曰：然则生化之权，皆由阳气，彼言阳有余者，诚非谬也，而子反虑其不足，非过虑乎？曰：余为此论，正为此耳。惟恐人之不悟，故首言形气，次言寒热，次言水火，总欲辨明阳非有余，不可不顾之义。夫阳主生，阴主杀，凡阳气不充，则生意不广，而况于无阳乎？故阳惟畏其衰，阴惟畏其盛，非阴能自盛也，阳衰则阴盛矣。凡万物之生由乎阳，万物之死亦由乎阳，非阳能死物也，阳来则生，阳去则死矣。试以太阳证之，可得其象。夫日行南陆，在时为冬，斯时也，非无日也，第稍远耳，便见严寒难御之若此，万物凋零之若此，然则天地之和者，惟此日也；万物之生者，亦惟此日也。设无此日，则天地虽大，一寒质耳，岂非六合尽冰壶，乾坤皆地狱乎？人是小乾坤，得阳则生，失阳则死。阳衰者，即亡阳之渐也，恃强者，即致衰之兆也，可不畏哉？故伏羲作《易》，首制一爻，此立元阳之祖也。文王衍《易》，凡六十四卦，皆以阳喻君子，阴喻小人，此明阳气之德也。"乾"之《象》曰："大哉乾元，万物资始，乃统天。"此言元贯四德，阳为发育之首也。"坤"之"初六"曰："履霜坚冰至"。此虑阴之渐长，防其有妨化育也。"大有"之《象》曰："大有气亨，火在天上。"此言阳德之亨，无所不照也。《系辞》曰："天地之大德曰生。"此切重生生之本也。《内经》曰："凡阴阳之要，阳密乃固。"此言阴之所恃者，惟阳为主也。又曰："阳气者，若天与日，失其所则折寿而不彰，故天运当以日光明。"此言天之运、人之命，元元根本，总在太阳无两也。凡此经训，盖自伏羲、黄帝、文王、岐伯、周公、孔子六大圣人，千古相传，若出一口，岂果余之私虑哉？由此言之，可见天之大宝，只此一丸红日；人之大宝，只此一息真阳。孰谓阳常有余，而欲以苦寒之物伐此阳气，欲保生者，可如是乎？

客曰：至哉！余得闻所生之自矣。然既有其道，岂无其法，欲固此阳，计从安出？曰：但知根本，即其要也。曰：何谓根本？曰：命门是也。曰：余闻土生万物，故脾胃为五脏六腑之本，子言命门，余未解也。曰：不观人之初生，生于脐带，脐接丹田，是为气海，即命门也。所谓命门者，先天之生我者由此而受，后天之我生者由此而栽也。夫生之门，即死之户，所以人之盛衰安危皆系于此者，以其为生气之源，而气强则强，气衰则病，此虽至阴之地，而实元阳之宅，若彼脾胃者，乃后天水谷之本，犹属元阳之子耳。子欲知医，其毋忽此所生之母焉。言难尽意，请再著《真阴论》以悉之何如？客忻然曰：原再闻其义。（《类经附翼·求正录》）

4. 真阴论

凡物之有生，本由阳气，顾今人之病阴虚者，十常八九，又何谓哉？不知此一阴字，正阳气之根也。盖阴不可以无阳，非气无以生形；阳不可以无阴，非形无以载气也。故物之生也，生于阳；物之成也，成于阴。此所谓元阴、元阳，亦曰真精、真气也。前篇言阴阳之生杀者，以寒热言其性用也；此篇言阴阳之生成者，以气质言其形体也。性用操消长之权，形体系存亡之本。欲知所以死生者，须察乎阳，察阳者，察其衰与不衰；欲知所以存亡者，须察乎阴，察阴者，察其坏与不坏。此保生之要法也。

稽之前辈，殊有误者，不识真阴面目，每多矫强立言。自河间主火之说行，而丹溪以苦寒为补阴，举世宗之，莫能禁止。揆厥所由，盖以热证明显，人多易见，寒证隐微，人多不知，而且于虚火实火之间，尤为难辨。亦孰知实热为病者，十中不过三四，虚火为病者，十中尝见六七。夫实热者，凡火也，凡火之盛，元气本无所伤，故可以苦寒折之，信手任心，何难之有？然当热去即止，不可过用，过则必伤元气，况可误认为火乎？虚火者，真阴之亏也，真阴不足，又岂苦劣难堪之物所能填补？矧沉寒之性，绝无生意，非惟不能补阴，抑且善败真火，若屡用之，多令人精寒无子，且未有不暗损寿元者，第阴性柔缓，而因循玩用，弗之觉耳。尝见多寿之人，无不慎节生冷，所以得全阳气。即有老人亦喜凉者，正以元阳本足，故能受寒，非寒凉之寿之也。由此观之，足征余言之非谬矣。盖自余有知以来，目睹苦寒之害人者，已不可胜纪。此非时医之误，实二子传之而然。先王仁爱之德，遭敝于此，使刘朱之言不息，则轩岐之泽不彰，是诚斯道之丈魔，亦生民之厄运也。夫成德掩瑕，岂非君子，余独何心，敢议先辈，盖恐争之不力，终使后人犹豫，长梦不醒，贻害弥深。顾余之念，但知有轩岐，而不知有诸子；但知有好生，而不知有避讳，此言之不容已也。然言之不明，孰若无言，余请详言真阴之象、真阴之藏、真阴之用、真阴之病、真阴之治，以悉其义。

所谓真阴之象者，犹家宅也，犹器具也，犹妻妾也。所贵乎家宅者，所以畜财也，无家宅则财必散矣；所贵乎器具者，所以保物也，无器具则物必毁矣；所贵乎妻妾者，所以助夫也，无妻妾则夫必荡矣。此阴以阳为主，阳以阴为根也。《经》曰："五脏者，主藏精者也，不可伤，伤则失守而阴虚，阴虚则无气，无气则死矣。"非以精为真阴乎？又曰："形肉已脱，九候虽调犹死。"非以形为真阴乎？观形质之坏与不坏，即真阴之伤与不伤。此真阴之象，不可不察也。

所谓真阴之藏者，凡五脏五液，各有所主，是五脏本皆属阴也。然《经》曰："肾者主水，受五脏六腑之精而藏之。"故五液皆归乎精，而五精皆统乎肾，肾有精室，是曰命门，为天一所居，即真阴之府。精藏于此，精即阴中之水也；气化于此，气即阴中之火也。命门居两肾之中，即人身之太极，由太极以生两仪，而水火具焉，消长系焉，故为受生之初，为性命之本。欲治真阴而舍命门，非其治也。此真阴之藏，不可不察也。

所谓真阴之用者，凡水火之功，缺一不可。命门之火，谓之元气；命门之水，谓之元精。五液充，则形体赖而强壮；五气治，则营卫赖以和调。此命门之水火，即十二脏之化源，故心赖之，则君主以明；肺赖之，则治节以行；脾胃赖之，济仓廪之富；肝胆赖之，资谋虑之本；膀胱赖之，则三焦气化；大小肠赖之，则传导自分。此虽云肾脏之伎巧，而实皆真阴之用，不可不察也。

所谓真阴之病者，凡阴气本无有余，阴病惟皆不足。即如阴胜于下者，原非阴盛，命门之火衰也；阳胜于标者，原非阳盛，以命门之水亏也。水亏其源，则阴虚之病叠出；火衰其本，则阳虚之证迭生。如戴阳者，面赤如朱；格阳者，外热如火。或口渴咽焦，每引水以自救；或躁扰狂越，每欲卧于泥中。或五心烦热，而消瘅骨蒸；或二便秘结而溺浆如汁。或为吐血、衄血；或为咳嗽、遗精。或斑黄无汗者，由津液之枯涸；或中风瘈疭者，以精血之败伤。凡此之类，有属无根之焰，有因火不归原，是皆阴不足以配阳，病在阴中之水也。又如火亏于下，则阳衰于上，或为神气之昏沉，或为动履之困倦，其有头目眩晕而七窍偏废者，有咽喉哽咽而呕恶气短者，皆上焦之阳虚也；有饮食不化而吞酸反胃者，有痞满隔塞而水泛为痰者，皆中焦之阳虚也；有清浊不分而肠鸣滑泄者，有阳痿精寒而脐腹多痛者，皆下焦之阳虚也。又或畏寒洒洒者，以火脏之阳虚，不能御寒也。或肌肉之膨胀者．以土脏之阳虚，不能制水也。或拘挛痛痹者，以木脏之阳虚，不能营筋也。或寒嗽虚喘，身凉自汗者，以金脏之阳虚，不能保肺也。或精遗血泄，二便失禁，腰脊如折，骨痛之极者，以水脏之阳虚，精髓内竭也。凡此之类，或以阴强之反克，或由元气之被伤，皆阳不足以胜阴，病在阴中之火也。王太仆曰："寒之不寒，责其无水；热之不热，责其无火。"无火无水，皆在命门，总曰阴虚之病，不可不察也。

所谓真阴之治者，凡乱有所由起，病有所由生，故治病必当求本。盖五脏之本，本在命门；神气之本，本在元精，此即真阴之谓也。王太仆曰："壮水之主，以制阳光；益火之原，以消阴翳。"正此谓也。许学士曰："补脾不如补肾。"亦此谓也。近惟我明薛立斋独得其妙，而常用仲景八味丸，即益火之剂也，钱氏六味丸，即壮水之剂也，每以济人，多收奇效，诚然善矣，第真阴既虚，则不宜再泄，二方俱用茯苓、泽泻，渗利太过，即仲景《金匮》，亦为利水而设，虽曰大补之中加此何害，然未免减去补力，而奏功为难矣。使或阴气虽弱，未致大伤，或脏气微滞而兼痰湿水邪者，则正宜用此；若精气大损，年力俱衰，真阴内乏，虚痰假火等证，即从纯补犹嫌不足，若加渗利，如实漏卮矣。故当察微甚缓急，而用随其人，斯为尽善。余及中年，方悟补阴之理，因推广其义，用六味之意，而不用六味之方，活人应手之效，真有不能尽述者。夫病变非一，何独重阴？有不达者，必哂为谬，姑再陈之，以见其略。如寒邪中人，本为表证，而汗液之化，必由乎阴也。中风为病，身多偏枯，而筋脉之败，必由乎阴也。虚劳生火，非壮水何以救其燎原？泻痢亡阴，非补肾何以固其门户？膨胀由乎水邪，主水者须求水脏；关格本乎阴虚，欲强阴舍阴不可。此数者，乃疾病中最大之纲领，明者觉之，可因斯而三反矣。故治水治火，皆从肾气，此正重在命门，而阳以阴为基也。老子曰："知其雄，守其雌。"夫雄动而作，雌静而守，然动必归静，雄必归雌，此雄之不可不知，雌之不可不守也。邵子曰："三月春光留不住，春归春意难分付，凡言归者必归家，为问春家在何处？"夫阳春有脚，能去能来，识其所归，则可藏可留，而长春在我矣。此二子之教我，真我之大宗师也，人能知雄之有雌，春之有家，则知真阴之为义矣。余因制二归丸方，愿与知本知音者共之。（《类经附翼·求正录》）

（二）制方选要

1. 大补元煎（《景岳全书·新方八阵·补阵》）

治男妇气血大坏，精神失守，危剧等证，此回天赞化，救本培元第一要方。本方与后右归饮出入互思。

人参（补气补阳以此为主），少则用一二钱，多则用一二两，山药（炒）二钱，熟地（补精补阴以此为主），少则用二三钱，多则用二三两，杜仲二钱，当归（若泄泻者去之）二三钱，山茱萸（如畏酸吞酸者去之）一钱，枸杞二三钱，甘草（炙）一二钱。

水二钟，煎七分，食远温服。

如元阳不足多寒者，于本方加附子、肉桂、炮姜之类，随宜用之。如气分偏虚者，加黄芪、白术。如胃口多滞者不必用。如血滞者，加川芎，去山茱萸。如滑泄者，加五味、故纸之属。

2. 左归饮（《景岳全书·新方八阵·补阵》）

此壮水之剂也，凡命门之阴衰阳胜者，宜此方加减主之。此一阴煎四阴煎之主方也。

熟地二三钱或加至二三两，山药二钱，枸杞二钱，甘草（炙）一钱，茯苓一钱半，山茱萸（畏酸者少用之）一二钱。

水二钟，煎七分，食远服。

如肺热而烦者，加麦门冬二钱。血滞者，加丹皮二钱。心热而躁者，加玄参二钱。脾热易饥者，加芍药二钱。肾热骨蒸多汗者，加地骨皮二钱。血热妄动者，加生地二三钱。阴虚不宁者，加女贞子二钱。上实下虚者，加牛膝二钱以导之。血虚而躁滞者，加当归二钱。

3. 右归饮（《景岳全书·新方八阵·补阵》）

此益火之剂也，凡命门之阳衰阴胜者，宜此方加减主之。此方与大补元煎出入互用，如治阴盛格阳、真寒假热等证，宜加泽泻二钱，煎成用凉水浸冷服之，尤妙。

熟地（用如前），山药（炒）二钱，山茱萸一钱，枸杞二钱，甘草（炙）一二钱，杜仲（姜制）二钱，肉桂一二钱，制附子一二三钱。

水二钟，煎七分，食远温服。

阴盛格阳，真寒假热者，加泽泻二钱，冷服尤妙。如气虚血脱，或厥，或昏，或汗，或运，或虚狂，或短气者，必大加人参、白术，随宜用之。如火衰不能生土，为呕哕吞酸者，加炮干姜二三钱。如阳衰中寒，泄泻腹痛，加人参、肉豆蔻，随宜用之。如小腹多痛者，加吴茱萸五七分。如淋带不止，加破故纸一钱。如血少血滞，腰膝软痛者，加当归二三钱。

4. 左归丸（《景岳全书·新方八阵·补阵》）

治真阴肾水不足，不能滋养营卫，渐至衰弱，或虚热往来、自汗盗汗，或神不守舍、血不归原，或虚损伤阴，或遗淋不禁，或气虚昏运，或眼花耳聋，或口燥舌干，或腰酸腿软，凡精髓内亏、津液枯涸等证，俱速宜壮水之主，以培左肾之元阴，而精血自充矣，宜此方主之。

大怀熟地八两，山药（炒）四两，枸杞四两，山萸肉四两，川牛膝（酒洗蒸熟，三两，精滑者不用），菟丝子（制）四两，鹿胶（敲碎炒珠）四两，龟胶（切碎炒珠，无火者不必用）四两。

右先将熟地蒸烂杵膏，加炼蜜，丸桐子大，每食前用滚汤或淡盐汤送下百余丸。如真阴失守、虚火炎上者，宜用纯阴至静之剂，于本方去枸杞、鹿胶，加女贞子三两、麦冬三两。

如火烁肺金、干枯多嗽者，加百合三两。如夜热骨蒸，加地骨皮三两。如小水不利不清，加茯苓三两。如大便燥结，去菟丝子，加肉苁蓉三两。如气虚者加人参三四两。如血虚微滞，加当归四两。如腰膝酸痛，加杜仲三两，盐水炒用。如脏平无火而肾气不充者，加破故纸三两，去心莲肉、胡桃肉各四两，龟胶不必用。右凡五液皆主于肾，故凡属阴分之药，无不皆能走肾，有谓必须导引者，皆见之不明耳。

5. 右归丸（《景岳全书·新方八阵·补阵》）

治元阳不足，或先天禀衰，或劳伤过度，以致命门火衰，不能生土，而为脾胃虚寒，饮食少进，或呕恶膨胀，或翻胃噎膈，或怯寒畏冷，或脐腹多痛，或大便不实、泻痢频作，或小水自遗、虚淋寒疝，或寒侵溪谷而肢节痹痛，或寒在下焦而水邪浮肿，总之，真阳不足者，必神疲气怯，或心跳不宁，或四体不收，或眼见邪祟，或阳衰无子等证，俱速宜益火之原，以培右肾之元阳，而神气自强矣，此方主之。

大怀熟八两，山药（炒）四两，山茱萸（微炒）三两，枸杞（微炒）四两，鹿角胶（炒珠）四两，菟丝子（制）四两，杜仲（姜汤炒）四两，当归（便溏勿用）三两，肉桂二两，渐可加至四两，制附子自二两渐可加至五六两。

右丸法如前。或丸如弹子大，每嚼服二三丸，以滚白汤送下，其效尤速。

如阳衰气虚，必加人参以为之主，或二三两，或五六两，随人虚实，以为增减。盖人参之功，随阳药则入阳分，随阴药则入阴分，欲补命门之阳，非加人参不能捷效。如阳虚精滑，带浊便溏，加补骨脂（酒炒）三两。如飧泄肾泄不止，加北五味子三两、肉豆蔻二两（面炒去油用）。如饮食减少，或不易化，或呕恶吞酸，皆脾胃虚寒之证，加干姜三四两（炒黄用）。如腹痛不止，加吴茱萸二两（汤泡半日炒用）。如腰膝酸痛，加胡桃肉（连皮）四两。如阴虚阳痿，加巴戟肉四两、肉苁蓉三两，或加黄狗外肾一二付，以酒煮烂，捣入之。

6. 金水六君煎（《景岳全书·新方八阵·和阵》）

治肺肾虚寒，水泛为痰，或年迈阴虚，血气不足，外受风寒，咳嗽呕恶，多痰喘急等证，神效。

当归二钱，熟地三五钱，陈皮一钱半，半夏二钱，茯苓二钱，炙甘草一钱。

水二钟，生姜三五七片，煎七八分，食远温服。

如大便不实而多湿者，去当归，加山药。如痰盛气滞、腹胁不快者，加白芥子七八分。如阴寒盛而嗽不愈者，加细辛五七分。如兼表邪寒热者，加柴胡一二钱。

7. 抽薪饮（《景岳全书·新方八阵·寒阵》）

治诸凡火炽盛而不宜补者。

黄芩、石斛、木通、栀子（炒）、黄柏各一二钱，枳壳钱半，泽泻钱半，细甘草三分。

水一钟半，煎七分，食远温服。内热甚者，冷服更佳。

如热在经络肌肤者，加连翘、天花粉以解之。热在血分、大小肠者，加槐蕊、黄连以清之。热在阳明头面，或躁烦便实者，加生石膏以降之。热在阴分，津液不足者，加门冬、生地、芍药之类以滋之。热在肠胃实结者，加大黄、芒硝以通之。

8. 太清饮（《景岳全书·新方八阵·寒阵》）

治胃火烦热、狂、斑、呕吐等证。可与白虎汤出入酌用。

知母、石斛、木通各一钱半，石膏（生用）五七钱。

水一钟半，煎七分，温服或冷服。或加麦门冬。

9. 理阴煎（《景岳全书·新方八阵·热阵》）

此理中汤之变方也。凡脾肾中虚等证，宜刚燥者，当用理中、六君之类；宜温润者，当用理阴、大营之类。欲知调补，当先察此。

此方通治真阴虚弱、胀满呕哕、痰饮恶心、吐泻腹痛、妇人经迟血滞等证。又凡真阴不足，或素多劳倦之辈，因而忽感寒邪不能解散，或发热，或头身疼痛，或面赤舌焦，或虽渴而不喜冷饮，或背心肢体畏寒，但脉见无力者，悉是假热之证，若用寒凉攻之必死，宜速用此汤照后加减，以温补阴分，托散表邪，连进数服，使阴气渐充，则汗从阴达，而寒邪不攻自散，此最切于时用者也，神效不可尽述。

熟地三五七钱或一二两，当归二三钱或五七钱，炙甘草一二钱，干姜（炒黄色）二三钱，或加肉桂一二钱。

水二钟，煎七八分，热服。

此方加附子，即名"附子理阴煎"；再加人参，即名"六味回阳饮"，治命门火衰，阴中无阳等证。

若风寒外感，邪未深入，但见发热身痛，脉数不洪，凡内无火证，素禀不足者，但用此汤加柴胡一钱半或二钱，连进一二服，其效如神。若寒凝阴盛而邪有难解者，必加麻黄一二钱，放心用之。或不用柴胡，亦可恐其清利也。此寒邪初感温散第一方，惟仲景独知此义，第仲景之温散首用麻黄、桂枝二汤。余之温散，即以理阴煎及大温中饮为增减。此虽一从阳分，一从阴分，其迹若异，然一逐于外，一托于内，而用温则一也，学者当因所宜，酌而用之。若阴胜之时，外感寒邪，脉细、恶寒，或背畏寒者，乃太阳少阴证也，加细辛一二钱，甚者，再加附子一二钱，真神剂也。或并加柴胡以助之亦可。若阴虚火盛，其有内热，不宜用温，而气血俱虚，邪不能解者，宜去姜、桂，单以三味加减与之，或只加人参亦可。若治脾肾两虚，水泛为痰，或呕或胀者，于前方加茯苓一钱半，或加白芥子五分以行之。若泄泻不止及肾泄者，少用当归，或并去之，加山药、扁豆、吴茱萸、破故纸、肉豆蔻、附子之属。若腰腹有痛，加杜仲、枸杞。若腹有胀滞疼痛，加陈皮、木香、砂仁之属。

10. 胃关煎（《景岳全书·新方八阵·热阵》）

治脾肾虚寒作泻，或甚至久泻、腹痛不止、冷痢等证。

熟地三五钱或一两，山药（炒）二钱，白扁豆（炒）二钱，炙甘草一二钱、焦干姜一二三钱，吴茱萸（制）五七分，白术（炒）一二三钱。

水二钟，煎七分，食远温服。

泻甚者，加肉豆蔻（面炒用）一二钱，或破故纸亦可。气虚势甚者，加人参，随宜用。阳虚下脱不固者，加制附子一二三钱。腹痛甚者，加木香七八分，或加厚朴八分。滞痛不通者，加当归二三钱。滑脱不禁者，加乌梅二个，或北五味子二十粒。若肝邪侮脾者，加肉桂一二钱。

（三）验案精华

1. 虚损喉癣

来宅女人，年近三旬，因患虚损，更兼喉癣疼痛，多医罔效。余诊其脉，则数而无力；察其证，则大便溏泄；问其治，则皆退热清火之剂，然愈清火而喉愈痛。察之既确，知其本非实火；而且多用寒凉，以致肚腹不实，总亦格阳之类也。遂专用理阴煎及大补元煎之类出入间用，不半月而喉痛减，不半年而病痊愈。（《景岳全书·杂证谟·咽喉》）

【按】喉癣多见于虚损之人，其证满喉生疮红痛，久不能愈。该病人前经多医，皆认为实火而投清热寒凉之剂，结果不仅原证不愈，而且导致肚腹不实，大便溏泄。景岳根据病史及现有脉证，确信本非实火，治以理阴煎、大补元煎等滋补真阴之剂，不半月而病减，不半年而痊愈。此案表明，虚火上炎与实火有着本质的不同，临床上必须注意鉴别，不可一概妄投寒凉清火之剂。

2. 吐血下血

倪孝廉者，年逾四旬，素以灯窗思虑之劳，伤及脾气，时有呕吐之证，过劳即发。

余常以理阴煎、温胃饮之属，随饮而愈。一日，于暑末时，因连日交际，致劳心脾，遂上为吐血，下为泄血，俱大如手片，或紫或红，其多可畏。急以延余，而余适他往。复延一时名者，云："此因劳而火起心脾，兼以暑令正旺，而二火相济，所以致此。"乃与以犀角、地黄、童便、知母之属。药及两剂，其吐愈甚，脉益紧数，困惫垂危。彼医云：此其脉证俱逆，原无生理，不可为也。其子惶惧，复至恳余，因往视之，则形势俱剧，第以素契，不可辞。乃用人参、熟地、干姜、甘草四味，大剂与之，初服毫不为动，次服觉呕恶稍止，而脉中微有生意，乃复加附子、炮姜各二钱，人参、熟地各一两，白术四钱，炙甘草一钱，茯苓二钱。黄昏与服，竟得大睡，直至四鼓，复进之，而呕止血亦止，遂大加温补，调理旬日而复健如故。余初用此药，适一同道者在，见之惊骇，莫测其谓，及其既愈，乃始心服。曰："向使不有公在，必为童便、犀角、黄连、知母之所毙，而人仍归誉于前医曰：'彼原说脉证俱逆，本不可治，终是识高见到，人莫及也。'嗟嗟！"夫童便最能动呕，犀角、知、连，最能败脾。时当二火，而证非二火，此人此证，以劳倦伤脾，而脾胃阳虚，气有不摄，所以动血，再用寒凉，脾必败而死矣。倘以此杀人而仅以此得誉，天下不明之事，类多如此，亦何从而辨白哉！此后，有史姓等数人，皆同此证，予悉用六味回阳饮活之。此实至理，而人以为异，故并记焉。（《景岳全书·杂证谟·血证》）

【按】张景岳指出："凡治血证，须知其要，而血动之由，惟火惟气耳。"（《景岳全书·杂证谟·血证》）该病人心脾素虚，复因烦劳，发为吐血。前医因血色或紫或红，且值暑季，而断为实火，投以寒凉之剂，反使病情加重，乃至困惫垂危。景岳于危急时刻，诊为劳倦伤脾，气虚不摄，治以温补之剂，而血止病愈。正如《景岳全书·杂证谟·血证》所说："若素多劳倦思虑，或善呕吐，或善泻泄，而忽致吐血下血者，此脾虚不能摄血，非火证也。宜六味回阳饮，大加白术主之，切不可用清寒等药。"

3. 便秘（阴结）

朱翰林太夫人，年近七旬，于五月时，偶因一跌，即致寒热，群医谓之滋阴清火，用生地、芍药、丹皮、黄芩、知母之属，其势日甚。及余诊之，见其六脉无力，虽头面上身有热，而口则不渴，且足冷至股。余曰："此阴虚受邪，非跌之为病，实阴证也。"遂以理阴煎加人参、柴胡，二剂而热退，日进粥食二三碗，而大便已半月不通，腹且渐胀，咸以为虑，群议燥结为火，复欲用清凉等剂，余坚执不从，谓其如此之脉，如此之年，如此之足冷，若再一清火，其原必败，不可为矣。《经》曰："肾恶燥，急食辛以润之。"正此谓也。乃以前药更加姜、附，倍用人参、当归，数剂而便即通，胀即退，日渐复原矣。病起之后，众始服其定见。（《景岳全书·杂证谟·秘结》）

【按】该病人初病寒热，发于一跌之后，但与一跌无关，实由外感所致。年迈体弱，经清火误治之后，病情日甚。张景岳一改前医之法，投以理阴煎加人参、柴胡之托散之剂，二服而热退，可谓收立竿见影之效。只是大便已半月未通，且伴腹胀，景岳反群医燥热内结之议，按阴结论治，数剂而便通胀退，日渐复原。可知便秘未必属火，张景岳分阳结、阴结施以异治，其经是十分宝贵的。

4. 下消不寐

省中周公者，山左人也。年逾四旬，案牍积劳，致成羸疾，神困食减，时多恐惧，自冬春达夏，通宵不寐者凡半年有余，而上焦无渴，不嗜汤水，或有少饮，则沃而不行，然每夜必去溺二三升，莫知其所从来，且半皆如膏浊液，尪羸至极，自分必死。及余诊视，觉其脉犹带缓，肉亦未脱，知其胃气尚存，慰以无虑。乃用归脾汤去木香，及大补元煎之属，一以养阳，一以养阴，出入间用至三百余剂，计服人参二十斤，乃得痊愈。此神消于上，精消于下之证也。可见消有阴阳，不得尽言为火，姑纪此一按，以为治消不寐者之鉴。（《景岳全书·杂证谟·三消干渴》）

【按】张景岳认为："凡治消之法，最当先辨虚实。若察其脉证，果为实火致耗津液者，但去其火，则津液自生，而消渴自止。若由真水不足，则悉属阴虚，无论上中下，急宜治肾。"此下消案显然不属实火，而属肾虚，故以大补元煎壮水养气；又因病人兼见不寐，故用归脾汤以养心脾。如此一以养阴，一以养阳，守方不变，达三百余剂乃愈。

5. 胃火上冲呕吐

金宅少妇，宦门女也。素任性，每多胸胁痛及呕吐等证，随调随愈。后于秋尽时，前证复作，而呕吐更甚，病及两日，甚至厥脱不省，如垂绝者再。后延予至，见数医环视，金云汤饮诸药，皆不能受，入口即呕，无策可施。一医云："惟用独参汤，庶几可望其生耳。"余因诊之，见其脉乱数甚，而且烦热躁扰，莫堪名状，意非阳明之火何以急剧若此？乃问其欲冷水否，彼即点首。遂与以半钟，惟此不吐，且犹有不足之状，乃复与一钟，稍觉安静，余因以太清饮投之。而犹有谓：此非伤寒，又值秋尽，能堪此乎？余不与辨。及药下咽，即酣睡半日，不复呕矣。然后以滋阴轻清等剂调理而愈。大都呕吐多属胃寒，而复有火证若此者。《经》曰："诸逆冲上，皆属于火。"即此是也。自后，凡见呕吐，其声势涌猛，脉见洪数，证多烦热者，皆以此法愈之，是又不可不知也。（《景岳全书·杂证谟·呕吐》）

【按】病人呕吐颇剧，而至于厥脱不省，似乎正气欲尽。但景岳察其脉证，断为"阳明之火"，因以凉水试之，继投太清饮，直清阳明蕴热。吐止后，再用轻清之剂养育胃阴，终获良效。若依他医之说，用独参汤治之，则无异抱薪救火，其害可知。于此足证，张景岳虽以温补见长，但未尝不善用寒凉攻击。

五、对后世影响

张景岳勤求古训，博采众长，在前人理论之上，结合自身的临证体会，形成了完整的医学理论体系，为后人留下宝贵财富。他所著的《类经》《景岳全书》《质疑录》反映了其一生的学术思想和经验，对后世中医学的发展产生了深远影响。

（一）《类经》的分类研究促进了《内经》的传播

张景岳初习《内经》，曾摘录其要，以备自用，而研习日久，则觉《内经》"言言金玉，字字珠玑，竟不知孰可摘而孰可遗"（《类经·自序》），因而立志深入研究，希望发隐就明，转难为易，尽启《内经》之秘而公之于人，使后之学者俱悉本源，咸臻至善。他借鉴秦越人《难经》、皇甫谧《针灸甲乙经》、王冰《黄帝内经素问注》、滑寿《读素问钞》对《内经》进行摘录、分类、注疏研究的方法，决意将《素问》《灵枢》合二为一，进行全部分类研究，"以《灵枢》启《素问》之微，《素问》发《灵枢》之秘。"（《类经·自序》）

张景岳认为："自唐以来，虽赖有启玄子之注，其发明玄秘尽多，而遗漏亦复不少。盖有遇难而默者，有于义未始合者，有互见深藏而不便检阅者。凡其阐扬未尽，《灵枢》未注，皆不能无遗憾焉。及乎近代诸家，尤不过顺文敷演，而难者仍未能明，精处仍不能发，其何神之与有？"他刻苦钻研《内经》，历时30年著成《类经》32卷，将《素问》《灵枢》的内容统一分为摄生类、阴阳类、藏象类、脉色类、经络类、标本类、气味类、论治类、疾病类、针刺类、运气类、会通类，凡12类，各类之下，分列若干标题，作为纲中之目，另附《类经图翼》11卷、《类经附翼》3卷，共15卷，图文互翼，"自是而条理分，纲目举，晦者明，隐者见，巨细通融，歧贰毕彻。"（《类经·自序》）

《类经》是全面分类研究《内经》的巨著，与前人研究相比，分类更加合理，注释更加可信，言辞练达，体例简明，易于理解，便于检索，有力地推动了《内经》的传播，受到后世《内经》研究者、专门业者和医学爱好者的高度推崇，许多注语至今仍为多种中医论著和院校教材所引用。

（二）对阴阳五行理论的阐发为后世广泛接受

张景岳善于用先进的哲学思想指导医学研究，提出"医易相通论"，阐述阴阳学说至关重要的指导意义。他专著《大宝论》《真阴论》，强调阳气的主导地位，阐发阴阳互根互用的"阴阳一体"思想，提出"阳常不足阴本无余论"，为后世医家所遵从。明代医家李中梓为《素问·生气通天论》"阳气者，若天与日，失其所，则折寿而不彰，故天运当以日光明"一语作注云："此明人生全赖乎阳气也。……天之营运，惟日为本，天无此日，则昼夜不分，四时失序，晦冥幽暗，万物不彰矣。在于人者，亦惟此阳气为要。苟无阳气，孰厘清浊，孰布三焦，孰为呼吸，孰为营运，血何由生，食何由化，与天之无日等矣。欲保天年，其可得乎？"（《内经知要·阴阳》）十分明显，这段注文受到了张景岳《大宝论》"天之大宝，只此一丸红日；人之大宝，只此一息真阳"思想的直接影响。

张景岳基于"阴阳一体"思想，指出："善补阳者，必于阴中求阳，则阳得阴助而生化无穷；善补阴者，必于阳中求阴，则阴得阳升而泉源不竭。"（《景岳全书·新方八略·补略》）此语至今仍为医界所吟诵。他创制的新方左归丸、右归丸、左归饮、右归饮，被收入大专院校的教科书中，是学生必学的常用方剂。

张景岳对五行的生克关系做了进一步阐述。他意在打破五行生克的固定模式，从更广泛的角度探讨五行之间的联系，提出了"五行互藏论"，对于理解和运用五行学说具有重要的启迪作用。他论述了"有胜必复，子报母仇"的五行胜复规律，所言"造化之几，不可无生，亦不可无制，无生则发育无由，无制则亢而为害"（《类经图翼·运气上·五行统论》），至今仍作为五行学说的格言被广为传诵。

（三）对三焦包络命门的论述推动脏腑学说的研究和发展

张景岳在《类经·藏象类》《类经附翼·三焦包络命门辨》《景岳全书·命门余义》中，论述了对于三焦、心包络和命门的新见解。

《难经·二十五难》曰："心主与三焦为表里，俱有名而无形。"张景岳指出："若谓表里则是，谓无形则非。夫名从形立，若果有名无形，则《内经》之言为凿空矣。"（《类经附翼·三焦包络命门辨》）

张景岳根据《内经》关于三焦名状的描述，对三焦无形说进行了批驳："夫既曰无形矣，何以有水道之出？又何以有厚、薄、缓、急、直、结之分？又何以有曰纵曰横之理？又何以如雾、如沤、如渎及谓气、谓血之别？"他认为："惟虞天民曰'三焦者，指腔子而言，总曰三焦，其体有脂膜在腔子之内，包罗乎五脏六腑之外也'，此说近之，第亦未明焦字之义，而脂膜之说，未免又添一层矣。"（《类经附翼·三焦包络命门辨》）他指出："十二脏之中，惟三焦独大，诸脏无以匹者，故名曰是孤之府也。盖即脏腑之外，躯体之内，包罗诸脏，一腔之大府也。"（《类经·藏象类·中脏腑有相合三焦曰孤府》）

关于心包络，张景岳指出："心主亦曰无形矣，则代心而受邪者在于心之包络，使无其形，又当受之何所？即此经文，有无可见。""《灵枢·经脉》曰：'心主手厥阴之脉，出属心包络，下膈，历络三焦。''手少阳之脉，散络心包，合心主。'《素问·血气形志》篇曰：'手少阳与心主为表里。'此固甚明，无庸辨也。"（《类经附翼·三焦包络命门辨》）

张景岳在《类经附翼·三焦包络命门辨》和《景岳全书·命门余义》两文中，重点论述了命门的位置、命门与两肾的关系、命门的作用、命门的病证及其治疗，明确否定了《难经》的"右肾命门说"，指出："命门者，子宫之门户也。""肾有精室，是曰命门。……命门居两肾之中，即人身之太极，由太极以生两仪，而水火具焉，消长系焉，故为受生之初，为性命之本。""命门者，为水火之府，为阴阳之宅，为精气之海，为死生之窦。"（《类经附翼·求正录·三焦包络命门辨》）

张景岳对三焦、包络、命门的论述，推动了后世脏腑学说的研究和发展，当代中医院校讲授脏腑学说仍以其说为借鉴。

（四）丰富的临床经验为后世医家所继承

1. 治妇科病

张景岳对月经病的辨证施治思路宽广，见解精湛，尤其在治疗经早、经迟、经乱、经期腹痛、崩漏、经闭等多种月经病方面建树颇丰，其治疗思想目前在临床工作中仍被广泛应用，且收效甚佳。张景岳认为"女人以血为主，血旺则经调而子嗣，身体之盛衰，无不肇端于此"，因此在治疗月经病时强调"当以经血为先"。他继承朱丹溪治血之法，常用四物汤为底方调经活血，为后世医家治疗月经病提供了坚实的临床基础，沿用至今，仍收效良好。张景岳还认为调经重在温补，据相关统计分析，他治疗月经病使用了大量补益类方，尤其重视补脾胃肾。他在书中特别说明"月经之本，所重在冲脉，所重在胃气，所重在心脾生化之源耳"。因此，除了直接滋补精血外，还注重补益健运中焦之气，使经血化生有源，以无形之气速生有形之血。同时也要重视先天肾气，主张脾肾同补。景岳治疗月经病的思想对后世影响颇深。当代医家如苏东栋、孙显祥、王淑英等运用温补脾肾法治疗月经病往往收效显著。

张景岳在治疗月经病时还特别重视心、肝二经，强调调畅情志。景岳认为日久忧思郁怒会导致月经延期，进而导致崩漏，即"素多忧郁不调之患而见此过期阻隔者，便有崩决之兆"。反之，崩漏日久易致病人忧思焦虑，肝郁乘脾，脾失统血，继而伤及冲任血海，致血出漏下不止。景岳认为情志致病有"实不终实，而虚则终虚"的特点，思虑、郁怒等情志因素均可致脏腑气血阴阳受损而生诸病。在治疗方面，《景岳全书·情志三郁》提出了"非情不解"的观点，强调"以情治情"是治疗的关键。该思想指导我们在临证中应该考虑到情志因素致病的特殊性，在治疗的时候应当注意病人的心理因素，帮助病人调畅心神以散其情志郁结，疾病则愈。

在治疗带下病方面，张景岳主张以湿热论带下，治宜清利湿热，《景岳全书·妇人规》曰："湿热带下而为带浊……证有烦渴而多热者，宜保阴煎、加味逍遥散，或经验猪肚丸亦佳。若热甚兼淋而赤者，宜龙胆泻肝汤。"且张景岳认为带下有六因，当因证而治。《景岳全书·妇人规》曰："妇人淋带，虽分微甚，而实为同类，盖带其微而淋其甚者也，总由命门不固。"命门不固之六因，即"一以心旌之摇之也……一以多欲之滑之也……一以房室之逆之也……凡带浊之由乎此者，十居八九。此三者之外，尚有湿热下流者，有虚寒不固者，有脾肾亏陷而不能收摄者。当各因其证而治之"。张景岳尤其重视前三条病因，强调人事不畅对于带下病发病的重大影响，并提出"药饵之功，必不能与情窦争胜"，告诫医者要善于问诊，取得病人的信任，才能做出正确诊断。

张景岳认为安胎之法应详辨寒热虚实。朱丹溪提出"黄芩、白术乃安胎圣药"，后世很多医家对孕妇诊治不辨寒热虚实，概用黄芩、白术以安胎，流弊不鲜。景岳认为："盖胎气不安，必有所因，或虚，或实，或寒，或热，皆能为胎气之病。去其所病，便是安胎之法。"如胎动不安因中下焦虚寒者，用温胃饮、理阴煎之类加减化裁以去其寒、补其虚；因血热而致者，用凉胎饮或保阴煎以凉血益阴安胎；因虚而致者，若心脾气虚，用逍遥饮以补益心脾，若整体气血俱虚，用八珍汤、胎元饮、泰山磐石散等大补气血，景岳的学术思想对现代安胎之法仍有深远影响。

张景岳还认为产后主证也应辨其虚实，不得概行蛮补。张景岳批判朱丹溪"产后当大补气血"的说法，指出："凡产后气血俱去，诚多虚证。然有虚者，有不虚者，有全实者。凡此三者，但当随证随人，辨其虚实，以常法治疗，不得执有诚心，概行大补，以致助邪。"即是说明产后证多属虚，但又不全是虚证。若产后"形气不足，病气有余，或兼火邪，或兼外邪，或以饮食停滞，是亦虚中有实"，不得不先行攻其有余，或攻补兼施，决不能以为产后形气不足，而径行大补气血以壅邪实。若坚持产后"皆当以大补为先"之说，不辨证候之虚实，一味蛮补，定会犯"实实"之戒。故凡治疗产后诸病，但当随证、随人，不可固执大补气血之成见。

2. 治消渴病

张景岳在治疗疾病时尤重视辨虚实、分阴阳。《景岳全书·传忠录》言："凡诊病施治，必须先审阴阳，乃为医道之纲领……医道虽繁，而可以一言以蔽之，曰阴阳而已。"在治疗消渴病时其阴阳思想得到充分体现。

张景岳根据《灵枢·邪气脏腑病形》"五脏之脉微小者，皆为消瘅"所示，结合自身"阳常不足，阴本无余"的临床经验，提出"消证多虚"的观点，指出消渴的病机包括真阴虚损或真阳虚损两个方面。在辨证论治方面，张景岳肯定"三消属火证"的观点，但认为火证亦当分虚实。"消者，消烁也，亦消耗也。"即指明三消有阴阳，不可尽言火，凡因火盛烁津伤阴而致消渴、消谷、肾消，则为阳消；凡因阴阳气血日见消败所致消渴，则属阴消。他提出"察其脉气、病气、形气"的诊治方法，明确"本元亏竭及假火"所致消渴，必当速救根本，以资化源，不可专务清理，以致阴阳俱败。张景岳基于虚实阴阳论治消渴的思路使三消辨证论治的理论体系更趋系统、成熟，对后世影响巨大。

张景岳在肯定仲景学术思想基础上，从消渴发病病位、消渴病理的虚实阴阳改变着手探析，突破性地将消渴的发病本质定位于肾（命门）虚损，涉及真阴虚损和真阳虚损，为后世消渴的从肾（命门）论治奠定了基础。他认为阴虚之消当壮水，阳虚之消当补火。命门与两肾相通，故《类经附翼·真阴论》言："治水治火，皆从肾气。"通过治肾的途径以治命门水火不足。三消之证多真阴不足，故三消之治多补肾阴。张景岳基于此理论创立了一系列有效方剂，如左归丸、左归饮等。补益真阴亦不可直用苦寒，以免损及真火阳气，当温润育阴。以左归丸为例，大剂量熟地、山药直补肾阴；牛膝，咸寒入阴，引火归原；龟板滋阴清热，使阴损得以填补。另一方面，此方更配以鹿角胶、菟丝子、山茱萸、枸杞等甘温助阳之品，补阴不离阳，助肾阳固气而增生化之力，体现了张景岳育阴涵阳、阴阳互济的治疗法则，为三消论治提供了新思路。

针对三消之证，张景岳在阴虚致消的基础上提出了阳虚致消。《景岳全书·杂证谟·三消干渴》言："阳不化气则水精不布，水不得火则有降无升，所以直入膀胱而饮一溲二，以致泉源不滋，天壤枯涸者，是皆真阳不足，火亏于下之消证也。"针对其治疗，他指出："阳虚之消，谓宜补火。"需以釜底加薪的方法恢复阳气，使"氤氲彻顶，稿禾得雨，生意归巅"，而非清热杀伐之法消泺生气，使虚者更虚。在组方选药方面，张景岳认为温燥之药劫伤真阴，故补阳需以补阴为基，阴中求阳，即为"釜底加薪"法。其创立的右归类方即体现该法，方用附子、肉桂温阳化气、引火归原，配伍山药、山茱萸、鹿茸、枸杞之类甘温滋补，培补肾阴，使补阳不伤阴，更使阳气生化有源，达到"阴阳互济"之效。如肾气丸中滋阴药为壮阳药的10倍，取阴中求阳，微微生火以生肾气之意。现代研究表明，温肾健脾法能够改善脾肾阳虚型糖尿病及其慢性并发症病人的临床症状，提高病人的生存质量。

3. 治疫病

张景岳治疗疫病经验丰富，且充分体现其温补思想。他认为疫病是有传染性的伤寒，首立治疫三大原则：一是病宜速治。景岳认为疫邪致病，"一人不愈，而亲属之切近者，日就其气，气从鼻入，必将传染，此其病之微甚，亦在乎治之迟早耳"（《景岳全书·伤寒典·病宜速治》）。病宜速治的思想至今在指导疫情防控方面仍有借鉴之处，强调早发现、早治疗的重要性。二是法贵圆通。景岳认为瘟疫"可见病多变态，执滞难行，惟贵圆通而知其要耳"。如现在广泛流行的新型冠状病毒肺炎的典型症状是发热、咳嗽、乏力、汗出、食欲不振等，根据其伴随症状，四诊合参可辨证为肺热毒盛、肺虚痰湿内阻、肺肾两虚等不同证型。治则当随因证、因时、因人而异，无成规可守。三是景岳将治瘟之法归纳为汗、补、温、清、吐、下六法，分别为汗散法、补虚法、温补法、清利法、吐法、下法，其中尤以汗法为最紧要。

张景岳认为瘟疫是有传染性的伤寒，咳嗽为疫病之常见症状，不论感受时疫还是内伤咳嗽，其病理因素均为痰湿。外感致嗽因感受时疫，肺气不清，所以生痰；内伤之嗽必因阴虚，阴虚则水涸金枯，脾肾两虚，所以生痰。而见痰治痰，非治其本也。张景岳常以理中汤、六君子汤、补中益气汤等补气健脾方为基础方，从中加减化裁，减去刚燥之品，加入温润的熟地黄而创制新方治疗疫病之咳嗽。现代研究证明此类方治疗新型冠状病毒肺炎咳喘病人有良好效果。

疫毒病恢复期病人，虽湿毒已祛，但余邪犹存，常表现为阳虚痰凝血瘀互阻，在祛痰湿瘀方面，《景岳全书》云："五脏之病，虽俱能生痰，然无不由乎脾肾。盖脾主湿，湿动则为痰；肾主水，水泛亦为痰"。湿热之证，多宜清利；寒湿之证，未有不由阳气之虚，而利多伤气，只宜补阳。可见张景岳主张补脾阳以滋先天，暖肾阳以生后天，脾肾同治以祛痰湿瘀。该思想对于治疗新型冠状病毒肺炎恢复期病人有很好的指导作用。现代很多医家在治疗新型冠状病毒肺炎恢复期病人时，多采用脾肾双补，从而促进疾病的恢复。代表方有金水六君煎加味等。现代研究表明，对新型冠状病毒肺炎恢复期属肺肾两虚、肾不纳气的病人予金水六君煎加味治疗，病人胸闷、咳痰、气喘等症状明显缓解。

4. 治眩晕、中风

眩晕一病，自古医家有不同认识，张景岳发展《内经》"上虚致眩"理论，驳斥刘完素以风火立论，补充完善朱丹溪"无痰不作眩"之说，提出"无虚不作眩""下虚致眩"的观点。景岳认为眩晕的根本原因是各种因素损及阴阳，导致阴阳虚损。即所谓"眩晕一证，虚者居其八九，而兼火兼痰者，不过十中一二耳"，故当以治虚为本，审其适宜，不可尽用古法。景岳主张"当以治虚为主而酌兼其标"，提出"阴阳互济"，运用"从阴引阳，从阳引阴"的法则，总结临床经验，将眩晕分为气血亏虚、肝肾亏虚、痰浊上蒙、肾阳不足等几个证型。创补益类方以滋下源，滋下源以补上虚，从而治疗"上虚则眩"。创立了一套较为完整的以"虚证"为病机主体的眩晕辨证论治体系。

景岳在坚持"无虚不作眩"观点的基础上仍强调辨证施治。导致眩晕的"虚"主要分为"上虚"及"下虚"。对待"上虚"导致的眩晕"宜治其气"，代表方有四君子汤、十全大补汤等。对于"下虚"导致的眩晕，则需"补其精"，左归丸、右归丸等均以补益肝肾、益精填髓为主。同时张景岳也提出"因机应变，治虚为佐"的观点。对于火盛者需清火，有痰者需清痰，有气逆者，则需先顺气。临床实践中发现，用补法治眩虽有一定疗效，但并非适用于所有病人。需详辨证型，兼顾痰证、火证等。基本的疗法是在补虚的基础上兼用治风或兼用治痰治火之药，抑或在治风治痰治火的基础上加入补虚药。从症状的主从及本证兼症等方面，辨别虚实标本缓急，采用治本不忘治标的方法。

中风又称卒中，以半身不遂、口眼㖞斜、言语不利、肌肤不仁，甚则突然昏仆、不省人事为主要临床表现。唐宋及以前医家以"内虚邪中"立论，金元时期医家多以"内风"立论。张景岳提出"中风非风说"，他认为中风证亦可由"内伤积损颓败"所致，而非均由外感风寒引起。张景岳对中风病的认识对于后世对中风病形成系统而全面的认识是非常有益的。现代医家李岩、钱会南等都在一定的程度上对其进行了概括及运用。

张景岳认为"元气虚损"为中风发病的根本原因，"本皆内伤积损颓败而然""凡非风猝倒等证，无非气脱而然"。即多种病因先伤五脏真阴，后感触外邪，损伤元气，发为中风。张景岳提出，非风证之多痰者，皆因中虚而致。其论中风"元气虚为本""脾肾虚衰"的学术观点对后世医家影响很大，如清代名医王清任，在其"虚致中"理论的影响下创制了补阳还五汤，用以治疗中风病的半身不遂。陈绍宏在其"元气虚损"思想的影响下，提出了"中风核心病机论"，运用于临床，亦取得了良好的临床疗效。

张景岳指出痰为中风病发展中的病理产物，痰之生成与脾肾密切相关。肾为水脏，主气化，肾气不足则水液气化无力，停聚为痰；脾主运化水湿，脾不健运则水湿停聚为痰。"非风之痰者，悉有中虚而然""惟是元阳亏损、神机耗败，则水中无气，而津凝血败，皆化为痰耳"。故治痰必求其本，以补元气为要，"治痰者必当温脾强肾以治痰之本，使根本渐充，则痰将不治而自去"。景岳还指出，病者在元气无伤的情况下，若痰邪"偶有壅滞，而或见微痰之不清"，尚可运用攻痰之药"如滚痰丸、清气化痰丸、搜风顺气丸之类"来获得良好疗效。在元气损伤之时，若病情危急，亦可运用攻痰之法，他指出："若果痰涎壅盛，填塞胸膈，汤液俱不能入，则不得不先开其痰，以通药食之道。"急则治标，缓则求本，一旦"咽喉气通"，紧急情况缓解，则又宜治本为主，而"不可尽攻其痰"。其治"痰"之法主次分明，急缓相宜，实为医家学习的典范。其"元气虚损"病因说，为中风病和痰证的治疗与研究提供了新的思路。

5. 治喘证、咳嗽

对于喘证的辨证，张景岳首次明确指出虚实为喘证辨证的总纲，即："气喘之病，最为危候，治失其要，鲜不误人，欲辨之者，亦惟二证而已。所谓二证者，一曰实喘，一曰虚喘也。"

实喘的发生多因外邪侵袭，气机不畅，因"肺为气之主"，故实喘责之于肺，虚喘则多由元气虚衰，精气不足而致喘，因"肾为气之根"，故虚喘多责之于肾。

在治疗方面，张景岳提出："未发时以扶正气为主，既发时以攻邪气为主。"扶正气者，须分阴阳以补之，阴虚者补其阴，阳虚者补其阳。攻邪气者，须详辨致病之邪，风邪胜则散其风邪，寒邪胜则温其寒邪，痰火胜则清其痰火。久病之人，正气必虚，在治疗上应当掌握消散与温补的比重。总之，始终强调固护元气的重要性。张景岳还强调外治与内治相结合，如灸药并用治喘证，选择对特定穴位如膻中、璇玑、气海等进行艾灸来提高疗效。

张景岳治疗喘证的学术思想如辨虚实、辨证精专、治病求等对后世医家产生了深远影响。如"温病大家"叶天士在《临证指南医案》中提出"喘病之因，在肺为实，在肾为虚"，并将虚实作为辨喘证之提纲。张景岳以虚实辨喘证的思想至今仍深深地影响着临床实践。

张景岳认为："咳嗽之要，止惟二证，何为二证，一曰外感，一曰内伤而尽之矣。"外感咳嗽，必有感触外邪之因，内伤咳嗽，必有内伤之由。这一认识，奠定了咳嗽从外感、内伤辨证的理论基础。辨外感内伤之后还需辨阴阳，分虚实，景岳认为"阴阳乃为医道之纲领，阴阳无谬，治焉有差"，即治疗咳嗽之为病，应于外感与内伤二者之中，辨阴阳。因"阳邪自外而内入"，故外感之咳，为阳邪也。因"阴气受伤于内"，故内伤之咳，属阴病也。外感内伤二者之中，还需分虚实。景岳云："外感内伤二者之中，当分虚实耳。"由于"外感之嗽，其来暴；内伤之嗽，其来徐"，因而外感咳嗽多属新病，多在感邪后突然发病，此时邪气实而正气未伤，为实证；内伤咳嗽多有宿疾，起病缓，病程长，常伴其他脏腑虚损病证，多为虚证。景岳认为本为病之源，标为病之变。就咳嗽而论，外感之咳与内伤之咳的病因病机不同，所以治法也有差异。他提出："盖外感之咳，其来在肺，故必由肺以及脏，此肺为本而他脏为标也；内伤之咳，先因伤脏，故必由脏以及肺，此脏为本，而肺为标也。"由此可见，景岳在论治咳嗽时注重其本，对于咳嗽从肺及他脏的论治有较高的临床意义。张景岳从阴阳、虚实的角度把握咳嗽的病因，将其以外感、内伤立论，且在病因病机、治法、用药等诸多方面始终贯穿着阴阳的思想，为后世辨治咳嗽提供了参考。

在治疗方面，张景岳治疗外感咳嗽多以辛温发散为大法，对于外感风寒者，多用六安散加生姜温散邪气，若冬季外邪不易散，可用麻黄、桂枝或小青龙汤。若寒不甚，痰不多者，仅以二陈汤加减。在治疗内伤咳嗽时，景岳认为："内伤之嗽，宜补宜和。"内伤之咳嗽，虽病因复杂，但总"必皆本于阴分"，是"先因伤脏"，由脏阴先损而累及于肺，属于虚证，其中以肺肾两脏最为重要，景岳云："肾为元精之本，肺为元气之主。"故提出："故凡治阴虚亏损，必当以壮水滋阴为主，宜左归饮、一阴煎、左归丸、六味地黄丸之类择而用之。"此四方皆为滋补元阴之方，可见景岳治疗内伤咳嗽时以滋肾阴、补肾精为主，肾水得润，则肺气得充，咳嗽可愈。张景岳还指出，在治疗咳嗽时应滋阴兼以清火，不可轻用香燥之品等。景岳常以金水六君煎治咳嗽呕恶、痰多喘促等症。现代临床中金水六君煎对治疗以咳、喘、痰为主要表现的有本虚标实之象的多种呼吸系统疾病如支气管哮喘、慢性支气管炎、慢性阻塞性肺疾病等均有显著疗效。

6. 治脾胃病

张景岳在脾胃生理病理、治疗用药和养生方面均发表了诸多卓有见地的观点，充实了中医脾胃学术理论，为脾胃学说的传承与发展做出了重要贡献。景岳勤习《黄帝内经》，推崇并且继承仲景"脾旺不受邪"的学术思想、李杲"脾胃为滋养元气之源"的学术思想，认为"百病皆由脾胃衰而生也"，创"养生家必当以脾胃为先"的学术思想。景岳继承"脾胃为滋养元气之源"的生理观，认为元气虽源于先天，但又必赖后天脾胃的滋养，并提出脾胃之气即是元气的观点。形成了以脾胃、肾命水火为中心的学术思想体系。如景岳认为噎膈发病的根本为脾肾亏虚，故"补脾、滋肾"应为噎膈的治疗大法。在用药方面，景岳提出凡气血俱虚者宜五福饮及十全大补汤，脾虚于上者，宜四君子汤；阴虚于下者，宜右归饮、大营煎等。他对噎膈的病因病机及治法、用药上的论述，为中医药治疗食管癌提供了一定参考。

根据"五脏互藏"的学术观点，张景岳提出"调脾胃以安五脏""调五脏以安脾胃"的治疗思路。他还突出阐述了脾胃与五脏之间相互依赖、相互影响的整体关系，提出了"五脏互藏，脾土为核心"的观点。即由于五脏之中皆有脾胃之气，脾胃之中也皆有五脏之气，故调脾胃当兼顾其他脏腑。在调理脾胃方面，景岳确立了温补为主、兼顾养阴的治疗大法。且他认为应采用从阴引阳、从阳引阴的方法来兼顾脾阴脾阳，不可偏颇。如在治疗命门火衰、脾肾虚寒泄泻时，景岳每多主张温补止泄，用右归丸、九黑丹、大温中饮之属。除益火壮阳外，咸以熟地等大补真阴。由此可见，在治疗脾胃病时景岳以温、补、和为主，兼用他法，有是证用是药，充分体现了中医辨证论治的思想，对于开拓临床思路有很大启迪作用。景岳"调脾胃以安五脏""调五脏以安脾胃"以及"温补"的治疗思路对后世影响深远，当代医家在治疗脾胃病时仍承袭其思想，从脾胃论治，兼顾肝肾，具体有补阴益气法、补肾健脾法、温补脾胃法、调和脾胃法、调和肝脾法、健脾祛邪法、健脾和血法、泻火养阴法等。

（王振瑞）

第八章　李中梓

李中梓是明末清初著名医家，其学术思想上承张元素，私淑于李东垣，其脏腑辨证思想源于易水学派，并发展形成了有影响力的"士材学派"，是易水学派及其分支温补学派的代表人物之一。

一、生平

李中梓，字士材，号念莪，江苏华亭（现上海市松江区）人。生于明末（1588年），卒于清初（1655年）。中梓的先代，居住上海县的南汇城里，他的曾祖，名府，字一乐，是一位地方哨官。李中梓天性聪颖，12岁应童子试，即膺冠军，但后来却七应乡举，两中副榜，虽早获声名，而文章憎命，所往屡阻。因其多病，故绝意进取，究心医书，手辑张、刘、李、朱四大家所著，得其精要，试于人，多奇验，于是四方求治者日多，有时不惮道远，应聘出诊。他不但精于医学，而且深通兵法。《江南通志》称其"少年学博，习岐黄术，凡奇证遇无不立愈"。

李中梓在青年时代，与其堂兄一样祈望读书做官，后来因仕途受阻，且两个儿子为庸医所误而夭亡，乃转业医。当时苏、浙、皖地区医学风气比较浓厚，与李中梓先后辉映的有陶华、薛己、楼英、李时珍、张介宾、汪机、孙一奎及王肯堂等，都各在一时一地以医学自砺，治病著书，形成江南间独具一格，朴实而不纤巧，渊雅而又精醇的医学风气。李中梓的医学作品更以简明扼要胜。

李中梓生活在明代多名医的江南地区，正如清代唐大烈所谓："吾吴文献之邦，巧良医荟萃之域。韩门昆季（韩飞霞，著有《韩氏医通》），擅卢扁之称；葛氏乔梓（葛可久，著有《十药神书》），绍张、刘之学。"李中梓身处此境，勤求古训，博采众长，学术经验日益丰富；加之中年以后医学造诣日深，既足以自信，更足以信人，与侪辈谈文论医，相互砥砺，彼此间共同促进。李中梓的医学朋友，主要有以下三人：

先李中梓而享盛名，医学巨著《证治准绳》的作者王肯堂，是与李中梓切磋医学的老友。王肯堂晚年所患的痰泄证，经李中梓精心诊疗而获愈。据毛祥麟《对山书屋墨余录》记载：王（肯堂）年八十，患脾泄，多医会诊，都认为高年体衰，需投补剂；李中梓诊为体肥多痰，应用荡除。李中梓征求王肯堂的意见说："公体肥多痰，当有迅利荡涤，能勿疑乎？"王答曰："当世之医，惟君与我，君定方，我服药，又何疑也。"遂用巴豆霜一味，下痰涎数升，其疾顿愈。这一寄托死生、深信不疑的医疗事例，说明王、李在学术上是志同道合，在友谊上是性命可托，迥非一般浅交而缺乏深契者可比。

与李中梓同时、同乡的施笠泽（沛），以善读《内经》《伤寒论》自诩，善用仲景方见称；中梓引为知友，相与会诊析疑，讨论重危病的证治。

第三位是稍后于李中梓，以虚实寒热辨证施治闻名于世，《症因脉治》的作者秦景明。秦景明多年的痰饮病，经李中梓用七补七涌的方法（补用补中益气汤，涌用瓜蒂散）而治愈（案载俞东扶《古今医案按·卷五》）。李中梓所著《医宗必读》的证治部分，秦景明读后给予实事求是的评议，阐发其精到处，补充和纠正其罅漏处。秦景明的评文距《医宗必读》成书仅4年，是评价《医宗必读》最早的一文。

二、著述

李中梓著述，谨慎从事，决不轻易下笔。其著卷帙不多，文字精练，深入浅出，便于初学。

1. 《内经知要》

明崇祯十五年（1642年）《内经知要》以《李士材医书二种》形式出版，无自序；乾隆甲申年（1764年），薛雪重校序文。此书共2卷，分道生、阴阳、色诊、脉诊、藏象、经络、治则、病能等8篇。该书上承滑伯仁的《读素问钞》，李中梓则侧重于王冰，并兼及《灵枢》，从而下启汪讱菴的《素灵类纂约注》。颇能撷《素问》《灵枢》之精要，注解简明（秦伯未于1957年演绎为《内经知要浅解》），大量采用"以经释经"的方法，力求辞义精确，立论审慎平正，说理透彻，阐发己意处亦言简意赅。自问世后，历代不断重刊，有木刻本、石印本、铅印本、影印本多种版本形式。在《内经知要》的注释中，李中梓训疑释义，颇有见地，如："壮火之气衰，少火之气壮，壮火食气，气食少火。""火者，阳气也。天非此火不能发育万物，人非此火不能生养命根，是以物生必本于阳。但阳和之火则生物，亢烈之火则害物，故火太过则气反衰，火和平则气乃壮。"（《内经知要·卷上·阴阳》）李中梓将《内经》中的经典理论加以发挥，把少火看作是一种正常的具有生气的火，是维持人体正常生理活动所必需的；把壮火看作是一种亢奋的病理之火，能损耗正气，影响人体的正常生理机能，从而使后学者能更好地理解文义。

2. 《医宗必读》

此书于1637年，自序刻印，是一部以内科杂病证治为重点的综合性医书。共10卷，可分为4个部分：第一卷为总论，系医论专辑，介绍了医学源流、主要学术流派、药用及治法之要。其中指导读书学习的2篇，指导治病用药的12篇，反映了李中梓的学术造诣，是李中梓治学和临床经验的总结。后列《内景脏腑图说》十二则，图文并茂，论述精要，多取古说，间有新义。第二卷为脉法，分两项内容：一为《新著四言脉诀》，一为《脉法心参》。列有《内经分配脏腑诊候》一篇。辨证大小肠配于寸上之非，辨证三焦列于右尺之非，论定膻中即为心包络，论定以两尺候肾。分述脉位、脉神、脉形、脉理、脉象应病及危候、死候等短文28篇。最后，辑《内经》关于"色诊"要语，附以阐述，另为一篇。此为李中梓论脉之专辑，可与《士材之书》中的《诊家正眼》对勘。第三、第四卷为本草，收录常用药 352 种，选录药物以《本草纲目》为主，分草、木、果、谷、菜、金石、人、兽、禽、虫等 10 类。字句仿《药性赋》，但不限于原有形式，对每一药的性味、功用、归经、主治、禁忌及制法，均概括在四六句的赋体中，义有未尽，复加诠注，力求精切，因此士材名之《本草征要》。李中梓认为："本草太多，令人有望洋之苦，药性太少，有遗珠之恨。兹以《纲目》为主，删繁去复，独存精要，采集各论，窃附管窥，详加注释，比之《珍珠囊》详备。"第五至十卷为证治类方。第五卷为伤寒六经证治，对每个证候的解说，仿成无己《伤寒明理论》，简明精当，大体是《伤寒括要》的辑录。六至十卷，分论杂病 36 个病种，都先述经义，次选前人的名论，益以自己的阐发，精辟处突破前人。总之，《医宗必读》是一部内容丰富、繁简合宜、流通较广的佳著。肖京在《轩岐救正论》中称《医宗必读》为"词简而明，法精以详"（《医籍考》）。张赞臣在《中国历代医学史略》中指出："明末诸家虽无特见而大体平正不烦者，当推李士材（中梓）……诸书中，《医宗必读》通行尤广。"

3. 《雷公炮制药性解》

全书共 6 卷，卷首有李中梓序，无年月。该书虽有人认为非李中梓所作。但据《四库提要》初步考证，如"豨莶草"的疗效，该书进行论述，《医宗必读》对其提出质疑，《本草通元》做出更正。从对豨莶草的连续性考证过程可知《雷公炮制药性解》当为李中梓所作。此外，杨时泰《本草述钩元》"豨莶草"条下，以《雷公炮制药性解》按语作为李士材说。近人谢仲墨《历代医书丛考》引范汤溪说："本书《雷公炮制药性解》有明代天启时钱允治刊本，亦题李中梓著。"从而可以断定《雷公炮制药性解》为李中梓所作。书中收药 335 种，其中卷一收金石部 33 种、果部 18 种、谷部 11 种，卷二收草部 42 种，卷三收草部 54 种，卷四收草部 54 种，卷五收木部 58 种，卷六收菜部 10 种、人部 10 种、禽兽部 19 种、虫鱼部 26 种。李中梓在吸取《神农本草经》《药性论》《丹溪药性》《东垣药性》《仲景全书》等精华的基础上，对药物做了充分阐述。每种药都有叙述，有按语。对药性的解说，强调归经入脏腑，按语则多引李东垣、朱丹溪、张元素、寇宗奭、王好古诸家之说，内容翔实，足资后人借鉴。

4. 《删补颐生微论》

此书共 4 卷。此书初稿《颐生微论》刊行于 1618 年（原书未见），后作者予以删补，通过不断修改补充，于 1642 年成书《删补颐生微论》，有李中梓自序并凡例，并由其门人沈朗仲校订刊于 1642 年。此书卷一列三奇、医宗、先天、后天、辨妄、审象、宣药、运气八论，论述养生修摄方法，简介历代医著，阐述脾肾的重要性、诊脉、用药及五运六气学说。卷二载脏腑、别症、四要、化源、知机、明治、风土、虚劳、邪祟、伤寒、广嗣、妇科十二论，详述脏腑功能与经络，辨证、治则及虚劳、不育、伤寒、妇科病的诊治。卷三为药性论，载常用药物 140 种，附录 20 种，记载了李中梓用药经验。卷四有医方论、医案论、感应论，计方 99 首，述案 30 条，善恶之报 10 条。全书分 24 论，24 论又各列专题，以"药性论"最多，"脏腑"及"医方"次之。其精粹篇文如"先天论""后天论"突出重点，抓住脾肾主要内容，深入推论，颇有独到之处。"宣药论"强调制方理论的重要性，指出君、臣、佐、使的实际意义，说明七方、十剂的具体应用，"化源论""知机论""明治论"等篇，都有不少独到的学术见解。

5.《诊家正眼》

此书为晚年时期识验既久的李中梓所著，他深慨世医不知脉为何物，且受高阳生《脉诀》的影响，"俗工取其便利，不究原委，家传户诵，熟在口头，守而勿失，宁敢于悖《内经》，不敢于悖《口诀》""佯为诊候，实盲无所知"，因而援据经旨，灿列图文，考校典章，衷极理要，辟非纠谬，正本清源，于是有该书之作。全书共 2 卷，今流传本为其门生尤乘增补。于清康熙丁未年（1667 年），尤侗增序刊行。据尤乘序称："《诊家正眼》向有原刻，始于本朝庚寅（1650 年），惜乎即遭散失，越十年，予重加考订，付之剞劂；后复校《本草通元》《病机沙篆》，合为三书。"上卷多辑自《内经》《难经》及滑伯仁、朱丹溪之说，分析阐论，另加注按，颇有发挥，提出"不问其症之所由起，先与切脉，未免模糊揣度，必不能切中病情者矣"的观点。书中有 10 篇（如望色、望形、望舌、问因、闻声、死候……）为尤乘所增，"因形气以定诊"篇则是从《医宗必读》转载而来。下卷论脉，用四言歌诀为裁，主要释 28 脉，颇有创见（通常所习称 28 脉，为《诊家正眼》所载 28 脉，即《濒湖脉学》27 脉基础上又加疾脉），并附以《脉法总论》，于表里阴阳、气血虚实之义，括其纲要。

6.《本草通玄》

全书共 4 卷，为尤乘所刻《士材三书》的第二种，《士材三书》之序谓其"将欲辨气别味，随温凉寒热以攻疾祛邪，则《通玄》要矣"。李中梓先后系统论述药物的四部著作——《雷公炮制药性解》《医宗必读》《颐生微论》《本草通玄》。《本草通玄》成书较晚。所辑药物部分，共载药物 339 条，约 346 种，与《医宗必读》中《本草征要》大致相同，引申前人之说有所增益；但其内容更加精简，不拘一格，说理都从实际出发。如说"苍术宽中发汗，其功胜于白术；补中除湿，其力不及白术"，故"卑监之土，宜与白术以培之；敦阜之土，宜与苍术以平之"。论大黄："本血分之药，若病在气分用之，未免诛伐太过。泻心汤治心气不足而邪火有余，虽曰泻心，实泻血中伏火；仲景治心下痞满用大黄黄连泻心汤，此亦泻脾胃之湿热，非泻心也。"

7.《病机沙篆》

该书由李中梓撰，尤乘增辑，刊于 1667 年，为尤乘所刻《士材三书》之三。全书共 2 卷，以叙述内科杂病的证治为主，分别叙述中风、虚劳、头痛、狂证等多种病证，具体数目因版本不同多有出入。书中引经据典，对每种病证的病因、病机、症状、治则、治法、预防等方面都有切实的论述，病证后不列方药，不载医案，但都有针灸疗法。该书是一部指导临床实践的良好参考文献，脍炙人口，流传甚广，现存版本有清康熙十五年刻本、清宣统二年石印本等数种。

8.《伤寒括要》

该书原为李中梓参考历代注家，结合自身理解对《伤寒论》的注解，最早于清顺治二年（1645 年）撰成《伤寒授珠》十卷，后此书毁于兵火。李中梓撰写此书的宗旨是："仲景《伤寒论》暨《金匮要略》，诚为千古医宗，但文辞简古，义味深玄，非熟读深思，未易明了，不揣肤俚，将以注疏，畅其言外之旨，开其晦蚀之光。"全书共 2 卷，上卷撷取《伤寒论》要义，参以柯琴《伤寒论注》、庞安时《伤寒总病论》及陶华约《伤寒六书》。读《医宗必读》伤寒门尚有疑义未晰者，读此卷当有所会通。下卷五证总论（即百合、狐惑、目赤黑、阴毒、阳毒），除附仲景 113 方外，复附以杂方 56 个。书成于清顺治六年（1649 年），未刊，直至 1936 年由裘吉生收入《珍本医书集成》。自序谓"括义详而征词简"。对于仲景原文有复字及不紧要字稍稍节去，然其要旨，固已撷拾无剩。本书以概括要义为主旨，侧重综合分析，有由博返约和披沙拣金的功夫。清人汪琥称其："其证备，其法详，其论明而且简。书名《括要》，可为称其实矣。"该书现存版本有清顺治六年刻本、清嘉庆朱陶性活字本等数种。

李中梓 8 种著述，《内经知要》《医宗必读》《删补颐生微论》3 种成书最早，刻印为李士材亲见，《诊家正眼》《本草通玄》《病机沙篆》3 种为其门人尤生洲增补后刻印（称为《士材三书》），成书是李中梓死后第 12 年。其中《医宗必读》《删补颐生微论》《内经知要》《伤寒括要》为李中梓的代表作。

三、学术思想

（一）学术思想渊源

1. 本于《内经》《伤寒论》

李中梓对《内经》研究颇深，认为《内经》乃三坟之一，其内容"上穷天纪，下极地理，远取诸物，近取诸身，更相问难，阐发玄微，垂不朽之弘慈，开生民之寿域"，从事医学者应勤求精究，尝云："医师未能谙熟，便为无本庸流。"《内经知要》即是其研究《内经》会心有得之作。他从《内经》"治病必求于本"中领悟出这个"本"，即是脾、肾。此外，李中梓认为仲景所著《伤寒杂病论》是补《内经》之未备，伤寒虽病机繁赜，自古难于证治，然仲景之理法可应其无穷之变。李中梓推崇仲景为创外感病治法的第一人。李中梓著作中着重发挥了仲景的汗、吐、下、温、清、补六法，而且对补法做了详细阐述，他分析了仲景的伤寒 397 法中，其中治虚寒的有 100 多法，113 方中，用人参、桂、附的就有 80 多方。李中梓认为：气为阳，气虚则寒，故温即补，批评了后人"伤寒无补"的说法，奠定了李中梓以"温补"为主要治法的理论基础。

2. 私淑元素、东垣脾胃之论

张元素为易水学派开山祖师,力倡治病应"养胃气",李东垣为易水学派之中坚,系统创建脾胃学说,李中梓论脾为后天之本,私淑张元素、李东垣之学而加以发挥。李中梓于《医宗必读·肾为先天本,脾为后天本论》中载:"治后天根本,则有饮食劳倦之分,饮食伤者,枳术丸主之。劳倦伤者,补中益气汤主之。"在《四大家论》中评价李东垣对内伤外感辨证准确,并提出"师东垣莫偏于升补,疗火逆不执于升提"的学术主张。李中梓的"养阳应在滋阴之上"的著名论点,与李东垣"血脱宜补气""独阴不长"和"重脾阳"的论说遥相呼应。

3. 继承立斋、献可肾命之论

薛立斋私淑李东垣及钱乙,以补脾、补肾而擅长。李中梓特别推崇薛立斋的学说,赞"惟明于求本之说,而后可以窥立斋之微",其对疾病亦多以气血虚论治。赵献可乃薛立斋弟子,发展了命门学说,在临床上更偏重治肾,喜用六味地黄丸补肾阴,用八味地黄丸补肾阳。李中梓继承了薛立斋、赵献可的学术主张,在《医宗必读·肾为先天本,脾为后天本》中述:"治先天根本,则有水火之分,水不足者,用六味丸壮水之源,以制阳光;火不足者,用八味丸益火之主,以消阴翳。"李中梓指出治肾需分水、火,责斥对薛立斋治病多用六味、八味地黄丸存有异议的人,认为这些人不知肾为人身之根本。

4. 发挥张景岳养阳之论

张景岳是温补学派的代表,重视肾命学说,提出对于肾病及脾胃者,病在脾胃,其本实在肾的观点。李中梓深受影响,其"肾为先天本,脾为后天本""脾肾相关,脾肾同治"思想也与张景岳的脾肾相关思想有极大的继承关系。李中梓对张介宾"阳非有余论"大加赞扬,所以十分同意张景岳对刘河间、朱丹溪重阴学说的批判。李中梓"补气在补血之先""养阳在滋阴之上"的重阳观点,实质上是继承了张介宾"阴不能没有阳,无气便不能成形"的论说。

总之,李中梓的学术思想既渊源于《内经》《伤寒论》,又继承了易水学派之开山祖师张元素脏腑议病之说。李中梓遥承易水之遗绪,吸收了李东垣、薛立斋、赵献可、张介宾等易水学派中坚人物的学术思想,使以脾肾学说为主体、临证治疗偏于温补的易水学派更加光大。

(二) 主要学术思想与学术经验

1. 治学严谨,勤于探索

李中梓治学,主张贯通众家之长而不偏倚。他认为古代医家著书之说,所以能各持不同理论而自成一家之言者,并非见解有偏,立论独异,而是根据《内经》理论各有阐发,补前人之未备。李中梓指出:"不善学者,师仲景而过,则偏于峻重;师守真而过,则偏于苦寒;师东垣而过,则偏于升补;师丹溪而过,则偏于清降。"要"不相撷拾，适相发明"（《医宗必读·四大家论》）。李中梓在这种思想指导下，吸取各家之长，成为历代医家中持论"平正不颇"的第一人。

（1）研求《内经》，玩味诸家："《内经》为医学之祖，每篇必援引相证，愿天下为有本之学，毋以浅近画也。"（《删补颐微论》）他在《医宗必读》中提出："仲景遗论之撰，玄晏《甲乙》之次，杨上善纂为《太素》，全元起列为《训解》，王冰评为次注，滑伯仁摘而为抄，近世马莳有《发微》，鹤皋有吴注，张介宾有《类经》。"这既是他对前人编注《内经》的向往，也是他编写《内经知要》的取材依据。他研求《内经》"广征医籍，博访先知，思继与问学交添，精气与《灵》《素》相遇"（《医宗必读》）。我们可以从《内经知要》的注解中玩味一二。对"阳生阴长，阳杀阴藏"的诠释，肯定了张景岳解释，总结为"万物皆听命于阳，而阴特为之顺承者也。阳气生旺，则阴血赖以长养；阳气衰杀，则阴血无由和调。此阴从阳之至理"。对"脉者、血之府也"的理解，认为："营行脉中，故为血府；然行是血者，是气为之司也……则知此举一血而气在其中。"并以下文"长则气治，短则气病"为证。其说本于景岳而理更明白晓畅。对三焦有形无形的分析，引证《灵枢》"密理厚皮者，三焦厚；粗理薄皮者，三焦薄""勇士者，三焦理横……怯士者，其焦理纵"及"上焦如雾，中焦如沤，下焦如渎"等经文。以经证经，做出"既曰无形，何以有厚薄？何以有纵有横？何以如雾，如沤，如渎"等一系列反诘，从而判断三焦是有形的。对"治则"部分，都相应地印证病机。其余"治病求本"及"反佐"法等，也举出一些病例和方法，有的还说明药例。对"谨守病机，各司其属，有者求之，无者求之……疏其血气，令其调达，而致和平"一节，除了用脏腑、邪正盛衰、气血补泻作阐述外，特指出它是"治虚实之大法，一部《内经》之关要"。他以这样非常接近临床实际的方法研求《内经》理论，是难能可贵的，也是卓有成就的。

"玩味诸家"，撷其精华，在李中梓整个学术思想和全部著作中随处可见。《删补颐生微论》所评述诸家学说，是李中梓所反复诵习而深入研索者，分析其精粗，评议其得失，他的评议，可与吕复的《医门群经辨论》及《诸医论》先后辉映，文意明白易懂，极有裨于后学，起到读书指导作用。如评议"《难经》，为有雄之勋臣，开后学之师表；惜其误以命门一穴指为右肾，考之《明堂》《铜人》诸经、灼然见智者之一失也"。评王叔和《脉经》"分三部九候，辨人迎气口，阐《灵》《素》之微，集诸家之要"，评议巢元方的《诸病源候论》"条分缕析，得未曾有，然但详风寒，不及湿热，毋乃偏乎"。其对金元四大家的评论："刘完素撰著《六书》，发明亢制之理，洞如观火；然偏主乎热，岂能尽六气之变乎？遂令后世喜用寒凉，伐天和而罔悟，伊谁之咎也。""李东垣发明内伤极类外感，实有分别，且以土为万物之母，多注意于扶脾，确然元本，旷古未发之旨也。""张子和《儒门事亲》，惟主汗、吐、下三法，当固有起死之功，误即有伤生之惨，是惟气强者宜之，稍挟虚者在所痛禁。""朱震亨著《格致余论》《局方发挥》等书，谓'阳易于动，阴易于亏'；独重滋阴降火，盖补东垣之未备也。"他历述明以前27家学说，都极中肯，在明代则推崇薛立斋为"敏而多闻，诚迩来名医之冠，有功于先哲后昆"。值得称道的是：李中梓把各家的观点吸取、融化在自己著述中，诸家学说守其常的，他能通其变；古书中博而繁的，他能撷其要；拾前人之遗，补前人之缺，纠前人之失，释前人之疑。

（2）谨守绳墨，佐以通变：谢利恒在《中国医学源流论》论"李士材学派"提道："明末诸家中虽无特见，而大体平正不颇者，当推李士材。"还指出："《医宗必读》颇平易有裨初学。"由于李士材浸润于薛立斋、张景岳、王肯堂三家之说较深，其中受《证治准绳》的影响更浓厚，其论病议方多数谨守前人绳墨，绝少偏颇，这正是明末医家的特点。求其像李时珍的博考，吴又可的创新，则不易觏。《医宗必读》的体例，李中梓自认为："是刻悉本《内经》，凡先贤名论与经旨翼赞者，收采无遗。"由此可见，其与经旨有距离的就不收采，《医宗必读》的 609 个选方中，李中梓自定方仅7 个（新定拯阴理劳汤、拯阳理劳汤、清宁膏、肺痈神汤、新制阴阳攻积丸、利金汤、润肺钦），与《景岳全书》中的"新方八阵"相比，真觉瞠乎其后。李中梓曾表示"究心思考之余，冰兢倍增，愚而自用，矢不敢为"。这种兢兢业业的治医和治学态度，是构成他全部学说"大体平正不颇"的主要因素。

但是，李中梓自出机杼，通变古说古方也多有所见。他对《内经》病机十九条都做出从常到变的揣摩和分析并多方引申，指出"经言十九条，道其常也；余每举其反者，尽其变也"。其次，在《医宗必读》里对"反胃噎膈"，排除巢元方分十膈五噎的烦琐名称，肯定张洁古的三焦分证及张鸡峰所说"噎膈为神思间病"。李中梓还根据自己经验，提出"二证皆膈间受病，故通名为膈"，并用阴阳虚实补泻等法治疗。"喘证"以虚实概括《内经》的多种病因，认为：虚喘是"子母情牵"（即金水不相生），"仇雠肆虐"（即木火刑金）二因；实喘是"火逆上而气不下"二因；简明切要，胜过所引《内经》的繁文琐语，说明李中梓的治学方法是经权结合，常变互用。

（3）由博返约，提要钩玄：善于吸取前人学说，有选择地"纳"，通过消化，而后进一步吸收，变成自己的营养。《删补颐生微论》对 32 家学说的评议，既点明诸家的精到处，也指出诸家的偏颇处；精者则取，偏颇者借鉴，这是"纳"的实际应用，也是由博返约的硬功夫。

其著书立说，是在吸取前人学说的基础上，由博返约结合自己的真知灼见而表达于文字的结晶。必须要有提要钩玄的苦、硬功夫。他的著作卷帙不多，《医宗必读》是李中梓著作中卷帙最大的一部，也仅有 10 卷，其他著作则只 2～4 卷，但确实都经过"记事提要，篡言钩玄"的一番苦心经营。《内经知要》，从《素问》《灵枢》18 卷中精选为 2 卷，并加简明注释，虽然有人嫌其选得太简，但其提要钩玄的成就，诚如薛雪所谓：能"方便时师之不及用功于鸡声灯影者，亦可稍有准则于胸中"。又如《伤寒括要》，李中梓从历来认为难理解、难整理的《伤寒论》中，辑其精要部分，加以综合，成一家言。他自己评定为"括义详而征词简"。《医宗必读》中的《本草征要》，把 440 种药物的性能主治及其应用，都纳入《医宗必读》第三、第四卷，词句简洁，含义浓郁，这种披沙拣金的写作，非具有真实工夫者是不能做到的。3 种著作以"知要""括要""征要"为名，可见李中梓治学致力所在。

（4）立言审慎，精益求精：由于李中梓治学态度严谨，因此他的写作多数在学验足以自信时才落笔，且又反复修订，不肯掉以轻心。《颐生微论》初稿写成于1618年，而《删补颐生微论》成书于1642年，其中25个年头的修订工作（虽曾插入《医宗必读》及其他两种的写作），不知经过多少次增删和修改。因此，我们现在所见到的是删补本，而不是初稿本。其初稿的书名，只见于《医宗必读·序》提到《颐生微论》。在"虚劳门""痿门"医案中提到病人读《颐生微论》而邀诊。估计《颐生微论》初刻本不多，经李中梓不断修订，严加取裁，25年后才成《删补颐生微论》。李中梓在《医宗必读·序》说："究心三十余年，始知合变。"并说"曩所著《微论》诸书，未尽元旨"。因此《颐生微论》成稿于《医宗必读》之前，而《删补颐生微论》的印行，反在《医宗必读》之后，李中梓对待著作之审慎可以概见。另外，在李中梓著作中，常以后说补正前说，不肯以传闻之言，贻误读者。如《雷公炮制药性解》中的"豨莶草"，李中梓按语谓"久服大能补益"，而在《医宗必读》中却提出疑问，认为"豨莶长于理风湿，毕竟是祛邪之品，恃之为补，吾未敢信也"，在《本草通玄》中则进一步纠正说"余少时亦信之，及恪诚修事，久用无功，始知方书未可尽凭也"。从以上事例可以看出，李中梓立言是何等审慎，同时也说明李中梓治学严谨，方法缜密。

2. 脾肾先后天根本论

自宋以来，脾肾二脏日益为医家重视，李中梓集各家之说，明确提出"脾肾先后天根本论"，在《医宗必读·肾为先天，脾为后天根本论》中说："《经》曰'治病必求于本'，本之为言，根也，源也。世未有无源之流，无根之木，澄其源而流自清，灌其根而枝乃茂，自然之经也。故善为医者，必责根本。""先天之本在肾，肾应北方之水，水为天一之源，后天之本在脾，脾为中宫之土，土为万物之母。"从宋、金、元到明代，张元素、李东垣对脾，许叔微、严用和、钱乙、朱丹溪对肾，承《内经》《难经》、仲景及唐宋诸家学说，进行了广泛探讨及论述，特别是薛己认为"真精合而人生，是人亦借脾土而生"，对李中梓影响较大。李中梓集前贤论脾肾之大成，进一步发挥和高度概括。首先提出了"肾为先天本，脾为后天本"的学术观点，其立论之精辟，高出于诸家之上。李中梓指出："未有此身，先有两肾，故肾为脏腑之本，十二经脉之根，呼吸之本，三焦之源。"（《医宗必读》）这是针对肾的生理功能对人体的重要性而言。李中梓说："一有此身，必资谷气，谷入于胃，洒陈于六腑而气至，和调于五脏而血生。"这是针对脾胃的生理功能对人体的重要性而言。李中梓还举伤寒危重症为例，必诊太溪脉以候肾气之盛衰，诊趺阳脉以候胃气之有无，从诊案疾病方面说明以脾肾为根的道理。在杂病治疗上，如痢疾"先泻而后痢者，脾传肾为贼邪难疗"，这是由脾传肾，火不生土，肾阳衰微，设非桂、附大补命门，复肾中之阳，虽用参、术、芪，但终致不起，此指参芪补脾而言，"虚劳不服参芪，为不受补者死"。这是由于脾气已经衰败，故不受补，不受补为不治。以上两例均是以疾病的预后来反证脾为后天，肾为先天的例子。

"先后天根本论"是李中梓临床实践的理论基础，在《医宗必读》中占有十分重要的地位。李中梓不但从理论上对"先后天根本论"进行了阐发，而且脾肾并重，治疗时主张脾肾双补。李中梓认为脾肾之间的关系十分密切，从生理到病理相互为用，有"相赞之功能"，因此必须脾肾同治，先天济后天，后天助先天。李中梓脾肾并重的论点是临床实践的体验，把脾肾论治中的"从阳求阴"和"从阴求阳"，进一步发展和推衍到脾肾相求互相并茂的范围。《医宗必读·虚劳》中明确指出："第于脾肾分主气血。"把阴阳、气血、脾肾有机地联系起来。脾肾均有气血之用，阴阳之变，脾肾间的关系密切远胜其他之脏，既有生理上的相互资助，又有病理上的相互影响，李中梓进一步提出："肾安则脾愈安，脾安则肾愈安。"因为脾阳要靠肾阳的温养，才能发挥运化作用，临床上肾阳不足则使脾阳虚弱，运化失职，可以出现腹痛绵绵、畏寒肢冷、大便稀溏、完谷不化、久痢久泻、浮肿等，治宜"补火生土"，脾肾并治，"火强则转运不息"，补肾即是补脾；肾精必须靠脾阳化生水谷精微不断充养，才能充盛。脾阳不足，久而久之亦可导致肾阳虚亏，症见面色苍白，腰膝酸软，全身浮肿，下肢尤甚，治宜"补土生火"，脾肾并治，"土强则出纳自如"，补脾即是补肾。

历史上曾有所谓"补脾不如补肾"和"补肾不如补脾"之争，李中梓则以脾肾互济的道理，将二者统一起来。《医宗必读·虚劳》中说："孙思邈云：'补脾不如补肾。'许学士云：'补肾不如补脾。'两先生深知二脏为人之根本，又知二脏有相赞之功能，故其说似背，其旨实同也。"二脏有"相赞之功能"，这是脾肾同治的重要依据。李中梓把脾肾互济充分运用于临床，取得了很好的效果。如其论治虚劳，虚劳另有五劳，七伤六极，二十三蒸，九十九种之分，但虚者不属于气，即属于血，五脏六腑皆莫能外。而精血之源头在于肾，阳气之源头在于脾，因此治疗重在脾肾。对脏腑虚损的治疗，始终贯穿了"先后天并重，脾肾同治"的思想。

对脾肾的治疗，李中梓总结为："治先天根本，则有水火之分。水不足者，用六味丸壮水之源，以制阳光；火不足者，用八味丸益火之主，以消阴翳。治后天根本，则有饮食劳倦之分。饮食伤者，枳术丸主之；劳倦伤者，补中益气主之。"（《医宗必读·肾为先天本，脾为后天本》），基本上继承了洁古、东垣理脾，立斋、养葵补肾之法。但李中梓的特点是：理脾不拘于辛燥升提，治肾不拘于滋腻呆滞，既反对时医滥施苦寒，又不赞成浪用桂附。同时李中梓还主张补肾与理脾兼行，如欲以甘寒补肾，恐减食不利于脾，故在滋肾之中，佐以砂仁、沉香；欲用辛温扶脾，须防愈耗肾水，扶脾之中，参以五味。

3. 化源论

李中梓十分重视化源，《删补颐生微论》专列《化源论》，提出治若"不取化源而逐病求疗，譬犹草木将萎，枝叶蜷挛，不知固其根蒂，灌其本源，而仅仅润其枝叶，虽欲不槁，焉可得也"。临证舍本从标者，"不惟不胜治，终亦不可治"，强调求治本源之重要。

化源，即生化之源。出自《内经》的"资化源，取化源"之说。《素问·六元正纪大论》原文为"必析其郁气，先资其化源"。王冰注："折其郁气，泻有余也；资其化源，补不足也。……化源者，化生之源。"张介宾解说为："化源者，即必求其本之义。"此后医家皆宗之，薛己十分重视此说。李中梓则进一步加以阐发，认为"资取化源"与经义中"治病必求其本""求其属"等同义，皆为重本源之意，并根据五行生克的原则，分别论治虚实、胜复等病变。

在虚证中，"资化源"即虚者补其母。例如，脾土虚者，必温燥以益火之源，乾运赖釜火也；肝木虚者，必濡湿以壮水之主，补水则木得以荣；肺金虚者，必甘缓以培土之基，脾土养肺金也；心火虚者，必酸收以滋木之宰，因肝木为心火柴薪也；肾水虚必辛润以保金之宗，上源和则下流自安。其中补火生土（指命火肾阳），滋肾养肝，培土生金，为临床常用之法。此外，李中梓又运用隔二、隔三治法，如治肾，既可隔二治肺，赖母补子虚；又当隔三理脾，脾土助金母，金实水源，从而使虚则补母最终归于求治脾肾，既体现了五行相生关系，又融合了先后天的理论。

根据五行相克关系制订治法，如"木欲实，金当平之；火欲实，水当平之；土欲实，木当平之；金欲实，火当平之；水欲实，土当平之"（《删补颐生微论·化源论》）。脏腑间的生克关系，劳太过，乘其所克，则易导致疾病，故治邪盛亦当求其根本。如：金为火制，泻火在保肺之先；木受金伐，平肺在补肝之先；土当木贼，损肝在生脾之先；水被土乘，清脾在滋肾之先；火承水克，抑肾在养心之先，常用的清心保肺、抑肝扶脾、利水通阳等法，皆属此义。

李中梓对于"亢害承制"的病机也做了逐条分析，指出："金太过，则木不胜而金亦虚，火来为母复仇；木太过，则土不胜而木亦虚，金来为母复仇；水太过，则火不胜而水亦虚，土来为母复仇；火太过，则金不胜而火亦虚，水来为母复仇。"（《删补颐生微论·化源论》）对胜复的治疗，也应求其本源："法当平其所复，扶其不胜。"（《删补颐生微论·化源论》）在复杂的病证中，运用五行生克及亢害承制理论，求治本原的方法。

李中梓把上述理论应用于临床，在《医宗必读》中有医案举例，如治钱赏之遍体肿胀、脐突背平，用《金匮要略》肾气丸料大剂煎服，兼进理中汤，服五日无效；改用参、附加牛膝、茯苓，三日之间，小便解下四十余碗，腹有皱纹。这是资脾肾之化源，使气化通畅，小便利而水肿消。又如治毛孺初痢疾，用附子理中汤去甘草，益命门火以资脾土之化源，使阳和煦布，阴翳自消。

李中梓根据《内经》"资取化源"，求其本的理论以及五行生克的原则，对脏腑盛衰病症的治疗做了具体阐发，对于后世的治法治则的发展均有一定的启迪作用。

4. 水火阴阳论

水为阴，火为阳，水火既济，阴阳互根，这是祖国医学的基本理论，这个观点在《内经》中已有详尽的论述，但历代医家结合自己的实践经验，又有不同的理解和体会。如刘完素的"火""热"发病说、李东垣的重"脾气""脾阳"、朱丹溪的"阳常有余，阴常不足"说和张介宾的"阳非有余，但真阴不足"等，都做了不同阐述。李中梓则认为，水火阴阳的相互升降，是宇宙间一切事物生长的根本。水的上升，是依火的炎上；火的下降，是赖于水性的润泽。两者相互协调，互相既济，才能维持生物的正常发展。李中梓认为：水火分则为二，实则为一，是不可分割的，从人身上来说，气就是火，即是阳；血即是水，就是阴，无阳则阴无以生，无阴则阳无以化，从而把阴阳、气血，水火联系起来，说明了它们之间的对立统一性。但李中梓强调"物不伏于阴，而生于阳"，认为在阴阳中，阳起主要作用，在治疗上主张"气血俱要，而补气在补血之先；阴阳并需，而养阳在滋阴之上"（《医宗必读·水火阴阳论》）。李中梓在这种重阳思想的指导下，又将药性按四时分论。从温热属春夏，为生长之气，统为补剂；以寒凉药分属秋冬，为肃杀之气，归为泻剂。由于李中梓有着阳重于阴的观点，所以很同意张介宾对刘河间、朱丹溪重阴思想的批判。李中梓把那种"汲汲于滋阴，战战于温补"（《医宗必读·水火阴阳论》）的医生，叫作俗医。十分赞同东垣"甘温治大热""血脱宜补气""独阴不长""救脾必本于阳气"等论说，李中梓的这种观点，在当时是有一定积极意义的。

5. 创"古今元气不同论"

李中梓所说的元气，是指人身禀于先天的元阴、元阳。元阴能润泽脏腑，元阳为脏气之源，所以元气旺盛，则根本巩固；元气衰惫，则根本动摇。李中梓认为人的元气，好像大自然中的气，当天地初开时，气化浓密，则气强，久之气化渐薄，则气弱。所以他说："东汉之世，仲景处方，辄以两计；宋元而后，东垣、丹溪不过钱计而已……今去朱李之世又五百年，元气转薄，乃必然之理。所以抵当承气，日就减削；补中归脾，日就增多。临症施治，多事调养，专防克伐；多事温补，痛戒寒凉。"（《医宗必读·古今元气不同论》）李中梓这种"元气渐薄、今不如古"的思想，体现在治疗上处处注意对元气的保养，突出了"补虚"的观念。李中梓认为："病宜用热，亦当先之以温；病宜用寒，亦当先之以清。纵有积宜消，必须先养胃气；纵有邪宜祛，必须随时逐散，不得过剂，以伤气血。"（《医宗必读·古今元气不同论》）这些论述，充分说明了李中梓处处卫护元气的学术思想。

6. 明治论

在"因病制宜"的前提下，李中梓在治疗方面有一套初具规模的理论，我们称其为"明治论"。它以"三法""四因""五治""六淫""八纲"为基本论点，来自临床，指导临床。

"三法"——初、中、末，即用于病的初期、中期、末期。李中梓认为，初法当用峻猛，缘病起新暴，感之轻，发之重，以峻猛之药亟去之；中法当用宽猛相济，因病程已有时日，须缓急得中，养正祛邪，相兼治之；末法当用调理，药性平和，安中补益，因病久邪去而正亦微。这三法，对急性病、虚中夹实及慢性病的调理，均可采用。

"四因"——此撷取王冰注《素问·至真要大论》："非调气而得者，治之奈何？"一为因气动而内有所成病，积聚癥瘕之类；二为因气动而外有所成病，痈疽疮疡之类；

三为不因气动而内有所成病，留饮澼食、忧结劳伤之类；四为不因气动而外有所成病，瘴气、蛊毒、跌仆兽伤之类。治法：有独治内而愈者，有兼治外而愈者，有先治内后治外而愈者，有先治外后治内而愈者，有须齐毒而攻击者，有须无毒而调引者。王冰这一辨因施治原则，经李中梓采辑举要，更有其实用价值。

"五治"——和，取，从，折，属。一曰和，假令小热之病，当以凉药和之；和之不已，次用取。二曰取，为热势稍大，当以寒药取之；取之不已，次用从。三曰从，为热势既甚，当以温药从之；从之不已，次用折。四曰折，为病势极甚，当以逆制之；制之不已，当以下夺之，下夺不已，次用属。五曰属，为求其属以衰之，如热陷骨髓，针药之所不及，故必求其属。在临床实际，与其强调"五治"的衔接性，不如把五种治法随机应用，则更为灵活，也更有实际意义。

"六淫"——阴、阳、风、雨、晦、明。一般医家对"六淫"的习称是：风、寒、暑、湿、燥、火；古代则以阴、阳、风、雨、晦、明作"六淫"。其说始于战国时期的扁鹊，有"阴淫寒疾，阳淫热疾，风淫末疾，雨淫腹疾，晦淫惑疾，明淫心疾"的说法。李中梓理解为：阴淫寒疾则怯寒，此寒水太过，别浅深以温之；阳淫热疾则恶热，此相火太过，须审虚实以凉之；风淫末疾，末谓四肢，必身强直，此风木太过，须知冷热以平治之（在阳则热，在阴则寒，寒则筋挛骨痛，热则痿缓不收）；雨淫腹疾，则湿气濡泄，此湿土太过，以平剂渗燥之，兼察冷热之候；晦淫惑疾，晦邪所干，精神惑乱，此燥气太过，当滋养之；明淫心疾，心气鼓动，狂邪谵妄，此君火太过，当镇以敛之。

"八要"——虚、实、冷、热、邪、正、内、外。

7. 诊疗经验

（1）"别证"与"知机"：现在所谓"审证求因""辨证施治"，李中梓称作"别证""知机"。在《删补颐生微论》中各列专篇，在《医宗必读》和《内经知要》中也反复叙述。

关于"别证"，李中梓列举治则，以证实所论述理论的可靠性，认为"脉有雷同，证有疑似"，在"雷同"与"疑似"的脉证中，提出难于辨别而必须辨别的四个方面，也就是阴阳、气血、脏腑、虚实的辨证施治。

1）"水火亢制，阴阳相类"：李中梓举东垣治案为印证。东垣治劳倦发热，口干烦躁、面目皆赤、脉来鼓指而按之豁然的内真寒外假热，与恶寒发战、两脉细微、按之甚数的内真热外假寒相对勘。前者以参术姜附冷服取效；后者以黄连、石膏清火之剂，趁热服而治愈。说明水火亢制而有兼化之象，若不从脉而按证治之，则祸不旋踵。

2）"脏之发也混于腑"：如一人平素劳心，患小便不通，前医与六一散不效，再用木通、泽泻、茯苓、车前等药又不效。诊脉两寸洪数，知为心火刑金，故气化不及州都，亟用黄连、茯神、人参、麦冬、牛膝，一剂而愈。另一例为饭后腹痛胀闷，众皆疑其脾虚多食，不能运化，治以枳壳、白术、青陈皮、神曲，胀闷转增。诊其右关脉洪滑，知为胃火上冲，用石膏、陈皮、甘草、黄芩、升麻，2剂而胀减，再用四君子汤加姜汁炒山栀，10 剂而康。前案脏病治腑，后案腑病治脏，二者均不切病机，故初治无效，从而启迪我们："脏腑本不相悬，而用药若斯之异。"

3）"血之变也近于气"：李中梓对气血的辨证施治更有卓识。一妇人多郁多产，体渐瘦、肢微肿、咳嗽吐痰，动辄头晕耳鸣，有用八珍汤久而无功。李中梓认为肝脾郁伤血分，先用逍遥散加木香、龟板、熟地，10 剂而病减其七，再用八珍汤加丹皮、香附而瘥。另一童孩发热咳嗽，头晕瘦弱，前医都治以二冬、二母、四物、芩、柏，反见似疟非疟，倦怠异常。李诊得右三部脉极弱，诊为肺脾气虚，火不生土之候，用补中益气汤加姜桂，10 剂而安，40 剂而平复。李中梓认为：治气者主阳而升，治血者主阴而降，虽证颇类，而治法恰不相侔。

4）"大实有羸状，至虚有盛候"：虚实的辨证施治，李中梓在《医宗必读》中反复论证，并且引证病例论述，如韩茂远伤寒案中记载"九日以来，口不能言，目不能视，体不能动，四肢俱冷"，众皆谓阴证，李中梓诊之，六脉皆无，寸口脉无以为凭，诊跌阳胃脉大而有力，腹拒按，为阳明腑实，以大承气汤下之而愈。

5）关于"知机"：李中梓以《素问》"审察病机无失气宜"为提纲，申之以"病机十九条"。李中梓的病机学说，分类取法于刘河间，印证五脏、五运、六气，并有所发展。李中梓在《内经知要》中对每条病机，都做了从常到变的解释，提出"只熟于理而已。理熟则机得，机得则言中"，要言不烦，是李中梓运用病机说的总括。

（2）"博涉知病"：李中梓学验兼优，他的治疗经验，尤以伤寒及内科杂病为长，妇科亦有独到之处。这些经验的取得，一是读书与临证，二是经常接触病人，观察病情，此即《褚氏遗书》所谓"博涉知病"。"知病"的实践经验表现在以下几个方面。

1）辨析心痛与胃痛：《内经》论述心痛凡 10 种，李中梓认为皆他脏干之而病，非本经自病。《金匮要略》的 9 种心痛丸，主治 9 种心痛，其中多数包括胃脘痛，有的是腹痛。《诸病源候论》祖述《内经》，《千金要方》《外台秘要》等书转引自《金匮要略》，所以心胃痛的辨析不明由来已久。李中梓在《医宗必读》中剖析说："胸痛即膈痛，其与心痛别者，心痛在岐骨陷处，胸痛则横满胸间；其与胃脘痛别者，胃脘在心之下，胸痛在心之上。"部位分明，使人知而易辨。李中梓强调胃痛多于心痛（胸痛），其理论是：胃属湿土，列处中焦，为水谷之海，五脏六腑十二经脉皆受气于此，壮者邪不能干，弱者着而为病。偏热偏寒，水停食积，皆与真气相搏而痛，肝木相乘为贼邪，肾寒厥逆为微邪；挟他脏而见证，当与心痛相同，但或满或胀，或呕吐，或不能食，或吞酸，或大便难，或泻痢而面浮而黄，本病与客邪必掺杂而见。李中梓举出胃痛的病因病机，有本腑自病者，有相互掺杂者，心病则无此夹杂。从痛的部位及伴发症上来看，心痛与胃痛是可以辨析的。临床上某些病人所说的心痛，有的属于《内经》所说的胃心痛（腹胀胸满，心痛尤甚），多系胃病，与痛在岐骨陷处的心痛不同。

2）肿胀分别虚实：《医宗必读》证治部分中，其论辨证之明晰，论治之精切者，当推肿胀篇为最。李中梓首先把《内经》所论述的虚胀、实胀、寒胀、湿胀及六气所致的肿胀做了分析，然后以脾、肺、肾作为肿胀辨证施治的理论基础，侧重于阴阳虚实辨证，认为阳证必热，热者多实；阴证必寒，寒者多虚。先胀于内而后胀于外者为实，先肿于外而后胀于里者为虚。小便黄赤，大便秘结为实；小便清长，大便溏泄为虚。脉滑数有力为实，弦浮微细为虚。论肿胀虚实的治疗，李中梓认为治实颇易，理虚恒难。因虚人气胀为脾虚不能运气，虚人水肿为土虚不能制水。若察其实者宜直清（即导泄）阳明，反掌收功；苟涉虚者，温补脾肾，渐次康复。其有不大实亦不大虚者，先以清利见功，继以补中调摄。对肿胀的虚实辨证施治，简明扼要。

3）腰痛分外感内伤：头痛身痛分外感内伤，医书记载颇多；腰痛亦强调外感内伤，则是李中梓积多年诊疗经验而会心有得。李中梓在《素问·六元正纪大论》"太阳所至为腰痛"及《脉要精微论》"腰者肾之府，转摇不能，肾将惫矣"观点的启示下，认识到"太阳腰痛"为外感，"肾经腰痛"为内伤。李中梓认为，外感腰痛多因于寒、湿、风、热，内伤腰痛多由于瘀血、气滞（闪挫）、痰积、肾虚。李中梓还提出了不同的脉证及治法，特别是对风邪腰痛的辨证，从"行痹"引申联系，治疗用五积散加防风、全蝎或牛膝酒，均极对证；热邪腰痛（主要是湿遏化热或风从热化），治用甘豆汤加续断、天麻，药简而疗效可靠。李中梓还从临床实际出发，指出外感腰痛、风热寒湿皆能为病，但寒湿多而风热少。

此外，李中梓对于伤风也强调分虚实辨证施治。提出：治虚之法，固其卫气，兼解风邪，若专与发散，或汗多亡阳，或屡瘥屡发，皆治之过也。治实之法，秋冬与之辛温，春夏与之辛凉，解其肌表，从汗而散。这些宝贵的临床经验，均是李中梓"博涉知病"的结晶。

（3）识脉诊病：李中梓对于脉诊，具有丰富的临证经验，能得于心而应于手。《医宗必读》中的"脉法心参"及《士材三书》中的《诊家正眼》就是李中梓关于脉学的代表作。清代林之翰的《四诊抉微》是汇集望诊、闻诊、问诊、切诊四种诊法的一部专著，其中脉诊部分多引李中梓之说，足以证明李中梓论脉的精到之处。

1）辨析相似脉：

论迟、缓不相类：李中梓认为，迟以至数之不及为义，缓以脉形宽缓得名（迟脉三至，迟滞不前；缓脉四至，宽缓和平）。迟而不流利则为涩脉，迟而有歇止则为结脉，迟而浮大且软则为虚脉，反复强调迟不等于缓。

微、细不相类：李中梓认为微脉以"似有若无，欲绝非绝"最为微脉传神，形容透彻；而细脉顾名思义是细小，其状如丝。微脉模糊难寻，细脉显明易得，故细比微稍稍大。李中梓还以旧算数十微为一忽，十忽为一丝，十丝为一毫，十毫为一厘，则一厘之分而为万，才名为微，说明微脉的渺小难见，比细更甚。

濡、弱不相类：李中梓认为濡即软之义，必在浮候见其细软，在中候、沉候则不可得而见。弱脉为沉而细小之候，正如《脉经》所论："弱脉极软而沉细，按之乃得，举手无有。"以此肯定了濡脉是细软见于浮分，弱脉是细软见于沉分。

长脉、扎脉的辨析：旧说"过于本位"为长脉，李中梓在临床考察中，认为此四字作为长脉的定义不恰当，事实上也无此脉象。如果寸而上过，则为溢脉；寸而下过，则为关脉；关而上过，即属寸脉；关而下过，即属尺脉；尺而上过，即属关脉；尺而下过，即属复脉。因此所谓"过于本位"，是理之所必无，而义之所不合。惟其状如长竿，直上直下，首尾呼应，比较形象，其主病多是有余的疾患。关于芤脉，李中梓首先说明其"两边俱有，中央独空"如慈葱的脉象，举例以指按葱、浮按上面的葱皮，中按正当葱的空处，沉按又着下面的葱皮。以是审察，则芤脉之名和象，方能得于心而应于手。他还肯定王叔和、刘三点"中空边实""有边无中"的说法，纠正高阳生《脉诀》所谓"两头有，中间无"，以"头"字易"边"字的错误（因"两头有，中间无"，则是上下脉划然中断，而成阴竭阳绝之诊）。仅以上四点，可知李中梓辨脉，是根据临床实践反复印证的。

2）察脉辨证：

实脉为邪热积聚之甚：李中梓认为实之为义，邪气盛满，有余之象。脉象既长大而有力，浮中沉三候皆热，则诸阳之象具备。见此脉者，必有大邪、大热、大积、大聚。在李中梓的医案中，以香、连、归、芍、陈皮、枳壳加大黄，治张纲庵脉滑而有力（实脉）的积滞下痢；以四物加郁金、桃仁、穿山甲再加大黄，治董元宰少妾两尺沉实、少腹痛的怒后积瘀、蒸嗽、吐血，都可作为实际印证。

疾脉是临危脉象：李中梓认为平人一息脉四至，按照一昼夜呼吸气在人身经脉中流行的常度，是正常的；如果脉搏快速到一息六七至甚或八至的疾脉，则病人必喘促声嘶，呼吸仅出入于胸中数寸之间，而不能达于下腹部。此乃真阴竭于下，孤阳亢于上，而气之短已极矣。其病变为"阴阳离决"（即体内阴阳二气不互根的表现）之前趋，呼吁医者遇到出现这种脉象的病人，必须争分夺秒去抢救。

促脉有内伤、外感或虚或实之不同：促脉的脉象，为急促之中时见一歇止。李中梓认为它的机理，得于脏气乖违（实证）者十之六七，得于真元衰惫（虚极）者十之二三。或因气滞，或因血凝，或因痰停，或因食壅，或外因六气，或内因七情，皆能阻遏其运行之机，故脉行往来急速之时，忽见一止。如止数渐稀，则为病瘥；止数渐增，则为病剧。李中梓还进一步分析，若脏气偶尔乖违，阻其运行之机因而歇止者，其证为轻；若真元衰惫，阳弛阴涸，失其揆度之常，因而歇止者，其止为重。并以王湛六患脾泄，神疲色瘁，脉十余至一见歇止，断以必死为证，说明李中梓以脉决诊确有真谛。

结脉应分虚实：结脉为迟滞脉中时见一歇止，前人说它"徐行而怠，偶羁一步"。李中梓阐明结脉的机理，认为热则流行，寒则停滞，理势然也。人体少火衰弱，中气虚寒，失其健运，则气血痰食互相纠结，故脉应之而成结。强调结而有力者为积聚，结而无力者为真气衰弱，失其运行之常。

代脉的决诊，因人、因病而定：代脉是歇止脉中之止有常数者，《内经》认为脏气衰微，脾气脱绝之诊，李中梓认为伤寒心悸怀胎三月，或情志突受剧烈刺激，或跌打重伤及风家病，都不忌代脉。并举黄桂岩心痛夺食三动一止案，引古人谓"痛甚者脉多代"及"少得代脉者死，老得代脉者生"，决诊为"桂岩春秋高矣，胸腹负痛，虽有代脉，安足虑也"，果越两旬而愈。

3）脉案评选：

寻根求源，细捷脉理：《素问·阴阳应象大论》云："善诊者，察色按脉，先别阴阳……按尺寸，观浮沉滑涩而知病所生。"李中梓治疑难疾病多是细推脉理而穷其根源，找出症结，如：新安吴修予令侄，烦躁发热，肌体骨立，沉困着床，目不得瞑者已三年矣。大江以南，迎医几遍，求一刻安卧，竟不可得也。李中梓诊其肝脉沉而坚，此怒火久伏，木郁宜达也，以柴胡五钱，白芍药、丹皮、栀子各三钱，甘草、桂枝各五分，日晡方进剂，未抵暮而熟寐，至旦日午后未寤。伊兄衷伯大为忧惧，李中梓曰："卧则魂归于肝，三岁不归，疲劳已极，譬如久热得凉，乐而忘返无庸虑也。"至夜分方醒，喜不自禁，遗书致谢曰："积患沉深，揣无生理，三年之疾，一剂而起之。"（《脉诀汇辨·卷九》）此案三年不能入睡，实是沉疴痼疾，李中梓细察出"肝脉沉而坚"，沉坚为郁火内伏，今见于肝脉，为怒火伏郁不达。条达肝脏、清泄郁火，使肝能藏魂，心能藏神，自能安卧，此病绝非养血安神、交通心肾之常法所能取效。

再如：苏松道尊高玄甫，神气不充，两足酸软，或与安神壮骨，或与补肾养阴，或与清热去湿，卒不效也。召李中梓诊之，六脉冲和，独中州涩而无力。是土虚不能制水，湿气注于下焦。以补中益气汤加苍术，旬日即愈。夫脉虚下陷之证，误服牛膝、薏苡仁、黄柏等下行之剂则愈陷，此前药所以无功也（《脉诀汇辨·卷九》）。此案两足酸软，神气不充，壮骨补肾本为常法，然不效，先生独从脉之"中州涩而无力"推理，脾主中焦，脾虚则不能运化，气陷则不能升举，是故湿气下注。前医屡治不效，是不能推断脉理，不知病源之故。

虚中察实，实中察虚：病有阴阳、表里、虚实、寒热之别，又有虚中挟实、实中挟虚之错综。李中梓善从脉象中辨别证候虚中之实和实中之虚。例如："襄阳郡守于鉴如，在白下时，每酒后腹痛，渐至坚硬，得食辄痛，余诊之曰：脉浮大而长，脾有大积矣，然，两尺按之濡软，不可峻攻。令服四君子汤七日，投以自制攻积丸三钱，但微下，更以四钱服之，下积十余次，皆黑而韧者，察其形不倦，又进四钱，于是腹人痛，而所下甚多，又服四君子汤十日，又进丸药四钱，去积三次，又进二钱，而积下遂至六七碗许，脉大而虚，按之关部豁如矣，乃以补中益气汤调补，一月痊愈"（《医宗必读·积聚门》）。脉长大为实象，然两尺濡软又见虚形，实中挟虚，骤攻必伤胃气，因此先补虚，后攻积，使积去而正气不伤。另一案为"相国方禹修夫人，触于惊恐，身蔼蔼如在车船，开目则眩，起立欲仆，众议补虚化痰，屡投弗效，余为察脉，左独沉牢，是惊气入心，蓄血为祟。用大黄、穿山甲、归尾、桃仁、降香、苏木、郁金，一剂而血下，再剂而复下数升，寻愈"（《脉诀汇辨·卷九》），此案眩晕欲扑，如坐舟车，证似虚而脉不见虚，左手脉主心、肝二脏，左脉沉牢是心不能主血，肝不能藏血，血不循经，瘀壅经脉，证似虚，质为实，故用攻逐瘀血之法，不治眩而眩自愈，不治悸而心自宁。

辨真识伪，脉为凭借：寒热有"假热真寒、真热假寒"之辨，虚实有"大实有羸状，至虚有盛候"之别，故临证要能辨真识伪方不误病机。李中梓善析脉理，排除假象起危重之证。如："闽中太学张仲辉，纵饮无度，兼嗜瓜果，忽患泄泻，自中夜至黎明，洞下二十余次，先与分利，不应；继与燥剂，转见沉剧。余以其六脉俱浮，因思《经》云：'春伤于风，夏生飧泄。'非大汗之不能解也。麻黄、升麻、干葛、甘草、生姜煎服。原医者笑云：'书生好奇，妄行险峻，麻黄为重剂，虽在伤寒，切勿轻用，斯何证也，而以杀之耶！'仲辉惑之，已而困甚，叹曰：'吾命将尽，姑服此剂，以冀万一。'遂服而取汗，泄泻顿止。"（《脉诀汇辨·卷九》）（注：李中梓临证经验，曾被辑成《李中梓医案》，未刊行，后被收入《脉诀汇辨》中）纵饮加生冷，多为寒湿困脾，利便燥脾为常法。然脉不见沉，反见六脉俱浮，此是风邪郁闭，湿气不得发越，祛风能胜湿，故大汗之而愈。前医分利、燥剂之不效，是只见其泻之剧，不能辨其脉之浮也。

掌握从舍，有胆有识：辨脉为推断病机的依据，但又不能胶执，应有从有舍，或舍脉从证，或舍证从脉，当根据具体情况，准确把握。如李中梓在《脉诀汇辨·卷九》中载有："钱台石，年近六旬，肢体不能转侧，昏倦不能语言，鼻窍不利，二便俱秘。是心肺俱虚，为类中风也。日伐其气，并攻其痰，已濒于危矣。比余诊之，六脉洪盛，按之搏指，此至虚有盛候，以形色验之，灼然也。法当从证不从脉，补中为主，方可回生。举家惑于他言，两日不决。余曰：今日不进药，将为性命忧矣。若补之而病进，余独任其咎。乃以补中益气加秦艽、天麻、竹沥、姜汁，两剂而神清，十日而转侧利便，诊摄半载，始获痊愈。"此案年高病重，伐气攻痰，正气受伤，濒于危象，此时宜舍脉从证。

从以上李中梓脉案中，更见其对脉理精研之深，正如他所说："若欲达变探微，非精研灵素，博综百家不可也。"（《诊家正眼·脉法总论》）

（4）详解药性，阐幽发微：李中梓论药或阐性能，或述疗效，或谈用法，或通过两药的对比分析，虽着墨不多，却精当明确，多有独到之处。

1）阐性能：如款冬虽温而不助火，可以久任；世多以枇杷花伪充之，故其效不著，沉香温而不燥，行而不泄；扶脾而运行不倦，达肾而导火归原。有降气之功，无破气之害。山药性缓，非多用不效。

2）述疗效：艾性温暖，有彻上彻下之功，服之以祛寒湿，可转肃杀为阳和；灸之以通经络，可起沉疴为康泰。老弱虚人下元畏冷，以熟艾敷脐腹，有殊效。旋覆花之功用颇多，总不越乎通血、下气、行水。石斛气浅力薄，得参、芪便能奏功。驴皮胶入肝肾……治血证、风证（虚风内动）多功；凡木旺风淫，水衰火盛之证，用之辄效。凡滋阴降火之药，多是寒凉损胃，惟龟甲益大肠止泄泻，使人进食。

3）谈用法：黄芪古人多用蜜炙，李中梓常以酒炙助其走表，又行滞性；若补肾及崩带淋浊药中，皆须咸水拌炒。檀香为理气要剂，宜汤泡，勿入煎。

4）对比分析：宽中发汗，苍术胜于白术；补中除湿，白术优于苍术，大抵卑监之士（脾胃虚弱），宜白术以培之；敦阜之士（脾胃壅滞）宜苍术以平之（清人张隐庵亦宗此说）。半夏辛而能守，南星辛而不能守，其性烈于半夏。南星专主风痰，半夏专主湿痰，功虽同而用有别。防己泻血分湿热，木通泻气分湿热。羌活善行气分，舒而不敛，升而能沉，入手足太阳以理游风；独活善行血分，敛而不舒，沉而能升，入太阴肺，少阴肾以理伏风。

（5）评议古方，自制新方：李中梓在《删补颐生微论》里评议古方，着重于轻重奇偶之制，君臣佐使之法，备为发明，动中窾要。其论白虎汤，认为成无己《伤寒明理论》以知母为君，石膏为臣，不合实际。他说：知母之寒不及石膏，况知母但主内热，不能解肌，只用六两（汉方制），恐非君也，宜作臣；石膏色白入肺，其性又雄，且用一斤（汉方制），恐非臣也，宜作君。论百合固金汤，赵蕺庵不欲以苦寒伤生发之气，故以甘药主之；但清金之后，亟宜顾其母气，方为至治。若专事于肺而不取化源，则不惟上气难强，即金气亦终不可足也。论十灰散，药炭与墨汁苦涩之味聚而用者，苦能胜火，涩可固脱，更得童便引之下行，尤尽折伏之妙。论龟鹿二仙胶，认为一阴一阳，无偏攻之忧；入气入血，有和平之美。由于精生而气旺，气旺而神昌。

在应用方面，《删补颐生微论》所选100个汤、散、膏、丸，主治明确，既不笼统，也不浮夸。尤其是《医宗必读》中对苏子降气汤的灵活运用，更能曲尽其妙，既用于上盛下虚，血随气逆的吐血；又用于怒气伤肝，气失升降的头痛；还用于气滞胀闷，大便不通的气闭。上、中、下三焦的气机壅逆证，都使之曲畅旁通。

李中梓自定方7个（见《医宗必读》六、七两卷），为李中梓临证用之有效的验方，多为后代医家所沿用。"拯阴理痨汤""拯阳理痨汤"二方为《医宗金鉴》虚劳门所收录，加减法亦全部引用；"清宁膏"于《医宗金鉴》咳嗽门列在"太平丸"之前；"利金汤"主治气壅之痰，林佩琴《类证治裁》转载，治痰饮在肺，涩而难出；"润肺饮"《医宗必读》无主治，《类证治裁》点出适用于燥痰，并加杏仁、白蜜；"肺痈神汤"则为治肺痈的通用方；"阴阳攻积丸"《类证治裁》积聚门曾列为首方，并全录李中梓方议。

（6）妇科病证，审因施治，强调郁证：《医宗必读》"证治"部分无妇科病分类，但《本草征要》《本草通玄》及《雷公炮制药性解》某些药中，均提到某些药对妇科病的应用，《删补颐生微论》十九、二十两篇，则专题论述妇科的病因和治法。

李中梓对妇科病的诊疗原则，一方面以孙思邈《千金要方》妇人门为基础，参《褚氏遗书》；另一方面根据薛立斋学说，并结合自己的临床实践。李中梓认为凡病皆生于七情，而后六淫之邪乘虚来犯。他还按当时之社会环境，因人进行分析，认为妇女往往有情未能畅达，有病不肯告人，含羞讳疾，偏信师巫；所以受病之处，蒂固根深，卒难痊愈，接着阐述《千金方》所谓妇女"感病信于男子"的实际，主要为经产带下三十六病，损伤气血，挟证多端。在"凡病皆生于七情"的思想指导下，李中梓体会出妇女病以"气郁"为致病的主要因素，并分析病机为：久郁生火，火贼元气，元气受贼，外邪并侮，现证即有百端，惟"郁伤元气"，可一言以蔽之。这"郁伤元气"四字，是李中梓诊察妇科病审证求因的一个方面。在治疗上，李中梓认为："日

'郁'，则芳香达气似不可少；曰'伤元气'，则养卫和营，又安可缓哉!"主方有两个：先用逍遥散养卫和营，疏气解郁；继用归脾汤补虚散郁，养心则神和，疏气则郁解。

（7）治泻九法：李中梓治泻九法，见于《医宗必读·泄泻》门，是杂病治法中比较精湛的一组。后为清代张璐的《张氏医通》和罗国纲的《会约医镜》转引。李中梓认为：风、湿、寒、热四气皆能致泄，其中尤以湿邪为主，即"无湿则不泄"。在湿与脾土的关系中强调"脾土强者，自能胜湿"，并结合前人经验总结出治泻九法：

1）淡渗：李中梓根据"治湿不利小便，非其治也"的理论，对于湿邪为主的泄泻，以六一散、四苓汤、五苓散、五皮饮等渗利小便而实大便，并比喻此法为："如农人治涝，导其下流，虽处卑隘，不忧巨浸。"

2）升提：泄泻之病，离不开脾胃，常因脾气下陷，中枢失于输转所致。因此李中梓列升提为第二法，以补中益气汤益气升阳，或以升阳除湿汤治风胜湿，两者虽有虚实之异，但都以"下者举之"为原则。

3）清凉：实泻常因热淫所致。症见暴注下迫，口渴溲少，脉洪效。治疗当用苦寒以清热邪。李中梓常用戊己丸、承气汤、葛根芩连汤等方，此乃"热者清之"。

4）疏利：痰凝、气滞、食滞、水停都有碍脾运，也可令人致泻，因此祛痰、理气、消积、逐水等法，亦被李中梓广为采用，此乃"通因通用"之法。

5）甘缓：对于泻痢不止，又有急迫下坠之感者，李中梓则佐以甘药，取其甘能缓中培土，故常在方中加入甘草等品，此乃"急者缓之"之义。

6）酸收：如泻下日久，则往往导致统摄无能，精气耗散而不收，故常用酸味之品收之。方如乌梅丸等，此乃"散者收之"之意。

7）燥脾："泻皆成于土湿，湿皆本于脾虚"，脾喜燥而恶湿，令土德无惭，水邪自不作祟，仓廪得职，岂有水谷不分之泄。若泄泻不治以燥湿培土，则湿邪缠绵难去，故燥湿培土实为治本之法。若脾气不足者治以四君、六君、参苓白术等，湿胜困脾则以平胃散为主，湿胜阳微则理中丸合平胃散。

8）温肾：肾主二便，为封藏之本，内寄命火真阳。火为土母，命火衰微，犹如柴薪之熄，中宫之釜何以熟腐五谷，水谷精气又何以运行三焦。久泻常属下元无火，故治疗宗许叔微之法，以四神丸、八味丸、金匮肾气丸治之，为久泻治本又一要法，寓有"虚则补其母""寒者温之"之义。

9）固涩：注泻日久，易致肠道滑脱，故久泻须兼以固涩，方如赤石脂禹余粮丸等，此乃"滑者涩之"是也。

李中梓治泄九法，对后世颇有影响。虽本于经旨及汲取前贤之精要，如非博涉广闻和丰富的临证经验，恐也难以总结。（注：治泄九法引文均见《医宗必读·泄泻》）

（8）癃闭七法：所谓癃闭，即小便不通利。暴病多为尿闭，症见小便点滴难通；久病多见尿癃，小便每屡出而短少。李中梓认为膀胱为州都之官，水液所藏，赖气化则能出。故癃闭一证，虽属太阳膀胱，可由多种原因导致。李中梓总结下列数种治法：

1）清金润肺：肺主气，司一身之气化，通调水道，为水之上源。若肺燥不能生水，常可导致癃闭。此当责之于肺，以清金润肺为治，药用车前、紫菀、麦冬、茯苓、桑皮等。

2）燥脾健胃：水精之化生赖于脾胃，水精之升降亦藉脾胃，如脾失健运，则不归肺，肺失通调。治当责于脾胃，以燥脾健胃为常法，药用苍白术、茯苓、半夏等。

3）滋肾涤热：对于下焦湿热壅滞，肾燥而膀胱不利者，李中梓常用涤热燥湿，使水热不至互结，并兼以滋肾养阴，以防热伤肾水，药用知母、黄柏、玄参、地黄、泽泻、茯苓、通草等品。

4）淡渗分利：若见水液内渗大肠，甚者泄泻不止，州都因而燥竭，无液可贮，无尿可出。宜以淡渗分利，渗前实后，药用淡渗之品，如茯苓、猪苓、通草、泽泻等。

5）疏理气机：气机流畅，气化方行，气滞则膀胱气化不利，常致癃闭。此当以顺气为急，药用枳壳、木通、橘红之类。

6）苦寒清热：实热内蕴亦可使气化受碍，以致癃闭。治疗若非纯阴之剂，则热终不得清而阳无以化，溲亦不得利。治此证李中梓必投苦寒之品，并分三焦论治。上焦热者，重在清心肺，用栀子、黄芩；中焦热者，重在治脾胃，用黄连、芍药；下焦热者，则用黄柏、知母。

7）温补脾肾：癃闭一证，溺溲不出，水邪内侵，每易侮脾土而克命门，故非温肾扶土不可。若肾阳不足者可用金匮肾气丸，脾弱气陷者可用补中益气汤，气虚用独参汤。

李中梓对癃闭之治法，每一法都提示病机，举出药例，精当简练，不愧医学家述作。

（9）疑难重症，屡起沉疴：

1）辨析疑似，体勘精切：李中梓强调辨证是治疗的前提，注重辨析疑似。《医宗必读》中有"疑似之证须辨论"专篇。认为"病不辨则无以治，治不辨则无以痊"。尝谓阴阳疑似之证易惑，"一旦临疑似之证，若处云雾，不辨东西，几微之间，瞬间生杀矣"。所谓辨析疑似，就是于病情之阴阳表里寒热虚实疑似之间，细审周详，去伪存真，求得病本。从案中可知，李中梓往往经于群医束手，或聚讼不决之际，"使诸疑似之证，濒于死而复生之"。（均见于《医宗必读》）

辨表里混淆：如治吴君明"伤寒六日，谵狂笑语，头痛有汗，大便不通，小便自利"，众医议用承气下之。李中梓诊其脉浮而大，察其腹不硬不痛，固思仲景有"伤寒，不大便六七日，头痛有热，小便清，知不在里，仍在表也"之明训，且时值仲冬严寒，宜与桂枝汤。众皆咋舌，云谵狂为阳盛，桂枝入口必死。按本证既头痛有汗，又谵语神昏，大便不通，粗看表里似难辨位，辨证用药确费踌躇。但李中梓认定："汗多神昏，故有妄语；虽不大便，腹无所苦。和其营卫，必自愈耳。"故经投桂枝汤，及夜而笑语皆止，明日大便自通，事后，李中梓说："夫病变多端，不可胶执。既有谵语，而能察为表证者，百不得一也。向使病家狐疑，误行下剂，其不立毙者几希。"（《医宗必读·卷五》）

辨寒热真假：如治吴文哉"伤寒发躁，面赤足冷，时时索水，却不能饮"，邀李中梓诊之，因手扬足掷，难以候诊，五六人制之，方诊得脉大无伦，按之如无，遂决其"阴证似阳，谓之阴躁"，治以附子理中汤。然医者十辈至，不曰柴胡、承气，则曰三黄、石膏，因而病家不敢用热药。李中梓力主已见，告诫病家"内真寒而外假热，服温补犹救十中之七；若用寒冷，立见败坏矣"。乃投附子理中汤，煎成冰冷与服，甫一时许，而狂躁稍定，再剂而神爽（《医宗必读·卷五》）。本案是真寒假热的典型案例，病人发躁，面赤足冷，脉大无伦，按之如无，已有阳虚外越之险，其辨证用药，甚为不易。倘辨证不确，则祸不旋踵。

辨虚实疑似：如治朱修之八年痿废，更医殆遍，卒无中病者。李中梓诊之，六脉有力，按之搏指，饮食如常，决其"心阳独亢，壮火炎蒸"。乃以承气下数行，右足舒展；再下之，手中可以持物；更用芩、连、山栀、酒蒸大黄蜜丸，以参汤送，一日之内，积滞尽去，四肢皆能屈伸；再以三才膏十斤，尽剂而康复。此案精妙绝伦"如是元气之实，如是治法之峻，如是相信之专，皆得未曾有"（《医宗必读·卷十》）。八年痿疾，竟以峻下法独泻阳明之热而愈，足证世称李中梓善辨虚实，洵非虚语。

2）把握病机，审脉辨证：研读李中梓医案，其审脉精细，善于把握病机进退的特点，是十分明显的。如治董玄宰少妾吐血喘嗽，蒸热烦心，前医先与清火，继则补中，俱不见效。李中梓从脉象入手，寻绎病机，以其"两尺沉且坚"，决其"少腹有瘀，因瘀而蒸热，因蒸热而吐血"。从脉象认得病根，遂以四物汤加郁金、穿山甲、䗪虫、大黄峻下，二服奏功。辨证之确，用药之峻，非临床妙手，不克臻此。（《医宗必读·卷六》）

李中梓还善从脉象测知病机的顺逆，功夫细腻独到，颇堪效法。如治李集虚，劳而无度，醉而使内，汗出多痰，服宽胸化痰之药，转觉滞闷，其脉沉而涩，两尺尤甚。李中梓认为痰得涩脉，一时难愈，况尺中涩甚，精伤之象，在法不治。勉进补中益气加半夏、茯苓，二剂小效，众皆喜。李中梓认为，涩象不减，脉法无根，死期近，果十日而殁。从尺中涩甚，决其证属不治；又从涩象不减，推断死期临近，正是李中梓审脉入微之处。

此外，李中梓审脉之时，还善于推阐多层次、多环节的复杂交叉病机。如《医宗必读·卷六》，治疗晏怀泉夫人类中风案，颇能启发后人思路。李中梓也十分注意诊察太溪、趺阳脉，以掌握病机虚实。他强调求责根本，"必诊太溪，以察肾气之盛衰；必诊冲阳，以察胃气之有无"（《诊家正眼》）。如《医宗必读·卷五》治韩茂远伤寒案，诊趺阳之脉，断其为阳明腑实，以大承气汤下之而愈。

综观上举各案，对李中梓审脉掌握病机的独到经验，能领略概况。俞震评李中梓所论"得手处总在于能脉也"，成为中肯之论。

3）纠偏救弊，不废寒凉：李中梓临证虽擅用温补，但并非固执一隅而尽废寒凉。他认为："病无常形，医无常药，药无常品。"强调用药须与病情恰当。他在多例疑难重症案中，不仅判明误用温补的原因，同时还指明用寒凉药救弊的根据。如治俞玄倩"忧愤经旬，忽然小便不禁，医皆以固脬补肾之剂投之，凡一月而转甚"，李中梓以其六脉举之则软，按之则坚，断其"肾肝之阴有伏热"。乃用丹皮、茯苓、苦参、甘草梢、黄连，煎成调黄鸡肠与服，六剂而安。适有医者云，既愈当大补之，数日后小便仍不禁，乃再求治，李中梓分析此症所以复发的原因说："肝家素有郁热，得温补而转炽。"遂用龙胆泻肝汤加黄鸡肠，服四剂即止。最后用四君子加黄连、山栀调理收功。是寓苦泻于甘温之中，诚为有制之师。（《医宗必读·卷九》）

李中梓不但治学严谨尚实，在理论上勤于探索，而且在辨证施治方面，又有《别症》《知机》《明治》三篇专论详加阐述。精于脉学，屡起沉疴，疑难大症。既能撷取前贤之精华，又有新的创见，为医学的普及与提高做出了较大贡献。李中梓的学术思想及经验，在祖国医学的发展中占有一定地位。

四、医论、制方、医案

（一）医论摘萃

1. 四大家论

古之名流，非各有见地，而同根理要者，则其著述不传，即有传者，未必日星揭之。如仲景张机，守真刘元素，东垣李杲，丹溪朱震亨，其所立言，医林最重，名曰四大家，以其各自成一家言。总之阐《内经》之要旨，发前人之未备，不相撊拾，适相发明也。仲景著《伤寒方论》，盖以风、寒、暑、湿、燥、火，六气皆能伤人，惟寒邪为杀厉之气，其伤人更甚耳。且六经传变之难明，阴阳疑似之易惑，用剂少有乖违，杀人速于用刃。故立三百九十七法，一百一十三方，所以补《内经》之未备，而成一家言者也。然所论疗，皆冬月之正伤寒，若夫至春变为温病，至夏变为热病，俱未之及也。后人不解其意，乃以冬月伤寒之方，通治春夏温热之证，有不夭枉者几希矣！故守真氏出，始穷春温夏热之变，而谓六经传变，自浅至深，皆是热证，非有阴寒。盖就温热立言，即《内经》所谓"必先岁气，毋伐天和"，五运六气之旨，补仲景之未备，而成一家言者也。伤寒虽繁剧之症，仲景倡论于前，守真补遗于后，无漏义矣。独内伤与外感相类，而治法悬殊，东垣起而详为之辨。如外感则人迎脉大，内伤则气口脉大。外感恶寒，虽近烈火不除；内伤恶寒，得就温暖即解。外感鼻气不利，内伤口不知味。外感邪气有余，故发言壮厉；内伤元气不足，故出言懒怯。外感头痛，常痛不休；内伤头痛，时作时止。外感手背热，内伤手心热。于内伤之中，又分饮食伤为有余，治之以枳术丸；劳倦伤为不足，治之以补中益气汤。此即《内经》饮食劳倦之义，又补张刘之未备，而成一家言者也。及丹溪出，发明阴虚发热亦名内伤，而治法又别。阳常有余，阴常不足，真水少衰，壮火上亢，以黄柏、知母偕四物而理之。此亦阐《内经》之要旨，补东垣之未备，而成一家言者也。内伤虽深危之症，东垣倡论于前，丹溪补遗于后，无余蕴矣。嗟乎！四先生在当时，于诸病苦，莫不应手取效，捷如桴鼓。读其遗言，考其方法，若有不一者，所谓但补前人之未备，以成一家言。不相撊拾，却相发明，岂有偏见之弊哉？不善学者，师仲景而过，则偏于峻重；师守真而过，则偏于苦寒；师东垣而过，则偏于升补；师丹溪而过，则偏于清降。譬之侏儒观场，为识者笑。至有谓丹溪殿四家之末后，集诸氏之大成，独师其说以为极至，不复考张刘李氏之法，不知丹溪但补东垣之未备，非全书也。此非丹溪之过，不善学者误丹溪也。盖尝统而论之，仲景治冬令之严寒，故用药多辛温；守真治春夏之温热，故用药多苦寒；东垣以扶脾补气为主，气为阳，主上升，虚者多下陷，故补气药中加升麻、柴胡，升而举之，以象春夏之升；丹溪以补肾养血为急，血为阴，主下降，虚者多上逆，故补血药中加黄柏、知母，敛而降之，以象秋冬之降。使仲景而当春夏，谅不胶于辛热；守真而值隆冬，决不滞于苦寒；东垣而疗火逆，断不执于升提；丹溪而治脾虚，当不泥于凉润。故知天时者，许造张刘之室；达病本者，可登朱李之堂。庶几不以辞害志，而免尽信书之失乎。（《医宗必读·卷一·四大家论》）

2. 富贵贫贱治病有别论

尝读张子和《儒门事亲》，其所用药，惟大攻大伐，其于病也，所在神奇。又读薛立斋十六种，其所用药，惟大温大补，其于病也，亦所在神奇。何两公之用药相反，而收效若一耶？此其说在《内经·征四失论》曰：不适贫富贵贱之居，坐之薄厚，形之寒温，不适饮食之宜，不别人之勇怯，不知比类，足以自乱，不足以自明。大抵富贵之人多劳心，贫贱之人多劳力。富贵者膏粱自奉，贫贱者藜藿苟充。富贵者曲房广厦，贫贱者陋巷茅茨。劳心则中虚而筋柔骨脆，劳力则中实而骨劲筋强。膏粱自奉者脏腑恒娇，藜藿苟充者脏腑恒固。曲房广厦者，玄府疏而六淫易客；茅茨陋巷者，腠理密而外邪难干。故富贵之疾，宜于补正；贫贱之疾，利于攻邪。易而为治，比之操刃。子和所疗多贫贱，故任受攻；立斋所疗多富贵，故任受补。子和一生岂无补剂成功，立斋一生宁无攻剂获效？但著书立言则不之及耳。有谓子和北方宜然，立斋南方宜尔，尚属偏见。虽然贫贱之家亦有宜补，但攻多而补少；富贵之家亦有宜攻，但攻少而补多。是又当以方宜为辨，禀受为别，老壮为衡，虚实为度，不得胶于居养一途，而概为施治也。（《医宗必读·卷一·富贵贫贱治病有别论》）

3. 肾为先天本，脾为后天本论

《经》曰："治病必求于本。"本之为言根也，源也。世未有无源之流，无根之木。澄其源而流自清，灌其根而枝乃茂，自然之经也。故善为医者，必责根本。而本有先天后天之辨。先天之本在肾，肾应北方之水，水为天一之源。后天之本在脾，脾为中宫之土，土为万物之母。肾何以为先天之本？盖婴儿未成，先结胞胎，其象中空，一茎透起，形如莲蕊。一茎即脐带，莲蕊即两肾也，而命寓焉。水生木而后肝成，木生火而后心成，火生土而后脾成，土生金而后肺成。五脏既成，六腑随之，四肢乃具，百骸乃全。《仙经》曰：借问如何是玄牝？婴儿初生先两肾。未有此身，先有两肾，故肾为脏腑之本，十二脉之根，呼吸之本，三焦之源，而人资之以为始者也。故曰先天之本在肾。脾何以为后天之本？盖婴儿既生，一日不再食则饥，七日不食，则肠胃涸绝而死。《经》曰："安谷则昌，绝谷则亡。"犹兵家之饷道也。饷道一绝，万众立散；胃气一败，百药难施。一有此身，必资谷气，谷入于胃，洒陈于六腑而气至，和调于五脏而血生，而人资之以为生者也。故曰后天之本在脾。上古圣人见肾为先天之本，故著之脉曰：人之有尺，犹树之有根。枝叶虽枯槁，根本将自生。见脾胃为后天之本，故著之脉曰：有胃气则生，无胃气则死。所以伤寒必诊太蹊，以察肾气之盛衰；必诊冲阳，以察胃气之有无。两脉既在，他脉可弗问也。治先天根本，则有水火之分。水不足者，用六味丸壮水之源，以制阳光；火不足者，用八味丸益火之主，以消阴翳。治后天根本，则有饮食劳倦之分。饮食伤者，枳术丸主之；劳倦伤者，补中益气主之。每见立斋治症，多用前方，不知者妄议其偏，惟明于求本之说，而后可以窥立斋之微耳。王应震曰："见痰休治痰，见血休治血，无汗不发汗，有热莫攻热，喘生毋耗气，精遗勿涩泄，明得个中趣，方是医中杰。"此真知本之言矣。（《医宗必读·卷一·肾为先天本 脾为后天本论》）

4. 水火阴阳论

天地造化之机，水火而已矣。宜平不宜偏，宜交不宜分。火性炎上，故宜使之下；水性就下，故宜使之上。水上火下，名之曰交。交则为既济，不交则为未济。交者生之象，不交者死之象也。故太旱物不生，火偏盛也；太涝物亦不生，水偏盛也。煦之以阳光，濡之以雨露，水火和平，物将蕃滋，自然之理也。人身之水火，即阴阳也，即气血也。无阳则阴无以生，无阴则阳无以化。然物不生于阴而生于阳，譬如春夏生而秋冬杀也。又如向日之草木易荣，潜阴之花卉善萎也。故气血俱要，而补气在补血之先；阴阳并需，而养阳在滋阴之上。是非昂火而抑水，不如是不得其平也。此其义即天尊地卑，夫倡妇随之旨也。若同天于地，夷夫于妇，反不得其平矣。又以雨旸均以生物，晴阳之日常多，阴晦之时常少也。俗医未克见此，而汲汲于滋阴，战战于温补，亦知秋冬之气，非所以生万物者乎？何不以天地之阴阳通之。（《医宗必读·卷一·水火阴阳论》）

5. 不失人情论

尝读《内经》至《方盛衰论》，而殿之曰"不失人情"，未尝不瞿然起，喟然叹轩岐之入人深也。夫不失人情，医家所甚亟，然戛戛乎难之矣！大约人情之类有三：一曰病人之情，二曰傍人之情，三曰医人之情。所谓病人之情者，五脏各有所偏，七情各有所胜，阳脏者宜凉，阴脏者宜热，耐毒者缓剂无功，不耐毒者峻剂有害，此脏气之不同也。动静各有欣厌，饮食各有爱憎，性好吉者危言见非，意多忧者慰安云伪，未信者忠告难行，善疑者深言则忌，此好恶之不同也。富者多任性而禁戒勿遵，贵者多自尊而骄恣悖理，此交际之不同也。贫者衣食不周，况乎药饵；贱者焦劳不适，怀抱可知，此调治之不同也。有良言甫信，谬说更新，多歧亡羊，终成画饼，此无主之为害也。有最畏出奇，惟求稳当，车薪杯水，难免败亡，此过慎之为害也。有境缘不偶，营求未遂，深情牵挂，良药难医，此得失之为害也。有急性者遭迟病，更医而致杂投；有性缓者遭急病，濡滞而成难挽，此缓急之为害也。有参术沾唇惧补，心先痞塞；硝黄入口畏攻，神即飘扬，此成心之为害也。有讳疾不言，有隐情难告；甚而故隐病状，试医以脉；不知自古神圣，未有舍望闻问而独凭一脉者。且如气口脉盛，则知伤食，至于何日受伤，所伤何物，岂能以脉知哉？此皆病人之情，不可不察者也。

所谓傍人之情者，或执有据之论，而病情未必相符；或兴无本之言，而医理何曾梦见？或操是非之柄，同我者是之，异己者非之，而真是真非莫辨；或执肤浅之见，头痛者救头，脚痛者救脚，而孰标孰本谁知？或尊贵执言难抗，或密戚偏见难回。又若荐医，动关生死，有意气之私厚而荐者，有庸浅之偶效而荐者，有信其利口而荐者，有贪其酬报而荐者。甚至薰莸不辨，妄肆品评誉之则跖可为舜，毁之则凤可作鸮。致怀奇之士，拂衣而去；使深危之病，坐待而亡。此皆傍人之情，不可不察者也。

所谓医人之情者，或巧语诳人，或甘言悦听，或强辨相欺，或危言相恐，此便佞之流也。或结纳亲知，或修好僮仆，或营求上荐，或不邀自赴，此阿谄之流也。有腹无藏墨，诡言神授；目不识丁，假托秘传，此欺诈之流也。有望闻问切漠不关心，枳朴归苓到手便撮，妄谓人愚我明，人生我熟，此孟浪之流也。有嫉妒性成，排挤为事，阳若同心，阴为浸润，是非颠倒，朱紫混淆，此谗妒之流也。有贪得无知，轻忽人命，如病在危疑，良医难必，极其详慎，犹冀回春，若辈贪功，妄轻投剂，至于败坏，嫁谤自文，此贪悖之流也。有意见各持，异同不决，曲高者和寡，道高者谤多，一齐之傅几何？众楚之咻易乱，此庸浅之流也。有素所相知，苟且图功；有素不相识，遇延辨症。病家既不识医，则倏赵倏钱；医家莫肯任怨，则惟苓惟梗。或延医众多，互为观望；或利害攸系，彼此避嫌。惟求免怨，诚然得矣；坐失机宜，谁之咎乎？此由知医不真，任医不专也。凡若此者，孰非人情？而人情之详，尚多难尽。圣人以不失人情为戒，欲令学者思之慎之，勿为陋习所中耳。虽然必期不失，未免迁就，但迁就既碍于病情，不迁就又碍于人情；有必不可迁就之病情，而复有不得不迁就之人情，且奈之何哉？故曰戛戛乎难之矣！（《医宗必读·卷一·不失人情论》）

6. 乙癸同源论

古称乙癸同源，肾肝同治，其说维何？盖火分君相，君火者，居乎上而主静；相火者，处乎下而主动。君火惟一，心主是也；相火有二，乃肾与肝。肾应北方壬癸，于卦为坎，于象为龙，龙潜海底，龙起而火随之；肝应东方甲乙，于卦为震，于象为雷，雷藏泽中，雷起而火随之。泽也，海也，莫非水也，莫非下也。故曰乙癸同源。东方之木，无虚不可补，补肾即所以补肝；北方之水，无实不可泻，泻肝即所以泻肾。至乎春升，龙不现则雷无声，及其秋降，雷未收则龙不藏。但使龙归海底，必无迅发之雷；但使雷藏泽中，必无飞腾之龙。故曰肾肝同治。余于是而申其说焉。东方者，天地之春也，勾萌甲坼，气满乾坤。在人为怒，怒则气上，而居七情之升；在天为风，风则气鼓而为百病之长。怒而补之，将逆而有壅绝之忧；风而补之，将满而有胀闷之患矣。北方者，天地之冬也，草黄木落，六宇萧条。在人为恐，恐则气下，而居七情之降；在天为寒，寒则气惨，而为万象之衰。恐而泻之，将怯而有颠仆之虞；寒而泻之，将空而有涸竭之害矣。然木既无虚，又言补肝者，肝气不可犯，肝血自当养也。血不足者濡之，水之属也，壮水之源，木赖以荣。水既无实，又言泻肾者，肾阴不可亏，而肾气不可亢也。气有余者伐之，木之属也，伐木之余，水赖以安，夫一补一泻，气血攸分，即泻即补，水木同府。总之，相火易上，身中所苦，泻木所以降气，补水所以制火，气即火，火即气，同物而异名也。故知气有余便是火者，愈知乙癸同源之说矣。（《医宗必读·卷一·乙癸同源论》）

（二）制方选要

1. 新定拯阴理痨汤（《医宗必读·卷六》）

治阴虚火动，皮寒骨热，食少痰多，咳嗽短气，倦怠焦烦。（《内经》阴虚内热之方）用治阴虚火炽，譬如溽暑伊郁之时，而商飚飒然倏动，则炎熇如失矣。久服无败胃之虞。

药物组成：牡丹皮一钱，当归身（酒洗）一钱，麦门冬一钱，甘草（炙）四分，薏苡仁三钱，白芍（酒炒）七分，北五味三分，人参六分，莲子三钱，橘红一钱，生地黄二钱。

水二盅，枣一枚，煎一盅，分二次徐徐呷之。

肺脉重按有力者，去人参；有血加阿胶、童便；热盛加地骨皮；泄泻减归、地，加山药、茯苓；倦甚用参三钱。咳者，痰燥也，加贝母、桑皮；嗽者，湿痰也，加半夏、茯苓。不寐加枣仁，汗多亦用。

2. 新定拯阳理痨汤（《医宗必读·卷六》）

治痨伤气耗，倦怠懒言，动作喘乏，表热自汗，心烦，遍身作痛（《内经》劳倦气耗之方）。

药物组成：黄芪（酒炒）三钱，人参（去芦）二钱，肉桂七分，当归（酒炒）一钱五分，白术一钱，甘草五分，陈皮一钱，北五味四分。

水二盅，姜三片，枣肉二枚，煎一盅服。

如烦热口干，加生地黄；气浮心乱，加丹参、枣仁；咳嗽加麦门冬；挟湿加茯苓、苍术；脉沉迟，加熟附子；脉数实，去桂，加生地黄；胸闷倍陈皮，加桔梗；痰多，半夏、茯苓；泄泻，升麻、柴胡；口渴加干葛；夏月去肉桂，冬月加干姜。

3. 新制阴阳攻积丸（《医宗必读·卷七》）

治五积六聚，七癥八瘕，痃癖虫血，痰食，不问阴阳皆效。

药物组成：吴茱萸（炮）、干姜（炒）、官桂、川乌（炮）各一两，黄连（炒）、半夏、橘红、茯苓、槟榔、厚朴（炒）、枳实（炒）、菖蒲、玄胡索（炒）、人参、沉香、琥珀、桔梗各八分，巴霜（另研）五钱，为细末，皂角六两，煎汁泛为丸，如绿豆大。

每服八分，渐加一钱五分，生姜汤送下。

4. 新定清宁膏（《医宗必读·卷六》）

润肺不伤脾，补脾不碍肺，余所新定者也。凡痨嗽吐血，必不可缺，极有效验。

药物组成：麦门冬（去心）十两，生地黄（酒炒）十两，广橘红三两，桔梗二两，甘草二两，龙眼肉八两，薏苡仁八两，川贝母二两，煎成膏。

真苏州薄荷净叶五钱，忌火，俱为细末，拌匀煎膏，时时挑置口中噙化。

5. 肺痈神汤（《医宗必读·卷六》）

肺痈者，痨伤气血，内有积热，外受风寒。胸中满急，隐隐痛，咽干口燥，时出浊唾腥臭，吐脓如米粥者死。脉滑数或实大。凡病人右胁按之必痛，但服此汤，未成即消，已成即溃，已溃即愈。此余新定，屡用屡验者也。

药物组成：桔梗一钱，金银花一钱，薏苡仁五钱，甘草节一钱二分，黄芪一钱，贝母一钱六分，甜葶苈八分，陈皮一钱二分，白及一钱。

水二盅，姜一片，煎一盅，食后徐徐服。

新起加防风一钱，去芪；溃后加人参一钱；久不敛，加合欢皮一钱。

6. 利金汤（《医宗必读·卷九》）

治气壅之痰。

药物组成：桔梗（炒）、贝母（姜汁炒）各三钱，陈皮三钱，茯苓二钱，甘草五分，枳壳（麸炒）钱半。

水二盅，姜五片，煎一盅，不拘时服。

7. 润肺饮（《医宗必读·卷九》）

药物组成：贝母（糯米拌炒）、天花粉各二钱，桔梗一钱，甘草五分，麦门冬、橘红、茯苓各一钱半，知母（酒炒）七分，生地黄二钱半。

水二盅，姜三片，煎七分，食后服。

（三）验案精华

1. 吐痰泄泻

大司寇姚岱芝，吐痰泄泻，见食则恶，面色痿黄，神情困倦，自秋及春，无剂弗投，经久不愈。比余诊之，口不能言，亟以补中益气（汤）去当归，加肉果二钱，熟附一钱，炮姜一钱，半夏二钱，人参四钱，日进二剂，四日而泻止，但痰不减耳。余曰：肾虚水泛为痰，非八味丸不可，应与补中汤并进。凡四十日服人参一斤，饮食大进，痰亦不吐，又半月而酬对如常矣。（《医宗必读·卷七》）

【按】久泻恶食，非伤食恶食可比。伤食属实，宜消宜攻；久泻属虚，宜温宜补。本案自秋至春，泄仍不止，反增口不能言，是脾胃之气衰竭无疑。吐痰者，乃土不制水，水势上泛所作。而肾水之所以上泛，不能单纯归于脾土之虚，尤应责之肾阳不足。因此李中梓先用补中益气汤去当归之滑窍，加肉果之涩固，乃以治脾气下陷为主；又取姜、附补火以生土。最后用八味丸，益火之源以消阴翳，待至阴翳尽消，则痰涎之来源自绝。这是中梓宗薛己之学，并重先后天的验案。

2. 郁怒成痞

亲家，工部王汉梁，郁怒成痞，形坚而痛甚，攻下太多，遂泄泻不止，一昼夜计下一百余次。一月之间，肌体骨立，神气昏乱，舌不能言，已治终事，待毙而已。余诊之曰：在证虽无活理，在脉犹有生机，以真脏脉不见也。举家喜曰：诸医皆曰必死，何法之治而可再起耶？余曰：大虚之候，法当大温大补。一面用枯矾、龙骨、粟壳、樗根之类以固其肠；一面用人参二两，熟附五钱以救其气。三日之间，服参半斤，进附二两，泻遂减半，舌转能言。更以补中益气加生附子、干姜，并五帖为一剂，一日饮尽。如是者一百日，精旺食进，泻减十九。然每日夜犹下四五行，两足痿废，用仙茅、巴戟、丁、附等为丸，参附汤并进，计一百四十日，而步履如常，痞泻悉愈。向使委信不专，有一人参以他说，有片语畏多参附，安得有再生之日哉？详书之，以为信医不专者之药石。（《医宗必读·卷七》）

【按】郁怒成痞，其症结在于肝气可知，治当采用"木郁达之"之法，今不用达法，而反行下夺，是谓诛伐太过。数以百计地泻下，经月不上，脾气虚乏之极可知。继又出现神气昏乱，舌不能言，两足痿废等症，则知不仅是脾胃极虚，即肾中元阳也大为亏损。所幸真脏脉未现，是亏虚尚未至于竭绝。中梓用枯矾、龙骨、粟壳、樗根先涩其滑，以堵绝元阳下夺之路，这是急则治标之法。再用大剂参附，补气固脱以治本，待元气稍固，复用补中益气汤加姜附，以救治误下之逆。其所以精旺食进，而仍然泄泻不止，足痿不用者，知其已不在脾，而在于肾，故中梓又以仙茅、巴戟、丁、附制丸，大补命门之火而获愈。本案补肾而所以不用八味丸者，主要是由于病机重在火衰，远非八味丸补阴阳之力所能胜任也。

3. 大实如羸状

社友韩茂远，伤寒，九日以来，口不能言，目不能视，体不能动，四肢俱冷，众皆曰阴证。比余诊之，六脉皆无，以手按腹，两手护之，眉皱作楚。按其趺阳，大而有力，乃知腹有燥屎也。欲以大承气汤，病家惶惧不敢进。余曰：吾郡能辨是证者，惟施笠泽耳。延至诊之，与余言若合符节，遂下之，得燥屎六七枚，口能言，体能动矣。故按手不及足者，何以救此垂绝之证耶？（《医宗必读·卷五》）

【按】此案乃阳明大实大满之证，阳明腑实，当见潮热谵语，烦躁直视，甚则登高而歌，弃衣而奔等症；今仅口不能言，目不能视，体不能动，四肢俱冷，显然是反映在外表的假象。脉伏不出，则寸口亦无以为凭。惟趺阳胃脉大而有力，腹满而手拒按，则知其为热实内郁之证，故一经泻下，热实外泄而愈。

4. 痿证

崇明文学倪君俦，四年不能起床，延余航海治之。简其平日所服，寒凉者十六，补肝肾者十三，诊其脉大而无力，此营卫交虚，以十全大补加秦艽、熟附各一钱，朝服之；夕用八味丸加牛膝、杜仲、远志、萆薢、虎骨、龟板、黄柏，温酒送七钱。凡三月而机关利。（《医宗必读·卷十》）

【按】此系气血俱虚，脾肾两亏之痿证。脾为生血之本，肾为化气之源，故用十全大补汤加味，以治后天之脾；又用八味丸加味，以治先天之肾，阳壮阴布，故关节得利。

5. 吐血蒸嗽

大宗伯董玄宰，乙卯春有少妾吐血蒸嗽，先用清火，继用补中，俱不见效，迎余治之。余曰：两尺沉实，少腹按之必痛，询之果然。此怒后蓄血，经年弗效，乃为蒸热，热甚而吐血，阴伤之甚也。乃与四物汤加郁金、桃仁、穿山甲、大黄少许，下黑血升余，少腹痛仍在。更以前药加大黄三钱，煎服，又下黑血块及如桃胶、蚬肉者三四升，腹痛乃止。虚倦异常，与独参汤饮之，三日而热减六七，服十全大补汤百余日，而康复如常。（《医宗必读·卷六》）

【按】董妾所患的病证是"吐血蒸嗽"，在当时，时医治疗此病惯用苦寒，或遽投补剂，正如《先醒斋医学广笔记》所论：今之疗吐血者，大患有二。一则专用寒凉之味，如芩、连、山栀、黄柏、知母之类；一则专用人参。这种习尚，曾被李时珍、张景岳等名流所批评。董妾之病，前医先投清火，继用补中。因病人所患既非邪热迫血，更非中气虚弱，故清火、补中俱不见效，是无足为怪的。接常理，阴虚吐血蒸嗽当见细数之脉，但董妾之脉却仅在两尺见沉实脉。"两尺沉实，决其少腹有瘀"（《古今医案按》俞惺斋按语），又通过问诊证实其"少腹按之必痛"，由此而知乃瘀血凝阻所致。由于怒后蓄血，瘀血经年不去，乃为蒸热。董妾之咳嗽、吐血均是瘀血作祟。病人系膏粱之体，体虚留邪，其治既不得不攻，又不堪峻猛，虽以逐瘀为原则，但不忘扶正。李中梓选四物汤加郁金、桃仁、穿山甲，并加大黄少许。初即投药中病，然瘀血未除，又加重大黄之量达三钱，使其攻下瘀积甚多，腹痛方止。李中梓用药之审慎，由此可见。《证治准绳》论治蓄血法时曾说："虚人不禁下法者，以四物汤加穿山甲煎服妙。"可知名家用药之意不谋而合。董妾腹痛消失后"三日而热减六七"，收到了滞血一通、热不复作的效果。这时病人主要症状是"虚倦异常"，这是病根已拔、正气大亏的现象，若再予攻伐，必然正不能支。因此，根据"常毒治病，十去其七"的原则，当机立断，一变前方，而以独参汤峻补元气，继而又用十全大补汤培益气血，终复安康。由此案可以看出，李中梓博涉知病，多诊识脉，屡用达药，确实是名不虚传，不愧为一代名医。

五、对后世影响

李中梓以"平正不颇"的学术思想而独树风格，影响所及苏浙间，医风之盛，300多年来迄未稍衰。不仅李中梓本身的学术经验足以传世，也由于他一传、再传、三传的门弟子，都足以承先启后，继往开来，使明清间苏浙地区的医学愈来愈发扬光大。谢利恒在《中国医学源流论》中指出："士材之学，一传为沈朗仲，再传为马元仪，三传为尤在泾。"

（一）传道授业，推扬医学

由于李中梓文学修养扎实，医学造诣精深，其所论都能深入浅出，精当切要，自从《删补颐生微论》《诊家正眼》初刻问世后，便有不少学者师从李中梓，得到传道、受业或解惑的教益，其中承担《医宗必读》的恭校工作的有七人：孙之锡、张介福、黄寅锡、朱天定、包时化、李玄度、董尔正。从《医宗必读》一书中可以得知，这七人不但从李中梓而学，而且还为《医宗必读》分卷恭校，书中一、二、十（三卷）的恭校者吴肇陵，因不标门人字样，故不计在内。

李中梓还有三个比较突出的学生，他们深得师传，受李中梓传道较多，协助其校订书籍做了许多工作，此三人是沈朗仲（见附篇）、尤生洲、蒋士吉。此三人均为同门，但以沈为之长。尤、蒋二人，著述虽多于沈，但不如沈朗仲之《删补颐生微论》，受到李中梓长时间的教导与切磋。

尤乘，字生洲，是明末清初文学家尤侗的侄儿，为李中梓门生之一。尤生洲增补的《士材三书》，其内容多取自《医宗必读》《删补颐生微论》及《雷公炮制药性解》，所引录文献各有增益，有人疑是士材撰作《医宗必读》《颐生微论》及《雷公炮制药性解》的初稿或编余稿。尤生洲将其分编为《士材三书》。尤侗序文曰："李士材先生，近代之国医也，所著书甚富。其行本曰《诊家正眼》，以审脉也；曰《本草通玄》，以辨药也；其藏本曰《病机沙篆》，则治法备焉。予犹子生洲，为先生高弟，合而镌之，颜曰《士材三书》。"（《士材三书》中的《病机沙篆》里增入了针灸疗法，系尤生洲所作。因李中梓杂病治法之中，谈针灸者绝少，而尤刻《脏腑性鉴增补》中，则多附有针灸穴法。尤生洲编印《士材三书》时为1667年。）

蒋士吉，尤生洲称其"往来松、浙间，临证既多，活人无算"。蒋受业于李，虽不同朗仲之见于李中梓笔述，也不似生洲之编印李中梓遗著，但在《医宗说约》一书中多次提到"先师李士材""士材先师"，说明其部分学术经验得自士材师传，这绝非只是以书名"医宗"两字作为继承的标志，而是蒋士吉从学于李，在"往来松、浙间"时，亦问业受益。由于当时蒋已有年，且亦医名闻于当地，李不欲屈蒋于门墙之列。所以，尤生洲在《医宗小补》序文中，称士吉先生而不称同门，亦秉承师意而尊之之义。蒋士吉的《医宗说约》其内容脱胎于《医宗必读》，但有独辟蹊径处。《郑堂读书记》称其"言浅意深，词简法备，使读者不致望洋兴叹，亦守约之一法也"。《医宗说约》一书中的"诊法""本草"部分多出入于《医宗必读》《诊家正眼》《本草通玄》之间；"杂病"部分则编写新颖，时出经验，是源于士材而突破士材的一本著作，故亦见称于医林。

（二）首创先后天根本论，影响深远

李中梓学古而不泥古，师众而能各取其长，集诸家之大成，兼以众贤之妙论，首先提出了"肾为先天本，脾为后天本"的学术观点。李中梓的脾肾学说，发展了祖国医学的脏腑病机，使脏腑辨证更加完善。《理虚元鉴》的作者绮石认为："治虚有三本，肺脾肾是也。"绮石对脾肾的重视，也正是受到了李中梓学说的影响。绮石主论：治五脏之中以肺、脾、肾为治虚之三本，"治肺、治脾、治肾，治虚之道毕矣"，与李中梓

"治病必求于本""肾为先天脾为后天根本"之论如出一师，遥相呼应。

清代名医《证治汇补》的著者李用粹，在李中梓脾肾并重的学术观点影响下，临证选药，顾护脾胃，认为"土为生化之母""脾安则木自和而肺金有养，金为水母而子亦不虚"，选方遣药则主张补脾胃药中须佐以补肾阳药，盖火能生土也。与李中梓的补脾即是补肾，"脾安则肾愈安"之论先师后承，先后辉映。

李中梓脾肾乃先后天之根本的论点，在临床上广为应用，对于虚劳病、肺痨、消渴等内科疾病的治疗有重要的指导作用。也正由于李中梓对于脾肾先后天根本论的阐发，使脏腑辨证更加系统和完善，更加突出了脾、肾二脏在脏腑中的重要位置，高度概括了脾肾在人体生命活动中的重要作用，对祖国医学做出了巨大贡献。

（刘启泉）

附：沈朗仲

沈朗仲，又作郎仲，名颋，明崇祯十三年（1640 年）秋季师从李中梓（字士材），参加《颐生微论》的删补，2 年后删补告成。李中梓在壬午四月飞映阁写的序文中有这样的描述："庚辰（明崇祯十三年，1640 年）秋，吴门沈子朗仲翩然来归，一握手而莫逆于心，端凝厚藏，慷慨浩直……《灵枢》诸经典，了然会大意……于是相与辨几微，参损益，跻颠极，破偏拘。""吾道之不孤，其有赖于朗仲也乎。"师徒情谊，跃然纸上，足见李、沈的师生关系，逾越寻常。李中梓序文末之语热情洋溢，称赞中带有期望，可以看出，朗仲是中梓的得意门生。

沈朗仲编著《病机汇论》十八卷，是对李中梓学说的完全发挥。该书以《病机汇论》命名，目的在于羽翼《颐生微论》，并尊重其师"病因病机，微而实显"的意旨。下面对该书内容简单介绍。

此书体例仿丹溪《脉因证治》而精因过之；内容，遵师门《医宗必读》而赅备过之；所引文献各按内容立标题说明，展阅时尤为醒目；引文的学术思想多依据《医宗必读》，但其思想深度更深更广。如论"中风"：脉法采《金匮要略》《脉经》；论因采河间、东垣、丹溪、严用和、许叔微；论证除上述几家以外，益以士材、景岳之说；论治比《医宗必读》大有增益，共 15 条，除上列 10 余家外，还采张子和、喻嘉言之说，但其议论终不脱士材意旨。特别是选方用药，《病机汇论》所选 25 方中，与《医宗必读》相同者有 17 方，足证其谨守绳墨，不愧李中梓薪传。其他各门，亦皆类是。如实地说，《病机汇论》是《医宗必读》五至十卷的衍生物，是士材学说的继承；增广部分，则为沈朗仲学术经验的新创获。近代谢利恒《中国医学源流论》评价该书："《病机汇论》十八卷本朗仲所辑，元仪晚年与在泾参订成之……辑前贤方论，皆终于士材，实士材一派之学最完全之书也。"这一评价，恰如其分。其书影响深远，李用粹的《证治汇补》，可以说是《病机汇论》之别裁。李中梓学说的流传渐超广远。

马元仪从沈而学，是清代一方名医，其再传弟子尤在泾，亦为清代杰出医家，薪火相传，不仅使中梓之学广为流传，也使易水之学的影响更为深远。

（常丽萍）

第九章　高 鼓 峰

高鼓峰穷研《内经》，参究前人之学，论病偏重内因，重视脏腑功能失调，尤其着眼于真阴真阳的偏盛偏衰，治疗上着重调整水火之偏，进一步阐发了温补学说，为温补脾肾之大家，提倡怫郁致病，也是其学术思想的特点之一，是易水学派的重要传人。

一、生平

高鼓峰，名斗魁，字旦中，浙江鄞县（今浙江宁波）人。生于明天启三年（1623年），卒于清康熙九年（1670年），终年47岁。高家世以医名，先世高梅孤著有《针灸聚英》，高志斋著有《灵枢摘注》。斗魁为明季鄞县诸生，明亡以后，弃诸生，读书于祖茔之侧鼓峰山，因而自号鼓峰。行医初在四明，后居石门有年。短暂一生，忙于诊务，疗效奇验，是一位重实践的临床家。为人任侠好义，于遗民罹难时，破产营救，贫病交加者，倾囊相助，故深受人民爱戴。

二、著述

《四明心法》（又名《医家心法》《四明医案》），为高鼓峰留世之著。清雍正三年，湖洲杨乘六将两书辑于《医宗己任编》并加评注。清代王琦将《四明心法》辑于"医林指月"丛书中，即胡珏的评本，名《医家心法》。陈修园医书48种亦收入是书。由于两书是高鼓峰一生临床经验之结晶，在医林脍炙人口，所以杨、胡两种评本多次刊行，如有清道光十年庚寅重镌本《己任篇》，清光绪十七年辛卯南京李光明庄重刻本，清乾隆三十二年丁卯宝笏楼刊本等。

高鼓峰在《四明心法》中，开篇论述了诊法、脉义及二十五方论。在诊法中指出："治病之要，在临证时，先察内外、脏腑、新久、虚实、食、痰、气、血，方以脉合之。"论内外，认为"七情过极，必生怫郁""六淫所感，必生怫郁"，将郁列为重要致病因素，并详论了郁脉。论新久，指出"内伤之新，补之当早""内伤之久，补之当峻、当速""外感之新，散之戒重""外感之久，散之不可峻、不可久、不可猛、不可速"。论虚实，重先天，提出"攻伐太过致虚"的理论。论食，崇尚润养胃阴，认为"高粱煿炙，酒酪湩乳，能生火以伤胃之阴"。论血，强调瘀血致病的重要性，认为"凡六淫、七情之病，皆有因死血薄积于脏腑而成者"。论痰，以虚实为纲。论脉，提出举、按、寻、候四法之要，描述了缓、急、清、浊、滑、涩、大、细、促、结、浮、沉、迟、数、长、短、弦等脉象，并述以脉义。论二十五方，显示出高鼓峰五脏用药之范例，诚如胡珏所指出："鼓峰造取二十五方，以配五脏传变。""将以示后人用药之经路，非谓二十五方足以治五脏之变证，而无所不误也。"

高鼓峰在书中共论述了25种内、外、儿、妇科病证："阐《灵枢》《素问》所应阐而难阐之征言，允矣《内经》羽翼；发张、李、朱、薛所欲发而未发之馀蕴，询哉医学朱、程，辨晰病机，罔不精透，分列治验，尤其神奇。"如高鼓峰论伤寒复发的治疗是"舍补正无由也"。以大虚立论类中风。论鼓证，强调"治之于早"，并以温补脾肾为大法。论膈证，揭示出其病理变化为"肠胃必枯槁干燥，绝无滑腻黏稠等象，是胃阴亡也"，等等，不一而述。纵观全书，颇具独到见解，故世人谓其"夙以奇论鸣世"。

三、学术思想

（一）学术思想渊源

高鼓峰生于明末清初，其兄高斗枢即死于国难之中。由于战乱烽起，民不聊生，高鼓峰弃儒而业医。当时的社会环境为"童稚夭折，少壮羸瘦，丧车累累，夜长鬼哭，黄者皤发之老，百里内外，不易多见"。在这种情况下，高鼓峰慨然以医为己任。其在习医过程中，"原本于性命理学之要，穷研于《灵枢》《素问》之旨，参究于张、李、朱、薛之说，神奇变化，不可端倪"，说明高鼓峰学术思想的形成是私淑易水学派的结果。

张元素因致力于内伤虚损病机的研究而成为易水学派的鼻祖。李东垣直接师承张元素，系统建立了脾胃学说。张介宾、李中梓、薛立斋、赵献可私淑东垣，善用温补，由补脾到补肾、脾肾并重，使内伤虚损病机认识及治疗日趋完善。高鼓峰因继承了赵献可之薪传，兼取于薛立斋之规范，故亦为温补脾肾之大家，易水学派的重要传人。

（二）主要学术思想与学术经验

高鼓峰流传于世的《四明心法》《四明医案》，虽不是洋洋大观，然读后耐人寻味，别开洞天。论理虽少引经据典，但卓有见地，故被人责为"无本杜撰之言"，细参实录，方知所论之奇，在于阐发前贤之奥，所治之中，乃是集众家之长验于临床的心血结晶。他大胆创新，发展中医理论，勇于实践，重在临床。因此，高鼓峰理论对于我们研究温补学派的发展及临床意义有重要指导价值，现将其主要学术思想分析如下。

1. 深究脾胃学说，善用补中益气，首崇李东垣

李杲创立脾胃学说，深受历代医家的重视，高鼓峰流宗东垣"以辛甘温之剂，补其中而升其阳"的论点，深究其旨，且把益气升阳的代表方剂补中益气汤广泛运用于临床，每起沉疴。在《四明心法》《四明医案》中，运用补中益气汤主治及善后调理内伤、外感、胎前、产后诸疾随手可见。认为七情内伤，脾胃为先，中宫虚损，首当补土。高鼓峰指出："凡六经内伤外感，及暑月劳倦发热，或汗出不止，当用本方加白芍一钱。痢疾腹痛已除，泻尤未止，是脾气下陷也，加酒炒白芍三钱。疟疾发久，形体尫羸，无论六经，皆当加半夏一钱。即有外感，不过加黄芩一钱。凡妇女胎前气虚，以致胎动不安，小产崩漏，或产后血虚，加酒炒白芍二钱。此方凡属中宫虚损，病后失调，无不相宜。"现结合验案以示高鼓峰运用补中益气之纯熟。如治吕用晦热病案，高鼓峰察神寻因，认为其热系他医重用辛散、妄用消导，气虚所致，故投补中益气汤，而立收汗止便通热退之效。

高鼓峰在调理后天的同时，兼顾先天，把补脾与补肾结合起来，从而发展了东垣单纯补脾的思想。如其在《中风》有大剂补中益气汤加附子，在验案中亦有先用大剂参、芪后，又以重剂六味、《四明心法》左归等例。说明了高鼓峰在法东垣的同时，也吸收了张景岳养肾补肾的思想。

2. 温补肝肾，法宗张景岳

张景岳是温补学派的一代宗师，其认为命门之火是元气，肾中之精为元精，并从脾、胃、肾命的角度共论元气，补充了东垣脾胃论的不足，同时其肾命水火学术思想的发展，促进了以脾胃肾命水火为中心研究脏腑虚损病机的易水学派思想体系的形成。张景岳不仅私淑李东垣，亦私淑薛立斋，而创立培补元气、温补肝肾的著名学术思想。高鼓峰在景岳思想的指导下，亦把温补肝肾灵活地运用于临床。在《四明心法·二十五法》方论中，详论的六味、八味、左归、右归、疏肝益肾汤、生金滋水饮、滋肾生肝饮等，使温补肝肾的方剂超半数之多。在各论的病证中，亦十分强调温补法的运用。如在《四明心法·中风》中指出："类中风者，乃大虚也。"治疗有"大剂补中益气汤加附子三钱，吞八味丸至两许"。在《四明心法·血证》中亦指出："吐血，世皆知火证，便以寒凉温润之剂投之，土死金衰，木势转炽，疾反剧矣。""余俱当以大剂参芪回其气，气回则血循经络矣，待稍定，即以重料六味、左归等剂，于水中养木，亦须加人参，使气自阴生也。"高鼓峰把薛立斋阳虚发热、补中益气、阴虚发热、六味地黄的观点，赵献可论治诸病以补肾命水火的思想汇通在临床实践中。如论"消证"即是典型范例，认为"治三消之法，无分上、中、下，先治肾为急，惟六味、八味及加减八味，随证而服，壮其少火，灶底加薪，枯笼蒸溽，禾穗得雨，生意维新"。对气虚、阴虚、阳虚者更注重阳虚，用药多为补中益气汤加附子，人参养荣汤加附子。如医案中治发背，邪毒内陷的险证，急用人参养荣汤加桂附而收功。又治疟疾一案，病人阳虚欲脱，四脚厥冷，两目直视，口角流涎，高鼓峰以大剂参附而挽回。

高鼓峰温补肝肾的思想还表现在熟地的运用上。如在《四明心法·伤寒》中指出："经发表多者，竟用逍遥散加熟地。""兼食者，面必拥热通红，气粗，脉必牢实，神思昏沉，胸前按之必微痛，视其微甚，用逍遥散加熟地，自四五钱可加至一二两。""如发热至九日、十日外，舌必黑，脉必洪数无伦，竟用人参一两、熟地一二两救之。"治疟案中也有"熟地、桂、附并进"。

3. 剖察动物，崇尚养胃阴

高鼓峰虽善于温补，但非拘泥不化。他从实际出发，剖察动物羊豕之肚，而倡导养胃阴之说，对胃阴不足的认识和治疗起到启示作用。例如在《四明心法·膈证》的论述中，认为："胃为气血之海，人见其不思饮食，便为胃气之虚，而用参、芪、白术补之；见其食即呕吐，便为胃中之寒，而以姜、桂、茱萸以暖之。殊不知肠胃之为物，最是润泽，试以羊豕之肚观之，必是滑腻稠黏，如液如脂，如膏如泽，在人胃亦如是，所谓阴也。"并指出："膈证之人，其肠胃必枯槁干燥，绝无滑腻黏稠之象，是胃阴亡也。"一语而点破膈证的病机关键所在。高鼓峰从《内经》"肾者，胃之关也"体会出"肾旺则胃阴充足，胃阴充足则思食"，论调肾阴对胃阴的生发作用，在实践中也提出养肾阴是治膈之法，促进了后世医家对膈证的认识。

4. 倡怫郁致病，杂病论治四因为纲

高鼓峰提倡怫郁致病，也是其学术思想的特点之一。他认为"七情过极，必生怫郁，病从内起""六淫所感，必生怫郁，病从外入"，把"郁"作为病因提高到重要地位。在杂病的论治过程中，把气、血、痰、郁作为纲领，并提出具体的治疗方法。如对病在气分兼郁者，以逍遥散治之，对病在血分认为"皆有因死血积于脏腑而成"，并把瘀血的脉象描述为"线涂生漆"。治痰，主分虚实，对脾肾两虚的痰证治疗，治脾用六君子汤、补中益气汤，治肾用六味丸。高鼓峰以气、血、痰、郁论治杂病的思想，是继承朱丹溪四伤学说的结果。

四、医论、制方、医案

（一）医论摘萃

1. 论虚实

何谓虚实？有阴虚，有阳虚，有先天之阴阳虚。何谓阴虚？血虚也；何谓阳虚？气虚也。血虚者，补其血，四物汤之类是也；气虚者，补其气，补中益气汤之类是也。先天之阴虚，六味、左归之类是也；先天之阳虚，八味、右归之类是也。有攻伐太过之阳虚，如用寒凉而致阳遏不升，当以参、芪、术温之；甚者，姜、桂以助之；又甚者，八味、右归从其原以救之。有攻伐太过之阴虚，如用发散而致津液干枯，当以归芍、熟地滋之，枸杞、龟、鹿两胶黏腻之物以填之是也。（《四明心法上·诊法》）

2. 论鼓症

鼓即肿满也，不论五脏六腑，新久虚实，一味补中益气汤而尽之。但有郁而成者，和中丸妙（妙在陈皮木瓜两味），即肿初起亦可。舍是而别有方法，吾不信也。又有一种寒水侮土者，其肿必先头面四肢起，然后及手腹中，惟此症可以补中益气汤，吞金匮加减肾气丸（此证单服补中固不效，单服金匮亦不效）。然当治之于早，不然，水势冲中，土崩岸败，无济于事矣。又有一种食鼓者，乃是饮食所伤，初起必先雀目起翳。医家不识，只治眼病，不知乃是鼓之根也。此时当急用清剂以治之，经云开鬼门、洁净府、去宛陈莝是也。（《四明心法·鼓症》）

3. 论膈症

膈证之病形何如？曰：膈之为病，一阳明尽之矣。丹溪以噎膈反胃之病，谓得之六淫七情，遂有炎热炎上之化，多升少降，津液不布，血液衰耗，胃脘干枯，其槁在上，近咽之下，水饮可行，食物难入，入亦不多，名之曰噎。其槁在下，与胃相近，食虽可入，难尽入胃，入即吐出，名之曰膈。总缘下脘与厥阴、少阳相通，七情用事，肝胆先病，病则郁而生热，热则气熏蒸于胃，久之胃中阴血亦干。而渐至糟粕不能受气化之推移，积叠于胃底，于是胃中之气上逆而为火，中脘为火所盘踞，竟不思食矣。其津液不能下行，则小肠之阑门亦致枯槁。小肠，手太阳也，闭则生火，愈干则愈热，愈热则愈干，亦不能司其泌别矣。然后膀胱无所禀受，而小便赤浊，大肠无所禀受，而便若羊矢，成不治之症矣。总之胃为气血之海，人见其不思饮食，便为胃气之虚，用参、芪、白术补之；见其食即呕吐，便为胃中之寒，以姜、桂、茱萸暖之。殊不知肠胃之为物，最喜润泽，试以羊豕之肚观之，必是滑腻黏稠，如液如脂，如膏如泽，在人胃亦如是，所谓阴也。膈证之人，其肠胃必枯槁干燥，绝无滑腻稠黏等象，是胃阴亡也。阴亡，地气绝也，地气绝，则天气从何处生乎？故多死。……治膈症者，或以为胃虚而用温补，或以为开郁而用香燥等剂，必致死而后已。不知此乃关门枯槁，肾水不能上达。《经》曰：肾乃胃之关，关门不利，升降息矣。关门，即气交之中，天之枢也。故肾旺则胃阴充足，胃阴充足则思食，当用六味饮加归芍养之。（《四明心法·膈症》）

4. 论血症

吐血，世皆知火症，便以寒凉湿润之剂投之，土死金衰，木势转炽，病反剧矣。除是瘀血抑蓄，折土而奔注，与伤寒变热，迫窍而出者，余俱当以大剂参、芪回其气，气回则血循经络矣。待稍定，即以重料六味、左归等饮于水中养木，亦须加人参使气自阴生也……

瘀血而吐，必先胸痛，四物汤加大黄、桃仁、丹皮、香附以行之，后用六君子汤加当归以调之。伤寒必骤涌出，然伤寒必大抵从鼻来者多，来而即住者，不药可望愈，一来不止者，不治。其余俱属七情、饥饱、劳力等因，必见恶心，一味固元汤主之。倪漱山曰：七情内伤，脾胃先病。固元之后，即继补中益气、归脾等饮，寒凉断不可用。（《四明心法·血症》）

5. 论内伤外感必生怫郁之病

何谓内？言七情也，喜、怒、忧、思、悲、恐、惊是也。七情之病起于脏，七情过极，必生怫郁之病，此怫郁从内起。怫郁之脉，大抵多弦涩凝滞。其来也必不能缓，其去也必不肯迟。先有一种似数非数躁动之象。细体认之，是无焰之火也，是无韵之音也，是往来不圆滑也，此为郁脉。法当疏之发之。如火在下，而以湿草盖之，则闷而不舒，必致烧干而自尽。故疏之发之，使火气透，则反可以自存。何也？郁是气抑，抑则气不透，不透则热，热则为火也。古方疏发以越鞠丸为主，严用和以逍遥散代之。

如单得郁脉，上二方是也。如郁而血为火迫，变成燥症，疏肝益肾汤，从水生木可也。左归饮重加归、芍。或不清，乃加丹皮、黄芩、山栀以清肝胆二经。所谓肝肾并治也。

何谓外？言六淫也，风、寒、暑、湿、燥、火是也。六淫之邪，或从皮毛而传络，从络传经，从经传腑，从腑传脏是也。亦有竟感于络，竟感于经者。六淫所感，必生怫郁之病，此怫郁从外入，故必皮毛先闭，外束其所感之邪，而蒸蒸发热也，法当疏之发之是也。大抵脉或浮或洪，或大或紧，而必数者也。是燎原之火也，是击撞之声也，是往来不肯沉静而出于皮肤之外也，亦谓之郁脉，是外郁也。疏之发之，不愈则霜雪以压之，古方麻黄、桂枝、白虎、承气等剂是也。此真外感也。易之以羌活冲和者，亦真外感也。有内伤似外感者，此火不可发散也，发散则亡阴；不可霜雪以压之，压之是灭火。初起，小柴胡汤加减调之可也；逍遥散加生地，合生脉加黄芩之类，以滋肾生肝、生金滋水可也；重则六味饮加归、芍，合生脉可也。盖非水无以救火也，非有根之水，无以救离根之火也。（《四明心法·诊法》）

（二）　制方选要

1. 滋肾生肝饮（《四明心法·二十五方主症》）

治肝火郁于胃中，以致倦怠嗜卧，饮食不思，口渴咽燥，及妇人小便自遗，频数无度。凡伤寒后，热已退而见口渴者用之。

熟地、山药、萸肉、丹皮、茯苓、泽泻、柴胡、当归、五味、白术、甘草。

上方去柴胡、白术、甘草，加生地，名益阴地黄汤。去柴胡、泽泻，加人参、黄芪、麦冬、广皮，名人参补肺汤。

2. 生金滋水饮（《四明心法·二十五方主症》）

凡伤寒热退后，有易补之阴，有难动之阳，皆当以此养之。其见症，或汗后烦躁未除，口渴，微热，大便艰涩，小便短赤即是。又有一种少阳阳明证，手足肿痛，皆火燥生风，风淫末疾，不必俟其汗后，当即以此方，加柴、芩与之，无不效也。

生地、丹皮、当归、白芍、人参、麦冬、白术、甘草，枣、姜引。

上方去丹皮、麦冬，加川芎、茯苓，名八珍汤。

3. 疏肝益肾汤（《四明心法·二十五方主症》）

凡胃脘痛大便燥结者，肝血虚也，此方主之。逍遥散所不能愈者，此方妙。

柴胡、白芍、熟地、山药、萸肉、丹皮、茯苓、泽泻。

上方加归身、枣仁、山栀，名滋肾清肝饮。

（三）　验案精华

1. 治内伤发热，善用补中益气

庚子六月，同晦木过语溪访吕用晦。适用晦病热症，造榻前与之语。察其神气，内伤症也。予因询其致病之由。曰：偶夜半，出庭外与人语，移时就寝，次日便不爽快，渐次发热，饮食俱废，不更衣者数日矣，服药以来，百无一效，将何以处之？予曰：粗工皆以为风露所逼，故重用辛散，不进饮食，便曰停食，妄用消导，孰知邪之所凑，其气必虚，若投以补中益气汤，则汗至而便通，热自退矣。用晦欣然，辄命取药，立煎饮之。旁观者皆以热甚，又兼饱闷，遽投补药必致祸。予慰之曰：无容惊扰，即便矣。顷之索器，下燥矢数十块，觉胸膈通泰，旁观者始贺。是晚熟寐至五鼓，热退进粥。用晦曰：不谓君学问如此之深也，不然几败矣。连服补中益气汤数剂，神清如旧，逾日而别。（《四明医案》）

2. 重温补，大剂参附治病疟

新安程结先子病疟，每日至辰时大寒，午时大热，热即厥，两目直视，不能出声，颏脱，涎水从口角涌出不止，日流数升，至丑时汗解，饮食不进，昏冒几绝。予往视之，皆诛伐太过致也。投以补脾之药，不即效。延他医调治，用柴胡、防风、南星、半夏等药，病势转剧，其家复延予治之。值医者在，予请曰：此何证也，而用前药？曰：子不识乎？此肝疟也。肝疟令人色苍苍然太息，其状若死。予笑曰：据子述经言，当得通脉四逆矣，何用前药？予诚不识此何病，但知虚甚耳，请先救人后治病，何如？曰：子用何药？予曰：大剂参、附，庶可挽回。医力争参、附不便。予漫应曰：谨奉教。医始洋洋色喜而别。是夜用人参一两，黄芪二两，炮姜三钱，比晓，熟地、桂、附并进，次日辰时，病不复发矣。此缘劳役过度，寒热往来，医认为疟，且当时秋令，一味发散寒凉，重虚其虚，展转相因，肝脾大败，非峻补气血，何由得生？（《四明医案》）

3. 审证求因，凉血活血治恶露

一妇人产后恶露不尽，至六七日，鲜血奔注，发热口渴，胁痛狂叫，饮食不进，或用四物汤调理，或用山楂、青皮、元胡、黄芩等行血药，卒无一效。予至，见诸医议论纷纭，无一确实。细切其脉，洪大而数。予曰：此恶露未尽，留注血海，凡新化之血，皆迷失故道，不去蓄利瘀，则以妄为常，曷以御之。遂以醋制大黄一两，生地黄一两，桃仁泥五钱，干漆三钱，浓煎饮之。或曰产后大虚，药毋过峻否？予曰：生者自生，去者自去，何虚之有。第急饮之，果熟寐竟夜。次早下黑血块数升，诸病如失矣，复用补中益气汤调理而安。（《四明医案》）

4. 治病求本，升阳举陷治发背

一乡人患发背，上距风府，下连肾俞，通块肿起，肌肉青冷，坚硬如铁，饮食俱废，不省人事，医犹用解毒药。予诊之，六部细数，气血大亏，毒将内陷矣。急用养荣汤，加附子、炮姜，三大剂而胃气开，十剂而坚硬者散去十之八九，只留左边如茶盅大，嫩红作痛。予戒之曰：切莫箍药及刀针，气血温和，毒当自出，箍则反迟，非时而刺，收口难矣。彼以不任痛，竟受刺出血。予曰：当倍煎前药急服，以收口为度。仍戒以节嗜欲，慎饮食，兼服还少丹、八味丸等药而愈。（《四明医案》）

5. 滋肾养血润肠治便秘

吴章成弟，八岁，发热闷乱，大便不通，医作外感治。予曰：此得之伤食，因发散太过，遂成虚热，兼风药燥血，故不便耳。先以六味饮加肉苁蓉三钱，饮之下黑矢十数枚，继以补中益气汤，数剂而诸病恶除。（《四明医案》）

五、对后世影响

高鼓峰著《四明心法》《四明医案》，着力于诊法辨证，尤精脉学，临证施治重视脾、肾、肝，在杂病证治上经验独到。高鼓峰发挥张景岳、薛立斋、赵献可之说，参与经验，自成一派。他反对见病治病，其诸多医案都体现了审病求因、治病求本的特点，如不得见血止血、见汗止汗、见热清热、见酸制酸、见秘通秘、见滞通滞等，对后世医家影响深远。其思想有助于提高中医临床疗效，避免误诊坏证。

如高鼓峰在治疗出血证时，提倡不能见血止血，应当追究出血根源，如有瘀血留存，一味止血则会瘀血不去，新血不生。即所谓"不去蓄利瘀，则以妄为常，曷以御之"。针对瘀血型出血证，高鼓峰常用大黄、桃仁等止血，有因势利导、不止自止之妙。当代医家如孙伟教授在治疗肾炎性血尿时，也提倡在益肾清利的基础上，活血法而止尿血。又如治便秘，高鼓峰深究脾胃学说，善用补中益气，推崇"大抵治病，不可一概用巴豆、牵牛之类下之，损其津液，燥结愈甚，复下复结，极则以至引导于下而不通，遂成不救"（《兰室秘藏·大便结燥门》）。强调不得未经辨证就采用承气汤等苦寒峻下之类，而应当深究其原，辨证治疗，甚至可用补中益气汤温补而通秘，这为后世研究治秘之法提供了新思路。现代研究表明，补中益气汤可能通过多成分、多靶点、多通路发挥抗炎、抗氧化等作用，从而改善老年功能性便秘。高鼓峰的学术结晶再一次向我们证明，中医治病的特点就是不囿于病的表象，而是抓住病根，追根究底。只会常法，只会"见病治病"的医家，只能算是下工。此正如李可在学术思想研讨会所做报告《思路与方法》中所说："见病治病，不顾两本，妄用苦寒攻伐，医之罪也。"

高鼓峰对于胃阴的阐述，不囿旧说，不沿流俗，值得后人借鉴。他从实际出发，剖察动物羊豕之肚，而倡导养胃阴之说。"胃阴充足则思食"，其胃体润泽，方能受纳腐熟，否则化源必绝。治疗上多投以补血之剂，或佐以清火之品，盖"伤阴者，救之四物以养血，佐之芩、连、栀、柏以清火"。高鼓峰还认为："肾旺则胃阴充足，胃阴充足则思食，不足者当用六味加归、芍养之。"其养血滋阴法治疗脾胃病为后世医家提供了新的临床思路。现代研究表明，四物汤治疗胃脘痛临床疗效显著，其核心为重用熟地滋养胃液肝阴，配伍当归、白芍等解郁疏肝、活血养肝，即可发挥生津益气、和气降胃、疏泄肝胆的功效。现代药理学表明，四物汤可加快病人新陈代谢，并能增加脾胃气血，还能对受损的胃黏膜加以修复，从而促进病人快速康复。

（龚振岭）

第十章　尤　怡

尤怡为易水学派南下私淑的嫡传弟子，在研究仲景之学及内科杂证的治疗方法上，重视脏腑病机及其治法的研究，对伤寒及杂证病机的阐释，多从脏腑经络功能失常的角度出发，对六经发病、传变及多种内伤杂证的治疗均有独到见解。

一、生平

尤怡，字在泾（亦有作在京），号拙吾，晚号饲鹤山人，是清康熙到乾隆年间著名医家。生年不详，约生于康熙年间中叶，卒于乾隆十四年（1749 年），江苏长洲（今江苏苏州）人。据有关史料记载，尤怡的家境在其父时生活尚属殷实，有田千亩，可惜到了他这一代家道中落，极为贫寒，然而其人十分好学，性格沉静巧淡，不图名利，终身不仕，精于医术，善诗文，据传曾为了养家糊口在佛寺里卖字画。其孙尤世楠所作《家传》说："析产，大父受田卅亩，继又以事弃去……某年除夕，漏鼓移盘无粒米，大母偕吾父枯坐一室中，灯半灭，大父方卖字于佛寺，晨光透，乃携数十钱易米负薪而归。"尤怡不仅医术精湛且工诗善书，岳岩老人于《金匮翼》序中言："在泾不专以医名，其所为诗，必宗老杜，一如其医之，必宗仲景云。"由于其品性高雅，当时著名的儒学大家方东华、顾秀野、沈归愚、李客山皆与之相游，结城南社，赋诗寄意。其作收入清朝《别裁集》，为当时人经常诵习。

尤怡幼习儒业，年长学医于当时久负盛名的大医学家马俶。马俶弟子众多，晚年得尤怡甚是器重，曾与妻子说："吾今日得一人，胜千万人矣。"尤怡初行医时学验未丰，人未之异也，晚年医术益精，论病源流俱澈，治病方法简单易施而多奇效，故颇具声名。历数十年精研勤思，其学而有成，与当时叶天士、徐大椿等名医齐名。清朝康熙皇帝开始实行一些有利于发展生产、缓和阶级矛盾的措施，所以社会日趋稳定，经济迅速恢复。然则在政治上，清朝统治者为了加强中央集权的统治大兴文字狱，严厉镇压任何反满思想和活动，维护满族皇帝和贵族的统治地位。因此，众多学者把自己的终生精力，放到故纸中去研究考据之学。尤怡业医，初不著于时。而晚年医术益精，治病多奇中，名噪三吴。然尤不求闻达，欲晦姓名，乃隐居花溪，著书自得，其对医学界四大经典《黄帝内经》《伤寒论》《金匮要略》《神农本草经》大加考定和注释。尤怡在这一强大潮流的影响下，一生沉湎于经典的研究注释，采取"经世致用"的态度，主张"《医悟》融会群经，贯穿百家，不为名言高论而义理自著"，反对"夸大其言而不适于用"的恶劣作风。他在注释研究经典著作中取得了非凡的成绩。他的《伤寒贯珠集》《金匮要略心典》等书，备受后学之士推崇，认为能"阐灵兰之秘，接长沙之源"。

尤怡研究经典的过程中还受到阎百诗等考据学先驱的影响。阎百诗提出对古书要大胆怀疑。故尤怡对古籍的学习研究不是邯郸学步，而是能结合自己的实践及认识，大胆提出自己独特的见解。其主要著述有《伤寒贯珠集》，学术上独树一帜，为医界推崇，另有《金匮要略心典》《金匮翼》为研究仲景之学中有影响的著作。此外，还有《医学读书记》2卷，《静香楼医案》1卷。尤怡于医学之外，兼擅诗文书法，为一多才多艺者，《明史》本传称其"于学无所不窥"，著有《北田吟稿》。在医学发展史上，能在伤寒与杂病两个方面，都对仲景之学做出杰出贡献者，惟尤怡一人而已。好友徐大椿对尤怡的评价甚高，称尤怡是读书好古之士，尤其好医学，对于历代医书的钻研不分朝夕和寒暑，反复研读，最后"己意贯之"。尤怡晚年过着隐居的生活，诊病闲暇则读书、养花、饲鹤、观鱼，而因此自号饲鹤山人。其子侄多人承医业，包括其子图南、召南，侄子东屏、提峰，其孙世楠等。尤怡诗文在当时有一定影响力，文采造诣相当高。尤怡诗多宗唐朝杜甫，文章颇似宋代王安石。沈德潜的《清诗别裁集》收录尤怡9首作品，沈德潜评价尤怡诗"得唐贤三昧，远近无异词"，说尤怡不求人知，欲晦姓名。

二、著述

《伤寒贯珠集》是尤怡对仲景之学钻研的体会，是对《伤寒论》的注释，该书成书于清雍正七年（1729年），初刊于清嘉庆十五年（1810年）。本书仍以六经为纲，以治法为目，对《伤寒论》原文进行了逐条注解。书凡8卷，太阳病篇2卷，阳明病篇2卷，少阳病篇、太阴病篇、少阴病篇、厥阴病篇各1卷。该书归类清晰，千头万绪，总归一贯，诸法如珠，贯通全书，故名《伤寒贯珠集》。该书简洁明了地突出了伤寒治法特色，提纲挈领，条理通达，又不囿于古人，颇有自己的建树，被后世医家所推崇，唐三立《吴医汇讲》中说："伤寒一症，头绪繁多，自仲景立法立方以来，叔和编次，无己注释，理蕴为一显。迨后续为注释者，不下数十家，互相訾诋，殆无底止。余谓数十家中，独有喻氏之书，脍炙人口者，以其繁简得宜，通乎众耳！然以尤在泾先生《贯珠集》较之，则又径庭矣！"清史稿亦称"以贯珠集与柯琴来苏集并重焉"。当代伤寒大家刘渡舟教授在《名老中医之路》一书中亦高度评价此书，云："尤怡得马元一先生的真传，构思精辟，言简而赅，对脏腑经络气血荣卫之理与邪正变化之机，上逮《黄帝内经》《难经》，下历百家而极见功夫，他比柯氏更为扎实，惜乎人之不识也。"

版本情况：200多年间，此书复刻印刷近20版，影响较大，如清嘉庆十五年庚午朱陶性氏活字版校印本，清苏州来青阁据朱陶性活字本重刻，清苏州绿荫堂印行本，清嘉庆十八年癸酉苏州会文堂刊本，日本政九年小川氏校刊本，清光绪二年丙子（1876年）刻本，清光绪间刊本，光绪间抄本（六卷，陆懋修批校），清末广州惠济仓刻本，清刻本，宗圣要旨本，上海千顷堂书局石印本等。现通行本为1989年上海科学技术出版社据清末广州惠济仓本排印的重印本。

　　《金匮要略心典》又称《金匮心典》，是《金匮要略》的优秀注本，是后世医家多为推崇的注释本之一。该书集尤怡10余年寒暑研读张仲景著作的心得，旨在寻找张仲景原意，"务求当于古人之心而后已"。"心典"之意则是因为尤怡"以吾心求古人之心，而得其典要"。清·雍正四年，尤怡抱病居家中，整理笔记，补注缺漏而成《金匮要略心典》，成书于清·雍正四年（1726年），初刊于雍正十年（1732年）。《金匮要略心典》书中，先列张仲景原文，后注疏阐发，行文简练、清晰；校正了部分传抄之误，某些条文能吸取徐彬、魏荔彤等精辟观点以阐发仲景之意。《金匮要略心典》是经历长时间思考和实践检验的成果，实为用心良苦之著作。尤怡好友，著名医家徐大椿对《金匮要略心典》赞许有加。徐大椿为其作序，称赞该书"条理通达，指归明显"。《金匮要略心典》在文法上没有繁复的修辞，深奥的语言，言简意赅，易于学习却深得仲景要旨。本书的出现，对后人研究《金匮要略》产生了深远的影响。《金匮要略心典》许多注文被编列入《医宗金鉴》。

　　全书分3卷，22篇。卷上自"脏腑经络先后病脉证"至"肺痿肺痈咳嗽上气病脉证治"共7篇，卷中自"奔豚气病脉证治"至"水气病脉证并治"共7篇，卷下自"黄疸病脉证并治"至"妇人杂病脉并治"共8篇。本书既是尤怡的心得之作，又是他的得意之作。尤怡视《金匮要略》为医方之祖，治病之宗，指出"其方约而多验，其文简而难通"，虽然明代以后注释《金匮要略》者有数十家之多，但他认为多为浮夸狭隘之谈，遂本着"以吾心求古人之心"的认真态度，将《金匮要略》中"深文奥义，有通之而无可通者，则阙之；其系传写之误者，则拟正之；其或类后人续入者，则删汰之"，务求得其典要，故命名为《金匮要略心典》。本书特点是文笔简练，注释明晰，条理贯通，据理确凿，力求得其典要，抉其精义，对于少数费解原文，宁缺而不作强解，并校正了一些传写之误，在注本中有相当的影响，被后世称为范本，奉为圭臬。清代名医徐大椿在《金匮要略心典》"序"中曰："其间条理通达，指归明显，辞不必繁，而意已尽，语不必深，而旨已传，虽此书之奥妙不可穷际，而由此以进，虽入仲景之室无难也。"能使当时傲视一切的徐大椿有些屈膝谦辞，可见尤怡学之精。《简明中医词典·尤怡》评论其："论述条理清晰，简明扼要，平正通达。"现代著名中医学家任应秋教授认为"尤怡之注，既不费辞，颇能深入浅出"，把《金匮要略心典》列为"较有精义与发明"的三部注本之一。

　　版本情况：现存版本20余种，如清雍正十年（1732年）壬子初刻本，清同治八年（1869年）已双白燕堂陆氏刻本，日本文政六年川出义翻刻本，清光绪七年（1881年）辛巳崇德书院刊本，1935年上海广益书局石印本，1944年上海千顷堂书局石印本，1956年上海卫生出版社铅印本等。现流行1956年上海卫生出版社发行铅印本。

　　《金匮翼》是尤怡晚年的著作，为了补充《金匮要略心典》，羽翼《金匮要略》而编纂的内科杂病专著，是尤怡在杂病证治方面的总结和升华。唐宋以来，内科杂病有很大发展，仅仅依靠《金匮要略》的条文指导治疗已经不能满足要求，尤怡则在此基础上汇集各家之论，博采众长，加入本人的临床经验，编纂成《金匮翼》。该书成书于清乾隆三十三年（1768年），清嘉庆十八年（1813年）由长州后学徐锦进行校定，付梓正式刊行。此书是辅翼《金匮要略》之作，又是详细阐述内科杂病治法之书。全书8卷，其中卷一论中风、诸湿，卷二论痰饮、诸血、大便下血，卷三论膈噎反胃、虚劳、发热、疟疾，卷四论尸疰、癫狂惊痫、黄疸、消渴、水病、胀满、积聚，卷五论头痛、眩晕、耳鼻舌口齿咽喉诸病，卷六论心痛、胃脘痛、腹痛、胁痛、四肢肿、脚气之源及痹证，卷七论咳嗽、喘、呕、吐、泄泻诸证及痢疾治法，卷八论梦遗精滑、便闭、闭癃遗溺、淋证、疝证，共40余种病证。最后附有"诊候生死要法"一篇。书中广泛收集《黄帝内经》以下，孙思邈、刘河间、张元素等著名医家关于杂病的病因病机治则以及治疗方药，并且加以综合分析，详细论证。每病或以治法为纲，或以病证为纲，或以治剂为纲，或以病机为纲。书后所附"诊候生死要法"对五脏平、病、死脉的描述尤为形象。该书对内科杂病的辨证论治有较大的参考价值，是学习内科的重要参考书之一。徐锦书中肯地评价该书，称道尤怡悬壶济世之苦心。徐锦书认为该书有三个重要的贡献：第一，该书"祖述仲景遗意"，忠实于张仲景的原旨，加以继承和应用；第二，"荟萃各家之说"，对历代医家的注家的论断善于甄别，辅助注疏仲景原意；第三，"参以论断"，尤怡加入自己研究和实践的思想，形成独特的杂病治疗体系。

版本情况：清嘉庆十八年（1813年）赵亮彩刻本，清嘉庆十八年（1813年）忠怒堂重刊本，宏道堂版本，民国四年（1915年）文瑞楼石印本，鸿章书局石印本，民国二十六年（1937年）《中国医学大成》本。通行本为1957年上海卫生出版社铅印本。

《医学读书记》初刊于清嘉庆十九年（1814年），但据徐大椿序言推测其成书不晚于清乾隆四年（1739年）。该书是尤怡广泛阅读医籍的心得随笔。全书内容包括上、中、下3卷，《续记》1卷及后附《静香楼医案》31条。此书卷上为研读《黄帝内经》之心得，论述了阴气阳气、肺消等27个专题；卷中共24个专题，为尤怡研读《伤寒论》心得，亦是尤怡对《伤寒贯珠集》内容的补充及发挥，对风寒营卫之辨、寒邪六经俱受不必定自太阳及若干伤寒病证、方论进行论述；卷下及续记共35个专题，内容涉及制方有用药必本升降浮沉之理、寸口分诊脏腑定位、五行问答等。该书内容涉及基础理论、病证治法及评述医家得失等，融汇先人之理论，平正通达，后附有医案，可印正前述之理论。《医学读书记》是具有非常高学术价值的医论，主要表现在医学理论上有所建树和创新；对于古代医著尤怡认为有误或可商榷之处，提出讨论，不拘泥古人的论断，善于怀疑和审视。徐大椿称该书"辨五行之生克，察四气之温严，审人事之阴阳虚实，与夫药性之君臣佐使"，同时称道尤怡严谨治学的精神，对于古代医著凡是"书之沿误"的部分，则厘清并改正；对于古人众说纷纭、争论不休的内容，则"折而衷之"。《医学读书记》与尤怡前辈李中梓的《医宗必读》《删补颐生微论》相比较，层次水平有过而无不及。

版本情况：清嘉庆十九年（1814年）甲戌本，清光绪十四年（1888年）朱氏家塾刊本，民国二十六年（1937年）《中国医学大成》本。通行本为1983年江苏科学技术出版社点注本。

《静香楼医案》是后人集辑的医案，能体现尤怡部分临床治疗经验及医学思想。尤怡医案在清光绪以前没有刊本，而《医学读书记》后附录 31 条，民间则有传抄和私藏，咸丰年间，柳宝诒的私藏本精选部分加以评按。后来柳宝诒以《静香楼医案》加入其编纂的《柳选四家医案》，成书于清光绪三十年（1904 年）。《静香楼医案》论病重视医理病因病机，选方用药灵活，思路活泼，却能示以规矩，体现尤怡的临床魅力。柳宝诒称赞《静香楼医案》曰："论病则切理餍心，源流俱澈，绝不泛引古书；用药则随证化裁，活泼泼地，从不蹈袭成方。"该书包括内伤杂病、类中、伏气、外感、湿病、疟疾、妇人诸门等，共计 2 卷，32 门，208 案。该书重视医理，切中病机，于杂病证治发挥极多，用药不拘泥于成方，灵活化裁。惟所列医案多脉证不全，是其不足。《静香楼医案》方案和用药部分受《印机草》影响，部分与《叶天士医案》思路有接近，这是对师辈们的一大发展，在师传的基础上超越。《静香楼医案》医案本身体现了非常鲜明的尤怡特点：诊论疾病平易朴素，简明扼要，深得要领；立法立方切中病机，简洁易施；用药重视随证化裁，不因袭成方，多变而轻灵，清晰体现尤怡临床治病胆识，毫不拘泥。

版本情况：清·光绪三十年（1904 年）甲辰江阴柳氏惜余小舍刻本，民国上海文瑞楼石印本，民国十六年（1937 年）《中国医学大成》本。

三、学术思想

（一）学术思想渊源

尤怡为易水学派南下私淑的嫡传弟子。李中梓为私淑元素之学的著名医家，沈朗仲得李中梓之学，马俶受业于沈朗仲。尤怡学医于马俶，是李中梓的三传弟子。尤怡勤于学习，闲暇时常常手不释卷，对于《伤寒论》《金匮要略》等经典反复研读，颇有心得。

尤怡在研究仲景之学及内科杂证的治疗方法上，重视脏腑病机及其治法的研究。他对伤寒及杂证病机的阐释，多从脏腑经络功能失常的角度出发，认为伤寒六经即手足十二经络与脏腑，对药物治疗作用的理解多从性味特点入手。列举以下例子进行佐证：

《金匮要略心典》以太阳经的循行来解释对百合病之"尿时头痛"之证："夫膀胱者，太阳之府，其脉上至巅顶，而外行皮肤，溺时头痛者，太阳乍虚，而热气乘之也。"

在《伤寒论》原文 310 条"少阴病，下利，咽痛，胸满，心烦者，猪肤汤主之"的理解上，尤怡释云："少阴之脉，从肾上贯肝膈，入肺中，循喉咙，其支别者，从肺出络心，注胸中，阳邪传入少阴，下为泄利，上为咽痛，胸满心烦。热气充斥脉中，不特泄伤本脏之气，亦且消烁心肺之阴矣。猪水畜而肤甘寒，其气味先入少阴，益阴除客热，止咽痛，故以为君，加白蜜之甘以缓急，润以除燥而烦满愈。白粉之甘能补中，温能养脏而泄利止矣。"在尤怡的书中这样的例子，不胜枚举。

尤怡幼习儒业，所以他对医学的见解受到儒家经典著作思想的影响，其中最突出的是《易经》。如《医学读书记》中用坎离之象来解释肾与心的关系："盖心于象为离，肾于象为坎。"并用阴阳坎离相济理论阐释"心欲软治以咸，肾欲坚治以苦"。尤怡云："坎之明在内，以刚健而行之于外，故欲坚；离之明在外，当柔顺而养之于中，故欲软。软者，必以咸；坚者，必以苦，咸从水化，苦从火化也。夫坎水润下，愈下则陷矣，故以行为尚。《易》曰：行有尚吉，往有功也。离火炎上，愈上则焚矣，故以畜为吉。《易》曰：离利贞亨，畜牝牛吉也。肾属水，水性流动而柔弱，必得火助，才能刚健，苦化火，故云肾欲坚，治以苦；心为火，其性烈，必得柔弱之水，才不致亢而为害，咸化水，故云心欲坚，治以咸。"最后尤怡指出："所以坚之，软之者，固欲其水上，火下，而成心肾交通之妙欤！"堪称点睛之笔！

不仅如此，尤怡还深谙河图、洛书之学，由此探得五行生克之源。尤怡博采前人之优秀成果，不断充实和提高自己，为祖国医学做出巨大贡献。徐锦给予尤怡很高的评价："祖述仲景遗意，荟萃各家之说，参以论断，所谓广长舌大法轮。"（《金匮翼·序》）

（二）主要学术思想与学术经验

1. 尊仲师，全面注释仲圣之书

李杲曰："易水张先生云：仲景药为万世法，号群方之祖，治杂病若神，后之医者，宗《内经》法，学仲景心，可以为师矣。"（《中国历代名医传》）作为易水学派的后继人，尤怡倾其一生致力于研读仲景之学，并且对《伤寒论》及《金匮要略》两部书做了注释，完成了两部对后世影响深远的著作：《伤寒贯珠集》及《金匮要略心典》。

（1）主宗《黄帝内经》，兼采百家，阐释原文：张仲景在研习《黄帝内经》的基础上，将理论与实践相结合，著成《伤寒杂病论》。后经晋代王叔和整理，分为《伤寒论》《金匮要略》二书。《黄帝内经》是《伤寒论》和《金匮要略》成书的基石，故对《黄帝内经》的学习对理解仲景书的真正内涵有着重要意义。此外，随着时间的不断推移，医学亦在不断的发展之中，所以对于仲景书中内涵的正确理解和阐释，还需要不断融合各代医家的学术成果。尤怡博览群书，荟萃诸家，钩玄典要，把两者巧妙结合，淋漓尽致地将原文宗旨阐发。试举几例以飨读者。

《伤寒论》原文224条记载："阳明病，汗出多而渴者，不可与猪苓汤，以汗多，胃中燥，猪苓汤复利小便故也。"《伤寒贯珠集》中尤怡释云："上条于脉浮发热，渴而小便不利之证，既著猪苓汤之用矣。此条复示猪苓汤之戒。虽谓渴欲饮水，而汗多者，则不可以猪苓利其小便，所以然者，汗与溺同出而异归者也。《灵枢》云：水谷入于口，输于肠胃，其液别为五，天寒衣薄，则为溺与气，天暑衣厚则为汗，故虽清浊不同，其为府中之液则一也，汗出既多，胃液已耗，而复以猪苓利之，是已燥而益燥也，故曰不可与猪苓汤。"在尤怡的阐释中运用了《黄帝内经》汗、尿、津液同源于胃中之水谷的原理，将汗出多而渴之证不能与猪苓汤的原因娓娓道来。原文84条载："淋家不可发汗，发汗必便血。"尤怡释云："巢氏云：淋者肾虚而膀胱热也，更发其汗，损伤脏阴，增益腑热，则必便血。如强发少阴汗而动其血之例。"由于《黄帝内经》中对淋病的记载较少，相关认识尚不深刻，因此须到后世医家研究思路中寻找其中机理，才能把仲景之意阐释清楚。于是尤怡引用了巢元方关于淋病病机的认识，使仲景提出淋病禁汗的原理明白易晓。

《金匮要略·脏腑经络先后病脉证第一》中第一条记载："问曰：上工治未病，何也？师曰：夫治未病者，见肝之病，知肝传脾，当先实脾。四季脾旺不受邪，即勿补之。中工不晓相传，见肝之病，不解实脾，惟治肝也。夫肝之病，补用酸，助用焦苦，益用甘味之药调之。"尤怡于《金匮要略心典》中释云："按《素问》云：'邪气之客于身也，以胜相加'，肝应木而胜脾土，以是知肝病当传脾也。实脾者助令气旺，使不受邪，所谓治其未病也。设不知而徒治肝，则肝病未已，脾病复起，岂上工之事哉？肝之病补用酸者，则益之以其本味也，与《内经》以辛补之说不同，然肝以阴脏而含生气，以辛补者，所以助其用，补用酸者，所以益其体，言虽异而理各当也。助用苦焦者，《千金》所谓心旺则气感于肝也。益用甘味之药调之者，越人所谓损其肝者，缓其中也。"尤怡旁征博引，融会贯通，此处引用了《黄帝内经》《千金方》及《难经》三书之语，使注释有理有据，绝无凿痕，大放异彩。读来易于理解，令人折服。

（2）阐释原文，逻辑严密，深入浅出：尤怡认为阐发医理应"不为名言高论而义理自著"，反对夸大其言。因此，尤怡所释原文言之有物，逻辑严密，层次清晰，语无虚发，无华词辞藻，无高弹阔论。现举《伤寒贯珠集》与《金匮要略心典》各一例，以便理解。

《伤寒论·辨太阳病脉证并治》中第五十四条记载："病人脏无他病，时发热自汗出而不愈者，此卫气不和也，先其时发汗则愈，宜桂枝汤主之。"尤怡在《伤寒贯珠集》中释云："人之一身，经络纲维于外，脏腑传化于中。而其为病，从外之内者有之，从内之外者有之。脏无他病，里无病也。时发热自汗，则有时不发热无汗可知，而不愈者，是其病不在里而在表，不在营而在卫矣。先其时发汗则愈者，于不热无汗之时，而先用药取汗，则邪去卫和而愈。不然，汗液方泄而复发之，宁无如水淋漓之患耶。"尤怡首先为卫气不和做铺垫，提出人体经络与脏腑有内外之分，次论发病及传变规律，然后释其条文。先释病情特点，后论治法，最后指出不按要求治疗会引起严重后果。逻辑严密，阐释清晰，深入浅出，引人深思。

《金匮要略·血痹虚劳病脉证并治第六》中第十三条记载："虚劳里极，悸，衄，腹中痛，梦失精，四肢酸疼，手足烦热，咽干口燥，小建中汤主之。"尤怡《金匮要略心典》注释时首先申明人体阴阳平衡的正常生理，概括其治法，为下边论病证病机奠定基础。次论其病证病机，再论其治法及立方之旨，牝牡骊黄，鞭辟入里。尤怡云：

"此和阴阳调营卫之法也，夫人生之道，曰阴曰阳，阴阳和平，百疾不生。若阳病不能与阴和，则阴以其寒独行，为里急，为腹中痛，而实非阴之盛也；阴病不能与阳和，则阳以其热独行，为手足烦热，为咽干口燥，而实非阳之炽也。昧者以寒攻热，以热攻寒，寒热内贼，其病益甚，惟以甘酸辛药，和合成剂，调之使和，则阳就于阴而寒以温，阴就于阳而热以和，医之所以贵识其大要也。岂徒云寒可治热，热可治寒而已哉。或问：和阴阳、调营卫是矣，而必以建中者，何也？曰中者，脾胃也。营卫生成于水谷，而水谷转输于脾胃，故中气立则营卫流行而不失其和。又中者，四运之轴而阴阳之机也，故中气立则阴阳相循，如环无端，而不极于偏。是方甘与辛合而生阳，酸得甘助而生阴，阴阳相生，中气自立，是故求阴阳之和者，必于中气，求中气之立者，必以建中也。"

（3）注释原文，直陈己见，而从不强释：尤怡注释原文不随文敷衍，能够做到直陈己见："其间深文奥义，有通之无可通者，则阙之；其系传写之误者，则拟正之；其或类后人续入者，则删汰之。"（《金匮要略心典》）张仲景生活在战乱频频的东汉末年，《伤寒杂病论》几经辗转传抄，原文中舛错多出，尤怡不仅认真注释，而且对原文提出补充意见，使之更加完善。

《伤寒贯珠集》对《伤寒论》中的衍文、脱文、后人所加及疑问之处单独提出，并给出修改意见，具体如下：

提出衍文者二处。其一尤怡认为原文 141 条中"小陷胸汤，白散亦可服，疑衍"，其二尤怡指出原文 104 条"此本柴胡证，下之而不得利"中"下之而"三字疑衍。

提出脱文者一处。尤怡认为原文 48 条"发汗不彻不足言"中"疑脱一'彻'字，谓发汗不彻，虽彻不足云彻，犹腹满不减，减不足言之文"。

提出后人加者一处。原文 30 条："问曰：证象阳旦，按法治之而增剧，厥逆、咽中干、两胫拘急而谵语。师曰言夜半手足当温，两脚当伸，后如师言。何以知此？答曰：寸口脉浮而大，浮则为风，大则为虚，风则生微热，虚则两胫挛，病证象桂枝，因加附子参其间，增桂令汗出，附子温经，亡阳故也。厥逆、咽中干、烦躁，阳明内结，谵语烦乱，更饮甘草干姜汤，夜半阳气还，两足当热；胫尚微拘急，重予芍药甘草汤，尔乃胫伸；以承气汤微溏，则止其谵语，故知病可愈。"尤怡认为："此即前条之意，而设为问答，以明所以增剧及所以病愈之故。然中间语意殊无伦次，此岂后人之文耶？昔人读考工记谓不类于周官，余于此条亦云。"

提出疑问并补充完善者三条。其一是原文 253 条："阳明病，发热，汗多者，急下之，宜大承气汤。"尤怡云："然必有实满之证，而后可下。不然，则是阳明白虎汤证，宜清而不宜下矣，学者辨诸。"其二是 320 条："少阴病，得之二三日，口燥咽干者，急下之，宜大承气汤。"尤怡提出质疑说："然非心下痛，腹胀不大便，如下三条所云，亦未可以大承气轻试也。"其三是 323 条："少阴病，脉沉者，急温之，宜四逆汤。"尤怡指出："此不详何证，而但凭脉以论治，曰少阴病，脉沉者、急温之，宜四逆汤，然苟无厥逆、恶寒、下利、不渴等证，未可急与温法，愚谓学者当从全书会通，不可拘于一文一字之间者，此又其一也。"

《金匮要略心典》提出《金匮要略》原文中错误、错简之处及后人所续、疑问之处，具体如下：

提出原文有误，直接改正者二处。其一，尤怡对《痰饮咳嗽病脉证治第十二》篇第二十六条"支饮胸满者，厚朴大黄汤主之"提出质疑，并直接指出："胸满疑作腹满，支饮多胸满，此何以独用下法，厚朴大黄与小承气汤同，设非腹中痛而闭者，未可以此轻试也。"其二，尤怡对《水气病脉证并治第十四》篇第二十三条"风水恶风，一身悉肿，脉浮不渴，续自汗出，无大热，越婢汤主之"，指出："此与上条证候颇同，而治特异，麻黄之发阳气，十倍防己，乃反减黄芪之实表，增石膏之辛寒，何耶？脉浮不渴句，或作脉浮而渴，渴者热之内炽，汗为热逼，与表虚出汗不同，故得以石膏清热、麻黄散肿，而无事兼固其表也。"

提出错简者二处。其一，尤怡认为《消渴小便不利淋病脉证治第十三》篇第八条"趺阳脉数，胃中有热，即消谷引食，大便必坚，小便即数"中"消渴胃坚之证，而列于淋病之下，疑错简也"；其二，原文云尤怡认为同篇第十二条："渴欲饮水，口干燥者，白虎加人参汤主之""此肺胃热盛伤津，故以白虎清热，人参生津止渴，盖即所谓上消膈消之证，疑亦错简于此也。"

提出后人续入者一处。尤怡提出《脏腑经络先后病脉证第一》篇第一条的后半部分"酸入肝以下十五句，疑非仲景原文，类后人谬添注脚，编书者误收之也"。

提出存疑者三处。其一，尤怡对《奔豚气病脉证治第八》篇第一条"师曰，病有奔豚，有吐脓，有惊怖，有火邪，此四部病，皆从惊发得之"有所疑虑。尤怡注云："奔豚具如下文，吐脓有咳与呕之别，其从惊得之旨未详。惊怖即惊恐，盖病从惊得，而惊气即为病气也。火邪见后惊悸部及伤寒太阳篇。云太阳病，以火熏之，不得汗，其人必躁，到经不解，必圊血，名为火邪。然未尝云从惊发也。惊悸篇云，火邪者，桂枝去芍药加蜀漆牡蛎龙骨救逆汤主之，此亦是因火邪而发惊，非因惊而发为火邪也。即后奔豚证治三条，亦不必定从惊恐而得，盖是证有杂病伤寒之异，从惊恐得者杂病也，从发汗及烧针被寒者，伤寒也。其吐脓、火邪二病，仲景必别有谓，姑阙之以俟知者。"其二，尤怡对《痰饮咳嗽病脉证治第十二》篇第十三条"肺饮不弦，但苦喘短气"及第十四条"支饮亦喘而不能卧，加短气，其脉平也"提出疑问云："咳家其脉弦为有水，夫咳为肺病，而水即是饮，而其脉弦。此云肺饮不弦，支饮脉平未详何谓。"对于存疑之处，尤怡治学严谨，有时博引诸家之说，但不置可否，给读者留有选择的空间，自己体会其中深意。例如尤怡对《呕吐哕下利病脉证治第十七》篇第四十六条"下利肺痛，紫参汤主之"注释云："赵氏曰，大肠与肺合，大抵肠中积聚，则肺气不行，肺有所积，大肠亦不固，二害互为病。大肠病而气塞于肺者痛，肺有积者亦痛，痛必通用，紫参通九窍，利大小肠，气通则痛愈，积去则利自止。喻氏曰，后人疑此非仲景之方者，夫讵知肠胃有病，其所关全在肺气耶，程氏疑是腹痛，本草云，紫参治心腹积聚寒热邪气。"

尤怡许多见解为后世所采纳，比如其注解条文"支饮胸满者，厚朴大黄汤主之"，认为"支饮胸满之'胸'字，当是"腹"字，若是胸字，无用承气汤之理，是传写之讹"，《医宗金鉴》中即遵尤怡之说。

（4）注释原文，着意发挥，煎法制剂：尤怡认为方剂的煎法及制剂，对方剂功效的发挥有着重要作用。故在注释原文时，尤怡对原方剂的煎法与制剂，均着意阐释。如尤怡对《伤寒论》中附子泻心汤的煎服法着意发挥说："此证邪热有余而正阳不足。设治邪而遗正，则恶寒益甚，或补阳而遗热，则痞满愈增，此方寒热补泻，并投互治，诚不得已之苦心，然使无法以制之，鲜不混而无功矣。方以麻沸汤渍寒药，别煮附子取汁，合和与服，则寒热异其气，生熟异其性，药虽同行，而功则各奏，乃先圣之妙用也。"又如《金匮要略》中的防己地黄汤的煎服法，尤怡引越氏语释云："狂走谵语，身热脉大者，属阳明也。此无寒热，其脉浮者，乃血虚生热，邪并于阳而然。桂枝、防风、防己、甘草，酒浸取汁，用是轻清归之于阳，以散其邪；用生地黄之甘寒，熟蒸使之归于阴，以养血除热，盖药生则散表，熟则补衰，此煎煮法亦表里法也。"此二方之煎法，尤怡之释，可谓理清事明，很有启迪作用。事实上，如上法炮制，确实能提高该方剂的疗效。

剂型对疗效的影响也很明显，应重视经方剂型合理应用。如关于大陷胸之丸剂，尤怡云："汤者荡也，荡涤邪秽，欲使其净尽也。丸者，缓也，和理脏腑不欲其速下也。大陷胸丸以荡涤之体，为和缓之用，盖以其邪结在胸，而至如柔痉状，则非峻药不能逐之，而又不可以急剂一下而尽，故变汤为丸，煮而并渣服之，乃峻药缓用之法，峻则能胜破坚荡实之任，缓则能尽际上迄下之邪也。"通过这段话，尤怡透彻分析了峻药缓用之理。

凡用药治病，应注意据病情而定其煎法及剂型，使之发挥最好的治疗效果。

（5）重视方证的鉴别比较：

1）辨桂枝汤证与麻黄汤、大青龙汤证：尤怡阐释桂枝汤："盖以其汗出而邪不出，故不用麻黄之发表，而以桂枝助阳以为表，以其表病而里无热，故不用石膏之清里，而用芍药敛阴以为里，此桂枝之所以异于麻黄、大青龙也。"尤怡认为桂枝汤证与麻黄汤证区别在于桂枝汤的适应证是表有汗而里无热，而麻黄汤的适应证为表无汗。故桂枝汤中使用桂枝助阳以为表，却不用麻黄发表，以防津液大伤。桂枝汤证与大青龙汤证的区别在于表无汗及里无热，故桂枝汤中无须石膏清里热，只需芍药敛阴和里即可。

2）辨大小青龙汤证：大青龙汤中麻桂与石膏相合，故外散风寒兼内清里热，专为外寒内热而设；小青龙汤内麻桂与姜夏辛相合，外散风寒内化水饮兼具。正如尤怡所述："大青龙合麻桂而加石膏能发邪气除烦躁。小青龙无石膏有半夏、干姜、芍药、细辛、五味，能散寒邪行水饮。……夫热闭于经，而不用石膏，汗为热隔，宁有能发之者乎？饮伏于内，而不用姜、夏，寒与饮搏，宁有能散之者乎，其芍药、五味，不特收逆气安肺气，抑以制麻、桂、姜、辛之势，使不相惊而相就，以成内外协济之功耳。"

3）辨大承气汤与大陷胸汤证：二方证之别有三。其一，病位：大陷胸汤证病位在胃，位偏上；大承气汤证病位在大小肠，位偏下。正如尤怡所言"大陷胸与大承气，其用有心下与胃中之分。以愚观之，仲景所云心下者，正胃之谓。所云胃中者，正大小肠之谓也"。其二，病机："胃为都会，水谷并居，清浊未分，邪气入之，夹痰夹食，相结不解，则成结胸。大小肠者，精华已去，糟粕独居，邪气入之，但与秽物结成燥粪而已。"其三，二方的作用和药物差异："大承气专主肠中燥粪，大陷胸主心下水食。燥粪在肠，必籍推逐之力，故须枳、朴，水食在胃，必兼破饮之长，故用甘遂。且大承气先煮枳、朴，而后纳大黄，大陷胸先煮大黄，而后纳诸药，夫治上者，制宜缓，治下者，制宜急，而大黄生用则行速，熟则行迟，盖即一物而其用又有不同。"

4）辨三承气汤峻、缓、调之异：承气汤中承，即顺承。天居地上，卑而下行，地处天下，顺承乎天，故地道畅通无阻则天地之气顺承。以人体脾胃象天，则降为顺。若热邪与糟粕胶结，则地道不通，天地之气不承。承气汤能够涤荡脾胃，促使糟粕下行，地道畅通，使天地之气顺承。三承气所以称大、小、调胃，尤怡解释道："各因其制而异其名耳，盖以硝黄之润下，而益以枳、朴之推逐，则其力颇猛，故曰大；其无芒硝而但有枳、朴者，则下趋之势缓，故曰小；其去枳、朴之苦辛，而加甘草之甘缓，则其力尤缓，但取和调胃气，使归于平而已。故曰调胃。"

5）辨阳明治黄三方下、清、散之别：阳明治黄三方：茵陈蒿汤、栀子柏皮汤及麻黄连轺赤小豆汤。尤怡释："茵陈蒿汤是下热之剂，栀子柏皮汤是清热之剂，麻黄连轺赤小豆汤是散热之剂也。"三方同治阳黄，因其热有异，分别选用下、清、散三法祛邪，尤怡阐释简明准确，体现了其深厚的医学功底。

6）肺痈诸方有文抚武攻之用：《金匮要略》治肺痈诸方主要有四个，分别为葶苈大枣泻肺汤、苇茎汤、桔梗汤及桔梗白散。根据肺痈病程的不同阶段及邪正之气的状态采用文抚武攻之略予以治疗。尤怡说："肺痈诸方，其于治效，各有专长。如葶苈大枣，用治肺痈之始萌而未成者，所谓乘其未集而击之也；其苇茎汤则因其乱而逐之者耳；桔梗汤剿抚兼行，而意在于抚，洵为工者之师；桔梗白散则捣坚之锐师也。比而观之，审而行之，庶几各当而无误矣。"

2. 治伤学的主要学术思想

（1）以法类证，重编条文：宋、金时期，后世医家对《伤寒论》《金匮要略》的研究已日渐深入，由此产生了不同流派。到元、明及清代初叶，各流派繁荣发展，形成了不同的观点。有人认为晋代王叔和编辑仲景之书颠倒错乱殊甚，因而主张必须"重新考订"；有人认为王叔和编辑之书是仲景旧作，如神龙出没，首尾相顾，不能改移。尤怡虽对二者的观点未置可否，但从其著作《伤寒贯珠集》来看，其深受方喻错简重订思想影响，其特点是以法类证，重编条文。

受《伤寒溯源集》的影响，尤怡将《伤寒论》原文顺序打乱，以法类证，重新编撰，正如尤怡自己所言："千头万绪，统归一贯，比于百八轮珠，个个在手矣。"其编排顺序仍以六经为序，每经病首冠以条例大意，阐明编排方法。

1）"三阳病篇"编排法："三阳病篇"统共八法，太阳有正治法、权变法、斡旋法、救逆法、类病法。审汗之有无，用桂枝汤或麻黄汤汗解之，为太阳正治法；随机体虚实之殊，脏腑阴阳之异，虽同为伤寒，不得竟用麻黄桂枝汤法，而分别用小建中、炙甘草、大小青龙及桂枝二麻黄一等汤，这是太阳的权变法；斡旋法是指"或汗出不彻，而邪不外散，则有传变他经及发黄蓄血之病，或汗出过多而并伤阳气，则有振振欲擗地，肉瞤筋惕等证，于是乎有可更发汗、更药发汗及真武四逆等法"，救逆法是指"或当汗而反下，或既下而复汗，以及温针艾灼水渍种种混施，以致结胸痞满挟热下利，或烦躁不得眠，或内烦饥不欲食，或惊狂不安，或肉上粟起，于是乎有大小陷胸、诸泻心汤、文蛤散等方也，此为救逆法"，类病法则是"伤寒之外，又有风温、温病、风湿、中湿、中暍、霍乱等证，其形与伤寒相似，其治与伤寒不同，于是乎有桂附、术附、麻黄、白术、瓜蒂、人参白虎等方，此为伤寒类病法也"。

阳明有正治法、杂治法和明辨法。正治法即区分经病为传经、自受或腑病治宜清宜温；杂治法指"病变发黄、蓄血诸候，非复阳明胃实及经邪留滞之时，所可比例，或散或下，所当各随其证而异其治者也""经腑相连，虚实交错，或可下，或不可下，或可下而尚未可下及不可大下之时，故有脉实潮热、转矢气、小便少等辨，及外导、润下等法"，为明辨法。

少阳有正治法、权变法及刺法。选用小柴胡汤和解表里，为正治法；少阳病有汗下之禁，而和解可兼汗兼下之法，如柴胡加芒硝汤、大柴胡汤、柴胡桂枝汤之类，为少阳权变法；刺法指"纵横胁满合并之病，当刺期门、大椎、肺俞、肝俞诸穴是也"。

2）"三阴病篇"编排法："三阴病篇"的编排法与"三阳病篇"不尽相同，原因在于，"三阴"除直中传经外，有经腑并受其邪的情况。

"太阴病篇"有经病、脏病及经脏俱病三种情况，故其治法有解表、温里及先里后表之法。

"少阴病篇"则"先列脉证于前，次清法、次温法，又次为生死法，欲学者明辨宜清宜温之实，不必但泥传经直中之名，又其次为少阴病禁，以少阴为汗下之例，亦不得不著汗下之禁"。

"厥阴病篇"亦首列厥阴病脉证，次列厥热进退，次生死微甚、次清法、次温法、次病禁，最后为简误。

（2）六经主脏腑经络：

1）六病是指六经之病：《伤寒论》原文称六病，如太阳病、阳明病、少阳病等，未称六经之病。尤怡认为仲景所称之六病，实际是指六经之病。如对六条提纲，尤怡释为"递举上经受病之脉证"；还比如对原文第7条"病有发热恶寒者，发于阳也；无热恶寒者，发于阴也"，尤怡释云："此特举阳经阴经受邪之异，而辨其病状……发于阳者，病在阳之经也，以寒加阳，阳气被郁，故发热而恶寒；发于阴者，病在阴之经也，以阴加阴，无阳可郁，故无热而但恶寒耳。"

2）六经是指同名脏腑经络之经：后世医家对六经的内涵众说纷纭，尤其是自柯琴提出六经为经界之经后，各医家更是各执己见，令人莫衷一是。尤怡博览群书，心有定见，提出六经指同名脏腑经络之经，以下举例说明。

尤怡对于《伤寒论》第1条太阳病提纲"太阳之为病，脉浮，头项强痛而恶寒"，开宗明义便释之曰："人身十二经络，本相联贯，而各有畛界，是以邪气之中，必各有所见之证与可据之脉。仲景首定太阳脉证曰：脉浮，头项强痛而恶寒。盖太阳居三阳之表，而其脉上额交巅入络脑，还出别下项，故其初病，无论中风伤寒，其脉证皆如是也。"尤怡对蓄水证、蓄血证说："古法从经腑言，则太阳为经，而膀胱为府。从标本言，则太阳为标，膀胱为本。病去太阳而之膀胱，所以谓之太阳传本也，然膀胱本病，有水结血结之不同。水结宜五苓散导水泄热，血结宜桃核承气及抵当汤丸导血除热。"以上说明尤怡认为太阳病即太阳经病，经病不已，内传其腑，令膀胱发病，形成蓄水与蓄血之证。

阳明病提纲："阳明之为病，胃家实是也。"尤怡释之云："胃者，汇也。水谷之海，为阳明之府也。胃家实者，邪热入胃，与糟粕相结而成。"

少阳病提纲："少阳之为病，口苦，咽干，目眩也。"尤怡释云："足少阳胆也，胆盛精汁三合，而其味苦，胆受邪而热，其气上溢，故口苦。咽门者，肝胆之候。目锐眦者，胆脉之所起，故咽干、目眩也。"

太阴病提纲："太阴之为病，腹满而吐，食不下，自利益甚时腹自痛，若下之，必胸下结硬。"尤怡曰："此足太阴病之的证也，太阴之脉，入腹属脾络胃，上膈挟咽，故其病有腹满而吐食不下，自利腹痛等证。"

尤怡认为少阴病是指足少阴肾之经脏病。如尤怡对原文283条"病人脉阴阳俱紧，反汗出者，亡阳也，此属少阴，法当咽痛而复吐利"注云："阴阳俱紧，太阳伤寒之脉也，法当无汗，而反汗出者，表虚亡阳，其病不属太阳而属少阴矣。少阴之病，上膈循喉咙，少阴之脏为胃之关，为二阴之司，寒邪直入，经脏俱受，故当咽痛而复吐利也。此为寒伤太阳，阳虚不任，因遂转入少阴之证。盖太阳者，少阴之表，犹唇齿也。唇亡则齿寒，阳亡则阴及，故曰少阴之邪从太阳飞渡者多也。"

尤怡认为厥阴病是指肝脏及肝经。对厥阴病提纲："厥阴之为病，消渴，气上撞心，心中疼热，饥而不欲食，食则吐蛔，下之，利不止。"尤怡云："伤寒之病，邪愈深者，其热愈甚。厥阴为阴之尽，而风木之气，又足以生阳而铄阴津，津虚火实，脏燥无液，求救于水，则为消渴。消渴者，水入不足以制热，而反为热所消也。气上冲心，心中疼热者，火生于木，肝气通心。饥而不欲食者，木喜攻土，胃虚求食，而邪热邪复不能消谷也。食入即吐蛔者，蛔无食而动，闻食臭而出也。下之利不止者，胃家重伤而邪热下注也。"

由此可见，尤怡从同名脏腑经络角度出发对六经病证进行解释，并且认为六经属同名脏腑经络坚定不移。

清代伤寒学家柯琴独出心裁，以地面经界释六病。如太阳病，柯琴认为心主太阳，反对膀胱主太阳，认为"若膀胱为州都之官，所藏津液必待上焦之气化而后出，何能外司营卫而为诸阳主气哉"。理由有二：一是"心居太阳之位，故得外统一身之气血，内行五脏六腑之经隧"；二是"伤寒最多心病，以心当太阳之位也，心为君主，寒为贼邪，君火不足，寒气得以伤之，所以名为大病"。(《伤寒来苏集》)

尤怡对柯琴之经界说给予了强有力的反驳。首先，尤怡认为太阳病是无关的经脏之病。他说："少阴心经，起于手小指，循臂上行，入缺盆，注心中，今伤寒初病，不闻有是经所生症者，而邪入心经，亦不复见头项强痛等症。夫心以为太阳之位，则不应无太阳之症，以心为一身之主，不得易膀胱之位。况仲景所谓太阳者，只就经脉而言，自表邪传经入里，热结膀胱，乃始及于府。柯氏但知其位卑在下，不得为都会之地，而不思其经络所过，实为一身之表邪！徇尊卑之名，忘经野之实，亦何取焉？"其次，尤怡指出心病与太阳病，轻重有天地之别，太阳病不可能是心病。他说："且伤寒虽曰大病，未必便是死症。若寒邪犯心，水来克火之说，自是寒邪直入心脏之病，而非大概伤寒在表之病矣。必如其说，则伤寒之病，十无一生，虽救疗之不及，而何有延至十数日之久哉？且以心当太阳之位，则太阳随经入里之邪，将直犯君主，而何以仍归膀胱，为小便不利，为结血不行？"(《医学读书记》)

最后尤怡严厉地批评说："炫新说而变旧章，智者之过也，道其不明矣夫！"表明尤怡是脏腑经络学说的坚定捍卫者。

3）六经之病以足经为主：尤怡认为手之三阳经虽亦主表，然而手之三阳经脉较短，不若足经长而纲维一身。故六经虽包括手足三阴三阳经，但《伤寒论》重点讨论的是足之三阴三阳经病。正如尤怡所说："手之三阳，虽亦主表，而太阳小肠、少阳三焦、阳明大肠，并从手至于头，位偏而脉短，不若足经之自下行上纲维一身也。"(《医学读书记》)

尤怡云："手之三阴，虽亦主里，然太阴肺、少阴心、厥阴胞络并处上焦，不若肝、脾、肾之实居阴位也。"(《金匮要略心典》)手足三阴经均主里，但足之三阴位居下焦阴位，而手之三阴处于上焦阳位，所以三阴病重点在足之三阴。总之，尤怡认为："手三阳经虽阳，而脉绌于表，惟足三阳为独主阳之表；手三阴脏虽阴，而位不处阴，惟足三阴为独主阴之里。伤寒之邪，所以恒在足而不在手欤！"(《金匮要略心典》)

(3) 对六经发病及传变的独到见解：

1）六经均可受风寒邪气：尤怡认为："寒邪六经俱受，不必定自太阳。"他在《伤寒贯珠集》中就申明了这种观点："凡言阳明中风、阳明病若中寒，及少阳中风、太阴、少阴、厥阴中风等语，皆是本经自受风寒，之证非从太阳传来者也。"在《医学读书记》中又进一步重申了这一看法。尤怡云："仲景云：阳明中风，口苦、咽干、腹满、微喘、发热、恶寒、脉浮而紧。又少阳中风，两耳无所闻、目赤、胸中满而烦者是也。不独阳明、少阳为然，即三阴亦有之。云少阴病始得之，反发热，脉沉者，少阴初受寒邪之症也。太阴中风，四肢烦疼，阳微阴涩而长者，太阴初受风邪之症也。厥阴中风，脉微浮为欲愈，不浮为未愈，此厥阴初受风邪之脉也。"(《医学读书记》)

当然，尤怡所述三阴自受寒邪与寒邪直中三阴有别。尤怡云："直中者，病在脏，此则病在经也。"（《医学读书记》）二者以此为别。

2）三阴病应区别直中及传经：大多数医家认为传经属热邪，宜用清法；直中属寒邪，治宜温法。尤怡同意此观点，如《伤寒贯珠集》辨太阴条例大意中说："太阴者，土也，在脏为脾，在气为湿，伤寒传经之热，入而与之相搏，则为腹满吐利等证。直中之寒，入而与湿相搏，亦有腹满吐利等症，但有肢冷、肢温、脉迟、脉数、口渴、口不渴之异耳。"由于传经为热，直中为寒，故其预后迥然不同。尤怡说："传经之病，以阴气之存亡为生死；直中之病，以阳气之消长为生死也。"这也说明尤怡是承认"传经之邪为热，直中之邪为寒"这一观点的。

然而，尤怡并不偏执一家之言，他辨证认识这一问题。如他在《伤寒贯珠集》辨列少阴条例大意中说："直中之寒，久亦化热；传经之热，极必生阴。"又如在黄连阿胶汤证的注释中，《伤寒论》云："少阴病，得之二三日以上，心中烦，不得卧，黄连阿胶汤主之。"尤怡注云："少阴之热，有从阳经传入者，有自受寒邪，久而变热者，日二三日以上，谓自二三日至五六日或八九日，寒极而变热也，至心中烦不得卧，则热气内动尽入血中，而诸阴蒙其害矣。盖阳经之寒变，则热归于气，或入于血，阴经之寒变，则热入于血，而不归于气，此余历试之验也。"

不仅三阴病有直中及传经之别，"阳明腑病有传经、自受之异。传经者，风寒已变，其病多热；自受者，风寒初入，其病多冷"。尤怡对六经发病及传变的独到见解，开创了后世体质从化学说的先河。

（4）少阳居阴经与阳经之间：成无己首次提出少阳居半表半里之间，但关于半表半里的含义，时至今日各医家仍是各执己见，究竟是居于三阳经的表里之间，还是位于阴经与阳经的表里之间。尤怡认为少阳居阴经与阳经表里之间。阳经主表，阴经主里，少阳居阳经与阴经之间。何以然也？

首先，尤怡认为六经传变次序为"先太阳、次阳明、次少阳、次太阴、次少阴、次厥阴"，渐次深入，少阳在阳明之后，太阴之前，故少阳应介于阳经与阴经之间。为了说明这一点，尤怡又说："寒邪中人，先着皮肤，而足太阳膀胱之脉，在最外一层，故先入之，稍深则去皮肤而入肌肉，肌肉为足阳明之分，故次入之；又稍深则在躯壳之内，脏腑之外，而足少阳之脉，正当半表半里之间，故又次入之。"（《金匮要略心典》）

其次，基于上述认识，尤怡在《伤寒贯珠集》中注释原文172条时说："少阳居表里之间，视阳明为较深，其热气尤易内侵，是以太阳与少阳合病，亦自下利，而治法则不同矣。太阳阳明合病者，其邪近外，驱之使从外出为易，太阳少阳合病者，其邪近里，治之使从里和为易，故彼用葛根（指葛根汤）而此用黄芩（汤）也。"还比如对原文96条少阳病往来寒热证，尤怡释云："往来寒热者，少阳居表里之间，进而就阴则寒，退而从阳则热也。"阴即指阴经，阳即指阳经。总之，尤怡认为少阳居阴经与阳经之间。

（5）辨证抓主症，反对三纲说：尤怡在《伤寒贯珠集》中，提出辨证应当抓主症的思想。在太阳病篇首论太阳脉证节中明白地指出："论太阳伤寒者，当以脉紧无汗，身不即热为主，犹中风脉缓、多汗、身热为主也。"在麻黄汤证 35 条注释中又说："其为病，有头痛发热，身疼腰痛，骨节疼痛，恶风无汗而喘之证，然惟骨痛、脉紧、无汗，为麻黄汤的证。"因此，尤怡强调应抓住主症，进行辨证。

尤怡反对三纲说。三纲说由宋代医家许叔微作俑，并得到明代方有执、清代喻嘉言二人的大力倡导。其具体是指太阳中风表虚之桂枝汤证、太阳伤寒表实之麻黄汤证及太阳伤寒表实兼里热烦躁之大青龙汤证等三大证。三纲说有两大支柱：一是从病因角度分析，认为桂枝汤证为受风邪，故桂枝汤证称为中风；麻黄汤证为受寒邪，故称为伤寒；大青龙汤证则兼受风与寒两种邪气。二是由病机进行辨别，认为桂枝汤证仲景称为营弱卫强，即卫病而营不病；并由此推麻黄汤证为营强卫弱，即营病而卫不病；而大青龙汤证则为营卫俱病。因三者病因病机均不同，故并称为三纲大证。

尤怡认为三纲说的两大支柱都是站不住脚的。尤怡认为营与卫是代表受邪部位深浅的，邪气侵犯肌体由浅入深，由卫而及营。风寒之邪可犯卫亦可犯营。犯卫者，营不必病，然犯营者，卫则必病，故三纲说者认为麻黄汤证是营病而卫未病，则于理难通。桂枝汤证的病机是卫强营弱是正确的，说麻黄汤证的病是营强卫弱，则是错误的。桂枝汤证与麻黄汤证的区别，主要在汗之有无，既不在病因属风属寒，亦不在病机属卫强还是营强。比如尤怡在《伤寒贯珠集》中所言："不知邪气之来，自皮毛而入肌肉，无论中风伤寒，未有不及于卫者，其甚者乃并伤于营耳。郭白云所谓涉卫中营者是也。是以寒之浅者，仅伤于卫，风而甚者，并及于营，卫之实者，风亦难泄，卫而虚者，寒犹不固。"两方证的主要区别，在于汗之有无。"无汗必发其汗，麻黄汤所以去表实而发邪气，有汗不可更发汗，桂枝汤所以助表气而逐邪气，学者但分病证之有汗无汗，以严麻黄桂枝之辨，不必执营卫之孰虚孰实，以证伤寒中风之殊。且无汗为表实，何云卫虚，麻黄之去实，宁独遗卫。"尤怡将营实虚、营病卫不病驳得体无完肤。大青龙汤证本是伤寒表实证，但仲景却冠以中风，其意在于培养读者的辨证意识，以防拘泥于中风之名，临证中误用解肌之法。尤在泾在大青龙汤证后注云："盖其病已非中风之常病，其法则不得守桂枝之常法，仲景特举此者，欲人知常达变，不使拘中风之名，而拘解肌之法也。"尤怡亦云："至于大青龙汤证，其辨不在营卫两病，而在烦躁一证。其立方之旨，亦不在并用麻、桂，而在独加石膏。王文禄谓风寒并重，闭热于经，故加石膏于发散药中是也。若不过风寒并发，则麻黄、桂枝已足胜其任矣，何必更须石膏哉？须知中风而或表实，亦用麻黄，伤寒而或表虚，亦用桂枝。其表不得泄，而闭热于中者，则用石膏。其无热者，但用麻、桂，此仲景心法也。"由此可见，大青龙汤与桂枝汤、麻黄汤证的区别，在于内热烦躁一证，既非风寒二伤，亦非营卫俱病。

尤怡对桂枝汤证、麻黄汤证及大青龙汤证三证的认识，超越千古，发仲景之秘矣。

3. 在内科杂病上的学术思想

《金匮翼》集中体现了尤怡在内科杂病上的学术思想，是他论述内科杂病的代表之作，主要表现在以下几点。

（1）在病因病机上的学术思想：

1）中风病因，兼收并蓄，肝为其本。唐宋以前医家对于中风病因病机的理解，多以"正虚邪中"立论。金元以后，越来越强调内因的致病。刘河间主倡心火暴盛，李东垣认为正气自虚，朱丹溪则认为湿热生痰为主，内风之说日渐盛兴。王履称外风致病者为"真中风"，内风致病者为"类中风"。尤怡兼收并蓄，认为中风者内外之风兼具，其成因以肝气为本，肝风为之内应。尤怡云："中风之病，昔人有真类之分，盖以贼风邪气所中者为真，痰、火、食、气所发者为类也。以愚观之，人之为病，有外感之风，亦有内生之风，而天人之气，恒相感召，真邪之动，往往相因，故无论贼风邪气从外来者，必先有肝风为之内应，即痰、火、食、气从内发者，亦必有肝风之始基。设无肝风，亦只为他病已耳，宁有猝倒、偏枯、歪僻、牵引等症哉？"可见，关于中风成因，尤怡认为既有外风之因，又有痰、火、食、气等内因，但均以肝风内应为本，否则中风之病不会发生。

2）湿病之因，来路不同，所伤亦异。尤怡在《金匮翼》诸湿统论节中将湿邪为患分为五类。其一"有天之湿，雾露雨是也。天本乎气，故先中表之营卫"，其二"有地之湿，水泥是也。地分乎形，故先伤皮肉筋骨血脉"，其三"有饮食之湿，酒水乳酪之类是也，伤于脾胃"，其四"有汗液之湿，汗液，亦湿也，止感于外"，其五"有人气之湿，太阴湿土之所化也，乃动于中"。尤怡云："天之湿，汗之；地之湿，渗之；饮食之湿，在上吐之，在中夺之，在下者引而竭之；汗液之湿，亦以汗取之；人气之湿，属太阴所化，在气交之分，土兼四气，寒热温凉，升降浮沉，备在其中，当分上下中外而治，以兼化四气，淫逸上下中外，无处不到也，大率在上则病头重胸满呕吐，在外则身重肿胀，在下则足胫跗肿，在中则腹胀中满痞塞，其所用药，亦兼寒热温凉，以为佐使而治之。"尤怡将病因、病机及治则统一起来论述，便于后学者掌握。换言之，即因湿邪的成因及所侵部位不同，所以应采用汗、渗、下及分消之法治之。天之湿气及汗液之湿感人，宜以汗法取之；地之湿气感人，宜用渗法去之；饮食之湿中人，在上者吐之，在中者夺之，在下者引而竭之；人气之湿，为太阴所化，在气交之中，有寒热虚实，升降浮沉之变，治之当视其上下中外，并兼寒热温凉以为佐使。

3）三焦不调，气道否涩，多成痰饮。痰饮致病千奇百怪，文献中病的名称不胜枚举。关于痰饮的成因，尤怡认为总由三焦不调，气道痞涩而致。在《金匮翼》痰饮统论节中尤怡说："人之有形，藉水饮以滋养，水之所化，凭气脉以宣流。盖三焦者，水谷之道路，气脉之所终始也，若三焦调适，气脉平均，则能宣通水液，行入于经，化而为血，灌溉周身。设三焦气涩，脉道不通，则水饮停滞，不得宣行，因之聚成痰饮，为病多端。"尤怡接着又强调说："病虽多端，悉由三焦不调，气道否涩而生病焉，是以气行即水行，气滞即水滞。故知饮之为病，在人最多。善治者，以宣通其气脉为先，则饮无所凝滞。所以治痰饮者，当以温药和之，盖人之气血得温则宣流也，及结而成坚癖，则兼以消痰破饮之剂攻之。"这对我们理解痰饮病的治疗原则，有很大的启迪。

4）伤食停食，病因不同，病机亦殊。伤食与停食，病位虽均在胃肠，但病因病机不同，治法亦自有殊。在临证中，须分清伤食与停食，才能取得理想的治疗效果。关于二者之别，尤怡引鹤年之语："伤食与停食，宜分两项。伤食者，饮食自倍，肠胃乃伤，病在不及消化；停食不论食之多少，或当食而怒，或当食而病，在气结而不能化也。治伤食，宜偏重于食，或吐或下或消；若停食则偏重在气，惟理气而兼之以消，吐下之法不可用也。大都伤食当分上中下三焦，而停食则专在胃脘也。"

5）失血诸因，独重瘀血阳虚。关于失血证的原因，尤怡特别重视瘀血及阳虚二种。尤怡认为瘀血不去，新血不宁，引用了滑伯仁的一段医话阐释，云："滑伯仁曰，血溢、血泄诸蓄血证，其始也，予率以桃仁、大黄行血破滞之剂，折其锐气，而后区别治之，虽往往获效，然犹不得其所以然也。后来四明遇故人苏伊芳举，闲论诸家之术。伊芳举云，吾乡有善医者，忘其姓字，每治失血蓄妄，必先以快药下之。或问失血复下，虚何以当，则曰：血既妄行，迷失故道，不去血利瘀，则以妄为常，曷以御之，且去者自去，生者自生，何虚之有？予闻之愕然曰：昔者之疑，今释然矣。"尤怡并对此加按："去者自去，生者自生，人易知也。瘀者未去，则新者不守，人未易知也。细心体验自见。"尤怡从滑伯仁医话中悟出"瘀者未去，则新者不守"，为祛瘀止血法提供了理论依据。

尤怡还尤其重视脾阳虚不能统血而造成的失血证。如其在"阳虚失血"节中云："阳虚失血者，脾胃气虚，不能固护阴气也，《仁斋直指》云，血遇热则宣流，故止血多用凉剂。然亦有气虚挟寒，阴阳不相为守，荣气虚散，血亦错行，所谓阳虚阴必走是耳。外证必有虚冷之状，其血色必黯黑而不鲜，法当温中，使血自归经络，可用理中汤加南木香，或甘草干姜汤，其效甚著。曹氏云，吐血须煎干姜甘草汤与服，或四物理中汤亦可，若服生地黄、竹茹、藕汁，去生便远。"为此，尤怡特别指出："《经》云，荣气出于中焦，是以脾胃为统血之司，而甘温气味，有固血之用也。世医畏其能动血，虽遇当用而不敢用者多矣，厥疾不瘳，谁之过欤！"为了突出强调这一点，尤怡在"便血"中，又特别列出"中虚脱血"一节，其中云："中者，脾胃也。脾统血，脾虚则不能摄血。脾化血，脾虚则不能运化，是皆血无所主，因而脱陷妄行，其血色不甚鲜红，或紫或黑，此阳败而然，故多无热证，而或见恶心、呕吐，宜理中汤温补脾胃，中气得理，血自归经矣。"尤怡重视阳虚失血之苦心，于此可见。

6）噎膈反胃，病位不同，病证亦异。尤怡云："膈，隔也。饮食入咽不得辄下，噎塞膈中，如有阻隔之者，故名膈噎，又其病正在膈间，食不得下，气反上逆，随复吐出，故又名膈气。反胃者，饮食入胃，全无阻隔，过一二时，辄复吐出，有反还之意，故曰反胃。甚者朝食暮吐，暮食朝吐，有翻倾之义，故亦名翻胃，不似噎膈之噎然后吐，不噎则不吐也。"尤怡认为可统称噎膈，二者属同类，但与反胃绝对不同。因此，他反对噎膈反胃连称。他在《医学读书续记》中又特别强调"噎膈反胃之辨"，云："噎膈、反胃，自是二病，世医每连称而并举之，丹溪实作之俑也。丹溪云：其槁在上，近咽之下，水饮可行，食物难入，入亦不多，名之曰噎；其槁在下，与胃为近，食虽可下，良久复出，名之曰膈，亦曰反胃。是以噎膈分上、下二病，而反胃属之膈，殊欠分明。愚谓噎膈之所以反胃者，以食噎不下，故反而上出，若不噎则并不反矣。其反胃之病，则全不噎食，或迟或速，自然吐出，与膈病何相干哉？二者病本不同，治法亦异，不可不辨!"显然，尤怡之论和我们现在的认识相近，二者决然不同，噎膈病位在食道，反胃病在幽门。

7）虚损之证，虽损五脏，独重脾胃。关于虚损之证，尤怡独重中焦脾胃，他在《虚劳总论》中记载："损证有自上至下者，有自下至上者，而皆以中气为主。故《难经》云，一损损于肺，皮聚而毛落；二损损于心，血脉虚弱，不能荣于脏腑，妇人则月水不通；三损损于胃，饮食不为肌肤，此自上而下者也。一损损于肾，骨痿不能起于床；二损损于肝，筋缓不能自收持；三损损于脾，饮食不能消克，此自下而上者也。《机要》云，虚损之疾，寒热因虚而感也。感寒则损阳，故损自上而下，治之宜以辛甘淡，过于胃则不可治也；感热则损阴，故损自下而上，治之宜以苦酸咸，过于脾则不可治。夫脾胃居中而运水谷，脾胃气盛，四脏虽虚，犹能溉之，不然则四脏俱失其养矣，得不殆乎。故曰：治损之法莫善于《难经》，谓损其肺者益其气，损其心者调其营卫，损其脾者调其饮食，适其寒温。"尤怡虚损独重脾胃的观点展露无遗。

8）消渴之病，虽分三消，肾虚为本。遵《古今录验》，尤怡将消渴分为消渴、消中、肾消三种。然病因则以肾虚为本。尤怡曰："李词部曰，消渴之疾，发则小便味甜。按：《洪范》云：稼穑作甘，以理推之，淋饧醋酒作脯法，须臾即皆能甜也。人饮食之后，滋味皆甜，积在中焦，若腰肾气盛，则上蒸精气，化入骨髓，其次为脂膏，其次为肌肉，其余则为小便；故小便色黄，血之余气也。五脏之气咸润者，则下味也。若腰肾既虚冷，不能蒸化于上，谷气则尽下而为小便，故甘味不变，下多不止，食饮虽多，而肌肤枯槁。譬如乳母，谷气上泄，皆为乳汁。消渴疾者，谷气下泄，尽为小便也。又肺为五脏之华盖，若下有暖气上蒸，即润而不渴。若下虚极，即阳气不能升，故肺干而渴。譬如釜中有水，以板盖之，若下有火力，则暖气上腾而板能润；若无火力，则水气不能上，板终不可得而润也。故张仲景云，宜服八味肾气丸，并不可食冷物，及饮冷水。此颇得效，故录正方于后云。"尤怡认为消渴独重肾脏的观点显而易见。

9）鼻塞日久，遇寒便发，多属火郁。鼻塞之病，在临床上非常常见，但治疗多难速效，其中关键原因是病因病机不清。尤怡认为："鼻塞不闻香臭，或但遇寒月便塞，或略感风寒亦塞，不时举发者，世俗皆以为肺寒，而用解表辛温通利之药不效。殊不知此是肺经多有火邪，郁甚则喜见热而恶风寒，故遇寒便塞，偶感便发。治法清金降火为主，而佐以通利之剂。若如常鼻塞不闻香臭者，只作肺热治之，泻火消痰，或丸药噙化，或末药轻调缓服久服，无不效。若平素原无鼻塞之病，一时偶感风寒而致鼻塞声重，或流清涕者，只作风寒治之。"尤怡的经验当可效法。

（2）在治疗上的学术思想：

1）立证为病，辨证论治。《金匮翼》是治疗杂病的专书，编纂该书主要是采用立证为病、辨证论治的方法。以下列举多种病都可见发热证，以从其中窥尤怡立证为病、辨证论治的思想。

该节先统论发热的一般特点以及先贤论治发热的独到见解，然后将发热分为八大类型，即：劳倦发热、火郁发热、血虚发热、阳浮发热、痰积发热、瘀血作热、骨蒸热、食积酒毒，然后分别论其病因病机、临床特点及治疗方法。

首论劳倦发热，云："劳倦发热者，积劳成倦，阳气下陷，则虚热内生也。其症身热心烦，头痛恶寒，懒言恶食，脉洪大而空，状类伤寒，切戒汗下，但服补中益气汤一二服，得微汗则已，非正发汗，乃阴阳气和，自然汗出也。"后列补中益气汤方。

次论火郁发热，云："火郁者，阳气为外寒所遏，不得宣行，郁而成火，或因胃中过食冷物，郁遏阳气于脾土之中，令人心烦，手足心热，骨髓中热如火燎，此为郁热。《经》云：火郁则发之。"后列东垣火郁汤。

次论血虚发热，云："血虚发热，亦从劳倦得之。东垣云：饥困劳役之后，肌热烦躁，困渴引饮，目赤、面红，昼夜之息，其脉大虚，按之无力。《经》云：脉虚则血虚，血虚则发热。症象白虎，惟脉不长实为辨也。误服白虎，旬日必变。"后列当归补血汤。

次论阳浮发热，云："阳气虚浮，其端有二：或脾胃气虚，阳浮于外，其症上见呕恶，下为溏泄，其脉大而不实，身虽大热，切忌寒凉，宜甘辛温药温其中，使土厚则火自敛也；或肾虚火不归经，游行于外，其症烦渴引饮，面赤、舌刺、唇黑，足心如烙，或冷如冰，其脉洪大无伦，按之微弱，宜八味肾气丸之属，导火下行也。"后列理中汤及八味肾气丸方。

次论痰积发热，云："积痰发热者，其脉弦滑，其症胸膈痞塞，背心疼痛。《活人书》所谓中脘有痰，令人憎寒发热，状类伤寒，但头不痛，项不强为异。"

次论瘀血发热，云："瘀血发热者，其脉涩，其人但漱水而不欲咽，两脚必厥冷，少腹必结急，是以不可以寒治，不可以辛散，但通其血，则发热自止。"后列当归承气汤。

次论骨蒸热，云："骨蒸热者，热伏于内，而气蒸于外也，其症肌热、盗汗、黄瘦、口臭，久而不愈。此骨蒸伏热，营卫不通之所致也。少男室女多有此证。"后列麦煎散及柴胡梅连散两方。

最后论食积酒毒发热，云："食积者，当暮发热，恶闻食臭，时时嗳腐，其脉滑或实。《活人》所谓伤食令人头痛，脉数，发热，但左手人迎脉平和，身不疼是也。酒毒者，脉数，溺赤。《经》云：酒气与谷气相搏，热盛于中，故热遍于身，内热而溺赤是也。"后列加味越鞠丸等 21 方。

尤怡对病证分析之精，论治之细及其用语浅显，言之有物的治学特点由此可见。

2）善于总结，规范治法。尤怡重视杂病的治疗法则。他在《金匮翼》中说："夫医之治病，犹将之御敌，宰之治民也。御敌有法，奇正虚实，随机应变，不知法，则不足以御敌矣。治民有道，刑政教化，以时而施，不明道，则不足于临民矣。病有阴阳、表里、虚实、缓急之殊，医有寒温、汗下、补泻、轻重之异，不知此则不足以临病。"对于治法，尤怡细心总结，使之规范化，以便后学者有规矩可循。

卒中八法。

尤怡提出卒中八法治疗中风病，意义深远，其中许多方法，至今仍在临床广泛应用。八法的内容具体如下：

一曰开关，适用于闭证，即搐鼻、揩齿、探吐等法："卒然口噤目张，两手握固，痰壅气塞，无门下药，此为闭证。闭则宜开，不开则死。搐鼻、揩齿、探吐皆开法也。"后列白矾散、急救稀涎散等方。

二曰固脱，适用于脱证，急固元气，其云："猝然之候，但见目合、口开、遗尿、自汗者，无论有邪无邪，总属脱证。脱则宜固，急在元气也。元气固，然后可以图邪气。"后列参附汤方。

三曰泄大邪，其云："昔人谓南方无真中风病，多是痰火气虚所致，是以近世罕有议解散者，然其间贼风邪气，亦间有之。设遇此等，岂清热、益气、理痰所能愈哉，续命诸方所以不可竟废也。"后列小续命及三化汤。

四曰转大气，尤怡认为："大气，不息之真气也，不转则息矣。故不特气厥类中，即真中风邪，亦以转气为先。《经》云：大气一转，邪气乃散此之谓也。"强调益气行气在中风治疗中的作用。后列八味顺气散及匀气散。

五曰逐痰涎，适用于"或因风而动痰，或因痰而致风，或因邪风多附顽痰，或痰病有如风病，是以掉摇眩晕、倒仆昏迷等症。风固有之，痰亦能然，要在有表无表，脉浮脉滑为辨耳。风痰兼治痰则可，痰病兼治风则不可"。说明痰是中风病的重要兼挟因素，必须重视逐痰。后列涤痰汤及清心散二方。

六曰除风热，尤怡云："内风之气，多从热化，昔人所谓风从火出者是也，是证不可治风，惟宜治热。"后列竹沥汤及地黄煎二方。

七曰通窍隧。窍指心窍而言，其曰："风邪中人，与痰气相搏，闭其经隧，神暴昏，脉暴绝者，急与苏合、至宝之属以通之。盖惟香药为能达经隧、通神明也。"后列苏合香丸及至宝丹二方。

八曰灸腧穴，适用于闭证、脱证等，后列灸风中腑手足不遂等症；灸风中脏，气壅涎潮，不语昏危者；灸风中脉，口眼㖞斜；灸中风卒厥危急等证之具体方法及穴位。

治痰七法。

尤怡根据痰饮病之虚实情况分为七种治法。

一曰攻逐，适用于痰饮壅塞已甚，形成坚僻之顽痰者。尤怡云："古云：治痰先补脾，脾复健运之常而痰自化。然停积既甚，譬如沟渠瘀壅，久则倒流逆上，污浊臭秽，无所不有，若不决而去之，而欲澄治已壅之水而使之清，无是理也，故须攻逐之剂。"后列四首峻下攻逐之剂：神仙坠痰丸、控涎丹、十枣汤、礞石滚痰丸。尤怡认为痰之与饮，虽为同类，但仍有别，治疗时应分而治之，才能取得良效。他的经验是"痰多胶固一处，饮多流溢上下，故痰可润而饮可燥也，是以控涎、十枣为逐饮之真方，礞石滚痰乃下痰之药。易而用之，罕有获效者矣。学者辨之"。

二曰消导，适用于"凡病痰饮未盛，或虽盛而未至坚顽者，不可攻之，但宜消导而已。消者，损而尽之；导者，引而去之也"。消导分为消和导两个层次。所谓消法是痰积未深，脾胃不和，可用和济二陈汤；导法用于痰结已盛，而未至坚顽者，可选用青州白丸子、济生导痰汤、青礞石丸、半夏丸等导泄痰结。消导之法，因轻重有异，不可混同。

三曰和，此处"和"非调和之意，而是攻补兼施，适用于虚实错杂证。正如尤在泾所说："始因虚而生痰，继因痰而成实，补之则痰益固，攻之则正不支，惟寓攻于补，庶正复而痰不滋，或寓补于攻，斯痰去而正不损，是在辨其虚实多寡而施之。"使用该法的关键是辨虚实之孰多孰少，正虚为主者，宜寓攻于补，多用六君子汤，促正气复而痰不生；痰饮为主者，寓补于攻，多用橘皮汤，消痰不伤正。

四曰补，是健脾益肾之法。尤怡云："夫痰即水也，其本在肾；痰即液也，其本在脾。在肾者气虚水泛，在脾者土虚不化。攻之则弥盛，补之则潜消，自非圣知，罕能得其故也。"后列补肾化饮之济生肾气丸、健脾化饮之四君子和苓桂术甘汤。

五曰温，适用于"凡痰饮停凝心膈上下，或痞，或呕，或利，久而不去，或虽去而复生，法当温之。盖痰本于脾，温则能健，痰生于湿，温则易行也"。由此可见，温法是温健脾土，使痰饮自消的方法，后列本事神术丸、千金半夏汤、吴茱萸汤和沉香茯苓丸。

六曰清，适用于痰热互结之证："或因热而生痰，或因痰而生热，交结不解，相助为疟，是以欲去其痰，必先清其热，昔人所谓痰因火盛逆上者，治火为先也。其证咽喉干燥，或塞或壅，头目昏重，或咳吐稠黏，面目赤热。"热清则痰易消。后附清热化痰之剂数首：圣济鹅梨煎丸、洁古小黄丸和圣济千金散等。

七曰润，适用于"肺虚阴涸，枯燥日至，气不化而成火，津以结而成痰，是不可以辛散，不可以燥夺，清之则气自化，润之则痰自消"。以润为法，后附杏仁煎、节斋化痰丸。

治温疫有三门五法。

尤怡在《金匮翼》瘟疫大法中说："约而言之，计有三门。若其表里俱病而盛于表者，则用东垣普济消毒之法；若其病不在表，又不在里，而独行中道者，则用吴又可达原饮之法；若其表热既盛，里症复急，治表治里，救疗不及者，则用陶尚文三黄石膏汤法。此瘟疫入手法门也。"简而言之，尤怡将瘟疫的治法概括为三门五法，将瘟疫与温病区别开来。后又云："亦有邪气独盛于表，而里无热症者，则活人败毒散之治也；亦有寒湿独行，而病在肌皮胸膈者，则东坡圣散子之证也。"合前三法，共为五法。尤怡之法简明而实用。

值得一提的是，尤怡阅历深厚，独具慧眼，首次提出"烂喉痧"之名，后世医家丁甘仁有专篇论述。

（3）不拘方药，遍施诸法：尤怡治疗杂病，善于选用施针、灸等诸法，不单单拘泥于药物治疗。

尤怡在喉痹治法中提出刺法云："喉痛，于大指外边指甲根齐针之，不问男女左右，只用人家常使针针之，令血出即效。如大势危急，两手大指多针之甚妙。"另外，在该病的治疗中还提到挑背法："于暗室中，用红纸条点火照背上，隐隐有红点，用针挑破，喉痹将死者，破尽即苏。"

尤怡卒中八法中第八法就是灸腧穴。尤怡云："中风卒倒者，邪气暴加，真气反陷，表里气不相通故也。灸之不特散邪，抑以通表里之气；又真气暴虚，阳绝于里，阴阳二气不相维系，药石卒不能救者，亦惟灸法，为能通引绝阳之气也。"中腑者，可灸百会、发际、肩髃、曲池、风市、足三里、绝骨，中脏者，灸百会、大椎、风池、肩井、曲池、间使、足三里；中经络（脉）者灸听会、颊车、地仓；中风卒厥危急者，灸神阙、丹田等。关于灸法，尤怡还提出："凡灸法，炷如苍耳大，必须大实，又须大熟。"这些治法简明而实用，并且在真头痛、热厥心痛的治疗中，都曾提到使用灸法。

尤怡采用掩脐法来治小便不通。关于其具体操作方法，尤怡记载："连根葱勿洗，带土生姜一块，淡豆豉二十一粒，盐二匙，同研烂，捏饼，烘热，掩脐中，以帛扎定，良久气透自通。不然再换一剂。"

尤怡治疗中风骨节疼痛采用熨法。药用"天麻、半夏、细辛各二两。绢袋二个，各盛药令匀，蒸热，交互熨痛处。汗出则愈，数日再熨。"在五尸节中记载蒸熨方，治"遁尸、飞尸及风毒肿，流入头面四肢"。方用"芥子一斤，蒸熟焙为末。以铅丹二两拌匀，分作两处，用疏皮袋盛之。更换蒸热，以熨痛处"。

烙法载于《金匮翼》"女劳疸节"中，云："凡房劳黄病，体重不眠，眼赤如朱，心下块起若瘕，十死一生，宜灸心腧、关元二七壮，及烙舌下。"

除此之外，尤怡中药的剂型也是相当丰富，根据病证及功用的不同，有外涂、有口含、有外洗、有滴鼻、有滴耳等。我们应该细心钻研，大力挖掘，为医学的发展贡献自己的力量。

4. 深研运气学说而不泥

运气学说，由五运和六气两部分组成，是中医基本理论之一。五运指木、火、土、金、水，是地球以外，太阳系的行星运行规律对气候影响的五种现象。六气指厥阴风木、少阴君火、少阳相火、太阴湿土、阳明燥金、太阳寒水，是形成气候变化的空气形态因素。运气学说认为自然界有五运六气的变化，人体也有五脏之气和三阴三阳六经之气的运动。同时又认为自然界五运六气的变化，与人体五脏六经之气的运动是内外相通应的，因而自然界的五运六气，可以影响人体五脏六经之气的生理、病理。尤怡深明运气学说，却不拘泥。其在运气学说上的基本观点以下三点。

（1）气和则不病，气不和则病：尤怡认为运气与疾病的发生有密切关系，其关系是：气和则不病，气不和则病。

气和与不和，主要表现为主气与客气的相得与否。所谓主气，是"应节候而分，布岁以为常者也"（《医学读书记》），即指一年之中六种气候变化，依次排列如下：厥阴风木、少阴君火、少阳相火、太阴湿土、阳明燥金、太阳寒水。它们固定不变，年年如此。所谓客气，则是"随司天而递迁，六排而复始也"（《伤寒来苏集》）。客气分三阴三阳，其名称与主气相同，但排列顺序不同。它随司天之气的变化而变化，六年一个周期。

观察气之相得与否，就是观察客气与主气的关系。凡客气与主气是五行相生关系，或同气关系便是相得。不相得即客气和主气之间呈五行相克关系。一般呈相得关系为相和，相和者不病；呈不相得关系为不和，不相和者则病。尤怡举例说："如子、午年，初之气，主厥阴风木，客太阳寒水；二之气，主少阴君火，客厥阴风木；以水加木，以木加火，母来生子，为相得也。三之气，主少阳相火，客少阴君火；四之气，主太阴湿土，客太阴湿土；以火遇火，以土遇土，主客同气，为相得也。五之气，主阳明燥金，客少阳相火，以火加金，金畏火制，为不相得也。六之气，主太阳寒水，客阳明燥金，以金加水，金能生水，亦相得也。相得则和，不相得则病矣。"（《医学读书记》）

尤怡说："其有相得而亦病者，如水临金、金临土、土临火之属，以子临母，以下临上，所谓不当位也。"说明相得亦有不和者，即相得而不当位者，亦属不和而容易发病。所谓当位是指客气生主气，如果反过来是主气生客气，则为不当位。此虽属相得，亦为不和。尤怡的描述中说水临金，即客气是太阳寒水，主气是阳明燥金，其关系虽属相生，但为主气生客气，属相得而不当位。金临土，即客气是阳明燥金，主气是太阴湿士，土生金；土临火，即客气为太阴湿土，主气为少阴君火，火生土，它们虽亦属相生关系，但均是主气生客气，虽相得而不当位，容易引起疾病。

气和与否，还应参看岁运强弱与客气之司天之气和在泉之气的关系。尤怡云："须合岁运强弱而论之。如甲子年，岁土太过，三之气为少阴君火，以火加土，则土益旺而无制，是虽相得而不相和也。庚子年，岁金太过，五之气少阳相火，以火加金，金有制而反和，是虽不相得，而不为病也。"如果岁运太过，但得客气之抑制，岁运不及，能使客气资生，不管其关系想得与否，或是当位不当位，均属气和而不当病；反之，则为气不和发病。

（2）天符、岁会、太乙天符影响疾病的发展和预后：五运六气中天符、岁会及太乙天符对疾病发展和预后的影响最大。天符，即司天之气与岁运五行属性相同，尤怡云："如戊寅、戊申岁，戊为火运，寅申又为相火，是以岁运而同司天之气，谓之天符。符者，同也，同于天也。"（《医学读书记》）

岁会，即岁运与岁支五行属性相同。所以尤怡说："如甲辰、甲戌岁，甲为土运，辰、戌又为土，是以岁运同岁支之气，谓之岁直。直者，值也，值其岁也。又曰岁会，会者，合也，合于岁也。"（《医学读书记》）

太乙天符，即岁运与司天、岁支三气之五行属性皆相同，所以又称"三合而至"。是以尤怡云："若己丑、己未岁，岁运之土，既同天气，又同岁支，谓之太乙天符，即《经》所谓三气并合为治也。"（《医学读书记》）

关于其对疾病的发展和预后是否产生不良影响，尤怡说："然以不及之运，而得司天岁支之助，则不及之转为平气，而气反治；若岁运太过，其气已盛，而复得司天、岁支之合，三气并至，其亢而害物，有不可言喻者矣，故曰：中执法（即天符）者，其病速而危；中行令（即岁会）者，其病徐而持；中贵人（即太乙天符）者，其病暴而死。"（《医学读书记》）即在岁运太过之时，又得司天、岁支相合，则会气候亢而害物，对疾病的发展及预后产生不良影响。如果岁运不及却得司天、岁支相助，则可转为平气，不会对疾病的发展及预后产生不良影响。

（3）运气学说须知而不泥：运气学说的目的是揭示气候变化规律，从而说明其对疾病的发生发展及预后的影响。刘长林在《黄帝内经的哲学和中医学的方法》中表示，运气学说的创始人"不懂得偶然因素对事物变化发展的重要作用和价值，不懂得一切规律性也都是相对的、有条件的。他们把必然性和秩序性夸大了，并且把规律性和周而复始的循环混淆起来，以为凡是有规律的事物，必然按照严格一定的时间秩序重复出现，以至永远"。事实上地域不同，气候必然不同，故运气与实际气候会出现抵牾。尤怡说："《素问·六元正纪大论》分列六十年运气，病治之纪，统论六气司天在泉之政，可谓详且尽矣。然而验之于事，合之于时，往往不能相符。"（《医学读书记》）这说明尤怡已经发现这一问题，因此，发出了如此感叹。

为什么会出现这种情况呢？原因之一在于地气不齐。尤怡认为："且也一年之间，九州之内，有东南旱干而西北淫雨者，有西北焦槁而东南大水者，则九州分野，上应九宫，为地气之不齐也。"（《医学读书记》）

原因之二在于气化胜复之异。"且有宋元丰四年，岁在辛酉，涸流之纪而河决大水，则气化胜复之异，胡源所谓岁水不及，侮而乘之者土也。土不务德，故以湿胜，寒时则有泉涌衍涸流生鱼，其变为骤注，为霖溃，名为少羽，而实与太宫之岁同者是也。"（《医学读书记》）

原因之三在于："古今度数之有差等，天人感召之有休咎。"（《医学读书记》）也就是说，随着斗转星移，气候和人的体质都在不断变化，欲不变应万变，故难有相合。

尤怡言："执而泥之，刻舟而求剑者也；废而弃之，亡筌而求鱼者也。非沉潜之士，而具圆机之智者，乌足以误此！"（《医学读书记》）

尤怡对五运六气的态度是知之，但不可泥执，须懂得变通之理，可谓折中至道也。

5. 辨五行生克之理能圆机活变

（1）五行生克之理，源于河图洛书：五行之说，源于《洪范》，但在《洪范》一书中仅提及五行之名与性，未涉及五行生、克的规律。正因如此，有人提出"五行生克之说，非圣人之言也，秦汉术士之所伪撰也"。尤怡不以为意，认为生克之理出自河图、洛书。

尤怡说："河图之数：一、六居下，水也；二、七居上，火也；三、八居左，木也；四、九居右，金也；五、十居中，土也。洛书之数：戴九、履一，一，水之生数也；一之右为七，七，火之成数也；七之右为九，九，金之成数也；九之右为三，三，木之成数也；五居于中，五，土之成数也。夫河图逆而左旋，以次相生；洛书顺而右转，以次相克。克者反顺，生者反逆，此造化之妙也。且河图左旋相生，而其对待则皆相克；洛书右转相克，而其对待则皆相生。是以生机恒寓于消落之中，而生气每藏于盛长之内，生而无克，则有进无退而气易尽；克而无生，则消者不长而机以穷。生也克也，天地自然之理，莫知其然，而不得不然者也。"（《医学读书记》）

尤怡认为，河图、洛书反映了天地变化之数，五行生克反映了天地变化之理。生中有克，克中有生，天地万物只有如此，才能生机无穷。

（2）五行生克之理不可拘泥：尤怡认识事物圆机活变，反对胶柱鼓瑟。他认为五行生克反映的是世界万物的一般规律，但绝非世界上一切事物都循此而动。如"岱石出火，汉井出烟，是土生火也；海中阴晦，波如火燃，是水生火也；火热而水干，是火反克水也；水冲而土溃，是水反克土也；丛灶燎原，火亦克木；锄圃耙田，金亦克土"（《医学读书记》）。因此，尤怡说："是以穷五行之变则可，以为是即五行之事则不可也。"（《医学读书记》）

6. 博览群书，厘正舛误，褒贬得宜

（1）正《素问》传写之误：由于《素问》成书年代久远，在流传中难免传写之误。尤怡治学严谨，在其《医学读书记》中厘正其舛误之处八处，现举几例以说明。

《素问·生气通天论》记载："苍天之气，清净则志意治，顺之则阳气固，虽有贼邪，弗能害也，此因时之序。故圣人传精神，服天气，而通神明。"尤怡认为"传"当作"专"。尤怡云："言精神专一，则清净弗扰，犹苍天之气也。老子所谓专气致柔；太史公所谓精神专一，动合无形，瞻足万物；班氏所谓专精神以辅天年者是也。若作'传'与义难通。王注精神可传，惟圣人得道者乃能尔。予未知精神如何而传也？"显然，"传"作"专"解更合适，且符合同声假借的原则。

《素问·刺腰痛论》中云："解脉令人腰痛，痛引肩，目䀮䀮然，时遗溲。"又云："解脉令人腰痛如引带，常如折腰状，善恐。"尤怡认为"解脉"当是"带脉"之误。他说："详本篇备举诸经腰痛，乃独遗带脉，而重出解脉。按带脉起于少腹之侧，季胁之下，环身一周，如束带然。则此所谓腰痛如引带，常如折腰状者，自是带脉为病。云解脉者，传写之误也。"尤怡提出"解脉"为"带脉"之误，很有见地，当成一家之言。

《素问·大奇论》说："血溢身热者死。"尤怡认为"温"字为"溢"字之误。他说："夫血寒则凝而不流，热则沸而不宁，温则血之常也。身虽热，何遽至死，惟血既流溢，复见身热，则阳过亢而阴受逼，有不尽不已之势，故死。今人失血之后，转增身热，咳嗽者，往往致死，概可见矣。"尤怡从亲身的临床经验中体悟出"温"为"溢"之误。由此可见，尤怡学验俱丰，当非虚语。

（2）正《针灸甲乙经》之误：尤怡在《医学读书记》中辨正《针灸甲乙经》之误有三处。

《素问·厥论》中记载："阴气盛于上则下虚，下虚则腹胀满。阳气盛于上，则下气重上，而邪气逆，逆则阳气乱，阳气乱则不知人也。"《针灸甲乙经》一书中删掉了"阳气盛于上"五字，改为"腹满"二字。于是，原文便成了："阴气盛于上则下虚，下虚则腹胀满。腹满，则下气重上而邪气逆，逆则阳气乱，阳气乱则不知人矣。"这一改动，得到了林亿等"新校正版"的肯定。然而尤怡认为这种改动是有误的，是未能理顺原文之意造成的。尤怡云："此二段（尤怡将此段文字分成了二段）乃岐伯分答黄帝问厥，或令人腹满，或令人昏不知人二语之辞。所谓阴气者，下气也。下气而盛于上，则反无气矣；无气则不化，故腹胀满也。所谓下气者，即阴气也。阳气上盛，则阴气上奔，阴从阳之义也。邪气亦即阴气，以其失正而上奔，即为邪气。邪气既逆，阳气乃乱。气治则明，乱则昏，故不知人也。"尤怡批判皇甫谧与林亿云："二公并未体认分答语辞，故其言如此，殆所谓习而弗察者耶！"

（3）纠王冰注释之误：王冰作为第一个注释《素问》的人，为《素问》的传播做出了巨大贡献。受到当时历史条件限制，王冰的注释确有欠妥之处。尤怡在《医学读书记》纠正其谬误有五处，现举二例以飨读者。

其一，《素问·生气通天论》中关于食五味载有一段文字，云："味过于苦，脾气不濡，胃气乃厚。味过于辛，筋脉沮弛，精神乃央。"王冰注云："苦性坚燥，又养脾胃，故脾气不濡，胃气强厚。沮，润也。弛，缓也。央，久也。辛性润泽，散养于筋，故令筋缓脉润，精神长久。何者？辛补肝也。《脏气法时论》曰：肝欲散，急食辛以散之，以辛补之。"尤怡认为王冰的注解扭曲了原文之意。原文这里侧重讲食五味，反伤五脏，而非补助五脏。尤怡说："阴之所生，本在五味；阴之五宫，伤在五味。是以五脏资生于味，而味过反伤五脏。此所谓'脾气不濡，胃气乃厚'者，由脾不能为胃行其津液，而胃亦不能输其精气于脾也；胃不输，脾不行，则津液独滞于胃，而胃乃厚。'厚'犹滞也，宁强厚之足言哉？'沮'，消沮也。'弛'，懈弛也。由辛散太过，而血气消沮，筋脉懈弛，精神衰及其半也，岂润泽长久之谓哉？以过为正，以伤为益，误矣！误矣！"王冰之误，尤怡之明，殆无疑义。

其二，《素问·脉要精微论》中有"切脉动静，而视精明"，王冰认为："精明，穴名也，在明堂左右两目内眦也，以近于目，故曰精明。"尤怡曰："精明者，两目之精光也。注云：明堂左右近目之穴，非是。"以此驳斥王冰之注。并且尤怡从原篇下文进行印证，云："下文云：精明者，所以视万物，别黑白，审短长。然则非目中之精明而何？"有理有据，明晰可信。

（4）对景岳、嘉言、韵伯有褒有贬：尤怡是一个实践家，对于医学大家的学术理论，虽有所从，但对其错误和模糊之处，敢于提出质疑。张景岳主倡命门学说，其在《传忠录·君火相火论》中云："总言大体，则相火当在命门，谓根荄在下，为枝叶之本也，析言职守，则脏腑各有君相，谓志意所出，无不从乎形质也。"尤怡认为此"求之太深，出之反晦，亦贤知之过也"。批驳说："君火凝命于心，为十二官禀命之主；相火一位于命门，一寄于三焦，为十二经生气之原。由于神机不息，而造化成焉，此千古不易之道也。而通一子（张景岳之别号）之言，总言大体，则相火寄在命门；析言职守，则脏腑各有君相。若然，则十二官有十二君相矣！五脏六腑将乱而自用，心君不其守府乎？曰：凡以心之神，肺之气，脾胃之仓廪，肝胆之谋勇，肾之使伎巧变化，皆发见之神奇，使无君相，何以能此？不知心、肺、脾、肝、胃、胆、肾之能变化出入者，皆禀心之君火以为主，命门、三焦之相火以为用，犹庶司百职，共禀大君之命而效成于下，岂一脏有一君相之谓哉？即尔谓脏腑各有相，可矣，而谓脏腑各有君，可乎？夫立言所以明道，若此者求之太深，出之反晦，亦贤知之过也。"（《医学读书记》）

喻嘉言致力于温病学的创立，但尤怡认为其对伏气温病，邪伏之地的阐释并不准确。喻嘉言认为寒毒藏于肌肤。尤怡则认为寒毒只能藏于少阴。尤怡云："寒毒藏于肌肤，此叔和之谬说也。喻嘉言亦云冬伤于寒，藏于肌肤，感春月之温而始发。肌肤，阳明胃之所主也。愚意肌肤非能藏之地，阳明亦无受寒不发之理，惟少阴为阴，寒邪亦为阴，以阴遇阴，故得藏而不发。是以伤寒之邪，自太阳递入三阴；温病之邪，自少阴传出三阳。岂肌肤与胃之云乎哉?"(《医学读书记》)后世主伏邪温病者，皆宗此说。

柯琴注释的《伤寒论》对后世影响颇大。他提出膀胱有上口而无下口之说。尤怡批驳云："膀胱有下口而无上口，处大肠、小肠交接之间，即阑门也。阑门者，泌别水谷之处，气通命门。人之水谷入胃，以次传入小肠，斯时虽已熟腐，而清浊犹未分也；至于阑门，而得命门之火，薰蒸分布，于是水液渗入膀胱，糟粕下入大肠。入大肠者，以渐而下；入膀胱者，满而后泻。柯氏谓膀胱有上口而无下口，能入而不能出，必待太阳气化，而溺始出。非也。果尔，则胞中之水，其渗已多，而犹未溺之时，更于何处可蓄耶?且《内经》所谓气化则能出者，亦非太阳之气化，乃肺经之气化也。肺经之气化，则膀胱之气亦化；满而后出，虚而复受；不然，虽满不能出也。是以膀胱虽主津液，而非命门之火蒸之，则不能入；非肺金之气化，则不能出。不入，则溏泻之病生；不出，则癃闭之病作矣。"(《医学读书记》)

尤怡说膀胱有下口而无上口，虽亦不合于解剖学，从气化角度分析，膀胱所贮之津液，由水谷确实要经过多次泌别之后，由肾才能到达膀胱，说渗入膀胱，是形容其过程漫长，因此，更接近于生理的事实。

尤怡持身中正，对景岳、嘉言、韵伯之说，并未攻击一点，不及其余，而是有褒有贬，显示了其实事求是的态度。

如对景岳之扶正达表法倍加推崇，云："气虚于中，不能达表，非补其气，肌能解乎?血虚于里，不能化液，非补其血，汗能生乎?又有火盛而水涸于经者，譬如干锅赤裂，润自何来?但加以水，则郁蒸沛然，而气化四达。"又曰："或发表，或微解，或温散，或凉散，或补中托里，而为不散之散，或补阴助阴，而为云蒸雨化之散。此公于发表一法，独能得其精奥，故其言之尽而无敝，确而可守如此。"(《医学读书记》)

对嘉言桂枝法中加生地之举，大加称赞，云："喻氏云：少阴为阴脏而少血，所以强逼少阴汗者，重则血从耳、目、口、鼻出，而厥竭可虞；轻亦小便不利，而枯涸可待。余每用桂枝，必加生地，以匡芍药之不逮，功效历历可纪。此论最善，可以稍补前言之失。盖温病之发，阴气先伤，设有当行解散者，必兼滋阴清热之品参其间，昔贤于葱豉汤加童便，栀豉汤中加生地、麦冬，亦此意也。"(《医学读书记》)

对柯琴以地理兵法，说明病邪之浅深，方药之大小，及论阴阳十脉等，尤怡均给予充分肯定，云："柯氏援地理兵法，喻病邪之浅深，方药之大小，可谓深切著明。而于兵法又多精义，非好为夸大者可比。张千秋口陈乌桓兵事，了如指掌，非达识经事，不能如此。"(《医学读书记》)

可见，尤怡对经典著作、医学大家不迷信，敢于直陈己见，实事求是地进行论说，这种态度应以为法。

四、医论、制方、医案

（一）医论摘萃

1. 辨列太阳条例大意

伤寒一证，古称大病。而太阳一经，其头绪之繁多，方法之庞杂，又甚于他经，是以辨之非易，然非不可辨也。盖太阳之经，其原出之病，与正治之法，不过二十余条而已，其他则皆权变法、斡旋法、救逆法、类病法也。假使治伤寒者，审其脉之或缓或急，辨其证之有汗无汗，则从而汗之解之，如桂枝、麻黄等法，则邪却而病解矣，其或合阳明，或合少阳，或兼三阳者，则从而解之清之，如葛根、黄芩、白虎等法，亦邪分而病解矣，此为正治之法。故人气体有虚实之殊，脏腑有阴阳之异，或素有痰饮痞气，以及咽燥淋疮汗衄之疾，或适当房室金刃产后亡血之余，是虽同为伤寒之候，不得竟从麻桂之法矣，于是乎有小建中、炙甘草、大小青龙及桂枝二麻黄一等汤也，是为权变之法。而用桂枝、麻黄等法，又不能必其无过与不及之弊，或汗出不彻，而邪不外散，则有传变他经及发黄、蓄血之病，或汗出过多而并伤阳气，则有振振擗地、肉瞤筋惕等证，于是乎有可更发汗、更药发汗，以及真武、四逆等法也，是为斡旋之法。且也医学久芜，方法罕熟，或当汗而反下，或既下而复汗，以及温针、艾灼、水溃，种种混施，以致结胸痞满，挟热下利，或烦躁不得眠，或内烦饥不欲食，或惊狂不安，或肉上粟起，于是乎有大小陷胸、诸泻心汤、文蛤散等方也，此为救逆之法。至于天之邪气，共有六淫，太阳受邪，亦非一种，是以伤寒之外，又有风温、温病、风湿、中湿、湿温、中暍、霍乱等证，其形与伤寒相似，其治与伤寒不同，于是乎有桂附、术附、麻黄白术、瓜蒂、人参白虎等方，此为伤寒类病法也。夫振裘者必挈其领，整网者必提其纲，不知出此，而徒事区别，纵极清楚亦何适于用哉。兹略引大端于前，分列纲目于后，而仲景之方与法，罔不备举，然后太阳一经，千头万绪，统归一贯，比于百八轮珠，个个在手矣。六经仿此，详见各篇。（《伤寒贯珠集》卷一·太阳篇上）

2. 风寒营卫之辨

风为阳邪而上行，卫为阳气而主外，以阳从阳，其气必浮，故曰："阳浮者热自发。"阳得风而反强，阴无邪而反弱，以弱从强，其气必馁，故曰："阴弱者汗自出。"

伤寒发热者，阳气被郁而不伸也；中风发热者，阳气被引而外浮也。郁者必发之，浮者不徒解散而已。此桂枝汤所以兼阴阳，通合散为剂也。

仲景卫强营弱之说，不过发明所以发热，汗出之故。后人不察，遂有风并于卫，卫实而营虚，寒中于营，营实而卫虚之辨。不知邪气之来，自皮毛而至肌肉，无论中风、伤寒，未有不及于卫者，甚者乃并伤于营耳！郭白云所谓涉卫中营者是也。卫病而营和，则汗自出；营与卫俱病，则无汗矣。无汗必发其汗，麻黄汤所以去表实而发邪气也；有汗不可更发汗，桂枝汤所以助表气而逐邪气也。学者但分病证之有汗、无汗，以严麻黄、桂枝之用，不必执营卫之孰虚孰实，以证伤寒、中风之殊。且无汗为表实，何云卫虚？麻黄之去实，宁独遗卫？能不胶于俗说者，斯为豪杰之士。营卫本是和谐，卫受邪而反强，荣无邪而觉弱，邪正不同，强弱异等，虽欲和谐，不可得矣。故曰营气和者外不谐。

伤寒分立三纲：桂枝主风伤卫，麻黄主寒伤营，大青龙主风寒两伤营卫。其说始于叔微许氏，而成于中行方氏、嘉言喻氏。以愚观之，桂枝主风伤卫则是，麻黄主寒伤营则非。盖有卫病而营不病者，未有营病而卫不病者也。至于大青龙证，其立方之旨，因烦躁而独加石膏。王文禄所谓风寒并重，而闭热于经，故加石膏于发散药中者是也。若不过风寒并发，则麻黄、桂枝已足胜其任矣，何必更须石膏哉？

寒邪闭皮毛而郁阳气，是以发热而汗不出。麻黄、杏仁，开肺气、发腠理。若桂枝、甘草，为辛甘发散之用也。风邪不能外闭阳气，而反内扰阴气，是以其汗自出。用芍药者，所以救其营也。是谓风邪伤卫，营未受病，与芍药以安营者，尚隔一层。（《医学读书记》卷中）

3. 五行问答

客曰：五行生克之说，非圣人之言也，秦汉术士之所伪撰也。余曰：于何据也？曰：《易》言八卦，而未及五行，《洪范》言五行而未及生克，是以知其为无据之言也。曰：子曷不观诸河图、洛书乎？河图之数：一、六居下，水也；二、七居上，火也；三、八居左，木也；四、九居右，金也；五、十居中，土也。洛书之数：戴九、履一，一，水之生数也；一之右为七，七，火之成数也；七之右为九，九，金之成数也；九之右为三，三，木之成数也；五居于中，五，土之成数也。夫河图逆而左旋，以次相生；洛书顺而右转，以次相克。克者反顺，生者反逆，此造化之妙也。且河图左旋相生，而其对待则皆相克；洛书右转相克，而其对待则皆相生。是以生机恒寓于消落之中，而生气每藏于盛长之内。生而无克，则有进无退而气易尽；克而无生，则消者不长而机以穷。生也，克也，天地自然之理，莫知其然，而不得不然者也。子又何疑焉？

曰：河图、洛书，古未必有此，亦秦汉人所撰，以神其说者乎！曰：《易》不云乎，河出图，洛出书。圣人则之，何子之不察也？且五行生克，天地之数也；河图、洛书，亦天地之数也。未有图书以前，天地之数，昭然已备；即图、书至今不出，而图、书之象，昭然亦备。图、书可假，天地之数不可假也。夏之暑，肇于春之温、冬之寒，始于秋之凉，气之默运然也；一阳转而土膏愤动，天气肃而海水西盛，杲日出而霜露立消，凉风至而万木凋落，象之显呈者也，而又何疑于图焉？

曰：水生于天者也，岂生于金乎？方诸取水，月为水母，月亦生于金乎？水生木，未有木生于江湖波涛者！水辅土以生木，而专归之水可乎？曰：天者乾之体也；月者，金之精也；坤也者，万物皆致养焉；五行皆不能离土而生，独木然也哉！

曰：岱石出火，汉井出烟，是土生火也；海中阴晦，波如火燃，是水生火也；火热而水干，是火反克水也；水冲而土溃，是水反克土也；丛灶燎原，火亦克木；锄圃耕田，金亦克土，生克之道，不亦乱而无序乎？曰：河图、洛书，水上，火下，木东，金西；天地之位，前南，后北，左东，右西。其序秩然而不可紊乱者也。其序秩然不可紊乱，则其生、其克，亦循序旋转而不可紊乱者也。若深井有火，高原出泉，则二气相更之妙耳！火燃水干，水冲土溃，则盛衰胜复之常耳！是以穷五行之变则可，以为是即五行之事则不可也。且所谓相克者，不过制其太过，而使归于平，非斩绝灭竭之谓也。又以抑其浮盛，而使还于根，以为生发之兆，虽相克而实相成也。若金斫、土掩、火燃、水冲，此立尽之数，岂足语造化生成之妙哉！（《医学读书记》卷下）

4. 柯氏《伤寒论翼》辨

柯氏云：仲景之书，撰同《素问》。《皮部论》云：阳主外，阴主内。故仲景以三阳主外，三阴主内。又曰：在阳者主内，在阴者主出，以渗于内。故仲景又以阳明主内，少阴亦有反发热者，故仲景于表剂中用附子，是因其渗也。又曰：少阴之阴，名曰枢儒，其入于经也，从阳部注于经；其出者，从阴内注于骨。故仲景制麻黄附子汤，治发热，脉沉，无里症者，是从阳部注经之意也；制附子汤，治身体骨节痛，手足寒，背恶寒，脉沉者，是从阴内注于骨之义也。按《内经》所谓阳主外，阴主内者，是言阳明之阳，以阳明为阳之阖，故出则从阳而主外，入则从阴而主内也。所谓在阳者主内，在阴者主外，以渗于内者，是言少阳之阳，以少阳为枢为机之地；故在阳者其用反从阴而主内，在阴者其用反从阳而主出，以渗于内。渗于内，如便液之属，盖从内出外之意也。少阴亦枢机之地，故其入者反从阳而注于经，其出者反从阴内注于骨也。此《皮部论》之义，柯氏似此援引，未尽的确。

柯氏援地理兵法，喻病邪之浅深，方药之大小，可谓深切著明。而于兵法又多精义，非好为夸大者可比。张千秋口陈乌桓兵事，了如指掌，非达识经事，不能如此。

柯氏因阴阳十脉，而立对待正看六法，曲尽其变，几无遁形矣。

太阳膀胱之经，起于足小趾，循股上行，至头，为三阳之表。而寒邪伤人，多自表入，故太阳得先受邪，有头项强痛、背疼等症。而柯氏云：心为太阳，故得外统一身之气血，内行脏腑之经隧；若膀胱位列下焦，为州都之官，所藏精液，必待上焦之气化而后出，何能外司营卫，为诸阳主气哉？又曰：伤寒最多心病，以心当太阳之位也。心为君主，寒为阴邪，君火不足，寒气得以伤之，所以名为大病。按少阴心经，起于手小指，循臂上行，入缺盆，注心中。今伤寒初病，不闻有是经所生症者，而邪入心经，亦不复见头项强痛等症。夫心以为太阳之位，则不应无太阳之证，以心为一身之主，不得易膀胱之位；况仲景所谓太阳者，只就经脉而言，自表邪传经入里，热结膀胱，乃始及于腑。柯氏但知其位卑在下，不得为都会之地，而不思其经络所过，实为一身之表邪！徇尊卑之名，忘经野之实，亦何取焉？且伤寒虽曰大病，未必便是死症。若寒邪犯心，水来克火之说，自是寒邪直入心脏之病，而非大概伤寒在表之病矣。必如其说，则伤寒之病，十无一生，虽救疗之不及，而何有延至十数日之久哉？且以心当太阳之位，则太阳随经入里之邪，将直犯君主，而何以仍归膀胱，为小便不利为结血不行？炫新说而变旧章，智者之过也，道其不明矣夫！

膀胱有下口而无上口，处大肠、小肠交接之间，即阑门也。阑门者，泌别水谷之处，气通命门。人之水谷入胃，以次传入小肠，斯时虽已熟腐，而清浊犹未分也；至于阑门，而得命门之火，薰蒸分布，于是水液渗入膀胱，糟粕下入大肠。入大肠者，以渐而下；入膀胱者，满而后泻。柯氏乃谓膀胱有上口而无下口，能入而不能出，必待太阳气化，而溺始出。非也。果尔，则胞中之水，其渗已多，而犹未溺之时，更于何处可蓄耶？且《内经》所谓气化则能出者，亦非太阳之气化，乃肺经之气化也，肺经之气化，则膀胱之气亦化，满而后出，虚而复受，不然，虽满不能出也。是以膀胱虽主津液，而非命门之火蒸之，则不能入，非肺金之气化，则不能出。不入，则溏泄之病生；不出，则癃闭之病作矣。（《医学读书记》卷下）

5. 心欲软肾欲坚

心欲软，急食咸以软之；肾欲坚，急食苦以坚之。盖心于象为离，肾于象为坎。坎之明在内，以刚健而行于外，故欲坚；离之明在外，当柔顺而养之于中，故欲软。软者，必以咸；坚者，必以苦。咸从水化，苦从火化也。夫坎水润下，愈下则陷矣，故以行为尚。《易》曰：行有尚吉，往有功也。离火炎上，愈上则焚矣，故以蓄为吉。《易》曰：离利贞亨，畜牝牛吉也。然则所以坚之、软之者，固欲其水上，火下，而成心肾交通之妙欤！（《医学读书记》卷上）

（二）　制方选要

1. 新定人参乌梅散（《金匮翼》卷三）

组成：人参三钱，乌梅一枚，黄芪、当归、茯苓、陈皮各一钱，鳖甲、制首乌、白术各二钱。

煎服法：上都作一服，加姜煎。

主治：虚疟久疟，少气不食，亦治劳疟。劳疟者，遇劳即发，经年不差者是。

2. 新定（《金匮翼》卷四）

组成：大黄三钱，同三棱、蓬术浸一宿，去棱、术不用，炒，桃仁（去皮尖）三十粒，肉桂三钱，附子（炮）四钱，木香一钱半，青皮（醋炒）二钱，当归（五钱），干漆（炒烟尽）二钱半。

服法：为末，酒糊丸，桐子大，每服五十丸，淡醋汤下，温酒亦可。

主治：石瘕、瘕聚。石瘕者，衃血留止，结硬如石，即血瘕也。《经》云：寒气客于子门，子门塞闭，气不得通，恶血当泻不泻，衃以留止，日以益大，状如怀子，月事不以时下，皆生于女子，可导而下，亦名瘕聚。《经》云：任脉为病，男子七疝，女子瘕聚，此之谓也。

3. 新定（《金匮翼》卷五）

组成：生地三钱，知母（酒炒）、黄芩（酒炒）各一钱，薄荷、黑山栀、甘菊、甘草、荆芥各五分，红花三分。

服法：上味作一服，水煎，食远服，便闭，加酒炒大黄一钱五分。

主治：热厥头痛，证见头痛烦热，喜见风寒，稍近烟火，则痛复作，或便闭不通者，往往取效。

4. 新定（《金匮翼》卷五）

组成：生地二钱，当归一钱，蔓荆五分，黄芩（酒炒）一钱，白芍（酒炒）一钱，炙草三分，甘菊七分，川芎五分。

主治：血虚头痛，血虚脉空，自鱼尾上攻头痛者是也，产后多有此证。鱼尾、眉尖后近发际是。

5. 新定（《金匮翼》卷五）

组成：人参、黄芪、白术各一钱，甘草五分，当归、陈皮各七分，升麻二分，蔓荆、细茶各八分，白芍一钱。

服法：上味作一服，水煎。

主治：气虚头痛，清阳气虚，不能上升也，其脉必弦微，其症必倦怠，短气，恶风寒，不能食。

6. 新定消风散热方（《金匮翼》卷五）

组成：薄荷七分，连翘、黄芩、黑山栀、犀角、荆芥、牛蒡子各一钱，桔梗、甘草各五分。

服法：上作一服，水煎。

主治：雷头风，头痛起核块，或头中如雷之鸣，盖为邪风所客，风动则有声也。亦有因痰热者，盖痰生热，热生风也。其法轻则散之，甚则吐之下之。

7. 新定吴茱萸汤（《金匮翼》卷六）

组成：人参一钱，吴茱萸（炮淡）三分，川连六分，茯苓二钱，半夏一钱半，宣州木瓜七分。

服法：上味作一服，水姜煎。

主治：肝乘胃痛，胃脘痛不能食，食则呕，其脉弦。

8. 新定桂苓汤（《金匮翼》卷六）

组成：桂一钱，茯苓三钱，人参一钱，甘草五分，芍药一钱，生姜五分。

服法：上味作一服，水煎，空心服。

主治：肾逆胃痛。

原按：古法有生韭汁和五苓散为丸，空心茴香汤下，盖亦取泄水气，益土气之意。愚谓白术之滞，不如人参之益胃，韭汁之辛，不如生姜之散逆。且猪、泽亦过伤肾气，不如芍药之摄水下行也。

9. 新定肾风苁蓉丸（《金匮翼》卷一）

组成：苁蓉、熟地、防风、虎骨、山药、牛膝各一两，黑豆、石斛、当归、独活各七钱半。

服法：蜜丸梧子大，每百丸，空服食前酒下。

主治：中风而兼肾虚。

10. 新定肺风人参汤（《金匮翼》卷一）

组成：人参一两，麻黄八钱，羚羊角三钱，白鲜皮三钱，防风一两，桔梗五钱，杏仁二十一粒，石膏七钱，甘草五钱。

服法：上味为散，每服三钱，水煎，去滓，温服。

主治：中风前兼肺卫不和之证。

11. 新定脾风白术汤（《金匮翼》卷一）

组成：白术、白茯苓、防风、防己各七钱五分，人参、甘草各五钱，白芍、附子、麻黄、薏仁各一两。

服法：上锉如麻豆大，每服三钱，水煎。入生姜汁半分，同煎取七分，去滓，服无时，日三。

主治：中风而兼脾虚。

12. 新定心风犀角丸（《金匮翼》卷一）

组成：人参二两，犀角一两，远志、生地黄、天冬、石菖蒲、赤箭、紫石英各五钱，防风七钱，茯苓三两，细辛三钱，丹砂（即辰砂）一两，龙脑、麝香各一钱。

服法：上味为末，蜜丸鸡豆大，每服一丸，温酒下无时。

主治：中风而兼心经证候者。

13. 新定肝风天麻散（《金匮翼》卷一）

组成：天麻二两，川芎一两，人参一两，羚羊角一两五钱，犀角七钱，乌蛇三寸，柏子仁、酸枣仁、钩藤各一两半，甘菊一两。

服法：上为散，豆淋酒下一钱匕，渐加至二钱匕，日三，夜一。

主治：中风而兼肝经证候者。

（三）　验案精华

1. 恍惚昏乱案

骤尔触惊，神出于舍，舍空痰入，神不得归，是以有恍惚昏乱等症。治当逐痰，以安神脏。

半夏、胆星、钩藤、竹茹、茯神、橘红、黑栀、枳实。

诒按：叙病如话如画。此等方案，非有切实功夫者不能，所谓成如容易却艰辛也。（《柳选四家医案》）

2. 肾虚痰饮喘咳案

往昔壮年，久寓闽粤，南方阳气易泄，中年以来，内聚痰饮，交冬背冷喘嗽，必吐痰沫，胸脘始爽。年逾六旬，恶寒喜暖，阳分之虚，亦所应尔。不宜搜逐攻劫，当养少阴肾脏，仿前辈水液化痰阻气，以致喘嗽之例。

肾气丸减牛膝、肉桂，加北五味、沉香

诒按：议论明，立方亦极精当。（《柳选四家医案》）

3. 虚损咳嗽气促案

面黧形瘦，脉虚而数，咳嗽气促，腰膝无力，大便时溏，此先后天俱损，虑其延成虚损。清润治肺之品，能戕中气，勿更投也。

紫河车、熟地、山药、萸肉、五味子、丹皮、茯苓、杜仲、泽泻、牛膝，加蜜丸，每服五钱。

诒按：案语得治虚要旨，方亦精当。（《柳选四家医案》）

4. 胸痹案

胸背为阳之分，痹着不通，当通其阳。盖阳不外行而郁于中，则内反热而外反寒。通阳必以辛温，而辛温又碍于脏气，拟辛润通肺以代之。

紫菀三两煎汤服。

诒按：此巧法也，特未知效否若何。（《柳选四家医案》）

5. 肝胃不和脘满案

胁下素有癖气，时时冲逆。今见中满，气攻作痛，吞酸呕吐，能俯而不能仰。此厥阴郁滞之气，侵入太阴之分，得之多怒，且善郁也。病久气弱，不任攻达，而病气久郁，亦难补养，为掣肘耳。姑以平调肝胃之剂和之，痛定食进，方许万全。

半夏、广皮、川楝子、橘核、茯苓、青皮、炙甘草、木瓜。

诒按：审察病机，至为精细，立方亦周到熨帖。（《柳选四家医案》）

五、对后世影响

尤怡是易水之学南渐之后的一位重要医家。他文采风雅，理论纯正，而且医术好；其痰饮证治思想凸显医理，力求明辨病因病机，立法和选方思路有一定的理论价值。折中务实的思想贯穿于《金匮要略心典》《金匮翼》和《静香楼医案》，尤怡对《金匮要略》的注文，可以加深现代中医对张仲景著作经典条文的深层理解。借鉴《金匮要略心典》相关阐述，学习尤怡基于临床对经典理论的论释方法，有利于进一步促进"经典回归临床"。经过《金匮要略》注家对比，清晰可见《金匮要略心典》的注解较其他家注解层次更分明、务实和实用，是张仲景学说与中医临床应用的桥梁。

《金匮翼》一书中记载的治痰七法，在理论上既有创新性也有继承性，能启发现代中医临床处方时辨痰思路的拓展。现代中医痰饮临床可以沿着《金匮翼》所述，在辨病论治时基于医理分析，选方遣药参照病症与正邪交争情况，选择适当的方药和治疗手段。《静香楼医案》痰饮案例是现代痰饮治疗的榜样。将医案升华成医学理论并作为临床指导的做法在清代并不罕见，在大力发展中医临床的今天，同样也需要从优秀医案中不断进行理论分析和总结。从《静香楼医案》痰饮相关门类的案例分析发现，尤怡处方多有历史渊源，但从不沿袭前方，而是选方随证化裁，不仅解决了古方治今病的问题，还使古方焕发新的魅力。尤怡的医案可以进一步启发对临床立法处方相关理论的归纳研究，价值巨大。

现代西医病种应用治痰七法治疗也有显著疗效。现代医学治疗痰饮病非常广泛，包含了循环系统疾病，如高脂血症、高血压、冠心病、心律失常等；神经系统疾病，如癫痫、帕金森综合征等；消化系统疾病，如慢性胃炎、脂肪肝等；代谢及内分泌系统疾病，如糖尿病、甲状腺功能亢进等。例如，程祥步用消导法治疗类风湿性关节炎，司在和用温法治疗硬皮病，现代医学也多有用肾气丸，即补法治疗糖尿病。对现代肿瘤的治疗，邓铁涛教授认为痰是瘀的开端，常从痰瘀论治。例如对肺癌、食管癌的治疗常用消导法，拟定肺癌基础方：苇茎、冬瓜仁、南星、白术、半夏、山慈菇、丹参、枳壳、田七；食管癌基础方：半夏、南星、党参、桃仁、赤芍、旋覆花、代赭石、丹参、田七、甘草等。

然而尤怡虽然学术有成，但他在重大理论问题上没有突破性进展，基本上属于继承型医家。其对后世医学发展的影响，主要体现在以下两点。

（1）推广普及仲景之学：尤怡全面注释仲景之书，语言浅显，归类清晰，后人学习仲景之书，皆以其书为阶，为后世学子提供了便利。正如徐灵胎所说："其间条理通达，指归明显。辞不必烦，而意已尽，语不必深，而旨已传。虽此书之奥妙不可穷际，而由此以进，虽入仲景之室无难也。"

（2）为提高仲景医圣的学术地位做出了卓越贡献：在东晋时，仲景已被谧奉为"医圣"。但惜后人不识仲景之学的重大价值，直到金元以后，将仲景列为四大家之一，仲景在祖国医学史中的地位得以巩固。尤怡全面注释仲景之书，并且在其后《医宗金鉴》首次将仲景全书列于临床各科之首，再次确立了仲景医圣的地位。近年考古发现东晋咸和五年为仲景立的医圣碑，更加巩固了仲景医圣的地位，进一步明确了中医辨证论治的源流关系。饮水思源，我们铭记尤怡在这一历史过程中所做的努力。

（常丽萍）

参考文献

［1］尤怡. 金匮翼［M］. 上海：上海科学技术出版社，1959.

［2］陈梦赉. 中国历代名医传［M］. 北京：科学普及出版社，1989.

［3］尤怡. 医学读书记［M］. 南京：江苏科学技术出版社，1983.

［4］刘渡舟. 名老中医之路［M］. 济南：山东科学技术出版社，1981.

［5］尤怡. 金匮要略心典［M］. 上海：上海卫生出版社，1956.

［6］任应秋. 任应秋论医集［M］. 北京：人民卫生出版社，1984.

［7］柯琴. 伤寒来苏集·伤寒论翼［M］. 上海：上海科学技术出版社，1959.

第十一章 张 璐

张璐研究伤寒，注重温病辨识及舌诊在伤寒辨治方面的应用，推动了温病学发展，在杂病治疗方面，重视辨证，擅长温补，为明清时期温补学派的医家之一，后世称其为"清初医学三大家之一"。

一、生平

张璐，字路玉，号石顽，江苏长洲（今江苏苏州）人，生于 1617 年，卒于 1699 年，是易水学派在清初代表医家。张璐博采众长，贯以己意，少而敏悟，博通儒学，文思敏捷，弃绝科举，因避战乱，蛰居"灵威丈人之故墟"（《张氏医通·序》）达 10 余年，专心医业之书，精研医理，殚精临床，重视脾肾，擅用温补，对内、外、妇、儿各科及脉象、药物颇有研究，与喻嘉言、吴谦并称为"清初医学三大家"。

张璐擅长理论联系临床实践并致力于著书立说，张璐之侄张大受为《张氏医通》作序时指出：张璐"专心医药之书，自岐黄迄近代方法，无不搜览，金石鸟兽草木，一切必辨其意，澄思忘言，终日不寝，求析其终始"。至 43 岁时离开西山，赋归故园苏州，其间整理医学笔记盈箧，因名曰《医归》，后汇集为其代表著作《张氏医通》。他倾尽一生著有《诊宗三昧》《本经逢原》《千金方衍义》《伤寒缵论》《伤寒绪论》等多部专著，为后世留下宝贵医学资源。

张璐治学严谨，一丝不苟，为写成《张氏医通》一书，颖秃半床，稿凡十易，历经五十余年而定稿。他旁征博引历代名家之论，以"历代名医，造诣各有所长，文理不能兼善，故选择方论，如披沙拣金，况多支辞复义，彼此互引，不得不稍为笔削，其文气有不续处，略加片语以贯之，辞义有不达处，聊易数字以畅之"，加之个人临证体会，由博返约，将"千古名贤至论，统叙一堂，八方风气之疾，汇通一脉"，可谓"医通"。

张璐察脉辨证，用药精纯，应如鼓桴，"能运天时于指掌，决生死于须臾"，被誉为"国手"。此外，他反对同道之间相互诽谤和学术保守，提倡广交同道，切磋医术，借此"互资相长之功，切磨相向之益"。他在《张氏医通》开篇著有《石顽老人医门十戒》："薰莸时习戒、恃才妄作戒、任性偏执戒、同流合污戒、因名误实戒、师事异端戒、贵贱混治戒、贫富易心戒、乘危苟取戒、诋毁同道戒。"指出求学于杏林需保持端正的态度，勤求古训，循序渐进，痛恨异端邪说等。

张璐一生医德高尚，"凡大医治病，必当安神定志，无欲无求，先发大慈恻隐之心，誓愿普救含灵之苦，若有疾厄来求救者，不得问其贵贱贫富，长幼妍媸，怨亲善友，华夷愚智，普同一等，皆如至亲之想。亦不得瞻前顾后，自虑吉凶，护惜身命，见彼苦恼若已有之，深心凄怆，勿避险巇、昼夜、寒暑、饥渴、疲劳，一心赴救……"（《千金方衍义》），践行大医精诚之志，凭借精湛的医术和高尚的医德深为医林所重。同时他重视传道授业解惑，培养了一批较有成就的人才。除私淑及再传弟子外，已知门人就有 10 人之多，甚至年逾古稀，仍"趺坐绳床"，为弟子解疑答难，终成一代杰出的医家。《慎斋遗书·提要》称："自明以来，江南言医者，类宗周慎斋……雍正以后，变而宗张路玉。"足见张璐影响之大。

二、著述

张璐精于理论研究并专于临床医疗，著有《张氏医通》16 卷，《伤寒缵论》2 卷，《伤寒绪论》2 卷，《本经逢原》4 卷，《诊宗三昧》1 卷，《千金方衍义》22 卷。此外，弟子整理其临床治验著有《伤寒舌鉴》《伤寒兼证析义》等。

《张氏医通》刊于康熙十四年（1695 年），该书是一部以杂病为主的综合性医书，初名《医归》，前后经历 50 余年，十易其稿而成，成为集中反映张璐学术思想的代表性著作。书中分为内、外、妇、儿、五官科疾病，疮疡等多类疾病，并附有验案，总计 16 卷 70 余万字，卷一至卷七为内科部分，卷八为五官科，卷九为外科，卷十至卷十一为妇科，卷十二为儿科，卷十三至卷十六为方剂。全书所论诸证引经据典，汇集《内经》《千金方》及李东垣、罗天益、朱丹溪、薛立斋、张景岳、李中梓、喻嘉言、赵献可等名家思想，以病集方，收集专方 750 余首，组方 427 首。如书中首论中风，不但详列历代各家的学术观点，而且阐明了张璐治疗此病的经验。张璐在各种病证之前，首列《内经》《金匮要略》并加以释义，且多夹以己见。张璐认为中风为杂病之首，其分经络定脏腑与伤寒无异，以此为例张璐引述了《灵枢》《素问》以"外风"立论的观点和赵献可、刘河间"饮食起居动静失宜，心火暴甚，肾水虚衰不能制之"、阴虚阳实的主要病机，"以补肾为本"的补肾补阴说，同时提出阴虚有二，水虚和火虚用药则有不同。书中记录了李东垣中风以"气虚"风邪乘虚而袭击之说，并说明了"三生饮"行经治痰，加人参驾驭其邪，补助真气。张氏还对丹溪治偏瘫所说的"从阴引阳，从阳引阴，从左引右，从右引左"的治法进行了论述；引述喻嘉言"为火、为气、为痰"三者均可致病，且"一人之身，每多兼三者而有之"；强调薛立斋"中风属肝肾精血枯槁不能滋养，故筋骨偏废不用"的理论。张璐还肯定了张景岳"中风多痰者，悉由中虚而然，其本在肾，其标在脾"的论点。张璐认为中风"皆真气内亏，风邪得以斩关直入……总由肾气衰微，不能主持"，治疗选用河间地黄饮子，同时还强调治脾胃，以六君子汤加味。此外，全书在临证诸见血，论痰火，论湿热，论妇、儿疾病等多类疾病中颇多创建，旨在"务在广搜历览，由博返约，千古明贤至论，统叙一堂，八方风气之疾，汇通一脉"（《张氏医通·凡例》）。现存主要版本包括清康熙四十八年宝涵楼刻本，清嘉庆六年金阊书业堂刻本，清光绪二十年上海图书集成印书局铅印本，1925 年上海锦章书局石印本，1956 年上海卫生出版社铅印本，1995 年中国中医药出版社铅印本。

《本经逢原》4卷，刊于清康熙三十四年（1695年），以《神农本草经》为主并参阅《本草纲目》加以引申发挥，凡性味、功效、治法、鉴别、禁忌均予以论述。全书收载药味784味，分列32部。卷一包括水部、火部、土部、金部、石部、卤石部、山草部；卷二包括芳草部、隰草部、毒草部、蔓草部、水草部、石草部、苔草部；卷三包括谷部、菜部、果部、水果部、味部、香木部、乔木部、灌木部、寓木部、苞木部、藏器部；卷四包括虫部、龙蛇部、鱼部、禽部、介部、兽部、人部。该书有分析有评判并配以张璐临证心得，是一本切合临床实际的本草专著。现存主要版本有清康熙三十四年长洲隽永堂刻本，清嘉庆元年金闾书业堂刻本，1959年上海科学技术出版社铅印本等。

《诊宗三昧》1卷，成书于清康熙二十八年（1689年），是张璐之子张登记述其父论脉精义的专著，"三昧"本是佛教名词，指止息杂虑，保持头脑清醒的状态，"吾当以三昧也，涤除尘见"，对一些脉学观点进行革新，使后学有规矩可循。全书分为12节，重点阐述了32种脉象、主病、预后及与相似脉的鉴别。首二篇说明宗旨并对前人的某些著作加以评议，复次为师传32则，详述浮沉迟数以及代脉清浊等脉的辨别，此后为口问12则，记述古今论脉的异同，最后为逆顺、异脉、妇女及婴儿诸脉等。现存主要版本有清康熙二十八年金闾书业堂刻本，清光绪二十年（1894年）上海图书集成印书局铅印本，1925年上海锦章书局石印本，1958年上海卫生出版社铅印本，1959年上海科学技术出版社铅印本等。

《伤寒绪论》成书于清康熙元年（1662年），是张璐研究伤寒多年心得，该书重在伤寒的症状研究和方药拾遗。张璐借鉴金元时期成无己《伤寒明理论》对伤寒50种症状进行研究的方法，弥补其理论方面的不足，同时结合自身临床经验进行伤寒症状研究。全书分为上下两卷，上卷叙述六经传变、合病、并病、标本、治法、三阴中寒等40余证，下卷研究发热头痛、恶风等100余项症状。全书重视临床实际，就相似症状进行比较，求其异同，以鉴别症状性质；重视原发、误治症状研究，对同一症状区别本质与表象，于后人可有互为补充之益。书中记载148首方剂（包括附方35首），其中解表剂23首，清热剂14首，利湿剂13首，其组方精微，用药贴切，用方灵活，并善用炮制药物以更适于病证。该书现存主要版本有清康熙六年刻本，清嘉庆六年（1746年）刻本，清光绪二十年（1894年）上海图书集成印书局铅印本，1925年上海锦章书局石印本等。

《伤寒缵论》与《伤寒绪论》成书时间基本一致，是张璐对仲景《伤寒论》创新式注解著作，"复取仲景原文，重分其例""取尚论及各家之注，参以己见"，进行逐条注释并对王叔和平脉、辨脉，伤寒例篇章进行注释，"正其误，去其繁，明其晦，补其缺"，校验、勘误、增补，全书分为上、下两卷。他根据临床经验，化裁经方，分析病机，辨证施治，突出在临床方面的应用。现存主要版本有清康熙四年刻本，清康熙六年思德堂刻本，清嘉庆六年刻本，1925年上海锦章书局石印本等。著《伤寒缵论》

《伤寒绪论》二书，"缵者，祖仲景之文；绪者，理诸家之纷纭而清出之，以翼仲景之法"，从而实现明其源流。

张璐博采众长，贯以己意，务求在散漫纷繁的医著中条分缕析，立说阐发，既有《伤寒缵论》《伤寒绪论》宗仲景之籍，理诸家纷争，阐本尊之论，精研秘谛，又有临床集萃《诊宗三昧》《本经逢原》《张氏医通》从诊法至本草再至临证辨证施治，从内科杂病延至外、妇、儿科等多学科领域，将易水学派的核心思想贯穿于其中并予发扬。

三、学术思想

（一）学术思想渊源

张元素作为易水学派创始人，以探讨脏腑虚损病机为学术特点，其在学术思想上受到《内经》《金匮要略》《中藏经》《备急千金方》《小儿药证直诀》应用脏腑辨证方法的影响，熔铸古今，概括总结出以脏腑寒热虚实进行病机辨证和用药，尤为重视脾肾，同时系统研究药物"引经报使学说"，以药物气味厚薄论升降浮沉，医药兼长。张元素学术观点自元代在燕赵大地广为流传，延至明代传至江南，张璐对在江南私淑元素的弟子薛己和张介宾二家之学做进一步研究，将学派思想进一步深化发展。

张璐的学术思想渊源于《内经》，伤寒宗仲景、方有执、喻嘉言，杂病则取法朱丹溪、钱乙、薛己、张景岳、赵养葵、王肯堂诸家，本草研学葛洪、王焘、孙思邈等。他推崇各家的学术主张并结合自身临床所得多有发挥，虽与以上诸家并非师承授受关系，但在《张氏医通·序》中提出："时与先圣晤对一堂，无异手提面命。"如《张氏医通》开篇论中风，首先论述《内经》中《灵枢》和《素问》对其阐释，后旁征博引对《金匮要略》《千金要方》《针灸甲乙经》中对于该病辨治进行论述。书中交叉论及张璐个人用药体会，如偏枯用八风续命汤、风痱用竹沥饮子、风懿用独活汤、风痹用附子散，同时也指出其临证多为"大略宗兆""各依端绪以取之"，根据病人不同特点而随证治之。在该节还引用赵养葵、李东垣、朱丹溪、喻嘉言、王节斋、薛立斋、张介宾、李士材多家之论，并从口眼㖞斜、口噤不开、痰涎壅盛、语言謇涩、左瘫右痪、麻木不仁等多个方面加以分论并提出治法方药。该篇配以己论，分经络、定脏腑、分类中风与真中风进行病机阐释。文中提出"中风一门，为杂证开卷首义。其分经络，定腑脏，与伤寒无异，非精达南阳至理，难以语此，如西北为真中风，东南为类中风，又为诸病开一辨别方宜大纲，而伤寒主治，虽无一不具，未尝昭揭其旨也"，指出"诸病各有经络脏腑之分，而卒然倒仆，尤需审谛"，提出需分清中脏腑和中经络之别，必要奋力施救。文末辅以临证验案多则，提出"中风之脉，皆真气内亏，风邪得以斩关直入……虽当分属虚属火属痰，总由肾气衰微，不能主持"，分病情急与缓而施治。可见张璐由博返约、学术造诣深厚，既源于诸家学说又活学活用，在脏腑辨证方面传承创新。

（二）主要学术思想与学术经验

张璐学术思想与经验是包括对于易水学派脏腑病机尤其是脾肾病机的系统深入研究及向多个专科的延展，同时在伤寒论、脉学、药物研发方面独树一帜，分而述之。

1. 主脾肾病机，辨主次顺逆，善温补滋养

张璐论脾肾宗元素、东垣、献可、绮石等医家之说，认识到肾脾为先后天之本，二者互养互济互用。张氏倡导固护脾肾、先天温后天，温肾不废脾、后天充先天的原则，其治脾肾偏胜偏衰药物也多以温养补虚为主。肾为阳气之根，主气属阳，脾为精血化生之源，主血属阴，脾肾关系本质上为脏腑之体、阴阳气血之用的辨证关系。张璐提出"脾旺则能生血"，而阴血为阳气所依归；"肾主藏精以施化"，阳气实为阴血之引导，虽然气禀阳质，血禀阴质，而阴中有阳，阳中有阴，二者密切关联，互为因果，在生理功能发挥方面互济互用。可见脾肾之于人体有阴阳气血之用，疾病情况下"脾病则不能统血""肾病则气不约束调布"。但二脏病有先后，症有主次，其治孰先孰后，孰主孰次，历代医者颇多争论。一是以金元李杲为代表，以后天说为基础，主张脾为人生之本，故有"补肾不如补脾说"。二是以明代赵献可为代表，立意于先天水火，而尤重于命门之火，并强调欲补太阴土，则先补肾中少阴相火，故力主"补脾不如补肾说"。三是以明代绮石为代表，认为"肺为五脏之天，脾为百骸之母，肾为性命之根，治肺、治肾、治脾，治虚之道毕矣"。此即理虚三本，不仅要脾肾双补，而且还要兼补肺气。张璐在此基础上临证提出须辨主次先后，若脾弱肾不虚则应以补脾为先，若肾虚而脾不弱则以补肾为要；若脾肾两虚，当补肾而不助其湿，健脾而不伤其阴；健脾补肾，须分孰轻孰重而治之，以达脾肾互济为贵的目的。如在治疗泄泻时针对脾虚泄泻张璐提出："饮食入胃，辄后便完谷者，气虚也。"（《张氏医通》）无论外邪犯脾，或脾气本虚，使脾气升降失运，湿困脾而致泄泻，常见于老人、妇人及体弱之人，力主调平脾胃气机升降以祛脾湿，脾土强则水湿自化，升清降浊并重，常用九味资生丸、四君子汤和补中益气汤等。如有脾虚气陷作泻，则用风药发散提升兼燥胜湿土，如其在《张氏医通》提出："所谓下者举之，湿寒之胜，以风平之是也。"对于肾虚泄泻，在重视中梓肾阳学说的基础上提出尚需重视肾阴，"肾水不足之人患泄，或过服分利之剂而渴者，加减八味丸"（《张氏医通》）。他认为肾阴不足，肾阳失去制约，上逆犯肺可导致泄泻兼咳嗽，所谓"肾脏真阴虚，则火邪胜，火邪上升，必伤肺而为咳逆。真阳虚则水邪胜，水气内溢，必渍脾而为泄泻。既嗽且泄，上下俱病"，为防止泄泻进一步引发后续咳疾，提倡阴阳并补。在脾胃病机方面，张璐重视脾胃阴阳属性，他指出："然胃之土体阳而用阴，脾之土体阴而用阳。""脾为之使，胃为之市。""脾与胃以膜相连，而能为胃行其津液。"指出脾胃解剖位置联系紧密，功能方面互为存在的条件，共同构成促进机体消化吸收、新陈代谢、生长发育的源泉。可见张璐重视易水学派崇尚脾胃之论，于临证辨证施治，或重脾或重肾，无外阴阳气血而已。

在治疗用药方面，张璐传承易水以温补滋养为主的原则，从脾胃论治时多用四君

子、六君子、补中益气之类，如在治疗中风病案时，提道"皆二陈、导痰，杂以秦艽、天麻之类，不应，又与牛黄丸，痰涎愈逆，危殆益甚"，在祛痰祛风开窍药未能达效的情况下，使用六君子加胆星、竹沥，或加黄连、当归，"四剂而喘息顿除，再二剂而饮食渐进，稍堪就枕，再四剂而手足运动，十余剂后，屏帏之内，自可徐行矣"。他认为，四君子为胃家气分之专药，胃气虚而用之，功效立见，即血虚用四物亦必兼此，补气则偏于四君，补血则偏于四物，若纯用血药，不得阳生之力，阴无由以化。此外，治疗眩晕一证使用六君子汤，益气健脾以求其本。"司业董方南夫人，体虽不盛，而恒有眩晕之疾，诊其六脉皆带微弦，而气口尤甚。盖缘性多郁怒，怒则饮食不思，恒服消导之味，则中土愈困，饮食皆化为痰，痰从火化而为眩晕矣……为疏六君子方，水泛为丸，服之以培中土，中土健运，当无敷化不及留结为痰而成眩晕之虑，所谓治病必求其本也。"以上两者病案，显示出张璐治疗虚损疾患，健脾益气，以培后天，善用四君、六君子的临床效果。此外，在治疗血证时，张璐"健脾之阳，一举有三善"，对于积劳伤脾，中气受损，出血不止，需用补中益气汤倍黄芪、当归；不应者可用归脾汤加童便、藕节，常用当归补血汤、四君子汤之类。他认为："一者脾中之阳气旺，而龙雷之火潜伏也；一者脾中之阳气旺，而胸中窒塞，如太空不留纤翳也；一者脾中之阳气旺，而饮食运化精微，复生其已竭之血也。"（《张氏医通·诸血门》）

从肾论治时，张璐善用六味丸、八味丸、地黄饮子等，如张璐治痿提出："足痿弱不收为痿厥，有二，一属肾与膀胱，经云，恐惧不解则伤精，精伤则骨酸痿厥，精时自下，是肾伤精脱也，都气丸，审系阳虚，用八味丸……伸不能屈，屈不能伸，腰膝腿脚肿痛，行步艰难，安肾丸。"此外，在内科水肿、咳喘、不得卧、不能食、汗证、疮疡、咽喉、耳、小便不禁、淋、痢、泄泻、眩晕等病证治疗方面均强调治肾的重要意义。

2. 祖仲景之文，理众家纷纭，明伤寒源流

张璐在《伤寒缵论》自序中记载："仲景书不可以不释，不释则世久而失传；尤不可以多释，多释则辞繁而易乱。"感慨对伤寒注释医家纷纷但越释而较本义愈趋愈远，因此"晰其条贯，开其晦蒙"。张璐对王叔和编纂《伤寒论》的体系进行重新编排，分六经，明并合，定温热，使伤寒的体系更加明晰；同时拓展了其中温病的内容，重新对温病进行定义，立冬温、春温、瘟疫等治法，为温病的进一步发展奠定了基础。此外，对于证候的研究，通过对类证、兼证的分析，整理证候所对应的病机特点，为伤寒证候学研究提供了方法；结合自身临床治验，将仲景经方纳入作为类方，将经方与时方归类，总结出具有临证特色的类方体系，为临床经方的变化加减提供了有益参考。

张璐不满足于方中行及喻嘉言的认识，把两家"风伤卫，寒伤营，风寒两伤营卫"的三纲鼎立之说做了进一步发挥，在三纲学说基础上把太阳病分成八个类型：①风伤卫。②寒伤营。③营卫俱伤。④风伤卫犯本。⑤寒伤营犯本。⑥寒伤营坏证。⑦风伤卫坏证。⑧营卫俱伤坏证，发展了方中行和喻嘉言的观点。张璐在《伤寒绪论·下卷》

中对伤寒独立症状进行分章研究，如对衄血、吐血等相似症状进行类比研究，衄血为鼻中出血，吐血是从口中而出，衄血多属在经表邪，伤寒则因表邪失汗，温病则因表邪蕴盛所致；吐血皆属传经里证，以当汗不汗，热毒入里，迫血妄行所致。此外，在《张氏医通》中详细论述了衄血（鼻衄、舌衄、齿衄、耳衄、眼衄、肌衄）、吐血（呕血、唾血、咳血、咯血、血溢、九窍出血）、溲血、下血、蓄血的病因病机、辨证要点、治疗方药及其善后注意事项等，提出根据脏腑特点、出血部位与出血颜色，分辨其病变脏腑及虚实寒热，临证以温健脾阳为主，通过类比分析，有助于临床鉴别诊断及辨证施治。

张璐还对原发及误治症状进行深入研究，如在《伤寒明理论》中对心悸仅从"心悸之由，不越二种，一者气虚也，二者停饮也"进行论述，而《伤寒论》中的原发病机，有气虚、饮邪之别，误治而产生心悸是心气虚甚所致。张璐在《伤寒绪论·下卷》中强调，心悸"其证有三：一者气虚而悸，一者汗下后悸，一者停饮而悸。气虚者阳气内弱，心中空虚而为悸也；汗下后正气内虚，邪气交击而悸，较之气虚尤甚；停饮者，由饮水过多，水停心下，心为火恶水不能自安，而为悸也"。将原发症状、误治症状进行研究，比单纯就症论症更加系统，同时也充分体现了《伤寒论》本义。

张璐在两部专著中对《伤寒论》原文进行补亡，如363条"下利清谷，不可攻表，汗出必胀满"，该条仅示证候未列出方药，张璐认为"见误表其汗，则阳出而阴气弥塞胸腹，必致胀满而酿变耳，合用厚朴生姜半夏甘草人参汤，以温胃消胀为务也"。再如338条"伤寒，脉微而厥至七八日肤冷，其人躁无暂安时者，此为脏厥……"张璐补以附子理中汤及灸法进行治疗。另外，张璐对《伤寒论》未论及的兼证及兼证的治疗进行补充，如中风兼伤寒、虚劳兼伤寒、中满肿胀兼伤寒、内伤兼伤寒、宿食兼伤寒等17篇，其中亡血家仲景有禁汗之训但无方治，张璐认为"衄血则宜小建中加犀角、丹皮，咯血则宜小建中加丹皮、童便，吐血则宜黄芪建中加童便、阿胶"，对未提及的兼证进行了论述。解释茯苓四逆汤条，与青龙汤比较，二者都有烦躁，其辨证关键在于有汗与否，"夫不汗出之烦躁，与发汗后之烦躁，毫厘千里。不汗出之烦躁，不辨脉而投大青龙，尚有亡阳之变，是则发汗后之烦躁，即不误在药，已误在汗矣"。上述补遗纠偏充分体现了张璐扎实雄厚的临床造诣，并对临床施治具有重要的指导价值。可见张璐通过《伤寒缵论》和《伤寒绪论》两部专著发扬了仲景之学，名其源流，通过自身的躬行梳理编纂使得"仲景之文相得益彰，无庸繁衍曲释，自可显然不晦，庶无负三十年苦心"。

3. 倡辨证医理，精中药药性，重发明炮制

《张氏医通》中参考书目达130余种，每种病首列《内经》病机，次列《伤寒杂病论》治例，继以精选摘录历代名著，所引病因病机之发挥，或诊病辨证之方法，或治法方药之纵横，并配以自身亲诊之病案。张璐强调"须随所禀形气之偏胜，病气之盛衰而为调适，全在机用灵活，不可专守成则"，所录辨证方法，亦精切有理，明辨医理而辨证施治，理法方药齐备。如辨呃逆，张璐认为："呃逆在辨寒热，寒热不辨，用

药立毙。凡声之有力而连续者，虽有手足厥逆，大便必坚，定属火热，下之则愈，万举万全。若胃中无实火，何以激搏其声逆上而冲乎。其声低怯而不能上达于咽喉，或时郑声，虽无厥逆，定属虚寒，苟非丁、附，必无生理。"体现了张璐对呃逆证辨寒热虚实的辨证思想。再如治疗痢疾，张璐认为湿热者去其湿热，积滞者去其积滞，因于气者调之，因于血者和之，新感而实者，可通因通用，久病而虚者，可塞因塞用，审证求因，辨证论治。

张璐不仅在辨证施治方面颇多心得，在本草方面也颇有造诣，考虑到"自时珍之纲目盛行，而神农之本草遂废"的境况，将两部专著比较分析，相互为参，"端本澄源，宗乎本经主治"。他的代表性专著《本经逢原》舍弃《神农本草经》三品划分，而遵从《本草纲目》按自然属性划分，全书 4 卷，共收集药物 784 味，分列 32 部。书中体例以药物性味为先，次以《神农本草经》主治，再以"发明"，内容丰富，涵盖了出处、产地、形态、品质、鉴别、采收、加工炮制、禁忌畏恶、性味主治、方剂等多项内容，临证查阅使用方便。如书中记载大量药物配伍并阐以医理，体现了张璐用药经验和临证心得，如"延胡索"条下云："得五灵脂同入肝经散血破滞。""黄芩"条下有载："助白术安胎，盖黄芩能清热凉血，白术能补脾统血也。""常山"条下谓："得甘草则吐，得大黄则利。"此外，张璐倡导遵古炮制，如白术入肺胃久嗽药，蜜水拌蒸；入脾胃痰湿药，姜汁拌晒；入健脾药，土炒；入泻痢虚脱药，炒存性用；入风痹痰湿利水破血药，惧生用。再如黄连治心火生用；治肝胆实火，猪胆汁炒；治肝胆虚火，醋炒褐色；治上焦火酒炒；中焦火姜汁炒；下焦火盐水炒；气分郁结肝火，煎吴茱萸汤炒；血分块中伏火，同干漆末炒；食积火黄土拌炒等。张璐还关注药材品质及道地，如黄连"产川中者，中空，色正黄，截开分瓣者为上，云南水连次之，日本吴楚为下"，姜黄"广生者，质粗形扁如干姜，仅可染色，不入汤药。今药肆混市误人，徒有耗气之患，而无治疗之功也"。可见张璐对本草亦有独到研究，不仅传承诸家精要，而且精于药材品质、炮制及随证选药。

4. 以脉诊辨证，以四诊合参

张璐重视脉诊，以脉测证，以证应病，认为"一身病无不形于两腕也，人之六脉，犹廷之六部，天下刑赏与罚，莫不由此"，可见对于脉诊在疾病诊疗中的关注。张璐著有《诊宗三昧》，以宗旨、医学、色脉、脉位、脉象、经络为总论，并辨顺逆、异脉、妇人和婴儿，另设师传三十二则，涵盖浮、沉、迟、数、滑、涩、虚、实、弦、缓等三十二部脉象分析。此外，在该部专著中设有口问十二则，答疑解惑。张璐以脉测证并结合病机论述吉凶、可治、难治之脉，曰："欲得辨脉，先须知脉。"《诊宗三昧·逆顺》中指出："切诊之要，逆顺为实，若逆顺不明，阴阳虚实死生不别也。"张璐遵从《内经》脉证论顺逆之旨，吸收张仲景《伤寒论》《金匮要略》脉法及后世医家经验，如对中风之脉认为："其初中之时，周身之气闭滞不行，故多沉伏，少顷气还微省，则脉随气奔而见洪盛，皆风火痰湿用事也。大都中风之脉，浮小缓弱者生，坚大急疾者危。盖浮缓为中风之本脉，兼紧则多表邪，兼大则多气虚，兼迟则多虚寒，兼数则多虚热，兼滑则多痰湿。皆为可治之脉。惟兼涩者，为脉不应病，多为危兆，以痰证脉涩为正气虚衰，经络闭滞，难于搜涤也。所以中风之脉，最忌伏涩不调，尤忌坚大急疾。"又如《诊宗三昧》论沉脉："若沉而实大数盛，动滑有力，皆为阳邪内伏。沉而迟细微弱，弦涩少力，皆属阴寒无疑。有冬时伏邪，发于春夏。烦热躁渴，而反脉沉足冷，此少阴无气，毒邪不能发出阳分，下虚死证也。凡伤寒温热，时疫感冒，得汗后脉沉，皆为愈证，非阳病阴脉之比。有内外有热，而脉沉伏，不数不洪，指下涩小急疾，无论伤寒杂病，发于何时，皆为伏热。"再如"肠澼自利而脉沉，寒疝积瘕而脉沉，历节痛痹而脉沉，伏痰留饮而脉沉，石水正水而脉沉，胸腹结痛而脉沉，霍乱呕吐而脉沉，郁结气滞而脉沉，咸为应病之脉"。从以上对中风之脉及沉脉的论述可看出张璐对脉象素有研究，不尚空谈，密切结合临床，以脉测证，论述脉象深入透彻。

张璐著有《伤寒舌鉴》，包括白苔舌、黄苔舌、黑苔舌、灰苔舌、红苔舌、紫苔舌、霉酱色苔舌、蓝色苔纹舌、妊娠伤寒舌，对各种苔色所主之病机治法及方药进行分论，如白苔舌提出"脉浮紧者，犹当汗之，在少阳经者，则白苔白滑，用小柴胡汤和之"，白苔舌之下又分为微白滑苔舌、薄白滑苔舌、厚白滑苔舌等27种舌象，均一一细述其证治法度。

综上，张璐一生勤于临床，广著医籍，博采众长，补以己述，主脾肾病机，辨主次顺逆，善温补滋养；祖仲景之文，理众家纷纭，明伤寒源流；倡辨证医理，精中药药性，重发明炮制；以脉诊辨证，以四诊合参，医、药、诊、疗融通一体，成为清初易水学派的典型代表医家，将易水之学术思想广为流传。

四、医论、制方、医案

（一）医论摘萃

1. 经络

或问奇经诸脉，何以异于十二经，而以奇字目之？答曰：夫十二经者，经脉之常度也。其源各从脏腑而发。虽有枝别，其实一气贯通，曾无间断。其经皆直行上下，故谓之经。十五络者，经脉之联属也。其端各从经脉而发，头绪散漫不一，非若经脉之如环无端也。以其斜行左右，遂名曰络。奇经为诸经之别贯，经经自为起止，各司前后上下之阴阳血气，不主一脏一腑，随邪气之满溢而为病。故脉之发现诸部皆乖戾不和，是古圣以奇字称之。非若经气之常升，络气之常降也。所以者何？盖缘经起中焦，恒随营气下行极而上，故其诊在寸。络起下焦，恒附营气上行极而下，故其诊在尺。虽经有明谕，而世罕究其旨者。《通评虚实论》云：经络皆实，寸脉急而尺缓。言经中所受之邪，既随经而盛于上。络气虽实，当无下陷之邪，则尺部不为之热满矣。次云络气不足，经气有余。脉口热满，尺部寒涩，有余则热满，是指邪气而言，非经气之充实也。不足则寒涩，络气本虚之验也。又云：经虚络满者，尺部热满，脉口寒涩，络满亦指邪气，以经中之邪陷于络，故尺部为之热满也。按《金匮》云：极寒伤经，极热伤络。盖经受寒邪而发热，络受热邪，而传次溢入于奇经矣。然经络之脉，虽各有疆界，各有司属，各有交会，而实混然一区，全在大气鼓运，营血灌注，方无偏胜竭绝之虞。《经》云：气主煦之，血主濡之。又言邪在气，气为是动。邪在血，血为所生病。是以十二经脉，各以分隶气血之所属也。其"经络"二字，方书中靡不并举，曷知络脉皆不离本经之部分。虽十二经外别有阴络阳络脾之大络三种。而为病亦不殊本经之血气也。盖络脉之病，虽略亚于本经，然邪伏幽隐，气难升散，不似经脉之循经上下，易于开发也。而奇经又为十二经之约束，若脏气安和，经脉调畅，八脉之形，无从而见也。即经络受邪，不至满溢，与奇经亦无预也。惟是经络之邪热满，势必溢于奇经。所以越人有沟渠满溢，诸经不能复拘之喻。试推伤寒之邪，皆从阳维而传次三阳，从阴维而传次三阴。未尝循十二经次第也。或有脏气内结，邪气外溢，竟从奇经受病者有之。复问八脉之形象与病苦，可得闻乎？答曰：在经有也。吾尝考诸经中，言冲脉直上直下而中央牢。病苦逆气里急，督脉直上直下而中央浮。病苦脊强，不得俯仰。任脉横寸口边，丸丸紧细而长。病苦少腹切痛，男子内结七疝，女子带下瘕聚。阳维尺外斜上至寸而浮，病苦寒热，溶溶不能自收持。阴维尺内斜上至寸而沉，病苦心痛，怅然失志。阳跷寸口左右弹，浮而细绵绵，病苦阴缓而阳急。阴跷尺内左右弹，沉而细绵绵，病苦阳缓而阴急。带脉中部左右弹而横滑，病苦腹痛，腰溶溶若坐水中。《内经》所言奇经之脉象如是。凡遇五痫七疝，颈疼背强，发歇不时，外内无定之证，刚劲不伦，殊异寻常之脉，便于奇经中求之。或问奇经之"奇"字，昔人咸以奇偶之奇为训，未审孰是。因语之曰：读书须要自立主见。切勿浮游游地随人脚跟。设泥昔人奇偶之说，不当有阴阳维跷之配偶也。坐客皆举手称善，请著玉版，以为奇恒之别鉴。（《诊宗三昧》）

2. 脉象

至于临病察脉，全在活法推求，如诊富贵人之脉，与贫贱者之脉，迥乎不侔。贵显之脉，常清虚流利；富浓之脉，常和滑有神；贱者之脉，常浊壅多滞；贫者之脉，常蹇涩少神，加以劳勤则粗硬倍常。至若尝富贵而后贫贱，则营卫枯槁，血气不调，脉必不能流利和滑，久按索然。且富贵之证治，与贫贱之证治，亦截然两途。富贵之人，恒劳心肾，精血内戕，病脉多虚，总有表里客邪，不胜大汗大下，全以顾虑元气为主，略兼和营调胃足矣。一切苦寒伤气，皆在切禁。贫贱之人，藜藿充肠，风霜切体，内外未尝温养，筋骸素惯疲劳，脏腑经脉，一皆坚固，即有病苦忧劳，不能便伤神志，一以攻发为主。若参芪桂附等药，咸非是辈所宜。惟尝贵后贱，尝富后贫之人，素享丰腴，不安粗粝，病则中气先郁，非但药之难应，参芪或不能支，反增郁悒之患，在所必至。非特富贵之脉证，与贫贱悬殊，即形体之肥瘠，亦是不同。肥盛之人，肌肉丰厚，胃气沉潜，纵受风寒，未得即见表脉。但须辨其声音涕唾，便知有何客邪，设鼻塞声重，涕唾稠黏，风寒所伤也。若虽鼻塞声重，而屡咳痰不即应，极力咯之，乃得一线黏痰，甚则咽腭肿胀者，乃风热也。此是肥人外感第一关键。以肥人肌气充盛，风邪急切难入，因其内多痰湿，故伤热最易。惟是酒客湿热，渐渍于肉理，风邪易伤者有之，否则形盛气虚，色白肉松，肌腠不实之故，不可以此胶执也。瘦人肌肉浅薄，胃气外泄，即发热头痛，脉来浮数，多属于火。但以头之时痛时止，热之忽重忽轻，又为阴虚火扰之候。惟发热头痛，无问昼夜，不分重轻，人迎浮盛者，方是外感之病，亦有表邪兼挟内火者。虽发热头痛，不分昼夜轻重，而烦渴躁扰，卧寐不宁，皆邪火烁阴之候，虽宜辛凉发散，又当顾虑其阴。独形瘦气盛，颜白唇鲜，卫气不固者，最易伤风，却无内火之患矣……旁观者以为应酬套语，曷知其为察脉审证用药之大纲。故操司命之权者，务宜外息诸缘，内心无惴，向生死机关下个竿头进步工夫，自然不落时人圈缋。当知医门学问，原无深奥难明处，但得悉其要领，活法推求，便可一肩担荷。又何必搜罗百氏，博览群书，开凿寻文解义之端，愈滋多歧多惑哉。（《诊宗三昧》）

3. 师传三十二则

缓脉者，从容和缓，不疾不徐，似迟而实未为迟。不似濡脉之指下绵软，虚脉之瞥瞥虚大，微脉之微细而濡，弱脉之细软无力也。仲景云：阳脉浮大而濡，阴脉浮大而濡。阴脉与阳脉同等者，名曰缓也。伤寒以尺寸俱微缓者，为厥阴受病。厥阴为阴尽复阳之界。故凡病后得之，咸为相宜。其太阳病，发热头痛，自汗脉浮缓者，为风伤卫证。以其自汗体疏，脉自不能紧盛也。缓为脾家之本脉，然必和缓有神，为脾气之充。若缓甚而弱，为脾气不足。缓而滑利，则胃气冲和。昔人以浮缓为伤风，沉缓为寒湿，缓大为风虚，缓细为痹湿。又以浮缓为风中于阳，沉缓为湿中于阴。盖湿脉自缓，得风以播之，则兼浮缓，寒以束之，则兼沉缓。若中于阴，则沉细微缓。以厥阴内藏风木之气，故脉虽沉，而有微缓之象也。（《诊宗三昧》）

4. 中风

石顽曰：中风一门，为杂证开卷首义。其分经络，定腑脏，与伤寒无异，非精达南阳至理，难以语此。如西北为真中风，东南为类中风，又为诸病开一辨别方宜大纲，而伤寒主治，虽无一不具，未当昭揭其旨也。

石顽曰：中风之脉，皆真气内亏，风邪得以斩关直入。即南方类中卒倒，虽当分属虚属火属痰，总由肾气衰微，不能主持，是以脉不能沉，随虚风鼓激而见浮缓之象。（《张氏医通》）

5. 伤饮食

气口脉浮大，按之反涩者，有宿食也；脉数而滑者，有宿食也；脉迟而滑者，宿食作胀也。气口脉紧，寒食停滞胃中，温消而下之。气口脉沉紧而细，冷食伤脾，温补兼消之。两手脉皆模糊不清，此宿食结滞，胃气不行，急下夺之。伤食脉有滑涩之异，脾虚不能鼓运，胃虚不能熟腐，故其脉不滑而涩，涩甚则模糊不清矣。若人迎紧盛而气口滑者，停食感冒也。

许叔微治一酒客，感冒风寒，倦怠不思饮食，已半月矣。睡后发热，遍身疼如被杖，微恶寒，六脉浮大，按之豁然。作极虚受寒治之，用六君子加黄芪、当归、葛根，

大剂与之，五服后遍身汗出如雨，得睡，诸证悉平。(《张氏医通》)

6. 诸见血证

或问人身阳气，为阴血之引导，阴血为阳气之依归，何为清浊相干，乱于中外，而致血不归经，则有上溢下脱之患。其血或从吐出，或从呕出，或从咯出，或从鼻出，或从眼耳齿舌出，或从津唾而出，或从肌肤而出，或从二便而出，复有蓄积不行者，为患各有不同，愿一一显示至理，条分脏腑经络之源，以启学人蒙昧。石顽答曰：《经》言血之与气，异名同类，虽有阴阳清浊之分，总由水谷精微所化，其始也浑然一区，未分清浊，得脾气之鼓运，如雾上蒸于肺而为气；气不耗，归精于肾而为精；精不泄，归精于肝而化清血；血不泻，归精于心，得离火之化，而为真血，以养脾脏，以司运动，以奉生身，莫贵乎此。虽《经》有上注于肺，乃化为血之说，而实不离五行之气化，转注如环也。如上所云，不过统论营卫血气之大端，乃节文耳。夫营卫者精气也，血者神气也，气主煦之，血主濡之，虽气禀阳和，血禀阴质，而阴中有阳，阳中有阴，不能截然两分。其至清至纯者，得君主之令，以和调五脏，藏而不失，乃养脏之血也。其清中之浊者，秉输运之权，以洒陈六腑，实而不满，则灌注之血也。其清中之清者，会营周之度，流行百脉，满而不泄，此营经之血也。其源则一，析而为三，各有司属，若各守其乡，则阴平阳秘，安有上溢下脱之患乎？(《张氏医通》)

7. 痿

石顽曰：痿证脏腑病因，虽曰不一，大都起于阳明湿热，内蕴不清，则肺受热乘而日槁，脾受湿淫而日溢，遂成上枯下湿之候，举世靡不以肾虚为事，阳明湿热，从无齿及之者。或云：痿病既属湿热，何古方多用附子辛热而愈者？殊不知湿热沉滞既久，非借辛热之力，不能开通经隧，原非为肾脏虚寒而设；若真阳未衰，概行温补，而不知清热渗湿，宁无反助湿热之患耶。

凡人自觉两足热如火炙，自足踝下上冲膝腿，且痿弱软痛，能行而不能久立，脉濡而数，乃阴虚而挟湿热也，虎潜丸；不应，加附子；骨痿不能起于床者，金刚丸。《经》言骨痿者，生于大热也，有所远行劳倦，逢大热而渴，渴则阳气内伐，内伐则热舍于肾，肾者水脏也，今水不胜火，则骨枯而水虚，足不任身，发为骨痿，此湿热成痿，多发于夏，令人骨乏无力，故治痿独取阳明，东垣独得其秘，而用清燥之剂，主以清暑益气汤。属湿痰者，手足软弱，脉沉滑，兼腰膝麻木，或肿，二陈汤加二术、羌活、黄柏、竹沥、姜汁……阴血衰弱不能养筋，筋缓不能自收持，故痿弱无力，补血荣筋丸；气虚痿弱无力，四君子汤加苍术、黄柏、肉桂、黄芪。肥白人脉沉缓，或滑，恶心，胸膈不利，属气虚有痰，六君子加苍术、黄柏、竹沥、姜汁。兼食积，即气口弦滑，腹胀恶食，是食积妨碍，脾气不得运于四肢，导痰汤加楂、曲、木瓜、防己；挟死血者，脉沉涩或弦，而按之则芤，为恶血流于腰膝；或因产后，或跌仆伤损而得者，不可作虚治。(《张氏医通》)

8. 白术

白术一名山姜，甘温，无毒。云术肥大气壅。台术条细力薄。宁国狗头术皮赤稍大，然皆栽灌而成，故其气浊，不若于潜野生者气清，无壅滞之患。入诸补气药，饭上蒸数次用。入肺胃久嗽药，蜜水拌蒸。入脾胃痰湿药，姜汁拌晒。入健脾药，土炒。入泻痢虚脱药，炒存性用。入风痹痰湿利水破血药，俱生用。然非于潜产者，不可生用也。

发明：白术甘温味厚，阳中之阴，可升可降，入脾胃二经。生用则有除湿益燥、消痰利水，治风寒湿痹，死肌，痉疸，散腰脐间血及冲脉为病，逆气里急之功。制熟则有和中补气，止渴生津，止汗除热，进饮食，安胎之效。

盖白术得中宫冲和之气，补脾胃药以之为君，脾土旺则清气升而精微上，浊气降而糟粕输。仲淳有云：白术禀纯阳之土气，除邪之功胜，而益阴之效亏。故病属阴虚血少，精不足，内热骨蒸，口干唇燥，咳嗽吐痰，吐血鼻衄齿衄，便闭滞下者，法咸忌之。术燥肾而闭气，肝肾有动气者勿服。刘涓子云：痈疸忌白术，以其燥肾而闭气，故反生脓作痛也。凡脏皆属阴，世人但知白术能健脾，宁知脾虚而无湿邪者用之，反燥脾家津液，是损脾阴也，何补之有，此最易误，故特表而出之。(《本经逢原》)

（二）制方选要

1. 升麻胃风汤（《张氏医通·卷十三》）

主治：胃风能食，手足麻瞀，目胸面肿。

组成：升麻、当归、白芷、葛根各六分，苍术（制）八分，麻黄（去节）、藁本、羌活、草豆蔻（研）、蔓荆子（研）各四分，柴胡、黄柏（姜制）各三分，甘草（炙）五分，生姜三片，大枣一枚。

用法：水煎，食远服。按风入胃府，大便清血四射，用人参胃风汤之桂、芍祛之内散。风入胃经，面目胸动，面肿者，用升麻胃风汤之升、葛、麻黄辈祛之外散。不可不辨。

2. 葆真丸（《张氏医通·卷十五》）

主治：房劳太过，肾气虚衰，精寒不能生子。

组成：鹿角胶（即用鹿角霜拌炒成珠）八两，杜仲（盐水拌炒）三两，干山药（微焙）、白茯苓（人乳拌蒸，晒）、熟地黄、山茱萸肉各三两，北五味、益智仁（盐水拌炒）、远志（甘草汤泡，去骨）、川楝子（酒煮，去皮核）、川巴戟肉（酒炒）、补骨脂、胡芦巴（与补骨脂同羊肾煮，汁尽为度，焙干）各一两，沉香五钱（另为末，勿见火）。

用法：上十四味，共为细末，入沉香和匀，以肉苁蓉四两，洗去皮垢切开，心有黄膜去之，取净二两，好酒煮烂捣如糊，同炼蜜杵匀，丸如梧子。每服五七十丸，空心温酒下，以美物压之。精薄者，加鳔胶六两。此方不用桂、附壮火助阳，纯用温养精血之味，独以沉香、益智鼓其氤氲，又以楝子抑其阳气，引诸阳药归宿下元，深得广嗣之旨。

3. 安肾丸（《张氏医通·卷十三》）

主治：肾虚风袭，下肢痿弱疼痛，不能起立。

组成：肉桂、川乌头（炮）各一两五钱，白蒺藜（炒去刺）、巴戟天（去骨）、薯蓣（姜汁炒）、茯苓、石斛（酒炒）、川萆薢（炒）、白术、肉苁蓉（酒浸去腐）、补骨脂（炒）各四两八钱。

用法：为末，炼蜜丸梧子大，每服七十丸，空腹盐汤，临卧温酒下。

肾脏为风寒所袭，所以不安，故用乌头、蒺藜祛风散寒之剂，风去则肾自安，原无事于温补也。其他桂、苓、术、薢、脂、戟、苁、斛，虽曰兼理脾肾，而实从事乎祛湿利水，只缘醉饱入房，汗随风蔽，所以肢体沉重，非藉疏通沟洫，病必不除。因仿佛地黄饮子而为制剂，彼用地黄、菖、志、冬、味、萸、附以交心肾之气，此用蒺、薢、术、蓣、骨脂、乌头以扶坎陷之风。

4. 温中丸（《张氏医通·卷十六》）

主治：黄胖面肿足胀。是脾虚不能健运，虽有积聚，不可下之。

组成：陈皮、半夏、茯苓各一两，炙甘草五钱，黄连、香附、苦参（针砂醋煅锈过）各五钱，白术二两，神曲一两。

用法：为末，醋水各半泛丸梧子大，每服七八十丸。用白术六钱、陈皮一钱、生姜三片，煎汤送下。虚，加人参一钱。病轻者，服此药六七两，小便即长。病甚者，服一斤，小便始长。积聚去净，然后六君子之类调补之。

5. 芦吸散（《张氏医通·卷十三》）

主治：冷哮寒嗽，喘促痰清，但肺热者禁用。本方用桂心、贝母、甘草等有形之散，以搜肺络中伏饮，再用钟乳、款冬花等温肺利窍。

组成：款冬花、川贝母（去心），肉桂、炙甘草各三钱，鹅卵石五钱煅，即钟乳之最精者。

用法：为极细末，以芦管吸少许，噙化咽之，日五七次。

6. 换骨丹（《张氏医通·卷十四》）

主治：风痿痹弱，寒湿风气，鹤膝风等证。

组成：当归一两，虎胫并掌骨（一具，酥炙）、羌活、独活、防风、川萆薢各二两，秦艽四两，龟板（酥炙）一两，牛膝、晚蚕沙（炒）、枸杞子、油松节各五两，白茄根八两（饭上蒸），苍术（泔浸去皮、炒、净）四两。

用法：上用无灰酒一大坛，将绢囊盛药，悬于酒内封固，候十四日开坛取酒，不可以面对坛口，恐药气冲人面目。每饮盏许，勿令药力断绝，饮尽病痊。将药晒干为末，米饮糊丸，梧子大，每服七八十丸，空心温酒下。忌食动风辛热之物。此药可常服，但焮赤肿痛，甚于春夏者，多属湿热，非其所宜。

7. 复元丹（《张氏医通·卷十三》）

主治：脾肾俱虚，发为水肿。

组成：附子（炮）二两，白术（炒焦）、肉桂、吴茱萸（拣去闭口者，炒）、川椒（炒去汗）、茴香、木香、厚朴（姜制）各一两，泽泻（炒）、肉果（煨）各半两，茯苓一两五钱。

用法：为末，陈米饮糊丸梧子大，每服五七十丸，紫苏汤或砂仁汤送下。

8. 沉香化气丸（《张氏医通·卷十三》）

主治：食积痰气，痞胀妨食。

组成：大黄（酒蒸）、条黄芩各二两，人参、白术各三两，沉香五钱另研。

用法：将前四味药锉碎，用姜汁、竹沥七浸七晒，候干为末，和沉香末再研，神曲糊丸，水飞朱砂为衣，晒干，勿见火，每服二钱，淡姜汤送下，小儿量减。

其中二黄得参、术，以鼓其去食积痰饮之势，亦是突围猛帅，勿以其中有参术，视为兼补漫施，以伐后天，为害非浅鲜也。

9. 参归三圣散（《张氏医通·卷十三》）

主治：风中血脉，左半肢废，口目左歪，风中血脉，急需流布营气，营行脉中，便不当泛用风药，所谓血行风自灭也。至于左半肢废，气血不能运行……必藉人参引领当归、肉桂，何虑虚风之不散乎？

组成：当归、肉桂、人参等分。

用法：为末，每服五钱，水煎去渣，早暮各一服。

10. 还少丹（《张氏医通·卷十四》）

主治：老年人心、脾、肾三经，精血不足，精髓不固。

组成：厚杜仲（盐水炒）、川牛膝（酒浸焙）、巴戟天肉、山茱萸肉、肉苁蓉（酒浸去腐）、白茯苓各二两，远志肉（甘草制）、五味子、楮实子各二两，石菖蒲、茴香（盐水炒）各一两。

用法：为末，炼白蜜同红枣肉为丸，梧子大，每服五七十丸，晨服盐汤，卧时温酒送下。

11. 人参蛤蚧散（《张氏医通·卷十三》）

主治：肺痿失音，咳唾浓血，或面上生疮。

组成：川蛤蚧（十对，酒浸，酥炙，色白、形如守宫者真，若剖开如鼠皮者假）、知母（酒炒）、川贝母（去心）、桑白皮（姜汁和蜜炙）、茯苓各二两，人参、甘草（炙）各三两，杏仁（去皮尖）五钱。

用法：为散，每服三钱，不拘时，茶清或蜜水调服。

12. 二冬膏（《张氏医通·卷十六》）

主治：肺胃燥热，痰涩咳嗽。

组成：天门冬（去心）、麦门冬（去心）等分。

用法：上二味熬膏，炼白蜜收。不时噙热咽之。

13. 连理汤（《张氏医通·卷十六》）

主治：胃虚挟食，痞满发热。

组成：干姜（炮）半钱至一钱，人参一钱至三钱，白术（炒焦）一钱至二钱，甘草（炙）半钱至一钱，黄连一钱，茯苓三钱。

用法：上六味水煎去渣温服。

（三）　验案精华

1. 郁证案

易思兰治一妇，患浑身倦息，呵欠口干，经月不食，强之不过数粒而已。有以血虚治之者，有以气弱治之者，有知为火而不知火之源者，用药杂乱，愈治愈病。至冬微瘥，次年夏间，诸病复作，肌消骨露，三焦脉洪大侵上，脾肺二脉微沉，余部皆平和，此肺火病也。以栀子仁姜汁浸一宿，炒黑研极细末，用人参、麦冬、乌梅煎汤调下。进二服，即知饥喜食，旬日肢体充实如常。后因久病不孕，众皆以为血虚，而用参、芪之品，半月胸膈饱胀，饮食顿减，至三月余而经始通，下黑秽不堪，或行或止，不得通利，其苦万状，易复以四乌汤换生地，加陈皮、苏梗、黄芩、山栀、青皮、枳壳十数剂，一月内即有孕。（《张氏医通》）

【按】此例郁证案，浑身倦息，呵欠口干，经月不食，诸病复作，肌消骨露，医者以血虚、气弱论治不得要领，张璐以脾肺二脉微沉，余部皆平和，论该案为肺火病，以姜汁浸栀子仁，清上焦火热，人参、麦冬、乌梅益气养阴，敛肺生津，渐至能食而补以参、芪以滋血源，待胃气得复，加以补气养血佐以理气清热之品，体现了其急则治其标以清肺热、缓则治其本、固护脾胃的治法特点。

2. 中风案

治御前侍卫金汉光如夫人，中风四肢不能举动，喘鸣肩息，声如拽锯，不能著枕，寝食俱废者半月余，方邀治于石顽。诊其脉，右手寸关数大，按久无力，尺内愈虚，左手关尺弦数，按之渐小，惟寸口数盛，或时昏眩，或时烦乱。询其先前所用诸药，皆二陈、导痰，杂以秦艽、天麻之类，不应。又与牛黄丸，痰涎愈逆，危殆益甚。因疏六君子，或加胆星、竹沥，或加黄连、当归，甫四剂而喘息顿除，再二剂而饮食渐进，稍堪就诊，再四剂而手足运动。十余剂后，屏帏之内，自可徐行矣。因思从前所用之药，未常不合于治，但以痰涎壅盛，不能担当，峻用参术开提胃气，徒与豁痰，中气转伤，是以不能奏功耳。（《张氏医通》）

【按】此例中风案，四肢不能举动，喘鸣肩息，声如拽锯，神昏烦乱，服二陈、导痰不效，张璐以脉象按久无力，尺内愈虚，右脉按之渐小，视为胃气虚乏，遂与六君子加胆星、竹沥、黄连、当归，开提胃气，养血清心，效果益彰，可见张璐益气健脾、善用温补之特长。

3. 咳血案

石顽治刑部汤元洲，年八十二，而痰中见血，服诸宁嗽止血药不应，脉得气口芤大，两尺微紧，面色槁白，屡咳痰不得出，咳甚方有黄色结痰，此精气神三者并亏，兼伤于热，耗其津液，而咳动肺胃之血也。因其平时多火，不受温补，遂以六味丸合生脉散加葳蕤，煎膏服之，取金水相生，源流俱泽，而咳血自除，不必用痰血药也。（《张氏医通》）

【按】张璐认为此案咳血系精气神并亏，兼伤于热，耗其津液，平日多火恐温补生热，故取金水相生，源流俱泽之意，以生脉散、六味丸煎膏徐徐补之，肺脾肾同治而向愈。

4. 吐血案

治钱曙昭，久咳吐血，四五日不止，不时烘热面赤，或时成盆成碗，或时吐粉红色痰，至夜则发热自汗，一夕吐出一团，与鱼肠无异，杂于鲜血之中，薄暮骤涌不已，神气昏昏欲脱，灌童子小便亦不止，同道相商无策。因思瘀结之物既去，正宜峻补之时。遂猛进独参汤，稍定。缘脉数疾无力，略加肉桂、炮姜、童便少许，因势利导，以敛虚阳之逆。一夜中尽参二两，明晨其热稍定，血亦不来，而糜粥渐进，脉息渐和。改用六味丸作汤，调补真阴，半月而安。（《张氏医通》）

【按】此例吐血案，张璐认真辨证，以大失血后气虚欲脱为着眼点，大剂独参汤救逆固脱，略加肉桂、炮姜、童便以引火归原，使气固血止，又以六味丸收功，其间以糜粥渐进，显示出张璐重视脾肾的临证思想。

5. 肌衄案

一膏粱过饮致衄，医曰：诸见血为热，以清凉饮子投之即止。越数日其疾复作，又曰：药不胜病故也，遂投黄连解毒汤，或止或作。易数医，皆用苦寒之剂，向后饮食起居，渐不及初，肌寒而躁，言语无声，口气秽臭，其衄之余波未绝。或曰：诸见血为热，热而寒，正理也，今不愈而反害之，何耶？盖医惟知见血为热，而以苦寒攻之，不知苦寒专泻脾土，脾土为人之本，火病而泻其土，火未除而土已病，病则胃虚，虚则营气不能滋荣百脉，元气不循天度，气随阴化，故声不扬而肌寒也，惟当甘温大补脾土，斯可向安矣。（《张氏医通》）

【按】此案为以反复肌衄者，过食膏粱厚味，恣饮无节，损其脾土，而诸家多反复使用苦寒制剂，火病未及除，土病已成，脾胃虚乏，不能统血而致。此外，脾虚无以滋补先天元气，元气虚乏而言语无声，故提出以甘温大补脾土以治其本。

6. 百合案

石顽治内翰孟端士尊堂太夫人，因端士职任兰台，久疏定省，兼闻稍有违和，虚火不时上升，自汗不止，心神恍惚，欲食不能食，欲卧不能卧，口苦小便难，溺则洒淅头晕，自去岁迄今，历更诸医，每用一药，辄增一病。用白术则窒塞胀满，用橘皮则喘息怔忡，用远志则烦扰烘热，用木香则腹热咽干，用黄芪则迷闷不食，用枳壳则喘咳气乏，用门冬则小便不禁，用肉桂则颅胀咳逆，用补骨脂则后重燥结，用知、柏则小腹枯瘪，用芩、栀则脐下引急，用香薷则耳鸣目眩，时时欲人扶掖而走，用大黄则脐下筑筑，少腹愈觉收引，遂致畏药如蝎，惟日用人参钱许，入粥饮和服，聊藉支撑。交春，虚火倍剧，火气一升则周身大汗，神气骏骏欲脱，惟倦极少寐，则汗不出而神思稍宁。觉后少顷，火气复升，汗亦随至，较之盗汗迥殊。直至仲春，邀石顽诊之。其脉微数，而左尺与左寸倍于他部，气口按之，似有似无。诊后，款述从前所患，并用药转剧之由，曾遍询吴下诸名医，无一能识其为何病者。石顽曰：此本平时思虑伤脾，脾阴受困，而厥阳之火，尽归于心，扰其百脉致病，病名百合，此证惟仲景《金匮要略》言之甚详。本文原云：诸药不能治，所以每服一药，辄增一病，惟百合地黄汤为之专药，奈病久中气亏乏殆尽，复经药误而成坏病，姑先用生脉散加百合、茯神、龙齿以安其神，稍兼萸、连以折其势，数剂稍安，即令勿药，以养胃气，但令日用鲜百合煮汤服之，交秋天气下降，火气渐伏，可保无虞。迨后仲秋，端士请假归省，欣然勿药而康。后因劳心思虑，其火复有升动之意，或令服左金丸而安。嗣后稍觉火炎，即服前丸，第苦燥之性，苦先入心，兼之辛燥入肝，久服不无反从火化之虞，平治权衡之要，可不预为顾虑乎？（《张氏医通》）

【按】此为忧思伤脾，扰乱百脉所致百合病，现以生脉散和安神之剂以养胃气兼顾心神，后以百合治疗，因思虑兼火炎而致复发，则用左金丸，兼顾肝火犯胃，固护脾胃、心肝而使之平衡周全。

五、对后世影响

张璐作为易水学派清代代表医家，学古不泥古，主张脏腑辨证，重脾肾，法温补，全面继承了易水学派的学术思想，同时对《伤寒论》亦有研究，而且对药物、脉诊均有自己的见解，临证强调辨证论治。易水学派至清代张璐，可以说是温补学说的极盛时期。

张璐有弟汝瑚、曾余，汝瑚在康熙年间为《张氏医通》作序，提出"昔应劭采典艺以正风俗之非，今家昆体经论以正通俗之异"，曾余"虽列贤书（举人），最留心于医理"。张璐的学术思想传给了他的四个儿子，登、倬、以柔、钠四人。长子张登，字诞先，著《伤寒舌鉴》一卷；次子张倬，字飞畴，著《伤寒兼证析义》一卷。兄弟二人将张璐学术思想整理为《伤寒缵论》和《伤寒诸论》，同时尚补辑《张氏医通》中《目科治例》和部分《张氏医通》中收载的医案。三子以柔，字安世，撰《痘学心传》参入《张氏医通》，并在康熙南巡过吴时将其父的书籍进献，寻命医院校勘，置之南薰殿。四子张钠，字逊言，与登、倬、以柔诸兄并见于《张氏医通》参订者列。璐侄张大受，字曰容，为《张氏医通》作序。

张璐的学术思想在后世多有发挥，其中他在《张氏医通》中关于血证、痰热、痢疾、湿热、肺痈及妇科、儿科疾病、目疾的论述多为后世医家沿袭发挥。如论痰火先究其因，认为风、食、气三者为甚，治疗宜先标后本，指出"治痰先治火，治火先养阴"。在痢疾治疗方面他对凡痢尽皆属热、恣用苦寒疏利的偏见，强调温理气机，气化行则血可摄，如凡投黄连、大黄之类，更是逆病情而治，易致变证。张氏临证治验丰富，医药诊疗相通，其将易水学派学术思想进一步丰富和发展，对后世产生重要影响。

（魏　聪）

参考文献

［1］易法银．张璐脾肾观探析［J］．江苏中医，1988，（2）：32－33.

［2］朱茂君，陈涤平，李文林，等．探析吴中名医张璐从五脏论治泄泻［J］．中华中医药杂志，2019，34（2）：530－532.

［3］北京中医学院．中医各家学说讲义［M］．上海：上海科学技术出版社，1964.

［4］王勇，朱乔青，戴其舟．浅论张璐的血证治疗思想［J］．现代中医药，2012，32（6）：59－60.

［5］刘仙菊，李成文．张璐辨治血证特色［J］．中医药学报，2008，36（6）：4－5.

［6］黄亚俊，陈仁寿．张璐与《本经逢原》述评［J］．四川中医，2011，29（9）：30－31.

［7］胡国臣．明清名医全书大成·张璐医学全书［M］．北京：中国中医药出版社，1999.

下篇

易水学派的研究与运用

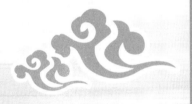

第一章　理　论　探　讨

一、脏腑辨证论治

脏腑的辨证论治，最早见于《内经》中的"风论""痹论""痿论""咳论"诸篇，后经《金匮要略》《千金要方》《中藏经》发展，钱乙的"五脏辨证"虽初具规模，但临床应用不多；直到金代张元素潜心研究整理后，使脏腑辨证趋于完善而具有系统指导意义。其后各个学派如补土、养阴、攻下、寒凉兴起，逐渐形成了用脏腑寒热虚实来分析探讨疾病发生和发展演变规律的学术主张，丰富和充实了脏腑辨证的理论基础。近年来，随着中医复兴，经过大量的临床、教学和科研实践，对脏腑辨证的理论和证治研究，又有了一次大的进展，目前脏腑辨证已经是内科学的总论内容并成为指导中医内科临床的基本理论之一。

中医理论是以脏腑为核心，四肢百骸、五官九窍、经络、皮毛、骨、肉、脉、筋互相关联，构成一个统一整体的，也是中医的整体观念，因此，有人认为"所有病证包括病因、病机在内，都是脏腑生理、病理变化的反映"。也即是说，无论外感疾病、内伤杂病，都是脏腑经络发生的病理改变；临床上无论采用何种辨证方法，最终都必须落实到脏腑上，"未闻有何种辨证方法，离开脏腑而立论的"。所以，临床上必须重视脏腑辨证，"业医不知脏腑，则病原莫辨，用药无方"，是其谓也。

（一）论病位

一切疾病的发生，都是某种致病因素影响和作用于机体的结果，由于病因的性质和致病特点不同，以及机体对致病因素的反应各异，所以表现出来的症状和体征也不尽相同。人是一个整体，各个脏腑之间，脏腑与经络之间以及与气血、五官、身躯、体表等相互联系、相互影响，机体在生理状态的演变过程也会因人而异，所以致病因素作用机体产生疾病的临床表现也是纷繁复杂的。中医对于疾病总体描述，大致分外感和内伤两种；就其引起发病的病因而言，主要分内因、外因和不内外因。以内伤发病病因而言，既可有饮食起居、七情、劳倦等不同，又有彼此的相互作用，故其发生的病理变化较为复杂，或以脏腑辨证分类，或以六经辨证施治，究其临床所见，脏腑辨证更能反映疾病本身，但不可拘泥于脏腑本身概念，总体来说还是要遵循中医的整体观念和辨证论治。

中医认为，人体是以五脏为主，配合六腑，以经络作为网络，联系躯体组织、器官等组成的有机整体。由于五脏六腑及其所属器官、组织各具特点，因此，各种内外因作用于机体在临床上表现各异，中医临床"司外揣内"，通过望、闻、问、切等就可探知其机体内部的病变所在。以肝脏为例，中医认为肝藏血，以血为体，以气为用，体阴而用阳，性主升发，喜条达，主筋易动，其经脉络胆、会巅、绕阴器，肝与胆互为表里，临床上凡见上述功能方面失调，均会从肝论治，如肝体不足引起的形体消瘦，面色、指甲不华，目眩发落，筋惕肉𥆧，头晕，目涩，雀盲等；肝气失畅、肝血凝滞引起的胁痛如刺，或胁肋胀满痞积，出血，运动障碍，以及易兴奋、激动等，主要表现为肝气郁结、情志所伤、惊恐、血失所藏等导致的病证，根据肝体阴而用阳的特点，就可以定位于肝。那么，脏器发生病变均可按照肝脏病变诊治思路。由此可见，虽然临床所见症状纷繁复杂，但深究其根本，总离不开机体内在形态、功能改变等，从而"司外揣内"，确定疾病脏器所属，例如肝脏的病证在临床可见中风、眩晕、耳鸣、耳聋、头痛、不寐、痉、痫、昏厥、积聚、吐血、惊恐、疝气、震颤、鼓胀等；肾脏的病证可见水肿、腰痛、眩晕、消渴（下消）、癃闭、遗精、阳痿、小儿发育迟缓等；心脏的病证可见胸痹、心悸、失眠、癫狂、梦遗等，这与心主血脉、心主神志等生理功能有关。

中医发病病因主要分内因、外因和不内外因。就病因与脏腑病证的病理关系来看，则以内伤发病多见，例如七情劳伤致病必耗气伤阴，多累及心、肝、肾三脏，临床表现多为抑郁不舒、心烦不安、失眠多梦、梦遗、倦怠、乏力、胸闷、心悸、气短等；由饮食不节、不洁致病者，或为食滞，或为虚寒，或为湿热，多先损伤脾胃，胃主受纳，脾主运化，脾胃失度，则水谷运化失司，临床可见纳呆、脘腹痞满，或大便溏泻等临床证候。故临床上的胃脘痛、腹痛、泄泻、呕吐、水肿、呃逆、痰饮、吐血、便血等皆属于脾胃病的证候范围。若起居失常，保暖失度，正气受损，则六淫外邪易乘虚而入；因肺主皮毛，作用在表，腠理紧密则外护皮毛，内司清肃；若肺气失和，或外感于肺，或为皮毛所伤，即出现发热恶寒、鼻塞流涕、咳嗽咳痰、头身痛楚、咽干咽痛等临床表证。故临床上的感冒、咳嗽、咯痰、哮喘、肺痈、肺痨、肺痿、肺胀、咳血、失音等为肺脏证候范围。因此，脏腑各自生理功能不同决定了病理状态各异，加之病因各异，侵害机体途径不同，抑或某一脏腑容易接受某种病邪，或某种病因容易伤害某一脏腑。正如《难经》所言："忧愁思虑则伤心，形寒肢冷则伤肺，志怒气逆，上而不下则伤肝，饮食劳倦则伤脾，久坐湿地、强力入水则伤肾。"指出了某种病因对某些脏腑的特殊倾向性和某个脏腑对某些病因的特殊易感性。因此，脏腑的生理结构是疾病发病的基础，致病因素是脏器发病的根源，机体在某种病理因素作用下，必然出现某种特定的症候群（或称为某种疾病），而这种症候群必将是某个脏腑病理变化的外在表现，如秦伯未在《辨证论治纲要·纲八·痰》中所述"痰核证"：皮里膜外结核，皮色不变，坚硬不痛，或按之微痛，多生颈侧，亦生腋下或鼠蹊部。从其病变部位看，在颈侧及腋下，这两个部位均为肝胆两经所循行通道，故其病位在肝胆二经；究其原因多由肝气挟痰结凝聚而致，在临床上可见"梅核气"。再例如，临床上四诊可见的舌苔厚腻，临床症状如胸闷泛恶、食欲不振、脘腹痞满、大便泄泻、小便不利等痰湿之病。因"湿"为阴邪，易郁遏阳气，影响脾胃功能，脾运不健，则见水谷津液运化失司现象，即表现于临床的水湿停滞之证。所以，从脏腑辨证施治的目的，可以把外在错综复杂的证候表现，按照脏腑的生理功能和病理变化，进行系列归纳、总结分析，从而明确疾病发生终归哪个脏腑、哪条经络，以便更有针对性地制定相应的治疗措施，有的放矢，对症下药。"病位不同，性质也不同，治疗措施也就不同"，国医大师熊继柏根据《黄帝内经》强调临证要"审察病机""谨守病机"，张景岳注释"机者，要也，变也，病变所由出也"。审察病机，就是审察疾病的关键、疾病的变化、疾病的缘由和病变的去向。临床上辨证论治的核心在于抓住病机，辨病机的关键在于辨清病位与病性。所以说，从脏腑辨证出发，首先解决了中医临床辨证论治思路中的病位问题。

（二）论病性

中医辨证论治中疾病的定性是中医临床治疗中的一个根本问题。如果临床辨证中仅确定了病位，而不能对疾病定性，那么就不能有效地指导临床的诊断和治疗，也就不能制定出有效的治疗方案。中医辨证总纲——八纲辨证，可以反映疾病的大致性质和发展的总趋势，但无法辨出疾病的确切病位。所以，只有把脏腑的生理功能和病理变化结合起来，才能对疾病定位定性，才能对疾病的诊断做出最后结论。如果只确定了疾病所属脏器在心、在肺、在肝、在脾、在肾等，而这个肝、脾、肾、心、肺的"病"也就是发生了病理变化，那么，这些病理变化中是哪种病理改变起主导作用呢？是阳病还是阴病，是气病还是血病，病态是实、是虚、是热、是寒，终将无法确定疾病性质，因而也就无法对疾病做出相应方案。

中医脏腑疾病怎样定性？定性的依据是什么？总的来说分为两个方面：一是根据各脏腑的生理功能，如肾藏精、心藏神、肺主气、脾主运化、肝主疏泄等来推测其疾病的脏腑属性。如肝以血为体，以气为用，血属阴，气属阳，故称肝体阴而用阳，其病变包括气和血、阴和阳两个方面。那么，我们以肝虚证为例，秦伯未把肝脏的体用性质，包括本身变化概括为：肝藏血，以血为体，以气为用，性主升发，宜条达舒畅，及肝用太强，气盛化火，血虚生热生风等，并认为探讨肝脏发病可以在此基础上进行。秦伯未认为，肝藏血，以血为体，以气为用，正常的肝气是使肝脏升发和条畅的能力，虚则意志萧索、懈怠、极度疲劳；胆与肝为表里，决断所出，虚则胆怯、卧不安。《谦斋医学讲稿·论肝病》云："正常的肝气和肝阳是使肝脏升发和条畅的一种能力，故称做'用'。病则气逆阳亢，即一般所谓'肝气''肝阳'证，或表现为懈怠、忧郁、胆怯、头痛、麻木、四肢不温，便是肝气虚和肝阳虚的证候。"再如，胃痛一证，其主要原因是胃失和降，但引起不能和降的原因很多，诸如受凉、寒湿、湿热、瘀血、饮食失调、情志郁结和自身脾胃虚弱等，它的病性也就有阴、阳、寒、热、虚、实之异，若不仔细明查找出胃痛的病性，将不可能制定正确的治则和方药。二是根据各脏腑的外在表现，如五脏与风、寒、燥、火、湿的关系，来分析疾病属性。周学海云："脏气内伤，病隐于内，证见于外，各有定象，察之不真，每易混淆。"如肝为风木之脏，主宗筋，《内经》谓："诸暴强直，皆属于风。""诸风掉眩，皆属于肝。"故临床所见之风阳上犯、头目不清、眩晕跌仆、瘛疭痉厥等症状，均可定性为"风"而脏器责之于肝。脾为己土，其体常湿，湿盛则肿，湿胜则濡泻，中医认为，"诸湿肿满，皆属于脾"，因此，凡临床表现一切液态病理、生理产物偏多或水湿潴留为特点的湿候肿证，"皆成于土湿，湿皆本于脾"。综观所述，病之所在，"其机属于何脏，即可了然病之所属矣"。

疾病的发生，都是某种致病因素影响和作用于机体的结果，或者说，疾病症状是病邪通过机体生理、病理上的变化而反映的，"五脏的病理变化，主要决定于它们所主的气、血、津、液、精等的生化关系，同时，也为各脏自身生理特性所决定"。疾病反映病邪的性质和脏腑某种生理功能的强弱。人体各脏腑有各自的功能特性，在各种病理因素影响下发生的病理改变，必将会呈现出某种特定的规律，即"病因—脏腑某种功能—症（证）"是相对固定的；正因为脏腑功能的任何一种外在正常或异常表现，都在一定程度上反映了该脏腑的状态变化，因此，"司外揣内"，从临床表现可以推测和鉴别发病的因素乃至某脏腑某些方面，或阴，或阳，或气，或血等病理生理反应。因此，脏腑疾病定性诊断，可以说是疾病发生的本质性病理改变，也是辨证施治的关键所在。

（三）引临床

中医辨证施治是根据"辨证"的结果制定的临床方案，中医学"辨证论治"的理论相对合理地把握了疾病的发生、发展、状态和转归，其中关于"证"的理论和实践核心体现着中医学对医学本质的把握。"证"是辨证论治的核心理念，在中医学临床理论中得到了充分体现。"证"对疾病本质的把握不是对机体局部器质性改变的认知，而是对疾病状态的把握。比如眩晕一证，可由风、火、痰、瘀、虚等多种原因引起，病位与肝、肾、心、脑、冲任督脉的关系密切，因此，治疗时就不能简单地采取止晕的方法，而应该通过客观全面的分析，找出致病的根本原因，周仲瑛教授主编的《中医内科学》将眩晕病归属于肝胆病分类中，其临床证型主要分为肝阳上亢、气血亏虚、肾精不足及痰湿中阻四大证型。而王永炎教授主编的《中医内科学》则将眩晕病归属于心脑病证分类中，分为风邪上扰、肝阳上亢、痰浊中阻、瘀血阻窍、气血亏虚、肾精不足等证型，较前者纳入了外风致眩的病机要素。因此，对于疾病，要从全面入手，以达到较好的临床疗效。再如水肿病，临床治疗的主要目的在于利水消肿，但如何使其治疗达到理想的临床疗效，单从水肿的一般表象出发是远远不够的，而应当全面地分析水肿发生的病因、病机，并结合脏器的生理、病理特点，全面辨析水肿发生的主脏、主病及阴阳虚实，方能确定其治疗方法。水肿病病因较多，外邪侵袭，或脏腑功能失调或亏虚，或三焦决渎失职，膀胱气化不利等均可导致水肿病的发生，但各脏腑发病机制不同，治法用药必然不同。《素问·脉要精微论》谓："诸湿肿满，皆属于脾。""脾脉软而散，色不泽者，当病足胻肿若水状也。"临床可见腹满苔腻、脘腹胀满、不思饮食症状，因而脾病水肿是水湿停留所致，故其治疗应以健脾运脾为主，或健中，或燥湿等，药如苍术、白术、茯苓、厚朴、半夏、砂仁、蔻仁、猪苓等药物。"肾者，胃之关也，关门不利，故聚水而从其类也。上下溢于皮肤，故为胕肿，胕肿者，聚水而生病也。"（《素问·水热穴论》）肾为水脏，内寓命门，有协助脾阳温运和司膀胱气化的作用，若命门火衰而影响脾和膀胱气化功能，则"水无所主而妄行"，因此，必须温补肾阳来消退水肿，药如制附子、肉桂、椒目、熟地、淫羊藿、车前子等。此外，若"阴阳气道不通，四海闭塞，三焦不泻，而津液不化，水谷并行肠胃之中，别于回肠，留于下焦，不得渗膀胱，则下焦胀，水溢则为水肿"。三焦司决渎，膀胱司州都，肠胃司传化，这些脏器功能失调，亦能积水，治宜通利水道。由此可见，水肿的发病机制与肺、脾、肾、三焦、膀胱、肠胃等功能障碍均有密切关系，因而治疗方法上也就相应的有发汗、燥湿、温肾、利水、逐水、理气、宣肺、健中等不同，倘若针对水肿一证用药，难免以偏概全。当然治疗水肿主要在于利水，这是主要的，它通用于表里、寒热、虚实等各种证候，但由于病因、病位不同，虽有其共性的一面，也应注意它所属脏腑、疾病的病性等方面，所以一些药物如车前子、泽泻、茯苓、猪苓、大腹皮、冬瓜皮、木通、防己在水肿治疗上均可使用，但是结合具体病位、病性等，可以灵活使用，加之发汗、利尿同用，利尿、燥湿同用，发汗、利尿、燥湿同用，燥湿、利尿、温化同用，以及燥湿兼健脾、温化兼补肾等综合治疗，一定会取得理想临床疗效。全面掌握疾病，根据脏腑辨证施治，心中了了，指下也是明白的，这样可以使自己在众多的文献中理出思绪，纠正一些片面的观点。

由此我们可以推测，中医书籍中没有记载，或记载不详的疾病，均可以施以脏腑辨证，制定临床治疗方案。如重症肌无力这一疑难疾病，一般表现为眼睑下垂、眼裂变小、头低倾，有的四肢乏力、不能正常直立，两手不能上举或上举无力，舌嫩，有齿痕，脉沉细无力等。症状出现的部位主要在眼睑、四肢。眼睑属脾；脾主四肢肌肉，故其病位在脾；舌嫩、有齿痕，脉沉细无力等，表现为气虚，究其脏器为脾气虚衰，也就是说本病发病根本在于脾气不足，因此，治疗应以补益脾气为主，可用补中益气汤为主方化裁。其实，临床所见未必如此简单，辨证论治中还应根据中医五行生克理论进行多方考虑，如脾（土）不足，易被其所不胜侮而乘之；肾为元阳之本，补益肾阳可助脾运，故同时也可以配合疏肝和补肾同时进行治疗方得全效。总之，任何一种疾病在症状表现上，或简单，或复杂，但复杂并不等于杂乱无序，只要根据中医脏腑理论仔细辨证，找出病位（所）、病因和病性，就能制定出较为准确的治疗方案。

总之，中医脏腑辨证，是根据脏腑生理、病理对疾病进行分析、归纳，推证求因，明确病位、病性，中医的整体观念和辨证论治结合。辩证法认为："本质决定现象，现象表现本质。"医学也是如此，临床证候表现，往往就是内在疾病的外在反映；由于内在疾病的病理改变不同，临床表现各异，其中，有的临床表现能反映疾病的本质，有的临床表现就不能反映疾病的本质，这就需要我们分析证候和主症，通过表现看本质，最后明确发病的主脏和主因，进而确定主治、主方、主药及加减禁忌等。综上所述，脏器本身的强弱虚实是发病之本，病因是致病的根源，病位是发病的所在，而辨证施治离不开病因和病位，因此，脏腑辨证在临床疾病诊治中有广泛的指导意义，虽然它不能取代其他辨证方法，但它在中医辨证施治中的位置是比较重要的。

（张志慧）

参考文献

[1] 秦伯未. 秦伯未医文集 [M]. 长沙：湖南科学技术出版社，1983.

[2] 马有度，丛林. 中医精华浅说 [M]. 成都：四川科学技术出版社，1986.

[3] 刘扬，何清湖，易法银，等. 国医大师熊继柏论如何辨病机 [J]. 中华中医药杂志，2019，34（11）：5166-5169.

[4] 冯涛. 秦伯未解《西溪书屋夜话录》"治肝卅法" [J]. 山东中医药大学学报，2020，44（5）：580-584.

[5] 方药中，邓铁涛，李克光，等. 实用中医内科学 [M]. 上海：上海科学技术出版社，1985.

[6] 王海莉，吴少天，耿方方. 试探中医学"证"的本质 [J]. 中医学报，2020，35（8）：1643-1645.

[7] 周仲瑛. 中医内科学 [M]. 北京：中国中医药出版社，2015.

[8] 王永炎，鲁兆麟. 中医内科学 [M]. 北京：人民卫生出版社，2016.

[9] 河北医学院. 灵枢经校释 [M]. 北京：人民卫生出版社，1982.

二、脾胃学说研究

中医脾胃学说作为中医学理论的重要组成部分，其理论及临床作用已经影响到中医临床的各方面，也就是说对于脾胃的重视已经普及到临床各科治疗中，研究和学习脾胃学说，既是我们遵循中医辨证论治，又是我们充分重视脾胃在人体生理病理方面的重要作用而做的努力，从而为临床工作提供帮助，提高临床疗效，改善患者的生活。现代社会生活、工作节奏快，人们的生活水平逐年提高，医学科学快捷发展，但"未病先防、既病防变"仍是治疗中应该重视的内容，脾胃作为人体的后天之本，在防病、治病中起着重要的作用，因此，脾胃学说一直以来就受到历代医家的重视。

（一）脾胃学说文献研究

几千年来脾胃学说的理论，大都散在于一些医籍中，也有以专著来论述的。人们对脾胃学说的研究，大体从以下两方面入手。

1. 古代医籍中脾胃学说研究

众多的中医学书籍中蕴藏着丰富的脾胃学说内容。对一些内容进行整理，是研究脾胃学说的重要内容之一。

《黄帝内经》是现存最早的一部中医书籍，是祖国医学理论体系的渊源，奠定了脾胃学说的基础，从理论上提出了"人以胃气为本""五脏六腑皆禀气于胃""脾者主为卫，使之迎粮"的论点，强调"脾胃为脏腑之本"。《伤寒论》继承了《内经》中有关脾胃的论述，将其贯穿到外感病辨证论治的全过程，从而为脾胃学说奠定了临床证治基础。《伤寒论后条辨》中"六经虽分阴阳，而宰之者胃"指出六经虽有阴阳之分，但究其根本，还是受脾胃的主宰，在六经辨证中顾护脾胃为重中之重。同时《伤寒论》中充分体现了保护脾胃的观点，比如发汗必滋化源，祛邪不伤胃气，辨证顾护中焦，病瘥继续培补后天等观点，成为中医辨证施治中谨守的要点之一。《金匮要略》中，对病变在其他脏腑、其他部位的疾病也从脾论治，比如见肝之病，当先实脾；诸虚不足，宜补中气；肾着治脾，培土制水；虚寒出血，温脾以摄。金元四大家滋阴学派朱丹溪，不仅注重先天阴精保护，而且重视后天脾胃的调养：五脏虚损善补脾胃，六郁之证调理脾胃，运用补泻之法之前先审胃气，滋阴降火时要兼顾脾胃；而且提出"脾阴"问题，认为脾"具坤静之德，而有乾健之运"，脾与其他脏腑一样，具有阴阳两种属性。比起李东垣重视脾阳来说又深入了一步。明末清初医家喻嘉言主要著作有《医门法律》《寓意草》，其中对胃病证治的内容散见于各篇。他认为胃分三脘，各有特点：胃中空虚，风自内生；痰饮之患，从胃而起；上损而下，过胃不治；阴阳俱虚，调以甘药；味薄质轻，胃自爱受。明代李时珍《本草纲目》不仅在本草学方面做出了贡献，而且在临床医学上也颇有建树，在脏腑生理病理辨治方面，十分重视脾升胃降。如"一人素饮酒，因寒月哭母受冷，遂病寒中"，认为是"内伤元气，清阳陷遏，不能上升"，遂用四君子汤加升麻、柴胡、葛根、黄芪、苍术，补中益气，升发清阳；又一"老妇年六十余，病溏泄已五年"，诊为"脾胃久伤，冷积凝滞所致"，主以"热下之"，以蜡匮巴豆丸药与服。一升一降，治疗时辨证分明，准确用药。温病学家吴鞠通所创立的对三焦论治中均有治疗脾胃的内容：治上焦如羽，治中焦如衡，治下焦如权。清代唐容川"借《伤寒论》存津液三字为据"而立脾阴论，且理法方药俱备。近代著名医家张锡纯，诊治脾胃疾病的特点是：调理脾胃，顺从脏腑功能特性，注重升降，注意活血运脾及阴阳互根，健脾同时不伤脾阴；用药作粥，顾护肠胃。

总之，在古代医学书籍中上至《黄帝内经》，下至明清乃至民国近代的主要医籍，几乎都有涉及脾胃方面的论述和观点，这对以后系统研究脾胃起了重要借鉴作用。

2. 脾胃专著研究

在古代有关脾胃专著中，最有代表性的当是医家李东垣的著作。李东垣有关脾胃的论述，总结了宋金以前诊疗脾胃病的经验，又提出了自己的新观点，系统地阐述了脾胃生理、病理、临床表现及辨证施治，其中《脾胃论》在脾胃学说史上享有很高的地位，许多理论和观点，至今还对临床实践具有指导作用。但是，由于距今年代久远，文化发展的缘故，阅读理解起来仍有一定困难；随着医学的发展，发现其内容上既有精华，也有糟粕。因此，后期进行了版本考证、点校、注评等，使之更好地古为今用，指导基础和临床工作。湖南省中医药研究所 1976 年曾对《脾胃论》进行了注释及语译，并在各分论及节、段关键之处附有评述，取其精华，去其糟粕，对后来学习和发扬《脾胃论》的学术思想，起了很大的推动作用。李东垣著作众多，在每一本书中往往既有理论又有实践，并包含医话、医案，致使不同著作或同一著作的不同篇章中有许多类似内容出现，学习起来繁杂。后来医家黄文东把《内外伤辨惑论》《脾胃论》《兰室秘藏》三部著作联系起来进行整理后，内容概分《内外伤辨》《论著和方剂》《医案选编》三部分。内容条理性更强，对学习李东垣学术思想帮助较大。

综上可见，不论散在古医籍，还是脾胃专著，均对脾胃学说形成做出了贡献，使脾胃理论逐渐系统、完善，一步步把脾胃学说提高到了一个新的理论水平。

（二） 脾胃脏腑解剖研究

早在公元前，我国就已有人体解剖的实践，这为脏腑学说的形成提供了扎实基础。有人曾将《灵枢·肠胃》所载消化道长度和近代斯巴德何辞所著《人体解剖图谱》记载的消化道长度做一比较，证明它们所记载的食道和肠管的比例相当接近，说明《灵枢》关于消化道长度的测量是相当准确的。

在《内经》中已有了脾的概念，主要论述了脾的生理功能和病理变化，但对脾的实体解剖部位无准确描述，后在《难经·四十二难》中有了对脾的大小和重量等描述，但后世对此争议颇多，至今仍未有完全一致的说法。总结起来主要说法有：①指胰腺。王清任在《医林改错·亲见改正脏腑图》中有这样的描述："脾中有一管，体象玲珑，易于出水，故名珑管。脾之长短与胃相等，脾中间一管，即是珑管。"从他的图文来看，根据现代解剖位置显然是指胰腺。日本有关中医文献中，把脾称作"膵"，"膵"就是现代解剖学上的胰腺。②指脾脏。有文献记载，从脾的大小：脾约重 547 克，扁广约 7.1 厘米，长约 11.8 厘米；脾的形状："形如刀镰，与胃同膜而附其上之左俞"；脾的色质：如"马肝赤紫"；脾的位置："右胃左脾"。说明中医的脾几乎和现代解剖学上的脾相同。③指脾和胰。《难经·四十二难》中"脾……有散膏半斤"，这里的"散膏"就是胰，因此，中医的脾从解剖学角度来看，指的就是现代解剖学中的脾和胰。

从现代观点来看中医学中的脾胃，虽有解剖方面的含义，而更具有指导意义的是指脾的生理病理，因此不能和现代解剖学的脾胃相提并论、一一对应，所以，中医的藏象学说是以生理功能联系及病理变化为主，与人体解剖学概念不同，这一点在后世医家的研究中也得到了证实。

（三） 脾胃生理病理研究

近些年来，很多医家对脾胃的生理病理特点、阴阳属性以及脾胃与其他脏腑的关系，运用不同方法，从不同角度进行了系列研究，提出了不少新的观点。

对于脾的阴阳属性，是与胃相对而言，一般皆称脾阴和胃阳。脾阴胃阳说是古人按脏腑分阴阳而言，从脾胃生理功能如脾升胃降、胃纳脾化等来分析，如果脾胃的阴阳属性是脾阳而胃阴也是有道理的。

脾主升，主升清。《素问·经脉别论》"饮入于胃，游溢精气，上输于脾，脾气散精，上归于肺"及李东垣、张景岳等医家的有关脾脏的论述，认为"升清"，主要是升津液，升举精微物质。脾胃居于中焦，乃五脏六腑之枢，上承上焦之肺，下启下焦之肾与膀胱。脾在体为肉，四肢肌肉皆依靠脾胃所运化的水谷精微来营养。而从临床上看，《脾胃论》升阳法 28 方中，选择升麻者多达 24 方；在治疗口咽干燥诸方中，或单用升麻者，或方中加用升麻。除了升麻作为引药直达病所外，可见"升清"除了升举阳气外，亦有升津之意。脾主升提，即维持机体内脏的正常位置，有防止内脏下垂的功能。脾主统血，是指脾有统摄血液在经脉中运行、防止溢于脉外的功能。

脾喜燥恶湿，源于《素问·宣明五气论》，为中医学术界所公认。脾所恶之湿，并非自身运化之水湿，而是过盛水湿或脾阳损伤所致的脾湿证，湿易困遏脾胃，脾胃运化不健而生内湿，内外合邪，酿湿生痰。脾土喜燥恶湿，湿盛则运化无权，湿聚成痰。脾所喜之燥，则是对脾湿证所采取的燥湿药物或是六淫之邪中的燥邪。在生理状态下，脾喜燥恶湿，自是本身喜好，满足不燥不湿，应以平为期；在病理状态下，脾湿则喜燥，脾燥则喜湿。而在临床更多的是脾虚湿困当用燥湿的方药或药物治疗。

脾胃的生理功能为"后天之本"，气血生化之源，胃受纳腐熟水谷，经脾运化升清，化生气血，濡养四肢百骸，五脏六腑皆受其气。而脾胃的病理状态，一般用"脾主湿""诸湿肿满皆属于脾"来概括。因为脾主运化是脾胃最基本的生理功能，与此相反，它的病理就应该是脾失健运，其中包括了脾胃升降的失常、运化的失司以及对燥湿辨别处理的失误等，从词义上讲，有脾胃受"困"之义，有困堵、窘迫、贫乏、困倦等义。因为"脾主困"含义较广，所以不能完全代替"脾主困"，相反，"脾主困"脾脏的功能失常较"脾主湿"更能全面表达脾胃的病理变化。

在中医学论治疾病中，脾胃功能又泛指整个消化系统而言。但脾胃与其他脏器的关系也是密切相关的，由于"肺与大肠相表里"，《灵枢·本输》提出："肺合大肠，大肠者，传道之府。"肺为脏属阴，大肠为腑属阳，二者一脏一腑，一阴一阳，互为表里，相合为用，两者的关系首先在生理上相互协调。在脾胃与其他脏腑的关系方面，研究较多的是大肠与肺的关系。为了进一步研究大肠与肺的关系，刘访等从中医"肺与大肠相表里"理论出发，分析便秘的病因病机与肠、肺之间的关系，归纳总结中医药在便秘方面的研究，结合"肠病治肺，肠肺同治"的便秘治法理念，探析"通腑理肺法"治疗便秘的理论依据。此时治疗若行泻下通里、排便排气，减轻胃肠压力，不但可以改善肠道的组织和功能，而且也可减轻肺部排泄气体的负担，间接改善肺循环和肺功能。这种因果关系，又从另一个角度论证了大肠与肺相表里理论的科学性。

（四） 脾胃证候诊断研究

在脾胃证候诊断方面，主要分为两方面：一方面是采用中医传统方法，一方面是采用现代科学方法对脾胃证候的诊断进行研究。

1. 四诊研究

中医研究无外乎采用传统的望、闻、问、切四诊资料诊断脾胃证候，其中研究较多的是舌诊。

由于现代人受环境影响较大，加之有基础病变服用药物复杂，脉诊在诊断疾病中不能完全依赖，长期的临床实践发现舌象更能灵敏地反映机体内部的各种变化，尤其是脾胃方面的疾病。中医认为，舌为脾胃之外候，苔乃胃气之熏蒸，因此胃部的病变更容易在舌象的变化中得以反映。舌苔与脾胃的生理、病理关系十分密切。现代医学认为，消化系统与舌苔的关系极为密切，舌苔是胃黏膜变化的反映，舌黏膜是机体对内外环境反应较敏感的一种组织，是身体健康情况的"气象表"。李玉锋等通过观察舌质、舌苔判断脏腑气血之盛衰及慢性胃病之寒热虚实。如舌红，苔黄而干属郁热；舌红，苔黄而腻属湿热；舌淡红，苔白腻属痰湿；舌质红，少苔或无苔，伴有裂纹者属阴虚；舌体胖嫩、色红，少苔属气阴两虚；舌体胖、边有齿痕属脾虚；舌质淡红，苔白而滑润为虚寒。

舌苔变化可以反映胃病的病情，观察舌苔，综合病史和症状，能起到辅助诊断的作用。中医辨证中舌象和胃黏膜病变存在着内在联系，如舌色为淡红或淡青色，舌苔为薄白或白腻，舌体胖大者，辨证为脾肾阳虚或脾气虚，胃黏膜病变多为溃疡；舌红或有瘀斑，舌苔各种均见，辨证多为肝气犯胃或肝胃不和，胃黏膜病变多为炎症；而舌色夹瘀斑较多，舌苔各种均见，辨证为虚实各半，胃黏膜病变常有癌变。舌苔改变还与病程有关：患病早期多为薄白腻苔；中期或中晚期可见龟裂舌，舌色以青紫或红绛为多；晚期舌质青紫，瘀点瘀斑更明显。这些都说明舌诊对判断脾胃疾病的病变程度及转归，具有一定的临床意义。秦吉华等通过对 60 例胃癌患者进行舌象观察，指出以青紫舌最多（28 例），其次是红绛舌（17 例）、淡红舌（14 例）。牛素蒲通过 32 例胃癌患者舌象研究，显示淡红舌 19 例，青紫瘀点舌 3 例，淡白舌、红（绛）舌各 5 例。出现舌象的改变可能是胃癌导致脾胃阳气衰微、痰饮秽浊之气中阻上犯之故。

2. 微观辨证研究

近年来对于脾胃病微观的研究取得较大进展。

（1）胃黏膜改变：胃黏膜改变是以胃黏膜发生不同程度糜烂、浅溃疡和出血为特征的病变，现代医学运用胃镜可以看到胃黏膜的改变，目前已经渗透到中医辨证施治中来，可视作中医望诊的延伸，中西医结合共同为胃病临床诊治服务。艾春花等将 138 例慢性萎缩性胃炎分为肝胃不和证、脾胃虚弱证、脾胃湿热证、胃阴不足证、胃络瘀血证 5 个证型，研究中医证型与胃镜、胃黏膜病理的相关性。结果表明，脾胃湿热证在胃镜下多表现为黏膜表面附有黏液，色泽黄白，伴有糜烂和胆汁反流的比例最高；胃络瘀血证以黏膜内出血为最突出特征。从病理学特征上来说，脾胃虚弱证胃黏膜萎缩率最低，与其他证型有明显差异。王相东通过研究观察 100 例胃癌患者的病理分型与中医辨证分型、舌象相关性，发现肠化生型患者的典型中医证型为胃阴不足证，中度异形增生患者的典型中医证型为脾胃气虚证和胃络瘀血证。肠化生型患者的典型舌象为舌红有齿痕，舌苔多薄白；中度异形增生型患者的典型舌象为舌面多有裂纹，舌苔白腻；重度异形增生型患者的典型舌象为舌暗红，舌苔黄腻。蒋旭荻通过观察 100 例消化性溃疡患者的中医辨证分型、舌象、胃镜像及幽门螺杆菌（Hp）感染情况，发现中医辨证分型、舌色、舌苔与溃疡分期有一定相关性，在各类溃疡中无明显分布差异，并且指出中医证型、舌象可以反映胃镜下的病变程度，有利于指导临床。田德禄教授认为，在胃镜观察下，胃黏膜本身的性状比望舌辨证更加直观可靠。这种吸收现代医学检查结果并纳入中医诊疗体系的方法新颖而实用，是非常重要的中西医结合方法学创新。

（2）幽门螺杆菌感染：燕东等观察 398 例慢性胃炎中医辨证分型与 Hp 感染的相关性，得出 Hp 感染与脾胃湿热证关系密切。刘夏通过分析 146 例幽门螺杆菌相关性消化性溃疡患者的中医证型，发现 Hp 阳性者以实证多见，在不同中医证型中分布例数依次为脾胃湿热证＞肝胃不和证＞胃虚弱证＞胃阴不足证，且发现胃镜像、舌象与中医各证型之间有密切联系。杨梅芳观察 200 例消化性溃疡、慢性胃炎胃镜检查者中 Hp 感染检出率为 75.0%，其中以脾胃湿热型、肝郁气滞型的较高，胃阴亏虚型、脾胃虚寒型的 Hp 感染率则较低。

这些微观检测指标为中医辨证治疗提供了新的依据。这些检测指标弥补了宏观辨证的不足，使疾病诊治更直观，同时中西医结合也提高了临床辨证施治水平。

3. 脏腑证候研究

脾胃为后天之本，脾主升清，胃主降浊，二者居中焦调节上中下三焦气机运化，关系着人体营养吸收、糟粕排泄，为气血生化之源。内伤脾胃，百病由生。历代医家中，张仲景尤其注重脾胃疾病实证，李东垣则着重脾胃阳（气）虚证，叶天士侧重于脾胃阴虚证。

五脏分阴阳，脾脏亦分脾阴、脾阳。脾阳主运化，使五脏六腑生机旺盛，运化有力；脾阴主营血，有濡润之功，使津血充盛，阴阳互根互用，脾阴同时也是脾阳运化之源。脾阴赖脾阳以化，脾阳仗脾阴以生，两者相互协调，共同完成脾之健运、输布水谷精微到全身的重要生理功能。

脾阳虚基本证候为脾阳不足。脾主升，脾阳虚则下陷腹泻，脾属脏，"五脏者，藏精气而不泻"。脾气主升，若升发功能受损，脾气反而下陷，不能运化水谷精微，气虚日久累及阳气，温运失职，水反成湿，谷反为滞，腹泻乃生。正如太阴病提纲所说："太阴之为病，腹满而吐，食不下，自利益甚，时腹自痛。"可见脾阳虚以腹泻为主症。董建华教授认为脾升异常时可出现脾气不升和不升反降两种情况，不升则水谷精微难以上达巅顶，出现食后思睡、精神倦怠等症；脾气不升反降则有中气下陷之证，如腹胀、腹泻。

脾阴虚的基本证候表现为营阴不足。脾阴是脾中水谷精微所化生的营血、津液、脂膏等精微物质，是脾进行生理活动的重要物质基础。张利静认为脾阴的功能包括三个方面：其一，脾阴具有濡养脏腑、四肢百骸及形体官窍的作用；其二，水谷的运化需脾阴的资助；其三，脾阴具有化生血液成形的功能。周向阳在张利静观点的基础上，进一步对其进行分析探讨，认为脾阴还具有制约阳热和宁静的功能。

4. 诊断标准研究

中医证候诊断规范化、标准化，是中医诊治脾胃病遵循的原则，也是脾胃病同质化诊治的前提，国内相关专家共同研讨，制定了有关脾胃证候的诊断标准，以慢性胃炎为例。

参考中华中医药学会脾胃病分会 2017 年发布的《慢性胃炎中医诊疗专家共识意见》及《中医内科学》（张伯礼主编，人民卫生出版社 2012 年出版）。主要症状：不同程度和性质的胃脘部疼痛。次要症状：可兼有胃脘部胀满、痞闷、嗳气、吐酸、纳呆、胁胀、腹胀等。本病可见于任何年龄段，以中老年多见，常反复发作，难以根治。西医诊断标准参考中华医学会消化病学分会 2017 年发布的《中国慢性胃炎共识意见（2017，上海）》及《幽门螺杆菌胃炎京都全球共识（2014，京都）》。慢性胃炎常见上腹部疼痛，早饱，食欲下降，饮食减少，或伴有烧心、反酸等。症状缺乏特异性，确诊依赖于胃镜、病理及幽门螺杆菌检测。

内镜诊断：非萎缩性胃炎，内镜下可见红斑（点状、条状、片状），黏膜粗糙不平、出血点或出血斑，黏膜水肿或渗出。萎缩性胃炎，内镜下可见黏膜红白相间、以白为主，黏膜皱襞变平甚至消失，黏膜血管显露，黏膜呈颗粒状或结节样。如伴有胆汁反流、糜烂、黏膜内出血等，描述为萎缩性胃炎或非萎缩性胃炎伴胆汁反流、糜烂、黏膜内出血等。病理诊断：根据需要可取 2～5 块活检组织，内镜医师应向病理科提供取材的部位、内镜检查结果和简要病史。病理医师应报告每一块活检标本的组织学变化，对 Hp、慢性炎症、活动性炎症、萎缩、肠上皮化生和异型增生应予以分级。慢性胃炎活检显示有固有腺体的萎缩，即可诊断为萎缩性胃炎，不必考虑活检标本的萎缩块数与程度，临床医师可结合病理结果和内镜所见，做出病变范围与程度的判断。其证候诊断有肝胃气滞证：胃脘胀痛，或伴胀满不适，嗳气频作，胁肋胀痛，胸闷不舒，症状因情绪因素诱发或加重，舌苔薄白，脉弦。肝胃郁热证：胃脘灼痛或饥嘈不适，嘈杂反酸，心烦易怒，口干口苦，大便干燥，舌质红，苔黄，脉弦或弦数。脾胃湿热证：胃脘闷痛或痞满，食少纳呆，恶心欲呕，口干口苦，身重困倦，小便短黄，舌质红，苔黄腻，脉滑或数。脾胃气虚证：胃脘隐痛或胀满，餐后明显，饮食不慎后易加重或发作，纳呆食少，疲倦乏力，少气懒言，四肢不温，大便溏薄，舌淡或有齿印，苔薄白，脉沉弱。脾胃虚寒证：胃痛隐隐，绵绵不休，喜温喜按，劳累或受凉后发作或加重，泛吐清水，纳呆食少，神疲倦怠，手足不温，大便溏薄，舌淡苔白，脉虚弱。

胃阴不足证：胃脘灼热疼痛，胃中嘈杂，似饥而不欲食，口干舌燥，大便干结，舌红少津或有裂纹，苔少或无，脉细或数。瘀阻胃络证：胃脘疼痛，痛有定处，痛处拒按，面色暗滞，或有黑便，舌质暗红或有瘀点、瘀斑，脉弦涩。

总之，有了脾胃证候的诊断标准就能更好地为临床服务，但对于个别症状的评价与处理仍有差别，这也是中医整体观念和辨证论治思想的体现。在脾胃疾病的诊治上，随着中医工作的复兴，相信还会有更全面的诊断标准面世，我们拭目以待。

（五）脾胃治法研究

随着对脾胃学说研究的不断深入，对脾胃治法的研究也取得了一定成效。其中在"调治脾胃，须分阴阳""脾虚贵在助运""六腑以通为用"等方面尤为突出。

1. 调治脾胃亦分阴阳

从中医学来讲，脾胃亦分阴阳，脾为脏属阴，胃为腑属阳。就脾胃本身来说，各自也分阴阳，分为胃阴、胃阳及脾阴、脾阳。从传统观念来说，大多集中于胃阴、胃阳、脾阳的治疗，而很少谈及对脾阴虚的治疗，有的以胃阴虚统论脾阴虚。唐容川认为："调治脾胃，须分阴阳。"而从李东垣后，脾胃治疗但补脾阳，而不养脾阴。脾阳不足，运化动力不足，水谷固不化；脾阴不足，水谷不满亦仍不化也。正如釜中煮饭，釜底无火固不熟，釜中无水亦不熟也，因此补脾阴在治疗脾胃疾病中仍然重要。而补脾阴要掌握甘以温中补气，酸以敛阴又可布散营气，配以升津之功，可使营气上升、精气布散，若营阴不足则无法真正实现中医的整体观念。临床常用滋养脾阴药为茯苓、山药、薏苡仁、芡实、扁豆、莲子等。

2. 治疗脾虚贵在助运

脾的主要功能是运化，运者，运其精微物质；化者，化其水谷精微。脾胃属于人体的一部分，与其他脏腑相互关联相互影响，若脾失健运，可以引起相关脏腑的病变和一系列代谢变化，若能及时调理使运化正常，可以防止疾病向严重的方向发展。

"运脾"一词，早在张隐庵《本草崇原》中已有记载。运脾法并非一种独立的治法，它从属于八法中和法范畴，具有补中寓消、消中有补、补而不滞、消不伤正的作用，因此，治疗脾不健运的病证，主要治疗方向在运化方面，而不是补益，尤其是小儿多伤食，在治疗疾病中多见一些帮助脾脏运化的药物，就能达到维护脾气的作用。在运脾药物中，苍术有独特的功效，其药性味微苦、辛，微温，芳香悦胃，功能醒脾助运，理气宽中，运化水湿，正和脾之习性相吻合，与山楂、六神曲等消食药物一起治疗小儿疳证和厌食证等，可收到较好的临床疗效。

3. 六腑以通为用

根据中医学"六腑以通为用""传化物而不藏""不通则痛"的观点，胃肠道宜动不宜静，宣通不宜滞。在疾病治疗中若能变静为动，变滞为通，返其脾胃自然，顺其通畅之本性，则胃肠道的许多疾病问题大可获解。临床上以"通里攻下"法治疗急腹症，便是很好的例证，中医采用"通里攻下法"，变"静"为"动"，变"滞"为"通"，大大提高了临床疗效，减少了手术损伤。对于胰腺炎的治疗，中医认为，胰腺炎多属脾胃湿（实）热证，治以通里攻下为主，临床运用大柴胡汤治疗，都是从"通"字着眼，着重疏通消化道，消除瘀积之瘀邪，恢复消化功能，而取得满意疗效。

对于脾胃疾病中医通腑法，较常用的有寒下、温下、润下、逐水、通瘀等，而临床多用清胃通腑、泄热通腑、清利通腑、平肝通腑、温阳泄浊通腑、解表通腑、导滞通腑、化瘀通腑等通腑法，使通腑法的内容较前更加丰富，运用起来更加灵活，更适合于临床选用。

综上可见，历代医家对脾胃学说的研究，无论是从文献研究方面，还是从脾胃的生理功能、病理变化、证候分型、治法方药等方面，都做了大量工作，也获得了不错的结果，为我们今天运用中医脾胃学理论治疗疾病提供珍贵的、有价值的参考。

（张志慧）

参考文献

［1］夏梦幻，王庆其．基于《黄帝内经》浅析"脾胃为脏腑之本"［J］．中华中医药杂志，2018，33（9）：3856－3858.

［2］刘访，曹波，李志，等．基于"肺与大肠相表里"探析"通腑理肺法"对慢性功能性便秘的治疗进展［J］．世界中医药，2020，15（17）：2672－2674.

［3］许海霞，杨亚平．胃癌舌诊的研究概况［J］．天津中医药，2010，27（2）：173－174.

［4］李玉锋，姜巍，刘阳，等．王垂杰教授关于慢性胃病的中医诊疗策略［J］．中国中西医结合消化杂志，2020，28（8）：631－633.

［5］牛素蒲，赵礼一．浅析舌诊与上消化道疾病的关系［J］．中国实用医药，2007，2（33）：93－94.

［6］艾春花，黄铭涵．慢性萎缩性胃炎中医证型与胃镜、胃黏膜病理及幽门螺杆菌感染的相关性研究［J］．云南中医学院学报，2016，39（5）：57－60.

［7］王相东，乔喜婷，樊西玲，等．胃癌前病变病理分型与中医证型、舌象相关性的临床研究［J］．江苏中医药，2012，44（9）：24－25.

［8］蒋旭荻．消化性溃疡胃镜像与中医舌象、证候相关性研究［D］．长沙：湖南中医药大学，2011.

［9］田德禄，杜宏波．田德禄教授胃病诊疗思路与心得［J］．中国中西医结合消化杂志，2019，27（6）：403－404.

［10］燕东，刘绍能，李理，等．慢性胃炎幽门螺杆菌及病理与中医辨证之间的关系［J］．吉林中医药，2010，30（5）：403－405.

［11］刘夏，苏成程，李桂贤，等．幽门螺杆菌相关性消化性溃疡与中医辨证分型关系探讨［J］．山西中医，2009，25（3）：44，45，50.

[12] 杨梅芳. 消化性溃疡、慢性胃炎幽门螺杆菌感染与中医证型相关性 [J]. 当代医学，2016，22（21）：156－157.

[13] 朱世增. 董建华论脾胃病 [M]. 上海：上海中医药大学出版社，2008.

[14] 张利静，修宗昌. 脾阴生理病理及治法用药浅论 [J]. 四川中医，2013，31（6）：43－45.

[15] 周向阳，王荣林，罗江孝. 构建和完善脾阴学说的探析 [J]. 新中医，2013，45（4）：6－8.

三、命门学说研究

"命门"二字，最早见于《内经》。《素问·阴阳离合论》云："太阳根起于至阴，结于命门，名曰阴中之阳。"《灵枢·根结》云："太阳根于至阴，结于命门。命门者，目也。"《灵枢·卫气》云："足太阳之本，在跟以上五寸中，标在两络命门，命门者，目也。"

为何称目为命门，《内经》中没有论述，张景岳解释说："此盖指太阳经穴终于睛明，睛明所夹之处，是为脑心，乃至命之处，故曰命门。"（《类经附翼·求正录·三焦包络命门辨》）而后世命门的含义，却是生命之根本，立命之门户，所以张景岳认为："命门之义，《内经》本无。"（《景岳全书·传忠录·命门余义》）

东汉时期成书的《难经》，提出了新的命门概念。《难经·三十六难》指出："脏各有一耳，肾独有两者，何也？然：肾两者，非皆肾也，其左者为肾，右者为命门。命门者，诸精神之所舍，原气之所系也；男子以藏精，女子以系胞。"《难经·三十九难》指出："五脏亦有六脏者，谓肾有两脏也。其左为肾，右为命门。命门者，精神之所舍也，男子以藏精，女子以系胞，其气与肾通，故言脏有六也。"总之，《难经》认为命门是一个有形的脏器，具体所指，即是右肾，其功能是藏精神，化原气，为生命之根本，并与生殖功能密切相关，即"男子以藏精，女子以系胞"。

张仲景虽然自称撰用《内经》《难经》等书而为《伤寒杂病论》，但今传本《伤寒论》《金匮要略》中并没有涉及命门学说。

晋代王叔和著《脉经》引《脉法赞》曰："肝心出左，脾肺出右，肾与命门，俱出尺部。"（《脉经·卷一》）这种诊脉部位的规定，显然以《难经》左肾右命门说为依据。另外，《脉经·卷一》还提道："左属肾，右为子户。"这种观点成为张景岳子宫命门说的思想基础。

隋代杨上善继承了《内经》《难经》的命门说，并将二者统一起来。他认为《内经》之所以称目为命门，乃是由于肾为命门、太阳膀胱经下络肾而上通目内眦的缘故，即所谓"肾为命门，上通太阳于目，故目为命门"（《黄帝内经太素·经脉标本》）。这种解释统一了《内经》《难经》命门说的矛盾，可谓一大创见。杨上善完全赞同《难经》的右肾命门说，指出："肾有二枚，左箱为肾，藏志也；在右为命门，藏精也。"（《黄帝内经太素·脏腑气液》）《难经·六十六难》有云："脐下肾间动气者，乃人之生命，十二经之根本。"此论原与命门无涉，而杨上善却将二者联系起来，指出："命门之气，乃是肾间动气，为五脏六腑、十二经脉、性命根。"（《黄帝内经太素·输穴·变输》）这种观点对后世有一定影响。

唐代王冰注《素问·至真要大论》云："诸寒之而热者取之阴，热之而寒者取之阳。"一句云："言益火之源，以消阴翳，壮水之主，以制阳光。"有人据此认为王冰是"命火"学说的创始人，其实这是一种误解。王冰承上文说："取心者不必齐以热，取肾者不必齐以寒，但益心之阳，寒亦通行；强肾之阴，热之犹可。"很明显，王冰所谓"益火之源"，实指益心之阳，"壮水之主"实指强肾之阴，这不过是对五行配五脏理论的套用；至于后世医家张景岳等依据王冰注文，阐发命门水火病证的治疗原则，则当视为学术思想史上的新发展。

宋代陈无择、严用和、许叔微等，均持《难经》命门说，并无更多发挥。陈无择虽然说火有君相之别，"相火则丽于五行，人之日用者也；至于君火，乃二气之本源，万物之所资始"（《三因极一病证方论·君火论》），但未曾提到相火与命门有何联系。严用和虽倡言补脾不如补肾，认为："肾气若壮，丹田火充上蒸脾土，脾土温和，中焦自治。"（《济生方·卷第一》）许叔微亦言："肾气怯弱，真元衰劣，自是不能消饮食，譬如鼎釜之中，置诸米谷，下无火力，虽终日米不熟，其何能化？"（《普济本事方·卷第二》）但亦未言肾气、丹田火与命门有关。这些观点没有直接发展命门学说，只是为后世医家探讨命门学说提供了启示和借鉴。

金代刘完素首先把命门和相火联系起来，指出："或言肾虚而下部冷者，非谓肾水虚也，所谓肾有两枚。《经》曰：'七节之傍，中有小心。'杨上善注《太素》曰：'人之脊骨有二十一节，从下第七节之傍，左者为肾，右者为命门，命门者，小心也。'《难经》言：'心之原出于太陵，然太陵穴者，属手厥阴包络相火，小心之经也。'《玄珠》言刺太陵穴曰：'此泻相火小心之原也。'然则右肾命门为小心，乃手厥阴相火包络之脏也。《仙经》曰：'先生右肾则为男，先生左肾则为女。'谓男为阳火，女为阴水故也。或言女子左肾为命门者，误也。《难经》止言右肾为命门，男子以藏精，女子以系胞，岂相反也！然右肾命门小心，为手厥阴包络之脏，故与手少阳三焦合为表里，神脉同出，见于右尺也。二经俱是相火，相行君命，故曰命门尔。《仙经》曰：'心为君火，肾为相火。'是言右肾属火，而不属水也。是以右肾火气虚，则为病寒也。"（《素问玄机原病式·火类》）这段文字主要说明：①右肾为命门。②命门即小心。③手厥阴心包经为右肾命门小心之经，右肾命门小心为手厥阴心包经之脏。④命门与三焦为表里，二者俱是相火，相火行君火之命，故曰命门。刘完素在这里如此阐述命门学说，旨在论证左肾属水，右肾属火，肾虚有水虚火虚之别，不可概言肾虚为水虚。

易水学派的开山鼻祖张元素，在论述脏腑辨证时把肾与命门归于同一系统。《脏腑虚实标本用药式》指出："命门为相火之原，天地之始，藏精，生血，降则为漏，升则为铅，主三焦元气。"他把命门、相火、三焦联系起来，显然与刘完素命门学说相一致，但他不认为命门为手厥阴之脏、手厥阴为命门之经，所以《脏腑虚实标本用药式》

中只提到命门的"本病"（脏腑之病为本病），而未及命门的"标病"（经络之病为标病）。其"本病"为："前后癃闭、气逆里急、疝痛、奔豚、消渴、膏淋、精漏精寒、赤白浊、溺血崩中带漏。"至于治疗，则与"肾部"合述，命门没有独立出来。

明代医家对命门学说展开了深入探讨，其中赞同《难经》命门说者，以薛己和李梴为代表。薛己认为，左肾右命在脉诊上也有体现，指出："若左尺脉虚弱而细数者，是左肾之真阴不足也，用六味丸；右尺脉迟软，或沉细而数欲绝者，是命门之相火不足也，用八味丸。"（《薛氏医案·卷二十二》）李梴在《医学入门·脏腑条分》中指出："命门，下寄肾右，而丝系曲透膀胱之间；上为心包，而膈膜横连脂漫之外。配左肾以藏真精，男女阴阳攸分；相君火以系元气，疾病死生是赖。"并为此赋作注曰："命门即右肾，言寄者，命门非正脏，三焦非正腑也。命门系曲屈下行，接两肾之系，下尾闾，附广肠之右，通二阴之间，前与膀胱下口溲溺之处相并而出，乃是精气所泄之道也。若女子，则子户胞门，亦广肠之右，膀胱下口相并而受胎……命门为配成之官，左肾收血化精，运入藏诸命门，男以此而藏精，女以此而系胞胎。"总之，他们对命门部位及功能虽做了进一步的阐发，但全面肯定了《难经》关于命门成于右肾，男子以藏精，女子以系胞的观点，因而并无重要创见。

然而，明代医家中，有更多的人对《难经》命门说提出了反对意见。虞抟在《医学正传·医学或问》中指出："不可独指右肾为命门。"认为："两肾固为真元之根本，性命之所关，虽为水脏，而实有相火寓乎其中，象水中之龙火，因其动而发也。愚意当以两肾总号为命门，其命门穴正象门中之枨闑，司开合之象也。惟其静而阖，涵养乎一阴之真水；动而开，鼓舞乎龙雷之相火。"此后，李时珍、孙一奎、张景岳、赵献可都就命门问题提出了新的创见。

李时珍指出："三焦者，元气之别使；命门者，三焦之本原。盖一以体名，一以用名。其体非脂非肉，白膜裹之，在七节之旁，两肾之间，二系着脊，下通二肾，上通心肺，贯属于脑，为生命之原，相火之主，精气之府。人物皆有之，生人生物皆由此出。"（《本草纲目·卷三十》），李时珍将命门与三焦等同，认为不仅与肾、心、肺等内脏相通，而且系于脊、贯于脑。这一论述别开生面。

孙一奎认为，命门不在右肾，而在两肾之间。但他与李时珍的观点不同，认为命门没有形体，而是一种无形的动气。他说："夫二五之精，妙合而凝，男女未判，而先生此二肾，如豆子果实，出土时两瓣分开，而中间所生之根蒂内含一点真气，以为生生不息之机，命曰动气，又曰原气，禀于有生之初，从无而有。此原气者，即太极之本体也。"（《医旨绪余·命门图说》）刘完素之后，医家多将命门与相火相联系，而孙一奎却认为命门并非属火，他说："右肾属水也，命门乃两肾中间之动气，非水、非火，乃造化之枢纽，阴阳之根蒂，即先天之太极，五行由此而生，脏腑以继而成。"（《医旨绪余·命门图说》）至于命门的阴阳属性，孙一奎认为属"坎中之阳"，乃一阳陷于二阴之中，可称为阳气而不可谓之"火"。他说："坎中之阳，即两肾中间动气，五脏六腑之本，十二经脉之根，谓之阳则可，谓之火则不可，故谓坎中之阳，亦非火也。二阴，即二肾也，肾既皆阴，则作一水一火并看者，亦非矣。"（《医旨绪余·右肾水火辨》）不难看出，孙一奎的肾间动气命门说与杨上善有不少共同之处。

张景岳对命门学说进行了深入研究，认为命门不是右肾，而是两肾之间的子宫之门，他说："子宫之下有一门，其在女者，可以手探而得，俗人名为产门；其在男者，于精泄之时，自有关阑知觉。"此处即是命门。总而言之，"命门者，子宫之门户也"（《类经附翼·三焦包络命门辨》）。张景岳并没有否认命门与两肾的联系，他说："命门原属于肾，非又别一腑也。""子宫者，肾脏藏精之府也。""命门与肾，本同一气。"他用坎卦比喻肾与命门的关系："肾两者，坎外之偶也；命门一者，坎中之奇也，一以统两，两以包一，是命门总主乎两肾，而两肾皆属于命门。"（《类经附翼·三焦包络命门辨》）正是在这种意义上，张景岳又说："命门在两肾之间，即人身之太极。"（《类经附翼·真阴论》）张景岳特别强调命门在人体的重要作用，指出命门是先后天立命之门户，是藏精之所，是固精之门，是人身巩固之关，他概括说："命门者，为水火之府，为阴阳之宅，为精气之海，为死生之窦。"（《类经附翼·三焦包络命门辨》）张景岳以阴阳互根、精气互生的思想为指导，精辟论述了命门兼具水火的生理特性以及命门的病证和治疗，对后世产生了深远影响。

赵献可的命门说，可称为命门君火说。他认为人身之主不是脏，而是七节之旁的"小心"，即命门。他说："越人谓左为肾，右为命门，非也。命门即在两肾各一寸五分之间，当一身之中，是为真君、真主。"（《医贯·内经十二官论》）赵献可视命门之火为人身之至宝，为了强调命门之火对人体的重要作用，他将人体比喻为走马灯，人体各脏腑器官的活动，犹如走马灯中的拜者、舞者、飞者、走者，无一不具，"中间惟是一火耳，火旺则动速，火微则动缓，火熄则寂然不动"（《医贯·内经十二官论》）。赵献可称命门为人身太极，并画图加以说明，论述了命门为先天无形水火之源的思想，强调了命门在人体生发过程中的主宰作用。

综上所述，中医学的命门学说始于《难经》，经过历代诸多医家的探讨，至明代臻于成熟。明代医家将太极概念引入医学研究领域，把前人论述的命门认定为人身之太极，从而将命门从右肾移至两肾之间的中央位置，以与太极的概念相符，并用太极化生阴阳乃至万物的理论，进一步强调了命门对人体生发的主宰作用。

明后医家论命门者，无非述前人成说。人们通常提到的清代程知的"心包络命门说"，也并无新的创见。

现代关于命门实质的认识大致有三种：①认为命门即是肾阳。②认为命门为肾阴肾阳的合称。③认为命门为独立脏器，命门水火包含人的整体阴阳，而肾阴肾阳只是局部阴阳，所以命门作用远远超过了肾的作用。尽管认识尚难统一，但均未超出前人论述的范围。高等中医院校教材《中医基础理论》，基本上采用第一种观点，具有较强的代表性。

（王振瑞）

四、归经学说研究

（一）归经学说的概念及意义

1. 归经学说的概念

中药归经学说是中医药理论体系的重要组成部分和中药药性理论的核心内容，是阐明中药作用靶点与指导中医遣方用药的理论根据，是对长期中医临床实践经验总结及理论升华。相关理论还涉及引经理论和药引，归经、引经、药引三者既有联系也有区别。

"归经"是指药物对于机体各部分的选择性作用，也就是说主要对某经、某脏腑或某几经、某几脏腑发生特异性的作用，而对其他机体部位则作用较小或没有作用。中药的归经属性是用来表示药物作用机体的趋向和定位特点，"归"是指药物作用部位的归属，有"入、走、行、通"等含义；"经"是指脏腑及相应经络（包括十二正经和奇经八脉）。由于每一脏腑都有它的经络，故药物标明归某经，即表示药物作用部位主要在某一脏腑以及相应经络运行部位。

引经理论产生于归经理论之后，是方剂组成的原则之一，可作为归经理论的一个组成内容。"引经"也称作"引经报使"，引诸药直达病所。"引经"也就是指某些药物通过一定的机制，在方剂配伍中起到使其他药物的归经发生变化的作用。

"药引"则是指能增加疗效，引药归经，减少毒副作用以及矫正口味的中药，药引作用不容忽视。

2. 归经学说的意义

（1）执简驭繁，方便选药：在临床上根据某一疾病的表现，通过辨证审因，辨别出病变所在脏腑经络部位，然后审因论治，依据药物归经属性来选择适当药物进行治疗。如热证中有肺热、心火、脾热、胃火、肝火等不同，治疗选择不同药物。如肺热咳喘可选用桑白皮、地骨皮等肺经药来泻肺平喘，胃火牙痛可用石膏、黄连等胃经药来清胃泻火，心火亢盛之心悸、失眠可用朱砂、丹参等心经药以清心安神，脾热唇干可用栀子、石膏等归脾经药清泻脾之伏火，肝热目赤要用夏枯草、龙胆草等肝经药以清肝明目。又如喘证属实在肺，宜用归肺经之麻黄、杏仁等降气以平喘；属虚在肾，则宜选用蛤蚧、冬虫夏草等补肾纳气以定喘。若不明病源之在肺、肾，不按归经选药，单用降气之品，自然疗效不高。因此归经学说为临床辨证选药提供了依据。

（2）区分药物，曲尽其能：掌握归经学说有助于区别功效相似的药物，如化湿利水药有麻黄的宣肺利尿、黄芪的健脾利尿、附子的温阳利水、茯苓淡渗利湿、猪苓的利膀胱之水湿等不同；还如羌活、葛根、柴胡、吴茱萸、细辛，同为治头痛药物，而羌活善治太阳头痛，葛根善治阳明头痛，柴胡善治少阳头痛，吴茱萸善治厥阴头痛，细辛善治少阴头痛。因此，在熟悉药物功效的同时掌握药物的归经属性，对相似药物的鉴别应用有十分重要意义。

（3）引经报使，直达病所：药物作用有选择性是其普遍规律，这主要是指单味药而言，中医临床治病则是以方剂为主，古人不仅组方选药时注意药物归经这一特点，同时还在群药组成的方剂中再加一二味所谓引经药，以增强该方剂的定向和定位，提高方剂的选择作用。这种方法实用性强，扩大了原来的归经范围。例如参苓白术散中的桔梗，一般认为它是舟楫之药，引诸药上升于肺，所以此方成为补益脾肺之名方。补中益气汤中之升麻，李时珍曾说："升麻引阳明清气上升……脾胃引经最要药也。"本方借此升麻以发挥全方良好的补益脾胃的作用。

（二）中药归经属性的理论依据

1. 藏象经络理论

归经理论是以脏腑、经络理论为基础，结合中医五行理论和同气相求理论，以所治具体病证为依据而确定的。中医五行对应五脏、五味、五色，具体为金木水火土对应肺肝肾心脾（胃）、辛酸咸苦甘、白青黑赤黄，依据中医同气相求理念，中药之五味五色属性就对应了五脏。如《素问·宣明五气》曰："五味所入，酸入肝，辛入肺，苦入心，咸入肾，甘入脾，是谓五入。"《素问·五脏生成》曰："色味当五脏，白当肺辛，赤当心苦，青当肝酸，黄当脾甘，黑当肾咸。"例如色青入肝，如青黛；色赤入心，如丹参；色黑入肾，如何首乌；色白入肺，如百合；色黄入脾，如陈皮等。

中医脏腑学说阐明了五脏、六腑、奇恒之腑、经络的生理功能、病理变化以及相互关系，经络是脏腑的通道，而脏腑则是经络秉承的源泉。经络与内脏相连属，体表的外邪可以循经络内传脏腑，脏腑的病变也可由经络反映到体表。因此人体各部分发生病变时所出现的证候，可以通过脏腑经络而获得系统的认识。如肺经病变，每见咳喘等症；肝经病变，每见胁痛、抽搐等症；心经病变，每见神昏、心悸等症；脾经病变，每见腹泻、水肿等症；肾经病变，每见腰痛、遗精等症。根据药物的功效与脏腑经络的密切关系，就可以推论或说明某药对某些脏腑、经络的病变起着哪些作用，从而判定药物的归经。如桔梗、杏仁能治胸闷喘咳，故归肺经；全蝎、蜈蚣能制止抽搐，故归肝经；朱砂、石菖蒲能治心悸、神昏，故入心经；白术、山药能治腹泻、水肿，故入脾经；补骨脂、菟丝子能治腰痛、遗精，故入肾经等。

经络与脏腑虽有密切关系，但又各成体系，故有经络辨证与脏腑辨证的不同，古人在确定药物归经时或侧重于经络系统，或侧重于脏腑系统。如羌活散太阳经风寒湿之邪，故所入膀胱是指膀胱之经络；泽泻功在泻膀胱之热而淡渗利水，所指乃入膀胱之腑；再如解表药中麻黄治外感风寒表实之证，乃归膀胱经络；麻黄辛散温通开宣肺气而入肺，又属归"脏"之列。

2. 中药功效

中药功效是药物归经的根本依据，也就是说，药物归于何脏、何腑或何经，最终是由其在临床应用中所表现出的实际效用来确定的。如苍术辛苦温，能燥湿健脾，治疗湿阻中焦证，即言其归脾胃经；大黄苦寒泻下，能荡涤肠道糟粕，即言其归大肠经等。药物作用单纯，疗效比较局限，则归一经；若作用复杂，适用范围较广，则归多经。如莲子心苦寒，功专清心火，可以治疗心火亢盛、烦躁口疮，或热陷心包、神昏谵语，故只归心经；干姜辛热能回阳复脉、温中散寒、温肺化饮，可以治疗亡阳厥逆、脾胃虚寒及寒饮咳喘等证，故归心脾胃和肺经。

3. 中药特性

中药特性包括形、色、气、味、质地、药用部位以及炮制等，不同中药特性是古人决定药物归经的重要参考依据。

中药的质地不同，其性升降浮沉及功能主治也有不同，例如磁石质地坚硬沉重，有重镇安神、平肝潜阳之功能，故归心、肝经，同时味咸入肾，又归肾经。中医又有"诸花皆升，诸子皆降"之说，《本草纲目》亦有"白花者入气分，紫花者入血分"的记载。一般而言，花叶皮枝等体轻之品，大都能升而浮，多入上焦可治上焦疾病，或引气血而上行。子实及质重的药物大多沉降，多入下焦，可治下焦疾病，或引气血下行。汪昂在《本草备要》中云："气厚味薄者浮而升，味厚气薄者沉而降，气味俱厚者能浮能沉，气味俱薄者可升可降。"精辟地概括了气味厚薄与升降浮沉的关系。张元素在《医学启源·用药备旨》"药用根梢法"章中记载："凡根在土者，中半以上，气脉上行，以生苗者为根。中半以下，气脉下行，入土者为梢。当知病在中焦用身，上焦用根，下焦用梢。《经》云：根升梢降。"因此中药质地形色、药用部位亦是决定药物归经的参考因素之一。古人常从药物所具有的形、色、气、味等特性来分析和归纳药物的作用特点、部位及途径。如《内经》有"阳为气，阴为味""辛甘发散为阳，酸苦涌泻为阴""白当肺辛，赤当心苦，青当肝酸，黄当脾甘，黑当肾咸""酸先入肝，苦先入心，甘先入脾，辛先入肺，咸先入肾"等描述，这些对早期的药物归经理论形成有较深影响。

中药炮制方法的不同，药物归经也随之会发生变化，使主治疾病有所不同。如《医学启源·用药备旨》中言："黄连、黄芩、知母、黄柏，治病在头面及手梢皮肤者，须酒炒之，借酒力上升也。咽之下，脐之上者须酒洗之；在下着，生用。凡熟升生降也。大黄须煨，恐寒伤胃气；至于乌头、附子，须炮去其毒也。用上焦药，须酒洗也。"李时珍也认为药物经炮制或配伍可改变其归经。《本草纲目》记载："升者引之以咸寒，则沉而直达下焦，沉者引之以酒，则浮而上至颠顶。""常山、蜀漆有劫痰截疟之功……得乌梅、鲮鲤甲则入肝，得小麦、竹叶则入心，得秫米、麻黄则入肺，得龙骨、附子则入肾，得草果、槟榔则入脾。"知母"引经上行则用酒浸，焙干；下行则用盐水润焙……"，这些均为临床医家遣方用药之准绳。明代陈嘉谟《本草蒙筌》云："酒制升提，姜制发散，入盐走肾脏，仍使软坚；用醋注肝经且资住痛。"即药物经酒炒则性升，姜汁炒则性散，醋炒则能收敛，盐水炒则能下行。这些均说明根据同气相求理论，在不同的炮制方法下药物升降浮沉可以相互转化，为药达病所提供了条件。

综上所述，归经理论是以脏腑经络学说为基础，结合同气相求理论，以药物特性及疗效为根据，历代医家经过长期的医疗实践，不断探索、归纳总结而形成和发展起来的。

（三）归经学说的形成与发展

归经学说的形成、发展经历漫长的过程，是长期中医临床经验的总结和理论升华。其形成大致分四个阶段：肇始于秦汉时期，于唐宋时期完成了理论雏形，正式形成于金元时期，明清时期有所发展。

春秋战国时期，用药大部分是"汤液""醪醴"等比较平和无毒之品，但也有作用较专、效果较差的所谓"毒药"应用。《尚书·说命》中记载："若药弗瞑眩，厥疾弗瘳。"就说明了这种情况。战国时期使用药物和针灸治疗已很普遍，同时方法也有了很大进步。就药物而言，在《周礼·天官》中记载："以五味、五谷、五药养其病。""凡疗疡，以五毒攻之，以五气养之，以五药疗之，以五味节之。凡药以酸养骨，以辛养筋，以咸养脉，以苦养气，以甘养肉，以滑养窍。"此类论述说明了有可食的"五谷"，有"养"病的普通药，还有治病的毒药，更重要的是以"五气""五味"来推论药物的功用，这是由实践向理论认识的飞跃。因此，在药物的使用上，也由单味药的使用逐渐向多味药配伍方向发展，这就是"方剂"的由来。《史记·扁鹊仓公列传》中有"越人为之方也""以人减之齐""和者煮之"的记载。当时许多方剂已有固定方名，如"下气汤""火齐汤""苦参汤"等。名医扁鹊指出："疾在腠理，汤熨之所及也；在肌肤，针石之所及也；在肠胃，火齐之所及也；在骨髓，司命之所属，无奈何也。"说明药物可定向定位。另外，马王堆汉墓出土的医学古籍资料中，对病的记载有100种，所用药物240余种，记方280首。《内经》中虽然具体谈到用药的论述不多，但药物运用已经有了基本的理论基础，即以药物的"气味"规定其性质和作用部位，如《素问·至真要大论》："五味入胃，各归所喜，故酸先入肝，苦先入心，甘先入脾，辛先入肺，咸先入肾。"《素问·阴阳应象大论》："味厚者为阴，薄为阴之阳；气厚者为阳，薄为阳之阴。味厚则泄，薄则通；气薄则发泄，厚则发热。"《素问·脏气法时论》提出了"五味"的作用："辛散、酸收、甘缓、苦坚、咸软。"《素问·宣明五气》规定了五味的作用部位："酸入肝，辛入肺，苦入心，咸入肾，甘入脾；辛走气，咸走血，苦走骨，甘走肉，酸走筋。"说明药物五味对机体不同部位有选择性。可见早在春秋战国时期就有药物定性、定位的概念，但《内经》中并没有把它用来解释单味药物。在《神农本草经》中根据药物毒性大小分为上、中、下三品，在对药物性能的认识上，除五味外特别强调了寒热温凉的"四气"，明确了"疗寒以热药，疗热以寒药"的用药原则。其理论中有较多近似归经的叙述，如大黄"荡涤肠胃"，沙参"补中益气"，赤苓"益心气、补中"。东汉末年张仲景的《伤寒杂病论》中首创了"以六经论伤寒""从脏腑论杂病"两大辨证体系，其选方遣药各有所司，已经开始重视疾病的病变部位和六经传变过程，其采用的六经辨证和脏腑辨证，为后世创立归经学说奠定了基础。如麻黄、桂枝为入太阳经药，柴胡为入少阳经药，葛根为入阳明经药等，这些都是以脏腑经络理论为指导的归经用药。

唐宋时期陶弘景提出"甘苦之味可略，有毒无毒易知，惟冷热须明"的观点。徐之才则着重讨论了药物的"佐使相须"。陈藏器提出"宣、通、补、泄、轻、重、滑、涩、燥、湿"十剂之说。而《本草拾遗》记载："赤铜屑主折伤，能焊人骨及六畜。有损者，取细研，酒中温服之，直入骨损处。六畜死后取骨视之，犹有焊痕。"以此证明药物作用具有的选择性定向、定位特性。另外，药物作用选择性定向、定位概念与经络理论相结合也始见于唐宋时期，如孟诜《食疗本草》中云："绿豆行十二经脉，此为最良。"史堪《史载之方》云："以清凉之药解利肺经。"《苏沈良方》等医著文献论述了药物定向、定位的归经作用，并逐渐与脏腑经络联系在一起，形成了药物归经理论的雏形。

金元时期易水学派开山鼻祖张元素在深入研究历代医籍基础上，结合自己临床经验，提出了脏腑辨证说和遣药制方论，正式提出一整套药物归经理论，代表中医归经理论的正式形成，对后世遣药制方带来了深远影响。同时他还提出遣药制方必须引经报使。"引经"与"报使"亦有不同，"引经"是遣用每味药的专司，使之各归其经；而引经报使则是引导全方的治疗作用部位。其后张元素的学生李东垣对十二经引药又做了进一步修改和补充，并且提出了十二经泻火药理论，李东垣的学生王好古在他所著的《汤液本草》中，除明确指出每一味药物的归经外，还以列表的形式将归入各经的药物做了归纳，称为向道图。这些都是对归经理论的完善和补充。

明代李时珍吸收了金元以来所发展的药理学说，如气味阴阳、升降浮沉、引经报使等，并在许多药物的主治项下概括了药物的主要功能，如泻下、温补、发汗、和解、行气、和血、安神、镇惊等，说明药物作用和辨证论治的实施原则。李时珍在论述药物归经时把脏腑、经络等功能结合起来讨论，分"本病""经病""窍病"等，病不同则用药选择不同，并且在重视归经的前提下又有在气、在血之别，把许多药物属性增加了属气、属血之内容，这使药物的主治范围更加明确。如"大黄为足太阴、手足阳明、手足厥阴五经血分之药。凡病在五脏血分者，宜用之。若在气分用之，是谓诛伐无过矣"，还有"麻黄乃肺经专药，故治肺病多用之"（《本草纲目·卷十五·麻黄条》），"葫芦巴，右肾命门药也，元阳不足，冷气潜伏，不能归元者宜之"（《本草纲目·卷十五·葫芦条》）等，即是其例。《本草纲目》中列举了各经的引经药：手少阴心经为黄连、细辛，手太阳小肠经为藁本、黄柏，足少阴肾经为独活、桂枝、知母、细辛，足太阳膀胱经为羌活，手太阴肺经为桔梗、升麻、葱白、白芷，手阳明大肠经为白芷、升麻、石膏，足太阴脾经为升麻、苍术、葛根、白芍，足阳明胃经为白芷、升麻、石膏、葛根，手厥阴心包经为柴胡、牡丹皮，手少阳三焦经为连翘、柴胡、地骨皮、青皮、附子，足厥阴肝经为青皮、吴茱萸、川芎、柴胡，足少阳胆经为柴胡、青皮。李时珍把中药归经理论与临床实践心得相结合，使归经理论逐渐完善并趋于成熟，促进了归经理论的应用和推广。

清代医家对归经内容的研究范围则更加广泛。如《得配本草》中分别专订了奇经药物，补充丰富了归经理论的内容。另外，以往归经理论以单味药为主体，而在明末清初归经学说由单味药的分析进入到多味药综合分析，这在《傅青主女科》《医方集解》中均有论述。清代医家以归经为纲，综合性味、功能等对药物的治疗性能进行分析，还从"部队猛将""次将"方面进行分类，又结合温凉补泻进行综合概括。这些理论先后见于《医医偶录》《本草害利》诸书。

清代周岩著《本草思辨录》不仅偏重于中药性味、归经理论，同时根据《伤寒论》和《金匮要略方论》加以解说，现举一例以详之。

甘草中黄皮赤，确是心脾二经之药，然五脏六腑皆受气于脾，心为一身之宰，甘草味至甘，性至平，故能由心脾以及于他脏他腑，无处不到，无邪不祛。其功能全在于甘，甘则补，甘则缓。凡仲圣方补虚缓急，必以炙用，泻火则生用，虽泻亦兼有缓意。如治咽痛肺痿，火在上焦者为多。以其为心药也，甘草泻心汤，是泻心痞非泻心火，泻痞有黄连芩夏，甘草特以补胃，故炙用。炙用而以甘草泻心名汤者，甘草之奏绩可思也。

石膏体质最重，光明润泽，乃随击即解，纷纷星散，而丝丝纵列，无一缕横陈，故其性主解横溢之热邪，此正石膏解肌之所以然。至其气味辛甘，亦兼具解肌之长；质重而大寒，则不足以发汗。乃别录于杏仁曰解肌，于大戟曰发汗，石膏则以解肌发汗连称，岂以仲圣尝用于发汗耶？不知石膏治伤寒阳明病之自汗，不治太阳病之无汗。若太阳表实而兼阳明热郁，则以麻黄发汗，石膏泄热，无舍麻黄而专用石膏者。白虎汤治无表证之自汗，且戒人以无汗勿与。即后世发表经验之方，亦从无用石膏者，所谓发表不远热也。然则解肌非欤？夫白虎证至表里俱热，虽尚未入血成腑实，而阳明气分之热，已势成连衡，非得辛甘寒解非所以出汗。他如竹叶石膏汤、白虎加桂枝汤，非不用于无汗，而其证则非发表之证，学人勿过泥别录可耳。石膏甘淡入胃，辛入肺，体重易碎，亦升亦降，则入三焦。

（四）易水学派对归经学说的贡献

1. 张元素创立归经和"引经报使学说"

金元时期以前历代医家对归经的认识有很多阐述，但没有形成正式的药性理论。正式提出归经并把归经作为中医学理论的组成部分，使"本草之学自此一变"的还是金元时期易水学派之开山祖师张元素。他总结了前人归经经验，把归经理论更加具体化。张元素对脏腑辨证及药物制方很有研究，具有丰富临床经验，他认为取各药性之长各归其经，则力专效著。这些归经理论内容在《洁古珍珠囊》《医学启源》等书中均可见到。《洁古珍珠囊》所载之113味药中有30味药谈到归经。例如对泻火药的论述，《医学启源·去脏腑之火》中记载：黄连泻心火，黄芩泻肺火、大肠火，白芍泻肝火，知母泻肾火，木通泻小肠火，石膏泻胃火，柴胡佐黄芩泻三焦火，柴胡佐黄连泻肝火、胆火，黄柏泻膀胱火等。张元素所制订的用药法式，对后世遣方用药具有较大影响。

张元素继承《内经》理论，总结归纳历代医家对药物归经的认识，结合自己的医疗实践经验，在辨证方面则完全引用了《中藏经》五脏六腑虚实寒热生死顺逆脉证法各篇的理论内容，并对脏腑用药的温凉补泻进行了总结归纳，编写了《脏腑标本寒热虚实用药式》，将临床常用的300多种药物按脏腑的寒热虚实进行了分类概括，不但阐述了各脏腑病的主要用药，同时对虚实寒热分别立有补泻温凉之法。不仅如此，即使同一脏腑归经的药物，因有寒、热、温、凉、补、泻、润、燥等不同，其所治之证也不同。张元素这种药物归经分类方法为内科杂病之选药组方以及药物分类提供了规范和依据。

另外，张元素在药物归经的基础上，又根据某些药物对某经的特殊作用，创立了"引经报使学说"。所谓"引经报使"，就是指有些药物不仅可以作用于某经，同时又能引导其他药物入该经而发挥作用。在组方中加入引经药，用以引导全方主治功效的定位，使方有所专，功效更佳。在《医学启源·用药备旨》中就有"各经引用"一节，如"太阳经，羌活；在下者黄柏，小肠、膀胱也。少阳经，柴胡；在下者青皮，胆、三焦也。阳明经，升麻、白芷；在下者石膏，胃、大肠也。太阴经，白芍药，脾、肺也。少阴经，知母，心、肾也。厥阴经，青皮；在下者柴胡，肝、包络也"。对于某种具体病症，也有引经药的论述，如《医学启源》上卷随证治病药品中有"头痛须用川芎，如不愈，各加引经药，太阳蔓荆，阳明白芷，少阳柴胡，太阴苍术，少阴细辛，厥阴吴茱萸"，这与上面"各经引用"中的论述也是基本一致的。

2. 李东垣、王好古对归经理论的贡献

中药理论之归经学说自张元素提出之后，后继者李东垣和王好古承其师学，进行发挥。

李东垣师承张元素，尽得其传。张元素提出"运气不齐，古今异轨，古方今病，不相能也"的观点和"养胃气为本"的学术主张。李东垣致力于此并进行创造发挥，在张元素学术的基础上，形成了自己独特并影响深远的"脾胃学说"，积终身临床之体会著成《内外伤辨惑论》《脾胃论》《兰室秘藏》《用药法象》等著作。

李东垣提出的六经用药理论对后世产生了深远影响，如《兰室秘藏·头痛门》记载："凡头痛皆以风药治之者，总其大体而言之也，高巅之上，惟风可到，故味之薄者，阴中之阳，乃自地生天者也。然亦有三阴三阳之异。故太阳头痛，恶风脉浮紧，川芎、羌活、独活、麻黄之类为主。少阳经头痛，脉弦细，往来寒热，柴胡为主。阳明头痛，自汗发热恶寒，脉浮缓长实者，升麻、葛根、石膏、白芷为主。太阴头痛，必有痰体重，或腹痛为痰癖，其脉沉缓，苍术、半夏、南星为主。少阴经头痛，三阴、三阳经不流行，而足寒气逆为寒厥，其脉沉细，麻黄、附子、细辛为主；厥阴头项痛，或吐痰沫厥冷，其脉浮缓，吴茱萸汤主之。血虚头痛，当归、川芎为主。气虚头痛，人参、黄芪为主。气血俱虚头痛，调中益气汤少加川芎、蔓荆子、细辛，其效如神。白术半夏天麻汤，治痰厥头痛药也；清空膏，乃风湿热头痛药也；羌活附子汤，治厥阴头痛药也。"以上论述无不体现药物归经以及分经用药的思想。

李东垣所著《用药法象》一书在《珍珠囊》的基础上，增加了用药凡例、诸经向

导以及纲要治法等内容。其代表作《脾胃论》列方 59 首，用药 103 味，主要用药为甘草、陈皮、升麻、当归、白术、黄芪、柴胡等。其用参、芪、术、草等甘温补中，用升麻、柴胡、羌活、防风等升阳，制定了补气升阳为主的治疗原则，其制方不离归经报使。李东垣在学术理论如此，而在临证亦是如此。今举《兰室秘藏·妇人门》中麻木一案以说明。

李正臣夫人病，诊得六脉俱中得弦洪缓相合，按之无力。弦在上，是风热下陷入阴中，阳道不行。其证闭目则浑身麻木，昼减而夜甚，觉而开目，则麻木渐退，久则绝止，常开其目，此证不作，惧其麻木，不敢合眼，致不得眠，身体皆重。时有痰嗽，觉胸中常似有痰而不利，时烦躁，气短促而喘，肌肤充盛，饮食不减，大小便如常。麻木为风，三尺之童，皆以为然，细校之则有区别耳。久坐而起，亦有麻木，如绳缚之人，释之觉麻作而不敢动，良久则自己。以此验之，非为风邪，乃气不行也。治之当补其肺中之气，则麻木自去矣。如经脉中阴火乘其阳分，火动于中为麻木也，当兼去其阴火则愈矣。时痰嗽者，秋凉在外在上而作也，当以温剂实其皮毛。身重脉缓者，湿气伏匿而作也。时见躁作，当升阳助气益血，微泻阴火与湿，通行经脉，调其阴阳则已矣。补气升阳和中汤：生甘草（去肾热）、酒黄柏（泻火除湿）、白茯苓（除湿导火）、泽泻（除湿导火）、升麻（升阳助经）、柴胡，以上各一钱；苍术（除湿补中）、草豆蔻仁（益阳退外寒），以上各一钱五分；橘皮、当归身、白术，以上各二钱；白芍药、人参，以上各三钱；佛耳草、炙甘草，以上各四分；黄芪五分。哎咀，每服五钱，水二盏，煎至一盏，去渣，食远服之。

此案，处处推发曲尽，确有灼见，描出治法，言简而曲折。曲折之中，字字体现归经之旨，此非俗医株守可言。

总之，李东垣直接师承张元素，在张元素学术观点启发下，着重探讨脾胃内伤的病机和治疗，系统创建脾胃学说，其提出的六经用药理论是中药归经学说的重要补充。

王好古受业于张元素和李东垣，在张元素和李东垣两家的影响下，继承发展了易水学派的学术观点，在伤寒、杂病、癍疹等诊疗中都有独到建树，尤其在本草方面理论著述颇丰，所著《汤液本草》是一部金元时期的药学巨著。首提"五脏苦欲补泻药味"，次列"脏腑泻火药"，此都源于其师张元素、李东垣的"药类法象""用药心法"等学术思想。王好古归纳了元素、东垣有关药物的气味厚薄、升降浮沉、归经和引经报使等学说，在对每味药物的论述中博采众家之说互相印证，论述中多是一曰"象云""诊云""心云"，再回"易老""洁古""东垣"，三回"海藏云"，这既反映了师徒之间一脉相承的学术思想体系，又博观约取，提出自己的见解。例如在继承东垣甘温除热治法理论上，明确提出黄芪、人参、甘草三味是退热的圣药。对以往说法不一、运用易混者，根据元素的药物气味理论，博考历代应用情况，提出自己见解。如对苦甜葶苈指出："仲景用苦，余方或有用甜者，或有不言甜苦者，大抵苦则下泄，甜则少缓，量病虚实用之，不可不审。《本草》虽云治同，甜苦之味安得不异？"王好古论述药物各从三阴三阳十二经为例，以主病者为元首，臣佐使应次之，不同于一般的本草著作。对每味药的功能，又从由该药组成的主方主治上阐发功效。如分析麻黄、桂枝时，则将麻黄汤、桂枝汤中的其他药物附列于后。一药多能，又列举数方，来说明其不同的作用。例如附子理中汤之甘草，是恐其僭上；调胃承气汤之甘草，是恐其速下；小柴胡汤之甘草，则取调和之意。王好古著本草，重视切合临床实用，其每论一味，枚奉二三，互相对照，以便应用时根据病情进行选择。如言杏仁、桃仁均可通便，他指明："杏仁下喘，用治气也；桃仁疗狂，用治血也。桃、杏仁俱治大便秘，当以气血分之，昼时难便，行阳气也；夜则难便，行阴气也。大肠虽属庚，为白，若以昼夜言之，气血不可不分也。年虚人大便燥秘不可过泄者，脉浮在气，杏仁、陈皮；脉沉在血，桃仁、陈皮。"另外，王好古还指出药物品种不同则气味厚薄有异，使用也应有所区别，否则"一有差异，为效弥远"。王好古还重视药物的采集，强调煎药、服药方法。他说："谨候气，无失病机，其主病何如，言采药之岁也。司岁备物，则无遗主矣。先岁物何也，天地之专精也。专精之气，药物肥脓，又于使用，其正气味也。五运主岁，不足则物薄，有余则物精，非专精则散气，散气则物不纯，是以质同而异等，形质虽同，力用则异也。气味有厚薄，性用有燥静，治化有多少，力化有浅深，此之谓也。"在煎服药中指出："病人服药，必择人煎药，能识煎熬制度，须令亲信恭诚至意者煎药。铫器除油垢、腥秽，必用清净甜水为上，量水大小，斟酌以慢火煎熬分数，用纱滤去粗，取清汁服之。"服药方法上提出病在上不厌频而少，病在下不厌顿而多。少服则滋荣于上，多服则峻补于下。病在心上者，先食而后药；病在心下者，先药而后食；病在四肢者，宜饥食而在旦；病在骨髓者，宜饱食而在夜。王好古从临床实践出发，博观精取，阐发中药的气味功用，确有不少精辟论述，切于实用。

（五）归经学说的应用

归经理论是中药药性理论的重要组成部分。药物归经理论是以脏腑、经络学说为基础，以所治具体病症为依据，通过腑脏辨证选用药物，在临床疗效观察中总结出来的用药理论。它源于临床又有效地指导临床，应用非常广泛。

1. 利于选药组方

运用归经学说理论便于临证选药组方，例如麻黄是一味主归肺经药物，有发汗、平喘、利水之功效。根据中医理论，肺主气，司呼吸，外合皮毛。肺气肃降有权则能通调水道，下输膀胱，故肺为水之上源，麻黄所以能发汗、平喘、利水，其入肺经宣肺是其作用本质，因此掌握了麻黄入肺经宣肺气的特点，在临床上凡是风寒、风热引起的咳喘，以及外邪束肺，肺失宣降，水道不利所致的风水证，均可以麻黄为主药组方，如麻黄汤、麻杏石甘汤、越婢汤等。以麻黄例其他，他药亦然。利用归经理论和药物归经属性可以执简驭繁，更好地选药组方。

2. 区别药物功效

功效为同类中药，但归经不同，临床应用和适应证亦不同。例如同是泻火药，泻心火选黄连，泻肺火选黄芩，泻肝火选龙胆草，泻胃火选石膏；同是治疗头痛中药，太阳经头痛选羌活，阳明经头痛选葛根、白芷，少阳经头痛选柴胡，厥阴经头痛选吴茱萸，少阴经头痛选细辛。根据药物归经属性选择药物，归经达所，力专效宏。如若不明归经，无的放矢，难取桴鼓之效。

3. 发掘药物潜在功能

整体理论是中医药体系学术特色。人是一个有机整体，脏腑相关，经络相通，某个脏腑经络发生病变可以直接或间接影响其他脏腑经络。因此，在针对已发生病变的脏腑经络遣方用药的同时，采取"循经用药"的方法常会收到意外佳效，如温经汤主治冲任虚寒、瘀血阻滞所致的漏下不止、月经不调。此方在用参、草、归、芍、桂枝等益气养血、温经祛瘀、调节冲任功能基础上，选用入胃经之半夏，通降胃气，散结除湿，达到祛瘀调经之目的。因为冲任二脉与足阳明胃经相通，胃气和降与妇女行经密切相关。陈修园、张锡纯遵循易水学派归经学说组成麦门冬汤加味治疗妇女倒经之症便有此妙用。张锡纯在解释半夏功能时指出："麦门冬汤，于大补中气以生津液药中，用半夏一味，以降胃安冲，且以山药代粳米，以补肾敛冲，于是冲中之气安其故宅，冲中之血自不上逆，而循其故道矣。特是经脉所以上行者，固多因冲气之上干，实亦下行之路，有所壅塞。"有报道用本方治倒经疗效迅捷，由此可知半夏除燥湿化痰、降逆止呕、消痞散结之外，尚有和胃降气以助经行之潜在功能。因此，深刻理解运用归经理论可以扩大中药使用范围，发掘药物潜在功效。

4. 指导临床辨证用药

熟悉药物归经便于选择适宜的药物进行治疗。如清代温病大家叶天士遵循易水学派归经学说治疗外感热病、邪在卫分、发热微恶寒、咽痛口渴者，选用归肺经的银花、连翘、牛蒡子、薄荷等卫分药为主组方，如银翘散辛凉透表，清热解毒；热入气分，高热烦渴，大汗出，脉洪大有力者，选用归胃经之石膏、知母等气分药为主组方，如白虎汤清热泻火，生津止渴；热入营血，高热神昏，舌绛脉数者，选用主归心、肝经的犀角、生地黄等血分药为主组方，如清营汤、犀角地黄汤之类清营凉血，解毒安神。正如《医论三十篇》所云："病有经络，药亦有经络，某药专入专经，或兼入某经，果识之真而用之当，自尔百发百中；倘辨之不明，焉能凿柄相投？"《冷庐医话》记载邪在肺胃，误用归心、肝营血分之羚羊角、犀角等药，导致轻病致重之实例，强调了用药选择须依据药物归经理论，否则会导致疗效不著或病情加重。

5. 引经报使

《医医病书》云："药之有引经，如人之不识路径者用向导。"运用引经药的依据也是中药的归经理论，引导方中诸药直达病所以提高疗效。张元素所著《珍珠囊》一书中列举了各经的"引经报使药"，如引入手少阴心经之黄连，引入足少阴肾经之肉桂、知母，引入手太阴肺经之桔梗、葱白等。李东垣所创清胃散，治胃火上攻所致齿龈肿痛牵引头脑等证，方用黄连、生地黄、牡丹皮以清热泻火，又以当归入血而循其经，用辛凉之升麻为本经捷使，引诸药直达血所。又如复元活血汤主治跌打损伤、恶血留于胁下之证。胁下是少阳、厥阴之分野，故用桃仁、红花活血化瘀的同时，选柴胡之专入肝胆者，宣其气道，行其郁结，又用当归行血中之气，使血各归其经。

易水学派诸家临证辨证用药亦是如此。今举数案以明之。李东垣治一人，二月中病伤寒发热。医以白虎汤投之，病者面黑如墨，本证不复见，脉沉细，小便不禁。杲初不知用何药，及诊之，曰："此立夏前误用白虎汤之过。白虎汤大寒，非行经之药，止能寒腑脏，不善用之，则伤寒本病隐曲于经络之间。或更以大热之药救之，以苦阴邪，则他证必起，非所以救白虎也。有温药之升阳行经者，吾用之。"有难者曰："白虎大寒，非大热何以救，君之治奈何？"杲曰："病隐于经络之间，阳不升则经不行，经行而本证见矣，本证又何难焉。"果如其言而愈。李东垣分析病机，识圆理真，按归经遣药，法度照然，效如桴鼓。罗谦甫治静江府提刑李君长子，年十九岁。至元壬午四月间，病伤寒九日，医作阴证治之，与附子理中丸数服，其症增剧。更一医作阳证，议论差互，不敢服药，决疑于罗。罗至，宾客满坐，罗不敢直言证，细为分解：凡阳证者，身须大热而手足不厥，卧则坦然，起则有力，不恶寒，反恶热，不呕不泻，渴而饮水，烦躁不得眠，能食而多语，其脉浮大而数者，阳证也。凡阴证者，身不热，而手足厥冷，恶寒蜷卧，面向壁卧，恶闻人声，或自引衣盖覆，不烦渴，不欲食，小便自利，大便反快，其脉沉细而微迟者，皆阴证也。诊其脉沉数得六七至。夜叫呼不绝，全不得睡，又喜饮冰水，阳证悉具，且三日不见大便，宜急之下，乃以酒煨大黄六钱，炙甘草二钱，芒硝五钱，煎服。至夕下数行，去燥粪二十余块，是夜汗大出。次日，身凉脉静矣。予思《素问·热论》云：治之各通其脏腑。仲景述《伤寒论》六经各异，传变不同。《活人书》亦云：凡治伤寒，先须明经络，不识经络，触途冥行，鲜不误矣。

（六）归经学说的现代研究及展望

归经学说的现代研究很多，自中华人民共和国成立以来，对于归经学说的实质研究范围之深、之广任何历史时期均无法比拟。这些现代研究对认识和验证药物归经实质、丰富发展归经学说起到了积极的推动作用。

首先是归经文献理论的整理与研究。很多学者通过大量本草文献资料的整理与研究，试图从中发现归经学说的理论实质。有研究者考证了归经学说的历史渊源，提出各种中药对人体具有特殊选择性作用的认识；有人根据归经理论，提出中药的定向、定位观点。这些文献整理以及提出的新观点是归经理论深入研究的前提和基础，应与现代科学技术的验证相结合。因此，有些研究者从临床角度进行研究，亦有些从药物有效成分和现代药理的角度去探讨。

有研究者依据药典所载《神农本草经》植物药 147 种中，从药典记载之味，与口尝所得之味进行比较，发现完全相同或基本相同的有 64 种，占总数的 43.5%；部分相同或部分不同的有 60 种，占总数的 46.3%；完全不同的有 15 种，占总数的 10.2%。

五味与其成分有关，辛能行能散，是因为含有一些挥发油或挥发性物质，其药理作用能刺激汗腺分泌而发汗（发散）或有健胃祛风、缓解胃肠胀气的作用（行气）；甘能补虚缓急，可能因为多含有机体代谢的营养物质，如氨基酸、糖类等，说明甘味药大多数有补养滋润的作用；苦能燥湿泄热，可能是因为含有生物碱、苷类所致，如黄连、黄柏含小檗碱能抗菌消炎，大黄含蒽醌苷能抗菌通便，符合中医所说苦能燥湿泻火的论述；酸能收敛固涩，可能是因为含有鞣质和有机酸，故有收敛固涩之功；咸能软坚通便，可能是因为作为中药的贝藻之类含有无机盐类，能软化瘿瘤、瘰疬痰核等肿块，因含硫酸钠盐等，具有润燥通便的作用，故谓之能润。这些都说明归经与中药的有效成分有关。

有研究者通过药理作用来认识药物的归经，将常用中药按其药理作用进行分组，统计各组药物的归经频数。结果表明，中药的归经与其药理作用之间存在一定的相关性，表现为抗惊厥药入肝经，止血药入肝经，泻下药入大肠经，化痰止咳平喘药入肺经，利尿药入膀胱经等。

有研究者用同位素示踪高压液相色谱分析和放射性自显影等现代药物动力学技术，观察中药中的某种活性成分在体内脏器的分布特点，从而揭示归经的实质。例如有研究者用同位素示踪技术，通过标记23种中药有效成分，对这些中药有效成分在人体脏器的分布与其归经关系进行比较研究。结果表明，药物有效成分的脏腑分布与其归经所属脏腑基本一致或大致相符合的占87%，而与其归经所属脏腑无直接联系的仅占13%。有研究者以小白鼠为实验动物，应用放射性自显影技术研究川芎活性成分之一——川芎嗪在动物体内细胞、组织、器官的定位分布。结果表明，川芎嗪标记物3H－川芎嗪的敏感靶器官是肝脏和胆囊，而与文献记载中药川芎归肝经、胆经相符。根据这样的研究成果来推论，有人认为归经的实质是指药物活性成分在体内某些脏器的高浓度分布。

有研究者从微量元素入手，研究中药微量元素与中药归经的关系。在分析中药所含微量元素、药理作用的基础上，提出了"微量元素的归经学说"。微量元素分析法是通过分析中药中某些特异性微量元素的浓度，并结合在人体脏腑组织的分布状况特点，来推测微量元素是中药归经的物质基础。如通过对多种补肾中药（补骨脂、肉苁蓉、熟地、菟丝子、何首乌、女贞子、山茱萸、仙茅、杜仲、锁阳、续断、枸杞子）所含微量元素的测定，证实这些补肾药中含较高的锌、锰络合物，因此可以设想补肾药是通过锌、锰"归经"而达到补肾作用。"肝开窍于目"，明目中药多入肝经，有人对明目中药微量元素进行分析，结果表明，归肝经的明目中药中富含锌、锰、铜，这些微量元素的浓度与属肝经的眼组织之间恰好呈正相关性，说明明目中药是通过微量元素锌、锰、铜的"归经"而达病所并产生针对性治疗作用。

有研究者从受体学说判断药物的归经，受体为首先与药物结合并能传递信息引起效应的细胞成分，是存在于细胞膜上或胞浆内的大分子蛋白质。有人从分子药理的角度理解认为，归经理论可以从现代受体学说来认识。如附子中的去甲猪毛菜碱对受体具有兴奋作用，能兴奋心脏，增快心率，升高血压；另一成分氧化甲基多巴胺亦有强心升压作用，若从受体理论看，附子为受体激动剂，对心脏可以产生兴奋作用，这与中医药理论称其归心经是一致的。

还有研究者提出归经与体内两种环核苷酸的含量比例有关，cAMP、cGMP 在机体各组织器官普遍存在，二者具有相互拮抗、相互制约的生物学效应。1973 年 Gold Berg 提出生物控制的阴阳学说，认为 cAMP、cGMP 可能是中国传统医学的理论基础，符合祖国医学阴阳理论。阴阳平衡者，cAMP、cGMP 比例正常；阴虚患者血浆 cAMP 升高，使 cAMP/cGMP 比例亦升高，与交感神经功能亢进、副交感神经功能活动低下有关；阳虚患者的表现与之相反。中医治病的本质就是利用药物纠正机体的阴阳平衡，因此，根据机体各组织器官的 cAMP、cGMP 含量及比例变化来研究中药归经，就具有其客观性和可行性。

归经理论内容的实质研究是目前学术界探讨的一个重点和热点。这些研究有助于对归经、行经实质的了解，同时也应看到这些研究也有一些值得商榷的问题。如应用同位素示踪、高压液相色谱分析和放射性自显影等方法来研究归经，虽说创举，但这些研究方法所得出的结果混淆了中医的脏腑与西医脏器在概念和内容上的差别。另外，这种分析法仅仅是分析了中药中某一种活性成分的体内分布，而对其他活性成分的体内分布特点还缺乏研究。因此，在研究归经理论的同时，应重视中医的故有理论。用现代科学技术手段研究中药归经的本质，不能脱离中医药理论体系的范围。中医的脏腑经络是有形中的无形，它与现代人体解剖学、生理学、病理学等内容不同。因此在运用现代科学研究方法中，还应注重从药物功效着手来探讨归经的奥妙，在保持中医特色前提下，设计具有中医理论特色的科学实验方法，进一步制定相应的研究指标，这种思路和研究方法应得到提倡。

影响现代深入研究归经理论的因素中还有以下几个问题。首先，归经理论来源于中医长期临床实践，内容丰富庞杂，缺乏统一认识，例如以常用的人参、甘草为例：有人参归经记载的 27 部文献中，有 7 种说法，涉及 12 经；有甘草归经记载的 32 部文献中，有 11 种说法，涉及 12 经及冲、带两奇经。因此，具体药物的归经认识尚需取得共识。其次，所谓归经的"经"，一般是指中医的脏腑及相应十二经和奇经八脉，而中医脏腑理论中的脏腑与现代解剖学的脏器并不完全相同，经络实质的现代验证也没有完全明确，因此，对于中医脏腑、经络的实质深入研究有助于归经理论的丰富和完善。

总而言之，揭示归经学说的奥妙，是一个庞大、艰巨、长期工程，需要多学科、多角度、多方位进行研究，方可得出一个科学的结论。随着中药归经理论研究的不断深化，定会进一步完善丰富中药、中医理论，为祖国医学发展做出贡献。

（郭　刚）

参考文献

[1] 范缨. 归经的理论基础及临床应用 [J]. 天津中医学院学报，1998（3）：30 - 31.

［2］王瑾. 中药归经理论的发生学研究［D］. 沈阳：辽宁中医药大学，2012.

［3］张益赫，赵琰，屈会化. 中药归经理论演变脉络及发展梳理［J］. 环球中医药，2019，12（12）：1915 – 1918.

［4］张军，成荣新，杨玉龙，等. 中药归经理论形成发展源流述要［J］. 陕西中医药大学学报，2019，42（2）：15 – 19.

［5］张立艳. 脏腑学说与归经学说关系探讨［J］. 天津中医药，2013，30（1）：28 – 30.

［6］王瑾，梁茂新. 论《素问》病机十九条对中药归经学说的奠基作用［J］. 世界科学技术 – 中医药现代化，2012，14（2）：1532 – 1536.

［7］莫太安，付贤彬. 略论中药归经引经与药引［J］. 厂矿医药卫生，1997（4）：233 – 234.

［8］莫太安，付贤彬. 中药归经、引经与药引浅识［J］. 四川中医，1997（8）：16 – 17.

［9］向楠，周亚娜，邓阿黎，等.《本草纲目》对“归经学说”发展的贡献［J］. 亚太传统医药，2006（9）：30 – 31.

［10］贾云芳，董尚朴，侯仙明. 从《此事难知》看王好古对易水学派思想的继承［J］. 河北中医药学报，2011，26（2）：13 – 14.

［11］周海虹. 论归经［J］. 湖南中医学院学报，2000（4）：44 – 46.

［12］吕金山. 古代“药物归经”的经络理论运用研究［D］. 北京：中国中医科学院，2010.

［13］王瑾，梁茂新，孙宁. 张元素对中药归经理论的贡献［J］. 中医杂志，2016，57（15）：1266 – 1270.

［14］赵艳，朱建平. 明代中药归经与方剂归经［J］. 中医杂志，2010，51（6）：563 – 565.

［15］赵艳. 明代方剂配伍中的药性原则［J］. 中医文献杂志，2014，32（1）：32 – 34.

［16］李仪奎，徐莲英，马建平. 中药药理和归经关系的统计分析［J］. 中药通报，1988（7）：48 – 51，64.

［17］贲长恩，郭顺根. 中药归经理论研究述评［J］. 北京中医药大学学报，1999（2）：3 – 8.

［18］刘萍，王平，陈刚，等. 中药归经理论的研究与思考［J］. 辽宁中医杂志，2010，37（12）：2339 – 2341.

［19］张华敏，杨健，刘思鸿，等. 中药归经理论的研究方法及分子描述在中药归经中的研究探讨［J］. 中国医院用药评价与分析，2019，19（12）：1518 – 1520，1524.

［20］程健，狄留庆，姚映芷，等. 中药归经理论的文献与实验研究方法探讨［J］. 中成药，2014，36（10）：2176 – 2180.

［21］伍睿昕，熊安东，刘连连，等. 中药归经理论现代研究概述［J］. 浙江中医杂志，2020，55（3）：232 – 233.

［22］黄璐明，唐仕欢．中药归经理论的概念渊源和内涵探析［J］．中医杂志，2009，50（8）：680 - 682.

［23］郭顺根，牛建昭，贲长恩，等．3H - 川芎嗪在动物体内分布的放射自显影研究［J］．中国医药学报，1989（3）：17 - 21，80.

［24］赵晓丽，李电东，何红伟，等．微量元素与衰老［J］．国际老年医学杂志，2015，36（2）：77 - 80.

［25］龚跃新，张根海．中药归经理论与微量元素的关系探讨［J］．中医药研究，1990（5）：23 - 24.

［26］柴立．从微量元素及其配位化合物对组织器官的富集、亲合探讨"归经"实质［J］．微量元素，1984（1）：24 - 26.

［27］马廷刚．中药归经理论本质及现代研究与应用［J］．吉林中医药，2009，29（1）：65 - 69.

［28］郭立伟．中药药物动力学方法与应用［M］．北京：人民卫生出版社，2002.

［29］杨藻宸．药理学总论［M］．北京：人民卫生出版社，1991.

［30］郑广华，张善澂．阴阳学说与环核苷酸［J］．自然杂志，1979（4）：18 - 21，66.

［31］徐树楠，李渡华，王洪博，等．中药归经学说的应用规律［J］．中国中医基础医学杂志，2010，16（7）：547 - 548.

［32］弯玲，葛茂功，孙升云．归经学说扩展商榷［J］．中医学报，2011，26（9）：1058 - 1059.

［33］李渡华，支政，李渡斌，等．中医方药归经量化研究［J］．中医杂志，2011，52（22）：1895 - 1897.

［34］李志强，杜鹃，孙仕润．归经学说与辨证理论的关系探讨［J］．世界中西医结合杂志，2013，8（6）：544 - 546.

［35］于丽，李渡斌，董尚朴，等．中药归经规律及其量化思想研究［J］．中医杂志，2012，53（12）：991 - 994.

［36］支政，徐树楠，王文智，等．归经理论现代研究之不足与量化研究新思路探索［J］．中国中医基础医学杂志，2011，17（8）：860，864.

［37］梁爱华，薛宝云．归经实验研究现状及展望［J］．中国中药杂志，1996（1）：58 - 60，65.

［38］王红梅，张朔生，赵怀舟．归经实验研究现状与展望［J］．山西中医，2000（5）：48 - 50.

［39］赵宗江，魏晨．中药归经理论研究现状和展望［J］．中国医药学报，2003（1）：40 - 44，64.

第二章 实验研究

一、关于中医"脾"本质的现代研究

在古代历史条件下，不能直观认识某些脏器的复杂功能，只能运用理论思维对其功能进行表述和认识，并概括这些脏器发挥功能的规律和特性。总体而言，中医的"脾"是一个从大量实践材料经理论思维推导出来的概念。

中医学关于脾的概念是基于解剖形态、生理功能、病理现象以及药物治疗反证性探索的综合认识。中医学认为，脾位于中焦，其主要生理功能为主运化、主藏营、主统血、主肌肉四肢，脾开窍于口，在液为涎，在志为思。其经脉络于胃，与胃相表里，机体的各脏腑、四肢百骸、肌肉、皮毛均赖脾的运化濡养，故有"脾为后天之本""五脏之母"之说。在中医学中"脾"是解剖与功能的统一体。从历代中医文献考证可以看出，中医的"脾"在解剖学角度指的是脾和胰腺。还有学者的研究认为，用现代医学的观点来看，中医的"脾"是以消化系统为主的多器官系统的综合功能单位，其功能不仅仅是现代脾和胰腺的功能。

近年来在生理、病理及药效机理等方面对中医"脾"的本质开展广泛研究，并已取得较大进展，初步揭示了中医"脾"与现代医学的消化、免疫、血液、内分泌、神经、生殖等各系统的关系。但亦有人提出：这种把中医脾视为无所不包的见解似有含混而不分主次的感觉。笔者认为，如以中医对脾功能论述为纲，对近年关于脾的大量研究资料加以归纳分析，厘清其主次关系和内在联系，将对深刻认识"脾"有所裨益。

（一）脾的解剖

关于脾的位置、形态、重量、颜色、质地，中医学有如下记载：脾位于中焦，膈下，胃之左方。"脾重二斤三两，扁广三寸，长五寸，有散膏半斤。"（《难经·四十二难》）"形如犬舌，状如鸡冠，生于胃下，横贴胃底，与第一腰骨相齐，头大向右至小肠，尾尖向左连脾肉边中有一管斜入肠，名曰珑管。"（清代陈珍阁《医纲总枢》）"其色如马肝紫赤，其形如刀镰。"（《医贯》）"脾者，其色赤紫，其形如牛舌，其质如肉。"（《医事启源》）

关于脾与周围脏器的关系，《素问·太阴阳明论》中记载："脾与胃以膜相连耳。"宋代朱肱认为"脾内包胃脘"，而《烟萝图》的文字解说《朱题点内境论》称"（脾）居胃之上与胃膜相连"。日本丹波元胤《医籍考》中认为脾位于"肺之下，心之左"。《医学原始》则描绘较细致："居胃之上，并胃包络及胃脘相连，贯膈与心肺相通，隔膜相缀也。""结叠于小肠之上。"《灵枢》记载："脾大则苦凑胁而痛……脾高则胁引季胁而痛，脾下则下加于大肠……"

现代解剖提出："脾位于腹腔的左上方，呈扁椭圆形，暗红色，质软而脆。脾位于左季肋区胃底与膈之间，与第 9～11 肋相对，其长轴与第 10 肋一致。正常情况下，左肋弓下缘不能触及。脾分为内、外两面，上、下两缘，前、后两端。内面凹陷与胃底、左肾、左肾上腺、胰尾和结肠左曲为邻，称为脏面。脏面近中央处有一条沟，是神经、血管出入之处，称脾门。外面平滑而隆凸与膈相对，称为膈面。上缘前部有 2～3 个切迹，称脾切迹。"古今论述对脾解剖实体的位置存在较高的相似性。

也有少数观点认为脾与胰腺相关。王清任在《医林改错》中提及"脾中间有一管，体相玲珑……"，《古今图书集成·医部全录》中又绘有脾的图形，观之当为解剖上的胰腺。近代医家张寿颐认为《难经》之"脾"包括了人体的脾脏和胰腺。他在《难经汇注笺正》中指出："今西国学者，谓胃后有甜肉一条，长约五寸，头大向右，尾尖向左，正中有一汁液管，斜入小肠上口之旁，所生之汁如口中津水，则古所谓散膏半斤盖即指此。"进而提出"古之所谓脾者，固并此甜肉而言"。当时的西医学著作中称为"甜肉"的器官即胰腺，也就是说，张寿颐认为中医的"脾"包括现代医学的脾和胰腺。综上所述，脾的运化功能与现代医学脾的功能相关，但其解剖是否包括脾，仍有争议。

（二）脾主运化

脾主运化是脾的主要功能，是脾胃学说的基础。阐明中医学中"脾主运化"这一功能的现代生理生化基础是阐明"脾"本质的关键。脾主运化包括运化水谷精微和运化水液两个方面，且二者是同时进行的。关于运化水谷精微，《素问·经脉别论》载："饮（食）入于胃，游溢精气，上输于脾，脾气散精，上归于肺。"脾之所谓运化水谷精微，是指脾对食物的消化和吸收并转输其精微物质的功能。水谷经胃传化而入小肠而分清浊，脾气激发其精微，再从脾之运化而疏布四脏，分别化为精、气、血、津液，濡养脏腑、百骸、皮毛筋肉。运化水液是指在消化、吸收的基础上对水液的吸收和输布。《素问·经脉别论》载："水精四布，五经并行。"《素问·至真要大论》说："诸湿肿满，皆属于脾。"在水液代谢的全过程中，无论是津液的布散还是输布、排泄，脾均起着枢纽作用，对调节并维持水液代谢平衡起重要作用。若脾失健运，则水湿内停，聚湿成痰。

现代研究显示，脾主运化主要依靠消化道、消化液和门脉系统共同实现。食物的消化、营养物质的吸收和转输是一个非常复杂的过程，既需要机械性消化，也需要复杂的化学性消化。机械性消化是由口腔的咀嚼及食道、小肠、大肠等消化道的蠕动完成的。化学性消化是由唾液、胃液、肠液、胰液、胆汁等消化液的作用完成的。胰腺的外分泌部每天分泌 1 500～2 000ml 胰液，为弱碱性液体，pH 为 8.2～8.5，含水分 97.5%，有机物 1.8%，无机物 0.6%。其中有机物主要是多种消化酶，在分解食物中起着重要作用，如蛋白分解酶为胰蛋白酶、糜蛋白酶、弹性蛋白酶等，脂肪分解酶为酯酶、胆固醇酯酶、磷脂酶A2，糖分解酶为淀粉酶，核酸分解酶为核糖核酸酶，表明分解食物中的物质使得机体能够利用胃肠消化吸收的营养物质必须依赖胰腺。还有医家认为，《内经》对中焦接受营养物质和水分并转输出去的认识与现代生理学对门脉系统的认识大致吻合。

药理研究也证实脾主运化与消化系统有关。大多数健脾补气药可以增加肠管紧张度，促进乳糜吸收。干姜可以刺激消化液分泌，促使发酵气体排出。白术挥发油可以缓解胃肠蠕动。谷芽、麦芽、山楂、神曲含有丰富的淀粉酶、脂肪酶、蛋白酶，有促进消化的作用。鸡内金含有胃泌素，能够刺激胃液分泌，直接促进食物消化吸收。甘草及其提取物均有促进溃疡愈合的作用，抑制大鼠实验性胃溃疡的形成，还可以舒张肠管、吸附胃酸、降低胃蛋白酶活性、保护胃黏膜，其含有的皂角苷能够降低表面张力，使难溶性物质不易沉淀而有助于吸收，这大概也是甘草"调和诸药，缓急止痛"的作用机制。黄芪水煎剂对在体和离体肠管运动均有抑制作用，在一定程度上能对抗乙酰胆碱和毛果芸香碱所致的肠痉挛。四君子汤对家兔离体肠管也有抑制作用，可以缓解组胺和乙酰胆碱引起的肠道痉挛。此外，参苓白术散、附桂理中丸、补中益气丸对肠蠕动均有调节作用。由此可见，中医的"脾"与消化系统有关。

近年研究多着重于消化系统功能以及与之相关的蛋白质、糖、水盐代谢等方面。对于脾在消化吸收中的作用，陆渊雷在《伤寒论今释》中指出："脾者，古人指小肠之吸收。"近年更有人指出：脾主运化，包括从口腔起的整个消化器官的大部分功能，似与唾液腺、胃、肠、胰、肝的功能有密切关系。北京市中医院等从脾主运化研究入手去探讨脾的本质，对消化系统的吸收、分泌和运动功能等方面都进行了研究，发现中医辨证脾虚的患者多数可见到血清胃泌素含量降低，小肠吸收功能减退，胰分泌淀粉酶的功能低下，以及消化道运动排出速度增快等。有人发现慢性气管炎脾虚型患者中，有50%~60%大便中检出未消化肌纤维和脂肪颗粒，提示存在着消化吸收不完全。还有人对71例脾虚泄泻患者，在治疗前进行消化道钡餐检查，发现半数以上有胃肠功能紊乱和器质性病变，其中以小肠异常占多数。对100例脾虚泄泻患者通过X线钡餐透视发现有小肠吸收不良综合征、胃肠下垂、小肠炎症、胃肠功能亢进者共63例，占65.5%；胃镜检查44例，有浅表性胃炎、萎缩性胃炎者20例，占45.4%；结肠镜检59例，有肠黏膜萎缩性改变者、表浅性结肠炎改变者、肥厚性肠炎者共38例，占64.4%，反映了脾虚泄泻患者具有消化系统的病理形态的改变。上述资料提示脾失运化的脾虚患者，有消化系统功能与结构的病理改变。

对脾主运化与蛋白、能量、水盐代谢的关系也进行了研究。孙希浩等通过分析临床资料指出：脾虚患者确实存在不同程度的蛋白质营养不良、低蛋白血症（以白蛋白减少为主）、贫血及能量代谢不足等。孟毅观察14例脾阳虚患者，发现其血清白蛋白偏低，γ球蛋白却偏高。南京医学院等对49例脾虚患者做糖耐量试验，其中9例空腹血糖低于正常，服葡萄糖后2小时却有6例高于正常，2例低于正常，提示脾虚患者似存在糖代谢障碍。亦有研究提出，脾胃运化输布的精微物质，除了机体作为能源的糖类和脂肪外，更有组成组织结构和维持代谢的各种蛋白质、维生素及微量元素等。尚有人指出脾虚患者 24 小时尿量较正常人为少，反见大便溏薄，为脾虚所致水液输布不利，代谢失调，水湿内停而引起尿量减少，大便溏薄等。上述资料提示，脾主运化应包括水、盐、蛋白质、糖等物质的代谢过程在内。

此外，近年来内分泌学说迅速发展，目前认为胃肠道亦是内分泌器官，胃肠道含有很多内分泌细胞，其细胞总量超过任何一种内分泌腺。胰岛分泌的激素与胃肠道分泌激素之间，在结构、作用等方面均有共同的规律，并相互影响。胃肠、胰腺分泌的物质有胃泌素、胰泌素、胆囊收缩素、促胰酶素、抑胃素、肠血管活性肽、肠升糖素、胃动素、胰升糖素和胰岛素，可见胃肠、胰腺是以消化功能为主，并参与了糖、蛋白等物质的代谢过程以及血液循环系统，这个系统与中医"脾"的关系受到高度重视。况且，现代医学已阐明消化系统主要受神经 - 体液系统调节，尤其是自主神经系统支配。有人分别用卧立试验、冷压试验、奥本海姆试验、颈反射、眼心反射等方法检查慢性痢疾患者 66 例，有自主神经功能紊乱者 55 例，其中绝大部分是脾虚患者。针对上述研究，有人提出胃肠胰内分泌系统加上迷走神经，基本符合中医"脾"的功能。对脾主运化的研究，应重点放在小肠对糖、蛋白质、脂肪的吸收功能、胃肠道激素的分泌功能以及胰腺分泌功能上去探索，以便对脾本质有更深刻的认识。

许多学者认为消化酶对食物的消化及小肠对营养物质的吸收作用，与水通道蛋白、线粒体密切相关。其理论基础是水通道蛋白是机体各种细胞膜上的一种跨膜蛋白，对机体的细胞、器官及全身的水平衡起着决定性作用，且水通道蛋白在肾、肺、消化系统等广泛存在；而脾运化水液，是脾主运化的重要组成部分。线粒体的功能特点与脾的生理功能也有着多方面的共同之处，其氧化磷酸化产能的过程与脾主运化功能相吻合。

研究者通过各种动物模型的研究和电子显微镜的观察，从微观角度对"脾主运化"的机制进行研究，发现各种脾气虚证的动物红细胞膜蛋白发生变构，从而导致红细胞携氧能力下降，广泛分布的线粒体（包括胃壁细胞）结构破坏，细胞氧化障碍，经三羧酸循环生成 ATP 减少，能量物质的储存、转化、利用不足，小肠微绒毛破坏，能源物质吸收和储存障碍，从微观角度提示"脾主运化"的实质在于能源物质的吸收和能量的转化、利用，及脾失运化在病理生理学方面的结构基础。

还有学者提出，脾主运化应拆分为脾运和胃化两种功能。"运"是从此处转移到彼处的过程，"化"是由此物转变为彼物的过程。《内经》中明确提出"胃中消谷""脾为胃行其津液"，并指出脾为脏，具有"满而不实、宜升喜燥"的生理特点；胃为腑，具有"实而不满、宜降喜润"的生理特点。表明脾胃的功能相反相成，相互为用，不可一概而论。

胃主化，纳水谷，宜降而喜润恶燥，其功能性表现为食欲不振、消谷善饥、恶心、呕吐、口苦、口臭、反酸、嗳气、脘胀、腹胀、口干舌燥。胃主化包括饮食物转变为营养物质和粪便的过程，对应的消化系统的物理消化和化学消化。在口腔中，食物通过咀嚼、舌头的搅拌，与口腔内的唾液淀粉酶充分混合，经由咽、食管进入胃中。胃、小肠、大肠内的消化道平滑肌规律性的蠕动和持续的微弱收缩，促进消化酶与食物的混合及对食物的分解，同时消化道平滑肌将消化道内容物向下推送至肛门并排出体外。在化学消化中，唾液腺、胃腺、肠腺、胰腺、肝脏等消化腺分泌的各种消化酶，可以将糖类、脂肪、蛋白质等大分子物质分解为可被吸收的小分子物质，消化腺分泌的大量水液有润滑消化道的作用，促进内容物顺利通过消化道，减少对管壁的机械损伤。

脾主运，贮藏精气，宜升而喜燥恶湿，其功能性表现为大便质稀、口角流涎、口腻、血脂高、腹水、黄疸。脾主运的作用主要指消化系统的吸收过程，即糖类、蛋白质、脂类、无机盐、维生素、水经由消化道黏膜上皮细胞进入毛细血管或毛细淋巴管中。在营养物质的吸收过程中，水液作为介质对营养物质的转运起到重要作用，消化道内的饮食物经水溶解后有利于吸收，脂肪、胆固醇、脂溶性维生素等需要与胆盐等可溶于水的物质结合后进入上皮细胞。小分子物质可自由穿过消化道黏膜上皮细胞顶端膜、基底膜、毛细血管、毛细淋巴管细胞膜进入血液循环，大分子或不溶于水的物质需相应的转运体或经过加工后才可穿过细胞膜吸收入血。

（三）脾藏营、统血

《内经》提出："脾藏营。""营气者，泌其津液，注之于脉，化以为血。"近年有人从分子生物学角度进行研究指出：营气与血液中营养成分有关，人体对食物进行消化、吸收后转为糖原、脂肪酸、甘油、氨基酸供全身细胞使用。这些物质在产能过程中都变成乙酰辅酶 A，后者经三羧酸循环或厌氧酵解产生 ATP，因此营气除与造血系统DNA 代谢有关外，还与血液中营养物质以及它们产生的 ATP 相关，故古人常营血并称。亦有人认为，中医之脾统血，似与造血功能有关，沈鹰等对"生化乏源"动物的研究显示，随着营养缺乏程度的加重，贫血亦逐渐加重，在轻度试验组红细胞已见下降趋势，重度试验组红细胞计数明显减少，说明各种原因造成脾胃虚弱，或因资料不足，生化乏源，均可致气血生成障碍。上述资料说明，中焦脾胃确可"受气取汁，变化而赤"，化生血液。

根据中医的认识，脾统血是指脾有统摄血液，使之运行于经脉之中而不致外溢的功能，李聪甫对此结合现代医学进行探讨，指出"中医所指脾脏是包括脾、胰而言的""脾是网状内皮系统的部分，为了调整循环系统的血细胞数，脾在平时储存大量没有毁灭的红细胞，在血液缺氧时，脾收缩放出红细胞到血液内供给其需要，这就是'脾统血'的真实含义"。实际上，血液之所以能在血管内正常运行而不溢出血管，发生各种出血性疾病，要依赖血管的正常舒缩、血小板的凝聚功能以及正常的凝血机制等。人体内存在着凝血及抗凝血两个系统，在正常情况下，这两个系统处于动态平衡状态，以保持血液的正常运行，当此平衡失调时，便可发生血栓形成或出血性疾病。对脾不统血型出血患者的凝血状态进行了观察发现，血浆纤维蛋白原含量较正常人明显降低，优球蛋白溶解时间较正常人明显缩短，提示有纤维蛋白溶解活跃现象，使凝血系统和抗凝血系统的动态平衡遭到破坏，故出血较正常为多。应用健脾益气药治疗后，在临床症状好转的同时，血浆纤维蛋白原含量恢复到正常，优球蛋白溶解时间也得到恢复，提示健脾益气剂有调节凝血和抗凝系统的作用，脾统血可能是通过这一作用实现的。动物研究也表明，健脾益气能够调节凝血和抗凝系统的平衡，促进脾不统血证大鼠血液凝固，有显著的止血作用。亦有根据脾统血理论治疗血小板减少性紫癜的，认为治本病从脾辨证论治，补血必先调气。说明脾确有统摄血液循脉运行而不外溢的作用。

此外，脾统血似应包括维持血液正常运行于血管之内而不发生瘀滞的作用。近年对高脂血症的研究发现，其发病诸多因素中，脾胃失调是首要原因。由于脾胃气虚，水谷运化失常，痰浊滋生，转化为脂液，浸淫脉道，脉膜变异（粥样斑块形成），血行不利，堵塞气之运行，血失气煦，则气结血瘀，引起脉痹，乃致气逆胸闷，半身不遂等。因此，对脾虚型高脂血症基本治则为健脾利湿或健脾燥湿，以降低脂质含量，使血行正常。脾统血不仅含有对血量及血细胞数量的调节作用，更重要的是对血液成分的质的影响，如对凝血和抗凝机制的影响，对血中脂浊之物的清除作用等。脾虚患者甲皱微循环主要表现为微血流速度减慢，可出现红细胞聚集，血管袢周围出血，管袢交叉和畸形增多，清晰度下降，血管袢顶瘀滞，各型的积分值均显著高于正常对照组；舌间微循环主要表现为异常管袢增多，显著高于正常对照组；血液流变学改变的特点为全血黏度和血浆黏度增高，血沉增快，血小板聚集增高，血沉方程 K 值增大；血细胞压积、红细胞电泳、纤维蛋白原等则与正常人无显著差异。

脾主统血的生理过程需要"血""气""脉"三要素，其中，血为统摄的物质基础，气是统摄的动力，脉为统摄的容器或道路。脾统血的全过程涉及中医的五脏和部分腑的密切配合，现代医学也表明凝血机制涉及多器官功能参与。

（四）脾主肌肉、四肢

《内经》云："脾主身之肌肉。""脾病而四肢不用。"有人用不同方法研究脾对肌肉收缩力、做功量及抗疲劳能力的影响。以握力测验慢性气管炎患者，脾虚组患者握力显著低于肺虚组，经健脾治疗后握力有明显提高。脾气虚而下陷，可致内脏下垂。有学者用超声波探测脾虚患者的肝、脾、肾位置，并且用钡透检查胃下界，结果显示，内脏下垂与脾虚的程度呈平行关系，表明脾虚气陷与肌肉收缩力降低、肌肉韧带松弛有关。益气健脾则可改善上述病理改变。用健脾补气药合升阳药柴胡、升麻等治疗重症肌无力、胃黏膜脱垂、胃下垂、子宫脱垂、慢性泄泻、脱肛等均获良效。补中益气汤对实验动物肌张力下降时有明显的兴奋作用，对子宫及周围组织亦有兴奋作用。有学者进行小白鼠游泳试验均证明健脾益气药可延长其游泳时间而抗疲劳。

上述资料提示，"脾主肌肉"似通过某种机制影响肌肉张力与抗疲劳能力，对这一机制的深入研究则阐明"脾主肌肉"实质的重要途径。现代医学认为，肌肉张力和抗疲劳与神经营养功能、神经介质的传递及肌纤维元的代谢等均有关。研究证明，人参茎叶皂苷在抗疲劳剂量下，也能阻止肌肉和肝组织中糖原的进一步降低及血乳酸的升高，促进肝和肌肉组织中的蛋白质及 RNA 的合成。苏联学者报告人参皂苷能纠正应激大鼠肌肉组织 ATP、糖原、磷酸、肌酸的含量下降及乳酸含量的升高。史正芳等结合现代医学对重症肌无力的认识以及近年用益气健脾药物治疗重症肌无力获得满意疗效的研究，推测此药物也许就是通过抑制抗体的产生，从而促使神经肌肉正常传递的恢复。根据上述研究我们可以认为，脾主肌肉四肢主要包括两方面内容：一是脾气健运使消化吸收功能得以维持正常，保证蛋白质、糖等机体必需物质的足量摄入；二是对肌肉组织充分利用这些物质并发挥其正常功能过程的参与和影响，如节省糖原的消耗、促进蛋白质和核酸的合成、防止肌肉组织中代谢产物乳酸的过度升高等。这可能是"脾主肌肉四肢"的真实意义，尚待今后更深入的研究来证明。进一步研究发现，脾主要参与肌肉有氧代谢供能系统，通过食物在线粒体内的生物氧化过程给予骨骼肌收缩活动所需能量。线粒体主要分布于人体组织细胞中，其数量的多少、质量好坏、有无线粒体肿胀对骨骼肌细胞的生长发育至关重要。线粒体作为脾主运化功能的主要纽带，是骨骼肌细胞生物氧化的主要载体，脾－线粒体－骨骼肌细胞生物氧化－肌肉功能是脾主肌肉理论的最好诠释。脾虚模型大鼠骨骼肌肌间隔分界不清，骨骼肌细胞膜破裂变性，边界模糊，线粒体外膜出现溶解，线粒体内嵴消失。研究者基于脾与线粒体的相关性，将"脾运化－主肌肉"与线粒体脂肪酸氧化相关联，来探讨脾失健运状态下线粒体脂肪酸氧化对脂质代谢性疾病的影响。研究发现，健脾益气、化瘀祛痰法可以改善脾虚痰浊巴马猪线粒体呼吸链复合物活性下降情况，并纠正线粒体能量代谢相关基因的异常表达。脾气虚证大鼠和脾不统血证大鼠骨骼肌线粒体能量代谢障碍存在多方面的影响变化，且脾气虚证发展成为脾不统血证的过程中大鼠骨骼肌能量代谢障碍逐渐加重。

研究者认为，肌肉衰减综合征当从"补益脾气"入手，在针刺加四君子汤的治疗基础上，运用中医穴位贴敷的方法对肌肉衰减综合征进行治疗，在动物实验中取得了显著疗效，是"脾主肌肉"理论治疗临床疾病的成功应用。根据"脾主肌肉"理论，采用补益脾气及清胃、泻火、祛湿等调理脾胃方法治疗 ICU 获得性肌无力取得显著疗效。疳证是小儿慢性营养不良的临床症候群，也就是疳积的综合征，其临床表现为全身极度消瘦，整体功能受到一定影响，体重比正常儿童减轻 40% 以上，胸背、腹部皮下脂肪消失或接近消失，皮肤干枯有皱纹，臀部肌肉全部损失或接近消失，肌肤全无弹性，精神极度困乏，哭声小而无力，或出现夜盲，久则发育迟缓，消化功能衰退，最易并发消化不良性腹泻，或出现皮下出血。基于疳之为病皆因脾胃虚衰、津液消亡所致，因而治疳的基本大法应以调养脾胃、益气血、复津液、养肌肉为主。亦有研究者以"脾主肌肉"为基础提出"脾－肌肉－糖调节"轴心观点，从脾论治消渴及糖尿病性肌萎缩。

（五）脾主思、藏意

在《灵枢·本神》中曾对"思""意"有如下描述："所以任物者谓之心，心有所忆谓之意，意之所存谓之志，因志而存变谓之思，因思而远慕谓之虑，因虑而处物谓之智。"这是对人类整个思维过程的描写，所以"思""意"乃属人类高级神经活动中的抽象思维运动，这与近年研究认为"脾"与大脑皮层关系密切的看法相吻合。有人用巴甫洛夫条件反射的建立测定虚证的神经类型多为抑制型，临床脾虚患者亦多见精神困顿、神疲乏力、健忘头昏等症状。而补气健脾药如人参不但能增强兴奋过程，使其灵活性增强，而且能加强抑制过程，使抑制趋于集中，分化更为完全，使兴奋和抑制两种过程得到平衡，兴奋过程的疲惫性降低，从而能消除各种无力综合征，并可提高智力或体力劳动的效率。大脑皮质特别是运动分析器的功能变化，可表现为运动从属时值的改变：兴奋过程时值减小，抑制过程时值增大。据此有人测定脾虚和肾虚患者的运动从属时值较大，表明大脑皮质特别是运动分析器内发展抑制过程；同时脑电图检查，其 α 波频率较快，波幅较低，α 指数较低，对光、声刺激反应的潜伏期较长，而持续时间较短，说明大脑皮层的兴奋过程较弱，而抑制过程呈优势，经健脾治疗后明显改善。上述资料显示了脾主思、藏意的功能与大脑皮质活动的密切关系。

《内经》亦提出"思伤脾"，目前研究许多脾胃疾病的发生与神经因素有关。如持续和过度精神紧张、情绪激动等神经精神因素在十二指肠溃疡的发生和复发中占有重要地位，因为大脑皮层和下丘脑通过以下两个途径调节胃肠道的分泌、消化、运动等功能和血液循环：一是自主神经系统（前下丘脑－迷走神经核－迷走神经），一是内分泌系统（下丘脑－垂体－肾上腺轴）。大脑皮质功能障碍所致迷走神经兴奋性异常增高使胃酸分泌过高，在十二指肠溃疡的发病中起重要作用。内分泌系统调节肾上腺皮质激素的产生，后者具有促进胃酸、胃蛋白酶分泌，抑制胃黏液分泌的作用，故当功能紊乱而有过多肾上腺皮质激素时，其上述作用增强，有利于十二指肠溃疡的形成。此外，下丘脑病变引起的肥胖、纳差、发热、生长发育异常、精神异常及溃疡病等症状与脾虚证相似，健脾治疗可有好转。体温调节中枢功能紊乱的"体质性体温升高"可用甘温除热法治疗获效，其发病类似中医脾虚气陷、阴火上冲的病理变化。对于神经衰弱的治疗，四君子汤加减亦取得良好疗效。

有学者提出随着年龄的增长，脾胃功能减退，而"人之脏腑以脾胃为主"（《医门法律·卷一》），各脏腑功能也随之减退。脑为元神之府，其生理功能的正常发挥需要髓的充养，水谷精微是化生脑髓的重要来源。脾胃虚衰，后天失养则髓减脑消，可以导致阿尔兹海默病等疾病。

综上所述，《内经》关于脾主思、藏意与思伤脾的说法论述了这样一种辩证关系：脾虚可致神经活动的紊乱，精神神经因素亦可致脾虚证的发生。有资料根据慢性痢疾脾虚型发病规律认为，结肠慢性炎症刺激，通过神经感受器传到自主神经高级中枢——下视丘，再传入大脑消化中枢，长期刺激使皮层消化中枢功能紊乱，于是出现脾虚见证。这与皮层内脏相关学说相一致，有人据此提出在脾本质的研究中，要注意两个系统（大脑皮层－皮层下中枢－自主神经系统及丘脑－垂体－肾上腺系统）功能状态在脾虚证中的病理生理学意义，应加强激素与神经介质的研究，以利进一步阐明

"脾"的本质。

从以方测证的角度也有很多研究表明，脾主思、藏意与现代的神经－精神系统疾病有密切关系。归脾汤可能通过调节精氨酸加压素（AVP）与催产素受体水平和基因表达增强其学习记忆能力。脾虚型大鼠脑组织的乙酰胆碱酯酶明显升高，使作用于胆碱能 M－受体的乙酰胆碱（Ach）大为减少而影响 M－受体的兴奋，从而使记忆功能减退，经四君子汤健脾胃治疗后，大鼠脑组织中乙酰胆碱酯酶水平明显下降，接近正常水平，提示脾虚对大鼠脑学习记忆能力的影响有一定物质基础。温补脾阳和滋补脾阴方能降低大鼠痴呆及脾虚证时的病理损害，提高其学习和记忆能力，改善痴呆症状。化呆醒神汤具有调理脾胃、消痰化瘀的功效，对血管性痴呆（VD）模型大鼠的海马和皮层内的生长抑素（SS）、精氨酸加压素（AVP）含量及额叶皮质内 SS mRNA 表达强度有明显上调作用，该方具有提高前体 SSmRNA 合成的能力并增加 AVP 含量，增加神经营养的作用，从而促进受损神经元功能的恢复，改善 VD 大鼠的智能障碍。癫痫的发作与神经肽 SS、P 物质（SP）、精氨酸加压素（AVP）密切相关，用调理脾胃复方治疗癫痫大鼠后发现，大鼠海马 AVP 含量明显减少，而 SS、SP 无明显变化，大鼠大脑皮层 SS 含量显著升高，SP、AVP 含量明显降低，提示调理脾胃复方对癫痫有治疗作用。归脾汤可以提高大鼠脾虚模型脑内对学习记忆有促进作用的 AVP 水平和基因表达，改善其学习记忆能力。四君子汤能够明显降低脾虚型大鼠脑组织内的一氧化氮（NO）、一氧化氮合酶（NOS）的含量，影响突触传递长时程增强（LTP）的产生和维持，使得脾虚型大鼠的学习和记忆能力有所提高。上述研究表明，应该加强"脾主思"理论的科学基础研究，为临床从脾治疗精神、意识活动障碍疾病提供更多的实验依据。

（六）脾主涎，开窍于口，其华在唇

脾主涎、开窍于口的功能似与口腔分泌液的量和质有关。研究证实，脾虚患者的真性胆碱酯酶明显增高，唾液淀粉酶活性降低，分泌量增加，故"口泛清涎"。有学者根据中医"脾开窍于口"的理论，对唾液淀粉酶进行观察，发现脾虚患者唾液分泌较多且清稀，在酸刺激前，唾液淀粉酶活性平均为 4 050 单位，酸刺激后活性反而降低，仅 2 287 单位；而正常人在酸刺激后从平均 1 943 单位增至 2 363 单位，有显著差异。口腔唾液腺是消化系统中较大的腺体之一，正常情况下，食物色、香、味及食物的直接刺激，均可使之分泌增加，酶活力增高。脾虚患者，消化腺分泌的储备力量不足，虽经刺激而酶活力也不增加，提示其化学性消化能力低下，故有食欲不振，甚至不思饮食、食后腹胀等，经过健脾治疗，使酶活力差转为正常值，患者食欲增加，食之香甜，达到了"脾和则口能知五谷"的正常生理状态。

对广州某医院脾胃病科门诊及住院部 101 例慢性浅表性胃炎（chronic superficial gastritis，CSG）和 60 例重症肌无力（myasthenia gravis，MG）患者酸刺激前和酸刺激后的唾液进行采集，分析患者唾液淀粉酶（sAA）活性及其相关指标（唾液 pH 值、唾液流率、总蛋白及离子浓度等）改变情况，结果显示，酸刺激后健康者 sAA 活性、sAA

总活性、唾液流率和 pH 值升高，反映了健康者对酸刺激的正常应激能力；唾液总蛋白浓度经酸刺激后降低，可能是酸刺激后唾液流率升高，总蛋白浓度相对降低所致。CSG 及其脾气虚证和脾虚湿热患者酸刺激后 sAA 活性降低，且 sAA 活性比值低于健康者，说明 CSG 及其脾虚患者唾液腺对酸的应激能力降低。肝胃不和患者 sAA 活性及总活性比值高于脾气虚证和脾虚湿热证患者，与健康者无明显差异；唾液流率、pH 值、总蛋白浓度、Ca^{2+} 及 Cl^- 浓度在证型间无明显差异；说明 sAA 活性改变为脾虚患者相对特异性指征。酸刺激前后，CSG 患者唾液流率均低于健康者，总蛋白浓度、Ca^{2+} 及 Cl^- 浓度均高于健康者，说明患者唾液成分浓度相对于健康者已发生改变，提示可能与患者自主神经系统功能紊乱有关。酸刺激后脾气虚证患者唾液 pH 值降低的例数高于健康者，说明脾气虚证患者唾液缓冲能力降低。MG 及其脾气虚证患者酸刺激后 sAA 活性降低，且 sAA 活性比值和 sAA 总活性比值均低于健康者，说明 MG 及其脾虚患者唾液腺对酸的应激能力降低。MG 脾气虚证患者 sAA 活性改变与 CSG 脾气虚证患者表现类似，说明 sAA 活性改变为脾气虚证患者普遍出现的现象。MG 及其脾气虚证和脾虚湿热患者酸刺激前 sAA 活性高于健康者，提示在基础状态下 MG 脾虚患者交感神经偏亢。MG 及其脾气虚证患者唾液流率酸刺激前后均低于健康者，总蛋白浓度、Ca^{2+} 及 Cl^- 浓度高于健康者，说明患者唾液成分浓度相对于健康者已发生改变，再次提示可能与患者自主神经系统功能紊乱有关。酸刺激后，脾气虚证患者唾液 pH 值降低例数多于健康者，pH 值比值低于健康者，说明脾气虚证患者唾液缓冲能力降低，这与 CSG 脾气虚证患者表现类似，而 MG 脾气虚证患者出现率更高，可能与 MG 病理改变相对更严重有关。在脾气虚证和脾虚湿热证之间各指标均无差异，提示可能是 MG 患者以脾气虚弱为本。CSG 与 MG 脾气虚证患者 sAA 活性比值均较健康者降低，证实了 sAA 活性比值降低可能是脾气虚证患者的相对共性表现，表明两种疾病脾气虚证患者的唾液分泌可能存在相似的病理生理改变。上述研究为脾主涎的内涵提供了参考。

有人根据脾"其华在唇"的理论，对脾虚患者唇色淡或萎黄无华通过唇黏膜微循环观察，未见管袢数减少或变细，却见显著延长，静脉枝口径扩大，色泽趋向红或暗红，提示存在着唇黏膜微循环的病理改变。考《内经》云脾"其华在唇"，"华"者开花意，《尔雅·释草》云："木谓之华，草谓之荣。"故《内经》亦云："其荣在唇。"可见《内经》是把"唇"作为观察脾气盛衰最明确、最简捷易行的部位而提出的。采用红外热像仪对脾阳虚患者和脾功能正常者的中焦与口唇温度进行比较分析，结果显示脾阳虚受试者中焦与口唇温度都比脾功能正常受试者要低，且脾阳虚受试者中焦与口唇温度存在相关关系；脾阳虚者中焦与口唇温度红外热图显示凉偏离且存在相关关系，佐证了"脾开窍于口，其华在唇"的正确性，同时为脾阳虚的临床诊断提供客观证据，提高临床诊治效率。

（七）脾旺不受邪

脾胃功能健旺是正气强盛的保障，决定着疾病的发生、发展、变化和转归。现代医学认为，中医学的"脾"并不仅仅是一个简单的解剖学概念，而是以整个消化系统为主体的旁纳部分血液、神经、内分泌系统的功能单位。脾脏是人体最大的淋巴网状内皮系统，可以产生具有重要免疫功能的淋巴细胞和浆细胞，同时也能对抗原物质产生免疫应答及免疫效应物质（如抗体等），合成干扰素、补体及细胞因子等生物活性物质。脾还可合成巨噬细胞增强激素，以增强巨噬细胞和中性粒细胞的吞噬作用。由此而言，中医学的"脾"包含着丰富的免疫学内容。其次，脾脏还具有免疫生理平衡、维护自身稳定和免疫监督的功能。

对"脾旺不受邪"的中医论述，从"脾"与免疫机制的关系进行研究发现，脾虚患者及动物模型在细胞免疫及体液免疫等方面均呈低下状态。有学者对66例脾胃病属脾虚者测定细胞免疫与体液免疫功能，发现均比正常人为低。邱保国综合多家医院的研究发现，通过E-玫瑰花环形成试验、外周血液淋巴细胞计数、植物血凝素（PHA）皮肤试验，认为脾虚型慢性支气管炎患者的细胞免疫功能有缺陷，较正常人为低。贾宗训等研究指出：脾虚型消化性溃疡者的免疫功能低下，在细胞免疫方面，总E玫瑰花环率及活性E玫瑰花环率较正常对照组明显减少；在体液免疫方面，脾虚者的血清IgG和IgM水平都较正常对照组明显降低，并且补体C3含量也较正常对照组显著下降。脾虚大鼠免疫器官萎缩；胸腺皮质淋巴细胞数明显减少，核染色质颗粒减少，胞质中仅见少量核糖体，多数线粒体肿胀、空化、排列不整齐；脾脏淋巴细胞数稀少，个别细胞的核周间隙增大，胞质中细胞器数量减少。脾虚小鼠全血白细胞、巨噬细胞吞噬功能低下，单核细胞的吞噬指数及校正吞噬指数均降低；脾虚患者血清可溶性细胞黏附分子-1水平明显升高，外周血单核细胞经PHA刺激后产生NK细胞的活性低于正常。脾虚小鼠脾脏B淋巴细胞增殖率明显降低，溶血空斑（PEc）形成率下降，血清IgG、IgM含量均低于正常；脾虚寒患儿粪sIgA含量低于正常。脾虚大鼠红细胞C3b受体花环率、红细胞免疫复合物花环率及红细胞数目均明显低于正常，脾虚患者外周血淋巴细胞数目减少。脾虚患者血清可溶性白介素-2受体（SIL-2R，抑制IL-2介导的免疫反应）水平明显高于正常，外周血单核细胞经LPS刺激后产生的IL-15的活性及经PHA刺激后产生的IFN-γ的活性均低于正常。脾虚小鼠胸腺细胞活动周期G1期细胞堆积，S期和G、M期细胞减少，胸腺内Brdu+细胞也相应减少；脾虚患者胃黏膜癌基因p53的表达增强，外周血IL-6 mRNA亦呈高水平表达。脾虚患者人类白细胞抗原HLA-B22的抗原频率明显高于正常，关联分析表明，脾虚证与HLA-B22有显著相关。可见，脾虚证与免疫器官、非特异性免疫、体液免疫、细胞免疫、细胞因子、分子免疫以及免疫遗传学等方面异常改变均有极为显著的相关性。

近年研究观察到补益脾气药党参、白术、茯苓煎剂有促进细胞免疫及血清IgG的明显作用。上述资料均表明"脾"与机体免疫机制有密切关系，孙弼纲等探讨脾虚患者免疫功能变化机理指出：脾虚患者的细胞免疫功能在很大程度上与低蛋白血症、贫血等有着密切关系，这可能由于蛋白质营养不良或贫血时，多数器官或组织发生机能或形态上的改变，免疫器官和组织亦难以幸免。"脾旺不受邪"可能由于机体营养状况和能量代谢的正常，从而保证了免疫系统功能的正常所致，而所谓"脾胃中元气""卫护周身"，可能是机体的免疫功能包括细胞免疫和体液免疫发挥的作用。

肿瘤的发生、发展、预后与机体的免疫功能密切相关，肿瘤患者免疫功能低下时，往往出现消瘦、倦怠乏力、腹胀纳呆等症状。健脾益气汤可延缓癌细胞移植后肿瘤结节出现时间，抑制肿瘤生长，延长荷瘤小鼠生存期，具有一定抗癌作用。

综上所述，脾为后天之本，脾的病变可影响其他脏腑而发生许多全身性病变，临床上许多疾病最终亦将影响到脾，因此对脾的研究涉及非常广泛。但从中医对脾的功能论述进行归纳分析可以看出，脾主运化，亦即消化吸收及蛋白质、水盐、糖类等物质，是"脾"功能中最根本和最基础的内容，其他功能都受到这一功能的制约和影响。因此，在今后"脾"的研究中，应着重加强对"脾主运化"的研究，以便在阐明脾的本质上有所突破，进而推动对"脾"各种功能的主要研究。对"脾主运化"的研究，要注意小肠对蛋白质、糖、脂肪的吸收功能，胃肠道的激素分泌和功能以及胰腺等器官的分泌功能的研究。要充分注意中医传统理论的指导作用，亦即中医有关"脾"功能的认识与现代研究的密切结合对使研究工作顺利深入进行是非常重要的。

用现代科学方法研究中医脾胃学说，对现阶段中西医结合临床实践和新的医药学理论体系的创立都有重要的意义。原发病灶主要在消化系统的疾病，如胃、十二指肠溃疡和慢性非特异性结肠炎，可以脾胃学说为指导，单独用调理脾胃方药取得疗效；一些原发病灶不在消化系统的疾病，如慢性气管炎、功能性子宫出血、子宫脱垂、妊娠中毒症、妊娠呕吐、重症肌无力、神经衰弱、冠心病、原发性血小板减少性紫癜、白细胞减少症、白血病、慢性肾炎、乳糜尿、中心性视网膜炎、功能性低热等，据文献报道也均可用理脾方药取得一定疗效，若与西医结合治疗，疗效可获进一步提高，说明研究中医脾胃学说对临床实践效果的提高确有重要现实意义。

（吴以岭　李红蓉）

参考文献

［1］朱光宇. 中医理论中"脾"的解剖实质［J］. 中华医史杂志，2013，43（1）：22－25.

［2］陈永，蔡剑飞，邹峻，等. 中医脾实质乃"pancreas"而非"spleen"［J］. 医学争鸣，2017，8（1）：35－38.

［3］张锡兴，黄丽慧，黄木全. 中医"脾"内涵的实质分析［J］. 吉林中医药，2009，29（10）：837－838.

［4］钱会南. 中医脾本质现代研究概况［J］. 中国中医药信息杂志，2002（7）：85－87.

［5］唐宇沙，唐仕勇，李必军. 程懿钦对"脾"本质的研究［J］. 贵阳中医学院学报，2013，35（2）：4－5.

［6］张瑞兰. 脾与肾的实质探秘［J］. 湖北中医杂志，2001（10）：8－9.

［7］钟飞. 对中医"脾"现代实质的探析和价值解读［J］. 中医药学报，2002（4）：3 - 4.

［8］危北海，金敬善，张绳祖. 对"脾主运化"的初探［J］. 中医杂志，1981（3）：61 - 63.

［9］南京医学院，南京中医学院中西医结合研究组. 对中医"脾"本质的研究探讨——95 例脾虚泄泻研究分析［J］. 新医药学杂志，1979（3）：1 - 6.

［10］郭永惠，李树毅. 脾实质初探——附"脾虚"泄泻 100 例报告［J］. 福建中医药，1981（2）：8 - 21.

［11］孟毅. 通过脾阳虚对"脾"实质的初步探索［J］. 陕西新医药，1979（11）：2 - 5.

［12］中国人民解放军广州军区总医院. 慢性痢疾的病因及其治疗问题的探讨［J］. 新中医，1973（3）：9 - 12.

［13］雷霆，李成. 浅谈脾的实体解剖学与脾主运化［J］. 中国现代药物应用，2013，7（7）：118 - 120.

［14］姜立娟，李玉国，崔巍，等."脾主运化"理论与胰岛素抵抗关系探微［J］. 吉林中医药，2021，41（2）：157 - 159.

［15］袁晓辉，张启明，王义国，等. 脾主运化应拆分为脾运与胃化两种功能［J］. 环球中医药，2020，13（11）：1967 - 1969.

［16］王启航，陈萌. 脾主运化理论的演变［J］. 环球中医药，2020，13（4）：685 - 687.

［17］裴宇鹏，杨关林，陈智慧，等. 从"脾主运化"基本概念诠释脾藏象理论模型［J］. 中华中医药学刊，2018，36（12）：3010 - 3013.

［18］中国中医研究院基础理论研究所. 脾气虚证发生机理的实验研究［J］. 中医杂志，1993（12）：744 - 745.

［19］刘亚光. 从分子生物学角度探讨"气"的本质［J］. 浙江中医学院学报，1979（5）：6 - 10.

［20］沈鹰."生化乏源"动物免疫器官改变的实验研究——营养不良和贫血小白鼠胸腺与脾脏的病理形态学观察［J］. 安徽中医学院学报，1983（4）：59 - 61，69.

［21］李聪甫. 中医生理学之研究［M］. 北京：人民卫生出版社，1956.

［22］刘超然. 祖国医学对高脂血症的认识及近年来的治疗动态［J］. 新中医，1981（3）：47 - 52.

［23］史正芳，顾祖敏. 益气健脾类方药的近代研究［J］. 辽宁中医杂志，1983（9）：36 - 38.

［24］王本祥，崔景朝，刘爱晶，等. 人参茎叶皂甙抗疲劳作用的研究［J］. 中医杂志，1981（9）：57 - 59，67.

［25］刘雅峰，郎海燕，杨丽美，等. 脾主统血与多脏腑综合功能效应关联性现代

释义 [J]. 中华中医药杂志，2018，33（8）：3679 - 3681.

[26] 杨丽. 基于古代文献脾主运化、统血理论的发展源流及从脾论治相关疾病的研究 [D]. 沈阳：辽宁中医药大学，2018.

[27] 杨丽，王彩霞. 脾主统血的源流 [J]. 中华中医药杂志，2017，32（5）：2237 - 2240.

[28] 吴晓勇，陈广雷，王云龙，等. 基于脾统血论治免疫性血小板减少症 [J]. 辽宁中医杂志，2017，44（3）：659 - 661.

[29] 褚雨霆，陈信义，李天天，等. 运用脾统血理论指导免疫性血小板减少性紫癜临床治疗 [J]. 中华中医药杂志，2016，31（4）：1170 - 1172.

[30] 王晓玲. 中医"脾主统血"核心名词的理论研究 [D]. 沈阳：辽宁中医药大学，2016.

[31] 张文亮，王淑美，张淑慎，等. 健脾止血方对脾不统血证大鼠出凝血功能的影响 [J]. 世界中西医结合杂志，2015，10（12）：1732 - 1735.

[32] 李天天，褚雨霆，杨璐，等. 脾主统血理论的内涵与拓展 [J]. 中医药信息，2015，32（6）：99 - 102.

[33] 魏成瑞，董承统，黄善生，等. 慢性痢疾的中医分型及其病理生理学基础 [J]. 中华内科杂志，1964（11）：1049 - 1053.

[34] 王颖，纪立金. 脾胃虚弱与老年性痴呆发病关系的探讨 [J]. 福建中医药，2009，40（1）：59 - 60.

[35] 陈善文，温志立，林星镇. 浅谈"脾主肌肉"在相关疾病中的作用 [J]. 江西中医药大学学报，2021，33（1）：7 - 9.

[36] 赵继荣，马同，邓强，等. 基于"脾主肌肉"理论探讨脾 - 肌肉 - 骨骼 - 骨质疏松性骨折间相关性 [J]. 中国骨质疏松杂志，2019，25（1）：127 - 131.

[37] 吴瑶，陈丝，宋囡，等. 基于"脾运化 - 主肌肉"理论对线粒体脂肪酸氧化与脂质代谢关系的探讨 [J]. 世界科学技术 - 中医药现代化，2020，22（6）：2024 - 2028.

[38] 胡齐，宋雅芳，孙莹. 中医"脾主肌肉"与线粒体生物合成中能量代谢的相关性探讨 [J]. 时珍国医国药，2014，25（4）：1018 - 1020.

[39] 屈小虎，黄玲，陈慧，等. 脾气虚证和脾不统血证模型大鼠脾主肌肉实质的探讨 [J]. 中国中西医结合杂志，2019，39（2）：217 - 222.

[40] 毛智慧，刘晓亭，孙晓婷，等. 刘晓亭运用"脾主肌肉四肢"理论治疗老年肌肉衰减综合征思路浅析 [J]. 辽宁中医杂志，2017，44（7）：1407 - 1409.

[41] 王茂生，赵馥，林新锋，等. "脾主肌肉"在治疗 ICU 获得性肌无力中的应用 [J]. 中国中医急症，2019，28（10）：1855 - 1858.

[42] 孙玉信. 对"脾主肌肉"的认识及临床应用体会 [J]. 中国中医基础医学杂志，2018，24（5）：710 - 712.

[43] 戴娜，何兰，胡晶，等．"脾主肌肉"的理论探讨及其临床意义 [J]．中医杂志，2018，59（2）：95-99.

[44] 邱保国，宁选．脾实质研究的进展 [J]．河南中医，1981（6）：43-44.

[45] 谢静涛，王米渠．试论脾藏意主思的心理病理基础 [J]．湖南中医药大学学报，2008（4）：10-12.

[46] 李楷，冯宜蓝，巩子汉，等．从"脾主思"探讨四君子汤加减治疗神经衰弱经验 [J]．中医研究，2019，32（5）：52-54.

[47] 潘燕军，谢静涛．试论脾藏意主思及思伤脾的研究进展 [J]．山西中医，2015，31（1）：57-59.

[48] 郑则宝，郭义．"脾主思"的现代科学基础 [J]．山东中医杂志，2008（4）：221-223.

[49] 张善．脾虚患者唾液淀粉酶活性初步研究 [J]．新中医，1978（3）：45-47.

[50] 王丽辉．脾气虚证患者唾液淀粉酶活性及其相关指标的研究 [D]．广州：广州中医药大学，2016.

[51] 肖微，章文春．基于红外热成像技术对"脾开窍于口，其华在唇"中医理论的研究 [J]．中华中医药杂志，2018，33（1）：92-96.

[52] 贾宗训，章春鲜，胡光秀．中医脾虚免疫机能的初步研究 [J]．湖北中医杂志，1982（2）：41-42.

[53] 孙弼纲，田长经，沈鹰．中医"脾虚"证本质的临床探讨 [J]．安徽中医学院学报，1983（3）：3-7.

[54] 黄博威，刘启鸿，黄文彬，等．谈"四季脾旺不受邪" [J]．福建中医药，2019，50（3）：45-46.

[55] 刘永琦．虚证的免疫学本质 [J]．中国中医基础医学杂志，2003，9（5）：7-13.

[56] 高振华．"四季脾旺不受邪"与肿瘤防治 [J]．实用中医内科杂志，2014，28（9）：182-183.

[57] 修宗昌，余绍源，罗云坚．浅析"四季脾旺不受邪"及其现代免疫学基础 [J]．江苏中医药，2003，24（1）：43-44.

二、关于中医"肾"本质的现代研究

祖国医学关于"肾"的概念是基于解剖形态、生理功能、病理现象以及药物治疗的反证性探索的综合认识。近年来对于中医"肾"本质的研究从生理、病理及药效机制等方面广泛展开，并已取得较大进展，初步揭示了中医"肾"与内分泌、免疫、神经、泌尿、生殖、呼吸、循环系统等的关系。

（一）肾藏精，主生殖与发育

肾是藏精器官，肾精是构成人体的基本物质，是机体各种功能活动的动力，因此肾藏精是肾的主要功能，而中医学中"肾藏精"这一功能的现代生理生化基础是阐明"肾"本质的关键。鉴于中医认为，肾藏精包括先天之精和后天之精，故近年研究多着重于内分泌系统功能以及与之相关的核酸、激素、醇类和微量元素等方面。

中医认为肾藏精，分为先天之精和后天之精。先天之精是指人体生命活动在生长发育中的物质根源，另一部分指人类生育繁殖的基本物质，故精的生成、储藏和排泄皆由肾主管。肾精是人体生命活动的物质基础，现代医学认为其具有遗传信息、生育繁殖后代的功能，它可能就是指生殖细胞中的核酸（DNA）和性激素。这种先天之精与核酸功能密切相关，说明"先天之精"的本质可能就是生殖细胞中的核酸（DNA）。

《妙一斋医学正印种子篇》认为："生子之责在肾。"中医学认为，肾藏先天之精，为生殖功能产生之本原物质。人体生殖器官的发育、生殖能力的成熟与维持都与肾精的盛衰密切相关。人出生后随着肾中精气的不断充盈，产生天癸，而天癸这种精微物质，具有促进人体生殖器官发育成熟和维持人体生殖功能的作用，表现为女子月经来潮，男子出现遗精现象，从而具备了生殖能力；其后，肾精和肾气不断充盈，从而维持人体生殖功能旺盛；中年以后，肾精和肾气逐渐衰少，天癸亦随之衰减，以致竭绝，生殖功能逐渐衰退，生殖器官日趋萎缩，最后丧失生殖功能。由此可见，肾精亏虚为男性不育的根本病机，中医基础理论的"肾气－天癸－生殖轴"与西医学理论的"下丘脑－垂体性腺轴"基本相符，"肾藏精"理论贯穿于中医辨证论治的整个过程。

肾藏精中后天之精指五脏六腑化生出来的精气，它来源于食物里精华物质，是维持人体的生命、营养人体器官并促进生长发育的基本物质。这是肾的后天之精，包括人体从食物来源中通过新陈代谢而产生各种激素如肾上腺素、肾上腺皮质激素、下丘脑释放激素等，它们都是通过环核苷酸和核酸环节而调节控制人体各器官代谢，促进生长发育的。

对于肾在内分泌中的作用，早在20世纪60年代初，上海有学者研究发现6种不同的疾病出现"肾虚"时，皆可以补肾而增加疗效，凡肾阳虚者24小时尿－17羟含量均低于正常，补肾后随症状好转，尿－17羟含量亦可提高。当时上海有学者在对"肾"本质的研究中，得出"肾阳虚"证具有下丘脑－垂体－肾上腺皮质轴功能紊乱这一结论，初步说明"证"是有物质基础的。沈自尹等又进一步对甲状腺轴与性腺轴功能进行了研究，同时将肾阳虚患者与65岁以上的老年人（生理性肾虚）做比较。对下丘脑－垂体－甲状腺轴进行全套测定（总T3、T4、TRH、TSH兴奋试验），在14例慢性支气管炎肾阳虚组，12例同年龄、性别的慢性支气管炎无特殊见证组以及10例平均69岁的健康老人之间进行比较观察，可见肾阳虚组总T3低下，TRH兴奋实验约半数呈延迟反应，说明其甲状腺轴上有不同环节、不同程度功能紊乱，而无特殊见证组与正常组一样属于基本正常。肾阳虚组经治疗后低T3值全部恢复正常，TRH兴奋试验则部分恢复；而对于下丘脑－垂体－性腺（男）轴功能观察，经全套测定（T、E2、E2/T、LH、LRH 兴奋试验），在男性 10 例肾阳虚组与同年龄男性 11 例性功能减退组（无生殖系统器质性病变，辨证又不够肾虚或阳虚标准）、同年龄男性 10 例正常人以及平均 69 岁的男性健康老年人之间进行性腺（男）轴功能全套测定的对比观察，可见肾阳虚组 E2 及 LH 测定均高于性功能减退组和正常组，且有半数患者 LRH 兴奋试验呈延迟反应，而性功能减退组 LRH 兴奋试验均正常。可见男性肾阳虚者有性腺轴不同环节、不同程度功能紊乱，而仅有阳痿、早泄症状者性腺轴功能基本正常；对于下丘脑－垂体－肾上腺皮质轴功能观察，在 9 例慢性支气管炎肾阳虚组做了肾上腺皮质轴功能全套测定（ACTH 静脉 2 日滴注实验，血浆 ACTH 浓度测定，血浆皮质醇昼夜节律测定），仅 2 例表现完全正常，其他 7 例均有 1 ~ 3 项不同环节的异常值，此 27 项测定中就有 12 项为异常，完全能重复 1965 年 16 例肾阳虚的全套测定结果。此 9 例同时做了甲状腺轴与肾上腺皮质轴的平行观察，也未见一轴对另一轴影响的证据；老年人与肾阳虚的比较：平均 69 岁的老年人Ⅰ组 10 例，其甲状腺轴功能测定与平均 51 岁的慢性支气管炎肾阳虚组相比较，无明显差异；平均 68 岁的男性老年人Ⅱ组 10 例，其性腺（男）轴功能测定与平均 39 岁的肾阳虚组相比，甚为类似，而以上各组与正常人或无特殊见证组对比，则均有显著差异。其结果证明肾阳虚不仅是肾上腺皮质轴有功能紊乱，而在不同的靶腺轴有不同环节、不同程度的功能紊乱；肾阳虚证具有多靶腺功能紊乱，两轴平行观察未见轴间相互影响的证据。通过温补肾阳法治疗后各轴均有一定程度的恢复，故可推论肾阳虚证的主要发病环节为下丘脑（或更高中枢）的调节功能紊乱；老年人组在甲状腺轴与性腺（男）轴的异常表现和肾阳虚证甚为类似。因此，肾阳虚证的外象意味着下丘脑－垂体及某个靶腺轴上有一定程度的未老先衰。

近年来，用现代科学方法对于肾的本质研究较多，经实验及推导证明，中医肾的实质是下丘脑－垂体－性腺、甲状腺、肾上腺皮质等神经－内分泌系统。现代医学认为："月经的产生与调节主要是下丘脑－垂体－卵巢内分泌途径反馈作用系统所支配的。"它们之间凭着相互依存，相互制约，成为调节月经周期的中心环节。有学者着重于探索肾与人类生殖生理功能调节的内在联系，他们从中医古典著作中对于肾与生殖生理的关系论述中，推论到肾与生殖功能的调整是通过脑－肾－冲任－胞宫这条轴进行的，这与现代医学认为妇女的生殖生理功能是由脑中枢－下丘脑－垂体－卵巢轴的调节有类似之处。他们运用补肾阳、阴阳双补法对 100 例因下丘脑－垂体－卵巢功能失调的无排卵型功能性子宫出血的患者进行治疗，观察其促排卵效果，结果排卵率达 90% 以上，证实了调节肾阴阳与卵巢功能的调节有密切关系。此外，还通过对多囊性卵巢综合征患者进行促黄体生成激素释放激素（LH－RH）垂体兴奋试验、对尿 FSH 进行测定，提示补肾促排卵作用环节可能主要在下丘脑。大量实验研究表明，通过各类动物模型的建立并运用补肾法治疗，可使动物模型的内分泌器官的形态及功能恢复正常。有学者运用补肾法治疗多囊卵巢综合征、下丘脑－垂体功能低下性继发闭经取得较好效果，并已经从血、尿内激素水平变化说明补肾药对人体的下丘脑－垂体－卵巢轴有多元性作用。有学者在江西莲花县所创"中药人工周期"的基础上，以简化补肾方和活血补肾方恢复排卵率达51.1%，说明补肾法有恢复排卵功能的疗效，肯定了补肾调节下丘脑－垂体－卵巢轴之间的功能，证实了中医肾主生殖功能的理论。因下丘脑是调控神经内分泌系统的重要器官，其单胺类神经递质对内分泌系统的调控作用已被许多实验研究所证实。有学者观察老龄大鼠下丘脑神经递质、促释放激素、垂体促激素、靶腺激素含量的变化，研究了它们的老年性变化规律，探讨了补肾对老化的作用机制。对下丘脑神经递质－性腺轴、甲状腺轴作用的观察发现，在衰老过程中，受神经－内分泌功能调控的机体各个环节均发生了变化，而下丘脑的增龄性变化是导致神经内－分泌系统各器官老化的中心环节。有研究提示，在人体内，由于存在着来自"天体运行周期"和"生殖周期"以及下丘脑、垂体和性腺轴上各级"性激素分子分泌脉冲周期"之间信号的控制，在机体中由下丘脑－垂体－性腺器官纵向组成的神经－内分泌－免疫功能轴上，存在众多功能分子，包括内分泌激素、神经递质和免疫分子间的复杂相互作用，构成了一个非线性的分子调控网络。根据现代神经－内分泌理论，该网络对下丘脑以外环节具有直接作用，很可能是通过延缓老龄大鼠下丘脑儿茶酚胺神经元功能的老化，使下丘脑功能紊乱得以改善，进而延缓了神经－内分泌系统各环节功能的衰退。由于垂体－肾上腺皮质－糖皮质激素受体是神经－内分泌系统的一个重要组成部分，又是该系统与免疫系统所构成的机体调节网络的主要下行通道，其老年性改变不但对内分泌功能，而且对免疫功能也有重要影响。张新民等观察了老年垂体－肾上腺皮质－淋巴细胞糖皮质激素受体作用各个水平的变化以及对补肾药对它们的改善作用进行了探讨。在神经－内分泌－免疫网络中，神经－内分泌系统通过末梢的效应激素作用于免疫系统是这一调节网络的主要下行通道，而垂体－肾上腺皮质－糖皮质激素受体是这一通道最重要的组成部分，其功能在衰老时同样有明显改变。研究表明，补肾药延缓衰老在很大程度上是因为它能延缓老年神经－内分泌功能的减退，从大鼠肾上腺皮质细胞体外培养实验证明，补肾作用对中枢以下各个环节也有直接影响，通过补肾能增强老年机体的储备功能，加强神经－内分泌系统与免疫系统的联系，因此，尽管其作用是多环节、多途径的，但主要还是调节、整合。

祖国医学认为，人体的生、长、壮、衰是由生命不同阶段中肾精、肾气的充盈亏损决定的。现代医学则认为这一过程与神经－内分泌的调节作用密切相关，通过补肾气、填肾精的治疗对神经－内分泌系统的老化有明显改善作用，而且是神经－内分泌－免疫网络对机体的整合调节功能。

祖国医学认为，"肾"是人体生命的根本，"肾"所藏精是构成人体的基本物质，"肾精"所化之气是机体各种功能活动的原动力。所以，"肾"在整个生命活动中起着主导作用，决定了人的生、长、壮、老的全过程。朱梅年等认为，肾精的主生殖、生长、发育、主骨及华发等功能，恰好与微量元素锌、锰通过内分泌系统、酶系统，对核酸及三大物质代谢所发挥的作用相一致。锌、锰是肾精功能的物质基础。柴立等在肾精与微量元素关系研究中指出：①精子的活力与锌有关。②肾气的盛衰与血清中锌含量有明显关系。③随着衰老脏器虚损，头发中锰含量呈下降趋势。④统计发现，肾精与锌、锰缺乏的病因符合率为95%以上。⑤通过对补肾益精中药的测定，证实其含有丰富的锌、锰，而且在治疗男子不育症的对比观察中，其疗效是一致的。柴立认为，从微量元素的角度探讨中医肾藏精的理论是很有意义的。微量元素锌、锰等也靠后天从水谷中摄取补充，机体各种复杂的生理反应都靠它控制传递。它是许多酶系的活性基因和辅助因子，以及内分泌激素的固有成分和功能单位。孙德珍等用原子吸收光谱分析法测定64例肾脏病患者头发中的微量元素，同时测定其肾功能，并与健康人进行对比分析。结果发现肾脏病患者头发中四种微量元素均较正常人有不同程度的降低，且肾脏病患者以肾功能不全失代偿期各种微量元素降低最为明显，锌、铜、铁、钙等随着肾功能减退程度增大而明显降低。吴中朝等对40例老年人艾灸前后肾虚症状、体征及微量元素的观察显示，艾灸后老年人随着肾虚程度的改善，头发有关微量元素含量等显著改善。张吉金等通过对28例肾虚患者头发中微量元素的测定发现，不孕症肾虚组患者头发中锌、钙、硒、铁明显低于正常组，铬明显高于正常组，铜、镁、猛与正常组无明显差异。此结果表明，头发与肾的关系实质探讨方面，微量元素可成为一个主要指标。锌、锰等元素降低，必然导致各系统的生理机能失调。补肾气、调阴阳，实质是调整补充激素和微量元素代谢，维持人体生命活动。

肾藏的精气通过红细胞生成系统之途径转化为血，即所谓"精血互化"。肾脏产生的酶（促红细胞生成素）和雄激素（肾精）可刺激骨髓系统造血，使周围血中红细胞数增加。当肾虚时肾酶、雄激素降低，影响造血功能。通过补肾填精可提高贫血、再生障碍性贫血和粒细胞减少症的疗效。

（二）肾主骨

肾藏精，精生髓，肾中精气能化生骨髓，营养骨骼，保持骨的生理功能。肾与骨的关系是通过多途径来实现的。肾脏可通过调节骨保护素（OPG）、硬骨素水平影响骨细胞尤其是破骨细胞（OC）活性，在骨的形成、构建、功能维持以及损伤修复过程中发挥着重要作用。

现代医学从分子生物学角度解释"肾主骨"的物质基础，认为肾脏作为一个解剖器官与骨骼组织具有相同的起源，均由中胚层细胞分化发育而来，预示着两者在机体的生长发育及损伤修复过程中可能密切相关。肾脏也是一个复杂的内分泌器官，肾脏产生很多物质，肾与骨的关系是通过多途径来实现的：①脑垂体生长激素：腺垂体分泌的生长激素，必须通过肾脏处理，转变成生长激素，才能使胶原纤维和软骨素沉积，促进全身骨骼生长发育。②肾小管上皮羟化酶：肾小管上皮细胞内有二种酶系，一是 1 - 羟化酶系，一是 2A - 羟化酶系。它们根据骨对 Ca^{2+} 的需要，在肾中活化和灭活维生素 D。③肾性甾体激素：所分泌的激素调节钙、磷代谢，通过诱导祖细胞的成骨分化促进骨形成。④甲状旁腺素：甲状旁腺素作用于肾小管促钙排磷。⑤性激素：睾丸、卵巢功能是中医肾功能的组成部分，其分泌的激素可直接促进钙沉积，骨基质形成，成骨细胞活跃，干骺愈合。⑥微量元素：锌、锰等直接或间接通过内分泌调节钙、磷促进骨的生长发育。⑦干细胞：骨骼发育和骨再生的重要来源。

生长激素（growth hormone，GH）是由垂体前叶以脉冲方式分泌的单链多肽激素。GH 可以直接影响成骨细胞、骨骺生长板和软骨细胞等各种骨组织细胞，主要通过激活肝产生胰岛素样生长因子 – Ⅰ（IGF – Ⅰ）来刺激骨骼生长，成骨细胞和软骨细胞都可以表达 IGF – Ⅰ，骨骼组织产生的 IGF – Ⅰ 储存在矿化基质中，在基质降解和骨重建期间可从中释放。生长激素与 IGF 的表达对基底成骨细胞的增殖具有重要作用，在无 IGF – Ⅰ的血清培养物中成骨细胞增殖减少了近 50%。在 IGF – Ⅰ和 GH 缺陷的小鼠模型中骨矿物质含量减少高达 87%，股骨长度及骨骼大小约减少 40%，IGF – Ⅰ通过与胰岛素样生长因子结合蛋白（IGFBP）的相互作用来发挥成骨效应。

活性维生素 $D_3[1, 25 - (OH)_2D_3]$ 是由维生素 D_3 经肝内 25 – 羟化酶和肾脏近端小管上皮细胞 1 – 羟化酶的连续转化形成的。有学者推断 1，25 – 二羟胆骨化[1，25 – $(OH)_2D_3$] 来源于肾，对"肾"和"骨"的生理和病理过程起重要作用，对骨形成、代谢的影响与中医肾精的生理功能具有相似性。肾脏参与维生素 D 的活化，对钙、磷发挥作用。维生素 D_3 在人体内先经过肝内 25 – 羟化酶的作用，变成 25 – 羟胆骨化醇，再经肾内 1 – 羟化酶作用，变成 1，25 – 二羟胆骨化醇，才发挥维生素 D_3 的作用，促进小肠对钙、磷（主要是钙）的吸收，提高血钙和磷的浓度，有利于钙、磷沉着，促进骨组织钙化而成骨。在肾脏皮质存在 1 – 羟化酶系统，能使无活性维生素 D 变成活性维生素 D，从而调节活性维生素 D 的生成，影响和控制骨的生长和发育，维持人体钙、磷正常代谢。故肾主骨与 1，25 – 羟基 D_3 对骨组织中核酸调节有关。

物理、情绪、免疫等因素刺激 HPA 轴可以引起糖皮质激素（GC）的全身释放。在基础条件下，HPA 轴表现出连续的振荡活动，其特征在于昼夜节律和超辐射变化，HPA 轴的昼夜节律由下丘脑的视交叉上核（SCN）协调，GC 的振荡释放优化了应激反应，且 HPA 轴的超辐射脉动与糖皮质激素受体介导的转录调节脉冲有关。生理浓度的 GC 促进间充质前体细胞向成骨细胞系的分化。过量的糖皮质激素对骨骼的不利影响有直接作用和间接作用两种机制：直接作用是指 GC 直接抑制成骨细胞谱系细胞的增殖和分化，抑制成骨细胞分化与活性，并在体内诱导成骨细胞和骨细胞凋亡，GC 还可以通过上调破骨细胞的数量与活性引起骨重塑与骨吸收平衡失调，影响骨骼健康；间接作用是指 GC 通过减少胃肠道的钙吸收及增加尿钙排泄，导致钙缺乏，从而影响骨骼矿化水平。

微量元素锌、锰不仅与内分泌系统密切相关，锰还直接参与钙、磷代谢。王建伟从肾对骨的生理作用、病理影响和肾对钙、磷代谢过程的生物自调，探讨了肾主骨的实质是通过调节钙、磷代谢来实现的，并与甲状旁腺素、降钙素、1，25 – DHCC 互相协调维持体内钙、磷的动态平衡有关。亦有研究认为肾主骨的作用与下丘脑 – 垂体 – 肾上腺轴（HPA 轴）密切相关，HPA 轴受损可扰乱骨稳态，增加骨质疏松症和骨折的发生风险。

肾主骨，肾生髓，髓藏于骨腔之中，以充养骨骼，正所谓"肾充则髓实"。而髓的生成，为"肾主骨"提供了物质基础。现代研究表明，在人体内，细胞成骨化的过程中，随着人从幼年长至成熟，人的骨髓间充质细胞快速增加，到达高峰后处于相对稳定状态，部分细胞停止增殖分化，人到老年时，骨髓间充质细胞逐渐减少。肾之精气对骨的影响在人生长过程中的变化规律与成骨细胞在人体内成骨化的过程极为相似，均随着年龄增长而发生相应改变。此外，肾主骨生髓的作用与骨髓造血作用密切相关。现代研究认为肾参与造血，肾组织可产生一种红细胞生成酶，对骨髓造血起着重要作用。当机体缺氧和溶血产物刺激肾组织时，产生红细胞生成酶，作用于血浆中的促红细胞生成素原，使其转为促红细胞生成素，由血循环运送到骨髓，促使骨髓中的原血细胞分化为原红细胞，促进幼稚红细胞对铁的利用，从而加速血红蛋白的合成，促进红细胞系统的进一步增殖和成熟。促红细胞生成素对维持血中红细胞数量的相对稳定有一定的作用。

干细胞作为骨骼发育和骨再生的重要来源，其生物学功能与肾精类似，肾精缺乏可以影响组织特异性干细胞的分化能力。在糖尿病等慢性炎症性疾病中，炎症诱发的HPA轴异常活跃，能促进血管间充质组细胞向软骨细胞分化，且与ACTH的接触增加。在HPA轴过度活动期间GC的增加可以促进间充质祖细胞的软骨分化，ACTH的增加可表现为间充质祖细胞软骨性或成骨性增强，表明HPA轴可以通过调节干细胞的行为影响骨代谢。"肾生髓"的机制中包括了免疫淋巴细胞的调节作用。抗体在抗原刺激下免疫反应形成过程与核酸有密切关系。因免疫机制受核酸、cAMP调节，这种调节与中医肾本质有直接联系。肾脏生成的酶（促红细胞生成素）和雄激素可刺激骨髓造血系统，使周围血中红细胞数增加，通过补肾填精可以恢复。因此，有学者根据肾生髓的理论在临床上用滋补肾阴法，探讨"肾生髓"的物质基础。研究结果表明，滋补肾阴法能明显提高辐射损伤小鼠外周血白细胞数目，提高外周血网织红细胞数，对外周血红细胞数、血红蛋白含量影响不大；滋补肾阴法能非常明显地提高辐射损伤小鼠骨髓有核细胞，提高骨髓多能造血干细胞活力，使外源性脾克隆数明显提高并能延长受体小鼠的存活率；通过对化疗药物环磷酰胺引起小鼠白细胞低下，用滋补肾阴能使环磷酰胺所致的小鼠白细胞低下得以明显恢复；对马利兰诱发小鼠骨髓造血障碍，能够明显促进贫血小鼠外周血象的恢复；对滋补肾阴能提高外周血象，促进骨髓造血细胞增生，从细胞、分子水平提供了客观依据。对造血障碍小鼠骨髓细胞超结构影响的对比观察显示，滋补肾阴明显缓解造血细胞的破坏，使原始的幼稚红细胞系统、粒细胞系统增生活跃。实验从细胞和亚细胞水平超微结构的变化为滋补肾阴促进生血，提高贫血小鼠外周血象，促进骨髓细胞增生活跃；从促进生血分子基础的研究表明，滋补肾阴可明显提高老龄大鼠骨髓细胞内DNA聚合酶活力，DNA是细胞繁殖分裂的物质基础。从整体到细胞、分子水平为中医"肾藏精，精生髓，髓生血"的理论提供了客观依据。

肾中的精气可以化生骨髓。肾精充足则骨髓生化有源，并能营养于脑。实验以马利兰诱发骨髓造血障碍小鼠为模型。电镜分析结果显示，补肾生血药能够明显缓解造型动物造血细胞的破坏，能够维持骨髓早期造血细胞的正常结构和生理形态，使原始红细胞、原始粒细胞系统增长明显活跃。以老龄 Wistar 种雄性大鼠为模型（生理性肾虚），从 18 月龄开始给药，连续给药 6 个月，结果表明，补肾生血药能降低 chAT，提高 chE 活性，从而使乙酰胆碱（AcH）含量明显降低，同时能提高乙酰胆碱 M-受体的亲和力，并增加受体数量，进而提高中枢胆碱能神经系统的应答能力。中医有肾生髓通于脑、"脑为髓海"的论述，实验为"肾生髓通于脑"的理论提供了客观依据。

中医的肾与大脑功能有关，故"脑为髓之海"。近年来现代医学认为肾与下丘脑、垂体的功能有密切关系，下丘脑中生长素的释放激素调节生长激素，这种调节也是通过 cAMP 而起作用。肾与脑的联系是通过内分泌和中枢神经系统途径调节大脑神经功能。为了探讨肾生髓与脑为髓海的内在联系，吴志奎等认为是大脑神经中枢的胆碱能神经介质代谢趋向紊乱，实验发现，滋补肾阴可有效调节自然衰老大鼠失调的 AcH 代谢水平，进而提高中枢神经系统的功能。因此，中医有"脑为髓之海"的论述。通过实验证实了"肾生髓通于脑"的理论根据，临床上通过补肾，调整阴阳可使脑的功能得到改善。

（三）肾主水

"肾主水"是肾藏象理论的重要内容之一，如《素问·逆调论》认为"肾者水脏，主津液"，中医学认为"肾主水"对津液代谢的所有环节均起着主持和调节作用，但其作用机制及靶点尚需明确。AQPs 是一族细胞膜上高效转运水分子的特异性孔道蛋白，其对维持机体水平衡有着重要作用。《素问·经脉别论》曰："饮入于胃，游溢精气，上输于脾，脾气散精，上归于肺，通调水道，下输膀胱，水精四布，五经并行。"这与"水通道蛋白广泛存在于呼吸、消化、泌尿系统等起到介导水跨膜转运的作用，是维持机体水液代谢平衡的分子基础"的现代研究结果具有相似之处，因此推测肺、脾、肾对水液代谢的调节作用是通过水通道蛋白实现的。然而肾为先天之本、脏腑之本维持体内水液代谢平衡，关键在于肾中真阴真阳的协调，基于 AQPs 在肾脏的广泛分布及丰富表达，可推测 AQPs 是"肾主水"功能发挥的分子生物学基础。生理状态下，肾阳充足，温化相宜，则阳开阴合，封藏有度，启闭有节；若肾阳亏虚，不能化气摄水，则会导致闭藏不固，行水不能，开合失司，输布失常，临床上常表现为水肿、小便不利等，而现代研究发现这些症状可以出现水通道异常。杨海发等提出，"肾主水"与西医学中肾的泌尿作用相似，中医的肾与西医的肾脏在水液代谢方面有相似之处。水通道蛋白（AQP）是生物膜上特异性转运水的整合蛋白，其主要生理功能是能显著增加细胞膜水通透性，介导自由水被动跨生物膜转运，参与水的分泌、吸收，对保持细胞内外环境的稳定、平衡起重要作用，同时也参与完成机体一些重要的生理功能。

肾主水，是指肾脏有主管和调节人体水液代谢的功能，故肾又有"水脏"之称。现代医学常认为肾脏是水的排泄器官，受神经与体液的调节，交感神经通过 cAMP 作用于肾脏入球小动脉细胞引起尿量减少，肾上腺素也有类似作用。同时，脑垂体控制抗利尿素通过肾产生抗尿作用，使尿量减少，肾上腺皮质激素促进汗腺、肠胃道和肾小球对水分重吸收作用。阎梅田探讨了祖国医学"肾主水"的本质及其与现代医学所论及的肾，其解剖部位、生理功能及病理变化是相同的。结果表明，肾小球滤过功能和无溶质水清除功能有关，刘亚光认为肾主水与神经和激素对泌尿系统中 cAMP 调节有关。

（四）肾主纳气

机体的呼吸功能、气体交换靠肾气的摄纳调节，故有"肺为气之主，肾为气之根""肾不纳气"。结合肾脏、肺脏生理，有人用现代医学理论对"肾主纳气"进行解释：①气体交换的形式呈弥散状态，即气体由压力高处流向压力低处，肺泡气可经血液循环流至压力较低的肾脏，由此说明肾脏有参与呼吸作用的可能性。②体循环中多种血管活性物质，由肺、肾两脏通过不同激活、灭活机制，有效地对体内血管舒缩及水盐代谢进行调节。这种调节机制一旦发生紊乱，即出现气喘等症状。③肾脏与肺在调节体内酸碱平衡、清除废物、维持内环境稳定中的关系极为密切。④"肾主纳气"最为直接的证明，就是肾脏所分泌的促红细胞生成素对体内运氧、供氧的调节。

王德山从动物实验中佐证肺主通调水道的理论。根据中医学理论，通过人工扩张肺以增强其肺通气量，观察对家兔排出尿量的影响，实验中观察到 30 只家兔在扩肺期间都出现显著的抗利尿效应。其尿量减少平均值为 70% 之多，说明肺通气的深度及频率改变时，肾脏的泌尿过程有显著的影响。马吉庆认为：①肺通气活动对抗利尿激素（ADH）分泌和释放的影响论证："人欲实肺者，要在息气也。"发现正负压呼吸可引起人及动物的尿量减少或增多。正负压呼吸对尿量的影响是通过 ADH 实现的。②肺通气活动对肾素 - 血管紧张素 - 醛固酮系统的影响。肺通气的深度压力的改变，不但可以通过自主神经系统，而且还可以通过"心肺 - 肾反射"来影响"肾素 - 血管紧张素 - 醛固酮系统"的活动，从而调节肾脏的泌尿功能。有学者研究发现，老年慢性气管炎肾虚喘息患者尿 17 - 羟皮质类固醇（简称 17 - 羟）排泄量较高，可能是喘息型呼吸困难，肺内感受器的反射影响及缺氧刺激引起垂体 - 肾上腺皮质功能改变所致。近年来发现支气管哮喘、慢性气管炎患者尿中 17 - 酮皮质类固醇（简称 17 - 酮）有不同程度的迟缓或低下，而其中肾阳虚者更明显，用补肾药能使其缓解。用放射免疫法直接测定血浆中皮质醇的含量，以血浆含量与慢性气管炎分型看，健康人含量最高，其次是肺气虚、脾气虚、肾气虚；血液中含量逐步降低，这与慢性气管炎的发展由肺 - 脾 - 肾是一致的。对支气管哮喘患者在增加肾上腺素后，尿中增加 cAMP 能力受到限制，可能与环化酶对儿茶酚胺反应敏感性降低有密切关系。尿中与血浆中皮质醇与 17 - 羟都是间接反映激素调整核酸能力，所以"肾主纳气"与调节核酸、环核苷酸相对平衡有密切关系。

免疫功能是受核酸、cAMP 调节。这种调节与中医肾本质有直接联系。肾通过神经 - 内分泌系统、微量元素保持支气管的正常状态来调节呼吸功能。沈自尹探讨了慢性支气管炎肾阳虚的发病环节在于下丘脑或更高中枢的功能紊乱，而不在周围靶腺。慢性支气管炎患者尿 17 - 酮/羟减少，血中的肾皮质激素降低，肺心病肾阳虚者内分泌腺体萎缩。通过温肾药的皮质素样作用，可使尿 17 - 酮/羟恢复正常。

霍光旭等认为肾脏通过调节酸碱平衡、调节促红细胞生成素和儿茶酚胺释放等作用影响呼吸功能，起到"纳气"作用。微量元素锌、锰是呼吸功能酶如碳酸酐酶和乳酸脱氢酶的重要物质。肾虚患者乳酸增加，造成慢性缺氧。慢性支气管炎患者血锌下降，补锌后症状改善。

（五）肾开窍于耳

祖国医学认为，肾开窍于耳。由于耳与肾关系十分密切，故耳科病症不少从肾分析病机。《医林正印·耳症》曰："凡耳痒者，多属肾虚浮火内攻或挟痰气上升，郁于耳中。""凡耳门生疮者，多属肾虚风热。"《冯氏锦囊秘录·儿科耳病》认为聤耳病机是"肾气有余，积热上冲，津液壅结"。《诸病源候论·耳病诸候》将耳痛归因于"风入于肾之经"。《续名医类案·目》载薛立斋治一男子，"眼赤痒痛，时或羞明下泪，耳内作痒，服诸药不应，气血日虚，饮食日减，而痒愈盛"，薛立斋以"耳内作痒，饮食日减"为据，判断"此脾肾风热上攻也"。

近年来国内外许多学者发现肾与耳这两个相距较远的器官在解剖组织结构和酶的含量与分布方面，在水和电解质平衡生理机制以及两个器官对某些药物的药理反应上均有类似之处，特别是对内耳有毒性的氨基糖苷类抗生素（如新霉素、卡那霉素、庆大霉素、硫酸链霉素等）对肾脏亦有毒性作用。抑制肾功能的利尿剂（如利尿酸、呋塞米），同时可以造成耳聋。肾功能不全者可引起耳蜗内毛细胞静纤毛的缺失，导致耳蜗毛细胞结构和功能受损，引起感音神经性耳聋。用肾 X 线造影剂治疗突发性耳聋具有一定疗效。肾衰竭、肾透析、肾移植患者出现听力下降。先天性肾功能障碍常伴有先天性耳聋，用中医滋补肝肾法治疗耳聋与内耳眩晕症获得疗效等。这说明肾与耳存在一定的联系。

那么，肾与耳这两个相距较远的器官是靠什么联系呢？肾与耳具有相似的构成成分，具有相同的抗原性和免疫关联，肾虚可造成血清钙、铁值下降，醛固酮分泌减少，从而影响耳蜗功能；心通过调节供血和血压，从而影响耳蜗微循环，影响耳的功能发挥。曾兆麟利用短声引起内耳微音电位与听神经电位作为听觉功能的指标，通过醛固酮对抗利尿酸对生物电的抑制作用的动物试验，来说明醛固酮对内耳功能的影响。利尿酸具有抑制肾脏细胞线粒体氧化代谢作用与抑制内耳血管纹细胞中 ATP 酶的作用，从而能抑制内耳毛细胞与听神经的能量代谢，所以能抑制内耳听神经电位与内耳微音电位。豚鼠注射醛固酮后利尿酸对内耳生物电的抑制作用明显减弱，说明醛固酮能促进内耳功能，具有对抗利尿酸抑制内耳生物电的作用。醛固酮是肾上腺皮质分泌的，是控制肾小管对 $Na^+ - K^+$ 交换调节功能很强的激素。由此可知，醛固酮可能是使肾与耳之间相互联系的物质基础之一。祖国医学认为肾开窍于耳，耳主听觉，依赖于肾的充养，而肾虚则可有耳鸣耳聋，可见两者间关系甚为密切。据此，王景贤等对51例肾脏病患者做了电测听检查，以观察肾与耳的关系。认为年轻病例居多（平均年龄29.5岁），而听力障碍的发病率高，可能与肾脏疾病有关，而与年龄或其他因素关系不大。结果表明，听力障碍以高频者居多且较重，这种高频性耳聋的原因，与低蛋白血症、水肿及相对血管内脱水而致感音装置供血不足和循环障碍有关，或是肾功能不全时血液中代谢毒物的积聚，使内淋巴成分发生改变，进而影响柯替器的听毛细胞，导致感音性耳聋。因其既可导致肾小管上皮细胞坏死而损害肾功能，也可造成耳蜗毛细胞、血管纹的损伤而影响内耳功能。实验结果为祖国医学中"肾开窍于耳"、肾虚则耳聋等理论提供了客观证据，而且对现代生理学中有关内耳功能的神经体液性调节机制提出了新的认识。因此我们不难看出，肾与耳之间联系的依据，是颇具有科学性的。而我们的祖先早在远古时期就已发现了耳与肾之间联系的外部特征，并形象生动地描绘出来，与现代医学的理论不谋而合。

近年来，由于研究工作的不断发展，借助于现代医学的实验手段，进一步探讨了耳与肾联系的关键所在，以促进肾、耳相同组织结构的药物成分及其吸收方式研究，对今后耳聋耳鸣的治疗将是非常有益的。

（六）肾其华在发

肾藏精，精生髓，髓生血，故血之源在于肾。发为血之余，血能生发，发靠肾的精血滋养，祖国医学认为"肾其华在发"。

现代研究发现，头发是一种结构复杂的纤维，含硫氨基酸构成的α–角蛋白是头发纤维中最主要的成分，其余成分包括脂质、水、色素和微量元素。角蛋白是由氨基酸组成的多肽链，角质蛋白含有色氨酸、胱氨酸、谷氨酸等18种氨基酸，头发中各种氨基酸的含量与年龄无明显关系，但饮食、美容处理、环境等外界因素对头发氨基酸的含量有一定影响。肾脏是氨基酸代谢的重要器官之一，正常时它既可以由血浆摄取氨基酸，又可向血浆和血细胞释放氨基酸。肾衰时多数氨基酸降低，蛋白合成被抑制，分解代谢亢进。血浆氨基酸水平间接反映了人体的营养状况，也反映了肾功能不全的严重程度。"发为血之余"，血中氨基酸含量降低，日久必然导致毛发中氨基酸含量降低，巴元明根据研究结果推测，肾功能异常时头发氨基酸含量变化可能是"肾其华在发"理论的物质基础之一。

近年发现肾与发的联系与微量元素锌、铜的变化有关，认为头发是探讨肾虚证本质较理想的活体组织。对肾阳虚证患者头发中微量元素在克汀病和骨质增生不同疾病的变化进行观察，结果发现锌含量在不同疾病肾阳虚患者均有明显降低，差异非常显著。说明参与这些生理功能的酶系统多是含锌酶。锌与中医肾气盛衰有密切关系。锌是碳酸酐酶、DNA聚合酶、RNA聚合酶等80余种酶的组成成分或激活因子，直接参与核酸蛋白质的合成，在机体代谢及组织呼吸中占重要地位。锌与内分泌也密切相关，缺锌后影响垂体促性腺激素的分泌，促生长激素减少。沈自尹等认为肾阳虚证者大多

数有垂体 - 肾上腺 - 性腺功能低下。头发锌含量降低与肾阳虚证有关，表明肾阳虚证与锌的低下有密切关系。

　　铜是多种酶的组成部分，铜以铜酶形式参与铁的利用、造血、胶原结缔组织形成等一系列新陈代谢过程。铜是人体必需微量元素，参与多种酶的合成及活化，对体内电子的传递、氧化还原、组织呼吸、新陈代谢、内分泌功能及神经系统的正常生理功能，激素及递质的形成均具有重要作用。缺铜可影响肾上腺皮质的功能，引起贫血、骨骼缺损、脱髓鞘和神经系统变性、色素沉着、毛发结构异常、生殖能力衰退和明显心血管损害，与克汀病类似。铜、铁等的变化，对不同疾病的各种微量元素的吸收、利用、排泄不同，而导致不同的病变，说明肾与头发中微量元素有内在联系，微量元素的改变可反映肾气的盛衰。铜会合成金属硫蛋白，影响弹性蛋白形成和胶原纤维的结构，维持组织的韧性和弹性。朱梅年等根据近年对某些微量元素生理机制的研究，探讨了"肾"与微量元素锌、锰的关系，认为锌、锰在内分泌系统、神经系统、酶系统中所发挥的作用与中医"肾"的功能是完全吻合。国内亦有研究表明，肾虚实质表现为垂体、甲状腺、肾上腺、卵巢、睾丸等腺体呈退行性病变，丘脑 - 垂体 - 肾上腺皮质系统功能低下。近年有人发现垂体 - 甲状腺、垂体 - 性腺系统功能也下降，肝、脾核酸含量下降，碱性磷酸酶减少，细胞内 DNA 合成和更新降低，以致影响 DNA 复制、RNA 转录和蛋白质的合成，而所有这些表现恰好与微量元素锌、锰缺乏的病理是一致的。

　　现代研究已经认识到肾还与钙、磷代谢的调节有关，因此，血 Ca^{2+} 含量低下可能与甲状旁腺功能低下有关，而且血、尿 Ca^{2+} 降低，很可能是内分泌功能降低等因素的综合，可能涉及下丘脑 - 垂体 - 靶腺轴。

　　总之，肾与微量元素的关系，主要涉及肾虚，尤其是肾阳虚，而肾阴虚是否与微量元素有关，有待进一步探讨。

　　综上所述，祖国医学"肾"涉及范围广泛。肾为先天之本，肾的病变可影响其他脏腑而发生全身性病变。但从中医对肾的功能论述进行归纳分析可以看出，肾藏精亦即内分泌、核酸、酶类和微量元素等代谢功能是"肾"功能最根本和最基础的内容，其他功能都会受到这一功能的制约和影响。因此，今后"肾"的研究，应着重加强对"肾藏精"的研究，以便对中医"肾"的本质认识有更大突破，从而使"肾"的功能认识与现代研究更为系统化。

（吴俊喜　李红蓉）

参考文献

　　[1] 刘亚光. 从分子生物学角度探讨肾本质 [J]. 天津医药，1978（2）：77.

　　[2] 申玉行，陈广辉，王广建，等. 基于"肾藏精"理论运用补肾填精法治疗少弱精子症的研究进展 [J]. 中国性科学，2020，29（4）：118 - 121.

　　[3] 沈自尹. 同病异治和异病同治 [J]. 科学通报，1961（10）：51 - 53.

　　[4] 顾天爵. 肾虚病人尿中 17 - 羟类固醇排出量改变观察 [J]. 中华内科杂志，

1964, 12 (4): 307.

[5] 上海第一医学院藏象专题研究组. 对祖国医学"肾"本质的探讨 [J]. 中华内科杂志, 1976, 1 (2): 80.

[6] 沈自尹. 中医基础理论研究进展 [J]. 中医杂志, 1982, 23 (1): 73.

[7] 王华秀. 谈妇科中的肾与补肾法 [J]. 辽宁中医杂志, 1981 (2): 12.

[8] 李妍, 侯丽辉, 吴效科. 中医肾主生殖理论探讨及现代研究进展 [J]. 世界中西医结合杂志, 2008 (9): 557 – 559.

[9] 李超荆, 俞瑾, 郭焕如, 等. 肾主生殖与排卵机理的初步探讨 [J]. 中医杂志, 1982, (6): 69 – 71.

[10] 葛秦生, 张以文, 沈龙珠. 中医补肾法诱导排卵——附 95 例病例分析 [J]. 中医杂志, 1982, (5): 19 – 22.

[11] 张新民, 沈自尹, 王文健, 等. 补肾对神经内分泌老化调节作用研究 (Ⅰ) ——对下丘脑神经递质 – 性腺轴、甲状腺轴作用的观察 [J]. 中医杂志, 1991 (11): 43 – 46.

[12] 冯前进, 刘润兰. 肾主生殖与性激素合成及其浓度分布的动力学平衡 [J]. 山西中医学院学报, 2014, 15 (3): 1, 78.

[13] 张新民, 沈自尹, 王文健, 等. 补肾对神经内分泌老化调节作用研究 (Ⅱ) ——对老年垂体 – 肾上腺皮质 – 淋巴细胞糖皮质激素受体作用的观察 [J]. 中医杂志, 1991 (12): 41 – 43.

[14] 杨贵贞. "神经 – 内分泌 – 免疫调节网络"研究之我见 [J]. 中国免疫学杂志, 1980, 6 (2): 120.

[15] 朱梅年, 柴立. 试论中医"肾"的物质基础——有关微量元素锌、锰的探讨 [J]. 中医杂志, 1983 (5): 66 – 68.

[16] 柴立, 朱梅年. 肾藏精与微量元素 (简报) [J]. 微量元素, 1986 (1): 31 – 32.

[17] 孙德珍, 郭智, 张建中. 头发中微量元素与肾功能的关系 [J]. 内蒙占医学院学报, 2003 (1): 27 – 29.

[18] 吴中朝, 王玲玲, 徐兰凤. "肾其华在发"与艾灸治疗 [J]. 上海针灸杂志, 2000 (5): 7 – 8.

[19] 张吉金, 孙文墅. 28 例不孕症肾虚型患者头发微量元素测定结果报告 [J]. 陕西中医函授, 1990 (4): 19 – 20.

[20] 朱琴, 李平顺, 田杰祥, 等. 基于下丘脑 – 垂体 – 肾上腺 – 骨相关细胞轴分析肾主骨的本质 [J]. 新中医, 2020, 52 (20): 13 – 17.

[21] Burgkart R, Tron A, Prodinger P, et al. Decellularized Kidney Matrix for Perfused Bone Engineering [J]. Tissue Engineering Part C: Methods, 2014, 20 (7): 553 – 561.

[22] 谢院生, 魏凯, 尹智炜. 用现代医学诠释中医"肾主骨"的科学内涵 [J].

中国中西医结合肾病杂志，2016，17（6）：471 –474.

［23］Kuro OM, Moe OW. FGF23 –αKlotho as a paradigm for a kidney –bone network ［J］. Bone，2017，100：4 –18.

［24］Behets GJ, Viaene L, Meijers B, et al. Circulating levels of sclerostin but not DKK1 associate with laboratory parameters of CKDMBD ［J］. PLos One，2017，12（5）：e0176411.

［25］张同贵. 浅淡祖国医学"肾功能"的物质基础 ［J］. 福建中医药，1987（3）：4.

［26］朱琴，李平顺，田杰祥，等. 基于下丘脑 –垂体 –肾上腺 –骨相关细胞轴分析肾主骨的本质 ［J］. 新中医，2020，52（20）：13 –17.

［27］吴国庆，皮持衡. 基于"肾主骨"理论探讨肾性骨病的中医治疗 ［J］. 中国中医药现代远程教育，2020，18（6）：47 –50.

［28］刘亚光. 从分子生物学讨论中医调整理论 ［J］. 天津医药，1978（12）：556.

［29］梁德任. 也谈"肾主骨" ［J］. 新中医，1980（5）：17 –19.

［30］北京医学院第三附属医院职业病科. 金属中毒 ［M］. 北京：人民卫生出版社，1977.

［31］朱庭辰，华臻，殷杰，等. 补肾中药促进成骨前体细胞 MC3T3 –E1 成骨与分化研究进展 ［J］. 安徽中医药大学学报，2019，38（6）：92 –96.

［32］王少金. 从分子生物学角度探讨"肾主骨"的实质 ［J］. 吉林中医药，1981（2）：12 –14.

［33］张进，徐志伟. "肾藏精、主骨、生髓"理论内涵辨析 ［J］. 中国中医基础医学杂志，2009，15（11）：805 –806，809.

［34］吴志奎，刘咏梅，方素萍，等. 中医肾生髓理论在抗衰老与基础研究实践思路 ［J］. 中国中医基础医学杂志，2009，15（1）：41 –42，58.

［35］李颖，刘勇，陈明. 基于水通道蛋白浅析"肾主水"现代医学内涵 ［J］. 云南中医中药杂志，2016，37（8）：15 –18.

［36］杨海发，姜殿德，王洪霞. 中西医"肾"的比较 ［J］. 中国中医基础医学杂志，2004（11）：26 –27，30.

［37］黄飞，王小琴. 肾藏象学说的现代研究及在慢性肾脏病中的运用 ［J］. 时珍国医国药，2014，25（1）：189 –192.

［38］阎梅田. 关于祖国医学"肾主水"的探讨（附201例不同类型肾病的临床观察）［J］. 陕西中医学院学报，1982（4）：14 –21.

［39］简法元，曹海仙，刘杰民. "肾主纳气"及"补肾纳气"源流探析 ［J］. 中国民间疗法，2021，29（4）：4 –6.

［40］王德山，马吉庆. 肺主"通调水道"的实验研究 ［J］. 辽宁中医杂志，1984（5）：37 –39.

［41］南昌地区防治慢性气管炎中西医结合诊断分型协作组. 慢性气管炎中西医结合诊断分型的探讨 ［J］. 新医实践，1973（2）：1 –13.

[42] 霍光旭，黄俊臣．"肾主纳气"实质探析 [J]．中医药通报，2004 (5)，44 – 45.

[43] 沈自尹，陈响中，陈剑秋，等．"肾阳虚"证的下丘脑 – 垂体 – 甲状腺轴初步观察 [J]．上海中医药杂志，1982 (2)：42 – 45.

[44] 徐淑云．临床药理 [M]．合肥：安徽科学技术出版社，1982.

[45] 李凡成．中医耳鼻喉科学 [M]．长沙：湖南科学技术出版社，2012.

[46] 陈慧娟，朱凌凌，石晓兰．"体华窍"理论指导从肾辨治疾病意义探讨 [J]．北京中医药大学学报，2011，34 (10)：659 – 661.

[47] 邵湘云，王世勋．肾衰、肾透析和肾移植与耳聋 [J]．国外医学·耳鼻喉科学分册，1983 (4)：214 – 216.

[48] 余增福，刘益群．试述脏腑辨证在耳鼻科中的应用 [J]．安徽中医学院学报，1983 (4)：51.

[49] 曾兆麟，吴大正，陆元元．中医"肾"与耳关系的实验性研究 [J]．上海中医药杂志，1980 (1)：2 – 5, 41.

[50] 王景贤，王凤岐，杨惠，等．通过肾脏病患者听力测定结果探讨肾与耳的关系 [J]．中西医结合杂志，1989 (2)：91 – 92, 69.

[51] 陆丽明，曾婧纯，李盈．"肾开窍于耳"与"心寄窍于耳"的对比研究 [J]．中医药通报，2008 (2)：32 – 34.

[52] 巴元明，王林群．基于护肾 1 号对慢性肾脏病患者头发氨基酸含量的影响探讨"肾其华在发"机理 [J]．广州中医药大学学报，2015，32 (6)：988 – 992.

[53] 汪坤，马淑兰．肾阳虚患者头发微量元素锌、铜变化 [J]．中西医结合杂志，1986 (2)：68, 96 – 97.

[54] 沈自尹，张丽丽，查良伦，等．肾阳虚病人的垂体 – 肾上腺皮质系统的改变 [J]．上海中医药杂志，1979 (2)：34 – 37, 28.

[55] 王林群，巴元明．"肾其华在发"理论研究概况 [J]．中医杂志，2014，55 (7)：620 – 623.

[56] 夏洁楠．中医虚劳理论研究 [D]．北京：中国中医科学院，2015.

[57] 张家庆，刘福春，丁光霞，等．"阳虚"动物脱氧核糖核酸合成率和助阳药作用的研究 [J]．中医杂志，1982 (3)：64 – 66.

[58] 施玉华，施九皋，陈计．阳虚模型的舌尖及颌下腺变化和某些助阳药作用的研究 [J]．上海中医药杂志，1980 (5)：45 – 48.

三、"内伤虚损"病理机制的现代研究

虚损亦称虚劳，是由脏腑亏损、元气虚弱而致的多种慢性病证的总称。虚者，损之渐；损者，虚之极。凡禀赋不足，后天失调，病久失养，积劳内伤，酒色纵肆，七情乖戾，渐至元气亏耗，久虚不复而表现为各种亏损证候者，都属于本病范畴。

关于虚损的理论，早在《素问·通评虚实论》就提出了"精气夺则虚"的理论，

说明人体内阴血与阳气的消耗不复，可以形成虚损。《金匮要略》立虚劳为专篇，方证并举，证脉互参。《肘后备急方》始出"虚损"之名，并收载了不少实用有效的单验食治方，使虚损治疗的手段日趋完备。李东垣、朱丹溪对劳倦内伤之证各有阐发，前者长于甘温补中，从脾胃立论；后者善用滋阴降火，从肝肾论治；此后人们对虚损的论治均有发挥，这些理论一直指导着临床实践。"内伤虚损"病机探讨一直为易水学派的重点，从李东垣提出脾胃内伤致病，到明清张景岳等医家探讨肾之真阴真阳亏损，都不乏精辟见解。在整理研究虚损理论的基础上，运用现代科学知识和方法，对产生虚损的本质进行了有益的探讨，为今后中西医结合增添了新的内容，为此，就有关虚损理论研究的概况综述于后。

（一）虚损的病理解剖学基础

匡调元认为八纲不仅具有生理学和生物化学的基础，而且必然具有病理解剖学的基础，并通过24例虚损患者临床病理资料的分析，观察到大多数临床表现为虚证的患者，在病理形态上往往可见以下几种病变。

（1）内分泌腺变性或萎缩：对24例虚损患者进行观察，发现其垂体前叶、肾上腺皮质、甲状腺、睾丸或卵巢均呈现不同程度之退行性变化，因为内分泌腺担负着对整个机体新陈代谢的调节作用，它们的萎缩变性能影响全身，因此其意义与一般细胞的变性或萎缩截然不同。

（2）细胞萎缩或变性：任何器官和组织之功能不足，必然有其物质基础，这就是细胞的萎缩、变性或坏死，在各种慢性消耗性疾病中，实质脏器之细胞变性，如浊肿、脂肪变性是常见的，可见于肾、肝、脑等器官，特别是心肌的病变，可见心肌细胞变性，体积缩小，心肌急性浊肿、断裂，间质水肿，炎症细胞浸润等病变，并认为这些病变是具有临床病理意义的。

（3）慢性炎症：在病程较长、病情较重的虚证，可见具有特殊功能的主质细胞由变性萎缩而死亡，代之以纤维结缔组织以致整个器官功能不全。这常常是慢性炎症向瘢痕发展的结果，病理上较为常见的有肝硬化（可表现为脾肾阳虚）、肾硬化（肾阴虚或肾阳虚）、心肌纤维化（心阳不足）、胰腺纤维化（脾虚泄泻）、肺硬化或纤维化（肺气虚）、胃或十二指肠溃疡病时溃疡底部瘢痕形成（脾胃虚寒）等。

（4）网状内皮系统吞噬功能低下与神经系统的退行性变化：杨牧祥等对18只健康SD大鼠采用烟熏法复制肺气虚证动物模型，对其肺组织病理学做了研究。结果表明，在小支气管黏膜下、肺泡组织间均有显著的小静脉扩张，多数腔内有红细胞聚集，组织间隙有慢性炎症细胞浸润，而且肺组织中血管分布变少，呈现淤血和缺血区并存的现象。同时认为肺组织供血状态所呈现的淤血征象是形成"气虚血瘀"的病理机制。李浩等观察了14只肺气虚证大鼠上下呼吸道病理变化，结果肺气虚大鼠的鼻腔、气管存在不同程度的炎症病理变化。肺部表现除2只大鼠较轻外，其余动物部分肺组织或全肺重度改变，肺结构破坏，部分动物可见小脓肿，个别动物肺泡内淤血。扫描电镜下发现肺气虚大鼠的下鼻甲和气管黏膜纤毛细胞数量显著减少，出现缺损区域，且纤毛稀疏、扭曲、倒伏，黏膜面有黏液，杯状细胞增多，胞浆充满黏液颗粒，黏膜及黏膜下层浆细胞浸润，结缔组织减少。其中肺泡内的淤血也证实了上述肺组织存在淤血的观点。窦红漫等对 34 只大鼠采用气管内注入脂多糖（LPS）和烟熏方法复制肺气虚模型，对实验性肺气虚大鼠气道病理组织及超微结构进行观察，认为模型组大鼠有慢性支气管炎及肺气肿的病变，并建议将气道形态及气道病理观察指标与评分方法，作为肺气虚证本质研究客观量化指标之一。

（二）虚损与免疫功能低下

有学者通过玫瑰花结试验、淋巴细胞试验发现 38 例慢性支气管炎虚证患者的玫瑰花结试验均低于正常，其中肾虚患者更为明显，38 例慢性支气管炎虚证患者淋巴细胞转化率只有肾虚患者才有明显降低。陶志达总结其有关研究的结果为脾虚患者外周血液淋巴细胞数、抗物血凝素皮试反应、E－玫瑰花环形成率均较正常为低，慢性肾炎脾虚型患者血清 IgG、IgA 低于正常，结果提示脾虚患者有体液免疫低下现象。有学者报道，肺气虚与对照组（健康人）结果，肺气虚组 E－玫瑰花环形成试验、血清 IgA 及补体 C3 与对照组无显著差异，而淋巴细胞转化率及血清球蛋白 IgG、IgM，则均明显低于对照组，提示肺气虚者细胞免疫和体液免疫功能较健康人低下。章育正报道患白血病、肺癌、肾炎、食道癌、脑瘤、矽肺的虚证患者，其 E－玫瑰花环形成率较正常人明显降低，血清补体 C3 含量较正常人明显降低，血清 IgG 含量低于正常人，IgM 含量低于正常人。严庆惠检测虚证患者 100 例，气阳虚型 44 例，阴虚型 5 例，气阴虚型 51 例，血型、淋巴母细胞转化率及免疫球蛋白的结果，全组患者的 Ig 均在正常范围内，淋巴母细胞转化率均低于正常，以 AB 型血型虚证患者的淋巴母细胞转化率最低，且下降例数明显多于 A 型和 B 型，虚证患者中 AB 血型高于正常对照组，A 型则明显低于正常对照组，AB 血型患者中，气阴两虚发生率明显高于 B 型及 O 型的虚证患者，揭示 AB 血型个体易患虚证，且 AB 血型虚证患者的免疫功能低下，表明血型与虚证有关，因血型与遗传有关，故认为虚证可能有遗传倾向。陈梅芳等对尿毒症肾虚与内分泌及免疫功能的关系进行了临床分析，其中肾阳虚者 33 例，肾阴虚者 5 例。结果表明，阳虚组明显下降，阴虚组 IgG 升高，但无统计学意义，而 IgM 显著升高，阳虚组中测玫瑰花环值 15 例均低于正常，肾阳虚、肾阴虚中 C3、CH50 均明显低于正常，结果提示肾虚患者大多呈免疫反应低下状态，抗邪能力很差。刘尽忠报道了脾胃气虚患者治疗前后的 T 淋巴细胞平均值明显低于健康人，说明其免疫功能降低，用香砂六君子汤治疗后 T 淋巴细胞值平均多增长 21.95%，有的已恢复正常，说明通过辨证治疗不但脾胃症状得到改善，免疫功能也得到恢复。邝安堃从中医"邪之所凑，其气必虚"的观点中得到启示，认为虚损患者抵抗力可减低，免疫功能可能有变化，他检查了 44 例阳虚患者的细胞及体液免疫功能，结果有 25 例减低，细胞免疫以 B 细胞花环减低较多，体液免疫低的较少，说明阳虚时免疫功能有减退现象。有学者对 51 例肺心病缓解期患者进行中医辨证分型及生化检查，4 例阳虚证测定 24 小时尿 17 - 羟、17 - 酮均低于对照组，给参藿片（党参、淫羊藿）治疗，尿 17 - 羟、17 - 酮水平提高，2 例淋转试验治疗前平均为 49%，治疗后上升至 60%，提示益气温阳药不仅能提高患者垂体肾上腺皮质系统兴奋性，提高激素水平，而且同时能恢复免疫缺陷。45 例偏阴虚证中 7 例淋转试验低于正常者，经参麦注射液（党参、麦冬、五味子）治疗后淋转试验均提高到正常水平，说明益气滋阴药能使细胞免疫功能低下者得到恢复。

林求诚的研究结果则是 E - 玫瑰花环形成试验明显低于对照组，体液免疫中 IgM、IgG、IgA 抗体比对照组稍见增高。肺气虚证研究汇总同一免疫指标出现了不同的研究结果，可见此方法研究不能揭示肺气虚证本质。申维玺首先提出中医虚证的本质是基因诱生性表达细胞因子和阴虚证本质可能是白细胞介素 - 1（IL - 1）、肿瘤坏死因子（TNF）等细胞因子的假说。如目前的研究表明，IL - 1、TNF 等细胞因子在结核病、自身免疫性疾病等疾病中起着关键性作用，这些疾病的临床表现（低热、盗汗、口干、舌红、脉细数等）和病理变化产生的分子原理就是由于 IL - 1、IL - 6、IL - 8、TNF 等细胞因子基因表达调控异常，引起细胞因子网络紊乱产生的，临床实践表明，使用抑制 IL - 1、TNF 基因表达的药物，可以起到治疗临床症状的效果。据此，可以推导出这些细胞因子可能是阴虚证的本质。杨宏新等对 $CD4^+$、$CD8^+$ 在肺气虚大鼠肺和皮肤中的表达进行探讨，采用 S - P 免疫组化方法检测皮肤和肺组织中 $CD4^+$ 和 $CD8^+$ 的表达，发现肺气虚证大鼠肺脏和皮肤 $CD8^+$ 细胞均升高；皮肤 $CD4^+$ 细胞发生迁移，但数量没有发生变化。侯辉等对 26 例慢性支气管炎肺气虚患者的支气管 - 肺泡灌洗液（BALF）中中性粒细胞、巨噬细胞和淋巴细胞比例的计数及 IgA、IgG 的含量进行观察和检测。肺气虚证组与正常组比较，BALF 中嗜中性粒细胞、巨噬细胞比例显著下降，淋巴细胞比例显著升高；IgG 含量显著增加，IgA 含量有下降的趋势，但无统计学意义。王国俊等研究 50 例肺气虚证尘肺患者的免疫球蛋白水平的变化，证实肺气虚证患者 IgG 含量增高。张伟等根据中医基础理论中脏腑关系即"肺与大肠相表里"，通过放射免疫法分别对肺气虚证和空白组大鼠的肠组织 sIgA 含量进行了检测，结果发现肺气虚证大鼠肠组织 sIgA 含量明显低于空白对照组。全建峰等对慢性肾炎和糖尿病患者的研究发现，肾阴虚证患者血清免疫球蛋白 IgM、IgG 水平升高，免疫球蛋白 IgA 升高不明显。治疗后补体 C3 显著升高，补体 C4 升高但无显著性差异，认为补体 C3 可作为肾阴虚诊断的客观指标。李永伟等观察了原发性肾病综合征患者血清白细胞介素 - 6（IL - 6）和 IgG 水平，发现肝肾阴虚、湿热留恋的患者血清 IL - 6 和 IgG 水平均显著高于其他组。王秀荣等对糖皮质激素型肾阴虚小鼠免疫功能进行研究，结果肾阴虚小鼠体液免疫降低，巨噬细胞吞噬能力和 T 细胞的增殖能力均受到抑制，六味地黄丸能够改善肾阴虚免疫功能的降低。朱萱萱等观察补肾活血方对氢化可的松型肾阴虚小鼠免疫功能的影响，发现肾阴虚小鼠吞噬碳粒系数、迟发型过敏反应、溶血素抗体生成及 T 淋巴细胞染色率均显著下降，补肾活血方可改善模型小鼠的免疫功能。由此可见，免疫功能的相关指标可作为肾阴虚诊断的量化指标。王坤芳等通过对脾气虚型亚健康状态大鼠的细胞免疫功能的研究得出结果：与正常组比较，脾气虚型亚健康状态各组大鼠脾脏指数与胸腺指数降低，$CD4^+$、$CD45RA^+$ T 细胞表达率及 $CD45RA^+/CD45RO^+$ 降低，$CD4^+$ $CD45RO^+$、$CD8^+CD8^+CD45RO^+$、$CD45RO^+$ T 细胞表达率升高，差异有统计学意义。结论：T 淋巴细胞亚群数目与比值的改变参与了脾气虚型亚健康状态大鼠的生理变化过程。刘芬等通过对苍术麸炒前后对"脾虚证"大鼠免疫系统及胃肠激素的影响的研究得出结论：生苍术及麸炒苍术提取物对"脾虚证"大鼠脾脏与胸腺指数，T 淋巴细胞、B 淋巴细胞增殖率和血清中细胞因子水平均有明显影响，且麸炒苍术的作用优于生苍术，提示麸炒苍术可促进细胞因子的产生，改善脾虚时 T 淋巴细胞、B 淋巴细胞功能及机体整体的免疫功能，从而间接起到益气健脾之功。曾荣华等通过研究针刺足三里穴对脾虚证模型大鼠肠系膜淋巴结 T 淋巴细胞亚群的影响发现，针刺组经针灸治疗后 $CD4^+$ 明显上升，$CD8^+$ 略有上升，Th/Tc 比例趋向平衡。说明针刺足三里穴能够调节"脾虚证"大鼠肠系膜淋巴结 T 淋巴细胞亚群的平衡，提高其肠道免疫功能，调整肠道消化功能紊乱状态，维持机体免疫耐受，调节机体免疫稳态，提高脾虚大鼠小肠的消化吸收功能，从而明显改善纳差、便溏、泄泻等消化系统症状。

（三）虚损与神经功能紊乱的关系

神经系统调节和控制着人体的生理活动，交感和副交感神经所表现的相互拮抗作用，体现了祖国医学阴阳的矛盾对立统一规律。徐上林认为虚证病理变化是由于神经功能的低落或过于抑制，副交感神经紧张度异常上升，使心肌功能低落，心跳减慢，循环量不足，血压下降，血管幅度缩小，以及基础代谢率下降。杨蓁对 87 例溃疡病胃大部切除术患者在手术前后进行了中医辨证和自主神经功能状态的测定，发现阴虚型与交感反应型的指标变化趋向一致，阳虚又与副交感反应型的指标变化趋向一致，以体温为例，阴虚型显著高于阳虚型。随着术后机体的逐步恢复，阴虚或阳虚的症状逐渐消失，从而证实了"阳虚则寒、阴虚则热"论点的科学性。有学者研究发现，偏阴虚、偏阳虚的溃疡病患者，其体温、脉率、收缩压、舒张压、出汗量、基础代谢率虽然均属于正常范围，但偏阳虚者明显低于阴虚证，偏阴虚组类似交感型，偏阳虚组类似于副交感型，进一步分析自主神经系统对内脏器官的调节作用，可以看到迷走神经功能亢进（或交感神经功能低下）的一系列表现与阳虚的临床见证大致相近，而交感神经功能亢进的一系列表现又与阴虚的临床见证相近，正确使用补阴、补阳药物后，都可改善机体免疫功能、能量代谢及调整虚寒、虚热或火旺等现象。吉凤霞认为，阴虚证主要与副交感神经功能偏于低下、交感神经活动相对处于亢奋状态有关。张云如等对老年人交感神经功能的研究发现，肾阴虚组老年人血浆去甲肾上腺素、多巴胺水平、血小板单胺氧化酶活性水平均高于肾阳虚组老年人和健康青年人，提示肾阴虚组交感神经功能偏亢。田鄂华等通过对肝肾阴虚患者交感和副交感神经功能的研究，认为血清单胺氧化酶和全血乙酰胆碱酯酶可作为反映肾阴虚的客观指标。魏汉林等报道，肾阴虚证临床多见五心烦热、口燥咽干、便秘、舌红、脉细数等，与交感神经兴奋表现相似。陈士奎等研究发现，肾阳虚患者对冷加压试验可无反应，或呈双向反应，甚或为倒错反应，提示交感神经兴奋性减弱；而阴虚患者冷加压反应比正常人明显增强，表现出交感神经活动亢进。

（四）　虚损与血浆环核苷酸含量变化关系

研究阴虚、阳虚的本质，从细胞水平乃至分子水平寻找组织中阴和阳的物质基础，以阐明这些物质的动态变化和阴虚、阳虚发生发展的关系。初步认为：各种疾病的共同规律是阴虚时 cAMP 明显升高，cGMP 不升高或轻度升高，cAMP/cGMP 比值无明显降低或有升高，阳虚时同时有 cAMP 降低或 cAMP 升高，或 cGMP 大幅度升高，导致 cAMP 相对增加，cAMP/cGMP 比值明显降低。可以说，阴虚的主要矛盾是 cAMP 升高，阳虚的主要矛盾是 cAMP/cGMP 比值降低。邝安堃等报道，观察甲状腺功能亢进 9 例，中医辨证都有阴虚表现，测甲状腺功能亢进者血浆 cAMP 较正常为高，血浆 cGMP 则低于正常，cAMP/cGMP 明显高于正常，用滋阴降火中药治疗 cAMP 较治疗前降低，cGMP 较治疗前升高，cAMP/cGMP 则明显降低。而测甲状腺功能减退症者血浆 cAMP 较正常为低，血浆 cGMP 则偏高，cAMP/cGMP 比值较正常为低，用助阳温肾补气中药治疗后与治疗前相比，cAMP 上升，cGMP 下降，cAMP/cGMP 比值有较明显上升。有学者报道，脾虚组患者血浆 cAMP 含量平均值为 13.76 ± 6.10，正常人平均值为 23.86 ± 5.38，两组相比有非常显著差异，说明脾虚患者血浆 cAMP 含量显著降低。目前大多数学者认为 cAMP 的增高与阴虚证之间有一定关系。江明等发现，肺气虚患者血浆 cAMP、cGMP 与健康对照组相比显著减低，cAMP/GMP 明显上升。宋卫东等研究表明，肺气虚证患者肺泡巨噬细胞（AM）内 cAMP 和 cGMP 与局部内环境密切相关，认为 AM 内 cAMP 和 cGMP 变化对于研究肺组织局部内环境及肺气虚本质有一定意义。程志清等提出心房利钠肽（ANF）、环磷酸腺苷（cAMP）、环磷酸鸟苷（cGMP）、超氧化物歧化酶（SOD）、丙二醛（MDA）等也可以作为用来评价心气虚证的可靠指标。蔚青等研究结果显示，冠心病心气虚证患者组的血浆 cAMP 水平较冠心病非心气虚证组、正常对照组均有明显升高；冠心病非心气虚证组与正常对照组 cAMP 水平比较差异无统计学意义。结论：冠心病患者血浆 cAMP 含量升高与 CHD 心气虚证的发病具有相关性，提示血浆 cAMP 水平升高是冠心病心气虚证发病的微观机制之一。

（五）　虚损与微量元素的关系

刘锐等对 83 例阳虚患者采用原子吸收光谱法测定血清锌值含量，其中脾阳虚证为主者 27 例，肾阳虚证为主者 13 例，脾肾阳虚证者 43 例，检测结果，83 例阳虚患者，血清锌值均低于正常人对照组，血清锌值依次为正常人＞脾阳虚型＞肾阳虚型。徐正福等报告，对风湿病虚证微量元素进行了测定，其中测定正常人 35 例，风湿病阴虚型 26 例及阳虚型 17 例，结果阴虚患者血锌值降低，铜升高，锌/铜比值降低，阳虚患者相反，徐正福认为此检查可作为虚证辨证的良好客观指标。冯菡芳等对 79 例辨证为虚证的慢性肾小球疾病患者测定其血清锌、铜含量，并以 60 例健康人为对照，结果阴虚组 23 例和阳虚、气虚组 24 例，患者的血锌含量明显下降，在气阴两虚组患者中也稍有下降，阴虚组血铜明显降低，但阳虚、气虚组都有所升高，气阴两虚组则与对照组无明显差异，阴虚组、气阴两虚组的铜/锌比值与对照组无明显差异，而阳虚、气虚组则明显升高。马贵同等选择了临床常见的气阴两虚患者 35 例，测定其血清铜、锌、铁含量及铜/锌比值。结果表明，气阴两虚组血清铜及铜/锌比值上升，血清铁下降，与正常对照组比均有非常显著的差异，血清锌含量则无明显变化。对 8 例进行了中药治疗复查，其中 6 例气阴两虚证消失，血清铜、铜/锌、铁亦恢复正常，2 例气阴两虚证加重，其中血清铜、铜/锌比值及铁含量变化亦较前显著，提示中医的证型有其物质基础，而微量元素的变化可能是物质基础的一部分。朱玟等用原子激发 X 线分析法测定 114 例虚证患者血清中某些微量元素变化，其中气虚 13 例、阳虚 51 例、气阴两虚 14 例、阴虚 36 例，结果表明，阴虚、阳虚患者血清中铜的含量均明显高于正常人组，锌/铜的比值明显低于正常人组，阴虚组更明显，阴虚组患者铁含量明显高于正常人组。张祥德用原子吸收法测定 49 例脾阳虚和 30 例脾阴虚患者血浆铜、锌、铁的含量，结果表明，二者血浆铜均较正常组明显降低，二者之间差异无显著性意义，血浆铜含量越低，脾虚证情越严重，脾阳虚者血浆锌含量高于正常组，51～60 岁人血浆铁低于正常组，61 岁以上年龄组反而显著高于正常组，说明老年人吸收不减少，但利用能力较低。刘成等对肝硬化虚证血清铜、镁含量关系观察结果，肝硬化患者血清锌含量明显降低，血清铜、铁含量则无明显差异，血清锌含量与血清白蛋白的浓度呈正相关，血清锌对白蛋白存在依赖关系，且虚证组锌低于血瘀组和正常人组，认为锌含量的降低与肝功能障碍关系密切。胡海翔对肾虚血清中微量元素变化进行了观察，其中包括慢性粒细胞性白血病、慢性肾盂肾炎、泌尿系结石、慢性胃炎、慢性支气管炎和神经衰弱共 42 例，均有肾虚证表现，测定结果，肾阳虚组 20 例，血清中锌的含量明显低于肾阴虚和正常组，铜的含量变化不大，肾阴虚组 22 例，血清中锌、铜的含量与正常组比较均无统计学意义。罗陆一等通过对 52 例气虚患者血清微量元素的观察结果，气虚组血清铜变化不大，差异无统计学意义，血清锌明显降低、铜/锌比值升高、血清锰升高、血清铬升高，差异有统计学意义，罗陆一等认为气虚患者血清锌降低，铜/锌比值升高，血清锰、铬升高，提示微量元素含量变化与气虚有内在的联系，这种联系是通过酶来实现的，且认为微量元素可能是证的物质基础之一，它们的含量变化影响酶的活性，从而导致气虚证。黄献平等从血清锌、铜、锌/铜及铁和钙含量变化的角度，对心病不同证型患者进行了检测分析。结果提示心气虚证组以血清锌、铁、钙含量下降为特征。说明血清锌、铁、钙含量的变化与心气虚辨证存在一定关系。谭茹等在小儿肺气虚证与微量元素的研究中发现肺气虚组血清锌低下，与正常组有显著性差异，而学者们通过测定脾气虚证或者脾阳虚证患者的血锌含量，发现其测量值也都是降低的。因此，该指标在肺气虚证中的诊断价值也就不复存在了。赵勤萍等应用原子吸收方法对慢性支气管炎肺气虚证患者全血、头发及血清中镍、铁、钴、锰、铜、锌六种微量元素的含量进行分析，结果表明，慢性支气管炎肺气虚证患者体内镍、锌含量降低，铜、铁、钴含量明显升高；慢性支气管炎肺气虚证全血中镍元素水平亦下降，铜、铁、锰元素含量升高，锌水平降低；慢性支气管炎肺气虚证血清中铜、铁元素含量也明显升高，锌水平降低；同病异证组微量元素和异病同证组微量元素改变有所不同。英锡相等报道，在慢性肾炎肝肾阴虚证患者血清微量元素与正常组比较，锌、铁、铜明显低于正常值，锰元素高于正常组。结论：实验结果表明慢性肾炎肝肾阴虚证患者血清中微量元素发生改变，将为临床慢性肾炎肝肾阴虚证研究提供借鉴。吴瑞艳等报道肾阳虚伴有夜尿频多、尿频、尿急、尿失禁等排尿异常症状的患者，血清中微量元素锌、铁、镁、铜检测值明显低于正常人水平；且 40～50 岁人群较 30～40 岁人群锌、铁、镁、铜 4 种元素检测值更低。62 例试验组中锌缺乏者占 13 例，且锌缺乏患者中铁、镁、铜检测值也相对较低。因此，30～60 岁肾阳虚伴有夜尿多、尿频、尿急、尿失禁等排尿异常疾病人群中微量元素锌、铁、镁、铜测量值低于正常人水平，补充微量元素锌、铁、镁、铜可改善肾阳虚患者的夜尿频多等症状。

（六）　虚损与血液流变学的关系

谭达人等对 40 例冠心病阳虚、阴虚患者血液流变学进行初步观察，其中阳虚 12 例，阴虚 28 例（包括单纯阴虚及虚火旺各 14 例）。血液流变学测定结果显示，阴虚患者的全血黏度比、全血还原黏度比及血浆黏度比均较正常为高，其中阴虚火旺者更为明显。增高水平可能与阴虚发热的程度有平行关系，而阳虚患者的血液黏度多在正常范围，并可能有相对稳定的性质，阳虚与阴虚患者之间有明显差异性。刘素蓉等报道阴虚证和阳虚证在血液流变学方面的变化规律，结果表明，阴虚证与阳虚证都存在着血瘀的状况，但两者所引起的物质基础与客观指标的变化不同，阴虚证主要是血浆成分增高，阳虚证主要是血细胞成分增高，提示血液流变学各项指标的检测有助于阴虚和阳虚证辨证的客观化。金卓样等仿照睡眠剥夺法制作心气虚证的大鼠模型，并进行血液流变学、肠系膜微循环的检测。结果表明，模型组的血液流变学多项指标均有明显的改变，而全血比黏度和血沉方程 K 值等明显增加，肠系膜循环血流速度缓慢，血流量减少，提示心气虚证其血液处于一种高黏高凝状态。黄惠勇等对 60 例心病辨证为心气虚证、心血虚证、心血瘀证各 20 例患者，进行血液流变性检测，提示心气虚证组与心血瘀证组的血液流变学各项指标差别无显著意义，只是各主要指标绝对值均为心血瘀证组大于心气虚证组。而与心血虚证的血液流变学指标比较，其全血黏度、血浆黏度、红细胞电泳等指标的差异明显。表明"心病"的不同"证"之间存在不同的证本质的差异。王元勋等发现肺气虚时全血黏度比、血浆黏度比、全血还原黏度及 RBC 压积均升高，与宋崇顺等的研究结果基本一致。李雪梅等研究发现，老年脾气虚证患者的全血黏度比、全血还原黏度及 RBC 压积等均高于对照组，类似的改变在气虚证、阴虚证等证候中也出现过，没有特异性，也就无法揭示证候本质。黄松章观察结果：阴虚证表现为红细胞压积下降、纤维蛋白原上升、血浆黏度上升、血沉上升。张丽娟等气虚血瘀组全血黏度（高切变率、低切变率）、纤维蛋白原、血浆黏度显著高于非气虚血瘀组；室间隔厚度（IVSd）、左室心肌质量指数（LVMI）、左室内（LVDd）、左室心肌质量（LVM）显著高于非气虚血瘀组。结论：气虚血瘀型是老年高血压 LVH 常见证型之一，血液流变学及左室肥厚指标的变化为其提供实验室客观依据。

以上说明，虚损的概念是多内容的综合，它包括病理解剖、免疫功能、神经系统、血浆环核苷酸含量、微量元素、血液流变学等方面的变化。虽然这些研究及实验只是初步的，但为阐明虚损实质提供了许多有参考意义的资料，为今后研究虚损的实质起到了积极的促进作用。

（王占平　李红蓉）

参考文献

[1] 匡调元. 中医病理研究［M］. 上海：上海科学技术出版社，1980.

[2] 杨牧祥，李澎涛，韩树芬，等. 实验性"肺气虚证"肺组织病理学研究［J］. 河北医科大学学报，1996（6）：27－28.

[3] 李浩，高雪，侯辉，等. 肺气虚证大鼠上下呼吸道病理变化的实验研究［J］. 中国中医药科技，2000（5）：277－278.

[4] 窦红漫，王元勋，蔡圣荣，等. 实验性肺气虚证大鼠气道病理组织学及超微结构观察［J］. 安徽医学，2004（5）：350－352.

[5] 陶志达. 脾与免疫［J］. 广西医学，1981（9）：37.

[6] 广西中医学院基础理论研究室. 肺气虚的实质研究［J］. 广西中医药，1981（6）：43

[7] 章育正，顾永年，贺国培，等. 虚证和实证病人的免疫状态［J］. 上海中医药杂志，1984（6）：44－45.

[8] 严庆惠，陈志惠，陶伯明，等. 100例虚证病人的血型和免疫功能检测［J］. 中西医结合杂志，1984（5）：283－284.

[9] 陈梅芳，张庆怡，吴志英，等. 尿毒症肾虚与内分泌及免疫状态的关系［J］. 中西医结合杂志，1983（6）：328－330，322.

[10] 刘尽忠. 关于脾胃气虚证患者 T 淋巴细胞改变的观察［J］. 河南中医，1986（4）：16－17.

[11] 邝安堃. 阳虚病人内分泌、免疫、环核苷酸的初步观察［J］. 中华内科杂志，1979（2）：105.

[12] 吴军，盛定芳，徐淑英. 肺心病缓解期中医辨证分型和生化观察［J］. 上海中医药杂志，1979（4）：21－22.

[13] 林求诚. 慢阻肺中医辨证诊断学意义［J］. 北京中医学院学报，1984，10（5）：21.

[14] 申维玺. 再论中医证的本质是细胞因子［J］. 中医杂志，2002（12）：888－891.

[15] 杨宏新，闫晓红，王妍，等.CD4$^+$CD8$^+$在肺气虚证大鼠肺和皮肤中的表达及其生物学意义 [J]. 中华中医药学刊，2008 (7)：1538 - 1540.

[16] 侯辉，李浩，高雪. 慢性支气管炎肺气虚证患者支气管 - 肺泡灌洗液中白细胞计数和 IgA、IgM 含量的变化 [J]. 中国中医药科技，2002 (4)：201 - 202.

[17] 王国俊，徐志全，孙成勇，等. 肺气虚和肺阴虚证尘肺患者免疫球蛋白和细胞因子的研究 [J]. 中华中医药学刊，2008 (1)：75 - 76.

[18] 张伟，王立娟，赵润杨，等. 肺气虚证大鼠 sIgA 含量的测定及研究 [J]. 世界健康杂志，2008，5 (2)：28 - 29.

[19] 全建峰，吴晓康，孙晓红. 肾阴虚证患者的血清免疫球蛋白 G、A、M 及补体 C3、C4 相关性研究 [J]. 现代中医药，2004 (5)：53 - 54.

[20] 李永伟，李俊彪，杨宏志，等. 原发性肾病综合征患者血清 IL - 6、IgG 水平与中医分型的相关性 [J]. 中国中医药信息杂志，2001 (6)：47 - 48.

[21] 王秀荣，张永红，王秀英，等. 六味地黄汤对糖皮质激素肾阴虚模型免疫功能的影响 [J]. 河北医科大学学报，2005 (6)：61 - 62.

[22] 朱萱萱，丁杨，倪文澎，等. 补肾活血方对肾阴虚小鼠免疫功能的实验研究 [J]. 中华中医药学刊，2009，27 (2)：297 - 298.

[23] 王坤芳，冯玉华，梁志刚，等. 脾气虚型亚健康状态大鼠的细胞免疫功能 [J]. 山西中医学院学报，2015，16 (2)：25 - 26，29.

[24] 刘芬，刘艳菊，田春漫. 苍术提取物对脾虚证大鼠胃黏膜及胃肠免疫功能的影响 [J]. 南方医科大学学报，2015，35 (3)：343 - 347，354.

[25] 曾荣华，周露，欧阳厚溢，等. 针刺"足三里"穴对脾虚证模型大鼠肠系膜淋巴结 T 淋巴细胞亚群的影响 [J]. 中国组织工程研究，2018，22 (4)：576 - 581.

[26] 徐上林. 对"寒热虚实"实质的初步探讨 [J]. 广东中医，1962 (5)：3.

[27] 杨蓁，张伯讷，柯雪帆，等. 对"阴虚则热，阳虚则寒"本质的研究 [J]. 上海中医药杂志，1981 (8)：41 - 44.

[28] 吉凤霞. 对阴虚证和阳虚证患者应用卧立、立卧试验的研究 [J]. 北京中医学院学报，1982 (1)：18.

[29] 张云如，吴钟璇，华瑞成，等. 老年肾虚证与交感神经机能关系的探讨 [J]. 中医杂志，1994 (3)：169 - 171，132.

[30] 田鄂华，宾陈玉，王丽君，等. 肝肾阴虚证某些客观指标的初步观察 [J]. 中西医结合杂志，1990 (5)：317.

[31] 魏汉林，向楠，巴元明，等. 中医肾病学 [M]. 北京：中国医药科技出版社，2002.

[32] 陈士奎. 中西医结合医学导论 [M]. 北京：中国中医药出版社，2004.

[33] 夏宗勤，朱玟，胡雅儿，等. 中医"虚证"理论的初步探讨（阴虚和阳虚病人血浆环核苷酸含量变化的比较）[J]. 中医杂志，1979 (11)：2 - 10.

［34］邝安堃，丁霆，陈家伦，等．阳虚（甲状腺功能减退）和阴虚（甲状腺功能亢进）病人血浆环核苷酸的对比［J］．中医杂志，1979（7）：21－24.

［35］李淑珍，金敬善．中医辨证与环－磷酸腺苷关系的探讨［J］．北京中医，1983（2）：24－25.

［36］江明，陈扬荣．慢支肺脾肾虚证型与血浆环核苷酸 cAMP 和 cGMP 关系的探讨［J］．福建中医学院学报，1995（1）：16－17.

［37］宋卫东，赵江云，刘中本，等．肺泡巨噬细胞内 cAMP 和 cGMP 与肺气虚证的关系［J］．中国医药学报，1995（1）：21－23，63.

［38］程志清，吴玉芙，唐烨霞，等．昆明种小鼠心气虚证动物模型的建立与评价［J］．中国中医药科技，2003（6）：364－366.

［39］蔚青，李晓璇，马月香，等．冠心病心气虚证患者血浆环磷酸腺苷含量变化研究［J］．山西中医学院学报，2015，16（1）：48－49，51.

［40］刘锐，杨世兴，乔成林，等．83例阳虚病人血清锌值测定及其意义［J］．陕西中医，1984（6）：8－9，26.

［41］徐正福，毛月丽，杨有仪，等．风湿病虚证与全血某些微量元素含量变化关系的初步观察［J］．中西医结合杂志，1985（4）：229－231，196.

［42］冯菡芳，程威英，黄锦文，等．慢性肾小球疾病的虚证患者中血清锌及铜的变化［J］．上海中医药杂志，1985（8）：4－6.

［43］马贵同，郭大埔，肖沪生，等．气阴两虚病人血清中铜、锌、铁微量元素变化的初步观察［J］．上海中医药杂志，1985（8）：2－4.

［44］朱玟，李伟毅，邝安堃，等．阴虚、阳虚病人血清中某些微量元素变化的初步观察——质子激发 X 射线分析法的应用［J］．中医杂志，1981（8）：26－30.

［45］张祥德．脾虚与血浆铁铜锌关系初探［J］．河南中医，1987，7（5）：23－24.

［46］刘成，薛惠明．肝硬化虚证与血清锌、铜、铁含量关系观察［J］．辽宁中医杂志，1986（10）：22－24.

［47］胡海翔，郝刚，刘亚宁，等．肾虚证（肾阴虚、肾阳虚）血清中微量元素锌铜的变化及其意义［J］．江苏中医，1989（7）：37－38.

［48］罗陆一，刘增印．血清微量元素与气虚证关系的探讨［J］．辽宁中医杂志，1986（6）：19－20.

［49］黄献平，周小舟，袁肇凯，等．心病气血辨证与血清锌铜铁钙含量的关系［J］．中国中医基础医学杂志，1998（3）：3－5.

［50］谭茹，郭振球．小儿反复呼吸道感染肺气虚证与微量元素关系的研究［J］．辽宁中医杂志，1991（7）：8－10.

［51］李建生，杨士杰．脾气虚证与血浆、红细胞中微量元素关系的研究［J］．中医研究，1990（2）：19－21.

［52］罗陆一，刘增印．血清微量元素与气虚证关系的探讨［J］．辽宁中医杂志，

1986（6）：19-20.

［53］赵勤萍，谭茹，陈乃宏，等．慢性支气管炎肺气虚证六种微量元素变化规律研究［J］．中医杂志，1999（1）：3-5.

［54］英锡相，赵友林，何学红，等．慢性肾炎患者肝肾阴虚证与血清中微量元素关系研究［J］．辽宁中医药大学学报，2009，11（12）：42-43.

［55］吴瑞艳，崔淑华，张悦，等．肾阳虚证伴夜尿频多者微量元素中锌、铁、镁、铜值低于正常人水平［J］．系统医学，2018，3（15）：148-151.

［56］谭达人，吴式枢，高肇基，等．冠心病"阳虚""阴虚"病人血液流变性的初步观察［J］．中医杂志，1981（8）：31-33.

［57］刘素蓉，杨世兴，赵淑媛，等．阴虚阳虚证与血液流变学研究［J］．中国医药学报，1989（2）：12-14.

［58］金卓祥，文旺秀，严夏．心气虚证的动物模型实验研究［J］．新中医，1998（2）：3-5.

［59］黄献平，周小舟，袁肇凯，等．心病气血辨证与血清锌铜铁钙含量的关系［J］．辽宁中医杂志，1997（4）：5-7.

［60］王元勋，侯正明，陈业农，等．肺气虚实验研究Ⅱ——血液流变学变化［J］．甘肃中医学院学报，1993（4）：36.

［61］宋崇顺，廖家桢，吕小燕，等．气虚证血液流变学的临床观察和实验研究［J］．中医杂志，1981（10）：39-41.

［62］李雪梅，刘翠霞，齐惠珑．老年脾气虚证对血液流变学的影响［J］．新疆中医药，1995（2）：16-17.

［63］黄惠勇，丁果元，李冰星，等．血液流变性与心病辨证关系的研究［J］．湖南中医学院学报，1997（1）：35-37.

［64］张丽娟，王晨光．老年高血压左室肥厚气虚血瘀证血液流变学及左室肥厚指标的变化［J］．中西医结合心脑血管病杂志，2009，7（2）：139-141.

四、"脾胃虚衰"病理机制的现代研究

"脾胃虚衰"是各种致病因素导致脾胃内伤时所呈现的病理状态。李杲认为"脾胃虚衰"则元气失于充养随之亦衰，五脏九窍皆失于滋荣，百病由之而生。由此可见，"脾胃虚衰"是李杲论述脾胃内伤发病机制的基础和核心。随着现代科学技术的发展，中医药通过脾主运化的研究主要以研究脾胃虚衰为重点。阐明"脾胃虚衰"的现代病理机制无疑对深刻理解李杲脾胃学说有着重要作用。近年按照中医传统理论"生化乏源""劳倦伤脾"等制造动物模型获得成功，对中医脾虚证进行了大量实验和临床研究，初步揭示了"脾胃虚衰"的病理实质。脾胃虚衰症状出现时会有大量器官出现细胞、分子和基因水平的变化，并进一步引起组织结构和功能的改变，对脾胃虚衰的实验研究也广泛涉及消化功能、免疫功能、内分泌、血液及微量元素变化等。现代研究

显示，脾虚本质临床指标前 10 位分别是胃肠激素、T 细胞亚群、免疫球蛋白、唾液淀粉酶、免疫细胞因子、D－木糖醇排泄率、微量元素、淋巴细胞转化率、胃肠电及分泌性免疫球蛋白。

（一）"脾胃虚衰" 主系消化系统功能减退

中医认为，脾主运化，胃主受纳，同居脘腹中焦，共司消化吸收。对于脾在消化吸收中的作用，陆渊雷指出："脾者，古人指小肠之吸收。"近年更有人指出，脾主运化，包括从口腔起的整个消化器官的大部分功能，似与唾液腺、胃、肠、胰、肝的功能有密切关系。"脾主运化"与消化系统关系密切，其功能与形态的异常是脾虚最基本的病理变化。许多实验结果表明，胃肠道运动功能、消化吸收功能、内分泌、激素、形态结构的改变以及胰腺外分泌功能的改变等，均是脾虚发生的病理机制。

有学者对脾虚患者的消化吸收、分泌和消化道运动功能等方面都进行了研究，发现中医辨证脾虚的患者多数可见到血清胃泌素含量降低、小肠吸收功能减退、胰分泌淀粉酶的功能低下，以及消化道运动排出速度加快等。钱先等在对脾胃阴虚证血浆环核苷酸的对比研究中发现，脾阴虚组的病例多为慢性萎缩性胃炎、浅表性胃炎、慢性结肠炎、消化性溃疡、胃肠神经官能症、甲亢等，胃阴虚组病例多为肠伤寒、糖尿病、癌症、高热后期等，由此可见脾虚证与消化系统的关系。

有人发现慢性支气管炎脾虚型患者，有 50%～60% 大便中检出未消化肌纤维和脂肪颗粒，提示存在着消化吸收不完全。还有人对 71 例脾虚泄泻者，在治疗前进行消化道钡餐检查，发现半数以上有肠胃功能紊乱和器质性病变，其中以小肠异常占多数。有学者对 100 例脾虚泄泻患者通过 X 线钡餐透视发现有小肠吸收不良综合征、胃肠下垂、小肠炎症、胃肠功能亢进者共 63 例，占 65.9%；胃镜检查 44 例，有浅表性胃炎、萎缩性胃炎者 20 例，占 45.4%；结肠镜检 59 例，有肠黏膜萎缩性改变、表浅性结肠炎改变、肥厚性肠炎者共 38 例，占 64.4%；反映了脾虚泄泻患者有消化系统病理形态的改变。上述资料提示脾胃虚衰患者有消化系统功能与结构的病理改变。尚有资料证实，脾胃虚衰似与唾液腺、胃、肠、胰、肝的功能障碍有密切关系。脾虚证大鼠下丘脑及小肠中两种脑肠肽生长素（ghrelin）和神经肽 Y（NPY）含量减少，从而抑制了胃肠道的运动，影响摄食。

关于唾液腺功能：广州有学者率先发现脾气虚患者唾液淀粉酶活性比值（酸刺激后/酸刺激前）较健康人明显下降，并且这一结果在 10 多家医疗单位得到重复，在慢性胃炎、心血管系统疾病、重症肌无力等多种疾病的脾虚证患者中亦得到证实。

关于胃肠功能：多家医院的资料均表明，脾虚患者都有不同程度的胃分泌功能紊乱，并以功能不足（胃蛋白酶和胃酸低下）为主要表现，部分病例表现为胃酸增高。有学者在慢性气管炎患者的粪便中观察到，在进食量及品种大致相同的情况下，脾虚者 31%～62% 有较多的未消化食物残渣（包括肌纤维）及未被吸收的脂类物质和淀粉颗粒，且与对照组有明显差异。同时发现粪淀粉酶含量显著高于正常人，说明脾虚时

"运化失司"的含义包括对食物的消化吸收不完全，并提示其原因除酶的活性降低外，可能是酶的利用不充分或有其他因素的障碍。肠易激综合征（ISB－D）的主要病机是肝郁脾虚，肝郁脾虚型 ISB－D 患者存在免疫功能受损。研究发现，肝郁脾虚 IBS－D 大鼠的肠道黏膜膜层、黏膜基层 SCF 及 C－kit 蛋白表达减弱，血清炎症因子 IL－8 含量明显升高，IL－10 含量明显下降，运用疏肝健脾药物后免疫细胞因子的表达得到调节，且炎症因子水平降低。临床研究证实，痛泻要方作为中医疏肝健脾之代表方剂对 IBS－D 患者的免疫功能有改善作用。

脾阳虚证是临床常见的脾虚病证，胃肠道消化吸收下降及水液代谢紊乱是其常见症状。采用饮食不节、劳倦过度及苦寒伤阳药建立脾阳虚大鼠模型，结果表明，脾阳虚大鼠在回肠上皮细胞膜上水通道蛋白 4（AQP4）的表达量明显降低，提示 AQP4 可能参与了脾阳虚证水液代谢紊乱的病理过程。采用耗气破气药物小承气汤灌胃、饥饱失常和劳累三复合因素建立脾虚证模型，观察到脾虚证大鼠胃黏膜黏液凝胶（MUC5AC）的含量明显减少，表明脾虚证可以表现为胃黏膜屏障功能减弱，进一步导致慢性胃病的发生。四君子汤可通过改善胃黏膜屏障功能对慢性胃病起到治疗作用。

脾虚亦可出现肠道菌群失调，小鼠脾虚便秘模型中小鼠体重减轻，肠道细菌总数减少，大肠埃希菌、乳酸菌、双歧杆菌数和真菌数量均升高，肠道淀粉酶和蛋白酶活性下降，木聚糖酶和纤维素酶升高，肠道微生物平衡失调。通过肠道细菌基因共有重复序列指纹图谱多样性分析发现，脾虚型大鼠亦存在菌群结构紊乱和失调。

关于胰腺功能：有报道气管炎脾虚痰湿型、肾虚喘促型、肺寒型各组患者的血清淀粉酶活性均较正常人升高，其中以脾虚痰湿型为最明显；也有报道部分脾虚患者（慢性痢疾）血清淀粉酶活性偏低，提示脾虚患者的胰腺功能异常。对脾阴虚证患者的胰腺外分泌功能进行治疗前后测定并与脾气虚患者和健康人进行对照研究，结果发现脾阴虚患者的胰腺功能排出率降低，表明胰腺外分泌功能降低，小肠吸收功能低下，导致"脾主运化"功能失司，直接影响食物的消化吸收。研究人员认为现代医学的胃、肠、胰等消化器官和其主要功能是中医"脾主运化"功能的重要组成部分。同时认为，脾阴虚证的胰腺外分泌功能低下是因胃肠道组织存在某种程度的慢性炎症、萎缩，影响了小肠黏膜细胞分泌促胰液素等，使体液调节失调，以及胰腺自身的慢性炎症反应、萎缩等因素所致。脾气虚证对照组的胰腺外分泌功能也明显降低，说明在病理情况下，脾阴虚或脾气虚均可导致运化失司，脾气虚所致的胰腺外分泌功能低下，其客观病理实质可能与胃肠道黏膜充血、水肿及消化道运动排空速度加快有关。脾虚证和肝郁脾虚证模型大鼠十二指肠液中的胰蛋白酶、生长抑素、胰脂肪酶和淀粉酶活性降低，胰岛素和胰高血糖素升高，表明脾虚与胰腺内、外分泌功能异常有关。

关于肝脏功能：有报道脾虚泄泻患者的血清白蛋白低于 4g 者可达 64.7%，其中部分病例有白/球蛋白倒置现象，经健脾药治疗后有所好转。

上述资料显示，脾虚患者不仅存在着消化系统功能与结构的改变，而且与消化系统腺体分泌异常以及肝脏功能障碍有着密切关系。

（二） "脾胃虚衰" 伴有全身功能的减退

脾胃为诸脏之本，脾胃健旺则周身皆得其养，脾胃虚衰生化乏源则诸脏亦衰。李杲反复论述："脾胃之气既伤，而元气亦不能充。""胃虚则脏腑经络皆无以受气而俱病。""胃之一腑病，则十二经元气皆不足。" 这与近年研究证实脾胃虚衰不仅具有消化吸收功能减退，而且伴有全身多脏器多系统功能障碍及紊乱的看法相吻合。

1. 血液系统

对"生化乏源"动物的研究显示，随着营养缺乏程度的加重，贫血亦逐渐加重，在轻度试验组红细胞已见下降趋势，重度试验组红细胞计数明显减少，说明各种原因造成脾胃虚弱，生化乏源，均可致气血生成障碍。脾虚大鼠血清肌红蛋白的含量明显减少。有人统计47例脾虚泄泻患者，有21例血红蛋白轻度降低，说明脾胃虚衰，则其"受气取汁，变化而赤"化生血液的功能受到影响，正如李杲所云："气少则津液不行，津液不行则血亏。"

脾胃虚衰，摄血功能亦受到损害，易发生出血。有学者对脾不统血型出血患者的凝血状态进行了观察，发现血浆纤维蛋白原含量较正常人明显降低，优球蛋白溶解时间较正常人明显缩短，提示有纤维蛋白溶解活跃现象，使凝血系统和抗凝系统的动态平衡遭到破坏，故出血较正常为多。对脾虚患者的血液流变学及微循环指标进行检测发现，脾虚证患者的血浆黏度增高，说明血液流变学表现为高黏状态，红细胞硬化指数有出血倾向及贫血现象，微血管清晰度降低，管袢细短，提示组织器官供血不足。血栓素 A2 是很强的缩血管物质，且具有促进血小板黏附、聚集的作用，可导致血栓的形成；前列环素 I2 有舒张血管、抑制血小板集、抑制血栓形成的功能。正常情况下两者处于动态平衡状态，对维持血管紧张性、协调凝溶血机制有重要作用。实验研究中通常用血栓素 B2 （TXB2）、6－Keto－PGF1α 代表 TXA2 和 PGI2 的活性。脾虚模型组小鼠 TXB2 明显升高，而 6－Kcto－PCF1α 则明显下降，从而导致患者常有血液高凝状态，易合并血栓形成，阻塞肠黏膜微循环，造成黏膜缺氧损伤。提示在脾胃虚衰的情况下，不仅血液生成受到影响，血凝机制也受到损害，从而证实李杲"脾胃不足，皆为血病"，强调脾胃虚衰导致血液病变的论述是有科学依据的。

2. 水盐、物质代谢

鉴于脾主运化包括运化水谷和水湿，故近年在研究脾虚证时，就脾胃虚衰对水盐、蛋白质、能量代谢的影响也进行了研究。血浆代谢组学研究显示，脾气虚代谢综合征患者血浆标本代谢物图谱呈现出不同于正常健康人的分布图谱。有学者在慢性支气管炎和溃疡病研究中，均发现脾虚患者唾液钠含量增高而钾降低，钠/钾比值升高。由于肾上腺皮质激素特别是醛固酮能促使唾液腺保留钠和排出钾，故提示这些脾虚患者的电解质失调可能与肾上腺皮质功能不足有关。肾上腺皮质功能不足的早期可能表现为脾虚，晚期才表现为肾虚。同时对慢性支气管炎患者测定其排尿量及排痰量，结果表明脾虚越甚则尿量越少而痰量越多，提示脾虚患者有"水湿内停"和"积液成痰"。这些实验资料说明，"脾"与水盐代谢有一定关系。

蛋白质糖基化在消化系统中具有特殊的意义，消化道黏液含有较多糖蛋白，可润滑和保护黏膜组织，同时多数消化酶也是糖蛋白，故糖基化修饰对于食物的消化吸收非常重要。刘健等研究认为老年脾虚的本质是小肠吸收功能降低，胃黏膜组织学改变及贫血、蛋白质-能量营养不良。孟毅观察14例脾阳虚患者，发现其血清白蛋白偏低，球蛋白都偏高。脾虚患者游离氨基酸总量、必需氨基酸及支链氨基酸含量显著低于正常人。脾虚模型小鼠脾脏、肾脏、肝脏、小肠组织蛋白质含量均比正常对照组显著降低。有学者对49例脾虚患者做糖耐量试验，其中9例空腹血糖低于正常，服葡萄糖后2小时却有6例高于正常，2例低于正常。血清代谢物谱研究显示，与正常组相比，脾气虚和脾阳虚组代谢产物癸酸、油酸、硬脂酸、琥珀酸、延胡索酸、苹果酸、葡萄糖含量升高，花生四烯酸、亚麻酸、十二碳烯酸、雄酮、4-庚酮、尿苷等含量降低。

脾虚还可以影响微量元素代谢，研究发现，脾虚厌食儿童血液中钙、铁、锌的含量均低于正常儿童。还有研究发现，脾虚患者的血清锌、铜含量下降。钙有"生命元素"之称，缺钙可以引起盗汗、厌食、免疫力低下、骨骼异形等病症。铁是必需的造血元素，对消化、循环系统都有一定影响。缺铁会引起注意力不集中、记忆力减退、免疫功能降低、厌食、腹泻等。缺锌会影响食欲。说明脾虚失运会影响消化吸收功能，导致微量元素缺乏，微量元素缺乏会进一步影响脾胃的运化功能。上述研究说明，脾胃虚衰会引起水盐、蛋白质及能量代谢的障碍。

3. 肌肉组织

有人用不同方法研究脾对肌肉收缩力、做功量及抗疲劳能力的影响。有报道以握力测验慢性气管炎患者，脾虚组患者握力显著低于肺虚组。脾气虚而下陷，可致内脏下垂。有学者用超声波探测脾虚内脏下垂患者的肝、脾、肾位置，并用钡餐透视检查胃下界，结果表明内脏下垂与脾虚程度呈平行关系。

20世纪80年代末，刘友章率先认为"脾主肌肉，与线粒体密切相关"，提出"中医脾—线粒体相关学说"。脾虚患者胃黏膜壁细胞线粒体数目减少、超微结构受损、能量代谢障碍。脾虚大鼠的肝、心肌、胃、骨骼肌细胞线粒体细胞色素 a、b、c、c1 及细胞色素氧化酶含量均低于正常大鼠。脾气虚和脾阳虚大鼠骨骼肌线粒体 $Na^+ - K^+ -$ ATP 酶和 $Ca^{2+} - Mg^{2+} -$ ATP 酶活性显著降低，脾虚大鼠肝脏线粒体琥珀酸脱氢酶、细胞色素氧化酶活性均显著降低，提示肝脏线粒体受损，能量代谢障碍，导致细胞氧化磷酸化功能障碍，ATP合成能力降低。脾虚状态下机体对脂质过氧化应激反应能力降低，常伴随不同程度心肌、骨骼肌、肝、小肠线粒体超微结构损伤。

4. 神经系统

有学者分别采用卧立试验、冷压试验、奥本海姆试验、颈反射、眼心反射等方法检查慢性痢疾患者66例，有自主神经功能紊乱者55例，其中绝大部分是脾虚患者。脾虚动物模型自主神经功能呈紊乱状态，脾虚时下丘脑垂体及甲状腺的合成、分泌及调控功能低下。有人综合近年研究资料指出：脾虚的症状、体征与胆碱能危象症状群非常相似，其中属于毒蕈碱样作用的有食欲不振、恶心、呕吐、发汗、多涎、嗳气、上腹部疼痛、肠蠕动亢进、下痢等，属于烟碱样作用的有疲倦感增加、全身肌肉衰弱、平滑肌痉挛等，脾虚型溃疡病空腹痛甚、得食痛减、喜暖喜按、流口水、舌淡脉迟，脾虚慢性支气管炎痰多、口水多，脾虚型慢性痢疾大便次数多，黏液稀便、腹痛，这说明副交感神经兴奋性偏亢。但也有部分患者呈交感神经功能偏亢，如腹满喜按、腹满时减复如故等症状，出现松弛性鼓肠，提示副交感神经功能降低。这些临床现象提示脾胃虚衰患者伴有自主神经功能紊乱。

此外，不少研究证实，脾虚患者大脑皮层功能活动的失调，如有人用巴甫洛夫条件反射的建立测定虚证的神经类型多为抑制型。大脑皮层特别是运动分杆器的功能变化可表现为运动从属时值的改变：兴奋过程时值减小，抑制过程时值增大。据此有人测定脾虚和脾肾虚患者的运动从属时值较大，表明大脑皮层特别是运动分析器内发展抑制过程；同时脑电图检查，其 α 波频率较快，波幅较低，α 指数低，对光、声刺激反应的潜伏期较长，而持续时间较短，说明大脑皮层的兴奋过程较弱，而抑制过程占优势，经健脾治疗后明显改善。

脾虚还与学习记忆及脑区有关，脾虚模型大鼠脑内神经肽 Y 基因的表达改变和免疫阳性反应物在下丘脑腹侧核、海马 CA1 区、前额叶皮层明显降低。脾虚大鼠海马CA1 区及下丘脑腹侧核的 Janus 激酶 1（JAK1）和转录激活因子（STAT1）水平明显升高，细胞因子信号抑制分子 1（SOCS1）明显降低。

从现代医学角度看，胃肠道消化液分泌、小肠营养物质吸收、胃肠道平滑肌运动、蛋白质合成等均与内质网功能密切相关。因此，有学者提出中医脾脏功能与内质网联系最大，内质网应激是脾虚证的本质。脾阴虚糖尿病大鼠大脑皮质中 IRE1α 和 p - JNK2 的蛋白和下丘脑 GRP78 蛋白表达较正常组升高，提示有内质网应激的发生，采用滋补脾阴方药能够降低相应蛋白的表达，减轻内质网应激，改善糖尿病大鼠认知功能障碍。上述研究显示，脾胃虚衰以消化系统功能减退为基础并伴有全身多系统功能的失调，这与李杲所论"脾胃之气既伤，而元气亦不能充""脏腑经络皆无以受气而俱病"的看法是相符合的。

（三）"脾胃虚衰"伴有免疫抗病能力的低下

《内经》提出："脾坚则脏安难伤。""脾为之卫。"《金匮要略》载："脾旺不受邪。"均指出脾之功能旺盛则机体抗病能力强而不易患病。李杲以脾胃内伤发病为研究中心，提出"百病皆由脾胃衰而生也，内伤脾胃，百病由生"（《脾胃论·脾胃盛衰论》）的著名发病学说，这与"脾胃虚衰"时消化吸收功能及全身多器官多系统功能障碍而导致疾病发生有关。

对脾虚时人体免疫功能障碍进行大量研究发现，脾虚与免疫系统功能障碍有着密切的联系。在脾与免疫器官的层面，采用大黄建立脾虚证动物模型，研究脾、胸腺、肾上腺等组织形态学的改变与脾的关系，结果显示脾虚证模型大鼠的脾小体淋巴细胞、胸腺皮质淋巴细胞和肾上腺皮质细胞的超微结构均有明显损伤，认为这些改变是脾虚证患者出现纳差、便溏及免疫功能降低的病理基础之一。由此推断这可能是脾虚证患者出现神经内分泌功能紊乱的病理基础。还有学者认为黏膜免疫比其他免疫系统与脾虚证的关系更为密切。

有学者对 66 例脾胃病属脾虚者的免疫功能进行研究发现，患者的细胞免疫与体液免疫功能均低于正常人。邱保国综合一些医疗机构关于 E-玫瑰花环形成试验、外围血液淋巴细胞计数、植物血凝素（PHA）皮肤试验的检测数据，发现脾虚型慢性支气管炎患者之细胞免疫功能缺陷，较正常人为低。脾虚型消化性溃疡者的免疫功能低下，在细胞免疫方面，总 E-玫瑰花环率及活性 E-玫瑰花环率较正常对照组明显减少；在体液免疫方面，脾虚者的血清 IgG 和 IgM 水平都较正常对照组明显降低，并且补体 C3 含量也较正常对照组显著下降。也有研究表明，脾虚证患者的细胞免疫功能较正常人明显降低，主要表现为 T 细胞减少，淋巴转化率、T 淋巴细胞亚群、NK 细胞的结核性及杀伤性降低等。采用大黄煎液灌胃建立大鼠脾虚模型，发现脾虚大鼠的 T 淋巴细胞增殖能力和迟发型变态反应明显减弱。采用番泻叶加劳倦过度建立小鼠脾虚模型，发现脾虚小鼠外周血 CD4$^+$ T 淋巴细胞百分率、CD3$^+$ T 淋巴细胞百分率、CD4$^+$/CD8$^+$ T 淋巴细胞比值、INF-γ 含量降低，IL-4 水平升高，可见脾虚时 Th1 细胞向 Th2 细胞转化。

"脾"与机体免疫机制有密切关系。孙弼纲等探讨脾虚患者免疫功能变化机理指出：脾虚患者的细胞免疫功能在很大程度上与低蛋白血症、贫血等有着密切关系，这可能由于蛋白质营养不良或贫血时，多数器官或组织发生机能或形态上的改变，免疫器官和组织亦难以幸免。"脾旺不受邪"可能是由于机体营养状况和能量代谢的正常，从而保证了免疫系统功能的正常，而所谓"脾胃中元气""卫护周身"，可能是机体的免疫功能包括细胞免疫和体液免疫发挥的作用。近年免疫学研究极为活跃，愈来愈多的研究证实免疫功能障碍是许多疾病发生的原因。因此对脾胃虚衰状态下免疫功能障碍的研究，对更深刻地认识李杲脾胃内伤发病学说具有重要意义。

综上所述，李杲内伤发病学说中以"脾胃虚衰"为基础，进而引起元气失充，脏腑经络皆无以受气而致百病由生的病理过程，与现代实验研究脾虚证以消化吸收功能障碍为基础，进而引起全身多器官、系统及人体免疫功能损害并导致发病的病理过程基本吻合，从而证实了李杲脾胃内伤发学说是具有重要价值的科学论述，应当抓住两者之间的内在联系进行更广泛的研究，这不仅是研究李杲脾胃内伤发病学说所必需的，同时对建立现代中医内伤发病学亦具有重要意义。

（吴以岭　李红蓉）

参考文献

[1]　王凌，胡慧，胡镜清，等．基于文献研究的脾虚证临床检测指标分析［J］．时

珍国医国药, 2016, 27 (1): 252 – 254.

[2] Yin GY, Zhang WN, Shen XJ. Study on the pathological basis of classification of spleen deficiency in chronic gastritis [J]. Traditional Chinese Medicine, 2008, 16 (3): 98 – 99.

[3] 危北海, 金敬善, 张绳祖. 对"脾主运化"的初探 [J]. 中医杂志, 1981 (3): 61 – 63.

[4] 钱先, 贝叔英. 脾胃阴虚证血浆环核苷酸的对比研究 [J]. 中医杂志, 1990 (1): 49 – 50.

[5] 南京医学院. 对中医"脾"本质的研究探讨——95 例脾虚泄泻研究分析 [J]. 新医药学杂志, 1979 (3): 1 – 6.

[6] 郭永惠, 李树毅. 脾实质初探附"脾虚"泄泻 100 例报告 [J]. 福建中医药, 1981 (2): 18 – 21.

[7] 林传权. 基于"脾主涎"理论探索脾气虚证本质研究的启示 [J]. 中华中医药杂志, 2020, 35 (11): 5370 – 5374.

[8] 虞佩兰, 周慧芬, 王颂, 等. 35 例小儿慢性腹泻的疗效分析 [J]. 中医杂志, 1963 (2): 1 – 6.

[9] 广州军区总医院. 慢性痢疾的病因及其治疗问题的探讨 [J]. 新中医, 1973 (3): 9 – 12.

[10] 程健, 余莹, 何君君. 腹泻型肠易激综合征中医"肝郁脾虚"本质的探讨与思考 [J]. 中华中医药杂志, 2020, 35 (11): 5698 – 5703.

[11] 于漫, 王彩霞, 马巍. 脾阳虚证大鼠回肠水通道蛋白 4 表达变化研究 [J]. 辽宁中医药大学学报, 2013, 15 (9): 78 – 81.

[12] 李岩, 王垂杰. 四君子汤对脾虚证大鼠胃黏膜黏液凝胶表达的影响 [J]. 中国中西医结合消化杂志, 2013, 21 (9): 465 – 467.

[13] 赵兴兵, 吴维佳, 李丹丹, 等. 小鼠脾虚便秘造模对肠道微生物及酶活性的影响 [J]. 中国微生态学杂志, 2013, 25 (9): 993 – 996.

[14] 王卓, 彭颖, 李晓波. 四君子汤对两种脾虚模型大鼠肠道菌群紊乱的影响 [J]. 中国中西医结合杂志, 2009, 29 (9): 825 – 829.

[15] 周锡鹏. 30 例脾阴虚证患者的胰腺外分泌功能测定 [J]. 湖南中医杂志, 1990 (3): 52.

[16] 李聪, 谢鸣, 赵荣华. 柴疏四君汤对肝郁、脾虚、肝郁脾虚不同证候模型大鼠胰腺内、外分泌功能的影响 [J]. 中药药理与临床, 2013, 29 (4): 136 – 138.

[17] 初艳. 基于血浆代谢组学的脾气虚证本质研究 [D]. 大连: 大连医科大学, 2009.

[18] 沈鹰. "生化乏源"动物免疫器官改变的实验研究——营养不良和贫血小白鼠胸腺与脾脏的病理形态学观察 [J]. 安徽中医学院学报, 1983 (4): 59 – 61, 69.

[19] 裴媛, 李德新. 脾阳虚大白鼠横纹肌线粒体超微结构及血清肌红蛋白含量的

实验研究［J］. 辽宁中医杂志, 1991 (5)：43 – 44.

［20］黄贤樟, 许鑫梅, 方永奇. 脾虚证患者血循环特征的初步研究［J］. 甘肃中医, 1992, 5 (4)：3 – 4.

［21］马山, 关志鹏. 当归对脾虚小鼠血清中 TXB2 和 6 – Keto PGF1a 影响［J］. 牡丹江医学院学报, 2007, 5 (28)：43 – 44.

［22］刘健. 脾虚致衰老初探［J］. 安徽中医学院学报, 1993 (2)：4 – 7.

［23］孟毅. 通过脾阳虚对"脾"实质的初步探索［J］. 陕西新医药, 1979 (11)：2 – 5.

［24］Chen ZX, Xu ZW, Liu XB, et al. Effect of Qiangji Jianli liquid on changes of nucleic acid and protein of spleen and kidney tissue in mice with spleen deficiency syndrome［J］. Journal of Clinical Rehabilitative Tissue Engineering Research, 2007, 11 (8)：1581 – 1584.

［25］刘健, 戴小华, 刘春丽. 脾气虚证蛋白质代谢动态变化的临床与实验研究［J］. 中国中医基础医学杂志, 1998, 4 (5)：35 – 37.

［26］张会. 开胃进食方对厌食 (脾虚食积) 患儿血液微量元素影响的临床观察［D］. 长春：长春中医药大学, 2018.

［27］贾连群, 甄毕贤, 徐荧, 等. 应用液质联用技术研究脾虚大鼠血清代谢物谱群特征［J］. 中国中西医结合杂志, 2016, 36 (3)：359 – 365.

［28］曾益宏, 刘友章, 徐升. 益气健脾法对脾虚证大鼠模型骨骼肌线粒体 ATPase 活性的影响［J］. 长春中医药大学学报, 2009, 25 (2)：171 – 172.

［29］吕林, 唐旭东, 王凤云, 等. 基于内质网功能探讨内质网与中医"脾主运化、统血"理论科学内涵［J］. 中医杂志, 2015, 56 (47)：1174 – 1177.

［30］梁丽娜, 战丽彬, 胡守玉, 等. 滋补脾阴方药调节自噬增加内质网应激改善脾阴虚糖尿病认知功能障碍机制研究［J］. 中华中医药杂志, 2014 (10)：3205 – 3207.

［31］梁丽娜, 战丽彬, 胡守玉, 等. 糖尿病脾阴虚大鼠下丘脑内质网应激及滋补脾阴方药调节作用研究［J］. 北京中医药大学学报, 2015 (8)：519 – 523.

［32］顾红缨, 罗晶. 实验性脾虚小鼠的淋巴免疫应答［J］. 吉林中医药, 2006, 26 (4)：60 – 61.

［33］柳淑芳. 中西医结合探讨脾虚实质［J］. 鄂州大学学报, 2013, 20 (2)：72 – 73, 76.

［34］张万岱. 中西医结合研究"脾"本质的进展概况和今后设想 (二)［J］. 新中医, 1980 (2)：37 – 42.

［35］钱会南, 胡雪琴, 沈丽波. 脾虚模型脑内神经肽 Y 水平和基因表达变化及归脾汤的影响［J］. 北京中医药大学学报, 2006 (11)：743 – 745.

［36］熊斌, 钱会南. 益气健脾方药对脾虚大鼠脑内 JAK1、STAT1、SOCS1 水平变化的影响［J］. 中华中医药学刊, 2013, 31 (7)：1543 – 1547, 1732 – 1734.

［37］吴玲霓, 黄真炎, 王立峰, 等. 强肌健力方对脾虚证大鼠脏器组织超微结构

的影响 [J]. 时珍国医国药, 2011 (5): 1091-1093.

[38] 蔡琴, 程东庆. 中医脾虚证本质的中西医结合研究进展 [J]. 亚太传统医药, 2009, 5 (10): 133-136.

[39] 邱保国, 宁选. 脾实质研究的进展 [J]. 河南中医, 1981 (6): 43-44.

[40] 贾宗训, 章春鲜, 胡光秀. 中医脾虚免疫机能的初步研究 [J]. 湖北中医杂志, 1982 (2): 41-42.

[41] 旷欲胜, 邱根全, 刘佚, 等. 脾虚证大鼠侧脑室注射孤啡肽对细胞免疫功能的影响 [J]. 西安交通大学学报 (医学版), 2007 (6): 658-661.

[42] 雷萍, 韩晓伟, 侯殿东, 等. 灰树花多糖对脾虚小鼠 T 细胞亚群和 Th1/Th2 亚群的影响 [J]. 中国中医药信息杂志, 2013 (7): 27-29.

[43] 孙弼纲, 田长经, 沈鹰. 中医"脾虚"证本质的临床探讨 [J]. 安徽中医学院学报, 1983 (3): 3-7.

五、"肾虚"证病理机制的现代研究

肾为先天之本, 藏真阴而寓元阳, 为水火之脏, 五脏之阴均资于肾阴, 五脏之阳皆助于肾阳。无论先天不足, 或房劳过度, 或情志失调, 或久病伤肾, 或年老体衰, 耗伤肾之精气, 皆可导致肾虚。祖国医学根据"异病同治"的原则, 通过补肾治疗, 多种疾病均取得良好的效果, 说明肾虚是造成各种疾病的共同病理机制。

20 世纪 60 年代初, 原上海第一医学院藏象专题研究组在总结 1957 年以来按祖国医学辨证施治原则治疗多种疾病中, 发现在现代医学中全然不同的 6 种疾病（功能性子宫出血、支气管哮喘、妊娠毒血症、红斑狼疮、冠状动脉粥样硬化、神经衰弱）中, 当疾病发展处于肾虚阶段时, 皆可以用补肾、调整阴阳的方法而提高疗效。既然对 6 种不同的疾病, 都可见到相同的肾虚症状, 异病就可以同治, 于是推测其中必然有其共同的物质基础, 继而对肾虚患者进行了各项测定。发现不论哪种病种, 只要符合肾阳虚的见证, 其 24 小时尿 17-羟皮质类固醇（简称 17-羟）含量一般就会低于正常值。上述结果说明肾虚证病理机制是多方面的。

（一）肾虚与下丘脑-垂体-肾上腺皮质轴（HPA 轴）的关系

20 世纪 60 年代初, 对于 6 种不同的疾病, 在病变过程中只要见有肾虚的表现, 经过用补肾的方法治疗, 皆可提高疗效。通过对"异病同治"理论的深入研究, 认识到调整肾的阴阳是提高补肾疗效的关键, 而且肾的阴阳失调也是肾虚的核心问题。沈自尹提出肾虚与神经内分泌免疫系统功能障碍有关, 肾阳虚证存在下丘脑-垂体-靶腺（肾上腺、甲状腺、性腺、胸腺）轴不同环节、不同程度的功能障碍, 并且主要的发病环节在下丘脑（或更高级）的调节功能紊乱。研究发现, 肾阴虚通常表现为 HPA 轴功能亢进, 而肾阳虚通常表现为 HPA 轴功能抑制。肾阳虚患者垂体-肾上腺皮质系统兴奋性降低, 下丘脑室旁核（hypothalamic paraventricular nucleus, PVN）分泌下丘脑促皮质素释放激素（corticotropin releasing hormone，CRH）减少导致促肾上腺皮质激素（adrenocorticotropic hormone，ACTH）及肾上腺皮质激素（adreno‑cortical hormones，CORT）的分泌水平下降；肾阳虚型大鼠血浆去甲肾上腺素（norepinephrine，NE）、ACTH、CORT 浓度降低，而在侧脑室内注射 IL‑1 能使其浓度升高，在此基础上加用右归饮可使其含量明显升高，也表明肾虚患者存在 HPA 轴功能不全。氢化可的松诱导的高尿酸血症大鼠 HPA 轴处于抑制状态，经补肾中药淫羊藿及活性成分淫羊藿苷干预后，大鼠血清睾酮、皮质醇、ACTH、CRH、垂体阿片‑黑素‑促皮质激素原（POMC）及相应 mRNA 表达均增加，说明补肾疗法可以改善 HPA 轴的功能。

现代医学认为，尿中 17‑羟主要是肾上腺皮质激素的代谢产物，主要由肾脏排出。为了解尿 17‑羟低下的原因，通过做促肾上腺皮质激素（ACTH）2 日静脉滴注试验发现，31 例肾阳虚的患者有 17 例在第 1 天反应低下，第 2 天始达正常高峰，这种延迟反应提示尿 17‑羟的低下是继发于垂体功能低下。肾上腺皮质又受下丘脑垂体的控制。垂体还受制于更高中枢，对下丘脑功能状态的血 11‑羟皮质类固醇昼夜节律进行了测定，结果在肾阳虚见证的 24 例患者中，有 14 例为 M 型异常表现，还进行了 3 套测定（即血 11‑羟昼夜节律测定、Su‑4885 试验、ACTH 试验）。结果正常人 30 例次仅 1 例次为异常，从而说明了肾阳虚的发病机理具有下丘脑‑垂体‑肾上腺皮质系统功能紊乱。沈自尹从肾上腺皮质激素的合成和分解代谢过程的观察，旁证了肾阳虚的发病环节主要是垂体‑肾上腺皮质系统的功能低下。

有学者对 30 例平均年龄 44 岁辨证为肾阳虚心火旺（心肾不交）证者与正常组（30～42 例）进行比较，发现肾阳虚心火旺证者兼有尿‑17 羟降低及尿儿茶酚胺值升高，与正常组相比差异有统计学意义，即验证了以往有关肾阳虚证及有关阳虚心火旺证实验结果的可靠性。对 13 例肾阳虚证心火旺证者用交泰丸（助阳泻火以交通心肾），随着临床症状改善，尿 17‑羟和儿茶酚胺值也都趋向于正常，治疗前后有显著差异，也从治疗上验证了肾阳虚心火旺型的心肾不交可能与下丘脑‑垂体‑肾上腺皮质活动减弱和下丘脑‑交感‑肾上腺髓质活动增强的病理现象有关。由于肾阳虚患者往往有尿 17‑羟的低下，半数以上的患者表现有垂体储备功能的低下或下丘脑的功能紊乱，半数以上的患者并表现有肾上腺储备功能的低下，说明肾阳虚患者在下丘脑‑垂体‑肾上腺皮质轴上有不同环节、不同程度的功能紊乱，而通过温补肾阳治疗后能使尿 17‑羟、ACTH 试验或 Su‑4885 试验恢复正常，说明补肾阳药能作用于下丘脑‑垂体‑肾上腺皮质系统。邝安堃对甲状腺功能减退患者用助阳温肾药合小剂量甲状腺素片治疗，经用助阳温肾药后能减少甲状腺素片的用量，临床症状改善满意。从而说明温补肾阳药可作用于下丘脑‑垂体‑甲状腺轴，肾与性腺有密切关系，是通过神经‑下丘脑‑性腺轴作用。

蒋淑君等发现肾阳虚大鼠下丘脑‑性腺轴钙调蛋白（CaM）mRNA 明显升高，淫羊藿总黄酮能显著降低下丘脑‑睾丸组织（CaM）mRNA 水平，提示下丘脑‑性腺轴异常是肾虚证形成的重要机制之一。有学者对 100 例经激素治疗无效的无排卵型子宫功能性出血患者进行研究，发现这些患者都有"肾虚"见症，结果表明肾阳虚为主型雌激素水平偏低，应用补肾阳法治疗效果满意。因此，可以推测肾阳虚证的研究揭示了以下丘脑为主要病理变化，并在下丘脑、垂体及三个靶腺轴上都有不同环节、不同程度的功能紊乱，而且靶腺功能的衰退并不伴有垂体促激素代偿性升高，成为一种低水平的平衡，温补肾阳治疗可以使这些隐匿性病变得到纠正或改善，以及低阈平衡提高到正常阈值的平衡。显然，这种散在的病变和低阈平衡说明每个肾阳虚患者的下丘脑以下的病理环节是有不同的侧重，故体现了温补肾阳法也是通过多层次、多环节调节的。老年人本是生理性肾虚，也具有以下丘脑为主导的各靶腺轴上不同环节、不同程度的功能紊乱，而在这下丘脑－垂体－靶腺轴的三个层次上反馈调节能力与肾阳虚证患者有所不同，而有不同的反应形式。以性腺轴为例，就表现有靶腺的睾酮水平降低并有垂体的 LH 浓度代偿性升高，而反映下丘脑功能的 LH－RH 兴奋试验呈延迟反应。通过补肾益寿片的治疗，延迟反应和睾酮水平都有明显改善。另外，有人通过对"阳虚自汗"机制的研究，推论肾阳虚的病理变化还应与大脑皮层的兴奋机能低下有关。

关于肾阳虚的研究，虽然进行了多方面探讨，积累了不少资料，但到目前为止，仍缺乏较一致的认识。何开玲在对肾阴虚患者进行能量代谢研究时，用红细胞酵解及氧化过程作指标进行了观察，发现肾阴虚组较正常组有明显的增加。沈皓等发现滋补肾阴中药可显著抑制下丘脑促性腺激素释放激素（GnRH）合成与释放，而温肾填精药则显著促进下丘脑 GnRH 合成与释放，提示下丘脑 GnRH 分泌水平异常增高与肾阴虚证密切相关，而其功能异常降低则与肾阳虚证相关。易育宁等通过动物实验，观察到肾阴虚者有神经系统、性功能和肾功能的改变。何开玲等对"阴虚盗汗"机制的研究，可以推论肾阴虚的病理变化，尚有大脑皮层兴奋性相对增高。因此，肾阳虚发病主要是大脑皮质功能减弱，副交感神经功能亢进以及下丘脑－垂体－甲状腺－性腺及肾上腺皮质功能低下，其主导环节则可能是垂体功能低下。

肾阴虚的病理生理学基础，主要是大脑皮层兴奋功能相对增高，交感神经功能偏亢，下丘脑－垂体功能亢进和某些周围内分泌腺功能低下或亢进，其发病的主导环节则可能是在某些周围内分泌腺功能低下基础上继发的垂体功能亢进。

（二）肾虚与免疫功能关系

"卫气出于下焦""精气闭蛰于内，表气封固于外"，阳虚者易患感冒或罹患多种疾病。在防治慢性支气管炎的工作中，有些单位对慢性支气管炎中"肾"与免疫的关系进行了探讨。现代医学已证实参与免疫反应的主要活性细胞均源于骨髓的多功能造血干细胞，而中医学认为肾主骨生髓、藏精、生血资血，亦为气血生化之源，故肾气的盛衰与免疫功能有着密切关系。有学者观察到肾虚型血 T 细胞比值降低，通过补肾治疗有显著提高。吴玲霓等研究发现，肾阳虚造模动物的胸腺和脾脏的超微结构均有明显破坏，经补肾治疗可以明显改善肾阳虚动物已破坏的组织结构。还有学者发现肾阳虚 49 例玫瑰花环形成试验与肾阳虚 46 例淋巴细胞转化试验均较其他各组为低。上海有学者研究发现肾阳虚患者在补肾后，淋巴细胞转化率测定 T 细胞有明显上升，而肾阴虚者则提高不明显，说明肾阳虚细胞免疫功能低下；而温补肾阳药可明显提高肾阳虚患者的免疫功能，说明肾阳虚的病理变化是细胞或体液免疫功能低下。

临床研究表明，肾阳虚患者也存在广泛的免疫功能减退和下丘脑－垂体－肾上腺（HPA）轴不同层次的功能紊乱，HPA 轴功能紊乱与免疫功能减退密切相关。长期应激可以导致 HPA 轴过度兴奋，最终储备功能减退，还可以导致血浆糖皮质激素水平长期升高而引发免疫功能的普遍抑制，尤其是淋巴细胞过度凋亡。补肾药具有明确的改善 HPA 轴和免疫功能的作用。

（三）肾虚与自主神经系统关系

肾虚患者的自主神经功能多呈失调状态。当肾阳虚时，主要为副交感神经偏亢，故临床上表现为"阳虚生寒"的证候，如基础体温偏低、肢端温度下降等。由于副交感神经功能亢进，使心肌功能低下，心跳减慢，血压下降，有效血循环量不足，基础代谢率下降等。

交感神经和副交感神经对唾液的分泌及其成分具有调节作用，当交感神经兴奋时，唾液分泌量减少，唾液中的 K^+ 和蛋白质含量增加；副交感神经兴奋时，唾液分泌量增加，唾液中 Na^+ 和 HCO_3^- 的含量增加。据此结果，有学者对肾阳虚和肾阴虚患者唾液中的 K^+、Na^+ 含量进行了测定，并对两组做了比较，肾阳虚组唾液中 K^+ 含量明显降低，而 Na^+ 含量高；肾阴虚组则相反。这说明肾阳虚的"寒象"是副交感神经占优势，而肾阴虚的"热象"为交感神经占优势。因此，肾虚病理机制与自主神经功能失调有密切关系。

（四）肾虚与能量代谢

从祖国医学中"阳虚生寒""阴虚生热"的见证中，可推测肾阳虚或肾阴虚可能与机体能量代谢的调节发生障碍有关。反映能量代谢主要是从糖的有氧氧化、无氧氧化和磷酸戊糖三条途径中的某些酶或产物的变化来加以表示，因此选择了红细胞糖酵解与氧化强度作为指标，可见肾阴虚组较正常人组值显著增高，肾阳虚组较正常人组值明显降低，经补肾调整阴阳的药物治疗后，肾阳虚者低值提高，肾阴虚者高值下降，两组都趋向于正常值。故肾阳虚患者红细胞中糖分解作用减弱，血细胞中获得的能量减少，反映机体生热效应减弱，即所谓"阳虚者生寒"；肾阴虚者红细胞中糖分解作用增强，能量产热加速，反映机体生热效应加强，即所谓"阴虚者生热"。对于肾阳虚、肾阴虚患者的红细胞中出现的能量代谢紊乱，经补肾调整阴阳药物治疗后，都可获得疗效。随着症状的好转，肾阳虚患者的红细胞糖酵解的低值提高，肾阴虚患者的红细胞糖酵解的高值下降。症状消失后，红细胞中糖代谢率也恢复正常，从而可以看到不仅起到了调整肾上腺皮质代谢的作用，而且也起到了调整能量代谢的作用。严兴海等实验发现，肺虚组与肾虚组缓解期哮喘患者血浆代谢表型有显著差异。肾虚组哮喘能量代谢紊乱更明显，脂肪酸和分支链氨基酸代谢增加，三羧酸循环受到抑制，肌酸代谢降低，提示肾虚证患者具有更大的能量消耗。刘云霞等将胃癌术后的 47 例脾肾亏虚证患者随机分组，其中 28 例治疗组采用化疗加服益气补肾口服液，1 年后与单纯化疗组比较，化疗配合补肾益气法能够提高免疫功能，具有较好的增敏减毒及抗胃癌术后转移的作用，从而可以改善患者的生活质量。查良伦等探讨了肾阳虚发病机制中能量代谢的变化，在内分泌和能量代谢方面，均显示肾阳虚患者处于内分泌和能量代谢方面比较低下的水平。红细胞钠泵活性的测定，可作为肾阳虚证的诊断指标之一，亦为温阳中药机理的探索提供了一个有价值的依据。

（五）肾虚与环核苷酸关系

对于血浆环核苷酸含量与肾虚的关系，霍玉书认为，肾阳虚患者 cAMP、cGMP、cAMP/cGMP 比值均低于正常值，也低于阴虚组，并且变动幅度也较小。肾阴虚患者 cAMP、cGMP、cAMP/cGMP 比值虽然较正常值低，但高于肾阳虚组，其变动幅度也较大。

王振纲等认为，当尿毒症处于肾功能代偿期或尿毒症前期，中医辨证常为肾阳虚或脾肾阳虚，此时血浆 cAMP 升高。当尿毒症出现肾阴虚或阴虚阳亢表现时，血浆 cAMP 进一步升高。当病情转轻，患者仅表现为肾阳虚或脾肾阳虚时，血浆 cAMP 则降低。

闫莉莉对慢性支气管炎肺、脾、肾虚与血浆环核苷酸 cAMP 和 cGMP 水平的关系进行了探讨，发现慢性支气管炎肺气虚、脾阳虚、肾阳虚的发生与快速调节系统即环核苷酸的异常有密切关系。

李恩等比较了肾性高血压肾阳虚、肾阴虚、肾阴阳两虚患者血浆环核苷酸水平，发现 cAMP、cGMP、cAMP/GMP 三项在三组之间均无明显差异。

夏宗勤等探讨了血浆环核苷酸与中医虚证的关系，发现其共同的规律是：阴虚患者的特点是 cAMP 含量明显升高，阳虚患者可分为 cAMP 含量升高及降低两类，但其共同特点是 cAMP/cGMP 比值降低。对部分病例的观察表明，虚证临床症状改善时，血浆 cAMP 和/或 cGMP 含量也有相应的变化。关于环核苷酸对细胞功能的调节作用，一般都强调 cAMP/cGMP 比值的重要性。阴虚患者 cAMP 占优势，阳虚患者 cGMP 占优势，故在两者比值上有差别。阳虚患者经温阳药治疗症状改善后，其 cAMP/cGMP 比值也可恢复正常。

（六）肾虚与微量元素的关系

祖国医学认为，"肾"是人体生命的根本，"肾"所藏之精气是机体各种功能活动的原动力，所以，"肾"在整个生命活动中起着主导作用，决定了人的生、长、壮、老的全过程。

近年不少学者对某些微量元素进行了研究。朱玫等对各系统疾病共 114 例采用质子激发 X 线分析法测定血清中钾、钙、铁、铜、锌、溴的含量，结果发现，阴虚、阳虚患者血清中铜的含量均明显高于正常人组，锌/铜比值明显低于正常人组。吴中朝等对 40 例老年人艾灸前后肾虚症状、体征及微量元素的观察显示，艾灸后老年人随着肾虚程度的改善，头发有关微量元素含量等能显著改善。汪坤等对 41 例不同疾病肾阳虚患者头发微量元素的分组对比观察，探讨微量元素与"证"和"病"之间的关系，发现在不同疾病肾阳虚患者头发锌的含量有相同的改变，比对照组明显降低，说明肾阳虚证与锌的低下有密切关系。

铜可维持中枢神经系统的正常生理功能，缺铜可影响肾上腺皮质的功能，引起贫血、骨骼缺损、脱髓鞘和神经系统变性、色素沉着不良、毛发结构异常、生殖能力衰退。刘鲁明等对 56 例肾虚患者的血清钙、磷值及其中 33 例的 24 小时尿钙值进行研究，并将肾虚有耳聋耳鸣与肾虚无耳聋耳鸣患者间所测值加以比较。结果肾虚有耳鸣耳聋患者血清钙值较正常低，尿钙值也偏低。现代研究已经认识到肾精与钙、磷代谢的调节具有一定联系，因此肾虚耳鸣耳聋者血钙含量偏低可能也与甲状旁腺功能低下有关，而肾虚无耳聋耳鸣组血、尿钙的降低，很可能是内分泌功能降低等因素的综合，病变可能涉及下丘脑–垂体–靶腺轴。早年研究证实，肾虚实质为垂体、甲状腺、肾上腺、卵巢、睾丸等内分泌腺体的退行性病变。同时，锌是肾上腺皮质激素的固有成分和功能单位，下丘脑–垂体的内分泌活动亦与锌密切相关。机体内锌稳态有重要意义，特别是细胞水平的锌转运机制，有助于深入了解机体内锌的胞内外储留、转运、特异分布及生理、病理意义等。

综上所述，肾虚证的发病机制主要是神经体液–内分泌的调节功能失常。对于肾阳虚的基本病理生理研究较多，对于肾阴虚的研究较少，对于病理生理与其中的关系问题，有待于今后进一步研究和探讨。

（吴俊喜　李静君）

参考文献

［1］沈自尹. 同病异治和异病同治［J］. 科学通报，1961（10）：51 – 53.

［2］李沛霖. 肾虚病人尿中 17 – 羟类固醇排泄量改变的观察［J］. 中国防痨杂志，1964（3）：480.

［3］上海第一医院藏象专题研究组. 对祖国医学"肾"本质的探讨［J］. 中华内科杂志，1976（2）：80 – 85.

［4］沈自尹. 衰老–生理性肾虚证的 HPAT 轴分子网络调控研究［J］. 中国中西医结合杂志，2004，24（9）：841 – 843.

［5］李淑雯，吴清和，黄萍，等. 腺嘌呤对大鼠下丘脑–垂体–肾上腺皮质（HPA）轴的影响［J］. 时珍国医国药，2010，21（9）：2358 – 2360.

［6］任大蔚，裴景春. 艾灸对肾阳虚大鼠下丘脑–脑垂体–肾上腺轴影响随机平行对照研究［J］. 实用中医内科杂志，2014，28（5）：80 – 81，125.

［7］张新民，段元丽，沈自尹，等．三类中药复方对侧脑室内注射 IL－1 大鼠下丘脑－垂体－肾上腺皮质轴反应状态的影响［J］．中医杂志，2002，43（1）：59－62．

［8］AR，Li B，You LS，et al. Improvement of kidney yang syndrome by icariin through regulating hypothalamus－pituitaryadrenal axis［J］. Chinese Journal of Integrative Medicine，2015，21（10）：765－771.

［9］周冶萍，赵伟康，万叔援，等．心肾不交（肾阳虚心火旺）证的实验研究［J］．上海中医药杂志，1983（3）：46－48．

［10］施赛珠，沈自尹，陈泽霖，等．肾阳虚病人下丘脑－垂体－肾上腺皮质系统功能的观察［J］．上海中医药杂志，1978（1）：21－25，28．

［11］施赛珠，沈自尹．温补肾阳法临床应用及其研究的进展［J］．中医杂志，1981（6）：73－77．

［12］邝安堃，丁霆，陈家伦，等．甲状腺功能减退症和甲状腺功能亢进症的中西医结合临床研究［J］．中医杂志，1980（11）：27－30．

［13］蒋淑君，崔存德，许兰芝．肾阳虚大鼠下丘脑－垂体－性腺轴钙调蛋白的基因表达及补肾中药的调整作用［J］．中国临床康复，2004（24）：5056－5057．

［14］沈自尹．从垂体－肾上腺轴讨论阴阳常阈调节论［J］．上海中医药杂志，1979（5）：3－7．

［15］沈自尹，王文健，张玲娟．从肾阳虚和老年人的不同反馈模式讨论阴阳学说［J］．中西医结合杂志，1986（10）：626－629．

［16］侯灿．"八纲"病理生理学基础初步探讨（续）［J］．中医杂志，1965（1）：31－37．

［17］何开玲，黄华楼，沈自尹，等．肾虚疾病中能量代谢的研究［J］．上海第一医学院学报，1965（1）：114．

［18］沈皓，蔡德培，陈伯英．补肾中药对下丘脑－垂体促性腺机能的影响［J］．中西医结合学报，2004（1）：53－57．

［19］易育宁．上海市科技论文选集（医药卫生）［M］．上海：上海科学技术出版社，1960．

［20］许小强，潘琳娜，黄敬耀．肾虚与衰老关系的研究进展［J］．亚太传统医药，2007（11）：22－26．

［21］吴玲霓，雷娓娓，杨冬娣，等．肾虚、脾虚造型动物免疫超微结构的比较研究［J］．中医药研究，1999（3）：3－5．

［22］上海市防治慢支气管炎协作组．祖国医学与免疫［J］．医学情况交流，1976，6：53．

［23］上海第一医学院藏象专题研究组，上海第一医学院华山医院哮喘慢支组，上海市延安西路地段医院．补肾疗法防治慢性支气管炎［J］．新医药学杂志，1976（4）：20－24．

[24] 严兴海，蔡基鸿，李涛，等.支气管哮喘缓解期中医证型的代谢组学研究 [J].中医临床研究，2019，11（4）：1-4.

[25] 刘云霞，蒋沈君，匡唐洪，等.益气补肾口服液配合化疗抗胃癌术后转移28例临床观察 [J].中医杂志，2008（2）：128-130.

[26] 查良伦，沈自尹，陈锐群，等.肾阳虚与红细胞钠泵活性 [J].中西医结合杂志，1985（7）：416-417，388.

[27] 王振纲，毕增祺，卢琦华，等.尿毒症和肾移植患者血浆环核苷酸含量变化与中医辨证的关系 [J].中华内科杂志，1981（1）：46.

[28] 闫莉莉.慢支肺脾肾虚证型与血浆环核苷酸 cAMP 和 cGMP 关系的探讨 [J].中国科技信息，2005（12）：587.

[29] 李恩，赵玉庸，谢惠芬，等.肾性高血压中医分型与血浆前列腺素、肾素、血管紧张素Ⅱ、环核苷酸变化的观察 [J].中西医结合杂志，1983（3）：165-167，132.

[30] 夏宗勤，朱玟，胡雅儿，等.中医"虚证"理论的初步探讨（阴虚和阳虚病人血浆环核苷酸含量变化的比较）[J].中医杂志，1979（11）：2-10.

[31] 朱玟，李伟毅，邝安堃，等.阴虚、阳虚病人血清中某些微量元素变化的初步观察——质子激发 X 射线分析法的应用 [J].中医杂志，1981（8）：26-30.

[32] 吴中朝，王玲玲，徐兰凤."肾其华在发"与艾灸治疗 [J].上海针灸杂志，2000（5）：7-8.

[33] 汪坤，马淑兰.肾阳虚患者头发微量元素锌、铜变化 [J].中西医结合杂志，1986（2）：96-97，68.

[34] 刘鲁明，鞠远秀，高季珍，等.试从钙磷代谢角度探讨肾虚耳鸣的物质基础——56例肾虚患者临床观察 [J].中西医结合杂志，1986（9）：538-539，516.

[35] 孙祝美.补肾中药对老年肾虚大鼠 Zn 水平影响及其机理研究 [J].浙江中医药大学学报，2011，35（3）：395-396.

六、益气健脾药作用机制的现代研究

脾居中焦，与胃相表里，具有主运化、升清、统血之功能，主肌肉四肢，开窍于口，其华在唇，在志为思，在液为涎。脾气亏虚是脾的基本病理变化，引起临床多种疾病的发生。益气健脾药对于"脾气亏虚"引起的各种疾病具有良好的治疗作用，是中医"扶正固本""虚则补之"重要治疗法则的具体运用。近年来国内外学者以中医理论为指导，在消化、呼吸、循环、神经、内分泌、免疫、血液系统疾病等多种疾病对益气健脾药物进行了大量临床及实验研究，对其作用机制进行了深入探讨，丰富、发展了益气健脾药中药学内涵。

（一）对消化系统的作用

脾胃为仓廪之官，五味出焉，脾主运化，胃司受纳，纳运相得，一运一纳，生化精气，将饮食之水谷化为精微，上输于心肺化为气血，转输至全身各脏腑组织而发挥重要的生理功能，因此曰"脾胃为后天之本，气血生化之源"。实际上，脾就是对营养物质的消化、吸收和运输。脾主升清，胃主降浊，脾升胃降，一升一降，维持正常的消化功能，包括整个消化器官的大部分生理功能。脾胃亏虚，清气不升，浊气不降，则出现恶心呕吐、脘腹胀满、便溏等症状，正如《内经》云："清气在下则生飧泄，浊气在上则生䐜胀。"益气健脾药如党参、人参、黄芪、茯苓、白术、山药、甘草等单味药，或复方药物如四君子汤、补中益气汤、参苓白术散、益气健脾汤等作用于消化系统，具有调整消化系统功能的作用。

1. 促进消化吸收，改善胃肠功能

益气健脾药促进胃肠消化及吸收，郭军鹏等研究发现，人参水提物可通过增加小鼠胃肠激素 Ghrelin 而改善脾虚小鼠胃肠动力不足的相关症状。高启禹等研究显示，山药多糖能增加健康昆明种小鼠的体重，减少小鼠盲结肠内肠杆菌与肠球菌的菌群数量，增加乳酸杆菌、双歧杆菌的菌群数量，改善肠道菌群状况，提高正常小鼠的生长性能。张国民等研究结果证实山药煎液有促进脾虚便秘小鼠的排便作用，增加便秘小鼠小肠内墨汁的推进速度，降低结肠组织中血管活性肠肽（VIP）、P 物质（SP）的含量，促进胃肠蠕动，改善排便功能、精神状态、大便质地。

足巴措等研究显示，四君子汤联合纤维膳食营养改善老年胃肠功能不佳患者消化不良、便秘、恶心呕吐、泛酸等表现，降低患者血 D - 乳酸、血二胺氧化酶水平，改善患者的肠屏障功能。黄文武等研究显示，四君子汤及其单味药水煎液能够增加脾虚大鼠粪便短链脂肪酸含量、肠道菌群多样性指数和相似性系数，从而对脾虚大鼠肠道菌群起到调节作用。成映霞等采用大黄法、力竭法及饥饿法复合建立脾气虚证大鼠模型，模型大鼠胃肠组织及血清一氧化氮合酶（NOS）、一氧化氮（NO）、胃泌素（GAS）水平降低，益气健脾中药四君子汤（人参、白术、茯苓、甘草）具有促进 NO 信号通路及 GAS 表达的作用。施旭光等研究显示，补中益气汤治疗慢性浅表性胃炎脾气虚证的作用机制可能与提高机体能量代谢、调整肠道菌群代谢有关。邱军等研究结果表明，补中益气汤能够保护慢性萎缩性胃炎小鼠胃黏膜，抑制炎症和促进胃黏膜修复。

唐旭东教授认为，功能性腹泻以脾虚为病机根本，脾虚湿盛为病机关键，临床辨证选用具有健脾益气、渗湿止泻作用的参苓白术散加减治疗，取得了良好的治疗效果。张广玉等观察参苓白术散加减治疗抗生素相关性腹泻脾胃虚寒证的疗效，参苓白术散组主要症状、次要症状评分和脾胃虚寒证积分明显降低，增高肠道分泌型免疫球蛋白（SIgA）水平，提高患者 IgA、IgG、CD3$^+$、CD4$^+$、CD4$^+$/CD8$^+$ 水平，降低 CD8$^+$ 水平，减少患者粪便球杆菌、肠球菌计数，增加双歧杆菌、乳酸杆菌计数，降低患者血清二胺氧化酶（DAO）和 D - 乳酸水平，从而改善患者脾胃虚寒症状，提高机体免疫功能，调节肠道菌群，促进肠黏膜屏障的修复。

徐婷婷等复制慢性萎缩性胃炎大鼠模型，模型大鼠表现出毛色晦暗、稀疏、易脱

落，活动减少，并出现大便稀软甚至稀溏现象，进食量及饮水量亦较正常组减少等症状。应用益气健脾方（组成：党参、炒白术、法半夏、陈皮、白花蛇舌草、云母石、莪术、炙甘草等）能够改善慢性萎缩性胃炎大鼠一般情况，对胃黏膜具有很强的保护作用，可改善胃黏膜萎缩的病理状态和抑制萎缩进程，下调模型大鼠血清中再生蛋白和增殖细胞核抗原表达。李慧等认为糖尿病胃轻瘫患者常常出现上消化道症状，如饱腹感、体重减轻、腹胀、恶心、呕吐等脾虚症状，应用益气健脾方提取物（组成：党参、茯苓、木香、炒白术、白扁豆、砂仁、炙甘草等）能够改善糖尿病胃轻瘫大鼠胃排空、胃蠕动功能，这可能与增加胃窦间质细胞有关。

2. 保护胃肠黏膜，促进溃疡愈合

靳子明等研究发现，党参超微粉具有明显的抗胃黏膜损伤作用，能够提高前列腺素的含量，抑制胃泌素的泌酸作用，刺激胃黏膜合成释放表皮生长因子，从而发挥其保护胃黏膜的作用，加速溃疡愈合。臧凯宏等研究发现，黄芪甲苷 IV 可减轻结肠组织中髓过氧化物酶（MPO）活性，降低肿瘤坏死因子 α（TNF - α）和白细胞介素 1β（IL - 1β）水平，抑制炎性细胞浸润，减轻结肠炎症反应，改善溃疡性结肠炎大鼠肠道病变，上调大鼠结肠组织 Occludin 的蛋白表达，提高黏膜屏障功能。金佳熹等研究证实，鲜山药提取物可减轻消炎痛所致的胃溃疡、胃组织炎细胞浸润及腺体破坏程度，降低血清丙二醛（MDA）、NO 表达，增加过氧化物歧化酶（SOD）、谷胱甘肽过氧化物酶（GSH - Px）表达含量，对急性胃溃疡发作时的胃黏膜具有保护作用，其机制与抗氧化应激作用有关。

李良等研究显示，茯苓、白术水提物具有一定程度的抑制幽门螺杆菌（Hp）增殖、抑制其毒力因子脲酶活性的作用，可通过促进胃黏膜上皮细胞（GES - 1）的增殖来降低幽门螺杆菌感染胃部所引起的毒性作用。细胞迁移和细胞黏附均是胃肠黏膜损伤修复的重要环节，伍婷婷等研究显示，白术多糖可通过提高大鼠小肠上皮细胞（IEC - 6）钙离子水平以促进细胞迁移和 E - 钙黏蛋白表达，修复损伤的胃肠黏膜。宋厚盼等研究表明，甘草含药血清可提高胃黏膜上皮细胞内多胺（腐胺、精脒、精胺）含量，促进细胞迁移和增殖，促进胃黏膜损伤修复。孙俊波等采用乙酸处理后幽门螺杆菌感染法制备胃溃疡大鼠模型，分析甘草次酸对幽门螺杆菌感染胃溃疡大鼠的影响，结果显示，甘草次酸能降低大鼠的溃疡指数以及胃液中胃酸、胃蛋白酶活性，增加大鼠胃黏膜组织及体外胃黏膜上皮细胞中凋亡抑制因子 Bcl - 2 的表达，减少凋亡因子 Caspase - 3 的表达，降低糖原合成酶激酶 - 3 活性及细胞凋亡水平，促进幽门螺杆菌感染胃溃疡的愈合。

黄尧达等观察三联疗法联合补中益气汤治疗慢性胃炎并消化性溃疡出血的疗效，结果显示，补中益气汤能明显降低慢性胃炎并消化性溃疡出血患者的临床证候积分，降低相关药物不良事件发生率。王佳佳等研究证实，参苓白术散可减轻溃疡性结肠炎大鼠肠黏膜炎症反应，促进结肠黏膜损伤修复，其机制与上调肠黏膜黏蛋白 2、三叶因子 3 的 mRNA 表达，下调肠黏膜炎症小体、NF - κB 的 mRNA 表达有关。孙娟等研究显

示，参苓白术散能够改善溃疡性结肠炎小鼠的一般状况，降低模型小鼠血清 TNF－α、巨噬细胞移动抑制因子（MIF）含量，升高 IL－10、表皮生长因子（EGF）含量，下调结肠组织中 NF－κB、TLR4 蛋白表达，参苓白术散能够调节 TLR4/NF－κB 通路及相关炎症因子，减轻肠道炎症反应，减轻肠黏膜损伤程度。

3. 保护肝脏

崔龙海等研究证实，轮叶党参总皂苷预处理能降低肝脏缺血－再灌注损伤大鼠血清丙氨酸转移酶（ALT）、天门冬氨酸氨基转移酶（AST）、尿素氮（BUN）、肌酐（Cr），肝、肾组织 IL－18、MDA 水平，提高肝、肾组织 SOD 水平及肾组织 GSH、GSH－Px 水平，提高肝脏缺血－再灌注损伤大鼠抗氧化能力和抑制 IL－18、TNF－α 等炎性因子的过度释放，从而对肝、肾产生保护作用。

王梓等研究发现，蒸制轮叶党参能够明显降低乙醇暴露致急性肝损伤小鼠血清中 ALT 和 AST 水平，降低急性酒精性肝损伤小鼠血清中甘油三酯（TG）含量，抑制肝脏组织中上升的 MDA 水平，增强 GSH 的活性，对小鼠急性酒精性肝损伤具有促进修复作用。周庆峰等研究发现，山药多糖能显著延长急性酒精中毒小鼠醉酒耐受时间，缩短睡眠时间，降低血清中乙醇和乙醛浓度，增加肝组织中乙醇脱氢酶（ADH）、SOD 活性，降低血清中 ALT、AST 活性，具有较好的解酒护肝作用。张欣研究复方甘草酸苷对酒精性肝硬化患者肝功能及肝纤维化的影响，结果显示复方甘草酸苷能降低酒精性肝硬化患者总胆红素、AST、ALT、γ－谷氨酰转肽酶、透明质酸酶、Ⅳ型胶原及血清Ⅲ型前胶原水平，改善酒精性肝硬化患者的肝功能及肝纤维化。

非酒精性脂肪性肝病（NAFLD）是一种常见的慢性肝脏疾病，肝细胞的脂肪变性是最主要的病理学特点，其中游离脂肪酸会诱导肝细胞的脂肪变性，其发病过程可由早期阶段的单纯性脂肪肝逐渐演变为非酒精性肝炎，甚至肝纤维化和肝硬化等严重疾病。人参皂苷 Rg1 是中草药人参中的主要药理活性成分之一，胡文艳等研究发现，人参皂苷可通过调节 Aldolase/AMPK/PINK1 信号通路活性改善油酸诱导的人肝 HL－7702 细胞损伤。车财妍等研究显示，白术多糖能够降低单纯高脂饮食诱导的大鼠非酒精性脂肪性肝炎大鼠肝组织的甘油三酯、游离脂肪酸含量，降低血清 AST、ALT 水平，改善肝组织病理学变化，对非酒精性脂肪性肝炎具有防治作用。吕锦珍等研究显示，参苓白术散能明显降低高脂饮食饲养的非酒精性脂肪性肝病大鼠血清 ALT、AST、总胆固醇（TC）、TG 及低密度脂蛋白（LDL－C）含量，降低肝细胞 TNF－α、IL－1β、IL－5 及 IL－6 水平，改善模型大鼠脂肪代谢紊乱，减轻肝脏脂质蓄积，抑制肝组织炎症反应，可能与减少肝细胞 mTORC1，STAT3mRNA 及蛋白相对表达量有关。

兰量园等研究表明，茯苓多糖能够降低产前对乙酰氨基酚暴露胎鼠肝组织 AST、ALT 水平，增加成纤维细胞生长因子 21 浓度，对肝损伤胎鼠具有细胞保护的药理活性，其作用机制与上调肝脏细胞 AKT 及其磷酸化表型表达水平，激活相应信号通路有关。徐拥建等研究表明，参苓白术散可能通过抑制非酒精性脂肪性肝病大鼠肝细胞、Kupffer 细胞 5－LO/LTB4 通路的激活。武守国等研究显示，益气健脾方（黄芪、白术、茯苓、白芍、当归、党参、薏苡仁）联合恩替卡韦治疗慢性乙型肝炎后肝硬化患者，可明显改善患者肝功能，改善肝纤维化程度，抑制病毒复制。

（二）增强肌力和抗疲劳、抗衰老作用

随着现代社会竞争的日益激烈，尤其是中青年，常因起居无常，疲劳过度，过劳伤气，致脾气亏虚，出现神疲乏力、食欲不振等症状而形成疲劳综合征。脾胃为后天之本，气血生化之源，脾主肌肉四肢，益气健脾药能够增强肌力、抗疲劳，还具有抗衰老作用。

王晶等研究证实，党参水提物可以稳定衰老小鼠肝脾的组织结构，抑制细胞凋亡，促进血管生成，对衰老小鼠的肝脏和脾脏组织有一定的保护作用。张瑞等基于网络药理学的黄芪抗疲劳作用机制研究，获得黄芪中 11 种活性成分，包括 6 种黄酮类成分、4 种黄芪皂苷类成分及蔗糖。黄芪抗疲劳作用预测靶点有 76 个，网络分析结果表明，黄芪主要涉及一氧化氮的生物合成、过氧化氢反应、棕色脂肪细胞分化的正调节、活性氧代谢等生物过程，通过调节癌症通路、FoxO、磷脂酰肌醇 3 - 激酶（PI3K）- 蛋白激酶 B（Akt）、低氧诱导因子 -1（HIF -1）、血管内皮生长因子（VEGF）、丝裂原活化蛋白激酶（MAPK）、Ca^{2+} 信号通路、氧化应激反应等来发挥抗疲劳作用。楚丽雅等研究显示，甘草水煎液增加小鼠力竭游泳时间，降低运动后血乳酸浓度，具有明显的抗疲劳作用。

孙国庆等以 D - 半乳糖建立大鼠衰老模型，研究甘草苷对衰老模型大鼠的影响，结果显示，甘草苷可改善衰老大鼠的学习记忆能力，增强脑组织中 SOD、GSH - Px 活性，降低 MDA 含量，改善体内抗氧化酶活力，抑制脂氧化代谢产物的产生，抑制脑内脂质过氧化，清除脑内自由基，改善大鼠海马神经元的损伤状态，具有抗衰老作用。詹向红等研究益气健脾方药对 D - 半乳糖所致衰老小鼠自由基代谢及免疫功能的影响，结果显示，益气健脾方药能明显提高衰老小鼠血清、心、肝组织中总超氧化物歧化酶的活性，降低心、肝组织丙二醛和肝组织脂褐素含量，并提高血清 IL - 2 含量和胸腺指数，益气健脾方药能抑制脂质过氧化反应，提高抗氧化酶活性，改善免疫功能，可能是益气健脾药延缓衰老的作用机制之一。

（三）调节机体的物质代谢

机体的物质代谢是通过脾的运化功能来实现的，脾运化水谷，促进饮食物的消化，水谷精微的吸收与输布；脾运化水液，调节人体水液代谢。脾气亏虚，不能吸收、输布精微之气，胰岛素分泌不足，或营卫交会生化失常，津凝为痰而致代谢性疾病。

孙伟等利用高脂饲料诱导复制高血脂小鼠模型，以人参总皂苷进行干预，结果显示，人参总皂苷具有明显的降脂作用，可降低高脂模型小鼠体重及血清中 TG、TC、LDL - C 水平，改善高脂饲料引起的小鼠肝细胞脂肪变性，对肝功能无明显影响。李新萍等研究山药多糖能降低糖尿病小鼠血糖（GLU）、TC、TG 及 LDL - C，改善糖尿病小

鼠的血糖和血脂代谢紊乱状况。

赵海燕等研究证实，甘草黄酮能降低 2 型糖尿病大鼠 FBG、TG、TC、LDL-C、游离脂肪酸、TNF-α、瘦素、肝体比和肾体比，提高总抗氧化能力和脂体比，具有降低糖尿病大鼠血糖、调节脂代谢紊乱的作用，并可改善胰岛素抵抗。郑惠婷等研究证实，人参煎方（人参、葛根）降低 2 型糖尿病大鼠的血糖及总胆固醇，改善 2 型糖尿病胰岛素抵抗。邓涛等研究发现，黄芪多糖能降低 2 型糖尿病大鼠的空腹血糖，增加胰岛素释放，降低胰岛素抵抗指数，对胰岛素具有增敏作用。其机制与增加骨骼肌中 PKB/Akt 丝氨酸磷酸化水平，促进骨骼肌细胞 PKB/Akt 的核转位，增加其活性有关。

己糖激酶（HK）、琥珀酸脱氢酶（SDH）及苹果酸脱氢酶（MDH）属于线粒体的标志酶，是三羧酸循环的关键酶，在糖分解过程中发挥着重要作用。糖尿病模型动物体内糖代谢紊乱，导致血糖升高，活性也明显降低。吕娟等研究表明，山药多糖可明显降低 2 型糖尿病大鼠血糖，促进胰岛素分泌，增加 HK、SDH、MDH 三种酶的活性，保护糖尿病大鼠的胰岛功能和血小板功能。段秀俊等研究显示，四君子汤可提高 2 型糖尿病小鼠的糖耐量，降低空腹血糖、空腹胰岛素及肝糖原含量，减轻胰岛素抵抗，促进胰岛素功能的恢复，降低总胆固醇及甘油三酯水平，调节糖脂代谢紊乱。

糖尿病肾病是由糖尿病引发的最严重的并发症，可发展为慢性肾衰竭，严重威胁患者身体健康。高子涵等研究显示，山药多糖能降低四氧嘧啶诱导的糖尿病肾病小鼠血糖、Scr、BUN 水平，增加胰岛体积和数目，减轻肾小球肿胀和肾脏纤维化程度，改善胰腺和肾脏的病理损伤，其机制可能与抑制高糖激活的 AR/P38MAPK/CREB 信号通路有关。刘文华等研究发现，人参皂苷 Rg1 可以通过活化 PI3K/AKT/FOXO3 通路缓解高糖对大鼠肾小球系膜细胞（HBZY-1）的诱导作用，减少 HBZY-1 细胞的凋亡，并缓解氧化应激反应。

心型脂肪酸结合蛋白 3（FABP3）是早期检测心肌受损的生物标志物，过氧化物酶体增殖激活受体 γ（PPARγ）蛋白能够调节脂肪细胞的内分泌功能，增强胰岛素信号的传导，抑制胰高血糖素的生成等，通过这些可能机制来改善机体的胰岛素抵抗。刘军彤等研究显示，补中益气汤降低 2 型糖尿病大鼠血糖、总胆固醇、甘油三酯、胰岛素水平，增加收缩期左室后壁厚度，增加舒张期、收缩期左室内径，增加 E/A 比值，增加 FS、EF 值，改善心脏功能，减少 FABP3 表达，提高 PPARγ 蛋白表达，从而改善糖尿病心肌病大鼠糖脂代谢紊乱，改善心功能。

邓耒娇等研究显示，茯苓多糖可通过上调阴离子转运体 1（rOAT1）的表达、下调尿酸转运体 1（rURAT1）的表达，增加尿酸的排泄，起到抗高尿酸血症作用。仝小林教授认为，脾胃乃气机运行之中枢，代谢性疾病要从脾胃入手，调畅中焦气机，临床常用生白术、炒白术、炒苍术治疗代谢性疾病，生白术利脾湿，炒白术补脾气，炒苍术燥脾湿。

（四）减毒增效，提高免疫抗肿瘤

恶性肿瘤是当前威胁人类生命健康最主要的疾病之一，无论是手术，或不能手术带瘤生存者，或晚期肿瘤患者，均可形成脾胃亏虚之证，患者出现神疲乏力、气短懒言、饮食减少、恶心呕吐等症状。放化疗不但可引起或加重以上症状，还会引起肝功能异常、白细胞减少、血小板减少、贫血等骨髓抑制现象。益气健脾药不仅可改善患者的神疲乏力，还能减轻消化道症状，保护肝功能，改善骨髓抑制，提高机体免疫功能，延长患者生存期，提高生活质量，以期达到正盛邪自去的目的。

化疗相关性疲乏是指由化疗所引起的疲乏，归属癌因性疲乏的范畴。癌性疲乏是肿瘤患者常见的临床症状之一，在各个年龄段患者中均有发生，且在肿瘤的治疗和康复过程中长期存在，严重影响肿瘤患者的生存质量。章淼等观察加味四君子汤（太子参、茯苓、白术、大枣、山药、桑葚、黄精）缓解气血不足型癌因性疲乏的临床疗效，治疗组在对照组（基础治疗、心理辅导，必要时对症治疗）的基础上加用四君子汤加减，显示加味四君子汤可明显缓解气血不足型癌因性疲乏，改善神疲乏力、气短、自汗、心悸、头晕、失眠等症状，有效率为80.0%，对照组为46.67%。于建华等在常规化疗基础上，应用补中益气汤，结果显示补中益气汤可明显减轻癌因性疲乏患者疲乏程度，降低恶心、呕吐等消化道不良反应发生率，提高患者生活质量。何志军等研究显示，补中益气汤加减可明显降低肝动脉化疗栓塞术后患者简明疲劳量表（BFI）指数，降低肝胆疾病特异量表（FACT－Hep）中躯体日常功能（PWB）、社交/家庭生活（SWB）、功能状况（FWB）和总分，改善患者肝动脉化疗栓塞术后导致的疲劳，提高患者生活质量。丁春等研究认为，益气健脾方（组成：黄芪、党参、白术、茯苓、补骨脂、生熟薏苡仁、白花蛇舌草、炙甘草）内服加熏洗足部，能够增加消化道肿瘤患者T细胞亚群CD3$^+$、CD4$^+$、CD8$^+$水平，提高患者的免疫功能，减少消化道肿瘤化疗相关性乏力发生，降低化疗不良反应，提高生活质量。汪霞等研究证实，益气健脾方（组成：党参、白术、茯苓、甘草、薏苡仁、山药、谷芽、麦芽、鸡内金）能明显减轻肺癌患者的化疗相关性疲乏，并能明显减轻化疗相关性疲乏对肺癌患者日常生活的影响。

刘沈林教授通过多年的临床实践，反复验证，运用大剂量黄芪、党参治疗恶性肿瘤疗效显著。刘云鹤等研究发现，党参多糖能有效抑制人肝癌HepG2细胞的生长和运动能力，其机制与调节PI3K/AKT信号通路有关。柏长青等观察黄芪、党参提取物对紫杉醇抑制Lewis肺癌血管生成和肿瘤转移的增强作用，与紫杉醇组比较，紫杉醇联合参芪可以明显减少移植瘤内的微血管密度和肺脏转移瘤个数，明显延长小鼠的存活时间。赵永军等研究发现，人参皂苷Rg3可作为肝癌治疗的药物，其机制是通过下调岩藻糖基转移酶Ⅳ（FUT4），抑制HepG2细胞增殖、迁移、侵袭和上皮间质转化EMT。

熊暮珺等探讨人参皂苷Rg3对急性髓细胞性白血病的干预机制结果显示，人参皂苷Rg3可抑制急性髓细胞性白血病细胞增殖，诱导THP－1以及HL－60细胞的凋亡，人参皂苷Rg3可以对Caspase－8及PARP相关蛋白的表达以及凋亡过程起到激活作用，使p－Akt表达水平降低，从而抑制肿瘤细胞的增殖，诱导其凋亡。王璐等研究证实，中药人参多糖（GPS）能改善结肠癌患者术后一般状态，减少术后感染、出血等并发症，降低结肠癌患者肠组织标本 IL－12、TNF－α、髓系细胞触发受体 1（TREM－1）和表皮生长因子受体（EGFR）水平，通过下调 p－PKA—PKA 信号途径，发挥对结肠癌的治疗作用。

安方玉等研究发现，黄芪水煎剂能诱导肿瘤组织凋亡并减轻荷 H_{22} 肝癌小鼠的肝损伤，其可能的机制是通过调控肿瘤组织中 NF－κB、Caspase－3 的表达来诱导肿瘤组织凋亡并减轻肝损伤。杜芳等研究证实，黄芪多糖对 HepG2 细胞生长具有抑制作用，通过增加细胞自噬和抑制 Akt 通路激活，促进肝癌细胞的凋亡，抑制癌细胞增殖。徐放等研究发现，黄芪多糖能够抑制肝癌细胞 SMMC－7721 细胞侵袭和转移，其机制可能与黄芪多糖下调 JAK－STAT 信号通路有关。

江薇研究证实，茯苓酸能抑制人乳腺癌 MDA－MB－231 细胞的增殖，促进细胞凋亡，其作用机制与激活多聚腺苷二磷酸核糖聚合酶（PARP）有关。银瑞等研究证实，白术多糖降低肺癌模型大鼠肺指数，提高脾脏和胸腺指数，升高鼠血清免疫球蛋白 IgA、IgG、IgM 水平和 T 淋巴细胞亚群 CD3$^+$、CD4$^+$、CD4$^+$/CD8$^+$ 水平，抑制癌细胞增殖，诱导癌细胞凋亡，增强肺癌模型大鼠机体免疫功能。朱云等研究发现，白术多糖能够降低肝癌细胞体外增殖和侵袭能力，下调 β－catenin 蛋白表达，下调 MMP－2 基因与蛋白表达水平，同时抑制 AKT 与 GSK－3β 的磷酸化，可能通过影响 Wnt/β－catenin 信号通路发挥作用。白术的化学成分主要包括苍术酮，白术内酯Ⅰ、Ⅱ、Ⅲ及双白术内酯等。Notch 信号是进化保守途径，Notch 在胃癌发生、发展、存活中发挥着重要作用，Notch1 高水平表达与肿瘤患者的不良生存率有关，在胃癌中主要涉及 Notch 信号。陈远等研究证实，白术内酯Ⅰ通过抑制 Notch 信号通路，抑制人胃癌 MGC－803 细胞增殖。张彩霞等研究发现，白术内酯Ⅱ能显著抑制人大肠癌 Lovo 细胞的增殖并诱导其发生凋亡，其分子机制与促进聚腺苷酸二磷酸核糖转移酶－1（PARP1）的剪切，激活 Caspase－3 的表达相关。

18β－甘草次酸是甘草的主要活性成分，尤丽丽等研究显示，18β－甘草次酸可通过下调胃黏膜炎症因子 COX－2 和 IL－1β 表达水平，减轻黏膜炎症反应，抑制胃部肿瘤发生。丁佩剑等研究证实，甘草次酸通过下调 NF－κB 信号通路蛋白表达抑制胃癌细胞 SGC7901 增殖，诱导其凋亡，从而起到抗肿瘤作用。王丽等研究显示，甘草多糖可降低 CT26 细胞荷瘤小鼠肿瘤质量，提高抑瘤率，具有显著的抗肿瘤作用，提高小鼠体重和胸腺指数，改善生活质量，提高小肠黏膜上皮细胞 IL－7mRNA 表达和血清中IL－7 含量。任旭在急性髓系白血病化疗期间使用复方甘草酸单铵能降低患者 ALT、AST 和总胆红素水平，减少肝损伤发生率，对化疗药物肝损伤有明显的预防作用。

姚望等研究发现，四君子汤加减干预化疗可改善胃癌患者脾虚状态，减少脾虚引起的腹胀和恶心、呕吐等消化道反应，升高白细胞、血红蛋白及血小板水平，改善骨髓抑制，提高患者 CD3$^+$、CD4$^+$、CD4$^+$/CD8$^+$、IgA、IgG 和 IgM，增强脾之运化功能，调整阴阳平衡状态，提高患者机体免疫力。陈辉等研究显示，加减四君子汤可以提高Ⅱ期直肠癌患者术后的预后营养指数，提高患者的营养和免疫状态，同时降低患者的外周血中性粒细胞与淋巴细胞比值，减轻炎症反应，提高免疫功能。

　　侯莹等研究显示，补中益气汤联合化疗能够降低晚期胃癌患者血清胃癌相关肿瘤标志物含量，提高晚期胃癌患者近期疗效，延长远期生存率，具有良好的用药安全性。董合玲等研究结果显示，补中益气汤能下调人乳腺癌细胞系 MCF – 7 细胞 ER、EGFR、HER – 2 及下游 Akt 的基因表达及蛋白含量，逆转 MCF – 7 细胞对他莫昔芬耐药，促进 MCF – 7 细胞的凋亡，达到控制乳腺癌的治疗效果。陈皎皎等研究表明，补中益气汤能够降低气虚血亏型癌性发热患者的中医症状临床总评分，减轻发热、神疲乏力、气短自汗、心悸失眠等临床症状，减少不良反应发生率。

　　彭涛等观察归脾汤治疗胃癌相关性轻中度贫血的临床疗效，结果显示归脾汤能明显升高患者血红蛋白、红细胞水平，升高免疫 $CD4^+$、$CD4^+/CD8^+$、$CD16^+CD56^+$ 水平，提高患者免疫功能。杨彩荣等用参苓白术散能够减轻宫颈癌化疗患者恶心、呕吐、腹泻症状，对胃肠功能具有保护作用，其机制可能与升高患者血清 SOD、$CD4^+$、$CD4^+/CD8^+$ 水平，降低 MDA、$CD8^+$ 水平，调节患者氧化应激及免疫水平有关。

　　袁丹迪等观察参芪扶正注射液对晚期胃癌患者的影响，结果显示参芪扶正注射液联合化疗方案能提高晚期胃癌患者的有效率，抑制白细胞降低，减轻胃肠道不良反应，减少化疗不良反应，提高血液中 miRNA – 124 表达水平。贾静等在对照组（采用培美曲塞钠联合顺铂化疗方案）的基础上联合应用参芪扶正注射液辅助治疗晚期肺癌，能够减轻患者化疗过程中的不良反应，减轻非小细胞肺癌患者全身水肿和疼痛等症状。降低 VEGF 和可溶性白细胞介素 – 2 受体（SIL – 2R）的表达，促进 IL – 2 和 IFN – γ 等相关细胞因子的表达，延长患者生存期。余娜莎等应用参芪扶正注射液联合化疗治疗弥漫大 B 细胞淋巴瘤化疗患者，能升高 WBC、HGB、PLT、IgA、IgG、IgM 水平，增加患者 T 淋巴细胞亚群 $CD3^+$、$CD4^+$、$CD4^+/CD8^+$，减轻骨髓抑制，增强患者免疫功能。

（五）　调整机体的免疫功能

　　宗气分营卫二气，营行脉中，卫行脉外。卫气具有护卫肌表、防御外邪入侵的作用，卫气充足，机体自身免疫功能增强，减少外邪的侵入。脾虚气弱，宗气乏源，卫气不足，外邪侵袭而发病。正所谓"正气存内，邪不可干""邪之所凑，其气必虚""四季脾旺不受邪"。

　　徐志立等研究发现，人参皂苷 Re 能显著提高小鼠炭粒廓清能力，提高机体非特异性免疫，提高小鼠体重增长率、胸腺指数和脾指数，对脾虚小鼠的免疫功能具有促进作用。人参皂苷 Re 可以延长脾虚小鼠负重游泳时间，减轻剧烈运动时的疲劳，增加脾虚小鼠常压下耐缺氧时间。王爱青研究发现，党参多糖可升高肾阴虚大鼠血清 IL – 2 水平，降低 IL – 6、IgG、IgM 水平，提高抗氧化能力，改善大鼠免疫状态。邵晶等研究发现，党参、黄芪两者配伍合煎的免疫作用均强于单煎，提示两者配伍合煎具有协同作用，可明显增强免疫调节活性。

王慧莲等研究发现，茯苓多糖降低系统性红斑狼疮（SLE）患者外周血 CD4$^+$T 细胞中 IL-17 和 IL-6 的含量，增加 IL-10 和 TGF-β 的含量，抑制维甲酸相关孤儿受体 γ 的 mRNA 和蛋白表达，增加叉头框蛋白 P3 的 mRNA 和蛋白水平的表达，降低辅助性 T 细胞 17（Th17）/调节性 T 细胞（Treg）的比值，有调节体内免疫平衡稳态的作用。

微波辐射损伤小鼠脾脏指数、腹腔巨噬细胞吞噬指数、T 淋巴细胞增殖刺激指数及血清 IgG 含量下降，血清 IL-4 水平升高，免疫系统功能下降。徐俊杰等研究显示，山药多糖可提高微波辐射损伤小鼠的巨噬细胞吞噬指数、T 淋巴细胞增殖的刺激指数及血清 IgG 水平，降低血清 IL-4 水平，对微波辐射引起的小鼠免疫系统功能损伤有明显改善作用。

徐海星等研究证实，甘草浸膏能明显增强刀豆蛋白 A 诱导的小鼠脾淋巴细胞的增殖能力，增强二硝基氟苯诱导的小鼠迟发性变态反应，增加鼠血清溶血素水平，增强小鼠腹腔巨噬细胞吞噬鸡红细胞功能、小鼠碳廓清能力、抗体生成细胞能力，甘草浸膏具有增强免疫功能的作用。向静等研究结果显示，植物 miRNA 由于通常经过了甲基化修饰，性质稳定，不易降解，甘草 miRNA 对人免疫细胞的基因表达具有调节作用，能够抑制 T 细胞分化相关基因的表达，以及炎症和凋亡相关基因的表达。朱雪峰等研究显示，甘草提取物能抑制大肠埃希菌和金黄色葡萄球菌的生长，增加小鼠脾脏 T 淋巴细胞增殖率、B 淋巴细胞增殖率、腹腔巨噬细胞的增殖率、腹腔巨噬细胞吞噬能力，提高 NK 细胞杀伤活力，增加 IL-1、IL-2 的体外诱生增殖率，通过特异性免疫和非特异性免疫提高免疫能力。

刘宇昕等研究显示，归脾汤组方加减提取物能够增加环磷酰胺导致的免疫抑制小鼠脾和胸腺的脏器指数，增加小鼠外周血白细胞数量，提升肿瘤坏死因子-α、免疫球蛋白 G 和干扰素-γ 水平，增强淋巴细胞增殖的细胞活力，抑制淋巴细胞的各期凋亡率和总凋亡率，并且增强小鼠巨噬细胞吞噬功能，增强免疫抑制小鼠的免疫功能。吴晓茹等应用益气健脾方（组成：人参、黄芪、白术、茯苓、猫爪草、白花蛇舌草、枳壳、甘草）联合西药治疗肠结核患者，能明显提高 T 细胞亚群 CD3$^+$、CD4$^+$、CD8$^+$ 水平，提高患者的免疫功能。

（六）对心、脑血管疾病的作用

脾胃为后天之本，气血生化之源，为心主血脉提供基础及动力源泉，脾主统血，统摄血液的运行，脾胃水谷之气与自然界之清气合而为宗气，宗气贯心脉而行气血，分为营卫之气，营行脉中，卫行脉外。宗气不足，不能助心行血，引起血液运行障碍。所谓"宗气不下，脉中之血，凝而留止"（《灵枢·刺节真邪》）。

1. 对心血管病的影响

任雯庆等研究证实，人参联合常规疗法治疗稳定型心绞痛，能明显提高临床有效率和 ECG 有效率，减少心绞痛发作次数，缩短心绞痛持续时间，减少硝酸甘油用量。

赵宏月等研究证实，高脂大鼠心肌缺血再灌注损伤后心肌细胞 eNOS、Bcl-2 蛋白表达水平降低，Cytc、Bax 蛋白表达水平升高。黄芪甲苷及人参皂苷 Rg1 药物能明显升高模型大鼠 eNOS、Bcl-2 蛋白表达水平，降低 Cytc、Bax 蛋白表达水平，显示黄芪甲苷及人参皂苷 Rg1 对高脂大鼠 MI/RI 具有保护作用。张成哲等采用隔日游泳＋高脂饲料＋冠状动脉结扎法复制"脾虚生痰"型冠心病巴马小型猪模型，探讨"脾虚生痰"所致巴马小型猪冠心病的发病机制及从脾论治方药的作用效应与机制。结果显示，益气健脾方加减化痰祛瘀药可明显降低缺血区心肌组织 NF-κB、IL-6、TNF-α 和 AQP1mRNA 表达，降低 p38MAPK 和 AQP1 蛋白表达，减轻缺血区心肌组织炎性反应和水肿的发生，从而改善巴马小型猪冠心病症状。

　　冠状动脉闭塞导致心肌细胞缺血，进而导致心肌细胞死亡和心脏重塑，血小板-内皮细胞黏附分子（PECAM-1/CD31），属于免疫球蛋白超家族成员，具有清除体内老化中性粒细胞的作用，是内皮细胞的主要标志之一。彭程飞等研究发现，人参皂苷 Rg1 能够促进心脏 CD31 表达，促进大鼠急性心肌梗死后心脏的血管新生，促进心肌恢复，减少并发症的发生。周小芳等研究证实，黄芪甲苷可降低心肌梗死模型大鼠心肌梗死面积，改善大鼠心功能及血流动力学，起到保护心肌作用，其可能机制与下调多聚腺苷酸-核糖聚合酶1（PARP-1）蛋白表达有关。

　　李岩等采用结扎大鼠左冠状动脉前降支的方法复制心梗后心衰大鼠模型，观察补气中药党参、黄芪对慢性心衰大鼠血流动力学的影响，结果显示，补气中药党参、黄芪能够明显提高左室内压上升/下降最大速率，改善慢性心衰大鼠症状，延缓慢性心衰的发生发展。陈延勋等研究证实，人参皂苷 Rg1 能降低大鼠甘油三酯、总胆固醇及低密度脂蛋白，升高高密度脂蛋白，升高左心室收缩压、左室内压最大变化速率及冠状动脉血流量，降低左室舒张末期压力，升高血清及心肌组织中 SOD 及 NO 水平，降低 MDA 及 ET 水平，减轻炎性细胞浸润和心肌水肿，增加腹主动脉环对乙酰胆碱的舒张反应，降低对氯化钾及去甲肾上腺素的收缩反应，提高 CHD 模型大鼠的心脏功能，改善心肌及冠状动脉病理损伤。

　　王静等研究证实，山药多糖能够明显提高缺氧/复氧损伤大鼠心肌细胞存活率，提高 CDK4 蛋白水平及 GSH-Px、SOD 含量，降低缺氧/复氧心肌细胞凋亡率与 Cleaved Caspase-3 蛋白水平，可升高 H/R 损伤心肌细胞中 FGF9 表达水平，对 H/R 损伤的心肌细胞发挥保护作用，与抑制心肌细胞凋亡及增强抗氧化能力有关。刘凤研究茯苓酸（PA）对氧化低密度脂蛋白（OX-LDL）诱导的人脐静脉内皮细胞氧化应激损伤的影响及其作用的信号通路，结果显示茯苓酸能够降低细胞内 ROS 产生，减少 MDA 表达，增加 SOD 活性，增加通路蛋白 Nrf2/HO-1 表达，上调细胞内 Nrf2/HO-1 的 mRNA 表达水平，减轻 OX-LDL 对内皮细胞的损伤，抑制细胞凋亡，减轻氧化应激损伤。

2. 对脑血管疾病的影响

　　脑缺血疾病造成神经系统的损伤主要是由于神经细胞的凋亡而引起。脑缺血后引起氧化应激、兴奋性氨基酸、离子超载与炎症反应等一系列病理生理变化，从而导致神经细胞凋亡。马竞等研究发现，党参多糖能显著改善缺氧缺血性脑损伤模型大鼠神经功能、脑水肿和病理改变，降低细胞凋亡率和 Bax 表达，降低 LDH 和 MDA 含量，上调 Bcl－2 表达，增加 SOD 活性，提高 bFGF、BDNF、PSD95、SYP、Nrf2 和 HO－1 表达，对缺氧缺血性脑损伤具有抗氧化和神经保护作用。容伟等用线栓法复制永久性局灶脑缺血大鼠模型，探讨人参皂苷 Rg1 对缺血性脑卒中大鼠的保护作用及其对丝裂原活化蛋白激酶（MAPK）/核转录因子 κB（NF－κB）信号通路的调控机制，结果发现，人参皂苷 Rg1 能够抑制 MAPK/NF－κB 信号通路的激活，降低脑组织 IL－1β、IL－6 和 TNF－α 水平，缩小脑卒中大鼠脑梗死体积，表明人参皂苷 Rg1 能降低炎性反应，对缺血损伤的神经元具有保护作用。

张艳丽等探讨黄芪甲苷对离体氧糖剥夺/再灌注（OGD/R）胎鼠海马神经干细胞（NSCs）自我更新、增殖和分化的作用及其机制，结果显示黄芪甲苷能上调 HIF－1α 信号通路，增强氧糖剥夺 NSCs 增殖与分化，促进脑缺血损伤的结构和功能的修复，起到神经保护作用。间充质干细胞（MSC）移植治疗各种疾病受到广泛关注，也被应用到缺血再灌注损伤的研究中，取得了一定的效果。刘海萌等研究发现，黄芪甲苷可进一步增强骨髓间充质干细胞（BM－MSCs）降低脑缺血再灌注损伤大鼠神经功能行为学评分，明显减轻脑组织损伤，增加海马区锥体细胞，降低 TNF－α、IL－1β 浓度及 p－STAT－3 蛋白表达，修复大鼠脑缺血再灌注损伤，保护神经功能的作用途径可能与降低 p－STAT－3 蛋白表达有关。张丽咪等研究证实，白术内酯 I 能够抑制 Caspase－3、Caspase－9、Caspase－12 的活化，下调 Cyt－c 的表达，减低 Bax/Bcl－2 的比值，抑制 H_2O_2 诱导小鼠脑微血管内皮细胞 bEnd.3 的凋亡，提高血管内皮细胞对氧化应激损伤的耐受能力。

王志国等以线栓法复制大鼠局灶性脑缺血/再灌注损伤模型，结果证实 18β－甘草次酸可显著减少脑缺血再灌注大鼠脑梗死体积，降低神经功能缺损评分，改善海马神经元细胞病理损伤，抑制海马神经元 Caspase－3 的表达及抑制细胞凋亡，降低海马炎性因子 IL－1、IL－6 和 TNF－α 表达水平，降低 MDA 水平以及提升 SOD 活性，通过抑制炎症反应及氧化应激，减轻脑组织细胞凋亡及脑损伤，起到神经脑保护作用。常江等研究证实，甘草查尔酮 A 能明显增加脑缺血再灌注小鼠神经功能评分（Garcia 的 18 评分法），缩小脑梗死体积，提高核蛋白 Nrf2 和胞浆蛋白 HO－1 蛋白表达水平，减少炎症因子 IL－6 和 TNF－α 表达水平，减轻脑实质炎性细胞浸润，具有神经脑保护作用。

乔会敏等以线栓法制备大鼠大脑中动脉永久性闭塞模型，结果显示甘草甜素能改善神经功能缺失，减轻梗死后患侧脑水肿，缩小脑梗死体积，降低高迁移率族蛋白 B1、晚期糖基化终产物、Toll 样受体 4、NF－κB 的表达，升高紧密连接蛋白 5 的表达，对缺血性脑组织具有神经保护作用。张沛等研究证实，与单纯骨髓间充质干细胞或异甘草素比较，异甘草素联合骨髓间充质干细胞能明显降低脑梗死大鼠 NIHSS 评分，缩小梗死体积，降低 TNF－α 及 IL－1β 水平，减轻脑梗死神经细胞的组织学变化，保护受损的脑神经。

胡康丽等研究表明，四君子汤通过上调 p – ERK、p – Akt 的表达，下调 Bax 的表达，从而减少脑缺血再灌注大鼠神经细胞凋亡而起到神经脑保护作用。唐冰镕等研究显示，加味四君子汤（人参、白术、茯苓、黄芪、怀山药、薏苡仁、泽泻、猪苓、炙甘草）能够促进脑缺血大鼠脑组织血脑屏障相关蛋白紧密连接蛋白 occludin，claudin – 1，ZO – 1 mRNA 及蛋白的表达，保护血脑屏障，减轻缺血性脑卒中大鼠脑水肿，从而起到神经脑保护作用。

杨扬观察了参芪扶正注射液对恢复期脑梗死老年患者执行功能障碍状况及生活质量的影响，结果显示参芪扶正注射液能明显降低恢复期脑梗死老年患者 NIHSS 评分，升高 MMSE、BADS、QOL – 100 评分，改善恢复期脑梗死老年患者的神经功能、认知功能及执行功能，提高患者生活质量。

气血相关，可分而不可离，气虚是血管系统疾病的共同发病机制，益气健脾药在血管性疾病中具有非常重要的作用，具有以益气为主，合用活血化瘀和（或）化痰通络等功能的多种中药方剂在心脑血管疾病治疗中得到了广泛应用。

（七）　对血液系统的影响

脾居中焦，中焦受气取汁，变化而赤，是谓血，脾主生血，主统血。王娟等研究证实，黄芪可升高过敏性紫癜患儿急性期外周血树突状细胞分泌 IL – 2 水平，降低 IL – 10、IL – 18 水平，纠正过敏性紫癜患儿免疫紊乱状态。钟业敏观察补中益气汤合参麦注射液治疗血小板减少性紫癜的疗效，在对照组（西医治疗）基础上加补中益气汤合用参麦注射液治疗血小板减少性紫癜，可明显增加血小板计数，减少紫斑，减少复发，减轻激素的不良反应，有效率为 90.90%，对照组有效率为 52.38%。吕晓娟等进行归脾汤加减治疗免疫性血小板减少症临床研究，治疗组在对照组（泼尼松）基础上加用归脾汤治疗免疫性血小板减少症，临床有效率为 62%，高于对照组的 36%，能增加血小板计数 Treg 细胞百分比，提高 IL – 17、IL – 10 水平，提高自身免疫功能，减轻激素不良反应。刘玉洁等在对照组（硫酸亚铁、维生素 C）基础上应用归脾汤中药配方颗粒联合治疗缺铁性贫血，可增加患者红细胞计数、血红蛋白、血细胞比容水平，总有效率 94.74%，优于对照组 71.05%。

（八）　对神经系统疾病的影响

阿尔茨海默病（AD）是老年性痴呆的常见类型，是神经系统变性疾病之一。中医认为，心为君主之官，主神志。年老久病，脾胃虚衰，气血生化乏源，致心之气血虚衰，神明失养而心神涣散，呆滞善忘。益气健脾药增强脾胃化生气血之功能，气血充足，才能血旺神健。过量的 β 淀粉样蛋白（Aβ）的产生和聚集与 AD 的发病有着密切关系，$Aβ_{1-42}$ 可通过激活 Erk 诱导 Tau 蛋白发生异常磷酸化，形成神经纤维结节，是 AD 患者脑内典型的病理改变之一。谌勤等研究发现，板桥党参通过上调蛋白磷酸酯酶

2A 活性，降低 Tau 蛋白的磷酸化水平，提高突触相关蛋白表达水平，修复受损神经元，从而改善 AD 模型大鼠认知功能。杨淑达等采用 $A\beta_{1-42}$ 诱导小鼠海马脑片建立 Tau 蛋白过度磷酸化模型，探讨人参皂苷 Rb1 对 $A\beta_{1-42}$ 所致小鼠脑片微管相关蛋白（Tau）异常磷酸化的抑制作用及其可能机制，结果显示人参皂苷 Rb1 能抑制 Erk1/2 的过度激活，降低 Tau 蛋白的磷酸化水平，从而稳定神经元的微管系统，有效逆转 AD 的病理改变。人参皂苷 Rg1 是人参促智的主要有效成分之一，冯敏等研究发现，人参皂苷 Rg1 能够改善 AD 模型小鼠的学习记忆能力，减少 $A\beta$ 产生或抑制 $A\beta$ 沉积，促进神经纤维的生长及修复，减轻 AD 引起的脑组织受损程度。于新宇等采用大鼠双侧侧脑室注射 $A\beta_{1-42}$ 建立老年痴呆动物模型，研究证实白术内酯 III 可显著改善痴呆大鼠的学习记忆能力，其机制可能与抑制 AChE 活性及上调海马 Bcl-2 基因的表达有关。

重症肌无力是一种神经-肌肉接头传递功能障碍的获得性自身免疫性疾病，属中医痿证范畴，脾主肌肉四肢，早在《内经》中即有"治痿独取阳明"的记载。刘小斌认为重症肌无力属中医"痿证"范畴，病机以脾胃虚损为本，运用补中益气汤辨治，可降低疾病复发率，提高患者生存质量，提高临床疗效。有学者对补中益气汤治疗重症肌无力疗效与安全性进行 Meta 分析，结果显示补中益气汤治疗重症肌无力具有较好的临床疗效，且不良反应也较少。

王伟光等研究证实，复方党参可改善低氧暴露导致小鼠认知功能的下降。利多卡因是临床常用的局麻药之一，能够激活 JNK 信号通路，诱导细胞凋亡。杨常青等研究发现，人参皂苷 Rb1 能够抑制利多卡因处理激活的 JNK 信号通路，抑制由利多卡因处理引起的脊髓神经干细胞凋亡。刘建春等研究证实，黄芪甲苷可降低实验性自身免疫性脑脊髓炎小鼠神经功能评分，减轻临床症状，抑制脊髓炎性细胞浸润，增加 CD25+ 和 TGF-β^+ 的 CD4+ T 细胞亚群的比例，降低 CD4+IL-17+ 的比例，抑制 TLR4、Myd88、NF-κB/p65 在脊髓的表达。

（九）调整自主神经功能

脾藏意，在志为思，过思伤脾，脾气亏虚。张建英等研究证实，硫酸茯苓多糖可能通过上调海马 GluR1 受体的表达，增强 GluR1 受体功能，促使 CREB 磷酸化水平升高而上调 BDNF 的蛋白表达，起到抗抑郁作用。李楷等认为神经衰弱所表现的特有症状群，如脑力易疲乏，兼见不寐、眠浅多梦、头晕目眩、四肢倦怠、神疲食少、腹胀便溏等症状，可将其归属于中医学"不寐""郁证"等范畴，证属脾虚或心脾两虚，以四君子汤加减治疗，疗效较佳。蔡晓研究归脾汤加减用于不寐证合并焦虑抑郁患者的效果观察，在常规西药治疗基础上联合归脾汤加减治疗，能明显降低 PSQI、SAS、SDS 评分，改善患者睡眠质量及患者情志状态。赵阳等对归脾汤加减治疗心脾两虚型失眠随机对照试验进行荟萃分析，结果显示归脾汤加减治疗心脾两虚型失眠效果明显，作用优于苯二氮䓬类药物。徐舒畅等观察灸法配合益气健脾方治疗卒中后混合性焦虑抑郁障碍的疗效，在基础治疗的基础上（降压、降糖、调脂等治疗），加用益气健脾方

（组成：黄芪、党参、木香、炙甘草、当归、远志、酸枣仁、龙眼肉、白术、生姜、大枣、茯苓、川芎、柴胡、合欢皮、陈皮、栀子），并随症加减。合用灸法，穴取百会、气海、关元、足三里、血海。对照组在基础治疗基础上口服西肽普兰片，结果益气健脾组总有效率92%，对照组总有效率74%。

（十）　对呼吸系统疾病的影响

脾胃水谷之气与自然界之清气合而为宗气，宗气主息道以司呼吸，助肺以宣降。脾气亏虚，不能上输精微于肺，而引起肺气不足；或脾虚、水液失运而成痰贮于肺，肺失宣肃，引起呼吸系统疾病。

李晓辉观察黄芪注射液在治疗小儿难治性肺炎过程中的疗效，结果显示观察组（对照组常规治疗基础上加用黄芪注射液）总有效率为91.7%，明显高于对照组（常规治疗）总有效率83.3%，应用黄芪注射液佐治小儿难治性肺炎能够明显提高临床疗效，减少复发。远颖对黄芪注射液治疗儿童肺炎进行 Meta 分析，结果显示黄芪注射液能提高临床治愈率、总有效率，无严重不良反应发生。李娇等在常规治疗基础上用补中益气汤治疗小儿上呼吸道感染，能够缩短患儿完全退热时间，减少反复发热次数，增强临床治疗效果。陈垣等研究补中益气汤治疗反复呼吸道感染患儿的疗效及对免疫功能的影响，观察组在对照组（常规抗感染治疗）的基础上加用补中益气汤治疗，总有效率92.06%，明显高于对照组79.37%，补中益气汤能明显增加反复呼吸道感染患儿外周血 $CD3^+$、$CD4^+$、$CD8^+$ 及 $CD4^+/CD8^+$ 水平，提高患儿的细胞免疫功能，提高治疗效果。

张振波等研究证实，人参皂苷 Rg1 能够降低脓毒症小鼠的肺脏湿/干质量比，升高血液中的氧合指数，降低肺泡灌洗液中 $IL-1\beta$、$IL-6$、$TNF-\alpha$ 及 $NF-\kappa B$ 水平，降低肺组织中 $NF-\kappa B$、p65 的表达，减轻脓毒症小鼠的肺泡炎细胞浸润，抑制脓毒症小鼠的肺脏炎症。王宏英等研究证实，甘草甜素能够抑制慢性支气管炎小鼠模型肺组织中炎性细胞因子 $IL-1$、$TNF-\alpha$ 的基因和蛋白表达。

李德需等观察了参苓白术散加减辅助治疗卒中相关性肺炎肺脾气虚证的临床疗效，结果显示参苓白术散加减辅助治疗，能降低卒中相关性肺炎肺脾气虚型患者临床肺部感染评分、肺脾气虚证积分，缩短咳嗽消失、体温恢复、白细胞恢复正常、肺部湿啰音消失时间，降低 PCT、$TNF-\alpha$、$hs-CRP$ 水平，增高患者 $IFN-\gamma$、IgA、IgM、$CD4^+$、$CD4^+/CD8^+$ 水平，降低 $CD8^+$ 水平。进一步控制病情程度，减轻临床症状，调节相关炎症因子表达，增强机体免疫功能。高翔等利用参苓白术散加减预防呼吸机相关性肺炎，可提高有效率、痊愈率，增加患者呼吸机耐力水平和5min 行走距离，降低抗生素耐药性。董红建等应用糖皮质激素联合参芪扶正注射液辅助治疗重症社区获得性肺炎致 ARDS 患者，能提高临床效果，降低 $IL-1\beta$、$IL-6$、CRp、$TNF-\alpha$ 血清炎性因子水平，减轻炎症反应，升高 PaO_2、SpO_2 水平，降低 $PaCO_2$ 水平，改善通气功能。石印服等研究证实，补中益气汤加减能够改善急诊重症合并 I 型呼吸衰竭患者临床症状，缩短无创呼吸机治疗天数，减少患者住院时间，治疗组在对照组（应用常规治疗基础上）加用补中益气汤加减，总有效率 96.08%，对照组总有效率 86.27%。

付文江等应用参芪扶正注射液辅助治疗慢性阻塞性肺疾病急性加重期患者，可提高治疗效果，降低患者 NF-κB、趋化因子配体 18、bFGF、NGF 水平，抑制炎症反应，减轻气道反应性，升高 CD3⁺、CD4⁺水平，降低 CD8⁺水平，提高机体免疫功能。冉苗苗等研究显示，四君子汤能够改善慢性阻塞性肺疾病（COPD）患者的临床症状，增强呼吸功能，可促进、调节体液免疫、非特异性免疫功能，促进淋巴细胞转化，增强单核巨噬细胞功能，改善 COPD 患者免疫功能。李竹英等认为慢性阻塞性肺疾病属肺脾两虚，研究发现益气健脾方（组成：黄芪、党参、白术、茯苓、陈皮、清半夏、防风、莱菔子、甘草）能降低慢性阻塞性肺疾病大鼠血清中肿瘤坏死因子-α、白细胞介素-8 水平，减轻气道炎症，改善肺功能。王炳森等基于网络药理学方法，探讨黄芪治疗类风湿关节炎合并肺间质纤维化的潜在作用机制。结果得到黄芪 25 个潜在活性成分，共涉及 9 个作用靶点，其中与疾病靶点有关的活性成分有 3 个，主要通过调控 TNF、NF-κB、MAPK、Toll 样受体、TGF-β 信号通路发挥治疗作用。

（十一） 对水肿病的影响

脾主运化，运化水湿，调节人体的水液代谢。脾气亏虚，水液代谢障碍而成水肿，故有"诸湿肿满，皆属于脾"之说。杨婷等研究发现，茯苓可通过强心利水作用降低上焦水饮内停大鼠的肺组织中水液潴留，改善大鼠上焦水饮内停症状。张丽等研究发现，茯苓可明显增加正常大鼠的尿量，抑制大鼠肾内髓质水通道蛋白-2mRNA 水平和水通道蛋白-2 的表达，减少肾内水通道蛋白-2 经尿液的排出。陈静等采用优化后的饮食不节结合劳倦过度法，进而腹腔水负荷，建立脾虚水湿内停模型，给予白术干预，结果显示白术能改善脾虚水湿内停大鼠脾失健运状况，降低 AQP1，具有明显的利尿作用。

（十二） 对其他疾病的影响

1. 解毒作用

甘草可降低附子的毒性，史梦召等研究证实，甘草中 5 种成分可降低乌头碱与人血清白蛋白的结合程度，减少血液中结合态乌头碱浓度，加速乌头碱代谢排出体外，缩短中毒症状持续时间而发挥解毒作用。

2. 抗炎、抗病毒作用

张俊卿等从潞党参中分离得到 4 个化合物，鉴定为菠甾酮类和菠甾醇类，菠甾酮类和菠甾醇类均能显著抑制 NO 和炎性因子 IL-6 和 TNF-α 的释放，具有良好的抗炎活性。陈伟光等研究显示，茯苓酸可减少病毒性心肌炎小鼠的死亡率，减少心肌细胞炎性浸润，上调 Akt 蛋白的表达，激活 PI3K/Akt 信号传导通路来改善病毒性心肌炎小鼠的心肌炎性和损伤。李静等研究显示，白术提取物苍术酮可降低脂多糖诱导小鼠小胶质细胞 BV2 细胞 NO、PGE_2、IL-6、TNF-α 水平和 COX-2 及 iNOS 蛋白表达，降低 ERK、JNK、NF-κB 蛋白表达，预防 LPS 诱导 BV2 细胞神经炎性反应。蔡玉华等研究发现，白术提取物具有抗耐甲氧西林金黄色葡萄球菌的作用。赵桂芝等研究显示，白术醇提物通过抑制炎症细胞因子 TNF-α、IL-1β 和 PGE_2 的合成和释放，对佐剂性关节炎大鼠具有较好的保护作用。

王楠研究发现，羧甲基茯苓多糖钠对抗单纯疱疹病毒 I 型（HSV-I）所致猪肾传带细胞中的细胞病变有明显的抑制作用。周若夏等研究证实，白术内酯 III 在体内外均具有一定的抗轮状病毒作用，白术内酯 III 主要通过体外直接灭活轮状病毒而发挥作用。

3. 治疗内脏脱垂

脾气主升，维持人体内脏位置相对恒定，过劳或久病伤气，脾气亏虚，脏器脱垂，益气健脾药可升阳止陷。杨大勇采用补中益气汤加减治疗胃下垂，结果 146 例胃下垂患者，治愈 110 例，有效 34 例，总有效率 98.63%。宫安明等以补中益气汤配合针刺治疗 I、II 度直肠脱垂，能够明显改善患者症状，提高肛门功能，改善患者生活质量，总有效率 98.15%。王燕华等研究结果显示，补中益气汤可提高盆腔脏器脱垂术后患者静息状态下肛提肌厚度，降低盆隔裂孔面积，增大 Valsalva 动作下肛提肌厚度、尿道倾斜角，降低 Valsalva 动作下患者肛提肌尿道间隙、盆隔裂孔面积，有效促进盆腔脏器脱垂患者术后恢复。

4. 增强性腺功能

脾为后天之本，肾为先天之本，后天与先天相互资助，相互促进。少精症和弱精症是男性不育的最常见原因之一，钙敏感受体是一种 G 蛋白偶联的 7 次跨膜受体，能促进生殖系统（睾丸、附睾）微环境改善，促进血管再生。张明哲等研究发现，人参皂苷 Rg1 对环磷酰胺致成年雄性小鼠睾丸生精细胞凋亡具有明显保护作用，其机制可能与上调钙敏感受体基因及蛋白的表达有关。李环等研究发现，人参皂苷 Rg1 联合人参皂苷 Rg3 能提高对邻苯二甲酸二丁酯诱导的雄性生殖功能损伤模型小鼠血清中睾酮和黄体生成素水平，降低卵泡刺激素 FSH 水平，提高小鼠睾丸组织中睾丸组织缝隙连接蛋白 43 蛋白表达，从而增加小鼠精子密度和精子活力，减轻生殖功能的损伤。

综上所述，人体是一个有机的整体，脾胃为后天之本，气血生化之源，气虚是疾病的基本病证之一，益气健脾药在多种疾病的治疗中起到了重要的作用，学者们从整体、局部、细胞、分子、基因、蛋白、信号通路等各方面对其作用机制进行了广泛研究。相信随着医学及科学技术的进步，益气健脾药的作用机制将得到更进一步深入研究。

（吴相春）

参考文献

[1] 郭军鹏, 李予煊, 张兆鹏, 等. 人参水提物对脾虚小鼠胃肠动力和血清 Ghrelin 的影响 [J]. 长春中医药大学学报, 2018, 34 (5): 845 - 847.

[2] 高启禹, 赵英政, 张凌波, 等. 山药多糖对昆明种小鼠生长性能及肠道菌群的影响 [J]. 中国老年学杂志, 2015, 35 (20): 5685 - 5687.

[3] 张国民, 黄志芳, 刘慧萍, 等. 不同剂量生山药煎液对脾虚便秘模型小鼠的胃肠道影响 [J]. 中华中医药学刊, 2015, 33 (2): 272 - 275.

[4] 足巴措, 王伟. 四君子汤联合纤维膳食营养对老年胃肠功能不佳患者的肠屏障功能效果影响 [J]. 临床合理用药, 2019, 12 (4): 51 - 52.

[5] 黄文武, 彭颖, 王梦月, 等. 四君子汤及其单味药水煎液对脾虚大鼠肠道菌群的调节作用 [J]. 中国实验方剂学杂志, 2019, 25 (11): 8 - 15.

[6] 成映霞, 程容, 段永强, 等. 益气健脾中药对脾气虚大鼠一氧化氮信号通路及胃泌素水平的影响 [J]. 中国中医药信息杂志, 2012, 19 (10): 27 - 28, 32.

[7] 施旭光, 邹忠杰, 吴美音, 等. 补中益气汤治疗慢性浅表性胃炎脾气虚证的代谢组学研究 [J]. 广州中医药大学学报, 2014, 31 (4): 504 - 509.

[8] 邱军, 赵孟, 成秋霞, 等. 补中益气汤对慢性萎缩性胃炎保护作用的实验研究 [J]. 山西中医学院学报, 2012, 13 (1): 23 - 24, 27.

[9] 马金鑫, 唐旭东, 王凤云, 等. 唐旭东辨证应用参苓白术散加减治疗功能性腹泻脾胃虚弱证的临床经验 [J]. 辽宁中医杂志, 2020, 47 (5): 44 - 46.

[10] 张广玉, 张勤生, 孙晓娜, 等. 参苓白术散加减治疗抗生素相关性腹泻脾胃虚寒证的临床观察 [J]. 中国实验方剂学杂志, 2019, 25 (19): 74 - 79.

[11] 徐婷婷, 安振涛, 严展鹏, 等. 益气健脾方对 CAG 模型大鼠成模的抑制作用机制研究 [J]. 中华中医药学, 2016, 34 (10): 2409 - 2412.

[12] 李慧, 夏军权, 陆敏, 等. 益气健脾方对糖尿病胃轻瘫大鼠疗效的实验研究 [J]. 湖南中医杂志, 2016, 32 (11): 164 - 166.

[13] 靳子明, 宋治荣, 窦霞. 党参超微粉对胃溃疡模型大鼠胃黏膜保护作用的研究 [J]. 中国现代应用药学, 2017, 34 (5): 659 - 661.

[14] 臧凯宏, 吴建军, 段海婧, 等. 黄芪甲苷Ⅳ对溃疡性结肠炎大鼠的作用及其机制研究 [J]. 中药临床药理学杂志, 2019, 35 (1): 48 - 51.

[15] 金佳熹, 周冰玉, 李柳蓉, 等. 新鲜山药提取物对小鼠胃溃疡的预防作用研究 [J]. 中国比较医学杂志, 2020, 30 (3): 8 - 13.

[16] 李良, 袁尔东, 苟娜, 等. 茯苓水提物对幽门螺杆菌的抑制作用和 GES - 1 细胞增殖作用研究 [J]. 现代食品科技, 2019, 35, (10): 19 - 24, 147.

[17] 伍婷婷, 李茹柳, 曾丹, 等. 白术多糖调控钙离子以促进细胞迁移及 E - 钙黏蛋白表达的研究 [J]. 中国新药与临床药理, 2017, 28 (2): 145 - 150.

［18］宋厚盼，李如意，魏艳霞，等．甘草对胃黏膜上皮细胞损伤修复及多胺含量影响的研究［J］．时珍国医国药，2017，28（1）：88-91．

［19］孙俊波，赵璐，史素琴，等．甘草次酸抑制胃溃疡大鼠胃黏膜细胞的凋亡［J］．中成药，2017，39（3）：462-466．

［20］黄尧达，李佳．三联疗法联合补中益气汤治疗慢性胃炎并消化性溃疡出血［J］．深圳中西医结合杂志，2019，29（2）：41-42．

［21］王佳佳，迟莉，王文娟，等．参苓白术散对溃疡性结肠炎大鼠 NLRP3、NF-κB、MUC2、TFF3 基因表达的影响［J］．世界中西医结合杂志，2019，14（12）：1638-1641．

［22］孙娟，葛雨竹，李姿慧，等．参苓白术散通过 TLR4/NF-κB 通路对溃疡性结肠炎小鼠的抑制作用研究［J］．中国免疫学杂志，2020，36（3）：294-298，304．

［23］崔龙海，韩龙哲，韩春姬．轮叶党参总皂苷对肝脏缺血-再灌注大鼠肝肾损伤的保护作用［J］．中药材，2019，42（8）：1903-1906．

［24］王梓，徐颀，李新殿，等．蒸制轮叶党参对乙醇暴露致小鼠急性肝损伤的保护作用［J］．上海中医药杂志，2017，51（3）：88-91．

［25］周庆峰，康洁，马亢，等．山药多糖对急性酒精中毒小鼠的解酒作用［J］．食品研究与开发，2019，40（19）：113-114．

［26］张欣．复方甘草酸苷对酒精性肝硬化患者肝功能及肝纤维化的影响［J］．海峡药学，2018，30（10）：212-213．

［27］胡文艳，李梅，刘华宝，等．人参皂苷通过 Aldolase/AMPK/PINK1 信号通路减轻油酸诱导的 HL-7702 细胞损伤［J］．中国临床药理学与治疗学，2020，25（6）：633-639．

［28］车财妍，李红山，应豪，等．白术多糖对非酒精性脂肪性肝炎的防治作用研究［J］．中华中医药学刊，2017，35（7）：1801-1803．

［29］吕锦珍，徐拥建，胡世平，等．参苓白术散对 NAFLD 大鼠肝细胞 mTORC1/STAT3 信号通路的影响［J］．中国实验方剂学杂志，2020，26（2）：6-12．

［30］兰量园，吴咖，吴欣谋，等．茯苓多糖保护对乙酰氨基酚暴露胎鼠的分子机制研究［J］．中药药理与临床，2019，35（2）：52-54．

［31］徐拥建，冯高飞，张云城，等．参苓白术散对非酒精性脂肪性肝病大鼠肝细胞、Kupffer 细胞 5-LO/LTB4 通路的影响［J］．湖南中医药大学学报，2020，40（3）：292-297．

［32］武守国，高婷婷．益气健脾方联合恩替卡韦对慢性乙型肝炎后肝硬化患者治疗作用的临床观察［J］．中国中西医结合消化杂志，2015，23（3）：173-175．

［33］王晶，王勇，李海龙，等．党参水提物对 D-半乳糖致衰老小鼠肝脾形态结构和 Bax 蛋白及 VEGF 表达的影响［J］．西北师范大学学报（自然科学版），2016，52（4）：72-77，98．

［34］张瑞，曹庆伟，李爱平，等．基于网络药理学的黄芪抗疲劳作用机制研究［J］．

中草药，2019，50（8）：1880－1889.

[35] 楚丽雅，田维忠，邵红英，等．甘草的抗疲劳作用研究 [J]．内蒙古中医药，2012，31（9）：127，181.

[36] 孙国庆，罗正里．甘草苷对衰老模型大鼠的抗衰老作用 [J]．中国老年学杂志，2014，34（7）：1895－1896.

[37] 詹向红，杨靖，赵君玫．益气健脾方药对 D－半乳糖拟衰小鼠自由基代谢及免疫功能的影响 [J]．中国老年学杂志，2005，25（8）：933－934.

[38] 孙伟，许桂凤，唐小杭，等．人参总皂苷对高脂模型小鼠的降血脂作用 [J]．中成药，2020，42（7）：1726－1731.

[39] 李新萍，周书琦，徐丽丽，等．山药多糖的提取及其对糖尿病小鼠的影响研究 [J]．黑龙江医药，2018，31（1）：20－22.

[40] 赵海燕，王勇，吴力武，等．甘草黄酮对 2 型糖尿病大鼠血糖、血脂等生化指标的影响 [J]．中国糖尿病杂志，2012，20（1）：65－69.

[41] 郑惠婷，李克宁，林卫东．人参煎治疗 2 型糖尿病大鼠胰岛素抵抗的初步药效学探讨 [J]．中药药理与临床，2018，4（4）：29－32.

[42] 邓涛，田敏，黄宏耀，等．黄芪多糖的胰岛素增敏作用及对蛋白激酶 B 核转位影响 [J]．湖南中医药大学学报，2020，22（4）：22－25.

[43] 吕娟，魏鹏飞，白甫．山药多糖对 2 型糖尿病大鼠血小板及酶活性的影响 [J]．中国老年学杂志，2017，37（13）：3186－3187.

[44] 段秀俊，刘培，王科．四君子汤调节 2 型糖尿病小鼠糖脂代谢紊乱的药效学研究 [J]．时珍国医国药，2020，31（1）：62－64.

[45] 高子涵，李瑞芳，吕行直，等．山药多糖对糖尿病肾病小鼠肾功能和醛糖还原酶通路的影响 [J]．中药材，2019，42（3）：643－646.

[46] 刘文华，望永鼎，翟一飞，等．人参皂苷 Rg1 介导 PI3K/AKT/FOXO3 通路缓解高糖诱导的肾小球系膜细胞氧化应激反应 [J]．免疫性杂志，2020，36（4）：285－291.

[47] 刘军彤，杨宇峰，王仁和，等．补中益气汤加减对糖尿病心肌病大鼠心功能及心肌细胞 FABP3，PPARγ 蛋白表达的影响 [J]．中国实验方剂学杂志，2019，25（12）：35－42.

[48] 邓未娇，闫洁熙，王沛，等．茯苓多糖对高尿酸血症大鼠肾小管转运体 rURAT1、rOAT1 和 rOCT2 表达的影响 [J]．西部中医药，2019，32（6）：10－14.

[49] 韦宇，张莉莉，顾成娟，等．生白术、炒白术、炒苍术治疗代谢性疾病经验——仝小林三味小方撷萃 [J]．吉林中医药，2020，40（4）：431－433.

[50] 章淼，张智敏．加味四君子汤缓解气血不足型癌因性疲乏临床观察 [J]．四川中医，2019，37（4）：91－93.

[51] 于建华，江正龙，王宁军，等．补中益气汤改善癌因性疲乏 [J]．吉林中医药，2019，39（7）：886－889.

［52］何志军，张健，王佩，等．补中益气汤加减改善肝癌患者肝动脉化疗栓塞术后疲劳状态及生活质量临床观察［J］．湖北中医药大学学报，2020，22（1）：105－108．

［53］丁春，顾小侠．益气健脾方内服熏洗对消化道肿瘤化疗相关性乏力及免疫功能的影响［J］．四川中医，2015，33（10）：85－87．

［54］汪霞，游捷．益气健脾方治疗肺癌患者化疗相关性疲乏的临床研究［J］．中国中西医结合杂志，2015，35（9）：1069－1073．

［55］翁蕾，刘沈林，邹玺．刘沈林教授用大剂量黄芪、党参治疗胃癌术后气虚证验案启迪［J］．成都中医药大学学报，2019，42（3）：21－23．

［56］刘云鹤，蔡金保，王红丽．党参多糖抑制 PI3K/AKT 通路对人肝癌 HepG2 细胞生长和运动能力的影响［J］．中国免疫学杂志，2020，36（9）：1108－1113．

［57］柏长青，宋颖芳，王德堂，等．黄芪、党参提取物增强紫杉醇抑制肿瘤血管生成和转移的实验研究［J］．细胞与分子免疫学杂志，2008，24（4）：375－377．

［58］赵永军，李刚刚，孙治安．人参皂苷 Rg3 对肝细胞癌上皮间质转化的抑制作用机制研究［J］．中国临床药理学杂志，2020，36（14）：2066－2067．

［59］熊暮珺，黄靓．皂苷 Rg3 对急性髓细胞性白血病 THP－1、HL－60 细胞的干预作用［J］．中医学报，2020，35（7）：1497－1500．

［60］王璐，孙小虎，刘春娜，等．人参多糖下调炎症因子及 PKA 通路对结肠癌防治研究［J］．重庆医学，2020，49（22）：3693－3697．

［61］安方玉，史旭锋，颜春鲁，等．黄芪水煎剂对荷 H_{22} 肝癌小鼠瘤组织凋亡及肝损伤调控的作用机制［J］．华西药学杂志，2020，35（4）：392－396．

［62］杜芳，董立江．黄芪多糖抑制人肝癌细胞增殖的作用机制研究［J］．华西药学杂志，2020，35（4）：402－406．

［63］徐放，安铁洙，朴善花，等．黄芪多糖通过 Janus 激酶/信号转导与转录激活子信号通路对肝癌细胞 SMMC－7721 侵袭和转移的影响［J］．中国临床药理学杂志，2020，36（12）：1499－1502．

［64］江薇．茯苓酸通过激活多聚腺苷二磷酸核糖聚合酶诱导人乳腺癌细胞 MDA－MB－231 凋亡［J］．中草药，2016，47（21）：3861－3865．

［65］银瑞，王俊钢．白术多糖对肺癌模型大鼠免疫功能的调节作用及机制研究［J］．中国医药生物技术，2019，14（6）：527－533．

［66］朱云，李成，林鑫盛，等．白术多糖对肝癌细胞增殖及侵袭的抑制作用及其机制［J］．南方医科大学学报，2019，39（10）：1180－1185．

［67］陈远．白术内酯 I 抑制胃癌 MGC－803 细胞增殖的机制［J］．中国老年学杂志，2019，37（10）2385－2387．

［68］张彩霞，张亚杰，江滨，等．白术内酯II促进大肠癌 Lovo 细胞凋亡及对 PARP1 和 Caspase－3 表达的影响［J］．中国实验方剂学杂志，2017，23（5）：157－161．

［69］尤丽丽，曹东慧，姜晶，等．18β－甘草次酸对 K19－C2mE 转基因鼠胃肿瘤

的抑制作用及其机制 [J]. 吉林大学学报 (医学版), 2016, 42 (2): 221 – 225.

[70] 丁佩剑, 王婧婧, 赵津, 等. 甘草次酸对胃癌细胞 SGC7901 增殖的影响及其机制 [J]. 中国临床药理学杂志, 2019, 35 (17): 1902 – 1904, 1908.

[71] 王丽, 赵颖, 崔换天, 等. 基于 IL – 7 的甘草多糖抗肿瘤机制的研究 [J]. 天津中医药, 2016, 33 (6): 373 – 377.

[72] 任旭. 复方甘草酸单铵对急性髓系白血病化疗性肝损伤的预防效果分析 [J]. 基层医学论坛, 2020, 24 (1): 145 – 146.

[73] 姚望, 姚庆华. 四君子汤加减治疗胃癌化疗所致骨髓抑制临床观察 [J]. 浙江中西医结合杂志, 2019, 29 (12): 988 – 991.

[74] 陈辉, 孙锋, 孙寒静, 等. 回顾性分析加减四君子汤对 Ⅱ 期直肠癌患者 PNI 和 NLR 的影响 [J]. 广西中医药, 2020, 43 (2): 7 – 10.

[75] 侯莹, 严波. 补中益气汤联合 xelox 方案对晚期胃癌近期疗效和远期生存率的影响 [J]. 世界中医药杂志, 2020, 15 (3): 426 – 429.

[76] 董合玲, 谭庆麟, 叶志彬, 等. 补中益气汤在转移性乳腺癌他莫昔芬耐药中的作用及机制 [J]. 中国老年性杂志, 2018, 38 (8): 4667 – 4669.

[77] 陈皎皎, 胡陵静, 郭婷婷, 等. 补中益气汤治疗气虚血亏型癌性发热临床疗效分析 [J]. 四川中医, 2018, 36 (8): 72 – 74.

[78] 彭涛, 欧阳喻璐, 李志丹, 等. 归脾汤治疗胃癌相关性轻中度贫血临床观察 [J]. 新中医, 2018, 50 (12): 178 – 180.

[79] 杨彩荣, 常海平, 蒙燕燕. 参苓白术散对宫颈癌化疗时胃肠功能保护机制的探讨 [J]. 中医药导报, 2017, 23 (23): 121 – 122, 126.

[80] 袁丹迪, 岳红刚, 李露霞. 参芪扶正注射液对晚期胃癌患者血清 miR – 124 水平的影响 [J]. 医学理论与实践, 2019, 32 (12): 1799 – 1800, 1812.

[81] 贾静, 张立英, 徐云霞, 等. 参芪扶正注射液辅助治疗晚期肺癌的疗效及对相关细胞因子的影响 [J]. 现代肿瘤医学杂志, 2020, 28 (13) 2250 – 2254.

[82] 余娜莎, 彭志强, 钟幸, 等. 参芪扶正注射液联合化疗对弥漫大 B 细胞淋巴瘤化疗患者造血功能及免疫功能影响的临床研究 [J]. 中国医学创新, 2020, 17 (13): 73 – 76.

[83] 徐志立, 陶小军, 黎明, 等. 人参皂苷 Re 对脾虚小鼠免疫功能及抗应激反应的影响 [J]. 儿科药学杂志, 2015, 21 (6): 1 – 4.

[84] 王爱青. 党参多糖对肾阴虚大鼠抗氧化活性和免疫调节影响 [J]. 中医药临床杂志, 2018, 30 (2): 287 – 290.

[85] 邵晶, 杜丽东, 孙政华, 等. 煎煮形式及配伍比例对党参黄芪复方免疫调节作用的影响 [J]. 中国临床药理学杂志, 2017, 33 (5): 917 – 920, 938.

[86] 王慧莲, 孟庆良, 李松伟, 等. 茯苓多糖对系统性红斑狼疮患者 Th17/Treg 平衡的影响 [J]. 中国病理生理杂志, 2017, 33 (8): 1514 – 1519.

［87］徐俊杰，王珺，杨占群．山药多糖对低强度连续微波辐射小鼠免疫系统功能的影响［J］．上海中医药杂志，2019，53（11）：82－85.

［88］徐海星，胡伟．甘草浸膏对小鼠免疫功能的影响研究［J］．中国药业，2018，27（4）：3－5.

［89］向静，黄洁嫦，徐畅，等．甘草水提物中 miRNA 对人免疫细胞基因表达的影响［J］．中国中药杂志，2017，42（9）：1752－1756.

［90］朱雪峰，谢鲲鹏，霍洪楠，等．甘草提取物的抑菌作用及其对小鼠免疫功能的影响［J］．中国微生态学杂志，2013，25（3）：254－257.

［91］刘宇昕，赵雨，王新宇，等．归脾汤加减方免疫调节作用研究［J］．吉林中医药，2020，40（3）：382－385.

［92］吴晓茹，吴中平，汤婉芬，等．益气健脾方联合西药治疗对肠结核患者 T 细胞亚群的影响及临床疗效观察［J］．中国中西医结合消化杂志，2013，21（4）：208－209.

［93］任雯庆，薛振宇，范吉林，等．人参联合常规疗法治疗稳定型心绞痛临床随机对照试验的 Meta 分析［J］．海南医学院学报，2020，26（24）：1882－1888.

［94］赵宏月，张东伟，庞琳琳，等．黄芪甲苷及人参皂苷 Rg1 对高脂大鼠心肌缺血再灌注损伤后心肌细胞凋亡的影响［J］．辽宁中医杂志，2021，48（2）：188－191.

［95］张成哲，蔡甜甜，潘华峰，等．益气健脾方加减治疗巴马小型猪脾虚型冠心病的作用机制［J］．中华中医药杂志，2018，33（6）：2300－2304.

［96］彭程飞，田孝祥，刘丹，等．人参皂苷 Rg1 促进大鼠急性心肌梗死后血管新生［J］．现代生物医学进展，2019，19（14）：2638－2641.

［97］周小芳，周思薇．黄芪甲苷下调 PARP－1 表达对心肌梗死大鼠的保护作用研究［J］．新中医，2020，52（14）：1－5.

［98］李岩，武乾，林谦．补气药党参黄芪对慢性心衰大鼠血流动力学的影响［J］．中国中医基础医学杂志，2010，16（7）：597－598.

［99］陈延勋，李松森，张辉锋，等．人参皂苷 Rg1 对冠状动脉粥样硬化性心脏病模型大鼠心功能及血管舒缩功能的影响［J］．中医学报，2020，35（7）：1491－1496.

［100］王静，洪炳哲，张习敬，等．山药多糖对大鼠急性心肌梗死后心肌细胞凋亡的抑制作用及其机制［J］．中国老年学杂志，2020，40（4）：1707－1711.

［101］刘凤，刘增长．茯苓酸通过激活 Nrf2/HO－1 信号通路改善 OX－LDL 诱导的人脐静脉内皮细胞损伤［J］．中国免疫学杂志，2020，36（9）：164－168，179.

［102］马竞，何文龙，高重阳，等．党参多糖介导 Nrf2 通路对缺氧缺血性脑损伤的抗氧化和神经保护作用［J］．中国临床解剖学杂志，2019，37（4）：403－408.

［103］容伟，熊静，伍新田，等．人参皂苷 Rg1 对缺血性脑卒中大鼠的保护作用及其机制研究［J］．中国临床药理学杂志，2020，36（14）：2021－2024.

［104］张艳丽，万凤，田沫，等．黄芪甲苷上调 HIF－1α 表达促进氧糖剥夺/再灌

注胚鼠海马神经干细胞增殖和分化的作用 [J]. 中华中医药杂志，2020，35（7）：3358－3362.

［105］刘海萌，付冠. 黄芪甲苷增强骨髓间充质干细胞修复大鼠脑缺血再灌注损伤的实验研究 [J]. 中国免疫性杂志，2020，36（36）11：1313－1317.

［106］张丽咪，贺燕勤，于顾然. 白术内酯 I 对 H_2O_2 诱导的 bEnd.3 细胞氧化应激损伤的影响 [J]. 中医药导报，2019，25（3）：35－38，48.

［107］王志国，吴椋冰，关雷，等. 18β－甘草次酸对局灶性脑缺血再灌注损伤的保护作用 [J]. 中国新药杂志，2017，26（11）：1315－1321.

［108］常江，余华，张晓乐，等. 甘草查尔酮 A 对局灶性脑缺血再灌注小鼠 Nrf2/HO－1 信号通路和神经炎症反应的影响 [J]. 现代生物学进展，2019，19（12）：2256－2261.

［109］乔会敏，陈林玉，杜媛媛，等. 甘草甜素对脑缺血大鼠的脑保护作用及机制探讨 [J]. 脑与神经疾病杂志，2019，27（5）：287－292.

［110］张沛，卢宝全，杨洁，等. 异甘草素联合骨髓间充质干细胞在脑梗死大鼠中的保护作用 [J]. 中国免疫性杂志，2020，36（3）：305－310.

［111］胡康丽，李花，刘旺华，等. 四君子汤加减对脑缺血／再灌注损伤大鼠脑组织 ERK1/2、Akt、Bax 表达的影响 [J]. 中国实验方剂学杂志，2019，24（13）：152－158.

［112］唐冰镕，李花，刘旺华，等. 加味四君子汤对脑缺血大鼠脑组织 Occludin、ZO－1、Claudin－1 蛋白及其 mRNA 表达的影响 [J]. 中国实验方剂学杂志，2019，25（15）：57－63.

［113］杨扬. 参芪扶正注射液对恢复期脑梗死老年患者执行功能障碍状况及生活质量的影响 [J]. 哈尔滨医药，2019，39（6）：599－600.

［114］王娟，张秋业，陈永兴. 黄芪对过敏性紫癜患儿急性期外周血树突状细胞分泌细胞因子水平的影响 [J]. 中国中西医结合杂志，2009，29（9）：794－797.

［115］钟业敏. 补中益气汤合参麦注射液治疗血小板减少性紫癜22例 [J]. 江西中医药大学学报，2015，27（2）：57－58，61.

［116］吕晓娟，覃骏，柯鸿，等. 归脾汤加减治疗免疫性血小板减少症临床研究 [J]. 中医学报，2016，31（8）：1178－1181.

［117］刘玉洁，向阳，孙锋，等. 归脾汤中药配方颗粒联合硫酸亚铁治疗缺铁性贫血 [J]. 中国医药指南，2020，18（1）：185－186.

［118］谌勤，罗洪斌，谢文执. 板桥党参通过 PP2A 信号通路改善 AD 模型大鼠认知功能障碍 [J]. 中国药理学通报，2019，35（9）：1232－1239.

［119］杨淑达，于浩飞，张兰春，等. 人参皂苷 Rb1 对 $A\beta_{1-42}$ 导致的 Tau 蛋白异常磷酸化的影响 [J]. 天然产物研究与开发，2020，32：1143－1147，1098.

［120］冯敏，胡晶，温洁馨，等. 人参皂苷 Rg1 对 APP/PS 小鼠脑组织内 Aβ 沉

积及行为学的影响 [J]. 基因组学与应用生物学，2020，39（5）：2361 – 2366.

[121] 于新宇，张媛媛，嵇志红. 白术内酯Ⅲ对痴呆大鼠学习记忆能力及海马 Bcl – 2 表达的影响 [J]. 东北师大学报（自然科学版），2018，50（3）：109 – 113.

[122] 晏显妮，庄昆海，陈瑞芳. 刘小斌运用补中益气汤辨治重症肌无力 [J]. 山东中医杂志，2019，38（11）：1058 – 1061.

[123] 陈秒旬，陈舸，郑耿东，等. 补中益气汤治疗重症肌无力疗效与安全性的 Meta 分析 [J]. 广州中医药大学学报，2019，36（11）：1861 – 1870.

[124] 王伟光，肖忠海，虞立霞. 复方党参对低氧暴露小鼠认知功能的改善作用 [J]. 解放军预防医学杂志，2016，34（3）：317 – 319，322.

[125] 杨常青，韩芳芳，袁菲，等. 人参皂苷 Rb1 抑制利多卡因诱导小鼠原代脊髓神经干细胞损伤研究 [J]. 安徽医科大学学报，2020，55（9）：1332 – 1338.

[126] 刘建春，张红珍，郭文娟，等. 黄芪甲苷对实验性自身免疫性脑脊髓炎小鼠的防治作用 [J]. 中华中医药杂志，2020，35（6）：3119 – 3122.

[127] 张建英，汤娟，张倩，等. 硫酸茯苓多糖对抑郁症大鼠海马 AMPA 受体表达的影响 [J]. 中国临床心理学杂志，2019，27（6）：1086 – 1091.

[128] 李楷，冯宜蓝，巩子汉，等. 从"脾主思"探讨四君子汤加减治疗神经衰弱经验 [J]. 中医研究，2019，32（5）：52 – 54.

[129] 蔡晓. 归脾汤加减用于不寐证合并焦虑抑郁患者的效果观察 [J]. 实用中医内科杂志，2019，33（10）：34 – 36.

[130] 赵阳，柏强. 归脾汤加减治疗心脾两虚型失眠随机对照试验荟萃分析 [J]. 辽宁中医药大学学报，2018，20（4）：182 – 185.

[131] 徐舒畅，侯瑞蕊，张惠利，等. 灸法配合益气健脾方治疗卒中后混合性焦虑抑郁障碍的临床研究 [J]. 中西医结合心脑血管病杂志，2014，12（10）：1234 – 1236.

[132] 李晓辉. 黄芪注射液佐治难治性肺炎患儿临床研究 [J]. 新中医，2015，47（10）：139 – 140.

[133] 远颖. 黄芪注射液治疗儿童肺炎的 Meta 分析 [J]. 医学信息，2019，32（2）：95 – 99.

[134] 李娇，罗光亮，黄文娴，等. 补中益气汤在小儿急性上呼吸道感染中退热作用的研究 [J]. 中国中西医结合儿科学，2020，12（1）：17 – 20.

[135] 陈垣，周静. 补中益气汤治疗反复呼吸道感染患儿的疗效及对免疫功能的影响 [J]. 海南医学，2020，31（3）：354 – 356.

[136] 张振波，徐秋萍. 人参皂苷 Rg1 联合抗生素治疗小鼠脓毒症急性肺损伤 [J]. 四川大学学报，2020，51（3）：371 – 375.

[137] 王宏英，陈林. 甘草甜素抑制小鼠慢性支气管炎模型肺组织中炎性细胞因子表达的作用机制 [J]. 中国实验诊断学，2016，20（3）：372 – 374.

［138］李德需，张新文．参苓白术散加减辅助治疗卒中相关性肺炎肺脾气虚证的临床观察［J］．实验方剂学杂志，2020，26（5）：75－80.

［139］高翔，于浩．参苓白术散加减预防呼吸机相关性肺炎临床观察［J］．光明中医，2020，35（1）：38－39.

［140］董红建，谭捷．糖皮质激素联合参芪扶正注射液辅治重症社区获得性肺炎致 ARDS 患者效果观察及对血清炎性因子、血气指标影响［J］．临床误诊误治，2019，32（11）：25－29.

［141］石印服，贾文华，高明，等．补中益气汤加减治疗急诊重症合并 I 型呼吸衰竭临床研究［J］．河北中医，2019，41（12）：1776－1779，1858.

［142］付文江，尤慧敏，何婷，等．参芪扶正注射液治疗慢性阻塞性肺疾病急性加重期临床研究及对免疫功能的影响［J］．新中医，2019，51（3）：136－138.

［143］冉苗苗．四君子汤联合吸入糖皮质激素对 COPD 患者的疗效及呼吸功能、免疫功能的影响［J］．贵州医药，2020，44（4）：602－604.

［144］李竹英，王晶波，王珏，等．益气健脾方对慢性阻塞性肺疾病大鼠肺功能及血清 TNF－α 和 IL－8 的影响［J］．现代中西医结合杂志，2019，28（5）：457－460.

［145］王炳森，李桓，宰炎冰，等．基于网络药理学探讨黄芪治疗类风湿关节炎合并肺间质纤维化的作用机制［J］．辽宁中医杂志．2020，47（8）：7－12，221.

［146］杨婷，徐旭，窦德强．茯苓对上焦水饮内停大鼠的利水作用研究［J］．辽宁中医杂志，2017，44（5）：1096－1099.

［147］张丽，洪富源，林晟，等．茯苓对正常大鼠肾脏水通道蛋白－2 水平的影响分析［J］．福建医药杂志，2017，39（6）：147－149.

［148］陈静，李斌，孙云超，等．白术对脾虚水湿内停大鼠的利水药效物质研究［J］．辽宁中医杂志，2016，43（10）：2210－2213.

［149］史梦召，马小宁，杨宏超，等．基于荧光光谱探讨"附子性毒，得甘草后解"的机制［J］．河北中医药学报，2020，35（2）：36－38.

［150］张俊卿，李建宽，王妍，等．潞党参甾体类成分及其抗炎活性［J］．中成药，2021，43（1）：92－97.

［151］陈伟光，张学峰，官莹，等．茯苓酸对小鼠病毒性心肌炎 Caspase－3 及 Akt 表达的相关研究［J］．心脑血管病防治，2019，19（6）：501－503，519.

［152］李静，金伦喆，金洪光．白术提取物苍术酮对脂多糖诱导的 BV2 细胞神经炎性影响及相关机制研究［J］．天然产物研究与开发，2020，32：826－830，758.

［153］蔡玉华，胥振国，刘修树．白术提取物及其在抗耐甲氧西林金黄色葡萄球菌方面的初步应用［J］．齐齐哈尔医学院学报，2018，39（15）：1740－1743.

［154］赵桂芝，徐攀，浦锦宝，等．白术醇提物对佐剂性关节炎大鼠足跖肿胀度和炎性细胞因子的影响［J］．浙江中医药大学学报，2017，41（1）：32－37.

［155］王楠．羧甲基茯苓多糖钠体外抗单纯疱疹病毒 I 型的作用［J］．航空航天

医学杂志，2019，30（8）：933－934.

[156] 周若夏，宋丽军，施晓莹，等. 白术内酯Ⅰ、Ⅱ、Ⅲ 体内外抗轮状病毒作用研究 [J]. 中草药，2019，50（1）：104－110.

[157] 杨大勇. 补中益气汤治疗胃下垂疗效评价 [J]. 世界最新医学信息文摘，2017，17（36）：166，169.

[158] 宫安明，杨晓丽，徐丽娟，等. 补中益气汤配合针刺治疗Ⅰ、Ⅱ度直肠脱垂的临床疗效及对肛门功能的影响 [J]. 世界中西医结合杂志，2020，15（5）：915－918.

[159] 王燕华，李伯群，喻红霞. 补中益气汤对盆腔脏器脱垂术后恢复的影响 [J]. 新中医，2019，51（3）：68－70.

[160] 张明哲，姚观平，刁英，等. 人参皂苷 Rg1 对环磷酰胺致成年雄性小鼠睾丸生精细胞凋亡的保护作用 [J]. 中华中医药学刊，2021，39（4）：45－48，270－271.

[161] 李环，曲振廷，钱鸿昊，等. 人参皂苷 Rg1 联合人参皂苷 Rg3 对雄性生殖功能损伤模型小鼠生殖功能的改善作用 [J]. 吉林大学学报（医学版），2020，46（4）：707－713.

七、补肾代表方药八子补肾胶囊抗衰老研究

（一）补肾代表方药八子补肾胶囊

八子补肾胶囊在传承易水学派"命门水火学说"的基础上，结合历代补肾名方的用药经验，以气络理论为指导研制的创新方药，具有补肾、温阳的作用，临床可用于改善肾阳不足所致的腰膝酸疼、头晕耳鸣、神疲健忘、体倦乏力、畏寒肢冷等症状。

八子补肾胶囊药物组成紧紧围绕肾的生理结构四要素，顺其生理功能用药，重在补足肾精，并燮理阴阳，扶助肾气，从而达到全面补肾的目的。在补肾精方面，用了八个子类药，这是本方最大特点，故方名称作八子补肾胶囊。中医有"同气相求"的用药思维方式，以子补子，子药养精。明代本草学专著《本草正义》论及植物种子药时说："凡子皆坚实……能补五脏之阴而益精气。凡子皆重，多能益肾……能坚肾气。"肾中先天之精禀受于父母，从现代医学分析就是精子与卵子结合的受精卵，是生命之源，同理，植物种子也是植物生命之源，一粒种子可以生根发芽，破土而出可以长成参天大树，这就是种子的力量。现代药理研究发现，这些药物种子富含卵磷脂、脑磷脂、类性腺激素及多种维生素和抗氧化成分。

八子当中，枸杞子、菟丝子补肾益精，五味子、覆盆子、金樱子补肾固精，蛇床子、韭菜子兴阳益精。惟独川楝子一药不属补益之列，而为行气之品，在理气药中，川楝子善理下焦肝肾之气，与补益肾精药为伍，有补而不滞之功。

依据《黄帝内经》"精不足者，补之以味"，以及叶天士"有情之属填精"理论，八子补肾胶囊配伍鹿茸、海马两味血肉有情之品，用以补肾填精，与子药合用，相得

益彰。鹿茸，《本草纲目》谓其"生精补髓，养血益阳，强健筋骨"，是填补肾精的要药；海马，是海洋生物药，可补肾壮阳，调和气血。

在上述补肾精用药基础上，配伍地黄滋肾阴，淫羊藿、巴戟天、肉苁蓉助肾阳，以燮理阴阳，加用人参扶助肾气，牛膝补肝肾，引诸药下行，诸药合用，益肾精、调阴阳、补肾气，共奏全面补肾之功。

（二）八子补肾胶囊的抗衰老作用

衰老是机体各组织、器官功能随年龄增长而产生的细胞、组织、器官乃至整个机体的衰退过程，伴随年龄相关多系统疾病。生理性衰老是人体逐渐形成的生理衰退现象，病理性衰老在外界因素作用下加快衰老进程，导致早衰、亚健康状态、衰老相关疾病的发生。

随着医学的进步，人的寿命不断延长，老龄人口占比不断增高。世界卫生组织的调查显示，2019 年日本人均寿命达 83.7 岁，老龄人口占比为 27%，位居世界第一。但在环境、工作、精神等因素作用下，并没有达到预期的生理年龄。中国老龄人口数量位居世界第一，老龄化进程不断加快；2019 年中国人均寿命为 76.1 岁，与日本等人均寿命较长的国家相比仍有一定差距；并且中国老龄人口的总体健康状况欠佳，早衰现象普遍存在，早衰人口增速加快。因此，在当今的人类生活和科学研究中，"衰老和抗衰老"是研究领域关注的热点。

纵观近一个世纪的衰老和抗衰老研究历程，其间产生了许多有关衰老分子机制的学说和假说，包括经典的"端粒学说""氧自由基学说""非酶糖基化学说"等，还有新近提出的"DNA 甲基化学说""线粒体损伤学说""自噬学说"等。这些机制不是单一存在的，而是共同作用于衰老的发生。2019 年，由中国南京大学和美国 MDI 生物实验室、加州巴克衰老研究所合作的抗衰老研究发现，抗衰老的协同扩展效应，通过在秀丽隐杆线虫模型上同时改变 2 种信号通路，可将线虫寿命延长 500%，远高于理论预期的两种信号通路单独作用之和 130%，此团队研究认为抗衰老并不是单个途径，而是一个长寿网络，这也是人类至今未能找到一个有效的抗衰老靶点的原因。

中药复方具有多成分、多途径、多靶点等协同作用特点，与衰老的协同扩展机制不谋而合。气络理论指导下创新方药八子补肾胶囊，可以在体内外干预衰老的分子调控机制而发挥一定的抗衰老作用，包括抗氧化、抗炎、调节衰老相关蛋白表达、调节端粒酶、提高干细胞增殖等方面，发挥提高学习记忆能力、抑制绝经后动脉粥样硬化、缓解疲劳、增强体力、改善贫血、调节免疫、防治骨质疏松、提高性功能的作用。

1. 对小鼠学习记忆能力的影响

将 60 只小鼠按体重随机分为 6 组，分别为正常对照组、模型组、阳性对照药维生素 EC 颗粒组（1.1g/kg）及八子补肾胶囊高剂量组（2.4g/kg）、中剂量组（1.2g/kg）和低剂量组（0.6g/kg），每组 10 只，雌雄各半。除正常对照组外，其余各组皮下注射 5% D–半乳糖溶液，每只 0.5ml，连续 6 周，造模同时灌胃给药，每日 1 次，20ml/kg，正常和模型对照组给予相同容积的蒸馏水。造模和给药结束时，用小鼠跳台仪检测小鼠学习和记忆能力，并腹主动脉取血，检测血清中过氧化脂质产物丙二醛（MDA）、B 型单胺氧化酶（MAO－B）、白细胞介素－1（IL－1）、白细胞介素－10（IL－10）和肿瘤坏死因子－α（TNF－α）。实验结果显示，八子补肾胶囊所试剂量可明显改善 D－半乳糖衰老模型小鼠的学习、记忆能力，缩短学习的反应时间，增强记忆时间，减少错误次数。

2. 抑制绝经后动脉粥样硬化

黄丹等实验证实，八子补肾胶囊补精化气，补充植物雌激素，激活雌激素受体，系统调节血清代谢物谱紊乱，阻断血管炎症反应；调节脉络渗灌气血，濡养代谢功能，减轻炎症介导的血管内皮细胞凋亡，抑制动脉粥样硬化斑块形成，为八子补肾胶囊治疗绝经后动脉粥样硬化提供实验支持。

3. 缓解疲劳，增强体力

将 50 只小鼠按体重随机分为 5 组，分别为负重对照组、阳性对照药刺五加胶囊组（8.8g/kg）及八子补肾胶囊高剂量组（2.4g/kg）、中剂量组（1.2g/kg）和低剂量组（0.6g/kg），每组 10 只，雌雄各半。灌胃给药 30 天，每天 1 次，20ml/kg，正常对照组给予相同容积的蒸馏水。第 31 天，小鼠尾根部负荷 5% 体重的橡皮泥，将小鼠放置于水中游泳，水温（25±1）℃。记录小鼠自游泳开始至沉入水中的时间，作为小鼠负重游泳时间。处死小鼠，取血，测定血清中尿素氮（BUN）和乳酸（LD）含量。实验结果显示，八子补肾胶囊所试剂量可明显延长负重小鼠的游泳时间，八子补肾胶囊高剂量可明显降低血清 BUN 含量，高、中剂量可明显抑制血清 LD 的升高，具有抗疲劳、增强体力的作用。

4. 改善贫血状况

将 60 只小鼠随机分为 6 组，分别为正常对照组、模型组、阳性对照药刺司坦唑醇组及八子补肾胶囊高剂量组（2.29g/kg）、中剂量组（1.14g/kg）和低剂量组（0.57g/kg），每组 10 只，雌雄各半。于实验第 1、4、7 天皮下注射 2% 乙酰苯肼生理盐水溶液，造贫血模型，造模的同时开始灌胃给药，每天 1 次，连续 14 天，对照组给予相同体积的溶剂。末次给药 2 小时眼眶采血，检测血常规（RBC、HCT、HGB、MCH）。实验结果显示，八子补肾胶囊能够提高乙酰苯肼贫血模型小鼠的 RBC、HCT、HGB 和 MCH 水平，提高造血功能，改善贫血状况。

5. 调节免疫

将 60 只小鼠随机分为 6 组，分别为正常对照组、模型组、阳性对照药刺司坦唑醇组及八子补肾胶囊高剂量组（2.29g/kg）、中剂量组（1.14g/kg）和低剂量组（0.57g/kg），每组 10 只，雌雄各半。于实验第 1、4、7 天皮下注射 2% 乙酰苯肼生理盐水溶液，造贫血模型，造模的同时开始灌胃给药，每天 1 次，连续 14 天，对照组给予相同体积的溶剂。末次给药 2 小时眼眶采血，检测免疫指标（CD4、CD8、CD80、CD86）

及相关细胞因子（肿瘤坏死因子 TNF - α、干扰素 IFN - γ），依次剪取小鼠胸腺、脾脏称重量（g），计算胸腺指数和脾脏指数。实验结果显示，八子补肾胶囊能够提高胸腺指数，降低脾脏指数，增强免疫活性；提高 CD4 和 CD86，降低 CD8 和 CD80，减少 IFN - γ 和 TNF - α 分泌，改善 T 细胞功能紊乱；八子补肾胶囊对人体免疫具有很强的调节作用。

6. 防治骨质疏松

将 60 只大鼠随机分为 6 组，分别为正常对照组、模型组、阳性对照药仙灵骨葆组及八子补肾胶囊高剂量组（1.83g/kg）、中剂量（0.91g/kg）和低剂量（0.46g/kg），每组 10 只，雌雄各半。除空白对照组外，其余各组动物均灌胃给予维甲酸 70mg/kg，连续灌胃 2 周，造骨质疏松模型。造模的同时开始灌胃给药，每天 1 次，连续 30 天，空白对照组给予 0.5% CMC - Na 溶液。检测骨密度、骨物理指标、骨生物力学指标和骨生化指标。实验结果显示，八子补肾胶囊能够提高维甲酸骨质疏松模型大鼠的骨密度及最大弯曲力、断裂挠度、弹性终点负荷和抗弯强度，升高血钙含量，改善骨质疏松。

7. 增强性机能

雷海燕等采用雄性大鼠去势模型，将状态良好的 60d 大鼠随机分为模型组，八子补肾胶囊高、中、低剂量组（给药量分别为 4、2、1g/kg），睾酮组（0.9mg/kg），正常对照组，每组 10 只。给药 4 周后测定电刺激诱导的阴茎勃起功能，取副性器官称重计算脏器指数，取血，测定血清睾酮（T）、促黄体生成素（LH）和皮质醇（F）的含量。结果与模型组相比，八子补肾胶囊高、中剂量组大鼠勃起潜伏期明显缩短，勃起持续时间明显延长，T 含量明显升高，F 含量明显升高。研究表明，八子补肾胶囊能够有效调节去势大鼠性激素水平，改善其性功能。

将 50 只雄性大鼠随机分为 5 组，每组 10 只，分别为空白对照组、阳性药五子衍宗丸组（3.64g/kg）及八子补肾胶囊高剂量组（0.96g/kg）、中剂量组（0.48g/kg）和低剂量组（0.24g/kg）；给药组每日灌胃给药 1 次，容量为 1ml/100g，正常对照组给予等量蒸馏水，连续 28 天，末次给药后 2 小时，进行交配试验。将雌性大鼠去卵巢，试验前 48 小时每只皮下注射苯甲酸雌二醇 20ng，4 小时前每只皮下注射黄体酮 500μg。试验时，先将雄性大鼠单独放入大鼠笼中适应 5 分钟，然后，每笼放入一只雌鼠，观察并记录自雌鼠投入至雄鼠第一次扑捉雌鼠的时间（扑捉潜伏期）及 20 分钟内雄鼠扑捉雌鼠次数。结果显示，八子补肾胶囊所试剂量可明显缩短雄鼠入笼后扑捉雌鼠潜伏期，提高 20 分钟内扑捉次数。

8. 提高精子质量和生育能力

张东伟等将 60 只 8 周龄雄性 ICR 小鼠驯化 1 周后，随机分为 6 组（每组 10 只），分别为正常对照组、衰老组、维生素 E 组、八子补肾胶囊低剂量组、八子补肾胶囊中等剂量组、八子补肾胶囊高剂量组。后 5 组小鼠每日腹腔注射溶于无菌生理盐水中的 D - gal [120mg/（kg·d）] 和 NaNO₂ [90mg/（kg·d）]，连续注射 3 个月诱导早衰过程。同时，正常对照组小鼠每日腹腔注射等量的无菌生理盐水。从第 25 天开始，维生素 E 组小鼠口服维生素 E 100mg/（kg·d）（溶于 0.1% 吐温 80）。八子补肾胶囊低剂量组、八子补肾胶囊中等剂量组、八子补肾胶囊高剂量组小鼠分别灌胃 0.7、1.4 和 2.8g/（kg·d）的八子补肾胶囊（溶于 0.1% 吐温 80 中），灌胃 65 天。正常对照组和衰老组小鼠口服相同体积的 0.1% 吐温 80。给药 90 天后，用 1% 戊巴比妥钠腹腔注射麻醉小鼠。收集血清，离心（3000rpm，15min）。结果显示，八子补肾胶囊可以减少快速衰老的小鼠精子质量和睾丸形态的恶化，提示可能通过减少 ROS 的产生、炎症以及睾丸中 Sirt6/p53 和 Sirt6/NF-κB 信号的调节来维持快速衰老小鼠模型中的雄性生育能力。

（三）八子补肾胶囊抗衰老相关机制研究

1. 抗氧化

英国学者 Dr. Harman 首次提出衰老的自由基理论，该学说认为自由基可导致多种生物大分子的结构改变，在衰老过程中机体抗氧化成分的减少导致清除自由基的能力减弱，进而导致生物大分子结构损伤的增龄性累积，机体平衡被打破，导致疾病与衰老。研究证实生物大分子的氧化与癌症、心脑血管疾病、肾病、糖尿病、帕金森病、阿尔茨海默病等衰老相关疾病以及衰老本身密切相关，氧化应激是诸多疾病的一个重要的危险因素。既往研究表明，八子补肾胶囊可明显抑制 D-半乳糖衰老模型小鼠血清 MDA 和 MAO 含量增高；八子补肾胶囊对四氧嘧啶致小鼠血清及肝组织高过氧化脂质具有明显降低作用，可明显降低血清和肝组织 LPO、MDA 含量，增强血清和肝组织 SOD 活力。北京中医药大学糖尿病研究中心研究发现，八子补肾胶囊可明显降低 D-半乳糖和亚硝酸钠致衰模型小鼠血清中 8-OH-dG 含量，明显增强 TAC 含量，MDA 含量有一定程度的降低。

2. 抗炎

Franceschi 等在 2000 年首次提出，在衰老进程中机体长期处于慢性促炎性反应进行性升高状态，被称为"炎性衰老（inflamm-aging）"。机体内炎性水平的高低被视为决定机体衰老速率及寿命的关键因素。老年人体内促炎因子与抗炎因子出现消长变化，最终表现为促炎反应的过度，炎症稳态失衡而致炎性衰老。Salvioli 等研究表明，促炎症细胞因子在慢性炎症所致的机体的炎症衰老中发挥着重要作用。北京中医药大学糖尿病研究中心研究发现，八子补肾胶囊可明显降低 D-半乳糖衰老模型小鼠的血清 IL-1 水平，提高 IL-10 水平。黄丹等研究发现，八子补肾胶囊可减轻卵巢切除模型小鼠血管炎症，减轻主动脉斑块内炎症细胞浸润，抑制动脉硬化。

3. 调节衰老相关蛋白表达

SIRT6 对多种因素诱导的衰老有重要作用，在猪胚成纤维细胞中过表达 SIRT6 能抑制 D-半乳糖等诱发的早衰。在人支气管上皮细胞中，转化生长因子 β（transforming growth factor-β，TGF-β）能在转录水平促进 p21 表达而促进细胞衰老，SIRT6 则可促进 p21 的蛋白酶体降解而抑制 TGF – β 诱发的衰老。香烟产生的烟雾可诱发细胞衰老，引起慢性阻塞性肺病，SIRT6 则可通过抑制 IGF – Akt 信号通路促进自噬，最终抑制烟雾的促细胞衰老作用。在复制衰老中，ATM 的激活引起 Chk2 的磷酸化和 p53 及其下游分子 p21 的表达上调；在缺乏 ATM 的情况下，ATR 替代 ATM 通过 Chk1 诱导的 p53 在 Ser – 15 位点的磷酸化来激活 p53 进而激活衰老进程，而在缺乏 p53 的细胞中则不能诱导细胞衰老。这些表明 p53 在维持端粒缺损引起的衰老过程中起到重要作用。北京中医药大学糖尿病研究中心研究发现，利用 D – 半乳糖（D – gal）和亚硝酸钠（NaNO₂）共同构建的衰老模型小鼠的海马组织 Sirt6 表达量下降，八子补肾方中剂量能显著增加衰老小鼠海马、肝脏组织中长寿蛋白 Sirt6 表达量，下调衰老相关 p53 蛋白表达量。张东伟等的研究也表明，八子补肾胶囊能够下调衰老小鼠睾丸中 p53、iNOS 和 NF – κB – pp65 的表达，上调 Sirt6 和 CYP19 的表达。

4. 调节端粒酶表达

端粒是人类染色体末端起修饰作用的特殊结构，早期发现端粒最重要的作用是维持染色体的完整性，而这种核蛋白帽结构的维持有赖于端粒酶，充分的端粒酶活性和稳定的端粒长度，对细胞的复制潜能和生物体衰老过程具有重要意义。Cawthon 等对 60 岁以上的人群研究发现，外周血白细胞端粒缩短的个体具有较高的死亡率。Honig 等认为端粒长度与健康生活年限正相关。Atzmon 等在对百岁老人及其后代的研究中发现，端粒长度与长寿之间呈正相关，特别是端粒较长者总体健康状况（如增龄性疾病、认知功能和血脂水平）较对照组为佳。衰老常伴随端粒缩短和端粒酶活性降低。端粒酶逆转录酶（TERT）是端粒酶中具逆转录活性的亚基，与端粒酶活性紧密相关。北京中医药大学糖尿病研究中心研究发现，利用 D – gal 和 NaNO₂ 共同构建的衰老模型小鼠的海马组织 TERT 表达量下降，八子补肾中剂量能显著增加衰老小鼠海马 TERT 蛋白表达量。

5. 保护线粒体结构功能稳态，维持能量代谢水平

维持能量代谢水平可以延长寿命，线粒体是细胞能量代谢主要场所，线粒体结构功能的完整性破坏、DNA 损伤，损伤的线粒体堆积，导致早衰及年龄相关疾病的发生。线粒体结构功能的正常发挥，主要依靠线粒体动力学、线粒体自噬与线粒体 DNA 等。心脏中线粒体表达丰富，线粒体参与心脏各个阶段的多种生理及病理活动，其功能的完整性在心脏正常生理功能的维持中起到重要作用。心脏中大量功能异常的线粒体堆积既是心脏衰老的标志，也是引起衰老的起始原因。八子补肾胶囊可以减轻心肌线粒体损伤，减少心脏线粒周围脂滴数目，缩小线粒体面积。

6. 提高自噬水平

自噬是一种高度保守的分解代谢过程，可将细胞内受损的细胞器和大分子物质降解并循环利用，根据降解途径不同，分为微自噬、分子伴侣介导的自噬和巨自噬三种类型。在哺乳动物中，自噬蛋白缺失可导致细胞内错误折叠的蛋白质和异常线粒体积累，从而引起早衰和器官功能障碍。自噬调节可作为治疗衰老相关疾病的重要靶点，自噬

能力降低可导致神经退行性疾病、癌症、心血管疾病、代谢综合征等衰老相关慢性疾病。研究表明，自噬水平随年龄增长而逐渐降低，增强机体自噬水平可抑制受损蛋白质积累，延缓退行性改变的发生，从而延长寿命。

7. 延缓干细胞衰老

干细胞具有自我更新、组织损伤修复及多向分化的能力。但是如同体细胞一样，干细胞也会衰老，并影响其增殖、分化及组织修复功能。干细胞的衰老是机体衰老和功能障碍的重要驱动因素，与多种疾病的发生密切相关，例如特发性肺纤维化、白血病。随着干细胞衰老研究的深入，近年来，干细胞衰老相关机制逐渐转为分子水平，如 Nrf2 转录因子、Sirtuin 家族、AMPK 信号通路、Wnt/β-catenin 信号通路和 p53/p21 信号通路等。中医的精分为先天之精和后天之精，其中先天之精是指秉受于父母的造化生殖之精，它在整个生命活动中作为"生命之根"而起作用，属于"肾精"的范畴，与人体干细胞在特点上有极大的相似性。即可以通过干细胞的增殖分化达到修复受损器官、维持人体正常生理功能的作用，作为中医治疗的手段之一，中药复方对于干细胞分化的影响也成为研究的热点之一。现代医学认为全能性机体干细胞能够维持体细胞的不断更新，其衰老枯竭可能是生命体衰老的根本原因。因此，延缓干细胞的衰老是抗衰老研究的重要突破口。北京中医药大学糖尿病研究中心研究发现，八子补肾胶囊含药血清浓度依赖性促进干细胞增殖，可抑制过氧化氢刺激诱导的 ROS 生成；八子补肾胶囊含药血清明显降低过氧化氢刺激干细胞 p53 蛋白的表达；八子补肾胶囊含药血清升高过氧化氢刺激干细胞 Sirt6 的表达，这表明八子补肾胶囊能通过促进干细胞增殖发挥其抗衰老作用。

（吕乐远　李红蓉）

参考文献

［1］吴以岭. 气络论［M］. 北京：中国科学技术出版社，2018.

［2］Li J, Bonkowski MS, Moniot S, et al. A conserved NAD + bindingpocket that regulates protein - protein interactions during aging［J］. Science, 2017, 355 (6331)：1312.

［3］Baar MP, Brandt RM, Putavet DA, et al. Targeted apoptosis ofsenescent cells restores tissue homeostasis in response to chemo - toxicity and aging［J］. Cell, 2017, 169 (1)：132.

［4］Olshansky SJ. Ageing：measuring our narrow strip of life［J］. Nature, 2016, 538 (7624)：175 - 176.

［5］Latorre-Pellicer A, Moreno-Loshuertos R, Lechuga-Vieco AV, etal. Mitochondrial and nuclear DNA matching shapes metabolismand healthy ageing［J］. Nature, 2016, 535 (7613)：561 - 565.

［6］Mc Auley MT, Guimera AM, Hodgson D, et al. Modelling the molecular mechanisms of aging［J］. Biosci Rep, 2017, 37 (1)：1 - 20.

［7］刘不悔，顾一煌，涂玥，等．衰老的分子调控机制及中药的干预作用［J］.中国中药杂志，2017，42（16）：3065－3071.

［8］Lan J, Rollins JA Zang, X, et al. Translational regulation of non－autonomous mitochondrial stress response promotes longevity［J］. Cell Reports, 2019, 28（4）：1050－1062.

［9］黄丹．络病理论指导八子补肾胶囊干预绝经后动脉粥样硬化理论探讨与作用机制研究［D］. 南京：南京中医药大学，2020.

［10］雷海燕，李向军．八子补肾胶囊对去势大鼠性功能的影响［J］. 武警医学，2015，26（10）：1036－1038.

［11］Lin Li, Beibei Chen, Dongwei Zhang, et al. BaZiBuShen alleviates altered testicular morphology and spermatogenesis and modulates Sirt6/P53 and Sirt6/NF－κB pathways in aging mice induced by D－galactose and NaNO$_2$［J］. Journal of Ethnopharmacology, 2021, 271：1－13.

［12］Harman D. Aging：a theory based on free radical and radiation chemistry［J］. J Gerontol, 1956, 11（3）：298－300.

［13］Sies H, Cadenas E. Oxidative stress：damage to intact cells and organs［J］. Philos Trans R Soc Lond B Biol Sci, 1985, 311（1152）：617－631.

［14］Junqueira VB, Barros SB, Chan SS, et al. Aging and oxidative stress［J］. Mol Aspects Med, 2004, 25（1－2）：5－16.

［15］Franceschi C, Bonafe M, Valensin S, et al. Inflamm－aging. An evolutionary perspective on immunosenescence［J］. Ann N Y Acad Sci, 2000, 908（1）：244－254.

［16］Martinis M D, Franceschi C, Monti D, et al. Inflamm－ageing and lifelong antigenic load as major determinants of ageing rate and longevity［J］. Febs Letters, 2005, 579（10）：2035－2039.

［17］Lio D, Scola L, Crivello A, et al. Inflammation, genetics, and longevity：further studies on the protective effects in men ofIL－10－1082 promoter SNP and its interaction with TNF－alpha－308prom oter SNP［J］. J Med Genet, 2003, 40（4）：296－299.

［18］Salvioli S, Capri M, Valensin S, et al. Inflamm－aging, cytokines and aging：state of the art, new hypotheses on the role of mitochondria and new perspectives from systems biology［J］. CurrPharm Des, 2006, 12（24）：3161－3171.

［19］赵干业，韩丽敏，童坦君．SIRT6功能与疾病研究进展［J］. 生理科学进展，2014，45（4）：299－303.

［20］潘静，陈金铃，朱丹丹，等．细胞衰老机制的研究新进展［J］. 中国病原生物学杂志，2015，10（7）：672－675.

［21］Martinez P, Blasco MA. Telomeric and extra－telomeric roles for telomerase and the telomere－binding proteins［J］. Nat Rev Cancer, 2011, 11（3）：161－176.

［22］熊娟，徐笑红．衰老过程中端粒、线粒体及干细胞功能的相关性［J］. 国际

检验医学杂志, 2017, 38 (8): 1082 - 1084.

[23] Cawthon RM, Smith KR, O'brien E, et al. Association between telomere length in blood and mortality in People aged 60 years or older [J]. Lancet, 2003, 361 (9355): 393 - 395.

[24] Honig LS, Kang MS, Schupf N, et al. Association of shorter leukocyte telomere repeat length with dementia and mortality [J]. Arch Neurol, 2012, 69 (10): 1332 - 1339.

[25] Atzmon G, Cho M, Cawthon RM, et al. Evolution in health and medicine Sackler colloquium: Genetic variation in human telomerase is associated with telomere length in Ashkenazi centenarians [J]. Proc Natl Acad Sci USA, 2010, 107 (Suppl 1): 1710 - 1717.

[26] Lapierre LR, Kumsta C, Sandri M, et al. Transcriptional and epigenetic regulation of autophagy in aging [J]. Autophagy, 2015, 11 (6): 867 - 880.

[27] Ikeda Y, Sciaretta S, Nagarajan N, et al. New insights into the role of mitochondrial dynamics and autophagy during oxidative stress and aging in the heart [J]. Oxid Med Cell Longev, 2014, 2014: 1 - 11.

[28] Papp D, Kovacs T, Billes V, et al. AUTEN - 67, an autophagy - enhancing drug candidate with potent antiaging and neuroprotective effects [J]. Autophagy, 2016, 12 (2): 273 - 286.

[29] De Haan G, Lazare SS. Aging of hematopoietic stem cells [J]. Blood, 2018, 131 (5): 479 - 487.

[30] Ren R, Campo A, Liu GH, et al. Regulation of stem cell aging by metabolism and epigenetics [J]. Cell Metab, 2017, 26 (3): 460 - 474.

[31] 许艳, 刘如明, 王诺鑫, 等. 干细胞衰老分子机制的研究进展 [J]. 实用医学杂志, 2019, 35 (12): 1891 - 1894.

[32] 肖笑枭, 王志强, 梁锐. 中药对干细胞诱导分化影响的研究进展 [J]. 时珍国医国药, 2017, 28 (11): 2735 - 2736.

第三章　临床运用

一、脾胃学说的临床运用

李东垣在继承《黄帝内经》《难经》《伤寒论》等中医经典理论的基础上，结合长期临证实践，提出"人以胃土为本""内伤脾胃，百病由生"的见解，著《脾胃论》，创立了"脾胃学说"，跻身金元四大家，形成了独树一帜的学术流派——补土派，被誉为"医之王道"，自此脾胃学说始成体系，成为中医理论的重要组成部分，对于阐明机体的生理功能、病理机制和临床辨证论治规律提供了重要的理论和实践依据，并对后世脾胃病的诊疗产生了深远的影响。有研究发现，脾胃学说在治疗消化系统、呼吸系统、循环系统、血液系统、神经系统、泌尿与生殖系统、内分泌系统疾病方面均能发挥指导作用，并取得明显的临床疗效。

（一）脾胃学说证治规律探讨

后世医家在李东垣"脾胃学说"的基础上，整理中医文献和名老中医诊治经验，对脾胃病治疗规律进行了深入探讨。李东垣在不断的临证实践中逐渐认识到《素问·五常政大论》中"必先岁气，毋伐天和，是为至治""无违时，无伐化""无伐生生之气"的观点是治疗疾病的"常道"（《脾胃论·脾胃将理法》），他把这种认识与脏腑用药法结合起来，形成了脏气法时升降浮沉补泻的治则，用于指导脾胃内伤病的治疗。在《脾胃论》中首倡升发脾阳，为以后医家所推崇："尝考治脾胃莫详于东垣，求东垣治脾胃之法，莫精于升降。"脾胃主长夏造化、寄时四季，为脏腑气机升降枢纽，所以脾胃病不同其他脏器病变，每无定体，要考虑其他脏腑的有余不足，顺逆传变，治疗宜遵循脏气法时升降浮沉补泻法，用药以助益脾胃药为主。

《脾胃论·脾胃盛衰论》中记载根据五行生克制化规律详细阐述了脾胃与其他脏腑相关的发病机理，并具体列出脾胃不足致"心火亢盛""肝木妄行""肺金受邪""肾水反来侮土"的证候变化，君臣佐使的常用药物，这是《脾胃论》辨证用药的基本部分，亦是全书的一个重点，李东垣后面所制诸方，大都是从这里演绎发挥的。这种方法再结合四时变化而具体运用即是"脏气法时升降浮沉补泻法"。如"夫诸病四时用药之法，不问所病，或温或凉，或热或寒，如春时有疾，于所用药内加清凉风药；夏月有疾，加大寒之药；秋月有疾，加温气药；冬月有疾，加大热之药"，这样做的目的"是不绝生化之源也"（《脾胃论·脾胃将理法》）。同时李东垣再次强调"脾胃之病，不可一例而推之，不可一途而取之，欲人知百病皆由脾胃衰而生也"，并点明"脾胃不足之源，乃阳气不足，阴气有余""当从《素问·藏气法时论》中升降浮沉补泻法用药耳"，而且"其治肝、心、肺、肾，有余不足，或补或泻，惟益脾胃之药为切"。同时李东垣指出在临证治疗中，既要掌握一般常理和常法，在特殊情况下，又要通权达变、运用因时制宜、因病制宜的变法。如《灵枢·师传》载"胃欲寒饮，肠欲热饮"在某些患者身上就会变为"胃欲热饮，肠欲寒饮"，这时候就要"揆度也，当临事制宜，以反常合变也"。基于以上观点，李东垣在使用药物的时候，往往将甘温药、风散药、甘寒药、苦寒药，以及解表、温里、行气、除湿药等药物冶于一炉，貌似庞杂无序，其实条理井然，真正是游刃有余，收放自如。对于服药方法、药后随病情进退的加减、饮食调理等也是周详备至，示人以圆机活法。

然而李东垣详于治脾前略于治胃，至清代叶天士始全面论述："脾为阴土，胃为阳土；脾恶湿，宜升宜燥，胃恶燥，宜降宜润。"并着重阐发润降胃腑之治，使脾胃之治渐臻完备。近来一些以调治脾胃而闻名国内的老中医，皆主张兼取东垣、天士及各家之长，注意脾胃升降润燥特性而论治，并积累了丰富经验。如近代名医岳美中主张区分脾胃特性，选药精当，发展了养胃阴的用药经验：凡胃阴虚而热仍在者，用鲜生地、鲜石斛、沙参、元参、知母、石膏以清之；津少者，金石斛、花粉、山药清而滋之。亦可用隔补隔泻法治疗，如微酸以敛肝，白芍、木瓜、五味子之类；抑制其胜我者，则胃津自复，如宁心以生液，枣仁、淮小麦、益智仁之类；补其生我者，则胃阴自复，人参、黄芪等补中生津，温和而不刚燥，滋润而不寒凉，为胃阴薄弱，生化不充者之良药。

李东垣倡导调脾胃可以安五脏、补土生金、培土抑木、崇土制水等，而调五脏亦可安脾胃，为张景岳所提倡。近代岳美中老中医重视脏腑相关审因论治，指出临床常见肝脾两经症状同时出现，则应区别木盛乘土，还是土虚木贼。胸胁满闷，吸腐吞酸，食欲不振，脉虚弦者，为木盛乘土；怠惰嗜卧，四肢不收，腹胀便溏，脉虚缓微弦者，为土虚木贼。治忧思郁怒所致木盛乘土，用逍遥散、四逆散等疏肝解郁；治饮食劳倦，损伤脾胃所致土虚木贼，用补中益气汤、理中汤等。在脾胃病的治疗中，尚应注意脾胃之间的辨证关系。因两者经络络属，以膜相连，脏腑表里相合，脾为胃行其津液，保持着升降、润燥、纳运等矛盾运动的相对平衡，才能完成消化吸收和水谷精微的输布。著名医家周慎斋说："胃气为中土之阳，脾气为中土之阴，脾不得胃气之阳则多下陷，胃不得脾气之阴则无转运。"两者在发病中亦相互影响，如脾为湿困，运化失司，清气不升，即可影响胃的受纳与和降，而见纳呆、呕恶、脘腹满胀等病证；反之，若饮食失常，食滞胃脘，浊气不降，也可影响脾的升清与运化，而见腹胀、泄泻等证。这一点早已引起后世医家的注意。有医家对叶天士医案进行分析后指出：叶天士把升降、邪正、动静有机地结合在一起，升脾方中兼顾降胃，降胃方中常伍升脾，升降并调；温药刚峻，动以养阳，润药滋柔，静以益阴，若脾胃虚弱，常用四君加石斛、麦冬温脾益胃，以收燥湿刚柔相济之功。

（二）脾胃学说在内科上的运用

脾胃病在内科疾病中占有非常大的比例，这是因为人的饮食均需要经过胃的受纳腐熟以及脾的运化水谷精微作用，才能将营养物质输布人体的各个脏腑，并且濡养四肢百骸，但是在饮食过程当中，难免会遇到饮食不洁、膏粱厚味摄入过多的情况，给脾胃的纳运功能造成负担，由此导致脾胃病的产生。

1. 常见的脾胃疾病

（1）消化性溃疡：消化性溃疡是指胃和（或）十二指肠发生的慢性溃疡，除此之外，也可见于与酸性胃液接触的其他部位，例如食管下端或空肠术后吻合口部位，是临床上比较常见的一种疾病。消化性溃疡归属于中医"胃痛"范畴，对于其病因病机，中华中医药学会脾胃病分会发布的《消化性溃疡中医诊疗共识》认为，本病病变在胃，主要和肝脾二脏有密切关系，肝气郁滞，木郁克土，脾胃升降失常，脾胃气血瘀滞阻塞不通是消化性溃疡的主要病机。现代医家史丽清认为，肝胃不和、脾胃虚弱为基本病机，兼有气滞、痰凝、血瘀的存在。周福生认为，脾虚瘀热为基本病机，脾虚为本，瘀热为标，对于消化性溃疡的活动期、愈合期、疤痕期分别采用不同的治法。薛英等认为，消化性溃疡基本病机为脾胃气虚，并且气虚为本，寒痰、热郁、气滞、痰瘀为标。汤建光认为，脾主升清，胃主降浊，脾气虚不能行血，则留而为瘀，虚与瘀相交结，则互为因果。李建汉等认为，消化性溃疡的产生是由于脾胃虚弱，肝气郁结，气机郁结，日久则化热，导致寒热错杂，气机失调，脾胃升降功能失司。周信有认为，消化性溃疡多责之于寒，可分为虚实两个方面，虚证表现为素体不足，脾胃虚弱，实证表现为寒邪客胃，肝气郁结，气机不畅，胃络瘀阻是形成溃疡的关键因素。姜树民认为，饮食不节、情志所伤、脾虚毒蕴，则会导致气血运行不畅，气机郁结日久化热，热胜肉腐成"痈"，导致消化性溃疡的产生。高宝林认为寒邪客胃，胃降失司，寒凝血瘀；湿热熏蒸，腐蚀胃壁；肝郁克土，脾胃升降失司，轻者胃壁充血、水肿或黏膜受累遂成炎症，重者络瘀血败，瘀热熏蒸，腐蚀胃壁遂成溃疡。

对于消化性溃疡所处的不同阶段，根据中医同病异治的原则，可以分为不同的证型进行辨证论治。姜谷乔根据临床上患者的主症、舌象、脉象特征，将消化性溃疡分为中虚气滞证、胃阴不足证、肝胃不和证、胃络瘀阻证四个证型。迟伟等从"痈"着手，对消化性溃疡进行论治，并将其分为肝胃气郁证、脾胃虚滞证、脾胃虚寒证等证型。陈婷婷将消化性溃疡分为肝火犯胃证、肝胃郁热证、肝胃不和证、胃气壅滞证、气滞血瘀证、脾胃湿热证、脾胃虚寒证、胃阴亏虚证等证型，并对证施治，常用的方剂包括香苏散、柴胡疏肝散、半夏泻心汤、左金丸、芍药甘草汤、金铃子散、良附丸、香砂六君子汤、丹栀逍遥散、黄芪建中汤、益胃汤等。刘珍福将消化性溃疡分为脾胃虚寒证、肝胃不和证、胃阴不足证三个证型，分别采用温中散寒、养阴益胃、疏肝和胃、活血化瘀的方法进行治疗，常用方剂包括黄芪建中汤、一贯煎合芍药甘草汤、柴胡疏肝散等。张振中认为，消化性溃疡可以分为肝胃不和证、脾胃湿热证、瘀血阻络证、寒热错杂证、脾胃虚弱证、胃阴亏虚证等六个证型。单兆伟根据临床经验，将该病分为肝胃不和证、湿热壅滞证、脾胃虚寒证、胃阴不足证和瘀血停滞证等证型，并将中医的证型与西医的溃疡不同时期进行对照归类，分别按照虚实不同进行施治。韦晓梅等认为，情志因素对于消化性溃疡的发病具有重要影响，因为情志与肝关系密切，所以将本病分为肝郁气滞证、肝胃郁热证和肝郁脾虚证等证型。葛惠男采用中西医结合的诊断方法，将本病分为脾胃湿热证、肝胃不和证、胃阴不足证、脾胃虚弱证、胃络瘀血证等证型。范月友从瘀论治消化性溃疡，并将其分为气滞证、胃热证、虚寒证、气虚证等不同的发病阶段，在每一个发病阶段中配合使用活血化瘀疗法，经常配伍失笑散、膈下逐瘀汤、丹参饮等共同使用，以发挥活血止痛的作用。李振华以病因病机为指导，将消化性溃疡分为脾胃虚寒证、气滞血瘀证、肝胃郁热证等证型。

（2）慢性胃炎：指由于幽门螺杆菌感染、饮食失宜、环境影响、自身免疫因素等多方面原因导致的胃黏膜慢性炎症或萎缩性病变，临床上常表现为上腹部不适，或胀或痛、呃逆暖气、自觉不消化等。根据患者的临床表现，将慢性胃炎归属于中医"胃痛"范畴。

对于胃痛的病因，多责之于饮食不节、情志不调、感受外邪、素体虚弱等，病位在脾胃，病性可以概括为虚与实两个方面，即"不通则痛"和"不荣则痛"。国医大师邓铁涛认为，萎缩性胃炎以脾阳虚、胃阴虚为本，以瘀血、湿阻、热郁为标，胃体萎缩是由于胃络瘀阻，胃失滋养。徐珊认为，慢性胃炎的发生主要归结于两个方面：一方面是由于胃失通降，一方面是由于胃失所养，所以邪气阻滞气机运行是重要因素，内因多是由于正气亏虚。薛西林通过观察胃痛患者，总结归纳出饮食不节是导致胃痛发病的最主要原因，除此之外，情志刺激也是导致胃痛发病的重要因素，在外感病邪当中，感受寒邪是最容易发病的一大因素。对于胃痛而言，内因表现为脾胃虚损，瘀阻胃络是发病的病理基础。青献春将慢性胃炎分为虚实两方面进行论述，并认为虚证的表现多责之于素体虚弱，故而影响中焦气化，脾胃不能正常化生水谷精微，若实邪壅滞于脏腑，就会进一步损耗脏腑精气，影响气化功能，形成痰饮、瘀血等病理产物，出现由虚致实或虚实夹杂的情况。

对于慢性胃炎的治疗，采用了单纯中药治疗、针灸治疗、针药并用和中西医结合疗法，取得满意疗效。李永成常用半夏泻心汤进行加减化裁，以调理脾胃气机。芦德银等认为，慢性胃炎的治疗可以从肝论治，肝主疏泄，能够调畅气机，肝失疏泄则会影响脾胃气机的升降，所以对于肝气郁结导致的胃痛，采用柴胡疏肝散方加减，肝气上逆者采用龙胆泻肝汤加减。唐宋治疗慢性胃炎从祛邪气入手，常用芩连温胆汤清热化痰。马骏认为，对于慢性胃炎的治疗，要分清寒热虚实，辨证属寒者，选用理中汤；辨证属热者，用小陷胸汤合小柴胡汤；若为寒热错杂的情况，可以选用半夏泻心汤；病性属实，则选用四逆散；病性属虚，则选用麦门冬汤或黄芪建中汤；若病性属于虚实夹杂者，则选用厚朴生姜半夏甘草人参汤。总体而言，要以治疗胃病当重在"平衡通顺"为基本原则。姜树民认为，湿热是导致萎缩性胃炎发生的主要病因，病变日久则形成瘀血，所以治疗上在清利湿热的同时，佐以活血化瘀。陈素华选用足三里、中脘、内关、胃俞、曲泽、阴陵泉穴治疗慢性萎缩性胃炎，有效率高于单纯西药组。史冬梅对慢性胃炎患者采用温针灸方法治疗，选取穴位包括足三里、关元、气海、血海、膈俞，同样效果优于西药对照组。于庆霞应用针灸与中药配合的方式治疗慢性胃炎，以足三里、内关、中脘作为胃主穴，并服用黄芪建中汤，效果优于西药联合组。王涛等认为，中西医结合治疗能够消除幽门螺杆菌，修护胃黏膜，减少疾病的复发。李松等采用西药根除幽门螺杆菌的同时加用中药治疗，结果显示，疗效优于单纯应用根除幽门螺杆菌西药。张春花根据患者证型不同，根据对证施治原则选择中药汤剂口服根除幽门螺杆菌，效果优于单纯用奥美拉唑治疗。

2. 脾胃学说在其他内科疾病中的应用

脾胃学说不仅可以指导脾胃病的治疗，在其他内科疾病中也得到了广泛应用，根据中医异病同治的原则，其他内科疾病如果出现了脾胃虚弱或者脾胃气机壅滞的证型，均可通过调理脾胃的方法进行治疗。

（1）脾胃与肝胆疾病：肝主疏泄，能够调畅气机，脾升胃降的气机通畅离不开肝的疏泄之功，所以肝胆病与脾胃关系非常密切。"见肝之病，知当传脾，当先实脾"，这一治疗原则至今仍在指导临床应用。对于慢性肝炎患者，经常见到乏力、纳差、腹胀等一些脾虚的症状表现，此时便可从脾来论治，选用补中益气汤或四君子汤加减化裁。徐济群等治疗慢性活动性肝炎，如果有脾虚的表现，则用四君子汤加黄芪益气健脾。王雨梅等用肝复康治疗慢性乙型肝炎，能够缓解患者肝区痛、纳差、乏力、腹胀等表现，其中的有效成分人参茎叶皂苷具有保肝作用，与柴胡皂苷合用能够疏肝解毒、调理脾胃。

肝癌是临床上比较常见的癌病，可以参照中医学"癥瘕"对症治疗。肝癌患者经常表现为肝区疼痛、腹胀、纳差、恶心、乏力、便秘等，这与脾胃病有相似之处，故同样可以根据脾胃学说进行治疗。肝癌常用的治疗手段是手术切除和放射治疗，如果在此基础上，配合中药汤剂口服，对于肝癌患者的生存率有明显的提升。对于中药的选择，临床观察表明，选用健脾理气的方药配合放疗，患者的生存率更长。肝癌后期，患者会出现肝性脑病，此类患者通常会有便秘的临床特征，此时应用泻下剂可以促进体内有毒物质的排泄，降低血氨水平，恢复患者神志。

黄疸也是与肝胆关系较为密切的疾病，中医学将黄疸责之于湿，根据阳黄与阴黄的不同，将病因分为湿热和寒湿两部分。中药治疗黄疸常用的方剂是茵陈蒿汤，郭子光等根据文献统计发现，用茵陈蒿汤治疗黄疸，能够缩短黄疸消退时间。茵陈蒿汤中含有茵陈、栀子、大黄，焦东海等用单味大黄治疗急性病毒性肝炎，用药剂量以患者每天2~3次大便为标准，之后逐渐减量，这种治疗方法能够缩短黄疸消退时间，改善患者腹胀、纳差、乏力、恶心等症状。对于这种治疗机理，张执中等解释为肝功能异常时，影响胆汁的分泌和食物的消化，这就造成大肠内的有毒物质被人体吸收，出现腹胀、恶心、呕吐、便秘的情况，大黄能够泻下通便，促进有毒物质的排出，减轻胃肠和肝脏负担，有利于肝功能的恢复。动物实验也证实，用大黄治疗酒精导致小鼠肝中毒及乙基硫氨酸导致小鼠肝病变，能够使病灶消失，其原理类似库氏细胞的吞噬功能。

（2）脾胃与心脑血管疾病：脾胃为后天之本，气血生化之源，心主血脉的功能离不开脾胃化气生血这一作用。对于临床中常见的心血管病，如冠心病心绞痛、心力衰竭等，均可以通过调理脾胃的方法进行治疗。国医大师路志正教授治疗心痹从脾胃论治，根据不同的证型，选用不同的方药治疗，如对于脾胃虚弱证型的心痹，治疗选用五味异功散、补中益气汤、黄芪建中汤、十四味建中汤等；对于脾胃阳虚证型的心痹，治疗选用附子理中汤；对于心脾两虚证型的心痹，治疗选用归脾汤；对于浊气上升证型的心痹，治疗选用三仁汤、藿朴夏苓汤等；对于痰浊痹阻证型的心痹，治疗选用温胆汤、小陷胸汤等。对于冠心病的治疗，程为玉总结出从脾论治八法，以健脾为本，属于虚证者益气养血，滋阴温阳，属于实证者，疏理肝气，化痰活血。曹振华等通过动物实验证实，黄芪、丹参、川芎、桂枝等益气活血中药能够改善实验动物急性心肌缺血情况。

脑出血、脑梗死等是常见的脑血管病，可归属于中医学"中风"范畴，对于本病的治疗，同样可以采用通畅腑气的治疗原则，这是因为，大部分中风患者会有大便秘结的表现，腑气不通则容易导致浊邪上扰心神，危及患者的生命安全。另一方面，中风患者如果排便费力，虚坐努责，会增加血管破裂的风险，进一步导致脑出血的加重，所以通畅腑气是非常有必要的。对于通畅腑气方法的选用，王永炎院士等认为，应当有以下指征：首先是患者发病之后出现便秘，其次舌脉应表现为舌苔黄或黄腻，脉弦滑而大，根据舌脉辨证属于痰热证，内有实邪，方可用之。

癫痫病目前仍然属于临床上较为难治的一种疾病，中医认为本病的病因与"风""火""痰""瘀"相关，临床常表现为猝然昏仆、不省人事、牙关紧闭、两目上视、口吐涎沫、口中如作猪羊叫声等，未发作时常有急躁易怒、便秘、舌红苔黄、脉弦数等特征，基于此，可以选用泻火通腑的方剂进行治疗，如二丑丸等，可以起到控制发作的作用。

（3）脾胃与肺系疾病：中医学将五脏与五行相对应，并依据五行之间的生克制化规律总结出与之相应的治疗法则，在临床中得到广泛应用。脾胃在五行当中属土，肺在五行当中属金，土与金为母子相生的关系，土能生金，根据虚则补其母的原则，当肺虚之时，可以采用补脾的方式，此即为培土生金的治法。对于临床中常见的肺病，如慢性支气管炎、支气管哮喘、支气管肺炎、肺心病等，当出现脾虚症状的时候，可以用这一原则指导临床治疗。

慢性支气管炎可归属于中医学中"咳嗽"的范畴，临床上常表现为咳嗽、咳痰、咽干、喘憋等症状，在年龄分布上，以老年患者较为多见，而且老年患者的发病与脾胃虚弱有密切关系，脾虚运化功能减弱，则容易导致痰浊内生，"脾为生痰之源，肺为贮痰之器"，痰浊上犯于肺，致使肺气上逆，最终出现咳嗽、咳痰的表现。对于这种脾虚痰湿偏盛证型的患者，在治疗上应健脾燥湿化痰，以四君子汤化裁。

支气管哮喘有急性和慢性之分，在急性发作期，应以急则治其标为原则，达到迅速缓解症状的目的；而在慢性迁延期，应以扶正固本为原则。如果患者出现纳差、乏力、消瘦、腹胀、便溏等脾虚征象，可以选择益气健脾的方法，用六君子丸或资生丸加减。与脾虚证相对而言，还有腑气不通的实证造成的支气管哮喘，其形成的机理是由于肺与大肠相表里，腑气不通，则肺气的肃降功能便会受到影响，导致肺气上逆而出现咳嗽、哮喘等表现。动物实验也证实，燥屎内结会使肺组织充血、出血，应用通腑泻下的大承气汤可以修复肺损伤。如果热象明显，可以在通畅腑气的同时佐以清泄肺热之品。

肺心病的治疗同样需要分发作期和缓解期的不同进行治疗，在缓解期，可分为虚实两个方面进行治疗。对于虚证患者，应用健脾的方药对肺心病有一定的缓解作用，主要表现为改善患者咳嗽、咳痰、喘息、心悸等，并且能延缓肺心病的发作。对于实证患者，如果表现为烦躁、面红目赤、口臭、便秘等一派腑气不通的实热征象时，可以采用通里攻下、活血化瘀的方药治疗，药后患者的血氧分压及饱和度均有显著升高。

支气管肺炎的西药治疗通常选用抗生素，但是随着感染次数的增多，治疗用药的种类不断增加，会造成患者对抗生素耐药的风险，以至于最后无药可用。中医在这方面的治疗有优势，通过用中药治疗支气管肺炎，能够改善患者症状，直至痊愈，这为我们运用中药治疗提供了非常重要的指导思路，其主要依据的原理便是肺与大肠相表里，通过将肺之邪毒下行于大肠，随着粪便排出体外，达到治愈的目的。

（4）脾胃与肾系疾病：脾胃在五行当中属土，肾在五行当中属水，二者的关系为土能制水，所以对于水肿病经常从脾肾论治。水肿在慢性肾炎中是常见的症状，在证型分类当中，以脾虚型占多数。同时脾虚则运化水液功能减弱，会进一步加重水肿的形成，所以调理脾胃是治疗慢性肾炎的重要手段。在证型分类上，陈梅芳等归纳为健脾益胃、甘寒养胃、和胃降逆、理气消导、醒脾化浊、苦寒止利六法。在治疗方面，王永钧等用香砂六君子丸加减，黄忠毅用四君子汤加味，均能取得满意的疗效。所以，调理脾胃治疗慢性肾炎能够扶正固本，恢复脾胃的纳运功能，达到消除水肿的目的。

慢性肾衰竭是多种慢性肾病晚期的严重转归，属于中医学"关格""癃闭"范畴，其病情本质为正虚邪实。正虚表现为脾肾阳虚或者是阴阳两虚，邪实则表现为腹胀、便秘、呕吐等。对于以邪气实为矛盾主要方面的患者，可以采用通下法治疗，清除胃肠道中的有毒物质，纠正电解质紊乱，改善器官功能。除了内服中药汤剂外，也可以同时配合中药灌肠的方法，使药力直达病所，迅速缓解患者便秘的问题。这种治疗方法能够使血中尿素氮、肌酐下降，其机理是通过通腑泻浊的方式代替病变的肾脏工作，清除尿素、肌酐等"毒性物质"，类似于透析疗法。

（三）脾胃学说在外科上的运用

"六腑以通为用"，腑气不通会造成多种外科疾病的发生，如胰腺炎、阑尾炎、肠梗阻、肠穿孔等多种急慢性疾病。

1. 急性胰腺炎

急性胰腺炎表现为持续性上腹部剧烈疼痛、阵发性加剧，腹胀，便秘，恶心，呕吐，肠鸣音减弱等，本病的发生常与饮食不节有关，所以可以从脾胃论治。王玉芬用大柴胡汤加减治疗，患者首先表现为大便通畅，其次症状逐渐缓解。顾选文认为急性胰腺炎应属于中医上的脾实证，故选用大黄、芒硝治疗，药后患者泻下恶臭大便，症状随即缓解。焦东海同样选用大黄治疗，临床效果明显。

2. 急性阑尾炎

张仲景在《金匮要略》中记载的肠痈病，将其分为成脓期和未成脓期，选用薏苡附子败酱散、大黄牡丹皮汤治疗，对于急性阑尾炎的治疗有重要的参考价值。阮国治等采用大黄牡丹皮汤加减治疗急性阑尾炎，疗效显著。后世在此基础上，采用大承气汤加减化裁，以通畅腑气为主要治疗手段，有利于局部炎症的控制，改善整体情况。

急性阑尾炎性腹膜炎是急性阑尾炎的常见并发症，治疗多采用手术疗法，但仍存在病死率较高的问题，随着对本病研究的不断深入，中药以通里攻下、清热解毒、活血化瘀为基本原则，能够降低病死率。在用药上以剂型小、效力猛为重点，用巴豆和大黄制成巴黄丸，可以取得满意的疗效。

3. 胆道结石

目前胆道结石病发病率有逐年增高的趋势，且越来越年轻化，这与年轻人不良的饮食习惯密切相关。胆为六腑之一，其气机应以畅通为顺，所以整体的治疗原则应疏肝利胆排石，以此制定的清胆汤等均取得了显著的效果。随着治疗方案的不断修改，在疏肝利胆的基础上，配合通里攻下的治疗方法，对促进排石、解除胆道梗阻和控制胆系感染等有较好作用。如和胜用大承气汤加减，患者在排便后病情迅速好转，表明下法在一定程度上起关键作用。

4. 急性肠梗阻

急性肠梗阻多采用手术治疗，但有些患者拒绝手术，这就需要医生采用保守治疗的方式。中药在治疗急性肠梗阻方面有一定优势，这同样是依据"六腑以通为用"的原则，泻下通腑，排除积滞以解除梗阻，常用大承气汤加减化裁，缓解肠道的粘连，并嘱咐患者定时追服芒硝，利于梗阻解除。实验也证明，大承气汤可以促进肠道运动，促使肠内容物下行，有利于肠道的复原。部分作用峻猛的中药，在服用后可能会出现胃部不适的情况，此时可以采用中药保留灌肠的方式，同样也能增强大肠的蠕动。

5. 疮疡

明代医家陈实功辨治疮疡以"外病内治，治内尤重于脾胃"为原则，《外科正宗》多处体现其对脾胃的重视，如"疮全赖脾土，调理必要端详""得土者昌，失土者亡"。在疮疡初期，虽用消法，但强调清热解毒不可苦寒太过，防止伤及脾胃，冰伏邪热。在脓成时期以托法为主，采用理脾和胃、补气养血的治法，使邪气外达，以免内陷；在疮疡溃后，应采取补法，以补益脾胃、益气养血为主，促进创口愈合。在调护方面，陈实功指出："节饮食，调寒暑，戒喜怒，省劳役，此则不损脾胃也。"体现了其重视调养脾胃、预防疮疡的思想。疮疡溃后，需要恢复胃气，此时在用中药调理的同时，还可以结合食疗顾护脾胃。

（四） 脾胃学说在妇科上的运用

女子以血为本，经、带、孕、胎、产、乳等功能的发挥均依赖脾胃化生气血的这一作用。清代医家黄元御在其著作中十分强调"中土"脾胃之升降，对妇科疾病多从"水寒木郁、阳衰土湿"立论，在妇科疾病治疗方面很有代表意义。李楠等根据此学说，从内科和针灸方面治疗妇科疾病，佐证五行脾胃理论在妇科疾病中有重要意义。

1. 脾胃与月经病

月经病是常见的妇科疾病，涵盖范围广泛，包括月经量的改变、周期的改变、经期持续时间的改变以及伴随月经周期出现的其他不适。脾胃为后天之本，气血生化之源，化源充足，血海按时满溢，则月经正常。如果脾胃功能失常，则会导致气血化源不足，冲任二脉失养，血海不能按时满溢，可致月经后期、量少、闭经等。王少华等根据"滋其化源，其经自通"的原则，治疗月经后期选用参苓白术散、十全大补汤，治疗月经过少选用沙参麦冬汤加减，治疗闭经选用补中益气汤加减。刘琨用六君子汤合当归补血汤、归脾汤治疗闭经和月经过少，能够使经血化源充足，月经恢复正常。

脾主统血，主要是指脾气摄血的这一功能。脾气健旺，统摄有权，则月经量如常；若脾气亏虚，统摄无权，则会出现月经先期、经量过多、经期延长，甚至崩漏。对于此种证型的月经病，可以选用健脾益气的归脾汤、补中益气汤、当归补血汤等加减。刘长修用生黄芪、炒白术、乌贼骨、茜草为基本方治疗崩漏，连华以安冲汤治疗崩漏，均是在补益脾气的基础上，加收敛固涩之品，疗效满意。

2. 脾胃与带下病

正常的带下属于人体津液的一部分，能够润泽清洁阴户，防止病邪入侵。带下病的形成与脾虚失运有关，脾失健运则水湿内停，湿邪下注，带脉失约，而成带下病。所以带下病的病机主要是脾虚有湿，应以调理脾胃、祛除湿邪为基本法则。明代医家薛立斋主张用健脾升阳止带为主要治法，清代医家唐容川治疗带下病采用和脾利水法，清代著名妇科圣手傅青主治疗带下创立了完带汤，至今仍为治疗带下病脾气亏虚证型的代表方剂。

3. 脾胃与妊娠病

妊娠期间，精血下注于胞宫之中，为胎儿的生长发育提供营养物质的来源，此时冲任脉气血旺盛，容易出现冲气上逆，胃失和降，导致妊娠恶阻的发生。因此，在治疗上要以降逆平冲、和胃止呕为主要原则，根据患者虚实的不同，分别对证施治。由于本病病位在脾胃，所以治疗上也离不开脾胃。在方剂的选择中，现代医学研究证实，香砂六君子汤能改善机体功能，抑制呕吐中枢，调节神经内分泌系统，调整胃肠功能，从而达到健胃止呕的效果。

胎动不安也是孕妇在怀孕期间容易出现的一种疾病，胎孕的形成在于肾精，胎原之固在于肾气，肾精与肾气均需要依靠水谷精微的充养，胎儿的生长也需要吸取母体中的营养成分。怀孕之后由于活动量的减少，会影响脾胃的运化功能，所以健脾和胃非常有必要。历代古籍中记载治疗胎动不安的方剂也多是以调理脾胃为主，如《金匮要略》中的白术散，《济阴纲目》中的安胎散等。李栩堂以补中益气汤加补肾填精之品治疗先兆流产及习惯性流产，取得了满意的疗效。

4. 脾胃与产后病

孕妇在分娩之时出血过多，耗气过甚，所以产后病的发生多见虚象。气虚行血无力，容易形成瘀血，加之新产妇活动量少，更容易出现气滞血瘀的情况，所以概括来讲，产后病多虚多瘀。在治疗上，补虚和行瘀多侧重于调理脾胃。

恶露是指产褥期中从阴道排出的子宫当中残余的血液，如果恶露持续3周仍淋漓不断，则称为"恶露不绝"。本病的病性有虚实之分，实证多由于瘀血阻滞，血行不畅，此时应采用活血化瘀的治法；虚证多是由于气虚不能摄血，治疗上应益气健脾，固冲摄血，可以选用补中益气汤之类治疗。

乳汁是由血液所化生，分娩以后，应尽早为婴儿哺乳，这对于母体和婴儿均有益处。但很多新产妇都存在乳汁缺少的情况，甚至不能满足婴儿的基本需求，这种情况可以诊断为缺乳。乳汁的形成同样需要水谷精微的化生，与脾胃功能关系密切，故而缺乳的治疗也应从脾胃论治。傅青主创立通乳丹，为治疗缺乳的重要代表方剂，至今仍被临床所沿用，其中的猪蹄作为日常食材，如今更是被人们广泛接受，常作为食疗的食材用于通乳。

子宫脱垂也是较为常见的一种妇科疾病，在生产次数过多以及生产时用力过度的妇女中最为常见。中医认为，造成子宫脱垂的原因与脾密切相关，脾主升清，能够维持内脏位置的相对稳定，脾虚中气下陷，就会出现一系列脏器下垂情况，如胃下垂、子宫脱垂、脱肛等，根据异病同治的原则，可以采用补益中气的方式进行治疗，最为常用的代表方剂是补中益气汤，往往能够取得满意的疗效。

更年期综合征是指妇女在绝经前后出现的一系列证候表现，如烦躁易怒、潮热盗汗、颧红等，对于以阴虚表现为主者，可以选用知柏地黄丸加减。也有部分医家认为，本病与张仲景《金匮要略》中记载的"妇人脏躁"症状有相似之处，故对于此类证型的患者，以甘麦大枣汤加减。甘草、小麦、大枣三味药均为性味甘平之品，甘草、大枣能够健脾补中，而脾为气血生化之源，脾气充足，心、肝皆可得其滋养，所以可以治疗本病。

（五） 脾胃学说在儿科上的运用

小儿具有独特的生理功能，主要表现为脏腑娇嫩，形气未充，在五脏中，尤其以肺、脾、肾三脏不足为主，脾为后天之本，气血生化之源，傅山以健脾扶正固本为特色治疗儿科病，易水学派的脾胃论，根据补土培土的治法，在儿科辨证论治中尤其重要，在诊治之时时刻顾护脾胃，体现"四季脾旺不受邪"的理念。

小儿由于肺常不足，所以肺系疾病在儿科疾病中非常常见，如感冒、咳嗽、肺炎喘嗽、哮喘等，除感受外邪外，素体虚弱也是导致发病的一个重要因素。卫气来源于中焦所化生的水谷精微，脾胃功能强健，水谷精微充盈，卫气则能顾护肌表，防止外邪入侵。若脾胃虚弱，则会影响卫气的防御功能，导致疾病的发生。因此，从预防角度来看，健脾能够防止外感，即使生病后也会迅速恢复健康。温振英等用培土生金法治疗呼吸道疾病易感儿童，通过定期随访发现，能够预防呼吸道疾病的发生，免疫指标也大多数能恢复正常。方鹤松等用玉屏风散加味，预防体质虚弱的儿童反复呼吸道感染，以上均说明补益脾胃之法对小儿肺系疾病有显著的预防和治疗作用。

小儿脾常不足，所以也会出现很多脾胃相关的疾病，如小儿厌食症、食积、腹泻、便秘等。这些疾病的发生，一方面与小儿神识未开、不知饥饱有关，加之父母喂养不当，对于小儿的饮食偏嗜过于纵容；另一方面，如果小儿素体脾胃虚弱，不能正常摄纳饮食物，也会导致脾胃病的发生，进一步则会出现水谷精微化源不足，影响小儿的生长发育。在治疗方面，对于食积的患儿多采用消食导滞的方法，常用保和丸进行加减，这里需要注意的是，消导化积之品需要中病即止，不能使用过度，以免造成儿童脾胃的损伤。如果是由于脾胃虚弱，不能运化导致的食积，应以健运脾胃为主，如四君子汤、香砂六君子汤或理中汤等。

近年来国内外大量临床观察和实验研究发现，小儿厌食症与微量元素锌的关系密切。有实验研究表明，脾气虚患者血清锌含量降低，缺锌可以降低食欲，这可能是脾气虚弱纳呆口淡的机理之一。在健脾益气药中，党参、白术、茯苓、甘草、黄芪等含锌量很高，故对于脾胃虚弱证型的厌食症能够取得满意的效果。现如今，很多临床工作者用和中开胃、益气健脾的方法治疗儿童缺锌症，取得了一定的效果。罗健等用健脾导滞法治疗小儿缺锌症，经治疗后全部病例的微量元素锌均转至正常范围。闫伟福等针对脾胃阴虚型缺锌症患儿，用健脾益气养阴的参苓白术散合叶氏养胃汤加减治疗，药后患儿发锌含量恢复到正常儿童水平。

江育仁认为，治疗小儿脾胃病，应采用运脾法，运有行、转、旋、动之义，补中寓消，消中有补，补而不滞，消不伤正之功，为了便于患儿服用，可以选用散剂，用适量蜂蜜调和后开水冲服。

泄泻是小儿最常见的疾病之一，首先要分清虚实治疗，实证宜运脾化湿，虚证宜益气健脾。小儿泄泻以秋冬两季较为多见，徐果以补中益气汤为主方，治疗小儿秋季腹泻。林源震用单味茯苓治疗幼儿秋冬季腹泻，均是从益气健脾的角度出发。聂世杰以平胃散为基本方，治疗小儿秋季腹泻，偏重于燥湿行气。对于小儿秋冬季腹泻的治疗，要视具体情况辨证论治。秦亮用小承气汤加味治疗小儿急性胃肠炎，孙风纯用消食止泻饮治疗婴幼儿伤食泻，虽然两者临床上均表现为泄泻，但是本质为实证，所以要采用通因通用的原则进行治疗。

（六）脾胃学说在五官科上的运用

人体致病均与人体的正气有关，"正气存内，邪不可干"，李东垣指出："元气之充足，皆由脾胃之气无所伤，而后能滋养元气。"可见脾胃是产生正气的源泉。脾胃与脏腑经络诸窍的关系密切，全赖其生化滋养。若脾胃功能失常，化源不足，则脏腑经络诸窍失养，疾病丛生。李东垣明确指出脾胃与五官致病的关系，他说："九窍者，五脏主之，五脏皆得胃气乃能通利……，胃气一虚，耳、目、口鼻俱之为病。"若邪热蕴结脾胃，脾胃之火上灼清窍，可见清窍红肿疼痛，甚则化脓成痈。湿浊壅滞脾胃，上蒸弥漫清窍，可见清窍分泌物量多，局部水肿。若运化失常，中气不足，清气失升，浊阴上逆清窍，可见清窍之疾缠绵不愈，闭塞不通。若脾胃阳气不足，阴寒上乘清窍，清窍失其温煦，可见清窍黏膜苍白，分泌物清稀，形寒畏冷等；若脾胃阴虚，津液转输失常，清窍失其濡润，可见清窍干燥充血等。

1. 脾胃与眼科疾病

胞睑在眼科五轮中定位为肉轮，属脾所司，胞睑与眼肌同属于肌肉组织，胞睑开合及眼球运动与脾气盛衰关系密切。若脾气虚弱，气血生化乏源，清阳不升，则肌肉濡养不足，而出现开合失用，约束失灵。对于该类疾病的治疗，庄曾渊教授抓住脾虚气陷这一关键病机，应用健脾益气、升阳举陷法治疗眼肌型重症肌无力。处方以生黄芪、炙黄芪、党参、白术、升麻、柴胡、当归、陈皮、炙甘草、葛根、防风等为主，重用黄芪补中焦脾阳之气，促进气血生化之源；柴胡为少阳之药，引清阳之气自左上升，升麻为阳明之药，引清阳之气自右上升，二药并用，升阳举陷；党参、白术健脾益气，当归养血活血，陈皮行气健脾，使补而不滞，葛根生清止泻。"胃为卫之本"，正气虚则亦遭风邪侵袭，故加防风祛风散邪。诸药合用，气虚得补，气陷得升，气血上荣，则诸症自愈。上述处方口服半月后复诊，眼睑下垂基本恢复，复视消失。后继续服用生黄芪、党参、白术、升麻、柴胡、当归、陈皮、炙甘草 3 个月，收效良好，随诊半年未复发。

颗粒状角膜营养不良为遗传性眼病，一般无症状，若角膜上皮糜烂则引起疼痛、畏光等刺激症状，且易迁延反复。黑睛属风轮，本病源于先天，系禀赋不足、肝精亏虚、气血不足所致，正气不固，风邪易侵。庄曾渊教授遇视疲劳典型病例：神疲乏力，常欲闭眼，时有便溏，舌淡，脉细弱，脾气虚弱之象明显，故用东垣之助阳和血汤加减以补脾气、升清阳，辅以疏散退翳药，以达益气升阳、退翳明目之功。处方以黄芪、党参、炙甘草补脾益气；当归养血和血；蔓荆子、柴胡、升麻、防风、白芷升发之品，升提下陷之清阳；又以蔓荆子、白芷清利头目，祛风止痛；白芍敛阴益营，取"诸酸之物，能助元气"之意，又防升发太过伤阴；蝉蜕、蒺藜退翳明目，元气既充，清阳以出上窍，目得濡养而明。首诊服半月后复查，双眼疼痛、畏光和乏力等症状减轻，夜寐好转，便溏轻，上方去防风，服用半月，随诊1年，其间间断服用上方，患者视力稳定，角膜病灶未见明显进展。

2. 脾胃与耳科疾病

耳病常体现于脾虚湿浊内困，脾虚则运化水湿功能失常，湿浊内生，邪毒滞留于耳窍。另一方面，脾虚，输布水谷精微失职，气血生化之源不足，失于濡养而功能虚弱。湿浊犯于耳壳则流脓，湿浊停聚于耳道或耳壳则为湿疹，湿浊痹阻耳窍脉络，蒙蔽清窍则症见耳鸣、耳聋、眩晕等。如梅尼埃病，中医辨证分型包括：①髓海不足，耳窍失养，气血亏虚，不能上举。②肾阳不足，寒水上犯，肝阳上亢，上扰清窍。③痰浊阻滞，蒙蔽清窍。但在临床上，本病总是以痰浊中阻为主；或因肝气挟痰饮上犯，胃失和降，痰饮上逆，扰乱头部清阳而出现眩晕、呕吐诸症，正如《丹溪心法》中强调的"无痰不作眩"，认为"痰"致眩晕为主要原因。此型患者的症状特点是：发作性眩晕、耳鸣、听力下降，伴有恶心、呕吐、痰涎多、纳呆等症状，舌苔白腻，脉濡滑或兼弦等，可用健脾燥湿、涤痰息风的办法，根据不同脉证，选用半夏白术天麻汤、苓桂术甘汤、温胆汤、参苓白术散等加减治疗，可获较好临床疗效。

3. 脾胃与鼻疾

鼻病多因脾胃素有蕴热，复感湿热邪毒，失去升清降浊之功能，以致湿热内蕴，或因饮食不节，过食肥腻，酿成湿热，内蕴于脾胃。此类湿热之邪随经上蒸鼻窍，导致鼻准、鼻翼潮红糜烂，外溢脂水，或鼻腔肌膜红肿胀大，涕黄浊量多等，正如《明医指掌·卷八》记载："丹溪云，胃中有食积，热痰流注，故浊气凝结而生息肉也。"《证治准绳·杂病》也说："若因饥饱劳役，损脾胃，生发之气既弱，其营运之气不能上升，邪塞孔窍，故鼻不利而不闻香臭也。"如急性鼻窦炎，多为湿热之邪困郁脾胃，并随经上犯，停聚鼻窍，涕黄浊而量多，涓涓流出；或涕带臭味，鼻塞重，嗅觉消失，鼻内红肿胀痛，以肿胀为甚，鼻道见脓涕，舌质红，苔黄腻，脉滑数或濡。治宜清脾泻热，化浊通窍，可选用甘露消毒丹、防风散等治疗，每可获效甚佳。

4. 脾胃与咽喉疾病

中医学认为："咽喉者，脾胃之要道也。"从病理上看，因咽直贯于胃，脾胃病变可直接影响咽喉，故临床常以咽喉的病证来判断脾胃之病变，正如《诸病源候论》所说："夫咽喉者，为脾胃之候。"以声带小结为例，该病属中医喉喑范畴，"诸湿肿满，皆属于脾"。脾胃功能失调，升降无机，湿浊不化，痰浊阻滞，循经上犯，发为声带小结，症见声嘶，易疲劳，觉有痰黏感，咯吐不尽，伴全身乏力、疲惫思睡，检查双侧声带前中1/3交界处有白色小突起或见白黏痰附着，舌质淡，苔薄腻，脉弦滑或细滑，以健脾利湿、化痰开喑法治疗，临床选用四君子汤合二陈汤、薏苡仁汤等，可获较好疗效。

综上所述，脾胃功能异常与五官疾病的发生有着非常密切的关系。脾胃为后天之本，有升清降浊之功，充养五官九窍之能，如脾胃虚弱，充养失司，清窍易为外毒侵犯，引起各种耳鼻咽喉疾病，因此在临证治疗五官科疾病时，不应目疾独责于肝，耳疾独责于肾，鼻疾专治于肺，而应着意于调理脾胃，临床治疗才能有更好疗效。

（常丽萍）

参考文献

［1］廖家兴．中医脾胃学说的临床应用［J］．江西中医药，1980，1（1）：6-13.

［2］中华中医药学会脾胃病分会．消化性溃疡中医诊疗共识意见［J］．中医杂志，2010，10（1）：941-944.

［3］史丽清．辨证治疗消化性溃疡疗效观察［J］．实用中医内科杂志，2011，25（7）：60-61.

［4］刘佳，郝尧坤，黄海阳．周福生教授中西医结合治疗消化性溃疡经验［J］．广州中医药大学学报，2013，30（6）：920-921.

［5］薛英，迟莉丽．中医对胃溃疡的辨证施治述要［J］．实用中医内科杂志，2010，24（9）：56.

［6］李玢玢，汤建光．汤建光教授治疗消化性溃疡经验［J］．中医临床研究，2014，6（22）：60-61.

［7］李建汉，李海岳，黎海冰．甘草泻心汤加苦参治疗消化性溃疡30例［J］．实用中医内科杂志，2010，24（2）：65-66.

［8］田苗，张晓国．周信有教授治疗消化性溃疡的临证经验［J］．光明中医，2014，29（1）：35-45.

［9］金东浩．姜树民教授"以痈论治"胃溃疡临床经验［J］．实用中医内科杂志，2010，24（9）：14-15.

［10］高宝林．温胃散治疗消化性溃疡60例临床观察［J］．内蒙古中医药，2010，29（2）：7-8.

［11］姜加．姜谷乔辨化治疗消化性溃疡［J］．湖北中医杂志，2007，29（3）：25.

［12］迟伟，林榕，蒋魁瑛．李寿山主任医师治疗消化性溃疡经验［J］．光明中医，2013，28（3）：460-461.

［13］陈婷婷．消化性溃疡的中医药治疗分析［J］．中医中药，2015，15（84）：88-89.

［14］刘珍福．辨证分型治疗消化性溃疡临床观察［J］．山西中医，2012，28（6）：9-10.

［15］闻新丽．师从名老中医张振中治疗消化性溃疡之体会［J］．陕西中医，2011，32（5）：583-585.

［16］何镔．单兆伟治疗复发性消化性溃疡的经验［J］．北京中医杂志，2003，22（2）：16－17.

［17］韦晓梅，王光铭．消化性溃疡从肝郁论治探讨［J］．河北中医，2012，34（6）：847－848.

［18］张川，葛惠男．葛惠男教授治疗消化性溃疡经验［J］．吉林中医药，2013，33（2）：129－130.

［19］范月友．消化性溃疡从血瘀论治［J］．内蒙古中医药，2008，8（15）：26－27.

［20］李郑生，黄清．李振华教授治疗消化性溃疡经验［J］．中医研究，2007，20（5）：51－53.

［21］邓中光．邓铁涛教授临证中脾胃学说的运用（一）［J］．新中医，2000，32（2）：13－15.

［22］张东旭．徐珊教授调畅气机法治疗慢性胃炎经验［J］．中华中医药杂志，2012，27（6）：1585－1586.

［23］薛西林．927例胃脘痛证因分析［J］．安徽中医学院学报，2001，20（4）：22－23.

［24］张志刚，青献春，青小星，等．青献春教授治疗慢性胃炎的临床经验［J］．中国当代医药，2014，21（4）：103－105.

［25］陈婕．李永成教授脾胃学说之临床应用［J］．陕西中医，2015，36（1）：84－86.

［26］芦德银，余宇．肝主疏泄指导慢性胃炎治疗的体会［J］．中国中医药现代远程教育，2011，9（5）：108－109.

［27］王治英，李广．唐宋教授用芩连温胆汤治疗慢性胃炎经验［J］．中医学报，2011，26（11）：1302－1303.

［28］俞红五，马骏．马骏教授经方治疗慢性胃炎的经验［J］．中国中医药现代远程教育，2010，8（2）：9－10.

［29］周婷，储浩然，薛西林，等．马骏胃痛临证诊治经验［J］．中国临床保健杂志，2015，18（4）：431－433.

［30］张书瑶．姜树民治疗慢性萎缩性胃炎伴非典型增生经验．辽宁中医杂志，2014，41（5）：854－855.

［31］陈素华．针灸治疗萎缩性胃炎的临床分析［J］．中国慢性病预防与控制，2012，20（5）：598.

［32］史冬梅，李国民，何文娟，等．温针灸治疗慢性胃炎疗效观察［J］．上海针灸杂志，2015，34（10）：911－913.

［33］于庆霞．针灸联合黄芪建中汤治疗慢性胃炎的临床分析［J］．中国实用医药，2014，9（30）：164－165.

［34］王涛，陈洪国，尤文．中西医结合治疗慢性胃炎136例［J］．中医研究，2012，25（1）：40－42.

［35］李松，李铁男．中西医结合治疗慢性胃炎180例观察［J］．实用中医药杂志，2014，30（2）：136.

［36］张春花．中医治疗幽门螺杆菌感染性胃病临床分析［J］．中国民族民间医药，2013，（3）：72-73.

［37］徐济群，侯干曾，邱金涛．扶正固本法治疗慢性活动性肝炎——附40例治疗前后免疫功能观察［J］．中医杂志，1983（8）：32.

［38］王雨梅，翟玉秋，刘士学．肝复康治疗慢性乙型肝炎360例［J］．吉林中医药，1986（5）：10.

［39］于尔辛．从脾胃理论探讨肝癌的治疗［J］．上海中医药杂志，1982（1）：12.

［40］郭子光．伤寒论汤证新编［M］．上海：上海科学技术出版社，1983.

［41］焦东海，陈敏先，钱耀贤，等．精制大黄片治疗单纯性肥胖症的临床观察［J］．中医杂志，1990（9）：35.

［42］张执中，刘庆欣．中医治疗30例急性传染性肝炎临床分析［J］．上海中医药杂志，1959（9）：24.

［43］李方洁．路志正从脾胃论治心痹学术思想概要［J］．中医杂志，1990（6）：12.

［44］程为玉．应用补中益气汤的体会［J］．湖北中医杂志，1991（2）：39.

［45］曹振华，高显信，陈金锭，等．益气活血方"健心灵"对家兔实验性急性心肌缺血的影响［J］．山东中医学院学报，1981（3）：69.

［46］王永炎，邓振明，董建华，等．缺血性脑卒中辨证论治初探［J］．上海中医药杂志，1982（4）：5.

［47］李淑玲．五拗汤加味治疗老年单纯型慢性支气管炎30例［J］．中国老年学杂志，2012，32（21）：4765-4766.

［48］陈火花．王有奎主任医师治疗慢性支气管炎经验介绍［J］．新中医，2006，38（9）：17-18.

［49］方药中．实用中医内科学［M］．上海：上海科学技术出版社，1985.

［50］韩国栋，常繁华，冯学瑞，等．对"肺与大肠相表里"理论的实验研究——大承气汤对改进动物模型肺脏的影响［J］．中医杂志，1990（2）：49.

［51］诸惜勤，李惠群．清热泻下通腑法治疗小儿哮喘性支气管炎20例［J］．中西医结合杂志，1986（4）：241-242.

［52］齐幼龄，季绍良，谭沃钊，等．"补肺丸"对80例肺心病缓解期病人的治疗观察［J］．广西中医药，1983（3）：14-15.

［53］李国贤，段德卿，袁茂云，等．通里攻下、活血化瘀法则治疗肺心病的疗效观察［J］．江西中医药，1981（4）：12-14.

［54］张天，陈以平．实用中医肾病学［M］．上海：上海中医学院出版社，1990.

［55］时振声．近年来慢性肾炎的中医临床研究进展［J］．山东中医学院学报，

1984（3）：64-68，52.

［56］王永钧，沈福娣，陶筱娟，等.100例原发性肾小球肾炎免疫功能的变化［J］.浙江医学，1982（3）：52-54.

［57］黄忠毅.中西医结合治疗慢性肾炎50例［J］.中西医结合杂志，1986（8）：457.

［58］沈福娣，陶筱娟，张金录.中西医结合治疗慢性肾功能不全52例［J］.上海中医药杂志，1983（5）：18.

［59］张翔华，张学海.中西医结合治疗尿毒症52例观察［J］.中西医结合杂志，1990（1）：46.

［60］毕增祺，康子琦，郑法雷.大黄等灌肠治疗慢性肾功能衰竭的初步观察［J］.中医杂志，1981（9）：21.

［61］王玉芬.大柴胡汤加味治疗急性胰腺炎84例总结［J］.北京中医学院学报，1991（4）：12.

［62］顾选文.生大黄粉元明粉为主治疗急性胰腺炎100例［J］.上海中医药杂志，1980（2）：15.

［63］焦东海.单味生大黄治疗急性胰腺炎20例初步小结［J］.新医药学杂志，1978（11）：33.

［64］阮国治，林则田，赵本贞.中西医结合治疗急性阑尾炎100例临床小结［J］.河南中医学院学报，1979（1）：17.

［65］郑显理.中西医结合治疗急腹症（九）［J］.赤脚医生杂志，1977（1）：26-28.

［66］史济招.通腑法在临床的运用［J］.中医药研究，1987（5）：21.

［67］郑显理，董守元，施维绵.急性阑尾炎合并腹膜炎中西医结合诊治的进展［J］.中医杂志，1981（1）：76.

［68］遵义医学院.中西医结合治疗急腹症［M］.北京：人民卫生出版社，1972.

［69］天津市南开医院.新急腹症学［M］.北京：人民卫生出版社，1978.

［70］和胜.急性梗阻性化脓性胆管炎的中药治疗体会［J］.中医杂志，1987，（8）：44-45.

［71］陈星荣.无管低张十二指肠造影术［J］.中华医学杂志，1978（2）：120.

［72］于博文，樊英怡，裴晓华.论脾胃学说在外科疾病中的意义［J］.陕西中医，2018，39（5）：628-631.

［73］李楠，冯晓玲.《四圣心源》"中土"理论在妇科病中的意义及延伸论述［J］.吉林中医药，2018，38（5）：14-18.

［74］王少华，王淑善，王卫中.脾胃学说在妇科领域内的应用［J］.辽宁中医杂志，1982（4）：16.

［75］刘琨.健脾法则在妇产科临床的应用［J］.辽宁中医杂志，1981（8）：12.

［76］刘长修.益气固冲法治疗崩漏50例的观察［J］.陕西中医学院学报，1983

（2）：37.

[77] 连华．安冲汤治崩漏 [J]．湖南医药杂志，1982（6）：52.

[78] 成都中医学院妇科教研室．中医妇科学 [M]．北京：人民卫生出版社，1986.

[79] 胥波．胥京生老中医运用培土孕康汤治疗先兆流产经验 [J]．内蒙古中医药，2015，34（2）：46－47.

[80] 李栩堂．补中益气汤安胎 [J]．上海中医药杂志，1984（10）：30.

[81] 吴敦序．金寿山教授运用甘麦大枣汤的经验 [J]．上海中医药杂志，1983（6）：9.

[82] 任靖，汪受传．傅山儿科脾胃病辨治浅析 [J]．中华中医药杂志，2016，31（7）：2494－2496.

[83] 赵毅涛．易水学派脾胃论在小儿临床中的运用 [J]．上海中医药杂志，2014，48（4）：24－25，35.

[84] 温振英，金敬善．培土生金法防治呼吸道病易感儿的临床观察 [J]．中医杂志，1987（1）：34.

[85] 方鹤松，高慧英，凌筱明，等．加味玉屏风散预防体弱儿反复呼吸道感染效果观察 [J]．中医杂志，1982（1）：37.

[86] 刘韵远，刘弼臣，张锡君，等．小儿厌食证治 [J]．中医杂志，1986（6）：4.

[87] 周文华．小儿厌食症治疗四法 [J]．浙江中医杂志，1986（3）：117.

[88] 加荣．应用挑积加内服消积汤治疗小儿疳积1013例疗效观察 [J]．新中医，1973（4）：39.

[89] 刘熙政，蔡莲香，沈明秀，等．40种调经中药锌、铜、铁含量及其临床意义 [J]．中西医结合杂志，1985（4）：235.

[90] 罗健，吴协兵．健脾导滞法治疗小儿缺锌症——附300例临床观察 [J]．湖南中医杂志，1988（1）：16.

[91] 闵伟福，孟仲法．小儿脾虚胃阴不足型疳证临床疗效报告——附对头发微量元素改变的观察 [J]．中医杂志，1988（8）：39.

[92] 江育仁．脾健不在补贵在运 [J]．中医杂志，1983（1）：4.

[93] 徐果．补中益气汤加味治疗小儿秋季腹泻 [J]．福建中医药，1985（5）：52.

[94] 林源震．茯苓治疗婴幼儿秋冬季腹泻 [J]．北京中医，1985（5）：31.

[95] 聂世杰．小儿秋季腹泻210例的治疗观察 [J]．河南中医，1990（2）：34.

[96] 秦亮．小承气汤治疗小儿急性胃肠炎91例 [J]．国医论坛，1990（1）：19.

[97] 孙凤纯．消食止泻饮治疗婴幼儿伤食泻1258例 [J]．吉林中医药，1987（1）：23.

[98] 李凤荣，庄曾渊．庄曾渊运用东垣脾胃学说治疗眼科疾病经验 [J]．中国中

医眼科杂志, 2014, 24 (4): 282 – 284.

[99] 乐毅敏. 脾胃学说在耳鼻喉疾病中的应用 [J]. 浙江中医杂志, 2002 (12): 27 – 28.

二、从脾论治消渴代表方津力达颗粒研究

（一）理论探讨

1. 从脾论治消渴（2 型糖尿病）

中医对消渴病的论述首见于《内经》，认为脾虚可导致消渴，如《灵枢·五变》载："五脏皆柔弱者，善病消瘅。"《灵枢·本脏》曰："脾脆，则善病消瘅易伤。"指出脾脏脆弱者，易患消瘅病。《素问·腹中论》谓："夫子数言热中消中，不可服膏粱芳草石药，石药发癫，芳草发狂……恐内伤脾。"认为饮食滞脾化热。《素问·奇病论》曰："脾瘅……此肥美之所发也，此人必数食甘美而多肥也，肥者，令人内热，甘者令人中满，故其气上溢，转为消渴。"可惜后世论消渴多以"内热"为主要病机，而关于"中满"却不做更多解释，更不知"中满"实为肥甘化热脾失健运所致，是消渴发病的关键环节，实则早在《素问·奇病论》中已提出："五味入口，藏于胃，脾为之行其精气，津液在脾。"明确了消渴病形成与脾运水谷精微津液有关。

（1）上、中、下三消与脾关系密切：消渴病以渴而多饮，饥而多食，小便频数，或尿有甜味，肌肤消瘦为临床特征，与 2 型糖尿病临床表现基本吻合。既往论病变脏腑多责于肺、胃、肾，论病机则以"阴虚燥热"概括，但实际病机主要是由于机体水液代谢与输布、饮食精微转输与利用的紊乱及不平衡状态所致，在这一病理过程中，脾的转输功能失常至关重要。

上消者，渴饮无度，饮已则燥热依然。张景岳指出，古云其病在肺，而不知心脾阳明之火皆能熏炙而然，当分实火水亏而治，并提出于清凉药中加升麻，以引清气上升而渴自止，此引而未发之语，值得深思。诚以肺之津液，全源于胃，再由脾转输升达而至，故《素问·经脉别记》曰："饮入于胃，游溢精气，上输于脾，脾气散精，上归于肺……水精四布，五经并行。"脾之转输功能正常，则入胃之水源源而至，达肺之津续续而来，自然肺津可布而燥渴止。脾失转输之职，而饮入之水虽多，无以达肺润燥平焚之用，反滋害脾之弊，多饮之水挟饮食精微下注而为小便频频，故临床所见上则燥渴如焚，下则水津外流，这种水津分布与代谢的异常显然与脾有关。

中消者，消谷善饥，诸家责之胃热，实与脾关系更为密切。脾为太阴湿土，胃为阳明阳土，二者以膜相连，脏腑表里相合，同居脘腹中焦，燥润相济，升降有序，纳运配合，脾传输胃所化水谷之精微，达于五脏六腑，四肢百骸，充养肌肤。若脾不能行胃之津液，纵然消谷多食，四肢百骸亦不得禀水谷气，筋骨肌肉皆无以充养，而形体日见消瘦，甚则肢体痿废不用。对此，《订正仲景全书金匮要略注》曰："趺阳脉浮而数，浮即为气，数即消谷而大坚，一作紧。气盛则溲数，溲数即坚，坚数相搏，即

为消渴。"《伤寒论》脾约证曰："趺阳脉浮而涩，浮则胃气强，涩则小便数，浮涩相搏，大便则硬，其脾为约。"经文对勘相析，均以趺阳脉诊治中焦脾胃病变，均有便坚溲数之症，以趺阳脉浮，知胃气盛而热故能消谷，趺阳脉涩，知脾阴被胃热所灼，不得转输水谷津液，直趋膀胱而为小便频数，故"其脾为约"。"数"而未至为"涩"，是热偏盛而脾阴灼伤未太甚，二证虽一论外感，一言内伤，其间均存在胃热偏盛而脾阴不足，脾不能行胃津达脏腑润肠道，使水津偏走膀胱，治疗当清胃热兼滋脾阴。诚如《丹溪心法》所云："热蓄于中，脾虚受之，伏阳蒸胃，消谷善饥，饮食倍常，不生肌肉。"《证治汇补》曰："中消消脾，脾气热燥，饮食倍常，皆消为小便。"

下消之证，诸家责之于肾，肾为水脏，职司二阴，是以饮一溲二，小便如膏如脂，面黑耳焦，日渐消瘦，责之肾虚关门不固，其理固然。《灵枢·口问》中有"中气不足，溲便为之变"，消渴患者小便如膏如脂，均作甜味，甘者脾之本味，故《张氏医通》云："三消久而小便不臭，反作甜气，此脾气下脱，为病最重。"《治法秘要》亦曰："惟脾消不可治……脾消则饮食入腹，如汤浇雪，则随小便而出，落于混僻沟渠中，皆凝结如白脂，日可倍食数食，肌肤日益消瘦。"可见消渴日久，病入下焦，亦多脾肾同病，先后天并损。

消渴病虽以肺、胃、肾分上、中、下三消，但细究病机莫不关乎脾。

（2）中医的脾与胰腺结构和功能关系密切：中医传统认识中的脾包括现代医学解剖学的脾脏和胰腺，以络病理论为指导，脾之气络发挥的运化水谷精微功能和现代医学胰的分泌功能有着密切关系，其中也包括多种营养物质的代谢，脾之脉络、孙络与胰腺的微血管病变关系密切，在消渴病（2 型糖尿病）发生发展过程中亦发挥着重要作用，可见以脾为主探讨消渴病（2 型糖尿病）的病理变化是有其现代病理生理基础的。消渴病根本的病理变化在于脾的转输功能失常而引起的水谷津液输布和利用上的不平衡及代谢紊乱状态，造成了尽管有超常量的饮食摄入体内但不能为人体正常利用，表现在临床上，机体呈现出"阴虚燥热"，水津不足或失于营养的症状，而同时又有大量水谷精微丢失于体外。因此，传统的"阴虚燥热"病理观只能反映机体局部水津匮乏的病理改变，而未能概括水谷精微大量丢失的病理变化。舍去在这一过程中起到根本病理作用的脾，仅从肺、胃、肾论"三消"，难以揭示消渴病的病理实质及把握其病机转归。

从脾的大体解剖方面分析，《素问·太阴阳明论》载："脾与胃以膜相连耳。"《难经·四十二难》云："脾重二斤三两，扁广三寸，长五寸，有散膏半斤。"中医传统解剖认为，脾除了脾脏实体外，还包括"散膏"，张介宾《类经图翼·诸部经穴次序》中认为脾"形如刀镰，与胃同膜，而附其上之左"。至清代医家王清任《医林改错》绘制的脾脏图与现代解剖学所示胰腺形态近似，并提及"总提俗名胰子，其体长于贲口之右，幽口之左""津管外分三叉""脾中间有一管，体相玲球；易于出水，故名珑管"。中医之"脾"及所载"散膏""胰子""珑管"与现代医学的胰腺在解剖位置上极为接近，从形态、重量、大小方面考证，胰腺与散膏亦有很高的重合度。

　　以脉络学说为指导，基于脉络学说的营卫"由络以通、交会生化"理论，提出脉络末端之"孙络"与"微血管"密切相关，是维持组织营养代谢的基础单位，为组织细胞提供了赖以生存的微环境。既往西医对于发病机制的研究多集中在胰岛细胞功能障碍及胰岛素抵抗，对于胰岛细胞生存微环境——胰岛微循环及微血管病变较少关注。胰岛作为胰腺内分泌功能与结构基本单位，具有丰富的微血管结构，是维持胰岛内分泌细胞正常功能的重要微环境基础，不仅承担着胰岛的血液运输及营养供给，同时也是胰岛内分泌细胞与细胞外环境之间物质交换、能量代谢与信息调控的重要途径和场所。胰岛内微血管结构密集分布，不但为胰岛提供丰富的血流，同时由于微血管的高通透性内分泌细胞能够迅速获取利用血液中营养物质和氧气，并将产生的各种内分泌激素释放入血，参与体内物质能量代谢。由于胰岛对动脉供血的广泛依赖，因此微小的血流变化都将可能对胰岛血流产生影响。以胰岛微血管病变作为切入点，通过药物干预减轻微血管病变，从而改善胰岛细胞功能，将有可能延缓糖尿病发生发展进程，并为该类重大疾病防治提供新的研究思路，从而提高临床治疗水平。

　　从脾的功能及所主疾病角度考究，胰腺与脾的关系也相当密切，胰腺与散膏异名同属，实为一物，为脾之副脏，与脾共主运化升清、化生气血、输布精微、供养脏腑、灌溉四旁。《素问·经脉别论》曰："饮入于胃，游溢精气，上输于脾，脾气散精，上归于肺，通调水道，下输膀胱，水精四布，五经并行。"饮食水谷进入人体后，经脾之运化胃之受纳腐熟生成水谷精微。基于气络学说提出气络与"形气转化 – 气血津液精 – 内分泌代谢系统"相关性，在脾之络气的推动作用下化生气血津液，通过脾的运化转输功能将水谷精微上达于心肺头目，四散布于全身，直达四末，内濡脏腑经络之气津，向下代谢水液排出体外，由此精微物质通过脾之散精布达全身。脾之络气气机升降和气化运动，维持着气血津液相互转化的物质交换与能量代谢，脾运化水谷精微的作用涵盖了碳水化合物、蛋白质、脂肪等饮食营养物质在体内的代谢和应用。可见脾之络气是维持脾主运化功能的主要动力和重要机制，通过脾之气络将水谷精微面性弥散到脏腑肌肤、四肢百骸，实现营养物质的代谢与输布、转输与利用，维持人体正常的生理功能和活动。脾之运化功能涵盖了胰腺内、外分泌腺在营养物质吸收和代谢中的作用。胰腺作为重要的消化器官，食物中多种营养物质必须经胰腺外分泌腺分泌的胰淀粉酶、胰脂肪酶、胰蛋白酶等消化后，才能被机体吸收利用。同时内分泌腺分泌的胰岛素通过促进水谷精微物质的重要成分葡萄糖的利用并将其运送至肝脏、肌肉及脂肪组织进行糖原合成存及异生，从而调节机体葡萄糖、蛋白质及脂肪代谢。因此改善脾的运化功能治疗消渴，既有传统的中医理论依据，又有其现代生物学基础。

2. 病因病机

　　张锡纯《医学衷中参西录》中提出："消渴一证，古有上中下之分，谓其证皆起于中焦及于上下。"认为消渴病诸证皆关乎于脾，"消渴病起于中焦"是指脾主运化水谷精微功能失司导致消渴发生，这与现代医学认为的由于胰岛素分泌绝对或相对不足及胰岛素抵抗引起糖耐量降低最终导致的病理过程相似；"及于上下"则可见于脾失健运、痰瘀阻络导致全身性血管并发症。纵观消渴病本病及并发症漫长的病变过程，脾始终为病变的始动与核心。

脾之功能包括主运化，主升清，其中运化水谷和运化水液是脾的主要功能，"运"即转运输送，"化"即消化吸收，运化水谷之职即是将饮食物转化为精微物质，并转输全身的过程，"脾得运则健"，运是脾的基本生理功能，有运则有化，运其精微，化其水谷，运化水谷精微敷布全身，故《医宗必读》言："一有此身，必资谷气。谷入于胃，洒陈于六腑而气至，和调于五脏而血生，而人资之以为生也。"由于先天禀赋不足，后天嗜食肥甘厚味、醇酒辛辣，加之情志失调，损伤脾胃，导致脾之气血阴阳损伤，从而影响其运化水谷和运化水液之职，诚如《医贯》所谓"脾胃既虚，则不能敷布其津液故渴"。分论之，"五脏皆柔弱者，善病消瘅"（《灵枢·五变》），指出先天禀赋不足者容易患消渴病，"脾为后天之本"后天失养应责之，饮食失节、嗜食膏粱厚味容易损伤脾胃，导致脾之络气亏虚，则气化运动和气机升降失职而发为消渴。清代叶天士《临证指南医案·三消》载："心境愁郁，内火自燃，乃消症大病。"情志因素亦为重要病因，长期过度情志刺激，如忧思过度，伤及脾胃，或者郁怒伤肝，肝失疏泄，影响脾的运化功能，脾之络气运化失职则气血生化无源，导致络气亏虚，气虚则气化功能减退导致水谷精微及水液等物质代谢失常而发为消渴病。《证治汇补》亦谓："若脾胃虚衰，不能交媾水火，变化津液而渴者。"因此，脾之络气亏虚是消渴病发病的根本病因，当络气虚乏导致气机升降出入异常及伴随而发生的气血津液精的形气转化失常，脾之健运失职，运化水谷和水液失司，多饮之水不能达肺润燥，反挟饮食精微下注而为小便频频，呈现出上焦燥渴如焚，下焦水津外流；多食之谷不能充养肌肉，反而乏力消瘦。

此外，胰岛"孙络－微血管"络体细窄、网状分布、气血行缓、面性弥散的时空特点，决定了当各种致病因素损伤时，其"易滞易瘀、易入难出"的病理特点，上述病因影响津液运行化生及输布，或津凝成痰，或湿热内蕴，阻滞气机，或阴虚内热，耗津灼液，致痰、湿、热互结，瘀血内生，阻滞胰岛"孙络－微血管"，营养精微物质无法通过孙络弥散渗灌至胰岛组织，脉外津液亦无法回渗脉中带走组织代谢的废物，有毒物质蓄积于脉络，亦可导致胰岛"孙络－微血管"结构及功能受损，引起胰岛组织渗灌濡养功能受损，病情日久蕴而成毒，或形成痰、湿、瘀、热、毒互结互患的恶性病理循环，不仅对胰岛结构功能造成损伤，还将引起物质交换与能量代谢异常，势必加快本病的发生和发展。

消渴病"及于上下"，则指脾失健运日久，易生痰浊，加之气虚不能摄血、痰湿阻滞脉络、津液竭则络脉涩滞等原因，病久导致痰瘀阻络等病变。结合消渴病久延及全身病变的特点，涵盖了消渴病并发肾、目、足病等全身诸多疾病。消渴肾病（糖尿病肾病）是消渴病延日久，伤津耗气，五脏所伤，穷必及皆的结果，脾虚日久必累及肾元，先后天并损，明代楼英《医学纲目》载："肾消者，饮一溲二，其溲如膏油，即膈消、消中之传变。"指出该病是由脾之病变传变而致。明代戴思恭《秘传证治要诀及类方》曰："三消久而小便不臭，反作甜气……此精不禁，真元竭矣。"可见消渴脾伤延及肾损，肾主水，肾气虚衰，气化失常，开阖不利，固摄失权，水谷精微直趋下泄，随尿而出，尿多且甜，或蓄于体内发为水肿，其核心病机为气阴两虚，这是消渴肾病的发病基础，络脉瘀阻、津凝痰聚是其主要病理环节，络息成积为主要病理改变。消渴及足（糖尿病足），脾失健运，谷反为滞，痰浊内生，阻于络脉，气血运行受阻，形成血瘀；或肌肉失养，水精不布，阴虚燥热，热灼津血；又或者气虚乏力，无力推动血行，上述导致血脉瘀阻，肢端失养，肌肉溃烂而引发脱疽。消渴目病（糖尿病视网膜病变），李东垣《兰室秘藏》言："夫五脏六腑之精气，皆禀受于脾，上贯于目，脾者诸阴之首也，目者血脉之宗也，故脾虚则五脏之精气皆失所司，不能归明于目也。"若脾气虚衰，脾不生血，则目失所养，目络之血外溢；脾不健运，湿浊内蕴，上蒙清窍则致云雾遮睛。

综上，以络病理论为指导，提出从"脾"论治消渴病的学术观点，指出消渴病"起于中焦"，是由脾气亏虚、脾失健运导致机体水液代谢与输布、饮食精微转输与利用的紊乱及不平衡状态所致，亦与脾/胰孙络－微血管病变有关。"及于上下"，消渴病引发并发症则与脾失运化、水谷精微等物质代谢失常，脾之络气虚滞、痰瘀阻络密切相关。

3. 治则治法及组方

消渴病主要为机体水液代谢与输布饮食精微紊乱所致，治疗当审因而治。消渴治脾之道，一曰益脾气，针对脾之络气虚滞，"大凡络虚，通补最宜"（《临证指南医案》），脾气旺而阴自升，药用黄芪、山药、白术、人参等；二曰养脾阴，脾为太阴，太阴者三阴之长，脾阴足自能灌溉诸脏腑，药用玉竹、黄精、石斛、葛根等；三曰化脾湿，使湿不困脾运化自健，药用苍术、茯苓、泽泻、佩兰等；四曰泄脾热，脾有伏火，则蒸胃熏肺，药用黄连、石膏、青黛等；五曰温脾阳，用于消渴病渴饮无度，脾土内溃，或过用寒凉，克伐中阳者，药用桂枝、干姜，甚者用附子等。治脾诸法，或可与滋脾益肾相兼，或与清胃同施，或专药独任，直培中宫，贵在使脾运得健，水谷精微的转输与利用恢复正常为目的。

研制创新中药津力达颗粒，全方由人参、黄精、苍术、苦参、麦冬、生地黄、制何首乌、山茱萸、茯苓、佩兰、黄连、知母、淫羊藿、丹参、葛根、荔枝核、地骨皮组成，以运脾为中心，益脾气、燥脾湿、温脾阳、养脾阴、畅脾气、泄脾热、通脾络诸法有机组合，旨在通过恢复脾之转输水谷津液的正常功能，以达标本兼治之目的。君药：人参，补益脾之络气，使脾气旺而运化有力，气旺而津生，诚如明代缪希雍《神农本草经疏》曰："脾得补则中自调矣，消渴者津液不足之候也。气回则津液升，津液升则渴自止矣。"臣药：黄精滋养脾阴，效若地黄而不腻，性若黄芪而不热，辅助人参，使脾之络气旺而脾阴足，运化自健。苍术，功擅燥湿运脾，使脾运健旺，水津四布而无流失之患，故宋代杨士瀛《仁斋直指方》云："脾精不禁……宜用苍术，以敛脾精，精生于谷故也。"苦参清热燥湿，"除伏热止渴"（《名医别录》），本品泻火而兼清湿热，热清湿化，气化自畅。上述三药养脾阴、化脾湿、泻脾热、运脾气，并行不悖，相得益彰，共用为臣药。佐药：麦冬甘寒生津止渴，生地黄壮水滋阴，何首乌善补肝肾之阴精，山茱萸补肝肾而涩精，诸药共佐黄精，不仅脾阴得滋，肝肾之阴亦得以滋填，诸药既治局部阴虚燥热的病机之标，又滋脾阴以助运化；同时又能滋补肝肾阴精治病之本，而肝肾阴足亦助滋燥土，太阴足自能灌溉诸脏腑。茯苓，淡渗利湿，助脾健运，"甘则能补，淡则能渗，甘淡属土，用补脾阴，中气既和，则津液自生，口焦舌干烦渴亦解"（《药品化义》），淡渗之品反奏生津之功，此药因病用之妙义，与苍术之用有异曲同工之妙，用佐苍术，功效倍增；佩兰芳香悦脾，化湿醒脾，除胃肠陈气，正如《素问·奇病论》所云："此肥美之所发也……故其气上溢，转为消渴，治之以兰，除陈气也。"佩兰芳香醒脾，脾运则圆机活泼，用佐苍术，奏效尤速。黄连善"退心脾郁热"（《本草汇言》），用之佐苦参效力倍增；又佐以知母，滋阴降火，"清热止渴"（《本经疏证》），既助苦参、黄连清热之力，又防其苦燥伤阴之弊端；地骨皮泻浮游之虚火，"去骨热消渴"（《食疗本草》），佐苦参，泻肝肾虚火而不伤阴。淫羊藿扶肾阳而温脾土，既助黄精、生地黄、何首乌等药滋补阴精，正所谓阴阳互生，即"善补阴者，必于阳中求阴，则阴得阳升而泉源不竭"（《景岳全书》），同时又防苦寒滋阴药伤脾滞运之弊，以达佐助、反佐之功。脾失健运，津凝为痰，瘀阻脉道，血瘀络阻，血滞津液亦难输布，丹参"祛瘀生新，调经顺脉"（《本草汇言》），血行津液自易输布，二药亦为佐药。使药：葛根"气味皆薄，最能升发脾胃清阳之气"（《本草正义》），其轻浮之性有助脾升清输津之功；津液之布达，赖乎气机之调畅，脾运久滞，气机失畅，津液亦难输布。荔枝核"行散滞气"（《本草纲目》），使得气机畅达，津液自易输布。二药共用，葛根引津上升，荔枝核调畅气机，使益气滋阴之药直达病所。

诸药合用，补益脾之络气、滋养脾之阴津、健运脾之络气治病之本，配以清脾热、化脾湿、温脾阳、活血、行气诸药，治脾诸法并行不悖、相得益彰，使脾之络气旺而运化健，脾之阴津足而津自生，湿热清、血脉和而中焦气机畅达，则水谷精微，通五脏，达六腑，四肢百骸皆得其养，津自生，力自达，消渴病诸证得以悉除。

（二）实验研究

1. 2 型糖尿病治疗

（1）保护胰岛细胞和功能，调节糖代谢紊乱：保护胰岛 β 细胞结构，调节升血糖素和胰岛素的平衡失调。胰岛是人体重要的内分泌器官，含有分泌胰高血糖素的 α 细胞，分泌胰岛素的 β 细胞，分泌生长抑素的 δ 细胞，分泌胰多肽的 PP 细胞。其中 β 细胞数量最多，约占胰岛细胞的 75%，它们通过与组织细胞上的各种胰岛素受体结合及信号传导等机制发挥调节物质代谢的作用。庞洁等观察了津力达颗粒对糖尿病大鼠胰岛分泌细胞结构及功能的影响，结果显示，津力达有效保护胰岛 β 细胞结构，保护其超微结构，减少胰岛 β 细胞凋亡，促进增殖，促进 p－Akt／Akt 蛋白、增殖基因 PDX－1、Ngn3mRNA 表达。同时降低升血糖激素胰高血糖素、生长激素水平，增加降血糖激素胰岛素水平，胰腺组织中上述激素表达也显示出同样的结果。卢晓晓、王超群等研究表明，津力达可保持生长激素－胰岛素样生长因子－1轴平衡，改善下丘脑－垂体－甲状腺轴的功能紊乱，其具体机制可能与改善肝脏炎症环境、降低NF－κB通路对脱碘酶Dio1和TRβ的抑制作用有关。

（2）促进胰岛素表达，提高抗氧化能力，减轻炎症反应，改善胰岛素抵抗：胰岛β细胞功能受损和胰岛素抵抗是2型糖尿病发病的重要机制，胰岛素抵抗是始动因素，β细胞功能受损是决定因素。史婧丽等研究证实，津力达可有效降低糖尿病大鼠糖化血红蛋白、空腹血糖、胰岛素水平，改善胰腺组织细胞形态和数量，降低SOD、GSH活性，降低IL、TNF－α和MDA含量，说明津力达颗粒可以通过提高抗氧化水平，减轻炎症反应，起到保护胰岛β细胞的作用。

（3）增加胰岛微血管，改善胰岛微循环，通过减轻氧化应激改善高糖对胰岛微血管内皮细胞损伤：胰岛内微血管结构丰富，每个胰岛由1～5条小动脉供应血液，岛内血流调节相对独立，其血流量可达外分泌腺的10倍。胰岛微血管虽然仅占胰腺实质体积的1%，但其血流却占整个胰腺血供的5%～15%，胰岛微血管不仅为内分泌细胞提供氧气和营养物质，同时使胰岛能够迅速感知体内代谢环境的变化，通过胰岛内血管系统将分泌的各种内分泌激素运送至相应组织以调节机体代谢平衡。庞洁等研究津力达联合通心络对糖尿病大鼠胰岛微血管的影响，结果显示联合治疗可有效保护模型大鼠胰岛微血管形态和微血管内皮细胞结构，增加胰岛微血管数量，改善胰岛微循环。离体观察对高糖诱导胰岛微血管内皮细胞（MS－1）损伤的干预作用，结果显示可有效提高MS－1细胞存活率，升高细胞上清中NO水平和SOD含量，降低ET－1、MDA及ROS含量，改善内皮细胞分泌功能，有效清除氧自由基，减少肿瘤坏死因子及糖基化终末产物受体（RAGE）蛋白表达，同时减少细胞凋亡率，并抑制促凋亡蛋白Bax、Caspase 3蛋白表达，促进抗凋亡蛋白Bcl－2表达。

2. 调节脂代谢紊乱

（1）调节糖脂代谢：胰岛素抵抗与多种病理生理过程相关，如脂毒性、糖毒性、氧化应激、线粒体功能障碍等，其中脂毒性是脂质代谢紊乱对细胞产生了毒性作用。脂肪组织不仅是能量储备器官，还是一个代谢活跃、功能复杂的内分泌器官，通过分泌瘦素、抵抗素、脂联素等与糖和脂肪代谢相关的脂肪因子，广泛地影响和调节机体的脂质代谢。段力园等观察津力达颗粒可显著降低高脂诱导的胰岛素抵抗大鼠总胆固醇、瘦素、胰岛素、抵抗素、游离脂肪酸（FFA）水平，升高血清脂联素水平。王定坤等研究表明，津力达颗粒可显著降低软脂酸诱导的NIT－1细胞内甘油三酯沉积，促进细胞自噬，该机制可能与其介导的AMPK信号通路的激活相关。津力达可降低AMPK下游脂肪酸合成基因SREBP1c、FAS、ACC表达，升高脂肪酸分解相关基因CPT－1表达，同时伴随着下调mTOR和上调TSC1、LC3－Ⅱ的表达而显著增加细胞内自噬小体的数量。

（2）调节骨骼肌脂肪代谢：骨骼肌与人体血糖的转化和糖原的储存关系密切，血糖升高时将多余糖分以肌糖原的形式存储在骨骼肌中，血糖过低时肌糖原分解为乳酸，经肝脏转化为葡萄糖，防止血糖过低，骨骼肌被认为是胰岛素抵抗发生的重要代谢部位。金鑫等开展了津力达对高脂诱导的胰岛素抵抗 $ApoE^{-/-}$ 小鼠骨骼肌胆固醇相关基因的影响，结果显示津力达可有效降低小鼠的空腹血糖、胆固醇、甘油三酯和游离脂肪酸，下调空腹胰岛素水平，提高胰岛素敏感指数，下调甘油酰基转移酶 1（DGAT1）mRNA 和蛋白表达，有效减轻小鼠骨骼肌脂质沉积，通过抑制骨骼肌 p38 的磷酸化，阻断 MAPK 信号通路，改善高脂诱导的 $ApoE^{-/-}$ 小鼠的胰岛素抵抗。同时津力达可下调 SCAP 水平，抑制胆固醇调节元件结合蛋白 – 1c（SREBP – 1c）活化，下调胆固醇和脂肪酸代谢基因的表达，减少骨骼肌脂质的合成和摄取；升高 LDLR 表达，提高胆固醇清除功能，调控骨骼肌代谢趋于正常。此外，津力达可上调 PPARγ 的表达，下调 FAT／CD36 的 mRNA 和蛋白水平，降低骨骼肌 FFA 和 TNF – α 的表达，降低肌肉细胞内 TG 的含量，从而发挥胰岛素增敏作用，上调 ATGL 的表达改善 TG 的代谢。臧沙沙等研究显示，津力达可有效升高胰岛素抵抗大鼠骨骼肌 GLUT4 表达，上调 AMPK 及 ACC 的蛋白表达，增加 ADIPOR1、ADIPOR2 的基因表达以及脂肪酸氧化的线粒体基因的表达，减少骨骼肌脂质沉积，改善线粒体功能。

（3）调节肝脏脂肪代谢：刘颐轩等观察了津力达对高脂喂养大鼠的胰岛素敏感性的影响，结果显示，津力达可有效改善肝脏胰岛素的敏感性，降低肝脏氧化应激水平、LPO 含量，减少 ROS 生成，升高 GSH 水平，增强 SOD、GSH – Px、CAT 活性，其减轻肝脏氧化应激的机制可能与下调 JNK、p38MAPK 磷酸化水平，调节肝脏 PI3K – AKT 信号通路有关。此外，津力达还可抑制肝细胞（HL7702）PI3K – AktmTOR 通路，减少肝脏脂肪合成，增加脂肪酸氧化。

（4）调节棕色脂肪：棕色脂肪作为机体重要的产热器官，不仅具有御寒功能，还可消耗机体多余的能量，在调节机体的能量代谢平衡、促进减脂中发挥重要作用。有研究显示，棕色脂肪与糖尿病发病相关，增加棕色脂肪组织的产热活性，可起到有效抑制高脂饮食所致的肥胖、调节脂质代谢、增加胰岛素敏感性及改善胰岛素抵抗等多种有益作用。张慧等研究显示，津力达可有效改善高脂饮食喂养 C57BL/6J 小鼠代谢紊乱状态，降低体重及体脂含量，改善脂质代谢紊乱及葡萄糖稳态，同时减轻小鼠肝脏组织中的脂质沉积及炎症反应，上调棕色脂肪特异性产热基因 UCP1、PRDM16、Dio2 和 ELOVEL3 及产热蛋白 UCP1、PGC – 1a 和 OXPHOS 的表达。离体细胞实验证实，津力达可促进 C3H10T1/2 细胞向成熟的棕色脂肪细胞分化，上调脂肪细胞形成的关键转录因子 FABP4、PPARγ 及 C/EBPJ3 的 mRNA 水平，增加上述棕色脂肪特异性产热基因和相关产热蛋白的表达，增加成熟棕色脂肪细胞内线粒体的含量及其呼吸功能。

3. 治疗糖尿病并发症

卢晓晓等研究显示，津力达可有效保护糖尿病大鼠肾脏，改善肾小球和肾小管纤维化程度，降低肾脏组织生长激素（GH）及其受体（GHR）、胰岛素样生长因子 1（IGF – 1）及其受体（IGF – 1R）、胰岛素样生长因子结合蛋白 1（IGFBP – 1）mRNA

的表达，降低 p - ERK/ERK、p - JNK/JNK 的比值和 FN 蛋白的表达水平。国蓉等研究显示，津力达还可有效改善糖尿病大鼠肾脏中氧化应激指标水平，升高肾脏 SOD、GSH 水平，降低 MDA、AGE 水平。李斐等研究证实，津力达可改善糖尿病大鼠海马细胞凋亡，保护海马神经元超微结构，升高海马组织中 SOD、GSH，降低 MPO 活性。陈海燕等研究显示，津力达可有效升高心肌中 SOD、GSH 水平，降低 MDA 水平，可见抗氧化作用为其治疗 2 型糖尿病及其并发症的重要机制之一。吴瑾等研究显示，津力达可改善糖尿病大鼠肾、心、腹主动脉多组织 RAS 系统激活，降低血管紧张素及其受体水平，有利于保护肾脏及心血管系统。

（三）临床研究

1. 津力达颗粒改善糖代谢紊乱

（1）对糖耐量异常（IGT）患者的逆转作用：糖耐量异常是以餐后血糖升高为特点、介于正常血糖和糖尿病异常血糖之间的中间代谢状态。研究发现，5% ~ 10% 的 IGT 患者一年内可发展为糖尿病。因此，对 IGT 进行及时有效的干预，使其逆转为正常血糖状态，是预防 IGT 人群发展为糖尿病的有效干预措施。杨叔禹等纳入 65 名 IGT 患者，随机分为津力达组（34 人，饮食控制＋运动治疗基础上给予津力达颗粒）和对照组（31 人，饮食控制＋运动治疗），疗程 12 周，结果显示，津力达组 HbA1c、餐后 2h 血糖和 HOMA IR 明显改善，提高 IGT 患者逆转为正常血糖的转化率并改善该类患者的胰岛素抵抗。

（2）对初发 2 型糖尿病患者的治疗作用：郑全理观察津力达对初发 2 型糖尿病患者的治疗作用，入选患者 148 例，随机分成治疗组 74 例（二甲双胍＋津力达），对照组 74 例（二甲双胍），疗程 3 个月。结果显示，治疗组空腹血糖，餐后 1h 血糖、2h 血糖，糖化血红蛋白均有明显降低，空腹胰岛素及餐后 1h、2h 胰岛素水平均有较明显升高，提示津力达颗粒可发挥改善胰岛功能和降低血糖作用。

冯海灵观察了津力达颗粒对糖尿病前期气阴两虚型的疗效，70 例患者随机分为治疗组和对照组各 35 例，治疗组给予津力达颗粒治疗，对照组给予盐酸二甲双胍缓释片治疗，疗程 2 个月。结果显示，治疗组 FPG、PPG、HbA1c 水平均有下降，中医证候评分下降，治疗组治疗后中医证候评分低于对照组，治疗组治疗后临床疗效优于对照组。

（3）对 2 型糖尿病患者治疗作用：高学东等采用随机双盲、平行对照设计，按照 1:1 的比例将 2 型糖尿病患者 254 例随机分为 2 组，试验组服用津力达颗粒和盐酸二甲双胍安慰剂，对照组服用盐酸二甲双胍片和津力达颗粒安慰剂，疗程均为 8 周。结果显示，治疗组有效降低 2 型糖尿病患者的空腹血糖、餐后 2h 血糖、HbA1c，改善口渴、多饮、倦怠乏力、多食易饥、尿多、咽干口燥、自汗或盗汗、五心烦热等临床症状。

仝小林院士团队采用多中心、随机、双盲、安慰剂平行对照的临床研究设计方法，纳入 192 例单独应用二甲双胍控制血糖效果不佳的 T2DM 患者，随机分为津力达组和安慰剂组（每组各 96 例），疗程 12 周。将 HbA1c 作为主要疗效评价指标，空腹血糖

（FBG）、餐后 2h 血糖（2hPG）、体重、体重指数（BMI）、腰围、临床症状、胰岛功能等指标作为次要疗效评价指标，所有纳入的病例，均继续延服患者前期服用的二甲双胍剂量。结果显示，津力达可明显降低 HbAlc、FBG、2hPG，表明加用津力达可使患者血糖水平进一步降低，具有显著的降糖效应；改善胰岛功能，明显改善患者五心烦热、咽干口燥、多食易饥、自汗、便秘等临床症状。两组患者的体重、BMI 和腰围变化无显著性差异。研究中未出现严重不良事件。该研究结论为：津力达可以进一步降低应用二甲双胍控制血糖效果不佳的患者的血糖水平，改善临床症状、改善胰岛功能，且药物使用安全。仝小林院士团队对完成临床研究的 186 例患者的研究数据进行分层分析，进一步寻找津力达的精准有效人群。结果显示，津力达对于年龄大于 60 岁、病程大于 5 年、基线 HbAlc 大于 8.5%、BMI≤24kg/m^2 的男性 T2DM 患者降糖效果更明显；对于胰岛素分泌不足的患者，津力达表现出了促泌效应，而对于胰岛素分泌正常或分泌多的患者，津力达改善胰岛素抵抗作用更加明显。

2. 津力达颗粒改善脂代谢紊乱

赵晓娟等观察津力达颗粒对 2 型糖尿病患者胰岛素功能及脂代谢的影响，纳入 2 型糖尿病患者 116 例，随机分为对照组（56 例，常规治疗）和观察组（60 例，常规治疗 + 津力达），疗程 3 个月。结果显示，观察组 FPG、2hPG、HbA1c 水平下降优于对照组；津力达组 TC、TG、LDL－C 水平较对照组下降显著，HDL－C 水平较对照组升高，HOMA－β、HOMA－IR、脂联素及瘦素较对照组明显改善。

3. 津力达颗粒对糖尿病并发症的治疗作用

（1）糖尿病微血管并发症：李婷等开展津力达颗粒改善 2 型糖尿病胰岛素抵抗和血管并发症的临床观察，纳入 66 例患者，随机分为对照组 32 例（二甲双胍），治疗组 34 例（二甲双胍联合津力达颗粒），疗程 12 周。结果显示，与对照组比较，治疗组有效降低胰岛素抵抗指数、甘油三酯、尿微量白蛋白，症状改善优于对照组，同时降低颈动脉内中膜厚度。

（2）糖尿病合并冠心病：杨丽等在常规治疗的基础上，探究通心络胶囊联合津力达颗粒治疗冠心病（CAD）合并 2 型糖尿病的疗效及对血管内皮作用，纳入 73 例患者，随机分为观察组（43 例，常规治疗 + 津力达）和对照组（30 例，常规西药），疗程 8 周。结果显示，观察组空腹血糖、餐后 2h 血糖、低密度脂蛋白、极低密度脂蛋白、总胆固醇、甘油三酯、舒张压、收缩压、血浆内皮素－1、血管内皮生长因子和血管细胞黏附蛋白－1 均显著低于对照组，而高密度脂蛋白明显高于对照组，研究表明常规治疗联用通心络胶囊和津力达颗粒对 2 型糖尿病伴 CAD 患者具有良好的治疗作用。

（3）糖尿病肾病：任啸等研究津力达颗粒应用于糖尿病肾病中的效果及对胰岛素增长因子（IGF－1）与血管内皮生长因子（VEGF）的影响。纳入 106 例糖尿病肾病患者，随机分成对照组（53 例，常规治疗）和治疗组（53 例，常规治疗 + 津力达），疗程 12 周。结果显示，治疗组总有效率显著高于对照组，津力达组尿白蛋白排泄率、血肌酐、尿素氮与24h尿蛋白定量、VEGF和IGF-1水平均显著低于对照组。研究表明，津力达颗粒治疗糖尿病肾病疗效确切，能够有效改善患者肾功能，调节VEGF和IGF-1水平。

（4）糖尿病周围神经病变：李宏春等观察津力达颗粒联合依帕司他片治疗糖尿病周围神经病变临床疗效。纳入患者48例，随机分为治疗组（24例，常规治疗+津力达）和对照组（24例，常规治疗），疗程8周。结果显示，治疗组能有效降低神经症状和体征评分，有效提高运动神经和感觉神经传导速度。该研究表明，津力达颗粒能够改善糖尿病周围神经病变患者麻木、疼痛的症状以及提高神经传导速度。

（5）糖尿病合并骨质疏松：乔静敏研究津力达治疗2型糖尿病合并骨质疏松症绝经女性患者的临床疗效及安全性，纳入120例患者，随机分为对照组（60例，血糖控制+补钙）和观察组（60例，血糖控制+补钙+津力达），疗程12个月。结果表明，观察组绝经女性疼痛评分较对照组显著减少，骨密度显著增高，空腹血糖显著降低，空腹胰岛素显著升高，糖化血红蛋白显著降低，HOMA-β显著升高，HOMAIR显著降低。该研究表明，津力达治疗2型糖尿病合并骨质疏松症绝经女性，不仅能够缓解疼痛，还能有效提高绝经女性的骨密度，改善胰岛素抵抗。

4. 津力达治疗2型糖尿病的安全性系统评价

李井彬等通过7篇文献荟萃分析、评价津力达颗粒治疗2型糖尿病疗效与安全性，结果显示，津力达组治疗后FPG、2hPG、HbA1c明显低于对照组，未发现津力达组存在严重不良反应，证实津力达颗粒联合西药治疗2型糖尿病临床疗效显著，安全性较好。连凤梅等收集了15项津力达治疗2型糖尿病临床研究数据，涉及1810名患者，与对照组相比，接受津力达颗粒作为附加疗法组中HbA1c显著降低，同时可降低体重指数，对β细胞功能的稳态模型评估和胰岛素抵抗的动态平衡模型评估有益，未见明显不良事件。

综上所述，基于易水学派崇尚脾胃，提出从脾论治消渴（2型糖尿病），基于张锡纯《医学衷中参西录》记载"消渴一证，古有上中下之分，谓皆起于中焦，及于上下"，指出消渴本病是由于脾的转输功能失常而引起的水谷津液输布和利用上的不平衡及代谢紊乱所致，这与现代医学认为的由于胰岛素分泌绝对或相对不足，及胰岛素抵抗引起糖耐量降低最终导致的病理过程相似；"及于上下"则可见于脾失健运痰瘀阻络，导致全身性血管并发症。基于"运脾津"治法研制的津力达颗粒，通过药效实验和机制探讨，证实其可有效保护胰岛细胞和分泌功能，调节升血糖素和胰岛素平衡调节糖代谢，提高抗氧化能力，减轻炎症反应，改善胰岛素抵抗，改善胰岛微循环，保护胰岛微血管内皮细胞结构和功能；调节全身脂代谢及骨骼肌、肝脏脂肪代谢，增加棕色脂肪。临床试验是证实药物临床疗效最有力的证据之一，系列临床研究从对糖耐量异常患者的逆转作用到对初发2型糖尿病、血糖控制不良2型糖尿病的治疗作用，以及糖尿病并发症的治疗等多个发病阶段均显示出了良好的临床疗效和安全性。

（魏　聪）

参考文献

［1］吴以岭. 消渴病从脾论治探讨［J］. 中医杂志，2002，43（6）：410-411.

［2］常成成，魏聪，吴以岭. 脉络学说"孙络-微血管"概念及其临床指导意义［J］. 中医杂志，2016，57（1）：7-11.

［3］吴以岭. 气络论［M］. 北京：科学技术文献出版社，2018.

［4］吴以岭，魏聪，贾振华. 从络病学说探讨糖尿病肾病的病机［J］. 中国中医基础医学杂志，2007，13（9）：659-660.

［5］庞洁，高怀林，王宏涛，等. 津力达对糖尿病大鼠血糖调节激素及胰岛细胞功能干预作用研究［J］. 中国中医基础医学杂志，2014，20（5）：605-648.

［6］卢晓晓，王超群，刘子毓，等. 津力达颗粒对1型糖尿病大鼠生长激素-胰岛素样生长因子-1轴的作用［J］. 药学服务与研究，2015，15（2）：103-106.

［7］王超群. 津力达颗粒对STZ诱导糖尿病大鼠下丘脑-垂体-甲状腺轴的作用及机制探讨［D］. 上海：第二军医大学，2016.

［8］史婧丽，吴瑾，宋玉萍，等. 津力达颗粒对糖尿病大鼠胰岛 β 细胞的保护作用［J］. 第二军医大学学报，2012，33（4）：385-389.

［9］庞洁，梁俊清，王志鑫，等. 津力达联合通心络对高糖诱导胰岛微血管内皮细胞损伤干预作用及机制研究［J］. 中国药理学通报，2015，31（3）：430-434.

［10］唐勇. 脂肪组织脂肪甘油三酯脂酶和激素敏感性脂肪酶的表达与胰岛素抵抗的相关性研究［D］. 石家庄：河北医科大学，2009.

［11］Wozniak SE，Gee LL，Wachtel MS，et al. Adipose tissue：the new endocrine organ? A review article［J］. Dig Dis Sci，2009，54（9）：1847-1856.

［12］Szendrodi J，Roden M. The adipose tissue as an endocrine organ［J］. Acta Med Austriaca，2004，31（4）：98-111.

［13］段力园，赵静，刘颐轩，等. 津力达对高脂饮食诱导的胰岛素抵抗大鼠血清瘦素、脂联素的影响［J］. 解放军医药杂志，2014，26（12）：8-11.

［14］Dingkun Wang，Min Tian，Yuan Qi，et al. Jinlida granule inhibits palmitic acid induced-intracellular lipid accumulation and enhances autophagy in NIT-1 pancreatic β cells through AMPK activation［J］. Journal of Ethnopharmacology，2015，161：99-107.

［15］姜兆顺，赵建芹，刘元涛. 脂肪因子与骨骼肌胰岛素抵抗研究进展［J］. 山东医药，2010，50（17）：112-113.

［16］张妍，毕会民，甘佩珍. 葛根素对胰岛素抵抗大鼠骨骼肌中蛋白激酶B表达影响［J］. 中国药理学通报，2004，20（3）：307-310.

［17］潘竞锵，李博萍，郭洁文，等. 胰岛素增敏剂的药理作用研究［J］. 中国新药杂志，2001，10（9）：654-657.

［18］金鑫，张会欣，崔雯雯，等. 津力达对高脂诱导的胰岛素抵抗 ApoE$^{-/-}$ 小鼠

MAPK 信号通路的影响 [J]. 中国新药杂志, 2015, 24 (14): 1648 – 1653.

[19] 金鑫, 张彦芬, 秘尧, 等. 津力达对高脂诱导的胰岛素抵抗 ApoE$^{-/-}$小鼠骨骼肌胆固醇相关基因的影响 [J]. 中国药理学通报, 2014, 30 (11): 1600 – 1604.

[20] 金鑫, 张会欣, 张彦芬, 等. 津力达对高脂诱导的胰岛素抵抗 ApoE$^{-/-}$小鼠骨骼甘油三酯相关酶的影响 [J]. 中国实验动物学报, 2015, 23 (1): 69 – 74.

[21] 金鑫, 张会欣, 张彦芬, 等. 津力达对高脂诱导的胰岛素抵抗 ApoE$^{-/-}$小鼠骨骼肌脂质转运酶类的表达变化 [J]. 中国中药杂志, 2015, 40 (6): 1156 – 1160.

[22] 金鑫, 张会欣, 崔雯雯. 津力达颗粒对高脂诱导胰岛素抵抗 ApoE$^{-/-}$小鼠骨骼肌 DGAT1 的影响 [J]. 中药材, 2015, 38 (6): 1237 – 1241.

[23] 臧沙沙, 刘颐轩, 宋光耀, 等. 津力达对胰岛素抵抗大鼠骨骼肌 GLUT4 表达的影响 [J]. 河北医药, 2014, 36 (150): 2259 – 2261.

[24] Shasha Zang, An Song, Yixuan Liu, et al. Chinese medicine Jinlida (JLD) ameliorates high – fat – diet induced insulin resistance in rats by reducing lipid accumulation in skeletal muscle [J]. Int J Clin Exp Med, 2015, 8 (3): 4620 – 4634.

[25] Yixuan Liu, An Song, Shasha Zang, et al. Jinlida reduces insulin resistance and ameliorates liver oxidative stress in high – fat fed rats [J]. Journal of Ethnopharmacology, 2015, 162: 244 – 252.

[26] 刘颐轩, 臧沙沙, 宋光耀, 等. 津力达高脂喂养大鼠肝脏氧化应激及 JNK、p38MAPK 通路的影响 [J]. 中华中医药杂志, 2015, 30 (6): 2156 – 2159.

[27] 刘颐轩, 臧莎莎, 宋光耀, 等. 津力达对胰岛素抵抗大鼠肝脏 PI3K/AKT 信号通路的影响 [J]. 中国实验方剂学杂志, 2015, 21 (12): 72 – 76.

[28] Haoyan Li, Jun An, Sha Feng, et al. Jinlida ultrafine powder inhibits IRS – 1 – Akt – mTOR cascade and promotes expression of glycogen synthase in HL7702 cells [J]. Int J Clin Exp Med, 2017, 10 (11): 1568.

[29] Yuan X, Wei G, You Y, et al. Rutin ameliorates obesity through brown fat activation [J]. FASEB J, 2017, 31 (1): 333 – 345.

[30] Liu XM, Zheng Z J, Zhu X M, et al. Brown adipose tissue transplantation improves whole – body energy metabolism [J]. Cell Research, 2012, 23 (6): 851 – 854.

[31] Zhang H, Hao Y, Wei C, et al. Chinese medicine Jinlida granules improve high-fat-diet induced metabolic disorders via activation of brown adipose tissue in mice [J]. Biomedicine & Pharmacotherapy, 2019, 114: 1 – 7.

[32] 卢晓晓, 王超群, 刘子毓, 等. 津力达颗粒对 1 型糖尿病大鼠肾脏的保护作用 [J]. 第二军医大学学报, 2016, 37 (8): 1028 – 1032.

[33] 国蓉, 邹俊杰, 何逸飞, 等. 津力达口服液对 2 型糖尿病模型大鼠血液和肾脏氧化应激标志物的影响 [J]. 解放军医药杂志, 2013, 25 (8): 10 – 14.

[34] 李斐, 赵瑛. 津力达颗粒对糖尿病大鼠海马组织的保护作用 [J]. 第二军医

大学学报，2013，34（2）：137－141.

[35] 吴瑾，史婧丽，宋玉萍. 津力达颗粒对糖尿病大鼠肾及心血管组织肾素－血管紧张素系统的影响 [J]. 第二军医大学学报，2012，33（10）：1065－1068.

[36] Sicree R，Shaw J，Zimmet P. The global burden of diabetes [M]. Brussels，Belgium：International Diabetes Federation，2003.

[37] Yalin Shi，Wenjuan Liu，Xiaofang Zhan，et al. Effecl of Chinese Herbal Medicine Jinlida Granule in Treatment of Patients with Impaired Glucose Tolerance [J]. Chinese Medical Journal，2016，129（19）：2281－2286.

[38] 郑全理，申姗姗，杨飞丹. 二甲双胍联合津力达颗粒治疗初诊 2 型糖尿病的疗效及对胰岛功能的影响 [J]. 临床合理用药，2016，9（6A）：77－78.

[39] 冯海灵. 津力达颗粒治疗糖尿病前期气阴两虚型疗效观察 [J]. 实用中医药杂志，2017（6）：723－724.

[40] 张喜芬，杨立波，高学东，等. 津力达颗粒治疗 2 型糖尿病随机双盲临床研究 [J]. 疑难病杂志，2013，12（5）：351－353.

[41] Fengmei Lian，Jiaxing Tian，Xinyan Chen，et al. The Efficacy and Safety of Chinese Herbal Medicine Jinlida as Add－On Medication in Type 2 Diabetes Patients Ineffectively Managed by Metformin Monotherapy：A Double－Blind，Randomized，Placebo－Controlled，Multicenter Trial [J]. Plos One，2015，10：1－16.

[42] Jiaxing Tian，Fengmei Lian，Libo Yang，et al. Evaluation of the Chinese herbal medicine Jinlida in type 2 diabetes patients based on stratification：Results of subgroup analysis from a 12－week trial [J]. Journal of Diabetes，2018，10（2）：112－120.

[43] 赵晓娟，权青云，张愉，等. 津力达颗粒对 2 型糖尿病患者胰岛功能及脂代谢的影响 [J]. 疑难病杂志，2020，19（4）：358－361.

[44] 李婷，柳洁. 津力达颗粒改善 2 型糖尿病胰岛素抵抗和血管并发症的临床研究 [J]. 世界中医药，2015，12（10）：1883－1886.

[45] 杨丽，程奎，胡淑芳. 通心络胶囊联合津力达颗粒对 2 型糖尿病合并冠心病患者血管内皮功能和 miR－155 含量的影响 [J]. 西北药学杂志，2020，26（11）：58－60.

[46] 任啸，刘军峰，王红波，等. 津力达颗粒应用于糖尿病肾病患者的临床效果 [J]. 实用临床医药杂志，2019，23（18）：105－108.

[47] 李宏春，魏克民. 津力达颗粒联合依帕司他片治疗糖尿病周围神经病变临床观察 [J]. 浙江中医杂志，2013，48（5）：338－339.

[48] 乔静敏，张沉冰，张力双，等. 津力达对 2 型糖尿病合并骨质疏松症绝经女性患者的影响 [J]. 河北医药，2017，（19）：3284－3286.

[49] 李井彬，王定坤，陆付耳，等. 津力达颗粒治疗 2 型糖尿病的疗效与安全性评价 [J]. 中国医院用药评价与分析，2013，13（7）：591－594.

[50] Fengmei Lian，De Jin，Qi Bao，et al. Effectiveness of traditional Chinese medicine

Jinlida granules as an add – on therapy for type 2 diabetes：A system review and meta analysis of randomized controlled trials ［J］. Journal Diabetes，2019，11（7）：540 –551.

三、肾命学说的临床运用

（一）肾命学说的学术思想

1. 肾命学说概念

肾命学说有人习惯称其为"肾命水火学说"，是易水学派的主要学术思想之一，它的形成随"命门"概念引入及命门与肾关系探讨形成并逐步发展，其阐述了肾命水火在人体生理功能及发病上的重要作用。其萌芽于《内经》《难经》，初成于金元，至明清逐步成熟，是易水学派的重要贡献之一。

2. 肾命学说的历史沿革

（1）肾命学说萌芽于《内经》时代：肾命学说对肾的位置及功能认识均遵《内经》之旨。肾居腰部，左右各一，故《素问·脉要精微论》言："腰为肾之府。"而《素问·六节藏象论》中有"肾者主蛰，封藏之本，精之处也"的记载，《素问·灵兰秘典论》中有"肾者，作强之官，伎巧出焉"的描述，仍被后世医家沿用。《素问·藏气法时论》指出："肾病者，腹大胫肿，喘咳身重，寝汗出，憎风。"也很好论述了肾疾病的病理变化。

《内经》虽最早提出"命门"之说，在《灵枢·根结》中"命门者，目也"的描述，虽注解了"命门"的概念。但《内经》所言"命门"之精明穴或眼，与后世命门学说中的命门不是同一概念。而《难经》的问世，对"命门"及命门与肾的关系进行了初步阐述，认为两肾中"左者为肾，右者为命门"，另外还提出命门为"肾间动气"的论述。在命门生理上，认为"男子以藏精，女子以系胞，其气与肾通，故言脏有六也"。命门为"五脏六腑之本，十二经之根，呼吸之门，三焦之原"。这些描述为后世肾命学说在命门位置、功能及重要性等方面奠定了基础。

（2）肾命学说形成于金元：金元时期，中医学术思想活跃，对命门与相火的探讨及对命门认识更加深入。刘完素首创命门相火说，"左肾属水，男子藏精，女子以系胞；右肾属火……是言命门相火也"，认为命门属火。易水学派鼻祖张元素也对命门相火提出了自己的认识，部分认同了右肾命门的观点，但认为"命门为相火之原，天地之始，藏精生血……主三焦元气"，将命门与"元气"联系，大大提升了命门的重要性，确立了肾命在脏腑阴阳辨证体系中的重要地位。张元素的理论有了肾命学说的雏形。

（3）明清温补学派的发展完善：明清时代，温补学派孙一奎、赵献可及张景岳等人，私淑元素之学，并在易学及理学思想的影响下，对命门位置、功能及与肾的关系做了更深入的研究探讨。孙一奎认为命门为先于脏腑的存在，用"太极之本体"比喻命门的重要地位与作用，并摆脱《难经》"左肾右命门"的窠臼，提出"命门乃两肾中间之动气，非水非火，乃造化之枢纽阴阳之根蒂，即先天之太极"（《医旨绪余》）。赵献可认为命门位两肾中间，为十二官的"真君真主"，将命门脱离肾脏，其功能高于五脏，为"主宰先天之体"，有"流行后天之用"，强调了命门的主导作用。张景岳则认为命门位于膀胱与直肠之间，而命门是"元气之根，为水火之宅，五脏之阴气非此不能滋，五脏之阳气非此不能发"，命门统括阴阳五行和精气，同时兼具水火，认为水火同源，精气互换，阴阳互根、互用、互相制化。对于命门与肾的关系，更认为命门与肾本同一气，充分认识命门与肾的密切关系。对命门病的治疗，强调一个"补"字，尤其重于补肾和命门，"治水治火，皆从肾气，此正重在命门"。至此，肾命水火学说的理论更加完善，并把脏腑虚损病机探讨与治疗研究推向新的高峰，使易水学派善用温补并更重肾命的学术特色更为突出。

3. 肾命学说的主要学术思想

（1）肾命学说关于命门的位置：关于命门的位置，多有争论，历代学者提出了"右肾命门说""肾间动气说""肾即命门说""太极命门说"等，有现代学者称命门为肾上腺或内分泌系统等，观点不一。肾命学说考量命门位置，多尊张景岳"太极命门说"，认为命门在膀胱直肠之间，与肾相关但非肾，其独立肾外，是主宰肾及其他脏腑功能及性命相关的更高层次的东西。但命门位置究竟居于何处，是有形还是无形，均有待进一步研究论证。

（2）肾与命门的关系：关于肾命的关系，张景岳给出了自己的见解，并被后世医家重视。张景岳虽不认可《难经》"左肾右命门"说法，不承认命门是独立脏腑，但对越人"命门其气与肾通"观点颇为赞同，认为"命门与肾本同一气"。但也明确命门非肾，是独立肾外，是主宰肾及其他脏腑功能及性命相关的更高层次的东西。"肾有精室，是曰命门"，认为命门为"肾之精室"，为真阴之府，蓄有真阴真阳，故"命门总主乎两肾，而两肾皆属于命门"，形象地说明了两者关系。

（3）肾与命门的功能：肾命系统中，肾的功能在五脏学说中记录详尽，肾主藏精，肾主纳气，主生殖等，已为大家熟知，故本节主要简述命门功能。

1）命门是生命的本原：对于命门功能，肾命学说强调命门的重要性。命门为人身之太极，是人体生命的本原，统括阴阳、五行和精气。同时命门兼具水火，"阴阳本同一气"。命门水火之于人身，即是阴阳精气，从而把人体阴阳、精气与水火有机联系起来。"命门之火为元气，命门之水谓元精，元气元精是十二脏之化源，为五脏六腑之本"。命门是高于五脏的存在，是五脏主宰，尤其命门之火是推动五脏六腑功能活动之原动力。

2）命门为肾之精室："肾者主水，受五脏六腑之精而藏之，故五液皆归乎精，而五精皆统乎肾，肾有精室，是曰命门，为天一所居，即真阴之府"，认为命门为肾之精室，为真阴之府，蓄有真阴真阳。"命门为精血之海，脾胃为水谷之海，均为五脏六腑之本，然命门为元气之根，为水火之宅，五脏之阴气非此不能滋，五脏之阳气非此不能发。"（《命门余义》）"肾主藏精"，不仅藏先天之精，本藏肾精，还可藏后天五脏之精，使先天之精得后天之精之滋养而不竭，并在先天命门之火的作用下，化生肾气，使补养后天以助命门功能成为可能。肾藏精于命门，在命门之火作用下所藏之精化气，所化之气又完成肾的藏化功能，故而，命门水火与肾的藏化因"精"概念的引入得到统一。

（4）肾命学说关于命门病机：命门为水火之宅，内寓元气元精，化生肾之真阴真阳，为五脏六腑之本，故命门之病多表现为真阴耗损，命门火衰，而发病机理主要是元气、元精不足和阴阳失调。元精不足肾精亦亏，肾精亏虚可影响婴幼儿生长发育，可影响少女"天癸"之至，延缓及阻碍性腺的发育，也可导致壮年的早衰，性功能减退。肾精不足亦可导致老年脑髓失养而脑髓空虚、反应迟钝、两足痿弱等表现。元气不足致肾气不固，肾气不固则可见二便失禁、遗精、滑泄等现象，亦可见气浮于上，动辄喘促，肾不纳气的现象。阴阳失调包括真阴亏虚和真阳不足，真阴亏虚则真阳失制，相火亢盛，以致阴虚内热，阴虚火旺。元气元精不足，化生真阳亦不足，主要引起生殖或水液代谢功能减退，出现阳痿、精冷不育或水肿，真阳不足不能温煦脾阳，脾肾两虚，致运化失司，可见下利清谷、五更泄泻等。

（5）肾命学说关于治疗：命门病的治疗强调一个"补"字，张景岳认为"治水治火，皆从肾气，此正重在命门"。张景岳补水补火之法，源自《内经》"诸寒之而热者取之阴，诸热之而寒者取之阳"及王太仆注文"壮水之主以制阳光，益火之源以消阴翳"。在此基础上强调阴阳互根互用关系，提出"善补阳者，必于阴中求阳，则阳得阴助而生化无穷；善补阴者，必于阳中求阴，则阴得阳升而泉源不竭""善治精者，能使精中生气，善治气者，能使气中生精"。左归丸、右归丸、左归饮、右归饮等方便是这一理论在实践中的具体应用。

肾命学说的研究强调肾与命门的虚损在脏腑虚损病的重要地位，并强调补肾及温补命门在虚损性疾病治疗中的重要作用。现代学者关于"肾本质"研究，发现肾阳虚患者 24 小时尿 17－羟含量普遍低于正常，垂体功能低下，而尿 17－羟是肾上腺皮质代谢产物，肾上腺受脑下垂体管制，垂体受制于下丘脑，故提出肾阳虚为下丘脑－垂体－肾上腺轴功能紊乱。用补肾阳药如右归丸治疗肾虚型鼠模型，改善了下丘脑及垂体功能，尿 17－羟含量提高。提出肾的地位迥出于他脏，有了统宰生命的概念，与肾命学说命门的功能高度一致，为肾命学说的理论提供了新的论据。

（二）肾命学说的临床应用

1. 治疗内科疾病

（1）肾命学说与内科诸证的治疗：

1）温补肾阳治疗饮证：饮证是指体内过量的水液停聚在某一部位，不得输化的一类病证，多由饮邪停聚于胃肠、心肺、胸胁等处而成，分痰饮、悬饮、溢饮、支饮四种。纠其成因也分内外，外多由寒湿浸渍或水湿外侵；内多由阳气不足，水液运化无力而停聚为患。

在生理情况下，人体水液代谢，依赖于脾运化功能、肺通调水道及宣发、肃降、输布、肾气化功能正常及互相协调作用，而肾之气化与开合对水液的代谢过程起着举足轻重的调节作用，正如《济生方·痰饮》所言"肾能摄水，肾气温和则水液运下"。

肾阳不足，气化不利，水液难于温化，若加之外邪侵袭，即易成饮证。肾阳虚弱所致的饮证多表现为畏寒肢冷，咳嗽气喘，痰多而稀或吐涎沫，少腹拘急不仁，脐下悸动，气息短促甚或倚息不能半卧，小便不利，肢体水肿，舌体胖大或有齿痕，苔白腻，脉沉带弦。

《金匮要略》治疗饮证有"病痰饮者，当以温药和之""夫短气有微饮，当从小便去之，苓桂术甘汤主之，肾气丸亦主之"。用金匮肾气丸温肾化饮，治疗过程中，若嫌其力缓不逮，可并用真武汤或五苓散，先温化利水后再用肾气丸调理善后。

病案举例：病起痰饮，渐为咳嗽外寒，遇劳倦即发，发必胸膈气胀，吐出稀涎浊沫，病退则痰脓，气降乃已。凡饮邪皆阴浊凝聚，两年之久，渐渐腹中痞闷妨食，肛门尻骨，坐则无恙，行动站立，时时气坠，若欲大便，显系肾虚不能收摄，惑于在前见痰治嗽，苟非辛解，即属寒降，乃致养成痼疾。肾气丸加紫衣胡桃沉香汁。（《清代名医医案精华·叶天士医案》）

按：肾阳虚损则气化无权，水谷精微不能正常运化反化为痰饮，饮邪上逆可见吐出稀涎浊沫。用辛解寒降，未能使病情缓解，而辛散更加耗损阳气，寒降凝邪更甚，而用肾气丸温阳固肾图本，加胡桃、沉香加强温纳肾气之功而收良效。

2）补命门治疗五更泻：五更泻是临床常见病，主要表现为黎明腹部肠鸣，腹痛即泻，泻后则安，常伴形寒怯冷，腰膝酸软，舌淡苔白，脉沉。发病之因多因高年体衰，命门火衰；或久病损伤，脾肾阳虚所导致。正如《景岳全书·泄泻》指出："肾为胃关，开窍于二阴，所以二便之开闭，皆肾脏之所主，今肾中阳气不足，则命门火衰……阴气极盛之时，即令人洞泄不止也。"应用四神丸治疗以温肾健脾，固涩止泻。五更泄多与肾虚密切相关，又多在脾虚的基础上发生，而脾虚、肾虚又多与命门火衰相关，所以治疗五更泄，除温补肾阳，同时还要注意健脾阳，注意补命门之火，更符合肾命学说辨证治疗思想。四神丸是治疗命门火衰、火不暖土所致五更泄及久泻，方中补骨脂补肾阳，吴茱萸、肉豆蔻温中散寒，五味子则涩肠止泻，诸药共收温肾健脾、固涩止泻之效；阳虚甚者，可酌加附子、肉桂、炮姜专补命门之火。若久泻不止，见中气下陷者，可合用补中益气汤治疗，脾虚湿盛者可合用参苓白术汤治疗。

病案举例：吴某，男，29 岁，4 年前曾患腹泻，未经医生治疗，服成药数日，腹泻次数减少，以后逐渐形成晨醒即急入厕便泻一次，初不介意，近两年则感体力日虚，消化无力，有时恶心，小便短少，舌苔白垢，六脉沉弱。辨证立法：鸡鸣之泻是属肾虚，肾司二便，故有便泻溲少，六脉沉弱，虚寒之证，舌苔白垢，寒湿不化，拟理中汤合四神丸加味治之。处方：破故纸 6 克，五味子 3 克，炒萸、连各 5 克，肉豆蔻 6 克，米党参 10 克，川附片 5 克，苍术炭 6 克，炙甘草 3 克，赤茯苓 12 克，白术炭 6

克，赤小豆12克，血余炭（禹余粮10克同布包）6克，干姜炭5克。二诊姜附各加5克，共服10剂，见效以后改用七宝妙灵丹及甘草干姜茯苓白术汤合四神丸大效，早服四神丸，晚服附子理中丸收功。（《施今墨临床经验集》）

按：关门不固腹泻不知者必致气随泻去，气去而阳衰则寒从中生，治应以温肾阳为主，但泄泻又与脾胃密切相关，故亦应重视温补脾胃，脾肾双补收效甚速。肾命学说，重视脾肾，但更重视命门，补益命门之火，更符合五更泄的病因病机。

3）补命门、温真阳治疗水肿：水肿是体内水液代谢失司，水液潴留，泛滥于肌肤，引起的见头面、眼睑、四肢腹背甚至全身浮肿之证。生育不节、房劳过度所致的命门火衰，真阳衰微是本证形成的重要原因。正如《景岳全书》所说："凡水肿等证，乃肺脾肾三脏相干之病。盖水为至阴，故其本在肾。"命门火衰，真阳衰微，水无所主则妄行，命门乃五脏之本，命门火衰，肺、脾、肾均不足，使水无所制，水肿更为严重。命门火衰、真阳衰微导致的水肿主要表现为面浮身肿，腰以下尤甚，按之凹陷不起，心悸气促，腰部冷痛酸重，尿量减少，四肢冷，怯寒神疲，面色灰滞或苍白，舌质淡胖，苔白，脉沉细或沉迟。治宜补火助阳，化气行水，方药可用真武汤。附子补命门之火，温肾助阳，白术、茯苓健脾益气化痰行水，生姜温散寒饮，白芍调和营阴，确保水能利而阴不伤。阳虚甚则可加用补命门之巴戟天、肉桂等加强补火助阳之力；水邪凌肺而肾不纳气欲喘脱者，可加人参、胡桃、五味子等以固之。若久病阳虚又兼阴虚之证，而见腰膝酸痛，遗精滑精，头晕耳鸣等阳损及阴者，应兼顾滋阴，可用大补元煎合济生肾气丸治疗。

病案举例：肿胀之病，而二便如常，肢冷气喘，是非行气逐水之法所能愈者矣。当用肾气丸行阳化水，然亦剧病也。（《清代名医医案精华·尤在泾医案》）

按：肿胀而二便如常，是脾胃功能尚可，水肿、肢冷气喘是真命门火衰，真阳虚损，肾不纳气所为，故治不用行气化水而用肾气丸温补命门之火，助五脏之阳达行阳化水，是谓求本之治。

4）补肾固涩治疗虚淋：淋证是指小便频急、淋漓不尽、尿道涩痛甚至少腹拘急引痛一类病证。多因外感湿热，或嗜食辛辣肥甘，或情志不遂化热，湿热蕴结下焦，肾与膀胱气化不利。亦有禀赋不足或劳伤久病，房事不节，或多产多育，或久淋不愈，耗伤正气，或妊娠、产后脾肾气虚，导致淋之虚证，正如《景岳全书·淋浊》所说："淋久不止，及痛涩皆去，而膏液不已，淋如白浊者，此惟中气下陷及命门不固之证也。"本病病位在肾与膀胱，多见于已婚女性。本病相当于西医学的急、慢性尿路感染，尿路结石，急、慢性前列腺炎，乳糜尿以及尿道综合征等。

本病初起多属实证，淋久湿热伤正，由实转虚。如邪气未尽，正气渐伤，或虚体受邪，则成虚实夹杂之证。虚证者多因肾虚则下元不固，小便淋漓不已，而涩痛不著，若过劳即发，精神困惫，舌质淡，脉虚弱者，治宜健脾益肾固精，可用无比山药丸治之。方内熟地黄、山茱萸、巴戟天、菟丝子、杜仲、牛膝、五味子、肉苁蓉诸药共用以益肾固涩，山药、茯苓、泽泻共用健脾助运利湿。若淋下如米泔者或淋下有滑腻之物，身体形质反日渐消瘦，头昏目眩，肢体无力，腰膝酸软，舌质淡，舌苔腻，脉见细弱无力者，为肾虚下元不固之膏淋，治宜用六味地黄丸补肾健脾，益气固精，另可酌加金樱子、菟丝子、龙骨、牡蛎等以加强补肾固涩之功。

病案举例：由淋痛渐变为赤白浊。少年患此，多有欲心暗动，精离本宫，腐败凝阻溺窍而成，乃有形精血之伤，三年久病，形消肉减其损伤已非一脏一腑。然补精充髓，必佐宣通为是，自能潜心安养，尚可带病延年。熟地、生鹿角、苁蓉、远志、赤苓、牛膝。（《临证指南医案·淋浊》）

按：湿热之淋渐变为膏淋，肾气虚损、肾精不固而致。治用熟地、生鹿角、苁蓉补精充髓，符合病机。但是治疗时定补宜兼通，使补不滞涩，余邪渐除，用赤茯苓、牛膝开窍以导湿热下行。

5）补肾通窍治癃闭：癃闭，为小便不通之证，其病位虽在膀胱，但小便正常赖于三焦气化功能之正常，三焦气化正常又赖肺、脾、肾三脏功能来维持，尤以肾的气化功能对小便排、蓄起着决定性作用。年老者体弱，肾阳不足，命门火衰，膀胱气化无权，则小便不出，或下焦积热日久，亦可耗伤肾阴，"无阴阳无以化"，亦可产生癃闭。肾阳不足之癃闭者，临床多见小便不通，或小便点滴难出，伴见面色苍白，气弱神怯，腰膝冷痛或酸软无力，舌淡，苔或白或黄，脉沉细而尺弱，治以温阳益气，补肾利尿为法，可用济生肾气丸治疗。方中附子、肉桂可温补脾肾以助气化，六味地黄滋阴补肾，使阳有所生，牛膝、车前子则开窍利水。若肾阳虚甚者，可加鹿角胶、淫羊藿、红参等大补元气而壮阳。若命火虚衰，小便点滴难处者，或尿闭而尿毒内攻，神志不清者，酌加大黄、土茯苓、陈皮、白茅根等泄浊以利湿；下焦积热日久必伤肾阴，可用六味地黄丸、左归饮等类治疗，以使阴中生阳。

病案举例：能食知味，食已逾时乃胀，小便不利，气坠愈不肯出，大便四日一通，治在小肠火腑，先用滋肾丸，每早服三钱，淡盐汤送。（《临证指南医案·便闭》）

按：肾亏虚与膀胱热，均可致小便不利，大便难行。虚者补之，热者泄之，用黄柏、知母可清下焦阴分之热，用肉桂通阳，使阴能化阳，气化以行，则癃闭可通。

6）滋阴补肾治疗消渴：消渴病是以多饮多尿多食而身体反消瘦的病证，分上、中、下三消。《灵枢·五变》记载："五脏皆柔弱者，善病消瘅。"提出五脏虚弱与消渴密切相关。而肾阴亏虚在下消发病中更具意义，如《备急千金要方·消渴》论述："盛壮之时，不自慎惜，快情纵欲，极意房中，稍至年长，肾气虚竭……此皆由房室不节之所致也。"可见素体阴虚，或劳欲过度，或房室不节，更耗阴精，均使肾阴亏损，阴虚火旺，阴火上蒸肺胃，导致肾虚与肺燥共存。肺为水之上源，燥热伤肺必致治节失司，水液直下见小便频数；肺不布精，可见口渴喜饮。胃为水谷之海，燥热亦可伤胃，若胃火炽盛，则见消谷善饥、大便干结之证。肾藏精主水，燥热可伤肾，或肾精亏损，则致气化失常，水液代谢不利则小便频数；肾亏虚不能藏精，精微不固而下注，则见小便混浊或有甜味。消渴病有上、中、下之分，为肺、胃、肾三脏之病，但三消又相互联系，三脏之病不可分割。而下消与肾关系尤为密切，所谓"下消者……下焦病也，其病在肾，故又名肾消也"（《医学心悟》）。下消之因在肾之阴精亏损，且阴精极度耗损，能阴损及阳，致气阴两伤或阴阳俱虚之证，甚则见肾阳虚衰之候。肾阴虚损之下消证多见尿频量多，混浊似脂膏，或尿中甜味，或口干舌燥，舌质红，脉沉细数。治用六味地黄丸以滋阴固肾。若阴损及阳，或阴阳两虚，则可见面色黧黑及耳轮焦干，伴腰膝酸软，甚则阳痿早泄，小便频数，舌质淡，舌苔白，脉沉细无力。治当以温阳滋肾固涩为法。《金匮要略》曰："男子消渴，小便反多，以饮一斗，小便一斗，肾气丸主之。"故用肾气丸治疗。阳虚甚可加菟丝子、金樱子、桑螵蛸以补肾固涩。名医郭士魁针对肾气衰败之下消，提倡用六味地黄丸合五子衍宗丸加减（丹皮、生地、山萸肉、菟丝子、金樱子、女贞子、覆盆子）治疗。有虚脱之象者加黄芪、人参益气固脱；见气阴两虚之象者，酌加鳖甲、龟板以增加滋阴之效；若兼动脉硬化所致冠心病、高血压病者，可加用活血化瘀平肝药物；高血压者可加黄芩、决明子、青木香；冠心病者可重用川芎、丹参、赤芍等。名老中医余瀛鳌认为治疗消渴在辨证基础上加用沙苑子等补肾药，可以提高疗效。

病案举例：渴饮频饥，溲溺混浊，此属肾消。阴精内耗，阳气上燔，舌碎绛赤，乃阴不上承，非客热也，此乃脏液无存，岂是平常小恙？熟地、萸肉、山药、茯神、牛膝、车前。（《清代名医医案精华·叶天士医案》）

按：消渴而肾阴亏耗，阴虚火炎者，用熟地、萸肉、山药三药补肾滋阴，茯神、牛膝、车前可利尿消导并引邪热下行，达泌溲化浊之效。

7）滋肾清火治血尿：尿血多与肾与膀胱蓄热有关。久病及热病后期，或劳欲过度，致肾阴亏损而相火妄动，使热迫血妄行故见尿血之证，而劳倦致脾肾两虚，固摄无权，则可成尿血之虚证。若阴虚火旺，可见尿血并见小便短赤，或头晕耳鸣，或颧红潮热，或腰酸腿软，舌质红，脉细数，用知柏地黄丸为主治疗以滋阴清火，凉血止血。方用地黄、山萸肉、山药以滋补肾阴，用知母、黄柏以滋阴降火，用丹皮可达清热凉血之功，而加大小蓟、旱莲草、蒲黄、茜草等加强凉血止血之效。若小便带血，尿色淡红，但兼困倦乏力，面色萎黄，或腰脊酸冷，或头晕耳鸣，而舌淡、脉虚弱等尿血之虚证者，还可用无比山药丸治疗。

病案举例：小便频数，溺后有血丝血块，此膀胱有热，肾虚有火，逼冲任之血而下走前阴也，法当通涩兼行。生地炭、阿胶、川连、赤苓、龟板、黄柏、大黄、血余、车前子。（《清代名医医案精华·王旭高医案》）

按：肾虚有火，膀胱湿热之证，一则必用生地、阿胶、龟板以滋补肾阴，二则用赤茯苓、黄连、车前等以清利膀胱湿热，而大黄、血余炭为推陈致新之品，瘀血去新血方生，合用通涩兼行，收效更佳。

8）填精充髓治头痛：肾为先天之本，可主骨生髓并通于脑，而脑又为髓海。若禀赋不足，肾精虚损不能上充于脑，脑髓空虚则可见头痛；若肾阴亏虚日久阴损及阳，必致肾阳衰微而清阳不展，也可见头痛、眩晕，或兼见腰膝酸软，神疲乏力，耳鸣失眠等，舌红少苔，脉细无力，治以填精充髓益肾为法，方用大补元煎。此方为固本培元、大补阴阳气血之方，方中熟地、山药、山萸肉、杞子可滋补肝肾，填精益髓充脑，人参、当归合用气血双补，杜仲益肾补阳壮腰膝。若见头痛畏寒而四肢不温，舌淡脉沉细，此属阴损及阳，肾阳不足头痛，当以右归丸为主治疗以温补肾阳，填精益髓充脑。

病案举例：头痛眩晕，苔白厚腻，脉濡缓微滑，肝阳挟痰上腾，拟熄肝化痰。制半夏一钱五分，白蒺藜三钱，炒竹茹一钱五分，净钩藤三钱，石决明四钱，茯苓三钱，白金丸七分。二诊，化痰泄热，眩晕稍减未止，脉象细弦。《经》云：头痛巅疾，下虚上实，原因肾水内亏，阳气上冒，再拟育阴潜阳法。龟板六钱，牡蛎八钱，白菊花一钱五分，白蒺藜三钱，杞子三钱，生地四钱，黑豆衣三钱，粉丹皮二钱，煨天麻一钱五分。（《张聿青医案》）

按：患者一诊为肝阳上亢挟痰之头痛，经用平肝化痰治疗后，眩晕症减但痛未止，脉由濡缓微滑变成细弦，是因肾阴亏虚而致肝阳上亢，故改用龟板、枸杞子、生地、黑豆衣滋补肾阴，用牡蛎、白蒺藜、白菊花、丹皮、天麻等药潜肝息风，清热化痰，使肾水充肝阳潜而风自息。

9）益肾滋阴治痿证：痿证是以肢体筋脉痿软无力为主要表现的病证，日久因不能随意运动可致肌肉萎缩甚至瘫痪。《素问·痿论》有"治痿独取阳明"之论；《景岳全书》认为："元气败伤，则精虚不能灌溉，血虚不能营养者亦不少矣。"《临证指南医案·痿·邹滋九按》认为痿证是"肝肾肺胃四经之病"，肝肾肺胃四脏气血津液之不足是形成痿证的重要因素。肾精亏虚之痿证，多因病久体虚，或房劳过度等原因伤及肾精而精气亏损，导致筋脉失养，所谓"肾藏精，精血相生，精虚则不能灌溉诸末，血虚则不能营养筋骨"（《临床指南医案·痿·邹滋九按》）。痿证多病程较长，肾精亏虚之痿证见下肢或四肢痿软无力，或伴腰脊酸软，或眩晕耳鸣，或遗精，或遗尿，或月经失调，舌红少苔，脉细数，当用虎潜丸为主治疗以滋阴清热，补益肝肾。方中虎骨（现代多用狗骨、豹骨代替）、牛膝强筋骨，壮腰膝，锁阳温肾益精，而用当归、白芍有养血柔肝之意，黄柏、知母、熟地、龟板达滋阴清热之旨。若久病致肾阳虚损，出现肢体畏寒、小便清长之证，脉沉细无力者，则去知母、黄柏，并酌加鹿角、补骨脂、淫羊藿、巴戟天、附子、肉桂等以补肾助阳提高疗效。

病案举例：长夏湿热，经脉流行气钝，兼以下元络脉已虚，痿弱不耐步趋，常似酸楚，大便或结或溏，都属肝肾为病。然益下必佐宣通脉络，乃正治之法，倘徒呆补，恐季夏后湿热还扰，须为预理。鹿角霜、当归、生茅术、熟地、茯苓、桑椹子、苁蓉、巴戟、远志、小茴、金毛狗脊，酒蒸水熬膏和丸淡盐汤送下。（《清代名医医案精华·叶天士医案》）

按：此案为下元亏虚、真阴不足之证，且肾阳式微，治当用温柔之剂，选用鹿角霜、熟地黄、肉苁蓉、巴戟天、茴香、狗脊等品温润肾阳，但治疗关键还在于益下元必佐宣通，用茯苓、远志、当归等药使补而不滞，值得借鉴。

（2）补肾治疗现代医学的内科疾病：根据辨证论治原则，现代医学许多疾病存在肾虚表现，所以医学专家通过各种方式进行肾本质研究及肾虚证的定位研究，为补肾治疗提供了现代医学研究的有力证据。

1）补肾治疗慢性乙型肝炎：慢性乙型肝炎是感染乙型肝炎病毒引起的肝脏慢性病变，可发展成肝硬化，少数可发展为肝癌。以食欲减退、恶心、胁肋胀满、上腹部不适、肝区痛、乏力等为主要表现。属于中医肝病范围。中医认为肝主藏血，主疏泄而性喜条达，体阴而用阳。外邪之气侵及肝脏，首先影响疏泄而引起肝气郁结，继而克脾伐胃，克脾形成肝脾不和，伐胃则致肝胃不合。若湿热之邪侵袭肝脏，热易伤肝阴。因肝肾同源，肝阴伤则易成肝肾阴虚之证。慢性肝炎的病程长，日久损及肾阳，而成肝肾两虚之证。因此，慢性肝炎正虚为主要矛盾，尤其肾虚占有很大比重，而伴肾阳虚表现的随病程延长逐渐增多，所以补肾法在慢性乙型肝炎治疗中，无论滋补肝肾还是温补肾阳，都占有重要地位。

慢性乙型肝炎日久，若症见腰膝酸软，面色萎黄或晦暗，畏寒肢冷，纳少腹胀，腹胀便溏，或腹部膨大，或肢体水肿，舌淡胖，脉沉弱等，肾阳亏损，命门火衰，五脏六腑皆失真阳之鼓舞，治疗当益肝肾，补命门，佐以清热利湿为法，药选仙茅、补骨脂、巴戟天、菟丝子等温润补肾阳之品，使温肾阳而不燥，免伤已耗之元精，配合虎杖、白茅根、茵陈等以清热利湿解毒。

上海有医院曾以温肾、壮肾、益肾为主，清热化湿为辅，拟定四个基本方，分别用于 HBsAg 的"健康"携带者、有症状而转氨酶升高者、有症状而转氨酶不高者、治疗后 HBsAg 转阴者。基本药物为仙茅、淫羊藿、菟丝子、巴戟肉、首乌、生地、小蓟、平地木、川连、胡连、苦参、虎杖等，获得显著疗效。王灵台等以补肾法为主治疗乙肝，主要药物为：巴戟天、菟丝子、桑寄生、肉苁蓉、枸杞子、丹参等，经补肾为主的中药治疗后，调整和提高了免疫功能，抑制病毒复制，防止肝细胞坏死和抑制肝纤维化。

凌春萍等应用补肾养肝祛邪方进行了慢性乙肝（肝肾阴虚证）的临床研究，发现以熟地、山萸肉、五味子、茵陈、白芍、丹参、白花蛇舌草、覆盆子、甘草组成的药物，联合恩替卡韦分散片，治疗辨证为肝肾阴虚证的慢性乙型肝炎，有效缓解了临床症状，提高了 HBeAg 转阴率及 HBeAb 阳转率，降低了 HBV－DNA 水平，降低了肝纤维化风险，提高了综合疗效。

治疗慢性肝炎现代医学重视提高免疫功能而达抑制病毒复制作用。傅大名的研究认为，免疫细胞的来源为骨髓干细胞，而中医则认为"肾主骨"而"骨生髓"，故判断免疫活性细胞生成可能与中医的肾相关，选用桑寄生、桑椹子、旱莲草为主治疗。此三药不但具有补肾作用，现代研究认为其对 HBsAg 有实验性抑制作用，故选为主药，佐以具有清化湿热作用，又对 HBsAg 有实验性抑制作用的虎杖、贯众等药，HBsAg 的转阴率为 65.7%。李谋多等应用补肾健脾法治疗慢性乙肝病毒携带者，临床研究显示，补肾健脾中药对携带者具有一定抗病毒及抗纤维化作用。王鸿士等认为治疗慢性乙型肝炎应立足于扶正气（调整和增强全身抗病能力），而以驱邪（消除致病因素）为辅，扶正又以肾阴为本，祛邪则应化湿为先。陈增潭的研究提出，肝炎病毒增殖显著，转氨酶明显增高阶段，中药应用要避免温燥伤阴；当病毒 DNA 多聚酶已经降至正常，血清 HBeAg 转阴，而抗 – HBe 暂未出现，此时则适当加用补气健脾、益肾温阳药物，如黄芪、枸杞子、菟丝子、淫羊藿等，有利于有益抗体出现。欧松研究发现，应用补肾解毒方、健脾解毒方治疗乙肝，观察到二者对外周血树突状细胞功能均有改善，从而达到改善免疫功能作用，但补肾解毒方改善作用更有优势。

总之，在慢性乙肝治疗中，适时应用补肾药物，对改善症状、改善预后、抑制病毒、抗肝纤维化等均有良好作用。

2）补肾治疗恶性肿瘤：祖国医学认为，恶性肿瘤是由正气先虚，留滞客邪，气滞血瘀，邪毒积聚而成，如《医宗必读·积聚篇》所说："积之成者，正气不足，而后邪气踞之。"而恶性肿瘤形成之后能否发展扩散，也决定于邪正相搏，孰胜孰负。肿瘤患者后期，由于病邪久稽，正气消损，常表现出阴、阳、气、血偏虚的见证，因此，在肿瘤治疗上，扶助正气具有非常重要的地位。

肾为先天之本，主藏精，主骨生髓，肾主纳气，主气化，在人体生理及病理上均具有非常重要作用，故在肿瘤治疗上具有非常重要的地位。刘嘉湘用扶正法治疗恶性肿瘤，强调肿瘤之本在于正虚，正虚之本则在肾。所以肿瘤治疗不能忽视补肾，健脾补肾药物改善了免疫功能，延长生存期。有学者根据孙桂芝治疗肿瘤经验，运用滋阴补肾的六味地黄丸为主收到良好效果。

杨宝印对肝癌的治疗研究，指出要辨证、辨病结合，并用辨证论治以调整体。在肿瘤治疗过程中，化疗药物的血液毒性，常限制其充分应用而影响疗效，杨宝印用中药"扶正汤"（熟地、阿胶、何首乌、党参、黄芪、女贞子、枸杞子、薏苡仁、鸡血藤、陈皮、焦三仙等）作为支持疗法后，不仅患者血液白细胞"量"复升，而且亦有"质"改善。吴翰香等提出，近年来所治疗的急性白血病，多数已接受过化疗但未获良效，此类患者可见一派正气损伤之象，如面色㿠白无华，唇舌色淡发白，形体消瘦，气怯声低，脉象细数或濡数，故其治疗用两仪膏合当归补血汤以扶助正气，或以三才封髓丹合六味地黄丸治疗以清滋肾气，多数患者病情缓解。张娜对恶性肿瘤化疗不良反应从脾肾论治进行了研究，也取得较好疗效。

3）补肾治疗慢性再生障碍性贫血：再生障碍性贫血临床多分急性、慢性两种类型，中医归属于"虚劳"范畴，急性再生障碍性贫血发病急，病情凶险；慢性型发病相对缓慢，且病程长。慢性再生障碍性贫血的发病与肾虚紧密相关，先天之本在于肾，肾藏精，肾主骨生髓，"髓不足者力不强，精不足者力不多"，所以，补肾在治疗慢性再生障碍性贫血中占有重要地位。

肾阴虚型用滋补肾阴、填精益髓之法治疗，药用生地、麦冬、女贞子、旱莲草、黄芪、红参、当归、枸杞子、茯苓、菟丝子、山萸肉、首乌、山药、肉苁蓉、巴戟天、阿胶等，北京中医药大学补肾益髓生血法干预治疗障碍性贫血的基础研究，获得了肯定结论。

肾阳虚型当以补肾壮骨、益气温阳为法治疗，药品选择红参、黄芪、麦冬、熟地、云苓、山药、枸杞子、当归、白术、鸡血藤、淫羊藿、补骨脂、附子、肉桂、鹿角胶。王志恒指出慢性再生障碍性贫血病机多为脾肾双亏，以肾为主。临床辨证为肾阴虚损者，治应滋阴养血为法，药用黄芪、当归、龟板、枸杞、阿胶、党参、生地、何首乌、黄柏、知母、丹皮等，或加服生血片、归脾丸等。脾肾阳虚者，治应以脾肾双补为法，可用上方加菟丝子、肉苁蓉、补骨脂治疗，或加生血片、金匮肾气丸等。王金环等采用补肾填精法治疗也取得了很好疗效，明显改善症状及外周血象，并具有调节免疫、刺激骨髓造血功效。王珊等应用健脾补肾法联合小剂量雄激素治疗慢性再生障碍性贫血，两者协同作用显著，加快造血系统功能恢复，降低出血感染发生率，提高患者生活质量。

在慢性再生障碍性贫血治疗过程中，应注意阴阳互根，或重用滋阴方药辅以助阳之品，或重用补阳之品，辅以滋阴之药，要气血阴阳兼顾，阴虚者先滋其阴，阴虚改善后逐步加用温阳之品，温阳补肾可促进造血功能，使血象上升。

4）补肾治疗慢性肾炎：慢性肾炎多表现为水肿、蛋白尿、高血压、氮质血症、酸中毒等，发病主因多为素体脾肾两虚，而房劳过度、劳累、外感以及七情为发病诱因。《丹溪心法》云："夫人之所以得全其性命者，水与谷而已，水则肾主之，谷则脾主之，惟肾虚不能行水，惟脾虚不能制水。"提示脾肾虚损是慢性肾炎发病的重要因素。慢性肾炎主要表现之一是水肿，水肿的发生在于肺的治节、脾的运化转输及肾的气化功能失常，使水湿潴留而成，故《景岳全书》认为"其本在肾"。蛋白为人体重要精微物质，由脾生化，肾封藏，肾虚使封藏失职，精微下泄，则可见蛋白尿。而氮质血症则是因肾之虚损不能分清泌浊，使湿浊留而不去而成，故补肾乃治疗慢性肾炎之重要法则。

慢性肾炎属脾肾阳虚者，除明显水肿、面色苍白之外，可伴畏寒肢冷及腰困酸软，或伴足跟痛，或神疲纳呆，或便溏，或性功能失常，舌胖色淡有齿痕，脉沉细。治疗上当以温阳利水为法，方可用真武汤或附子理中汤合济生肾气丸加减治疗。属肾阴虚者多表现为明显水肿，伴头晕耳鸣，或五心烦热，或口干咽燥，伴见腰脊酸痛，或梦遗，或月经不调，舌质红，苔少，脉细数或弦数。治当以滋阴补肾为法，方可用六味地黄汤或二至丸加生地、山萸肉、桑寄生等治疗。若以蛋白尿为主，酌加生黄芪、黑大豆、菟丝子、薏苡仁、乌梅等品；血尿严重的可加当归、赤芍、丹参、桃仁等活血治疗；水肿明显者可加玉米须、金钱草、杏仁等利尿消肿；严重的氮质血症患者可合用五皮饮、五苓散等方治疗。若病久失治甚可导致慢性肾功能不全。邹云翔认为慢性肾功能不全是肾衰竭致肾的排泄、调节功能失常，人体出现严重代谢紊乱的症候群，强调治疗定要调补肾气，维护胃气，达升阳暖土、和胃降逆之功，同时，还强调整体治疗，治肾而不拘泥于肾。对于病情转归，杨运高认为病程迁延或病情加重，为由阳虚至阴虚转化的过程，早期多呈现阳虚表现，治疗多用温阳利水为法。但温阳之品多存温燥之性，而利水易伤阴液，故致阴精损伤；或应用激素、免疫抑制剂等也可致阴精耗损。因此，在慢性肾炎后期，若运用温阳药而疗效不佳且患者又见口干、大便干、舌红苔黄，滋补肾阴之法则可放胆应用。吴锦美应用六味地黄丸为主治疗慢性肾小球肾炎，血 BUN、血 SCr、1h 尿红细胞排泄率及 24h 尿蛋白定量水平均有显著下降，较单用西药的患者疗效更满意。

5）补肾治疗红斑狼疮：红斑狼疮属中医学"阴阳毒"范畴，张仲景的《金匮要略》中有"阳毒之为病，面赤斑斑如锦纹，咽喉痛，唾脓血"以及"阴毒之为病，面目青，身痛如被杖，咽喉痛"的记载，与红斑狼疮的症状非常相似。红斑狼疮发病之初多为毒热伤营，病久迁延，则致水亏火旺，肾阴亏损。现代研究认为，本病是自身免疫紊乱导致的多脏器受损之病。本病多因先天禀赋不足，肝肾亏损复感外邪或情志内伤而发病。

肝肾亏虚、精血不足则易虚火上炎成阴虚火旺之证，多表现为长期或间断低热、面颧潮红、面部斑片隐约可见，伴腰酸、腿痛或足跟痛，或有四肢乏力、头发脱落、盗汗等症，而脉现细数，舌光红，少苔，治当以滋肾养阴、凉血清热为法，方以知柏地黄丸为主加减治疗。潮热不退者可加青蒿、鳖甲。病变后期或因长期应用激素后，阴损及阳，而成脾肾阳虚者，多见面色苍白、脸面水肿，多伴腹胀便溏及畏寒乏力，舌淡胖多有齿痕，脉细尺弱，治当以温补肾阳为法，以右归饮、济生肾气丸为主加减治疗。临床辨证论治同时，还可加用雷公藤片、昆明山海棠等治疗。郑献敏等认为，红斑狼疮经激素治疗，后期可有不同程度骨质疏松，中医辨证为肝肾亏虚之象，治疗以补肾封髓，滋阴降火。方用黄柏、砂仁、甘草、肉苁蓉、生地、白芍、牛膝、怀山药，共达补肾封髓、滋阴降火之功，改善症状，改善骨密度，抑制骨转换，增加白蛋白而达抗骨质疏松目的。

6）补肾治疗慢性支气管炎：慢性支气管炎是呼吸科临床常见病、多发病，属中医学"咳嗽""痰饮""喘病"等范畴，多反复发作，且经久难愈。本病病因有外感及内伤之别，内伤者与肺脾肾之功能失调关系密切，正所谓久咳"其标在肺，其本在肾"。患者在内伤基础上易由外感诱发，同时肾虚不能纳气而生气短喘促；肾虚蒸化无权水易成痰湿；若肾阳虚命门火衰，致脾阳之运化失司，则水谷之精化亦可聚湿成痰、成饮；肾虚致肺气卫外之功减弱，则外邪易侵袭人体导致慢支反复急性发作。

肾阳虚慢性支气管炎临床较为多见，症见咳声无力，或喘息气促，甚至不能平卧，痰或稀或黏，量多，且难于咳出，可伴腰酸腿软，背冷肢凉，夜尿频多，甚至咳常余沥，舌质淡胖，苔薄白，脉沉细无力。治宜补肾固本为法，方选附桂八味丸、参蛤散、七味都气丸等治疗。药可选人参粉、蛤蚧粉、紫河车粉，配合补骨脂、山萸肉、丹皮、泽泻、五味子、胡桃肉、冬虫夏草等治疗。阴虚可加知母，痰多则加川贝、半夏、桔梗等以祛痰，痰黄加竹沥、天竺黄以清热化痰，畏寒肢冷则加附子、肉桂或桂枝、干姜等温化痰饮。付艳红等用咳喘益肺补肾汤（补骨脂、巴戟天、山药、山萸肉、黄芪、百合、麦冬、五味子、茯苓、陈皮、代赭石等）治疗组 36 例，有效率为 97.2%，而对照组仅为 77.8%。说明补肾法治疗慢性支气管炎疗效可靠，能够重复，且疗效满意。

张强用补肾化痰中药治疗慢性支气管炎，取得良好疗效：以补肾健脾止咳化痰药物为主组方，治疗组有效率93.75%。

7）补肾治疗男性不育症：男性不育症是指男子的生育功能低下，夫妻已同居1年以上而未育者。中医学认为不育之因主要在肾。肾为先天之本，主藏精，为元气之根，主生殖。肾气不足，命门火衰，则必见性功能障碍，或成阳痿而不育之证，或使精子质量下降而不育；若肾阴不足，阴虚火旺，亦可使男子精液不液化，或死精较多或精少不育等。若阳痿及性功能低下，表现为阴茎勃起无力，或举而不坚，或坚而不久，或无性欲，多伴周身乏力、腰膝酸软、夜寐多梦等症状，治疗可用赞育丹（《景岳全书》）温肾壮阳治疗，或用七宝美髯丹加仙茅、狗脊、附子、鹿鞭治疗。范开龙以生育丸（红参、鹿茸、鹿胶、北杞、枣皮、熟地、黄芪、海狗肾、蛤蚧、五味子）治疗无精症，收效良好。郭连澍等人研究发现，补肾壮阳法能提高男子精浆锌含量且能增加精子密度。患者治疗前每毫升精液中有1850万个精子，而经治疗后每毫升精液中精子数达3510万个，差异显著，且精子活动率也由40.32%提高至48.52%。另外，通过动物实验证实，补肾壮阳合剂（菟丝子、淫羊藿、巴戟天、仙茅、枸杞子、潼蒺藜、肉苁蓉、当归）对垂体-性腺轴有显著影响，并具有调节内分泌功能失调的作用，对因内分泌因素导致的男性不育也有效。刘秀德等用自拟生精种子汤（黄芪、当归、淫羊藿、川断、何首乌、桑椹子、枸杞子、菟丝子、五味子、覆盆子、车前子）治疗男性不育、性欲低下及射精无力者，加阳起石、巴戟天，气虚者加党参，失眠多梦者加炒枣仁、合欢花。经300例患者统计分析，有效率达90%以上。该研究还发现，该方的应用能使精子膜表面的胚凝集素受体明显增加，改变蛋白质分子结构特性，并使精子膜结构、功能更成熟。卢金生等在五子衍宗丸基础上研制补肾益精丸治疗肾阴虚男性不育症患者，改善了精子活动力，提高了配偶受孕能力。韩丽等基于命门学说，认为命门火衰导致精子功能减弱，应用右归丸为基础自拟温阳种玉汤治疗命门火衰型弱精子症，取得了较好疗效。

2. 治疗妇科疾病

（1）妇女生理病理与肾命的关系：肾主藏精，主生长发育，主生殖。人生长发育好坏及生殖能力强弱主要由肾的精气所决定。女子"二七而天癸至，任脉通，太冲脉盛，月事以时下，故有子"。肾中精气充盈而"天癸"至。"天癸"是促使月经来潮的重要物质，"天癸"与肾气密切相关，肾气盛"天癸"方能如期而至，月经来潮，故月经与肾气盛衰关系极为密切。

"冲为血海，任主胞宫"，而冲脉为十二经之海，是气血运行之要冲；任脉为阴脉之海，任主胞宫，凡精血津液等阴液均属任脉所司，为妇女养胎之本，然冲任二脉上系于肾，与肾密切相关。妇女妊娠在女子胞，胞脉系于肾，肾气盛则天癸至，肾气盛，则冲任二脉通盛，则月经按时来潮，方能妊娠，故肾与妊娠密切相关。

妇科病的发生机理，主要因于脏腑气血虚损及失调，但其根本在于肾的虚损及肾阴阳失调与偏盛偏衰。肾虚及阴阳失调致冲任虚损，出现经、带、胎、产之病。如肾气虚衰甚，则天癸竭、冲任两脉枯竭而经闭，从而丧失生育能力。因此，肾的功能是否正常对妇科疾病的发生、发展具有非常重要的意义。临床上心脾气虚导致的月经过多，用补益心脾、固气摄血的归脾汤治疗，有效但疗效多不能巩固，原因即因五脏所伤，穷必及肾，加用补肾固冲任之品，多能提高并巩固疗效，达到治本之目的。

（2）从肾论治妇科疾病：

1）月经不调：由肾脏虚弱所引起的月经不调，多为周期先后不定，或经量过多或过少，或崩漏，或经闭。肾主封藏，肾虚可使下元不固，封藏失职，冲任失司，血海蓄溢失常而致月经先后无定期。

肾气虚不能固摄：症见月经周期超前，月经量多，经色淡而清稀，伴神疲乏力，气短懒言，腰膝酸软，少腹空坠，治当以益气养血、补肾固摄为法，方多用大补元煎加味（党参、当归、枸杞子、山药、山萸肉、杜仲、炙甘草、五味子、续断）治疗。

肾阳不足：肾阳虚不能化生气血，亦不能温暖胞宫，故见经期延后，经色淡且量少，伴腹痛绵绵且喜温喜按，腰酸肢冷，面色苍白，大便溏薄，小便清长，白带清稀，舌淡，苔薄白，脉现沉迟，治当以补肾阳、养血调经为法，方用大营煎（枸杞子、杜仲、当归、熟地、怀牛膝、肉桂、炙甘草）加减治疗。若肾阳虚衰，不能温养脾胃，营血不足，血海不充，月经过少，行经不到一日即净，或仅来点滴即止，手足厥冷，舌淡，脉沉而虚，治当温补肾阳，益气养血，药用仙茅、淫羊藿、当归、党参、覆盆子、紫河车、熟地、肉苁蓉、菟丝子、肉桂、甘草等。

肾虚冲任失司：症见经来或先或后，量少色淡，质清稀，面色晦暗，头昏耳鸣，腰酸如折，小腹空坠，夜则溲多，大便不实，舌质淡，苔薄白，脉沉弱，治当以补肾气、调冲任为主，方用固阴煎加味（山药、山萸肉、菟丝子、五味子、党参、熟地、益智仁、川断、桑寄生）治疗。

2）崩漏：崩漏为中医病名，属妇科常见但较复杂的月经病，以发病急骤、暴下如注、大量出血者为"崩"，以病势缓、出血量少、淋漓不绝者为"漏"。与西医功能性子宫出血类似。中医学认为崩漏的发病与肾－天癸－冲任－胞宫轴的功能失调有关，肾气亏损导致天癸失常及冲任损伤，不能制约经血，使子宫藏泄失常而成崩漏之证，故肾虚是致病的根本原因，血瘀、血热等也与崩漏发病相关，从而形成本虚标实之证。补肾法在崩漏的治疗方法中占有重要地位。临床上青春期崩漏治疗，现代医学多应用性激素治疗，部分患者治疗失败多改服中药，通常采用滋补肾阴之法，若属于肾阴阳两虚的病证，就在滋补肾阴基础上加补阳药，多能提高排卵率，控制周期。赵可宁应用补肾为主，兼以扶脾、养肝治疗青春期崩漏，获得很好疗效。更年期女性，肾气渐衰，气血不足，冲任虚损，若后天不足，失去水谷滋养，则气血更虚，易成崩漏之证，故治疗更年期崩漏强调健脾补肾固冲任。

崩漏的治疗，必须强调补肾固本，但当流血过多，急则治标，止血以塞其源也不能忽视。止血过程中，应避免过用收敛涩滞药物，适当应用活血祛瘀药如大黄炭、蒲黄炭、茜草炭等，可防恶血留滞之弊。止血之后，必补肾健脾固本治疗，调整月经周期。肾阴虚者，用六味地黄丸、左归饮加减以滋补肝肾之阴；肾阳虚者，用右归饮或苓术菟丝丸（茯苓、白术、菟丝子、五味子、杜仲、山药、莲子、炙甘草）以补肾助阳治疗；阴阳俱虚者用附桂八味丸加减治疗；兼热及瘀者，随症加减，避免偏颇。陈慧侬教授认为，崩漏肾虚血瘀较多，运用补肾活血法治疗收到良好效果。

3）闭经：闭经在临床上有原发与继发之分。女子月经来潮与停闭，与肾和天癸密切相关。女子二七肾充天癸至，月经来潮，如超年过久月经未至，称原发闭经；月经按期来潮，但因它病而经闭，称继发闭经。闭经亦有虚实之别，虚证者，与肾虚关系极为密切，正如《女科经论》曾引虞天民之说："月水全赖肾水施化，肾水既乏，则经水日以干涸……渐至闭塞不通。"由此可见，肾虚损可致经闭，而肝肾同源，肾虚肝损，肝肾同病，也能导致闭经。孙松奇用补肾疏肝法治疗闭经，收到良好效果。

由肾脏虚衰导致的闭经，多由天癸不至，冲任之脉不充，血海不满，则至而不至，月经不能来潮，多为原发性闭经，治疗当以补肾填精养血为主，酌情佐以活血行气、温经通经之品，可选用集灵膏或固阴煎等加减治疗。人工流产后，最易伤肾导致闭经，金季玲运用补肾为主结合调整周期分期用药方法，治疗人流术后闭经，取得良好疗效。继发性闭经，治疗重点首先治疗原发病，同时兼顾调补冲任，以求原发病愈而崩漏亦除。

4）带下：带下病指女子白带的量、色、质、气味发生异常的疾病，属带脉以下，下焦之疾。赵养葵曾论述："女人带下之疾，带者，奇经八脉之一也……八脉俱属肾经，人身带脉，统摄一身无形之水。下焦肾气损虚，带脉漏下……治法，俱以补肾为主。"所以，带下病的发病与肾、与带脉密切相关。带下病多因肾气虚损而使气不能化精，而精不能生血，反成湿浊下注。肾虚者，八脉亦虚，带脉不引，任脉不固，精不能固涩而滑脱成带下病。肾虚及脾，脾肾两虚，肾气化及脾的统摄失职，兼脾虚生湿，故而湿浊下注成带下病。

带下病的治疗，补肾固本之法为重，兼用健脾固冲、收摄带脉。肾虚带下多见带下清冷无异味，量多质清甚稀如水，常日久不断，多伴腰疼痛如折。肾阳不足，命门火衰，上不能温煦脾阳，下不能温养胞宫，则常伴见四肢不温，少腹冷坠，面色不华，大便稀溏，小便清长，舌淡胖，苔滑，脉沉细而尺弱，治疗可用苍术菟丝丸加减。若带下量多，而绵绵不休，或带下白腻如脂膏，伴腰酸腿软、口干溲赤，舌质红，脉细数，证属肾阴虚亏之带下证，治宜滋阴补肾，以六味地黄汤加减治疗。阴虚有热者，带下色黄或有异味，或赤白相杂，口干咽燥，甚五心烦热，溲赤腰酸，脉细数，舌质红，治宜养阴清热，用知柏地黄丸加减治疗。

5）流产：妊娠不足28周而终止妊娠者称流产。按流产时间分为早期流产（12周前）及晚期流产（12～28周），按流产方式分为自然流产及人工流产。自然流产的发生率占全部妊娠的15%左右，多数为早期流产，先兆性流产是妊娠不足28周而出现的自然流产征象。

中医认为任主胞胎，胞宫上系于肾。肾为先天之本，肾主藏精系胞，所谓"肾以载胎"。可见肾虚无以载胎是先兆性流产的重要原因。凡女子妊娠者，赖肾水以养胎，肾精肾水亏损，而龙雷相火易炽，扰动胎元，胎不固而坠也。

治疗当补肾固冲安胎，方选寿胎丸为主治疗。偏肾阳亏虚者，加黄芪、人参、杜仲、艾叶以补肾安胎；偏肾阴不足者，则加地黄、女贞子、枸杞子、菟丝子等滋阴填精。脾为后天之本，先天之本赖后天滋养，脾虚则肾更亏损，故治疗流产补肾同时兼健脾有助于提高疗效。

先兆流产是临床保胎治疗的重点，其基本病因也与肾和冲任虚损密切相关，且多兼血瘀之象。因此治疗上，补肾固冲安胎为主，健脾化瘀为辅。骆春等应用益君化瘀补肾安胎汤治疗先兆性流产疗效肯定。

6）不孕症：不孕的医学定义为 1 年以上未采取任何避孕措施，性生活正常而没有成功妊娠。主要分为原发不孕及继发不孕，原发不孕为从未受孕，继发不孕为曾经怀孕以后又不孕。根据这种严格的定义，不孕是一种常见的问题，影响 10% ~ 15% 的育龄夫妇。引起不孕的发病原因分为男性不育和女性不孕。

《圣济总录》谓："妇女所以无子者，冲任不足，肾气虚寒故也。"故肾虚是不孕的重要原因。但是，不孕病因复杂，有因禀赋不足，下元虚损，冲任虚衰，不能摄精成孕者；有因病伤及先天，或经期摄生不慎，涉水感寒，致真阳不足，命门火衰，而胞脉失于温煦，寒湿滞于冲任及胞脉，不能摄精成孕者；有房事过度，耗伤精血，以致冲任血少，不能凝精成孕；甚则阴血不足，阴虚内热，热伏冲任，热扰血海，以致不能凝精成孕。故不孕治疗当在补肾基础上辨证治疗，真阳不足、命门火衰者以补肾暖宫为主，用右归丸加减；肾阴不足者，用六味地黄丸或左归饮之类治疗；肾阴阳俱虚者，可用毓麟珠（八珍汤加菟丝子、杜仲、鹿角霜、川椒）治疗。孙月丽等以补肾之法为主治疗无排卵的不孕患者 48 例，方用熟地、山药、山萸肉、菟丝子、覆盆子、淫羊藿、肉苁蓉、附子、肉桂，阴虚者用熟地、山药、山萸肉、菟丝子、覆盆子、炙龟板、枸杞子、淫羊藿、当归。对诊为多囊卵巢综合征者，酌加化痰软坚药物，如冰球子、象贝、皂角刺等。48 例患者中有 24 例经治疗后妊娠，其中 16 例黄体不健者，在滤泡期治疗以补肾为主，排卵后治疗则用活血补肾法，必要时酌情加用少量雌激素，以提高 FSH 及雌激素水平，提高妊娠率。有人还通过实验研究证实，补肾中药可以促进女性雌激素分泌，诱导排卵，并改善子宫内膜对胚胎接受性，提高妊娠率。

3. 治疗儿科疾病

（1）小儿生理病理及发病与肾命学说的联系：小儿以脏腑娇嫩、形气未充为生理特点，表现为生机旺盛，且发育迅速。脏腑娇嫩指五脏六腑功能皆属不足，并以肺、脾、肾三脏不足尤为突出。肺主气司呼吸；脾为后天之本，主运化；肾为先天，蕴真阴真阳，真阴真阳充盛与否不仅关系到小儿体质的强弱，还关系到生长发育及五脏强弱。因为五脏之阴赖真阴的滋润，五脏之阳赖真阳的温养，所以肾于小儿尤为重要。虽真阴真阳赖于后天脾胃气血滋养，但脾的运化功能又需肾的温煦，才能发挥其健运功能。故小儿的生长发育、体质强弱及抗病能力皆与肾有密切关系，"小儿稚阳未充，稚阴未长者也"。"阴"是人体精、血、津液等物质的总称，"阳"为脏腑的各种生理功能活动之体现，"稚阴稚阳"之论说明小儿物质基础与生理功能均不完善。小儿肾气未盛，故前人有"肾常虚"之说。

小儿的发病与肾虚密切相关，若因父母体弱，或中年以后所生，或妊娠之时失养，或孕育不全，或为早产胎儿，均可使小儿先天禀赋不足，形体可见儒弱，脏腑可见不荣。肾主骨生髓，肾气亏虚，则不足以充养骨骼筋脉，不足以温煦五脏，使小儿体质及功能均受影响，发育迟缓而成五迟、五软之证。

小儿生机蓬勃，活力充沛，脏气清灵，反应敏捷，病虽变化迅速，但治疗也易趋康复，此为小儿疾病的主要特征。

（2）从肾论治儿科疾病：

1）扶脾固肾治鸡胸：鸡胸又称鸽胸，指胸骨向前隆起畸形，状如鸡、鸽子之胸脯形状，故称为鸡胸。鸡胸是仅次于漏斗胸的前胸壁胸廓畸形，占所有胸壁畸形的16.7%，半数以上在11岁以后才发现。中医学认为鸡胸是先天禀赋不足，后天调护失职，以致脾肾虚损，骨质柔弱而发生。肾为先天而主骨生髓，脾为后天为气血生化之源。若脾肾亏损，则气血不足，而骨无以长，髓无以充，则致畸形。临床多见体质羸瘦，面色无华，气短神疲，胸廓突出，状如鸡胸，颅囟晚闭，并可伴肌肉松弛，腹胀食少，大便失调，或见五迟五软之象，舌淡，脉缓。治疗以健脾补肾、益气养血为主，多用补天大造丸（《医学心悟》，药用黄芪、党参、白术、当归、枣仁、远志、白芍、山药、茯苓、枸杞、熟地、胎盘粉、鹿角、龟板等诸药为细末，炼蜜为丸）。肾虚甚而见颅骨软薄、囟门迟闭者，可用补肾地黄丸（《医案金鉴》熟地、泽泻、丹皮、山萸肉、牛膝、山药、鹿茸、茯苓）、左归丸、右归丸、斑龙丸或龟鹿二仙膏等治疗。食欲欠佳者，加焦三仙以开胃消滞；烦躁夜惊者，酌加酸枣仁、茯神、龙齿等以宁心安神。阎田玉等研究应用健脾益气暖肾之法，用生黄芪、党参、丁香等，制成益儿糖浆Ⅰ号，治疗鸡胸，收到良好疗效。

2）补肾填精治龟背：龟背，是指小儿生长发育障碍发生的畸形，其脊骨弯曲隆起，状如龟背，多由于先天不足，后天失养，肾气虚，不能充养骨髓、督脉致脊骨痿弱，逐渐变成畸形，是佝偻病的症状之一。《幼幼集成》曰："此证盖由禀父母精髓不足，元阳亏损者多有之。"故龟背的发生与先天之本密切相关。脊骨在背部正中，为督脉所主，而肾气通于督脉，故先天不足，精髓亏损，则督脉虚脊柱软而弯曲，背高变形如龟。此外，也有由胎孕所致，生下即见驼背者；又或幼儿调护失宜，骨气未全，即令久坐，以致脊骨渐成弯曲畸形者。

由肾气亏损所致龟背者，可伴见发育迟缓，或见五迟五软，或见智力呆钝，或见神疲乏力，面色苍白无华，四肢不温。治当补益肾气，填精益髓，方可选左归丸或龟鹿二仙胶等治疗，并可重用续断、杜仲、牛膝、菟丝子、补骨脂、狗脊、龟板等补肾固脊之品，阳虚甚者可改用附桂以温阳壮火，阴虚甚可改用左归丸等育阴滋水。

3）补益肝肾治五软：五软为以头项软、口软、手软、足软、肌肉软为主要表现的病证，为小儿时期主要的生长发育障碍性疾患。其发病主要由于父母因素，多因父母精血不足，或母孕期多病致胎元失养，使胎儿先天禀赋不足；或因出生后调护失宜，五脏气血虚衰而成五软之证。

肾为先天之本，肾主藏精，主骨生髓，肾虚则骨弱，筋骨痿弱无力；肾精不足，不能充髓补脑，则生长发育缓慢，智力不足，反应迟钝；肾虚及肝脾，则筋脉肌肉痿软，手足无力。肝肾亏损明显者多见生长发育缓慢，反应迟钝，形体羸弱，精神困倦，筋肉松弛，头倾颈软，手足、肌肉筋骨软弱无力，或难于立行，幼儿指纹淡而晦，舌淡苔白，脉沉细弱。治当以补益肝肾，填补精髓为法，可用补肾地黄丸加减治疗；肾精不足明显者，酌加补骨脂、肉苁蓉、菟丝子、枸杞子、龟板、杜仲等补肾填精之品；脾肾阳虚者可加附桂以温阳。

4）补肾养肝治五迟：五迟是指小儿发育缓慢，出现立迟、行迟、发迟、齿迟和语迟的现象。清朝名医张璐曾在《张氏医通》中描述："五迟者，立迟、行迟、齿迟、发迟、语迟是也。""盖肾主骨，齿者骨之余，发者肾之荣，若齿久不生，生而不固，发久不生，生则不黑，皆胎弱也，良由父母精血不足，肾气虚弱，不能荣养而然，若长不可立，立而骨软，大不能行，行则筋软，皆肝肾气血不充，筋骨痿弱之故。"由此可见，五迟者皆因先天不足、后天失养致肝肾亏损所致。肾主骨，肝主筋，肝肾精血不足，不能营注筋骨而立迟、行迟、齿迟；见面白无华，目暗无神，反应迟钝，毛发迟生，语迟齿缓，站立行走迟于同龄儿童。肝肾不足，精血亏虚，不能充盈脑髓，上荣头目，故目无神采，发缓语迟，智力呆钝。治疗宜补肾养肝填精为主，可用六味地黄丸酌加枸杞子、菟丝子、女贞子、巴戟天、肉苁蓉等。立迟、行迟为主者，可选用补精再造丸（胎盘粉、枸杞、熟地、山萸肉、东北晒参、白术、茯苓、龟板）或健步虎潜丸等治疗以填精补髓，强筋健骨。

5）培元补肾治解颅：解颅为胎儿生后，颅骨间缝隙及囟门均未按时闭合的现象。早在宋代钱乙的著作《小儿药证直诀》有云："年大而囟不合，肾气不成也。"所以解颅的病因，主要是先天禀赋不足，肾气亏损所致。肾为先天之本，肾主骨生髓，与生长发育密切相关。肾虚则不能养骨生髓充脑，以致颅骨缝裂开，颅囟逾期不合；也有大病之后，水耗精亏，火气上炎，灼髓炼脑，则颅缝开解，囟门不闭，因成解颅。

解颅之证，多见形体消瘦，毛枯发黄，皮肤干涩无华，神情呆钝，目暗无神，囟门宽大，颅逢开裂，头皮菲薄，脉络显露，或食欲不振，或二便不知，指纹多淡或青紫而晦，脉沉而细弱。治疗多以补肾益髓为法，选用补肾地黄丸以补肾填精益髓。头颅增大，囟门饱满者，则为肾虚气化失职，水聚颅脑所致，治宜补肾填精基础上，加温阳利水之品以促气化，如桂枝、猪苓、白术、车前子等；肾虚髓热者，可选六味地黄丸酌加龟板、青蒿、地骨皮等清热洗髓。

6）填精补髓治囟陷：囟陷是指小儿囟门不平而显著凹陷之证，触之多柔软，往往因为急性热病、严重腹泻或过于利尿，导致阴液精血耗损，真气下陷而成。临床多见囟门明显凹陷，形体羸瘦，精神萎靡不振，毛发枯黄，面白无华，目暗无神，反应迟钝，气短懒言，或兼见肌肤不温，腹冷便溏等。

由于先天禀赋不足，元气亏虚，又过度泻利，阴精耗竭，脑髓不充，以致囟门凹陷。治以填精补髓、益气扶元为法，可选大造丸加减治疗。病程日久，肾虚及脾，脾胃失运者，可用扶脾健胃散（《中医虚损学说及其临床应用》）合六味地黄丸治疗。肾阳虚衰较甚者，或久泻脾胃虚寒者，可酌情加外用乌附膏（雄黄、川乌、生附子为细末，晨起空心贴敷囟陷）。

7）补肾治痴呆：痴呆是智力发育障碍的一种疾患，轻则智力低下，反应迟钝；重则智力严重缺陷，生活不能自理。导致本病的先天性因素是父母早婚多育，或纵淫多欲，近亲婚配，父母精血虚损，失于胎养。其病机是肾精虚损致髓海不足，致大脑发育不良而痴呆，轻者，可见反应迟钝，举止粗鲁无礼，不能接受正常教育，学习成绩差，头短眼突，两眼距较近，鼻根低而平，舌伸口外，流涎较多，但生活尚能自理；重者智力严重缺损，生活不能自理，并可兼五软、五迟等表现。治宜补肾填精养髓，选用河车八味丸（《幼幼集成》紫河车、地黄、丹皮、大枣、茯苓、泽泻、山药、麦冬、五味子、肉桂、熟附片、鹿茸）治疗。兼语迟者，可加服菖蒲丸（《医宗金鉴》人参、石菖蒲、麦冬、远志、川芎、当归、乳香、朱砂）；病情严重者，治当填精养髓，温壮肾阳，佐活血开窍之品，当选河车八味丸加人参、五灵脂、水蛭粉等治疗。

现代医学研究表明，脑功能障碍往往有脑缺血缺氧的情况，开窍活血药物可改善脑部微循环，增加脑部血供及氧供，故痴呆治疗于补肾的基础上佐丹参、水蛭、石菖蒲、地龙等品，对于小儿脑功能失调具有良好作用。徐俊冕的研究用补肾开窍活血中药（鹿角粉、熟地、砂仁、生龙骨、石菖蒲、炙远志、丹参、炙龟板、枸杞子、益智仁）治疗痴呆（儿童精神发育不全）19 例，疗程 3 ~ 9 个月，显效 5 例，有效 10 例，无效 4 例，并指出补肾药物可增进现存神经元的功能，结合适当康复训练，智力得到不同程度的改善。

4. 治疗老年疾病

老年病的特点主要为脏腑阴阳气血虚衰，正如《内经》指出的一样，人的生长壮老已均与肾有关，衰老与肾关系密切，所以肾虚是老年病发病尤为重要的原因，补肾法为主防治老年病，在老年医学中占有重要地位。

（1）肾虚与老年病：探讨衰老与肾的关系是中医衰老学说的重要内容。生长壮老已描述了人生命现象的自然过程。中医认为衰老是正常生理过程，人体盛衰与先天之本肾密切相关，而衰老主要与肾虚相关，肾虚衰老说占据中医衰老学说重要地位。近年来，老年病的临床研究逐渐增多，沈自尹等从肾的研究中发现肾阳虚证的主要发病环节为下丘脑（或更高中枢）的调节功能紊乱，而老年人甲状腺及性腺（男）轴的异常改变和肾阳虚证甚为类似，故肾阳虚证之外象意味着下丘脑－垂体－靶腺轴有一定程度的未老先衰，所以衰老与内分泌功能减退也有密切关系。补肾法对下丘脑有明显作用，而补肾法与健脾法，在神经内分泌系统及免疫系统方面体现的延缓衰老方面的作用不同，补肾法抗衰老更为显著。老年慢性支气管炎属肾阳虚者，用温补肾阳之法治疗，也确能改善患者甲状腺轴和/或肾上腺轴功能。近年研究也显示，具有抗老功效的中药方剂，以补肾为多，而补肾法可干预免疫衰老与炎性衰老，从而发挥抗老延寿作用。

（2）从肾论治老年病：

1）补肾治疗冠心病：冠心病全名为冠状动脉粥样硬化性心脏病，因粥样硬化而产生了冠脉管腔狭窄或闭塞，导致心肌缺血缺氧而引起。我国古代医学文献有很多类似记载，如《素问·藏气法时论》中有："心病者，胸中痛，胁支满，胁下痛，膺背肩胛间痛，两臂内痛。"中医学认为此病发生与年老体衰致肾气不足、嗜膏粱厚味而损伤脾胃、七情内伤而气滞血瘀，以及思虑劳倦伤及心脾等因素相关，但与肾虚最为密切。肾命学说认为命门水火为脏腑之主，为真阴真阳，命门火衰真阳不足则鼓舞其他内脏之阳不足，五脏功能受损，心肝脾肺四脏之病亦生。在心则心的动力减退，此即心阳虚微，而现胸闷、气短、心悸、脉迟，现代医学称为心动过缓，此乃病之表象，但病之根本则在肾。而肾命之真阴虚损，肾阴不足则不能滋养其他内脏之阴，阴虚则火旺，热灼津液为痰，痰热上犯于心也可发病。治疗上，命门火衰肾阳虚损所致者，可用附桂八味丸，亦可增鹿角胶、巴戟天、淫羊藿等，或用右归丸加味。真阴不足、阴虚火旺生痰者，可用十味温胆汤。阴虚阳浮致血压高者，可以天麻钩藤饮或杞菊地黄丸治疗。肾阳虚并血脂高者，可在原方中加淫羊藿、补骨脂、肉苁蓉、灵脂等治疗。阴虚血脂增高者，可于方中加入首乌、决明子等治疗。丛敬运用补肾活血法治疗冠心病心律失常，生活质量明显改善，心电图改善率及总有效率方面明显优于对照组，疗效确切。滑振等评价分析了补肾益气活血法治疗冠心病心绞痛的疗效，显示补肾益气活血药物在改善临床症状、血脂、心电图、血压、心率方面均明显优于对照组，指出补肾益气活血法为冠心病重要治法。

2）补肾治疗高血压：高血压病属于中医学"眩晕""头痛"范畴。《灵枢·海论》中"髓海不足，则脑转耳鸣"的记载与高血压病表现非常相似。多因情志失调、饮食不节及内伤虚损，导致老年人阴阳失调而发病。肝肾阴虚、肝阳上亢则致下虚上实之证，出现头晕头痛、耳鸣耳聋及失眠。肾阴亏损不能上承滋养于心而心火亢盛，则见心悸、健忘、不寐等。因此，治疗必从调节阴阳入手，结合标本缓急，分清主次轻重。肝肾阴虚者，可应用左归丸加减治疗；阴虚火旺者，当用知柏地黄丸加减治疗；而命门火衰者，用右归丸或肾气丸加减治疗。肾命学说认为肝肾阴虚、阴虚火旺等多源于元精耗损、精血不足，故填补肾精可以有效治疗老年肾虚型高血压，并取得满意的降压效果。杨传华等以补肾和脉法论治老年高血压，认为老年高血压病年高肾虚、痰凝血瘀、络脉自病为病机关键，而肾虚为本。补肾和脉法能降低血压，改善心肌结构，逆转高血压心室重塑。

3）补肾治疗糖尿病：糖尿病属中医学"消渴"范畴，认为其发病与过食膏腴体肥、七情所伤以及房室不节、精虚肾燥有密切关系，此与《诸病源候论》所述"房室过度，致令肾气虚耗，下焦生热，热则肾燥，燥则渴，然肾虚又不得传制水液，故随饮小便"一致。消渴的病机多认为是积热伤阴致阴虚火盛，虚火耗伤肺、脾、肾之阴。热伤肾阴，肾阴不足，精气亏虚，固摄无权，精微不藏，则见多饮多尿，或尿似脂膏，或尿有甜味。此病虽亦有热在肺、在胃、在肾之分，但病理上均为阴虚火旺，病本均在肾。在治疗上，徐泽民等倡用补肾健脾、益气养阴治法治疗糖尿病，降低血糖及血黏度，改善血液流变学，取得较好疗效。

4）补肾治疗老年性便秘：老年性便秘临床多见，并有血虚、热结、气虚、寒凝等不同。老年人肾阳不足而致温煦无权，则寒自内生，并凝滞肠胃，导致肠胃传导不利而津液不行，故引起排便艰难，正所谓"凡下焦阳虚，则阳气不行，阳气不行则不能传送而阴凝于下，此阳虚而阴结也"。

老年肾阳不足可导致便秘，可见大便艰涩排除困难，或小便清长，或面色苍白，或四肢不温，喜热怕冷，或腹中冷痛，或腰脊酸冷，舌淡苔白，脉沉迟。治当温阳通便为法，方可用济川煎加减治疗。肾虚甚者多加熟地、杜仲、肉桂、枸杞子等治疗，有热者加黄芩以清热，气虚者加人参、黄芪以健脾益气。

老年肾阴亏损，血少肠燥亦导致便秘，多见大便努挣难下，伴腰膝酸软，头晕心悸。治以滋阴培元、养血润肠为法，可选五仁丸加肉苁蓉、枸杞、熟地、当归等治疗。老年习惯性便秘，常因努责而致气喘头汗，头目眩晕，深以为苦。老年习惯性便秘患者多伴有高血压，治疗不能见秘则通泻，应从调理肝肾入手，因肾司二便、肝主疏泄故也。处方可用制首乌、生地、女贞子、白芍、草决明、肉苁蓉、白蜜少许。气盛上实者，酌加苏叶宣达肺气以应大肠；气衰致努责无力者，可加黄芪、桔梗以振之，此以下病而取上之法也。

5）补肾治疗脑血管病：脑血管病主要包括脑出血、脑梗死、脑动脉硬化等，在中医学多属于"中风""眩晕"等范畴，多是人体在衰老过程中出现，与肾虚有密切关系。《刘河间医学六书·风论》说："肾水真阴衰虚，心火邪热暴盛，而僵仆或卒中久不语。"叶天士在《临证指南医案·中风》中也提出："精血衰耗，水不涵木……肝阳偏亢，内风时起。"而在治疗上提出，水不涵木而内风时起者，治当滋液息风，补阴潜阳；阴阳并损者，治当温柔濡润。中风后遗症患者，见半身不遂、口眼㖞斜、语言不利，且伴心悸气短、腰膝酸软、音喑失语者，属肾精亏，治当滋阴、补肾、利窍，方用地黄饮子去附、桂治疗。钟碧华等运用补肾活血开窍方（熟地、山茱萸、菟丝子、黄芪、丹参、红花、当归、半夏、石菖蒲等）结合西医常规治疗，治疗急性脑梗死45例，并观察了脑梗死敏感指标血清 S100 钙结合蛋白（S100β）和神经炎特异性烯醇化酶（NSE），补肾活血开窍方组更显著降低了 S100β 和 NSE，疗效更显著。王云亭等用益气补血通络方治疗气虚血瘀型脑梗死恢复期患者，显著提高了疗效，改善了肢体活动能力。补肾法在脑血管病治疗中占有重要地位。

6）补肾命与抗衰老：肾命学说认为命门为水火之宅，肾为先天之本。命门之火化精为气，具有激发和维持机体各种生理功能的独特作用，是生命活动的原动力。随着年龄的增长，人年五十以上，命门之火日衰，化气藏精之能下降，机体各种功能逐渐衰退，故命门火衰、真阳虚损是衰老的主要原因。衰老易导致老年性疾病，而老年病又加快衰老进程，所以历代医家论及衰老，皆重视温肾阳、补命火，而防治老年病同样离不开补肾之法。叶天士云："老年衰惫，无攻病成法，急护真阳为主。"现代研究发现，神经内分泌及免疫功能低下，与衰老关系密切，而补肾法对下丘脑有明显改善作用，对老年人性腺轴有良好影响，使血清中睾酮明显升高，改善衰老状态。补肾温补命门药物有非特异免疫功能增强剂的作用。李昌煜研究分析了历代 13 部有代表性的方书，书中所载长生、耐老、不老或延寿方剂有 124 首，而温肾为主者有 87 首，占70.2%。常用药以淫羊藿、仙茅、附子、肉桂、巴戟天、补骨脂、锁阳、菟丝子、肉苁蓉等为主。研究还指出，温肾药可对机体组织细胞起到普遍的增强和保护作用，有利于改善机体功能低下，并能提高免疫功能，促进多种激素代谢及细胞能量代谢，可刺激造血功能。"脑为髓之海""肾主骨生髓"，肾与脑密不可分，故脑髓不足者，当以补肾为主治疗。研究显示，补肾生髓中药对老年性痴呆、大脑发育不全、脑细胞退化、脑萎缩等疾病，取得了较好治疗效果。对具补脑益髓、补阳滋阴功能的龟龄集进行统计研究，发现龟龄集对动物巨噬细胞、网状内皮系统的吞噬功能有促进作用，对溶血抗体的产生能力也有显著改善作用，且对大脑皮层也有兴奋和抑制双重作用，同时，还能增强动物肾上腺皮质功能。陈可冀等用清宫寿桃丸（益智仁、生地、枸杞子、胡桃肉）治疗 73 例有衰老见证的老年人，并用维生素 E 做对照，表明两组在衰老见证积分平均值下降方面，有非常明显差异，提示寿桃丸改善衰老作用优于对照组，其延缓衰老则是通过补肾阴、益肾阳而达到可喜结果。年龄增长和衰老，人体抗氧化活性会降低，所以在抗衰老方面，抗氧化活性药物起着重要作用。清宫寿桃丸可降低血浆过氧化脂质含量，认为抗氧化活性作用，可能是清宫寿桃丸延缓衰老的主要效能。

5. 治疗五官科疾病

（1）五官科疾病的形成与肾命的关系：肾主藏精，为"作强之官"，开窍于耳。肾的功能正常，精气充沛，则髓海不虚而耳聪。正如《灵枢·脉度》云："肾和则能闻五音矣。"肾衰精气不足者，耳失荣养，则功能不健而听觉下降甚至失聪，肾虚亦可使耳易受邪毒滞留而成耳病。肾阴虚者阴精亏损则无以制火，虚火上炎耳窍而成耳病；肾阳虚者，则阳气不足，温煦生化功能受损，则寒湿易于停聚，若上泛耳窍，则可出现耳聋耳鸣、眩晕、耳窍流脓等疾患。

鼻为气体出入之门户，鼻为肺窍，肺为气之源，肾为气之根，故鼻病与肺、肾相关。肺气虚为鼻病主因，但肺、肾同源，肾虚及肺，则致鼻窍生理功能失常。肾藏精，肾精亏损者，则精微不能输布于鼻窍，亦致鼻病。《素问·宣明五气》说："肾为欠为嚏。"若肾气不固，摄纳则无权，致精气输布失常，鼻功能失健，同时更易被邪毒所犯而发鼻病；如肾阴亏损，虚火必上炎，易损伤鼻窍而出现鼻衄等鼻病。

咽喉为多条经脉循行交会之所，与脏腑关系密切。肾主藏精，受五脏六腑之精而藏之，同时肾又应五脏六腑之需而供其精气，因此，肾之功能正常，咽喉得精气濡养则功能健旺。若久病劳伤，或纵欲过度使肾精亏耗，不能濡养咽喉，则可致喉暗、喉痹等疾病。

肾主骨生髓，而齿为骨之余，故《仁斋直指方》指出："齿者骨之所终，髓之所养，肾实主之，经云：肾衰则齿豁，精固则齿坚。"若肾精亏损，不能濡齿，或阴虚火旺，虚火上炎，均可致齿痛、口疮等。

肾主骨生髓通于脑，肾精充沛者髓海必盈满，则目有所养而视物清明。瞳神在脏属肾，目之所以能视万物与肾精上承养目有密切关系，如《审视瑶函》中所述："真精者，乃先后二天元气所化之精汁，先起于肾，次施于胆，而后及乎瞳神也，凡此数者，一有所损，目病生矣。"因此，若肾真阴不足，命门火衰，则能引起圆翳内障、青盲、视瞻昏渺等目疾。

（2）从肾论治耳科疾病：

1）滋阴补肾治疗慢性脓耳：脓耳是指以耳膜穿孔、耳内流脓为主要表现的耳病，有急性与慢性脓耳之分。慢性脓耳多为急性脓耳之毒久困耳窍不去而成，但亦与先天不足或劳伤肾精致肾元亏损、抗邪力弱有密切关系，《疡科心得集》曾说："因肾精真阴亏损，相火亢甚而发。"肾主骨生髓，而耳为肾窍，肾虚则耳部骨质松脆，不耐脓耳湿热邪毒之腐蚀，久则邪毒内陷，引起脓耳变症。肾虚导致的慢性脓耳，临床多见耳部流脓日久，缠绵难遇，脓液时流时止，或止而复流，甚者脓出黑腐臭秽，或有豆腐渣样物。听力异常多为混合性耳聋。肾阴虚者，则见腰膝酸软，耳聋耳鸣，口干心烦，舌红无苔，脉细数。肾阳虚者，则见肢体畏寒，夜尿频多，面色苍白，而脉沉细弱，舌质淡。

慢性脓耳者，肾元亏虚为病之本，湿热久蕴为病之标，属本虚标实之证，治以标本兼治，以本为主。肾阴亏虚之慢性脓耳，当以滋阴降火为法，可用六味地黄汤加木通、夏枯草以滋阴补肾，清热渗湿治疗，亦可用滋阴地黄丸（熟地、茯苓、山萸肉、丹皮、菊花、黄柏、首乌）加减治疗；肾阳虚之慢性脓耳，治宜温壮肾阳，多用附桂八味丸加减治疗；肾虚兼湿热之邪者，可在以上用药基础上配合去腐生肌之药如皂角刺、桃仁、乳、没、泽兰、红花等治疗，另可用胡桃肉油加冰片少许滴耳治疗。

2）滋肾益精治疗耳鸣耳聋：耳鸣是指患者自觉耳中鸣响，导致听觉异常；耳聋是指患者听力减退，轻者部分失聪，重者全然不闻任何声音。耳鸣耳聋发病也多分虚实两类，虚者多因肾精亏损，如《景岳全书》中说："若精气调和，肾气充足，则耳目聪明，若劳伤血气，精脱肾惫，必至聋聩，故人于中年之后，每多耳鸣，如风雨，如蝉鸣，如潮声者，是皆阴衰肾亏而然。"肾精亏损致耳鸣耳聋，临床表现为耳内时有蝉鸣声，由轻至重，夜间尤甚，或心烦寐差，或头晕目眩，腰膝酸软，或纳差口干，舌红少苔，脉细弱或细数。肾精亏损者，清窍失养，则耳鸣、耳聋日渐加重；肾受五脏六腑之精而藏之，肾中真水亏耗则相火妄动，则多伴虚烦不寐。治疗宜补肾益精荣窍，滋阴潜阳，方用耳聋左慈丸（《广温热论》）加减治疗。若兼见肾阳虚，畏寒肢冷、阳痿早泄、舌淡脉沉弱者，宜补肾壮阳，可用附桂八味丸加磁石、白蒺藜、菖蒲等治疗。

林文森等的研究用补肾药物治疗小儿药物性（致聋药物为庆大霉素、卡那霉素、链霉素）耳聋 30 例，药用淫羊藿、骨碎补、黄精、何首乌、龟板、川芎、石菖蒲、葛根、僵蚕、磁石、水蛭，诸药水煎浓缩并干燥制成冲剂口服，结果显效者 11 例，有效者 8 例，总有效率达 63.3%，认为补肾药为主结合活血通窍药物，能避免内耳细胞不受卡那霉素等药物毒性损害，从而保护和恢复了内耳柯替器结构和功能，改善了听力。补肾药还通过改善内分泌功能和调整环核苷酸达到保护内耳功能的目的。

3）填精益髓治疗耳眩晕：耳窍司听觉，司平衡，耳窍因外感内伤致病，则听觉失常，平衡功能失调，可引起眩晕，临床多见内耳眩晕，而髓海不足是造成耳眩晕的重要原因。若先天禀赋不足，或过劳伤肾，精髓不足则致髓海空虚，必致耳窍失养，成脑转耳鸣之证。正如《灵枢·海论》所说："髓海不足，则脑转耳鸣，胫酸眩冒，目无所见，懈怠安卧。"肾阴亏虚、水不涵木而致肝阳上亢扰及清窍者，也能导致眩晕之证。素有耳鸣者，眩晕时作，眩晕时耳鸣加重，听力进一步减退，或见腰膝酸软，或见心烦多梦、手足心热，或精神涣散记忆力差，舌红少苔，脉弦细数。治疗以滋阴补肾、填精益髓为法，当选杞菊地黄丸加味治疗。髓海空虚甚者，酌加鹿角胶、龟板胶等药物填补精髓；肝阳上亢甚者，加夏枯草、生牡蛎、钩藤、栀子等平肝潜阳降火。

（3）从肾论治鼻科疾病：

1）补肺益肾治鼻鼽：鼻鼽是指突然发作或反复发作，以鼻痒、打喷嚏、流清涕为特征的鼻病，与现代医学的过敏性鼻炎相似，属变态反应性疾病。本病的发生主要由于肺气虚，卫表不固，风寒乘虚入侵而成，正如《证治要诀》所言："清涕者，脑冷肺寒所致。"反复发作之鼻鼽又与脾虚、肾气不足有关，尤其肾气亏虚摄纳无权，气不归原，阳气易于耗散，风邪得以内侵而为病。鼻鼽临床多表现为鼻腔发痒，喷嚏频作，流大量清鼻涕，鼻塞胀闷，多阵发性发作，早晚多发，往往发病和消失均较迅速，症状消失则如常态。通过鼻腔检查多见黏膜苍白或淡红，可见水样分泌物。治疗此病，肺脾气虚者可用玉屏风散合苍耳子散；肾气亏虚，肾阳不足者，治宜温阳固肾纳气，药用金匮肾气丸加减。肾阴不足者可用六味地黄丸加减治疗。龙如章等曾用六味地黄丸加麦冬、五味子治疗变态反应性鼻炎 43 例，收到良好疗效，并发现六味地黄丸既可促进细胞免疫功能，促进免疫球蛋白合成，提高机体抵抗力，又可抑制抗体生成，抑制过敏反应，起到虚者补之、实者泻之、低者升之、高者抑之的双向调节作用。张珺珺等认为过敏性鼻炎与肾阳虚关系密切，应用温补肾阳之法治疗获良效。

2）滋养肝肾治疗鼻衄：鼻衄即鼻出血，可以由多种原因引起，热者多与肺热、胃热相关，而虚者多肝肾阴虚。肝肾阴虚而虚火上炎，火热之邪伤及鼻络，血不循经，遂从鼻窍溢出。临床多见鼻出血血色淡红，时作时止，口咽干燥或伴五心烦热，舌质或红或绛而少津，舌苔少，脉细数。治当滋补肝肾，凉血止血，方选知柏地黄丸加减治疗，是谓治疗常法。夏德馨则用益脾肾、敛浮阳之法治疗鼻衄收良效。

（4）从肾论治咽喉科疾病：

1）滋阴降火治疗虚火喉痹：喉痹是指内外邪毒结聚咽喉，致气滞血瘀，经脉痹阻，出现咽喉红肿疼痛、阻塞等现象。由于脏腑亏损虚火上炎所致为虚火喉痹，尤其肺肾阴虚、虚火上炎为多，与慢性咽炎类似。临床主要表现为自觉咽中不适、微痛，有灼热感、异物感，症状较轻，病情较缓，晨轻夜重，兼见腰膝酸软，虚烦失眠，头晕耳鸣，口干，舌质红嫩，脉细。治疗当滋阴降火为主，并辅以清利咽喉，多用知柏地黄丸加玄参、麦冬、石斛等治疗；若咽部黏膜萎缩伴干燥无津液者，则养阴润燥，除烦清火，多用二阴煎加栀子、百合等治疗。

2）滋阴润燥治疗阴虚喉癣：本病发于咽喉部，其形似癣，又属阴虚之证，故名阴虚喉癣，多为肺结核并发症。多由素体阴虚，或七情所伤，或劳损伤阴，使肾阴亏耗，水不济火，虚火上炎上灼肺金，导致肺中津液耗伤，咽喉失于濡润而成。临床多见咽喉干燥而痛，吞咽更甚，声音嘶哑，甚者失音，严重溃烂时疼痛剧烈，甚至放射至耳部，严重者影响进食。咽喉检查多见咽部黏膜溃烂，覆盖污秽分泌物，多呈灰黄色，喉部黏膜凹凸不平，呈淡红色，或形成溃疡，或兼见咳嗽咳痰，甚至痰中带血，面色潮热，颧红盗汗，舌质红嫩，脉细数。本病为本虚标实之证，标在咽喉，本在肺肾，实为肺肾阴虚，津液枯涸不能上滋咽喉所致，故而治疗当滋阴润燥生津，正如《辨证奇闻》中指出："仍须补肾中之水，而益其肺气，以大滋其化源，兼用杀虫之味，以治其癣。"方选知柏地黄丸合生脉散以益气养阴生津。若伴咯血，加侧柏叶、茜草根、藕节等品以凉血止血。

3）滋养肺肾治疗慢喉喑：慢喉喑是指久病重病使肺金亏虚，肾阴不足而引起的声音不扬，甚至嘶哑失音的慢性虚性喉病。人之声音虽然出于肺，但却根于肾。肺主气司呼吸，肾主藏精，肺肾二脏功能正常，方能肺气旺盛，肾精充沛，而声音方能洪亮，如肺肾虚损则声音嘶哑甚至失音。慢喉喑多见发声低沉而费力不能持久，甚则声音嘶哑，经久不愈，喉痛不适，咽干喉痒。局部检查多见声带红肿伴边缘增厚，或有声带小结，声带及喉部常有少许分泌物附着，发音时可见声门闭合不全，或见颧红唇赤，或见虚烦不寐，手足心热，舌红而干，少苔或无苔，脉细数无力。治当滋养肺肾，清利咽喉，可用百合固金汤加知母、黄柏治疗，若兼血瘀痰凝，可于上方加丹皮、赤芍、僵蚕、郁金、川贝、瓜蒌、海浮石、蝉蜕等品治疗。

（5）补肾治疗口齿疾病：

1）滋阴益肾治疗虚火牙痛：牙痛是牙齿疾病和牙周疾病的常见症状，牙痛分虚实。肾主骨，齿为骨之余，牙齿之病与肾关系密切，而虚火牙痛发病与肾虚相关。

肾阴亏损，水不制火，则虚火上炎，灼烁牙龈而痛；骨髓空虚，齿失荣养，使牙齿浮动而痛。虚火牙痛见牙齿疼痛不剧或隐隐作痛，牙龈淡红，日久龈肉萎缩，牙齿松动，咬物费力，常于午后痛甚，舌质红嫩，脉细数。治当滋阴益肾，降火止痛，方药选知柏八味丸加味治疗。张子宏治疗虚火牙痛主张以补肾为主，兼顾他脏，标本兼顾。他强调肾胃同治，慢性牙周炎常因肾阴亏耗而水不制火，胃火上冲而牙痛，治以滋肾清胃当属标本兼顾之法。另外，张学能等还主张滋肾尚宜平肝。肾水素亏，水不涵木，则肝火易盛，并可下劫肾阴，故对阴虚阳亢的牙痛，须填真阴同时辅助潜亢阳，多用杞菊地黄丸、知柏地黄丸及二至丸等加石决明、怀牛膝等品治疗以滋阴降火，平肝潜阳。李燕等也应用滋阴降火补肾止痛方（石膏、熟地、知母、牛膝、防风、白芷、麦冬、鹿角胶、龟板胶、菟丝子、细辛等）治疗肾虚牙痛 48 例，总有效率为 93.8%。

2）益髓坚齿治疗牙宣：牙宣是以龈肉萎缩，牙根宣露，牙齿松动，经常渗出血液或脓液为特征，发生在牙齿支持组织的一种慢性、破坏性疾病。其发病有多种因素，但多因肾阴虚损引起。肾阴亏损，真水不能上达，虚火上炎致龈肉损伤，日久牙齿动摇露根，严重者牙龈溃烂萎缩，兼手足心热，舌质红，少苔，脉细数。治当用滋阴补肾，益髓坚齿之法，应用六味地黄丸加枸杞、龟板、杜仲等治疗；兼胃热者，合用玉女煎加减治疗；兼肾阳不足者，可用安肾丸（《太平惠民和剂局方》）加减治疗。

3）滋养心肾治疗口疮：口疮多指口腔黏膜上生溃疡，状如豆，色黄白，又名口疳，多由于素体阴虚，加之病后亏耗真阴，或劳累过度伤及心肾，阴液不足，虚火上炎至口腔而发病；另有因病势缠绵，阴损及阳，阴阳两虚之证。口疮易于反复发作，日久不愈，此起彼伏，舌红无津，苔少，脉细数。治当滋阴养血，清降虚火，方选四物汤加黄柏、知母、丹皮等治疗。若真阴亏损，相火妄动，心烦不得卧，宜可用黄连阿胶鸡子黄汤加枸杞以滋阴养血，清虚火；肾阴虚甚无热者，可用六味地黄汤加麦冬、五味子治疗。

（6）补肾治疗眼科疾病：

1）滋养肝肾治疗圆翳内障：圆翳内障为眼科常见病，是指睛珠逐渐混浊，视力缓慢下降，甚至失明的慢性眼病，多见于中老年人。其发病多与年老体衰、肝肾虚损，精血不足不能上荣于目相关。症见视物不清，或眼前有固定阴影，或明处视蒙，暗处视清，或视近清晰，视远昏蒙。目无红肿，亦无痛痒，随睛珠混浊视力日降，终致视物不清甚至失明，脉沉细弱，证属肝肾两亏、精血亏损。治当滋补肝肾，益精养血，用杞菊地黄丸或石斛夜光丸（《审视瑶函》）治疗。

2）补肾益肝治疗视瞻昏渺：视瞻昏渺是以眼睛外观良好，不红不痛，但视力减退，视物不清，或眼前灰白色斑影，或中心部黄灰色圆形阴影，以致视物变形为临床特点的眼病，与现代医学的中心性浆液性视网膜脉络膜炎、亚急性或慢性视神经炎、视网膜血管炎等类似。其发病与肾关系密切，以肝肾阴虚，精血耗损，目失所养多见。若兼见眼干眼涩，头晕耳鸣，或伴腰膝酸软，遗精早泄，舌红苔薄，脉细微者，治当滋养肝肾，用杞菊地黄丸加减。若见肾阳不足，伴见形寒肢冷，夜尿频多，脉沉无力者，治以温补肾阳为法，选右归丸加减治疗。邓子宏分型辨证治疗中心性浆液性视网膜脉络膜病变，肝肾不足者用明目地黄汤（生地、山药、茯苓、泽泻、丹皮、山萸肉、五味子、当归、车前子、枸杞）收良好疗效。邓子宏等认为中药治疗中心性浆液性视网膜脉络膜病变，不会损害视网膜色素上皮细胞，并可改善身体素质，还通过调节体液代谢，恢复视网膜色素上皮细胞功能。薛屿认为中心性浆液性脉络膜视网膜病变为正虚伏邪致病，多为肝肾阴虚、脾肾两虚、气滞血瘀型三型，辨证论治中非常重视肾的重要性，取得良好疗效。李玉涛等以六味地黄汤化裁治疗前部缺血性视神经病变 39 例，疗效显著，其中 22 眼视力恢复 1.0 以上，29 眼治疗后视力恢复至 0.4 ~ 0.9。而视野缺损也有所恢复，20 眼视野恢复正常或接近正常。雷嘉启等用知柏地黄汤为主方治疗 21 例（23 只眼）急性视网膜色素上皮炎，治疗结果显示治愈 19 只眼，有效 3 只眼，无效 1 只眼，治疗应用时间平均 25.7 天，并发现知柏地黄汤改善了视网膜色素上皮病变，且安全可行，经治绝大多数患者视力可增进至 1.0 或 1.0 以上。

3）滋养肝肾治疗青盲：青盲是指视力缓慢下降而致不辨人物，不分明暗，但眼睛外观如常人的眼病，与晚期视神经萎缩类似。其发病多因肝肾不足，精血耗损不能荣目引起；或先天禀赋不足，肾阳虚损，脾阳不足引发。临床表现为患眼外观良好，无红肿，无翳障，初起自觉视物不清，后视力下降终致失明，眼底检查以视神经萎缩为主要特点，但因本病的病因及原发病位不同，临床表现亦各有不同，对本病的治疗多辨证论治。对于肝肾不足者，宜应用滋补肝肾之法，选用杞菊地黄丸或明目地黄丸加减治疗；对于脾肾阳虚者，宜温补脾肾治疗，多用附桂八味丸合补中益气汤加减。

（陆春玲）

参考文献

［1］沈自尹．中医肾的古今论［J］．中医杂志．1997，38（1）：48－50.

［2］翁维良，于英奇．郭士魁老中医治疗糖尿病的经验［J］．广西中医药，1982（1）：1－2.

［3］高宴梓，李鸿涛，张逸雯，等．余瀛鳌辨治糖尿病经验［J］．中医文献杂志，2019，37（27）：55－57.

［4］夏德馨，夏华珍．中医药治疗 HBsAg 阳性乙型肝炎 90 例［J］．上海中医药杂志，1979（6）：21－22.

［5］王灵台，陈建杰，高月求，等．补肾法为主治疗慢性肝病的临床研究［J］．中医药通报，2005（2）：26－31.

［6］凌春萍，毛德文，陈月娇，等．补肾养肝祛邪方治疗慢性乙型肝炎肝肾阴虚证临床研究［J］．山东中医杂志，2016，35（12）：1035－1038.

［7］傅大名，罗日永．贯桑合剂治疗乙型肝炎表面抗原（HBsAg）阳性的初步临床观察［J］．新中医，1981（8）：24－26，23.

［8］李谋多，付德才，华忠，等．补肾健脾法治疗慢性乙肝病毒携带者临床研究［J］．辽宁中医杂志，2014，41（11）：2392－2394

［9］王鸿士，钱英，朱曾柏，等．乙型肝炎证治［J］．中医杂志，1985（4）：10－14.

［10］陈增潭．慢性肝炎"浊絮"试验异常的辨证论治［J］．中医杂志，1984（10）：32－34.

［11］欧松，孙克伟，彭建平，等．补肾解毒方与健脾解毒方含药血浆对慢性乙肝病毒感染不同免疫状态患者外周血树突状细胞功能的影响［J］．中西医结合肝病杂志，2013，33（2）：208－214.

［12］施志明，刘嘉湘，韩明权，等．健脾补肾法为主治疗恶性肿瘤 115 例［J］．

上海中医药杂志，1993（12）：1-2.

［13］吴继．刘嘉湘扶正法治疗恶性肿瘤经验［J］．辽宁中医杂志，2010，37（6）：992-993.

［14］王振华．孙桂芝学术经验传承录［M］．北京：中国中医药出版社，2012.

［15］钱伯文，潘国贤，顾丕荣，等．肝癌证治［J］．中医杂志，1985（12）：4-7.

［16］吴翰香，张亭栋，顾振东，等．白血病证治［J］．中医杂志，1985（10）：13-16.

［17］张娜，曹勇．恶性肿瘤化疗毒副作用从脾肾论治［J］．新中医，2010，42（10）：1-2.

［18］北京中医药大学中医学院．基于中医"肾髓系统"理论——补肾益髓生血法干预障碍性贫血的基础研究——北京中医药大学中医学院赵宗江教授团队学术研究进展［J］．世界科学技术-中医药现代化，2017，19（5）：707-720.

［19］王志恒．中西医结合治疗再生障碍性贫血的体会［J］．中西医结合杂志，1985（12）：749-750.

［20］王金环，于海艳，孙凤，等．补髓填精法治疗慢性髓劳病的临床疗效观察［J］．黑龙江中医药，2015（5）：24-25.

［21］王姗，陈建玲，孙继生，等．健脾补肾活血法联合小剂量雄激素治疗慢性再生障碍性贫血临床观察［J］．光明中医，2019，34（24）3807-3809.

［22］蒯伟勇．邹云翔教授肾病学术思想特色与成就［J］．新中医，1989（4）：5-8.

［23］杨运高．论肾阴虚与慢性肾炎［J］．新中医，1989（8）：1-2，6.

［24］吴锦美．补肾利湿活血法治疗慢性肾小球肾炎临床研究［J］．中华中医药学刊，2015，33（1）：227-229.

［25］王承德，沈丕安，胡荫奇．实用中医风湿病学［M］．第2版．北京：人民卫生出版社，2009.

［26］朱仁康，张镜人，顾伯华，等．红斑性狼疮证治［J］．中医杂志，1985（11）：10-13.

［27］郑献敏，王辉，徐剑锋，等．补肾封髓汤治疗肝肾阴虚型红斑狼疮30例临床观察［J］．湖南中医杂志，2020，36（5）：57-59.

［28］付艳红，苏履东．老年支气管炎（慢性）经咳喘益肺补肾汤治疗效果研究［J］．中西医结合心血管病杂志，2018，6（22）：156-157.

［29］张强．补肾化痰中药治疗慢性支气管炎的临床疗效［J］．内蒙古中医药，2018，37（12）：25.

［30］范开龙．生育丸治疗男性不育症［J］．湖北中医杂志，1986（1）：54.

［31］郭连澍，袁曙光，蔡文娟，等．补肾壮阳法治疗男性不育症的机理探讨［J］．中医杂志，1989（10）：26-27.

［32］刘秀德，李广义，隋义壮．中药对男性不育症患者精子质膜的影响［J］．中

西医结合杂志，1990（9）：519－521，515.

[33] 卢金生，卢锦燕. 补肾益精丸治疗肾阴虚男性不育症患者临床研究 [J]. 新中医，2015，47（4）：125－127.

[34] 韩丽，谭文举，韩雯雯，等. 基于命门学说运用自拟温阳种玉汤治疗命门火衰型弱精子症 [J]. 中医药临床杂志，2019，31（10）：1947－1950.

[35] 闫周丹，赵可宁. 赵可宁主任补肾调周法治疗青春期崩漏的经验 [J]. 世界中医药，2016，11（4）：656－661.

[36] 李卫红. 陈慧侬教授运用补肾活血法治疗崩漏经验 [J]. 四川中医，2016，34（6）：7－9.

[37] 孙松奇. 补肾疏肝法治疗闭经 [J]. 世界最新医学信息文摘，2017，17（88）：128.

[38] 刘婕，闫颖. 金季玲运用补肾调周法治疗人流术后闭经经验 [J]. 湖南中医杂志，2016，32（11）：36－37.

[39] 骆春，谢正华，徐慧婷. 益君化瘀补肾安胎汤治疗先兆流产临床观察 [J]. 世界临床医药，2016，37（5）：328－331

[40] 孙月丽，俞瑾. 100例不孕妇女治疗后妊娠的分析 [J]. 中医杂志，1985（1）：36－37.

[41] 蔡清霞. 补肾调经法治疗不孕不育症的临床观察 [J]. 临床合理用药杂志，2017，10（31）：92－94.

[42] 阎田玉，凌筱明. 补益药治疗小儿佝偻病 [J]. 中医杂志，1985（6）：37－38.

[43] 徐俊晃. 补肾法治疗儿童精神发育不全的初步观察 [J]. 中医杂志，1985（1）：38－39.

[44] 沈自尹，胡国让，许德盛，等. 补肾和健脾在延缓衰老作用中对比研究 [J]. 中西医结合杂志，1987，7（10）：584－587.

[45] 沈自尹. 肾的研究进展与总结 [J]. 中国医药学报，1988（2）：58－61.

[46] 沈自尹. 肾阳虚证的定位研究 [J]. 中国中西医结合杂志，1997，17（1）：50－52.

[47] 夏世金，俞卓伟，沈自尹. 补肾法干预免疫衰老和炎性衰老重建稳态的研究 [J]. 中国老年学杂志，2010，30（2）：265－267.

[48] 丛敬. 补阳活血法治疗冠心病心律失常的临床研究 [J]. 世界中西医结合杂志，2017，12（6）：797－799.

[49] 滑振，张哲，张帆，等. 补肾益气活血方药治疗冠心病心绞痛随机对照试验系统分析 [J]. 辽宁中医药大学学报，2017，19（9）：82－85.

[50] 杨传华，陆峰，王震，等. 补肾和脉方对老年单纯收缩期高血压左室向心性肥厚的影响 [J]. 新中医，2013，45（12）：29－31.

[51] 杨宝，黄丽娜，杨传华. 补肾和脉法论治老年高血压 [J]. 中西医结合心脑

血管病杂志，2017，15（14）：1803 - 1805.

　　［52］徐泽民，刘峰.健脾补肾方配合常规西药治疗2型糖尿病的临床疗效及对血糖及血液流变学的影响［J］.实用中西医结合临床，2016，16（2）：19 - 20.

　　［53］周兵.补肾润肠法治疗老年习惯性便秘的临床效果观察［J］.临床合理用药，2019，12（12）：57 - 58.

　　［54］钟碧华，薛伟新，陈炜.补肾活血开窍方治疗急性脑梗死45例临床观察［J］.湖南中医杂志，2020，36（5）：1 - 3.

　　［55］王云亭，孙林娟，李静，等.益气补肾通络方治疗气虚血瘀型脑梗死恢复期肢体活动不利的临床观察［J］.内蒙古中医药，2020，39（4）：3 - 6.

　　［56］李昌煜.温肾药抗衰老作用的研究探讨［J］.浙江中医杂志，1989（4）：172.

　　［57］陈可冀，周文泉，李春生，等.清宫寿桃丸延缓衰老的临床及实验研究［J］.中医杂志，1985（7）：25 - 28.

　　［58］林文森，石志兴，马恩明，等.补肾药物治疗小儿药物性耳聋的临床及实验研究［J］.中西医结合杂志，1989（7）：402 - 404.

　　［59］龙如章，胡怀忠，唐孝达，等.六味地黄丸治疗变态反应性鼻炎疗效观察［J］.中西医结合杂志，1990（11）：691 - 692.

　　［60］张珺珺，王丽华，胡蓉，等.变应性鼻炎与肾阳虚及温补肾阳法关系的探讨［J］.中国中西医结合耳鼻喉科杂志，2015，23（6）：478 - 480.

　　［61］周曾绮.夏德馨用益脾肾、敛浮阳法治鼻衄二例［J］.中国医学文摘—五官科学，1985（1）：43.

　　［62］张子宏，陶福兴.以治肾为主治疗牙周炎的经验［J］.中医杂志，1984（4）：19 - 20.

　　［63］李燕，何成邦.滋阴降火、补肾止痛方治疗肾虚牙痛48例报告［J］.山东医药，2010，50（37）：63.

　　［64］邓子宏.中心性浆液性视网膜脉络膜病变的诊治［J］.中医杂志，1985（7）：55 - 56.

　　［65］薛玙.中医辨证治疗中心性浆液性视网膜脉络膜病变临床分析［J］.中国继续医学教育，2017，9（21）：190 - 191.

　　［66］李玉涛，魏淳.六味地黄汤加味治疗前部缺血性视神经病变39例［J］.中西医结合杂志，1990（10）：630.

　　［67］雷嘉启，杨钧，唐由之，等.知柏地黄汤治疗急性视网膜色素上皮炎的临床观察［J］.中医杂志，1986（7）：27 - 28.

四、补肾方剂的演变与发展

　　汉代张仲景擅长治疗虚损疾患，并创肾气丸治疗下元虚损；宋代钱乙善治儿科诸疾，并结合少儿体质，肾气丸中燥热之桂、附二药而成六味地黄丸，用于治疗小儿肾怯诸证；元代朱丹溪提出"阳常有余，阴常不足"，认为六味地黄丸"壮水之主，以制阳光"不足以治疗阴虚火旺之证，故倡导滋阴降火，并创立大补阴丸等处方；明代医家很多擅长温补，盛行温补学说，薛己、赵献可等医家对肾气丸及六味地黄丸予以肯定并加以发挥，演绎变通，尊为补肾命水火的神剂，对后代乃至现代影响极大。但明代张景岳提出不同观点，不同于六味地黄丸、大补阴丸等补泻兼施之法，主张补即"必须精一不杂"，并且应"阴中求阳，阳中求阴"，其创制的左归丸与右归丸为补肾命水火之剂，颇受后人青睐。清代时因温病学说发展日盛，叶天士、吴瑭等医家又提出了温病补肾之旨，并组大定风珠、小定风珠等名方；而现代医家对补肾方剂也进行了深入研究，并结合现代科技研制出补肾新方，补肾益寿片、肾炎温阳片、八子补肾胶囊等即是其代表。所以补肾方剂备受重视，并不断完善发展。

（一）金匮肾气丸为补肾之祖方

1. 金匮肾气丸

金匮肾气丸为汉代张仲景所创之补肾名方，别名众多，有崔氏八味丸、八味肾气丸或八味丸，也有人称其为桂附地黄丸。

药物组成中，干地黄八两，山药、山茱萸各四两，泽泻、牡丹皮、茯苓各三两，桂枝、炮附子各一两。（注：《太平惠民和剂局方》将桂枝改为肉桂，干地黄改为熟地黄，后世医家皆从之）

主治：肾阳不足，下元气虚诸证。在《金匮要略》一书凡见有五：一是"崔氏八味丸，治脚气上入，少腹不仁"（《金匮要略·中风历节病脉证并治第五》）；二是"虚劳腰痛，少腹拘急，小便不利者，八味肾气丸主之"（《金匮要略·血痹虚劳病脉证并治第六》）；三是"夫短气有微饮，当从小便去之，苓桂术甘汤主之，肾气丸亦主之"（《金匮要略·痰饮咳嗽病脉证并治第十二》）；四是"男子消渴，小便反多，以饮一斗，小便一斗，肾气丸主之"（《金匮要略·消渴小便不利淋病脉证并治第十三》）；五是"妇人病饮食如故，烦热不得卧，而反倚息者，何也？师曰：此名转胞不得溺也，以胞系了戾，故致此病，但利其小便则愈，宜肾气丸主之"（《金匮要略·妇人杂病脉证并治第二十二》）。此五段论述虽症状不甚相同，但均存在肾阳不足、肾气虚损、气化失权之因，故均用肾气丸以温补肾阳、振奋下元之气。

方中用大量干地黄以滋补肾阴；用山茱萸、山药以滋补肝脾，兼滋补肾中之阴；而配小量桂枝、附子以温补肾阳，有微微生长少火而生肾气之意。正如《医宗金鉴》所说："此肾气丸纳桂附于滋阴剂中十倍之一，意不在补火，而在微微生火，即生肾气也。"此乃肾气丸配伍特点之一也。方中所配泽泻以泻肾降浊，丹皮以清泻肝火，茯苓以渗脾湿，此三药又称为"三泻"，与"三补"之药相配，则补中有泻，达补而不腻之效，此为肾气丸的配伍特点之二也。

2. 金匮肾气丸演变诸方

肾气丸创立之后，后世医家推崇备至，宋代钱乙减温燥之品变化而成六味地黄丸；

宋代严用和在肾气丸基础上创制济生肾气丸及十补丸；而至明代，易水学派更倡温补学说，尤其以薛己、赵献可、张景岳为主要代表，不但生理上偏重肾命水火，在病理上也主张肾命水火失调是疾病根本，在治疗上更善调肾命之水火，故肾气丸被尊为温补命火的神方，特别是赵献可对肾气丸更是推崇并加以发挥演绎，并认为"医家不悟先天太极之真体，不穷无形水火之妙用，而不能用六味、八味之神剂者，其于医理尚欠大半"（《医贯·水火论》）。此后，清代高鼓峰、董废翁、吕晚村等皆宗赵献可之旨，也常用八味丸加减调补命门之火以疗百疾。有人统计，以肾气丸为底方化裁而出的古今方剂已多达近百首，可见肾气丸对后世医家的影响之大。今举其中数首以示其变。

（1）济生肾气丸：原名为加味肾气丸，出自《济生方》卷四。本方调整了肾气丸某些药物的用量，其增加方中附子用量，减少了熟地用量，还加入川牛膝及车前子两味药物，以加强温阳利水之效。主要治疗肾阳不足之腰重脚肿、小便不利等症。

（2）十补丸：十补丸方出自《济生方》卷一，此乃肾气丸方加入鹿茸、五味子而成。鹿茸为血肉有情之品，可温肾阳、益肾精，五味子补肾纳气，诸药合之补肾之阴阳，以治肾阳虚损，精气不足之证，与肾气丸相比，其补力更强。

（3）《备急千金要方》肾气丸：

1）方一：干地黄八分，肉苁蓉六分，麦门冬、远志、防风、干姜、牛膝、地骨皮、葳蕤、山药、石斛、细辛、甘草、附子、桂心、茯苓、山茱萸各四分，钟乳粉十分，公羊肾一具。治虚劳，肾气不足，腰痛阴寒，小便频数，或有余沥，阴囊湿冷，尿有余沥，精自出，阴痿不起。

2）方二：桂心四两，干地黄一斤，泽泻、山药、茯苓各八两，牡丹皮六两，半夏二两。治肾气不足，形体日趋羸瘦少气，耳聋目䀮。

（4）补肾丸：《证治准绳·类方》第八册方，药有：巴戟天、炮姜、芍药、山茱萸、桂心、远志、细心、菟丝子、泽泻、石斛、黄芪、干地黄、当归、蛇床子、牡丹皮、肉苁蓉、人参、炮附子、甘草各二两，石菖蒲一两，茯苓半两，防风一两半，羊肾二枚。治肾虚耳聋。

（5）滋肾保元汤：《医宗金鉴·外科心法要诀》卷六十九方，药有：人参、白术、茯苓、当归身、熟地、黄芪、山茱萸、牡丹皮、杜仲各一钱，肉桂、制附子、炙甘草各五分，生姜三片，大枣二枚，莲子七个。治鹳口疽，气血虚弱溃而敛迟。

（6）加减八味丸：《审视瑶函》卷五方，药有：熟地八两，山药、山茱萸各四两，白茯苓、泽泻、牡丹皮各三两，五味子一两，肉桂一两。治肾水不足、虚火上炎而致的目光失序，发热作渴，口舌生疮，或牙龈溃烂，咽喉作痛，或形体憔悴，盗汗。本方也可看作六味地黄丸加肉桂、五味子而成。

（7）温肾汤：《罗氏会约医镜》方，药有：熟地八两，山药、枣皮各四钱，泽泻一两二钱，茯苓、补骨脂各三两，五味子二两，菟丝子、肉桂、附子各四两。治五更及天明泄泻，久年不愈。

（二） 六味地黄丸开滋补肾阴之先河

六味地黄丸，原名地黄丸，又名六味丸（《小儿药证直诀》卷下方），药有：熟地黄八钱，山茱萸四钱，干山药四钱，泽泻、白茯苓去皮、丹皮各三钱。主治小儿"肾怯失音，囟开不合，神不足，目中白睛多，面色㿠白"等症（《小儿药证直诀》）。以上描述诸症，均属肾阴亏虚、精不上承之证，即钱乙所述"肾怯"之证。本方为肾气丸基础上减桂附而成，乃补肾阴温柔之剂，在配伍上其继承了肾气丸三阴并补、补肾为主、补中有泻、补而不腻的特点。

在宋代之前，补肾多为培补下元精气，如《金匮要略》之肾气丸也，但却有过用香燥之弊。宋代钱乙结合少儿稚阴稚阳体质特点，恐过用香燥损阴伐阳，故独辟蹊径，用柔润之剂治疗少儿诸疾，六味地黄丸正是钱乙由肾气丸变化而出柔润补肾之剂的代表方。

六味地黄丸虽为钱乙为少儿而设，但后世医家却尊其为"直补真水之圣药"（《四库全书总目提要》），且并不仅限于儿科，还扩展其临床应用范围。尤其在明代肾命学说发展的鼎盛时期，很多医家如薛己、赵献可等，常用六味地黄丸调补肾水以疗百疾，认为医者不能不会用六味。受此影响，一些医家擅长用六味地黄丸化裁方治疗临床诸证，兹举历代六味地黄丸加减方介绍如下。

（1）益阴肾气丸：此方为《兰室秘藏·眼耳鼻门》之方，以六味地黄丸为基础加当归尾、五味子、柴胡、生地黄而成。治肾脏亏虚而神水宽大，视物时初有昏暗，逐渐出现空中黑花及内障，神水淡绿色或淡白色诸证。

（2）知柏地黄丸：此方原名滋阴八味丸，有曾名为知柏八味丸、凉八味丸等，出于《景岳全书·新方八阵》，方以六味地黄丸为基础加知母、黄柏而成。治疗阴虚火旺、下焦湿热之证。张景岳早年对丹溪十分推崇，此方之制即受丹溪之滋阴降火思想影响。但景岳还认为"阳非有余，阴常不足"，故对丹溪之苦寒泻火并不赞同，阳非有余，恐苦寒之剂再伤之。

（3）麦味地黄丸：此方又称八仙长寿丸，出自《寿世保元》之卷四，方由六味地黄丸加麦冬、五味子而成。主治年高体弱之人，阴虚而筋骨柔弱无力，或面无光泽或面色暗淡，少食多痰，或喘或咳，或憔悴盗汗，或二便艰涩频数，或阳痿，或足膝痿软无力及发热作渴等证。

（4）杞菊地黄丸：此方出自《医级·杂病类方》卷八，以六味地黄丸为基础加枸杞子、菊花而成。主治肝肾不足而致眼花歧视，或干涩目痛诸证。

（5）八味地黄丸：此方出自《傅青主女科·产后编》卷上，以六味地黄丸为基础加五味子、炙黄芪而成。主治产妇产后虚汗不止之证。

（6）滋水清肝饮：此方出自《医宗己任编》卷六，是以六味地黄丸为基础加柴胡、白芍、栀子、酸枣仁、当归而成。主治一切因燥火生风之证，可见发热、胁痛及耳聋口干，亦可见手足及头面似觉肿起等。

（7）都气丸：此方又称七味都气丸，方出《医宗己任编》，以六味地黄丸为基础加补肾纳气药物五味子而成。主治肾阴亏虚而气喘呃逆诸证。

（8）滋水生肝饮：此方出自《校注妇人良方》卷八，以六味地黄丸为基础加五味子、柴胡、白术、当归、甘草而成。主治肾虚肝郁而致诸证，症见月经不调，或小便淋沥不尽，或两胁胀满不适，或小腹作痛等。

（9）益阴汤：此方出自《类证治裁》卷二，由六味地黄丸减去茯苓，加入白芍药、麦门冬、五味子、地骨皮、莲子、灯心草而成。治疗阴虚有热盗汗诸证。

（10）七味地黄丸：此方出自《疡医大全》卷九，以六味地黄丸为基础加肉桂而成。主治肾水不足，虚火上炎诸证，见发热作渴，口舌生疮，或牙龈溃烂，或咽喉作痛等。加入肉桂并不在温阳，而意在引火归原。此用法在清代《张氏医通》《石室秘录》等书中多见，证实引火归原之法于清代有所发展，但此法也带来一些弊端而遭人诟病。

（三）大补阴丸等方创滋阴降火之大法

大补阴丸，原名大补丸，出自《丹溪心法》卷三，药有：黄柏炒褐色，四两，知母酒浸炒，四两，熟地黄酒蒸，六两，龟板酥炙，六两，上为末，猪脊髓和蜜丸。主治阴虚火旺，骨蒸潮热，盗汗，咳嗽，咯血，吐血，烦热易饥，足热疼痛等症。

虎潜丸，又名健步虎潜丸，《丹溪心法》卷三方，药有：黄柏半斤、酒炒，龟板四两，酒炙，知母三两，酒炒，熟地黄二两，陈皮二两，白芍二两，锁阳一两半，虎骨一两，炙，干姜半两。主治肝肾不足，筋骨痿软。

补阴丸，《丹溪心法》卷三方，药有：黄柏盐酒炒，半斤，知母酒浸炒、熟地黄各三两，龟板酒浸炙，四两，炒白芍、陈皮、牛膝各二两，锁阳、当归各一两半，虎骨酒浸酥炙一两，为末，酒煮羊肉和丸。主治阴虚有热，筋骨痿软。

以上三方均为丹溪之方，均用苦寒泻火并坚阴之黄柏、知母，配合纯补真阴的熟地、龟板共用而达滋阴降火的目的，这也正是丹溪三方配伍的最大特点。

唐宋时代，士大夫阶层醉心于服用丹药，主要为温热辛燥补品，《太平惠民和剂局方》即为典型代表著作。朱丹溪所处时代，"局方"依然盛行，医者滥用辛热燥烈药物，造成许多病人伤阴劫液之弊。丹溪目睹其状，潜心研究，致力于纠偏补弊而著《局方发挥》等著作。丹溪在继承前人特别是刘完素"火热论"的基础上，提出了"相火论"与"阳常有余，阴常不足"等理论。丹溪曰："人身之阴气，其消长视月之盈缺。故人之生也，男子十六岁而精通，女子十四岁而经行，是有形之后，犹有待于乳哺水谷以养，阴气始成，而可与阳气为配……可见阴气之难于成……《内经》曰'年至四十，阴气自半，而起居衰矣。'又曰：'男子六十四岁而精绝，女子四十九岁而经断，夫以阴气之成，止供给得三十年之视听言动，已先亏矣。人之情欲无涯，此难成易亏之阴气……主闭藏者，肾也；司疏泄者，肝也。二脏皆有相火，而其上系属于心，君火也，为物所感则易动，心动则相火亦动，动则精自走，相火翕然而起。"（《格致余论·相火论》）看来丹溪所谓'阴不足'主要是指肾所藏的阴精难成易亏，"阳有余"是指肝肾相火容易妄动而言。这就是说，丹溪认为人体本来就潜在着"阴不足，阳有余"之功能状态，稍有不慎即会造成相火妄动以致"煎熬真阴，阴虚则病，阴绝则死"（《医学启源》）。故丹溪提倡抑相火而防阴精耗损，体现于用药中则以滋阴降火为法，其所创之大补阴丸、虎潜丸及补阴丸等方皆为此义。当然，其重用黄柏、知母名曰"大补"，与张元素（"黄柏能泻膀胱龙火，补肾水不足，知母能大补益肾水又能坚肾阴、泻肾经火"）及李东垣用黄柏、知母、肉桂冠以滋肾丸等不无关系。尽管后人对此颇有异议，但其理论及大补阴丸、虎潜丸、补阴丸等方的用药原则，为后人创滋阴降火之大法产生很大影响，使补肾又有发展。如清代吴谦释大补阴丸曰："今时之人过欲者多，精血既亏，相火必旺，真阴愈竭……盖此时以六味补水，水不能遂生，以生脉保金，金不免犹燥，惟急以黄柏之苦以坚肾，则能制龙家之火，继以知母之清以凉肺，则能全破伤之金。若不顾其本，即使病去，犹恐复来，故又以熟地、龟板大补其阴，是谓培其本、清其源。"（《医宗金鉴·删补名录方论》）并认为"是方能骤补真阴承制相火，较之六味丸功效尤捷"（《医宗金鉴·删补名录方论》）。所以，吴谦称："震亨发明先圣千载未发之旨，其功伟哉。"（《医宗金鉴·删补名录方论》）《四库全书总目提要》也评曰："其说谓阳易动阴易亏，独重滋阴降火。创为阳常有余阴常不足之论。"在丹溪滋阴思想及大补阴丸等方剂的基础上，后代医家继承创新，又创出数首滋阴降火的良方以治阴虚火盛诸证，列举如下。

1.《杂病源流犀烛》补阴丸

《杂病源流犀烛·脏腑门》卷七方，药有：黄柏，知母，龟板，枸杞子，杜仲，侧柏叶，砂仁，五味子，甘草。上为末，猪脊髓、地黄熬膏为丸。主治肾虚有火，小便黄赤。

2.《明医杂著》补阴丸

《明医杂著·补阴丸论》方，药有：黄柏，知母，龟板，锁阳，枸杞子，五味子，地黄，天门冬，白芍药，干姜，猪脊髓。主治精血不足，相火必旺之劳瘵、咳嗽、咯血、吐血等症。王纶学推崇丹溪，对丹溪之大补阴丸大加赞赏，曰："丹溪先生发明补阴之说，谓专补左尺肾水也，古方滋补药皆兼补右尺相火，不知左尺原虚，右尺原旺，若左右平补，依旧火胜于水，只补其左，制其右，庶得水火相平也……丹溪先生发明先圣之旨，以正千载之讹，其功盛哉。"（《明医杂著·补阴丸论》）此外，其创制补阴丸亦是丹溪补阴丸、大补阴丸基础上加减而来，同丹溪方相比，减少知、柏用量，增加熟地用量，旨在加强滋阴增水效果，并防止过用苦寒伤阳之弊端。此方的创立，也受到当时温补学派温补思想的影响，为后世纠正用苦寒知母、黄柏作为补阴方剂之君药引起的一些弊端，起到了积极的作用。

3.《医方集解》虎潜丸

《医方集解·补益之剂》方，为丹溪虎潜丸加当归、牛膝、羊肉而成，旨在"当归……所以补肝血……牛膝又能引诸药下行以壮筋骨……羊肉甘热属火而大补，亦以味补精，以形补形"（《医方集解·补养之剂》）。以图降火之中又能大补。主治"精血不足，筋骨痿弱，足不任地及骨蒸劳热"（《医方集解·补养之剂》）。

4. 加味虎潜丸

《张氏医通》卷十六方，药有：黄柏，龟板，熟地黄，白芍药，锁阳，虎骨胫，当归身，炮姜，人参，黄芪，山药，枸杞子，牛膝，五味子。主治下肢痿弱而厥冷。

5.《金匮翼》补阴丸

《金匮翼》卷三方，药有：黄柏，知母，龟柏，枸杞子，锁阳，白芍药，天门冬，熟地黄，五味子，干姜。主治虚劳，心神烦躁，面赤，唇焦，身热短气，口舌生疮。

（四）左、右归丸为阴中求阳、阳中求阴之典范

1. 左归丸

出自《景岳全书·新方八阵》，药有：大怀熟地八两，山药（炒）四两，枸杞四两，山茱萸肉四两，川牛膝（酒洗蒸熟）三两（精滑者不用），菟丝子（制）四两，鹿胶（敲碎炒珠）四两，龟胶（切碎炒珠）四两（无火者不必用）。主治"真阴肾水不足，不能滋养营卫，渐至衰弱或虚热往来自汗盗汗，或神不守舍，血不归原，或虚损伤阴，或遗淋不禁，或气虚昏晕，或眼花耳聋，或口燥舌干，或腰酸腿软，凡精髓内亏、津液枯涸等证俱速宜壮水之主以培左肾之元阴"。

2. 右归丸

出自《景岳全书·新方八阵》，药有：大怀熟也八两，山药（炒）四两，山茱萸（微炒）三两，枸杞（微炒）四两，鹿角胶（炒珠）四两，菟丝子（制）四两，杜仲（姜汤炒）四两，当归三两（便溏勿用），肉桂二两渐可加至四两，制附子自二两渐可加至五六两。主治"元阳不足或无天禀衰或劳伤过度，以致命门火衰，不能生土，而为脾胃虚寒，饮食少进，或呕恶膨胀，或翻胃噎膈，或怯寒畏冷，或脐腹多痛，或大便不实泻痢频作，或小水自遗虚淋寒疝，或寒侵溪谷而肢节痹痛，或寒在下焦而水邪浮肿，总之真阳不足者……俱速宜益火之源培右肾之元阳"。

由于河间学派尤其是朱丹溪"阳常有余，阴常不足"理论及大补阴丸组方思想的影响，造成诸多医家动辄知母、黄柏滋阴降火，过用苦寒克伐正气之弊，故明代部分医家主张温补救偏补弊，对后世影响颇大，其中以薛己、赵献可、张景岳三人为代表，为明代温补三大家。薛、赵补肾多用六味、八味，所创新方不多。张景岳在前人基础上，对补肾方剂有所发展，其创左归丸、右归丸也成为补肾经典方。观景岳之方、论，不难看出其用药特点：①重滋补真阴：景岳的《类经附翼》中尚有《真阴论》篇，详尽论述并强调了真阴的重要作用，认为真阴为水，是命门火之基础，命火养于阴水中，方能尽其命门水火之功用，曰："凡水火之功缺一不可……此命门之水火即十二脏之化源……此虽云肾脏之伎巧，而实皆真阴之用。"景岳不仅生理上重视真阴，在治疗用药

上更善补真阴，其补水之左归丸及益火之右归丸均用大量熟地、枸杞、山茱萸为主要药物，也充分体现其重视填补真阴的学术思想。②药力精一不杂：张景岳强调"施治之药，必须精一不杂，若用治不精，则补不可以治虚"（《景岳全书·论治》）。张景岳对金匮肾气丸、六味丸中之"三泻"持有异议，曰："真阴既虚，则不宜再泄，二方俱用茯苓、泽泻渗利太过，即仲景《金匮》亦为利水而设，虽曰于大补之中加此何害？然未免减去补力而奏功为难矣。"（《类经附翼·真阴论》）因此，景岳在肾气丸和六味丸基础上，减去三泻之药再加滋补之品而成纯补真阴元阳之左、右归丸。③血肉有情以填下：景岳创左归丸及右归丸均配伍血肉有情之品，目的是为加强补肾填精之力。这一组方特点，对清代叶天士的影响很大，叶天士提出："草木无情之物为补益，声气必不相应。"当以血肉有情之物"栽培身内之精血"（《临证指南医案》）。用如龟板胶、阿胶、鹿胶、鳖甲胶、海参胶等药治疗虚损，也成为叶天士治疗虚损用药的一大特点。④阴中求阳，阳中求阴：景岳早年对丹溪"阳常有余，阴常不足"理论十分信服，中年以后，学验俱进，遂生怀疑，他从《内经》"阴平阳秘，精神乃治，阴阳离决，精气乃绝"得到启发，提出"阳非有余""真阴不足"之论点，著有《大宝论》《真阴论》分别论述了人体之中阳气与真阴的重要作用，认为"阴阳之理原自互根，彼此相须，缺一不可，无阳则阴无以生，无阴则阳无以化"（《景岳全书·本神论》）。他对王冰之论"壮水之主以制阳光，益火之源以消阴翳"做了进一步发挥发展，提出"善补阳者，必于阴中求阳，则阳得阴助而生化无穷；善补阴者，必于阳中求阴，则阴得阳升而泉源不竭"著名论点（《景岳全书·新方八阵》），此观点同丹溪之滋阴降火迥异，与王冰的"制""消"也不同。分析其方，左归丸原是壮水之方，然在大队补阴药中加入菟丝子、鹿胶等温阳之品，其义为"阳中求阴"温润填精；右归丸本为益火之剂，反在温阳益火药中配伍大量熟地、山茱萸、枸杞子等补水之药，其义为"阴中求阳"。清代王旭高就左归、右归与知柏地黄丸、桂附八味丸略做比较，曰："左归是育阴以涵阳，不是壮水以制火，右归是扶阳以配阴，不是益火以消水，与古方知柏八味、附桂八味盖有间矣，虽壮水益火所用相同，而绾照阴阳尤为熨贴。"（《医方证治汇编歌诀》）景岳"阴中求阳、阳中求阴"之用药特点对后世颇有影响。

（五）咸寒重镇——温病补肾之大法

温热学说在清代得到广泛认可及发展，至清中叶已日渐成熟，在理、法、方、药方面均形成比较完整的诊治体系。在温病治疗方面，对补肾方剂的应用也有了深刻认识，创制了不少良方。温病学家提出因素体肾阴不足重患温病，或温病后期损伤肝肾精血，当用咸寒重镇直入下焦真阴。如叶天士曰："其人肾水素亏，虽未及下焦……如甘寒之中加入咸寒，务在先安未受邪之地。"（《外感温热篇》）章虚谷释曰："若肾水亏者，热尤难退，故必加咸寒如元参、知母、阿胶、龟板之类。"（《外感温热篇》）吴瑭为温热学派的代表人物，其所创大定风珠及小定风珠等方，更是应用咸寒重镇之代表方。

1. 大定风珠

出自《温病条辨·下焦篇》，药有：生白芍六钱，阿胶三钱，生龟板四钱，干地黄六钱，麻仁二钱，五味子二钱，生牡蛎四钱，麦冬（连心）六钱，炙甘草四钱，鸡子黄（生）二枚，鳖甲（生）四钱。主治"热邪久羁，吸烁真阴，或因误表，或因妄攻，神倦瘛疭，脉气虚弱，舌绛苔少，时时欲脱者"。

2. 小定风珠

出自《温病条辨·下焦篇》，药有：鸡子黄（生用）一枚，真阿胶二钱，生龟板六钱，童便一杯，淡菜三钱。主治温邪久踞下焦，消烁肝肾阴液，"既厥且哕，脉细而劲者"。

上二方皆以咸寒、厚味、重镇填下药物为主，故所治病证多为虚多邪少或邪尽正虚之证。正如吴瑭释大定风珠时曰："此邪气已去八九，真阴仅存一二之治也……故以大队浓浊填阴塞隙，介属潜阳镇定。"

（陆春玲）

五、补肾代表方药八子补肾胶囊临床研究

1. 治疗肾精亏虚证的作用

李凤学等对90例肾虚患者进行了临床观察，实验组60例，给予八子补肾胶囊，每次2粒，每日3次；对照组30例，给予五子衍宗丸，每次1丸，每日2次，疗程30天。结果表明，试验组与对照组中医证候疗效总有效率分别为90.0%和66.7%，在改善腰膝酸软、畏寒肢冷、神疲乏力、头晕耳鸣、健忘和性欲减退方面均有较好作用，试验组畏寒肢冷、健忘和性欲减退的改善优于对照组，对腰膝酸软、神疲乏力和头晕耳鸣的改善优于对照组，且无不良反应。

2. 提高运动员身体功能的作用

王启荣等选择16名足球专项男子运动员进行单盲、交叉实验。其中服药期各4周，清洗期2周。每周训练4天，每天进行一堂90分钟训练课；每周比赛一场。服药组每天服用八子补肾胶囊的剂量为4粒/次，每粒0.4g，2次/日；对照组服用外观相同的等量对照胶囊（安慰剂）。服药前后均进行运动能力、体成分和血液生化测试。结果显示，服用八子补肾胶囊受试者实验后体重、血清睾酮（T）水平和耐力运动成绩未见明显变化；体脂重量和体脂率较实验前明显降低，无氧功率显著提高。服用对照胶囊受试者实验后体重、血清T水平和耐力运动成绩明显下降，但体脂重量、体脂率和无氧功率未见明显改变。表明服用八子补肾胶囊能在运动员赛前准备期和比赛期间保持体重、减少体脂重量和体脂率，维持运动耐力并提高无氧运动能力，维持运动员血清睾酮水平稳定。

3. 改善男性性功能

李凤学等对90例勃起功能障碍患者进行了临床观察，观察方案及研究结果如下：

采用随机、阳性药平行对照、多中心试验设计方法。90 例勃起功能障碍患者按 2:1 比例随机分为两组，试验组 60 例，对照组 30 例。试验组服用八子补肾胶囊，每次 2 粒，每日 3 次；对照组服用五子衍宗丸，每次 1 丸，每日 2 次；疗程 30 天。勃起功能障碍疗效：试验组及对照组勃起功能障碍疗效的总有效率分别为 83.3% 和 56.7%，显效率分别为 51.7% 和 23.3%，试验组疗效优于对照组。中医证候疗效：试验组及对照组中医证候疗效的总有效率分别为 90.0% 和 70.0%，显效率分别为 41.7% 和 20.0%；试验组及对照组治疗前中医证候总分分别为（11.4±2.6）分和（10.9±2.5）分，治疗后分别下降了（6.7±2.7）分和（4.6±2.7）分；试验组疗效优于对照组。IIEF-5 评分：试验组及对照组治疗前 IIEF-5 平均分分别为（10.9±3.1）分和（11.2±3.2）分，治疗后分别下降了（4.7±3.9）分和（2.2±2.2）分，试验组疗效优于对照组。性交成功率：试验组及对照组治疗前性交平均成功率分别为 17.3% 和 17.5%，治疗后分别提高了 28.5% 和 15.2%，试验组疗效优于对照组。血睾酮：试验组及对照组治疗前平均血睾酮分别为（494.2±216.1）nmol/L 和（554.8±255.2）nmol/L，治疗后分别升高了（192.3±237.3）nmol/L 和（76.0±241.5）nmol/L，试验组疗效优于对照组。八子补肾胶囊能够改善勃起功能障碍状况。

4. 典型病例

病例 1　患者，男，47 岁。主诉腰膝酸软，神疲乏力 6 年。患者于 6 年前因劳累过度致腰膝酸软，神疲乏力，伴寐差，多梦，健忘，手足发冷，性欲减退，舌淡苔白，脉细弱。既往冠心病史 2 年，神经衰弱病史 6 年，曾口服"复方丹参滴丸""壮腰健肾丸"等药，疗效不显著，遂来就诊。西医诊断为"神经衰弱"，中医辨证属肾虚证，给予八子补肾胶囊口服，每次 2 粒，每日 3 次。服药 10 天后，健忘症状好转；服药 20 天后腰膝酸软、神疲乏力症状减轻，舌淡红，苔薄，脉细；30 天后，手足肢冷、神疲乏力、健忘症状消失，睡眠好转，性欲恢复，舌脉正常，属近期治愈。患者在服药期间未出现不良反应。

病例 2　患者，男，31 岁。主因婚后 3 年半未育，勃起功能障碍半年。患者婚后 3 年半一直未育，性功能尚可。近半年来，因情志不遂，性功能逐渐减退，IIEF-5 评分 13 分，性交成功率为 25%，伴腰膝酸软，乏力，时有头晕，舌淡，苔白，脉细。性激素五项：FSH 4.02IU/L、LH 1.35IU/L、E2 188.6pmol/L、T 2743.04nmol/L、PRL 197.7mIU/L。西医诊断为"勃起功能障碍"，中医诊断为"肾虚"。给予八子补肾胶囊口服，每次 2 粒，每日 3 次，服药 10 天，患者阳痿及腰膝酸软、神疲乏力等伴随症状均有明显改善，继续服药至 30 天后，性功能基本达到正常，IIEF-5 评分为 22 分，腰膝酸软、乏力诸症完全消除，性交成功率为 90%，性激素五项：FSH 4.50IU/L、LH 4.08IU/L、E2 201.85pmol/L、T 3643.5nmol/L、PRL 201.8mIU/L。属近期治愈。患者在服药期间未出现不良反应。

（吕乐远　李红蓉）

参考文献

王启荣，方子龙，郑义，等．补充八子补肾胶囊对男子运动员赛前准备期和比赛期血液生化指标和运动能力的影响［J］．中国运动医学杂志，2012，31（12）：1054－1058.